中国医学发展系列研究报告

重症医学

【2024】

中华医学会 编 著

陈德昌 管向东 康 焰 马晓春 主 编

中华医学电子音像出版社

CHINESE MEDICAL MULTIMEDIA PRESS

北 京

图书在版编目（CIP）数据

重症医学. 2024/ 陈德昌等主编. —北京：中华医学电子音像出版社，2024.4
（"中国医学发展系列研究报告"丛书）
ISBN 978-7-83005-434-2

Ⅰ. ①重… Ⅱ. ①陈… Ⅲ. ①险症 – 诊疗 – 研究报告 Ⅳ. ① R459.7

中国国家版本馆 CIP 数据核字（2024）第 076722 号

重症医学【2024】
ZHONGZHENG YIXUE【2024】

主　　编：陈德昌　管向东　康　焰　马晓春
策划编辑：裴　燕
责任编辑：赵文羽
责任印刷：李振坤
出版发行：中华医学电子音像出版社
通信地址：北京市西城区东河沿街 69 号中华医学会 610 室
邮　　编：100052
E - mail：cma-cmc@cma.org.cn
购书热线：010-51322635
经　　销：新华书店
印　　刷：廊坊市佳艺印务有限公司
开　　本：889 mm×1194 mm　　1/16
印　　张：30
字　　数：810 千字
版　　次：2024 年 4 月第 1 版　2024 年 4 月第 1 次印刷
定　　价：168.00 元

内 容 简 介

本书为"中国医学发展系列研究报告"丛书之一，旨在记录中国重症医学领域的创新发展和学科建设，以期对该专业后续发展起到良好的指导和推动作用。《重症医学【2024】》编写组成员始终秉持最前沿、最客观、最实用的理念，为重症同道系统地了解重症医学领域的前沿进展及最新研究成果提供简便、客观的途径。本书涵盖脓毒症、重症感染、重症血流动力学与重症心脏、重症呼吸、重症感染控制、重症创伤与凝血、重症神经、重症镇痛镇静、重症消化、重症营养、重症肾脏与替代治疗、体外生命支持、重症超声、重症康复、重症科研、重症大数据、重症护理、重症儿科、重症产科、重症免疫缺陷治疗、老年重症、高原重症、ICU后综合征、重症人文、重症教学与培训等内容，力求包揽重症医学领域的方方面面，更全面、更广泛地覆盖重症医学临床及基础研究的焦点与难点。

本书具有学术引领性和规范性，是重症医学同道的案头经典著作，可作为重症医学及相关专业医师、护理从业者、实习医师、在校研究生的参考用书。

中国医学发展系列研究报告
重症医学【2024】
编委会

序

习近平总书记指出："没有全民健康，就没有全面小康。"医疗卫生事业关系着亿万人民的健康，关系着千家万户的幸福。随着经济社会快速发展和人民生活水平的提高，我国城乡居民的健康需求明显增加，加快医药卫生体制改革、推进健康中国建设已成为国家战略。中华医学会作为党和政府联系广大医学科技工作者的桥梁和纽带，秉承"爱国为民、崇尚学术、弘扬医德、竭诚服务"的百年魂和价值理念，在新的百年将增强使命感和责任感，当好"医改"主力军、健康中国建设的推动者，发挥专业技术优势，紧紧抓住国家实施创新驱动发展战略的重大契机，促进医学科技领域创新发展，为医药卫生事业发展提供有力的科技支撑。

服务于政府、服务于社会、服务于会员是中华医学会的责任所在。我们从加强自身能力建设入手，努力把学会打造成为国家医学科技的高端智库和重要决策咨询机构；实施"品牌学术会议""精品期刊和图书""优秀科技成果评选与推广"三大精品战略，成为医学科技创新和交流的重要平台，推动医学科技创新发展；发挥专科分会的作用，形成相互协同的研究网络，推动医学整合和转化，促进医疗行业协调发展；积极开展医学科普和健康促进活动，扩大科普宣传和医学教育覆盖面，服务于社会大众，惠及人民群众。为了更好地发挥三个服务功能，我们在总结经验的基础上，策划了记录中国医学创新发展和学科建设的系列丛书《中国医学发展系列研究报告》。丛书将充分发挥中华医学会 88 个专科分会专家们的聪明才智、创新精神，科学归纳、系统总结、定期或不定期出版各个学科的重要科研成果、学术研究进展、临床实践经验、学术交流动态、专科组织建设、医学人才培养、医学科学普及等，以期对医学各专业后续发展起到良好的指导和推动作用，促进整个医学科技和卫生事业发展。学会要求相关专科分会以高度的责任感、使命感和饱满的热情认真组织、积极配合、有计划地完成丛书的编写工作。

本着"把论文写在祖国大地上，把科技成果应用在实现现代化的伟大事业中"的崇高使命，《中国医学发展系列研究报告》丛书中的每一位作者，所列举的每一项研究，都是来自"祖国的大地"、来自他们的原创成果。该书及时、准确、全面地反映了中华医学会各专科分会的现状，系统回顾和梳理了各专科医务工作者在一定时间段内取得的工作业绩、学科发展的成绩与进步，内容丰富、资料翔实，是一套实用性强、信息密集的工具书。我相信，《中国医学发展系列研究报告》丛书的出版，让广大医务工作者既可以迅速把握我国医学各专业蓬勃发展的脉搏，又能在阅读学习过程中不断思考，产生新的观念与新的见解，启迪新的研究，收获新的成果。

　　《中国医学发展系列研究报告》丛书付梓之际，我谨代表中华医学会向全国医务工作者表示深深的敬意！也祝愿《中国医学发展系列研究报告》丛书成为一套医学同道交口称赞、口碑远播的经典丛书。

　　百年追梦，不忘初心，继续前行。中华医学会愿意与全国千百万医疗界同仁一道，为深化医疗卫生体制改革、推进健康中国建设共同努力！

中华医学会会长

2017 年 8 月

前　言

自 20 世纪 80 年代起，重症医学科如雨后春笋般在中国各大医院崭露头角，标志着重症医学在中国的萌芽。历经数十载春秋，重症医学在中国取得了令人瞩目的进步。医疗技术的不断创新使得重症患者的救治水平得到显著提升，我们逐渐从传统的经验治疗走向更加科学、更加规范的循证治疗。同时，重症医学的学科建设和人才培养也得到前所未有的加强，越来越多的专业人才投身这一神圣而崇高的领域。

近年来，重症医学在应对突发公共卫生事件中发挥着举足轻重的作用，尤其是在新型冠状病毒感染大流行期间，重症医学医护人员挺身而出，成为救治重症患者的主力军，他们的英勇与奉献赢得社会的广泛赞誉。

《重症医学年鉴》作为中华医学会重症医学分会的一项重要出版工作，旨在为广大重症医护人员提供国内外最前沿、最客观、最实用的循证证据及治疗理念。自 2010 年初次亮相至今，已累计出版 14 本，每一本都凝聚着众多专家学者的智慧与汗水；2018 年起，本年鉴被纳入"中国医学发展系列研究报告"丛书，以年度报告形式出版，以"学科名称＋出版年份"命名。本书深受重症医护人员的喜爱，已然成为临床诊疗中不可或缺的参考书目。

为了确保图书质量，中华医学会重症医学分会特别成立编写工作小组，并精选一批审校专家。从立题到文章的撰写，再到多轮、多位专家的共同审稿、修改，最终呈现出一本高质量图书。随着我国重症医学团队的不断发展壮大，越来越多的年轻医师加入本书的编写工作，他们为本书注入新的活力与创意。在编写工作中，编委会成员们以认真负责的态度、严谨求实的精神，保证了本书的高质量。这不仅是他们专业素养的体现，更是重症人一脉相传的艰苦奋斗精神的传承。

《重症医学【2024】》涵盖了脓毒症、重症感染、重症血流动力学与重症心脏、重症呼吸、重症感染控制、重症创伤与凝血、重症神经、重症镇痛镇静、重症消化、重症营养、重症肾脏与替代治疗、体外生命支持、重症超声、重症康复、重症科研、重症大数据、重症护理、重症儿科、重症产科、重症免疫缺陷治疗、老年重症、高原重症、ICU 后综合征、重症人文、重症教学与培训等诸多方面，内容丰富多彩，与时俱进。在关注重症医学领域的国内外共识和热门研究的同时，力求以通俗易懂的方式展现学科的深厚内涵。每一章节都精彩纷呈，既有对最新研究的深入解读，又有对前沿文献的细致剖析，更有对最新成果的独到见解。

然而，由于时间紧迫、信息量巨大，本书编写过程中难免存在疏漏和不足之处。在此，我们恳请广大读者不吝赐教，提出宝贵的意见和建议，以便于在今后的编写工作中不断完善，更好地服务于重症医学领域的同仁们。

最后，感谢大家的支持与厚爱。让我们携手共进，推动重症医学的发展，为人类的健康事业贡献力量！

中华医学会重症医学分会

主任委员

2023 年 4 月

目 录

第一章　脓　毒　症

第一节　脓毒症液体治疗需要个体化

液体治疗是脓毒症早期复苏最核心的部分，其理论依据是患脓毒症时大量血管床的扩张或液体渗漏等带来的有效循环血容量相对或绝对不足。液体治疗能增加心输出量，提高张力性容量，以纠正组织灌注不足带来的氧代谢障碍。现阶段可以明确的是，对于脓毒症早期液体治疗，在脓毒症被识别、出现组织灌注不足等休克迹象时，应立即启动液体治疗，而无须进行容量负荷试验[1]。然而，液体治疗仍存在诸多争议，如复苏策略、液体种类、复苏终点等热点议题仍无法达成共识，其深层原因在于脓毒症病情及病程具有高度异质性，并不存在普适化复苏方案。

一、"限制性"与"开放性"复苏策略

2021 年的拯救脓毒症运动（surviving sepsis campaign，SCC）指南仍推荐，对于脓毒症低灌注或休克患者，在开始复苏的前 3 h 内静脉输注至少 30 ml/kg 晶体液[2]。该证据级别为低级别，这一推荐符合该指南的特点，即其普遍性便于推广，但忽视了患者的个体特征。这个基于以患者体重为唯一个体化参数的定量推荐饱受质疑，因其未考虑不同病情患者的初始容量状态及容量耐受性。因此，初始复苏策略一直是脓毒症复苏的争议热点。近年的研究[3]提示，液体正平衡或容量负荷过多是包括脓毒症休克在内的重症患者的不良预后甚至死亡的独立危险因素。基于这些研究，限制性液体治疗成为临床医师的优选复苏策略。

然而，近年的大型随机对照试验（randomized controlled trial，RCT）结果给临床医师泼了一盆"冷水"。CLASSIC 研究[4]纳入 1554 例脓毒症休克患者，其入选时距离休克发生不超过 12 h，且既往 24 h 内至少输注了 1 L 液体。限制静脉液体组患者仅在严重低灌注（如乳酸≥4 mmol/L，或使用升压药物的情况下平均动脉压＜50 mmHg，或皮肤花斑评分＞2 分）、补充已知液体丢失、纠正脱水及无法经肠道保证每日液体摄入量时接受静脉输液；标准静脉液体组患者则没有上述限制。研究结果显示，两组患者的 90 天全因病死率无显著差异，严重不良事件发生率相似。CLOVERS 研究[5]纳入 1563 例早期脓毒症导致低血压的患者，该研究得到与 CLASSIC 研究类似的结果，限制补液组患者与开放补液组患者的 90 天全因病死率及严重不良事件发生率均无显著差异。

以上研究结果似乎与人们"预期"的结果不相符，应从研究本身去解读造成这种预期差异的原因。CLASSIC 研究存在以下可能影响结果的问题：①2 组患者入组后 24 h 内的静脉液体量均低于入组前 1 天的液体入量，提示入组时两组患者的有效循环血容量相对不足或绝对不足均已得到纠正；②2 组

患者在入组后 5 天内的平均每日液体入量相差不到 400 ml，如此小的差异很难对研究结果产生影响。CLOVERS 研究同样存在一些影响结果的问题[6]，包括：①开放输液组患者在使用升压药物前静脉输注了 5000 ml 液体，而限制液体组要求临床医师在复苏早期避免静脉输注液体，这与多数中心的临床治疗习惯并不相符；②研究中期对治疗方案进行修正后，对随机分配到开放输液组的患者采用了更加个体化的输液方式，而这些变化的最终结果是输液量减少，进一步缩小了 2 组之间的治疗差异；③试验方案规定，如果主治医师不同意开放输液组患者进行额外液体输注或限制组患者应用升压药物的方案，则相应患者可被排除试验之外，这样的选择偏倚必然会对结果产生影响。此外，2 个研究中的限制液体组患者升压药物使用量增加，其所使用的升压药物多为去甲肾上腺素，而去甲肾上腺素能通过收缩容量血管部分纠正低血容量，这也导致相关结果的说服力下降。

对以上 2 个研究进行的深入解读提示，评估患者脓毒症的严重程度和患者的基础容量状态是液体复苏的关键。这也符合重症医学的特点，即进行滴定式治疗，强调个体化和时程化差异。对研究结果的解读也敦促临床医师从笼统的"一刀切"治疗转向个体化差异性治疗。

二、个体化的复苏策略

目前，各临床研究中限制性液体治疗的标准大致分为 3 类[7]：①根据有限的临床标准进行液体输注；②限制总体的液体输注；③根据连续评估液体反应性进行液体输注。前文提到的 2 个研究属于前 2 类；第 3 类则更体现了考虑患者实时病情及容量状态的精确液体治疗，但因对患者实时容量状态的评估更依赖重症监护病房（intensive care unit，ICU）医师，相关研究并不多。ICU 收治的脓毒症及脓毒症休克患者更具有个体化特征，即脓毒症的识别及初始复苏的场所通常在急诊科、病房或手术室。故对于 ICU 医师来说，在充分明确患者病情时程的同时，评估患者容量状态及器官的液体耐受性尤为关键[8]。

1. 评估液体反应性及液体治疗对组织灌注的影响　脓毒症时组织灌注不足的临床征象［如意识状态改变、皮肤花斑、毛细血管充盈时间（capillary refill time，CRT）增加、尿量减少、血乳酸水平升高等］并非容量不足的特异性指标，不能作为液体治疗的独立指征，但其可能是启动容量复苏评估的标志。

对于需要进行液体治疗的患者，进行液体反应性评估十分必要，但存在液体反应性并不意味着需要进行液体治疗。临床医师可以根据患者特征和资源可用性来选择最合适的方法，以评估液体反应性。如针对机械通气患者，可基于心肺交互的相关指标，如脉压变异度（pulse pressure variation，PPV）和每搏量变异度（stroke volume variation，SVV），但需满足的条件较为苛刻[9]，只能用于无自主呼吸、潮气量 ≥ 8 ml/kg、肺顺应性 ≥ 30 ml/cmH$_2$O、无腹腔内高压、窦性心律、心率与呼吸频率之比 ≥ 3.6 的患者。机械通气患者还可进行呼气末屏气试验（end-expiratory occlusion test，EEOT），其原理是暂时性增加静脉回流及心脏前负荷，与被动抬腿试验（passive leg-raising test，PLRT）类似，但难以应用于自主呼吸强的患者。PLRT 和迷你补液试验不需要机械通气。而对于单一指标存在适应证缺陷者，可考虑进行有创血流动力学监测，如脉波指示剂连续心输出量监测（pulse indicator continuous cardiac output，PiCCO）或漂浮导管。床旁超声是一种无创、及时、动态的评估手段，也是评估液体治疗风险的重要手段，其优点在于评估液体反应性的同时对休克的病因进行初步筛查，但床旁超声的准确性可能会受到操作者经验、患者基础疾病和患者呼吸状态等因素的影响[10]。

此外，在完成复苏必要性及液体反应性评估并进行补液的同时，还必须评估液体对组织氧合的影响，因为增加心输出量并不总能改善氧摄取（VO_2）/氧输送（DO_2），VO_2 和 DO_2 还可能受到血管压力变化及微循环障碍的影响[9]。血乳酸水平是最常用的评估指标，其是被用于复苏的终点指标之一；CRT 也被证实是反映组织灌注及复苏终点的良好指标[11]。血流灌注指数（perfusion index，PI）是评估周围组织灌注的可靠指标，其可作为预警指标，也可指导脓毒症患者的个体化复苏[12]。在静脉血氧饱和度正常的情况下，静脉 - 动脉血二氧化碳分压差与动脉 - 静脉血氧含量差的比值，为呼吸熵，其可作为评估脓毒症休克患者是否存在 VO_2/DO_2 依赖性现象的检测指标，且优于中心静脉血氧饱和度和血乳酸水平[13]。

2. 评估液体耐受性 机体在脓毒症的不同时程对液体的耐受程度不一。早期高炎症状态及应激因素导致内皮细胞及多糖包被受损，毛细血管通透性增加，抢救式的液体治疗方式容易引起组织间隙水肿，导致有效容量不足的同时加重器官氧摄取障碍。同样，患者某些基础特征（如年龄、心血管或其他器官基础疾病）也决定了机体对液体的耐受性。为了平衡液体反应性及机体对液体的耐受程度，Kattan 等提出液体耐受性的概念[14]，定义为患者在不引起器官功能障碍的情况下能够耐受液体输注的程度。这一概念的提出填补了液体反应性和液体过负荷之间的空隙。

由于各器官容纳和接受液体的能力不一致，液体耐受性的评估应该是全面、多模态及动态的，这也是个体化液体治疗的重要组成部分。床旁超声是评估液体耐受性的重要手段[15]。通过筛查不同状态下的器官超声改变可评判相应器官的液体耐受性。例如，肺组织容易因液体治疗而受到损伤，可通过肺部超声评估是否出现肺间质受累，如 B 线、实变征象、胸腔积液等的征象；对心脏的液体耐受性评估，可通过心脏超声筛查心脏基础结构状态，评估是否存在舒张功能障碍（如测量 E/A、E/Ea），是否出现左心室"D"字征等；静脉系统的超声评估通常能更为直观地体现器官的液体耐受性，静脉充盈超声分级系统（venous excess ultrasound grading system，VExUS）评分可多维度反映器官的液体耐受性[16]。上述超声征象有助于临床医师识别有液体反应性但液体不耐受的患者。

此外，中心静脉压（central venous pressure，CVP）作为器官静脉回流的后负荷，也是器官液体耐受性的重要指标。CVP 高提示静脉回流阻力增大，引起微循环障碍，从而导致组织充血及器官功能障碍[17-18]。

3. 个体化的液体种类选择 2021 年 SCC 指南推荐，对于成人脓毒症或脓毒症休克患者，使用平衡盐晶体液而非生理盐水进行复苏[2]。这项弱推荐主要基于 SMART 研究结果[19]，主要原因是大量输注生理盐水会导致高氯血症，从而影响肾皮质血流。然而，出现高氯血症的前提是大量输注，对于体重为 70 kg 的患者，需要输注 12 L 生理盐水才能使血碳酸氢盐水平下降 10 mmol/L[9]。因此，需要极大量液体治疗或有高氯血症基础的患者应选择使用平衡盐晶体液，脑损伤患者使用平衡盐晶体液则可能诱发颅内压增高。综上所述，液体种类的选择同样应因人而异。

此外，人血清白蛋白在液体复苏时的应用越来越受到关注。一项纳入 8 项研究的荟萃分析[20]比较了不同浓度的人血清白蛋白与晶体液复苏对患者死亡率的影响。结果显示，人血清白蛋白的使用可降低脓毒症或脓毒症休克患者的病死率。结合 SCC 指南推荐，需要进行大量液体治疗的患者建议使用人血清白蛋白，临床上对于低蛋白血症或有组织间隙水肿或液体耐受性差的患者，可考虑使用人血清白蛋白进行复苏。

综上所述，脓毒症液体治疗既要考虑患者的疾病状态，还需结合病史和监测结果评估患者的液体反应性和液体耐受性，同时还需要谨慎选择液体类型。为了使患者能从液体治疗中获益，把控风险，以连续动态的评估为基础的个体化决策是脓毒症液体治疗的关键。

（福建省立医院　许镜清　尚秀玲）

参 考 文 献

[1] JOZWIAK M, HAMZAOUI O, MONNET X, et al. Fluid resuscitation during early sepsis: a need for individualization [J]. Minerva Anestesiol, 2018, 84(8): 987-992.

[2] EVANS L, RHODES A, ALHAZZANI W, et al. Surviving sepsis campaign: international guidelines for management of sepsis and septic shock 2021 [J]. Intensive Care Med, 2021, 47(11): 1181-1247.

[3] DE BACKER D, CECCONI M, LIPMAN J, et al. Challenges in the management of septic shock: a narrative review [J]. Intensive Care Med, 2019, 45: 420-433.

[4] MEYHOFF T S, HJORTRUP P B, WETTERSLEV J, et al. Restriction of intravenous fluid in icu patients with septic shock [J]. N Engl J Med, 2022, 386(26): 2459-2470.

[5] SHAPIRO N I, DOUGLAS I S, BROWER R G, et al. Early restrictive or liberal fluid management for sepsis-induced hypotension [J]. N Engl J Med, 2023, 388(6): 499-510.

[6] RADECKI R P, SPIEGEL R. Usual care, unusual care, and the lessons from CLOVERS: April 2023 Annals of Emergency Medicine Journal Club [J]. Ann Emerg Med, 2023, 81(4): 513-515.

[7] MUNROE E S, HYZY R C, SEMLER M W, et al. Evolving management practices for early sepsis-induced hypoperfusion: a narrative review [J]. Am J Respir Crit Care Med, 2023, 207(10): 1283-1299.

[8] ZAMPIERI F G, BAGSHAW S M, SEMLER M W. Fluid therapy for critically ill adults with sepsis: a review [J]. JAMA, 2023, 329(22): 1967-1980.

[9] MONNET X, LAI C, TEBOUL J L. How I personalize fluid therapy in septic shock? [J]. Crit Care, 2023, 27(1): 123.

[10] DI NICOLÒ P, TAVAZZI G, NANNONI L, et al. Inferior vena cava ultrasonography for volume status evaluation: an intriguing promise never fulfilled [J]. J Clin Med, 2023, 12(6): 2217.

[11] HERNÁNDEZ G, OSPINA-TASCÓN G A, DAMIANI L P, et al. Effect of a resuscitation strategy targeting peripheral perfusion status vs serum lactate levels on 28-day mortality among patients with septic shock: the ANDROMEDA-SHOCK randomized clinical trial [J]. JAMA, 2019, 321(7): 654-664.

[12] COUTROT M, DUDOIGNON E, JOACHIM J, et al. Perfusion index: physical principles, physiological meanings and clinical implications in anaesthesia and critical care [J]. Anaesth Crit Care Pain Med, 2021, 40(6): 100964.

[13] MALLAT J, VALLET B. Ratio of venous-to-arterial PCO_2 to arteriovenous oxygen content difference during regional ischemic or hypoxic hypoxia [J]. Sci Rep, 2021, 11(1): 10172.

[14] KATTAN E, CASTRO R, MIRALLES-AGUIAR

F, et al. The emerging concept of fluid tolerance: a position paper [J]. J Crit Care, 2022, 71: 154070.

[15] KENNY J S. Assessing fluid intolerance with doppler ultrasonography: a physiological framework [J]. Med Sci(Basel), 2022, 10(1): 12.

[16] ANDREI S, BAHR P A, NGUYEN M, et al. Prevalence of systemic venous congestion assessed by venous excess ultrasound grading system (VExUS) and association with acute kidney injury in a general ICU cohort: a prospective multicentric study [J]. Crit Care, 2023, 27(1): 224.

[17] CHEN X, WANG X, HONORE P M, et al. Renal failure in critically ill patients, beware of applying(central venous) pressure on the kidney [J].

Ann Intensive Care, 2018, 8(1): 91.

[18] HUO Y, WANG X, LI B, et al. Impact of central venous pressure on the mortality of patients with sepsis-related acute kidney injury: a propensity score-matched analysis based on the MIMIC Ⅳ database [J]. Ann Transl Med, 2022, 10(4): 199.

[19] SEMLER M W, SELF W H, WANDERER J P, et al. Balanced crystalloids versus saline in critically ill adults [J]. N Engl J Med, 2018, 378(9): 829-839.

[20] GENG L, TIAN X, GAO Z, et al. Different concentrations of albumin versus crystalloid in patients with sepsis and septic shock: a meta-analysis of randomized clinical trials [J]. J Intensive Care Med, 2023, 38(8): 679-689.

第二节　感染性休克：β 受体阻滞剂能否获益

感染性休克患者肾上腺素交感神经系统过度激活，且常伴有发热、血容量不足等，导致心动过速。研究表明，许多患者的可逆性病因被解决后，其心动过速仍持续存在，且成为感染性休克患者死亡的独立危险因素。尽管 β 受体阻滞剂被视为可解决该问题的潜在药物，但其临床应用始终因结果异质性而存在争议。本文拟对近年应用 β 受体阻滞剂治疗感染性休克患者的临床研究进行分析和比较，旨在对感染性休克患者应用 β 受体阻滞剂是否获益展开讨论。

一、β 受体阻滞剂治疗感染性休克患者的生理学依据

感染性休克患者的持续性心动过速与其病理生理过程中的交感神经系统过度兴奋有关[1]。在感染性休克初期，机体通过释放去甲肾上腺素和肾上腺素激活交感神经系统，继而通过心脏内（提高心率、增强心肌收缩力）和心脏外（收缩血管、促进糖原分解和糖异生、调节炎症因子释放和免疫细胞募集）的一系列反应与疾病对抗。研究[2-3]显示，在感染性休克初期，肾上腺素交感神经系统的过度激活与心肌抑制、患者病死率升高相关，其潜在机制可能与交感神经系统过度激活引发的持续心动过速从而导致心脏氧供需失衡有关。此外，心肌细胞长期暴露于高浓度儿茶酚胺中可引发一系列炎症级联反应，释放炎症介质，引发血管炎症细胞扩增和趋化，导致细胞损伤及心脏抑制[4]。

不同组织 / 器官上 β 肾上腺素受体（简称"β 受体"）分布差异显著。与血流动力学相关的主要是 β_1 受体（分布于心脏）和 β_2 受体（分布于血管和支气管平滑肌）。β 受体阻滞剂可分为非选择性、β_1 选择性及有周围血管舒张功能的 β 受体阻滞剂三大类，其主要是通过拮抗 β_1 受体介导的心脏毒性作用而发挥心血管保护作用[5]。通过减少交感神经系统过度激活，阻断持续激活的交感神经对靶器

官的过度刺激，降低心脏氧耗，延长心脏舒张期，增加冠状动脉血流，从而降低心肌缺血风险。此外，最新的研究提示，β受体阻滞剂在上调心肌自噬相关通路、改善脓毒症损伤心肌的存活[6]、调节代谢[7]、下调炎症介质、修复肠道屏障等方面也可发挥保护作用[8]。因此，β受体阻滞剂可能是改善感染性休克患者预后的潜在治疗方案[9]。但β受体阻滞剂也可能是一把"双刃剑"。脓毒症可直接导致心肌抑制[10]，此时使用β受体阻滞剂控制心率，其负性心率、传导阻滞和负性肌力作用可能导致心输出量进一步下降，在脓毒症或感染性休克的情况下，进一步降低氧输送，导致血流动力学不稳定[11]。

二、β受体阻滞剂治疗感染性休克患者的临床证据

目前，虽然全球范围内已开展多项随机对照试验以验证超短效选择性β₁受体阻滞剂在感染性休克心动过速患者中的治疗作用，但将使用β受体阻滞剂作为脓毒症和感染性休克患者心率控制策略的一部分仍存在较大争议。尽管早期研究得到了阳性结果，但随后的数项小型研究及近期的大型随机对照试验[13]报道了相互矛盾的结论。因此，虽然2023年意大利麻醉、镇痛和重症医学协会（Societa Italiana di Anestesia Analgesia Rianimazione e Terapia Intensive，SIAARTI）撰写了关于在重症患者中使用β受体阻滞剂的专家共识[12]，但脓毒症患者的管理指南并未推荐其在此类患者中的常规使用。

2013年，Morelli等首次在关于超短效选择性β受体阻滞剂——艾司洛尔的单中心非盲研究中验证了艾司洛尔可安全有效地控制经24 h充分液体复苏的感染性休克患者的心率（$P<0.001$）。值得注意的是，此研究中第24小时艾司洛尔使用剂量达200 mg/h，研究组患者心率明显下降，但结果显示2组患者的心输出量并无显著差异（舒张期延长导致每搏量增加）[14]。虽然此研究因对照组超高的死亡率受到较大争议，但之后多项回顾性研究均证实β受体阻滞剂可使感染性休克患者获益[15-17]。2021年，Tan等[17]发表的多中心大型回顾性研究（BEAST研究）证实，选择性β受体阻滞剂可提高感染性休克患者的生存率。一项共纳入7项随机对照试验的系统回顾及荟萃分析[18]显示，β受体阻滞剂明显改善脓毒症或感染性休克患者的生存率，艾司洛尔或兰地洛尔的使用与较低的28天死亡率显著相关（$RR=0.68$，95% CI 0.54～0.85，$P<0.001$）。

作为新一代超短效、高选择性β₁受体阻滞剂，兰地洛尔因其负性肌力作用弱而较少引起低血压，静脉给药后血药浓度可迅速达到稳态水平，停药后该作用则快速消除[19]。日本一项大型多中心、前瞻性随机对照试验（J-Land 3S研究）[20-21]显示，兰地洛尔在控制感染性休克患者心率方面安全有效。该研究还显示，兰地洛尔组患者新发心律失常的发生率显著降低。相比艾司洛尔，兰地洛尔β₁受体选择性更高，负性肌力作用更小，药物半衰期更短，故理论上对心输出量的影响小于艾司洛尔[22-24]。然而，2023年Whitehouse等[25]开展了多中心、随机对照试验（STRESS-L研究），以评估兰地洛尔在需要应用血管活性药物维持的感染性休克患者中应用的安全性及有效性，后因干预组可能无法给患者带来益处而提前终止。研究结果提示，兰地洛尔对感染性休克患者可能有害。该研究纳入了英国40家中心的126例感染性休克患者，在接受24 h充分液体复苏后仍需要应用去甲肾上腺素维持血压及心率>95次/分。在纳入研究后的14天内，兰地洛尔组患者的平均感染相关器官衰竭评分（sepsis-related organ failure assessment，SOFA）与对照组无显著差别（8.8分 *vs.* 8.1分，$P=0.24$）。次要结局分析显示，与对照组相比，兰地洛尔组患者的28天病死率（37.1% *vs.* 25.4%，$P=0.16$）及90天病死率（43.5% *vs.* 28.6%，$P=0.08$）无显著差别[21]。STRESS-L研究在设计时主要参考Morelli

等的研究，两者均基于将患者心率控制在 80～94 次 / 分的目标而选择使用超短效 β 受体阻滞剂，且均使用去甲肾上腺素来维持患者的血压。不同的是，STRESS-L 研究未对患者入组时前负荷和心输出量进行控制，试验过程中无心输出量的监测数据，故很难排除兰地洛尔组中有部分患者因使用了兰地洛尔而出现心输出量下降从而导致不良结局。此外，从总体结局上看，相比对照组，兰地洛尔组患者的乳酸水平更高，其去甲肾上腺素的需求量更大，这一现象也导致人们对兰地洛尔的使用时机提出质疑，此研究所纳入的患者是否经过了充分的液体复苏尚不清楚。而 2013 年 Morelli 等进行的研究在使用艾司洛尔的同时监测每搏量及心输出量，同时使用左西孟旦治疗氧输送不达标的患者，这在一定程度上保证了患者的心输出量[26]。

三、β 受体阻滞剂的应用时机

目前，对于超短效 β 受体阻滞剂在感染性休克患者中的应用时机仍有争议，其主要原因是临床上很难区分早期感染性休克患者的心动过速是真正代偿性（适应性）还是非代偿性（适应不良性）。在感染性休克早期，炎症介质、低血容量、血管活性药物的使用等均可能导致患者心输出量相对不足，在这种情况下，心动过速是维持机体灌注至关重要的代偿性反应。在一项初步研究中，Levy 等[27] 探索性地在使用去甲肾上腺素治疗至少 6 h 后仍有心动过速的 9 例高动力感染性休克患者中应用了最低剂量的艾司洛尔。结果发现，其中有 3 例患者因出现去甲肾上腺素剂量增加而停止艾司洛尔输注。在治疗过程中，尽管使用艾司洛尔期间可使患者心率从 115（110～125）次 / 分显著降至 100（92～103）次 / 分，但同时患者心指数也从 4.2（3.1～4.4）L/（min·m^2）显著降至 2.9（2.5～3.7）L/（min·m^2）；且随着患者心室射血分数下降，其超声心动图提示收缩期、舒张期、左心室和右心室功能相关参数恶化，上述所有参数在停用艾司洛尔后均恢复到基线值。因此，如何保证在使用超短效选择性 β 受体阻滞剂控制心率的同时，血流动力学仍稳定，即如何选择 β 受体阻滞剂安全使用的时机仍不明确[28]。

为确保在感染性休克患者中安全地使用 β 受体阻滞剂，Morelli 等[29] 还提出通过计算收缩压 - 重搏切迹压差（systolic-dicrotic notch pressure difference，SDP）来识别心动过速患者在使用艾司洛尔降低心率后出现循环系统失代偿的风险。作者认为，收缩压与重搏切迹压之间的差异是心肌收缩力与某一恒定后负荷之间耦联的结果。该研究发现，当 SDP＜35 mmHg 时，提示心室 - 动脉失耦联。此外，基线 SDP 值可预测 β 受体阻滞剂通过降低心率来提高心脏功率输出（cardiac power output，CPO＝ MAP × CO / 451）的能力，从而区分真正代偿性（适应性）心动过速和非代偿性（适应不良性）心动过速[29]。尽管这一简单、易获取的指标可用于筛选能从 β 受体阻滞剂应用中获益的人群，但目前相关研究有限，其筛选效力仍需要进一步确认。

综上所述，现有研究普遍聚焦脓毒症或感染性休克患者整体人群，样本量少，不同研究间短效 β 受体阻滞剂的选择、用药时间和患者基线水平不同，存在临床异质性和方法异质性，导致目前相关研究结果仍存在争议。因此，目前不应推荐脓毒症患者常规使用 β 受体阻滞剂。

（中山大学附属第一医院　师　瑞　郭家言　吴健锋

武汉大学中南医院　胡　畅　彭志勇）

参 考 文 献

［ 1 ］ SCHWARTZ A, BROTFAIN E, KOYFMAN L, et al. Cardiac arrhythmias in a septic ICU population: a review [J]. J Crit Care Med (Targu Mures), 2015, 1(4): 140-146.

［ 2 ］ ANNANE D, TRABOLD F, SHARSHAR T, et al. Inappropriate sympathetic activation at onset of septic shock: a spectral analysis approach [J]. Am J Respir Crit Care Med, 1999, 160(2): 458-465.

［ 3 ］ GUZ D, BUCHRITZ S, GUZ A, et al. β-blockers, tachycardia, and survival following sepsis: an observational cohort study [J]. Clin Infect Dis, 2021, 73(3): e921-e926.

［ 4 ］ XIAO H, LI H, WANG J J, et al. IL-18 cleavage triggers cardiac inflammation and fibrosis upon β-adrenergic insult [J]. Eur Heart J, 2018, 39(1): 60-69.

［ 5 ］ SUZUKI T, YUTA SUZUKI Y, OKUDA J, et al. Sepsis-induced cardiac dysfunction and β-adrenergic blockade therapy for sepsis [J]. J Intensive Care, 2017, 5: 22.

［ 6 ］ LIU M X, YANG J, QIN Y, et al. Esmolol protects against lps-induced cardiac injury via the ampk/mtor/ ulk1 pathway in rat [J]. Shock, 2023, 59(3): 469-476.

［ 7 ］ van HERPEN C H, van BLOKLAND D A, van ZANTEN ARH. Metabolic effects of beta-blockers in critically ill patients: a retrospective cohort study [J]. Heart Lung, 2019, 48(4): 278-286.

［ 8 ］ TAN S, ZHOU F, ZHANG Z, et al. Beta-1 blocker reduces inflammation and preserves intestinal barrier function after open abdominal surgery [J]. Surgery, 2021, 169(4): 885-893.

［ 9 ］ DOMIZI R, CALCINARO S, HARRIS S, et al. Relationship between norepinephrine dose, tachycardia and outcome in septic shock: a multicentre evaluation [J]. J Crit Care, 2020, 57: 185-190.

［ 10 ］ HABIMANA R, CHOI I, CHO H J, et al. Sepsis-induced cardiac dysfunction: a review of pathophysiology [J]. Acute Crit Care, 2020, 35(2): 57-66.

［ 11 ］ COPPOLA S, FROIO S, CHIUMELLO D, et al. β-blockers in critically ill patients: from physiology to clinical evidence [J]. Crit Care, 2015, 19(1): 119.

［ 12 ］ GUARRACINO F, CORTEGIANI A, ANTONELLI M, et al. The role of beta-blocker drugs in critically ill patients: a SIAARTI expert consensus statement. Journal of Anesthesia [J]. Analgesia and Critical Care, 2023, 3(1): 41.

［ 13 ］ EVANS L, RHODES A, ALHAZZANI W et al. Surviving sepsis campaign: international guidelines for management of sepsis and septic shock 2021 [J]. Crit Care Med, 2021, 49(11): e1063-e1143.

［ 14 ］ MORELLI A, ERTMER C, WESTPHAL M, et al. Effect of heart rate control with esmolol on hemodynamic and clinical outcomes in patients with septic shock [J]. JAMA, 2013, 310(16): 1683-1691.

［ 15 ］ KUO M J, CHOU R H, LU Y W, et al. Premorbid β1-selective (but not non-selective) β-blocker exposure reduces intensive care unit mortality among septic patients [J]. J Intensive Care, 2021, 9(1): 40.

［ 16 ］ SANFILIPPO F, SANTONOCITO C, MORELLI A, et al. Beta-blocker use in severe sepsis and septic shock: a systematic review [J]. Curr Med Res Opin, 2015, 31(10): 1817-1825.

［ 17 ］ TAN K, HARAZIM M, SIMPSON A, et al. Association between premorbid beta-blocker exposure and sepsis outcomes - the beta-blockers in European and Australian/American septic patients (BEAST) study [J]. Crit Care Med, 2021, 49(9): 1493-1503.

［ 18 ］ HELISTE M, PETTILÄ V, BERGER D, et al. Beta-blocker treatment in the critically ill: a systematic review and meta-analysis [J]. Ann Med, 2022, 54(1): 1994-2010.

[19] RAO S J, KANWAL A, KANWAL A, et al. Landiolol: an ultra-short-acting β-blocker [J]. Cardiol Rev, 2023, Epub ahead of print.

[20] KAKIHANA Y, NISHIDA O, TANIGUCHI T, et al. Efficacy and safety of landiolol, an ultra-short-acting β 1-selective antagonist, for treatment of sepsis-related tachyarrhythmia (J-Land 3S): a multicentre, open-label, randomised controlled trial [J]. Lancet Respir Med, 2020, 8(9): 863-872.

[21] MATSUDA N, NISHIDA O, TANIGUCHI T, et al. Impact of patient characteristics on the efficacy and safety of landiolol in patients with sepsis-related tachyarrhythmia: Subanalysis of the J-Land 3S randomised controlled study [J]. eClinicalMedicine, 2020, 28: 100571.

[22] HASEGAWA D, SATO R, PRASITLUMKUM N, et al. Effect of ultra-short-acting β-blockers on mortality in patients with sepsis with persistent tachycardia despite initial resuscitation [J]. Chest, 2021, 159(6): 2289-2300.

[23] SASAO J, TARVER S D, KINDSCHER J D, et al. In rabbits, landiolol, a new ultra-short-acting beta-blocker, exerts a more potent negative chronotropic effect and less effect on blood pressure than esmolol [J]. Can J Anaesth, 2001, 48(10): 985-989.

[24] IKESHITA K, NISHIKAWA K, TORIYAMA S, et al. Landiolol has a less potent negative inotropic effect than esmolol in isolated rabbit hearts [J]. J Anesth, 2008, 22(4): 361-366.

[25] WHITEHOUSE T, HOSSAIN A, PERKINS G D, et al. Landiolol and Organ Failure in Patients with Septic Shock: The STRESS-L Randomized Clinical Trial [J]. JAMA, 2023, 330(17): 1641-1652.

[26] HOLLENBERG SM. β -Blockers in patients with sepsis: putting the puzzle together, piece by piece [J]. JAMA, 2023, 330(17): 1627-1628.

[27] LEVY B, FRITZ C, PIONA C, et al. Hemodynamic and anti-inflammatory effects of early esmolol use in hyperkinetic septic shock: a pilot study [J]. Crit Care, 2021, 25(1): 21.

[28] LESCROART M, PEQUIGNOT B, KIMMOUN A, et al. Beta-blockers in septic shock: What is new? [J]. J Intensive Med, 2022, 2(3): 150-155.

[29] MORELLI A, ROMANO S M, SANFILIPPO F, et al. Systolic-dicrotic notch pressure difference can identify tachycardic patients with septic shock at risk of cardiovascular decompensation following pharmacological heart rate reduction [J]. Br J Anaesth, 2020, 125(6): 1018-1024.

第三节　中药复方注射剂：脓毒症治疗的思考

脓毒症病死率居高不下，已成为全球严重的公共健康问题，严重威胁人民健康[1-2]。近20年来，脓毒症药物治疗的临床研究未能显著降低病死率，故尚无有效的治疗药物[3]。越来越多的临床证据表明，中药在脓毒症中具有较好的临床效应。中药复方注射剂降低脓毒症患者28天全因病死率的多中心随机对照试验（randomized controlled trial, RCT）——EXIT-SEP研究发表在《美国医学会杂志·内科学》（*JAMA Internal Medicine*）[4]。该项研究是具有里程碑意义的原创科研成果，为脓毒症的治疗提供了中国方案，在国际医学界发出了"脓毒症中国之声"。

一、中药复方注射剂治疗脓毒症的临床研究进展

设计合理、实施规范、结论可靠的中药复方注射剂临床研究，也可以为发表高质量论文提供有效的临床证据。从 1941 年我国首支中药注射剂——柴胡注射液问世以来，虽有大量中药复方注射剂的临床研究报道，但高质量的论文仍较少。参附注射液作为一种传统中药复方注射剂，可用于治疗感染性休克等。2024 年发表的荟萃分析[5]纳入 56 项 RCT 共计 4279 例感染性休克患者，其中参附注射液治疗组 2148 例，对照组 2131 例。结果显示，参附注射液降低了患者 14 天和 28 天病死率，改善患者预后，但目前仍缺乏大规模 RCT 进一步证实。2021 年发表在 *Shock* 的多中心 RCT 纳入了 192 例患者，评估心脉隆注射液对脓毒症所致心肌功能障碍的作用[6]。结果显示，心脉隆注射液减轻脓毒症相关心肌功能障碍，血清脑钠肽（brain natriuretic peptide，BNP）水平也显著下降。2 项分别纳入 1144 例（16 个 RCT）和 3884 例（49 个 RCT）患者的系统评价和荟萃分析[7-8]显示，血必净注射液可改善脓毒症患者预后。EXIT-SEP 研究[4]是探讨血必净注射液治疗脓毒症患者效果的多中心、大样本 RCT。结果显示，血必净注射液可降低患者 28 天病死率，是中药复方注射剂改善脓毒症患者预后的有效药物。下面将 EXIT-SEP 研究设计和实施、结果的可靠性等进行解读。

二、EXIT-SEP 研究

（一）EXIT-SEP 研究的设计和实施

无论是中药复方注射剂还是其他中药的多中心临床研究，其设计原理和实施原则、结果的呈现和统计分析均是一致的，但就中药复方制剂血必净注射液来说，又有其独特的一面。

1. EXIT-SEP 研究的随机对照设计　血必净注射液作为中药复方制剂，尚无明确的脓毒症作用靶点，但就作用机制来说，其具有拮抗脓毒症炎症反应、纠正凝血紊乱、调控免疫机制的作用[9]。为保证研究设计的科学性和可行性，该 RCT 设计之初建立了专家委员会，重症医学专家联合中医内科学教育部（北京中医药大学）重点实验室、北京大学临床研究所、天津中医药大学循证医学中心，纳入临床统计、循证医学、中医药、急诊医学等领域专家对研究方案等进行多次讨论和修订。在研究方案和病例报告发表完成后，进行伦理委员会审批，并在 Clinicaltrial 网站进行注册（NCT03238742），随后在 *BMJ Open* 发表了研究方案[10]。EXIT-SEP 研究反映了中国中医药随机双盲研究方法的科学规范性，选择以临床硬终点为主要指标开展中医药疗效评价，达到了国际权威同行的评议标准，其结果可信，结论可靠。

2. 纳入人群的确定　药物临床研究成功的 3 个关键因素包括研究人群、药物剂量和用药时间，故选择合适的用药人群至关重要。研究课题组前期在全国开展了重症监护病房（intensive care unit，ICU）脓毒症患者流行病学调查[2]，获得了我国 ICU 脓毒症的发病率、病死率等数据，为后续的随机对照研究设计提供了非常重要的科学依据。研究发现，感染相关器官衰竭评分（sepsis related organ failure assessment，SOFA）≤13 分患者的总体平均病死率约为 24.3%，而 SOFA＞13 分患者的总体平均病死率超过 50%。因需要纳入早期脓毒症患者，避免脓毒症后期器官功能衰竭等对药物疗效的影响，该研究排除了脓毒症诊断超过 48 h 的患者[7]。此外，血必净注射液治疗重症社区获得性肺炎的 RCT 结果显示，血必净注射液可显著降低患者 28 天病死率[11]，为团队进行研究设计、人群选择和样

本量估计等提供了充足的证据。

3. 规范临床研究的质量控制 临床研究的实施需要规范研究流程，做好研究质量控制和数据稽查。为保障盲法的实施，采用中央分层随机系统，随机后药品管理员再次登录获取信息，药物进行覆盖以保证受试者组别的隐藏。研究过程中，各中心及时进行受试者筛选，按顺序入组，进行严格数据稽查，保证数据溯源。

（二）EXIT-SEP 研究结果的可靠性

EXIT-SEP 研究结果的可靠性得益于几个方面，包括研究基础、多中心研究的实施、治疗药物、研究人群和数据。

1. 血必净注射液的研究基础 除大量基础研究探索血必净注射液的作用机制外，2019 年，血必净注射液治疗重症社区获得性肺炎疗效的 RCT 在国际重症医学顶级期刊《重症医学杂志》（*Critical Care Medicine*）发表[11]，成为首个中药复方注射剂治疗严重肺部感染发表在顶级国际期刊上的研究成果，这对于中药创新研究意义重大，EXIT-SEP 研究是在该研究基础上的进一步验证。

2. 筛选参研临床中心 根据临床流行病学原则选择参研中心，选择全国 22 个省（自治区、直辖市）45 个三级甲等医院的重症医学和急诊中心，尽可能选择具有丰富药物随机对照研究经验的中心，以保证研究进展和质量。

3. 血必净注射液药物成分鉴定和质量评估 血必净注射液是中药复方注射剂，其有效药物组分、作用靶点和作用机制与小分子药物显然不同。到目前为止，虽然血必净注射液的药代动力学研究较为明确，但其具体作用靶点和作用机制尚不清楚。血必净注射液在脓毒症患者和健康人群中的有效组分的血药浓度稳定[12]，与抗生素等药物也有很好的药代和谐，且不受抗生素和器官功能的影响[13]。各个批次血必净注射液中有效组分标志物的变异度极小[14]，血药浓度和药代动力学可靠性均较好，为临床疗效研究打下坚实的药物质量基础。

4. 纳入研究对照组的人群特征可比性和普适性 临床研究对照组的人群特征可以反映该研究纳入人群的病情严重程度和预后的关系。本研究仅纳入中国人群，对照组患者 SOFA 平均为 7.1 分，28 天病死率为 26.1%，与前期的流行病学研究 SOFA 评分 2～13 分患者的病死率（24.3%）相当[2]。前期的 SCARLET 研究中对照组患者病死率为 29.4%[15]；LOVIT 研究中对照组患者 SOFA 评分为 10.1 分，病死率为 31.6%[16]，这说明了 EXIT-SEP 研究对照组人群的可比性，但有必要开展一项纳入具有不同脓毒症严重程度基线水平患者的国际多中心 RCT，以保证其普遍适用性[17]。

5. 统计学分析和缺失数据的敏感性分析 研究结果显示，与对照组（使用安慰剂）患者相比，血必净治疗组患者的 28 天病死率降低 7.3%，ICU 及住院病死率均降低 5.8%，28 天内未住 ICU 天数增加 2.1 天，累计未使用机械通气天数增加 1.8 天。主要研究终点和次要研究终点，以及中间指标如 SOFA 评估结果均一致，这显示 EXIT-SEP 研究结果的一致性和可靠性。在 EXIT-SEP 研究中，血必净治疗组有 33 例患者（3.6%）生存状态未知，而对照组有 24 例（2.6%）。但在 1 项对随访时间仅 28 天的住院患者的研究中，患者生存状态缺失应该是罕见的[18]。主要硬终点数据的缺失会削弱 EXIT-SEP 研究结果的说服力，尤其是在本试验中治疗组和对照组之间缺失数据的比例存在差异的情况下。因此，在统计学方面进行了多次敏感性分析，不仅进行主要指标的最差情况分析，还进行了多重插补模型以评估主要结果是否对随机缺失（missing at random，MAR）偏离具有稳健性，还进行了临界点分析

（tipping point analysis，TPA）以证明结果的可靠性。

三、总结与展望

目前，中药复方注射剂治疗脓毒症的临床研究多为小样本量研究，总体质量不高。EXIT-SEP 研究采用国际认可的多中心临床研究设计，得到了让人信服的结果。这项原创科研成果是中国重症学科循证研究的里程碑，是改善脓毒症患者临床预后的重大突破，"中西医结合，中西药并用"，向世界贡献了治疗脓毒症的"中国方案"。虽然中医药临床研究逐渐得到广泛认可，但中药复方注射剂在国际范围的广泛应用，还有很长的路要走。

（东南大学附属中大医院　刘松桥）

参 考 文 献

[1] RUDD K E, JOHNSON S C, AGESA K M, et al. Global, regional, and national sepsis incidence and mortality, 1990-2017: analysis for the Global Burden of Disease Study [J]. Lancet, 2020, 395(10219): 200-211.

[2] XIE J F, WANG H L, KANG Y, et al. The epidemiology of sepsis in Chinese ICUs: a national cross-sectional survey [J]. Crit Care Med, 2020, 48(3): e209-e218.

[3] EVANS L, RHODES A, ALHAZZANI W, et al. Surviving sepsis campaign: international guidelines for management of sepsis and septic shock 2021 [J]. Intensive Care Med, 2021, 47(11): 1181-1247.

[4] LIU S Q, YAO C, XIE J F, et al. Effect of an herbal-based injection on 28-day mortality in patients with sepsis: the EXIT-SEP randomized clinical trial [J]. JAMA Intern Med, 2023, 183(7): 647-655.

[5] LIAO J J, QIN C Y, WANG Z Y, et al. Effect of shenfu injection in patients with septic shock: a systemic review and meta-analysis for randomized clinical trials [J]. J Ethnopharmacol, 2024, 320: 117431.

[6] HE J Z, ZHAO X J, LIN X F, et al. The Effect of xinmailong infusion on sepsis-induced myocardial dysfunction: a pragmatic randomized controlled trial [J]. Shock(Augusta, Ga), 2021, 55(1): 33-40.

[7] LI C Y, WANG P, ZHANG L, et al. Efficacy and safety of xuebijing injection (a Chinese patent) for sepsis: a meta-analysis of randomized controlled trials [J]. J Ethnopharmacol, 2018, 224: 512-521.

[8] SHI H, HONG Y, QIAN J F, et al. Xuebijing in the treatment of patients with sepsis [J]. Am J Emerg Med, 2017, 35(2): 285-291.

[9] LI C Y, WANG P, LI M, et al. The current evidence for the treatment of sepsis with xuebijing injection: bioactive constituents, findings of clinical studies and potential mechanisms [J]. J Ethnopharmacol, 2021, 265: 113301.

[10] LIU S Q, YAO C, ZHANG J H, et al. Efficacy of xuebijing injection for sepsis (EXIT-SEP): protocol for a randomised controlled trial [J]. BMJ Open, 2019, 9(8): e028664.

[11] SONG Y L, YAO C, YAO Y M, et al. XueBiJing injection versus placebo for critically ill patients with severe community-acquired pneumonia: a randomized controlled trial [J]. Crit Care Med, 2019, 47(9): e735-e743.

[12] CHENG C, LIN J Z, LI L, et al. Pharmacokinetics and disposition of monoterpene glycosides derived from

Paeonia lactiflora roots (Chishao) after intravenous dosing of antiseptic xuebijing injection in human subjects and rats [J]. Acta Pharmacol Sin, 2016, 37(4): 530-544.

[13] LI J, OLALEYE O E, YU X, et al. High degree of pharmacokinetic compatibility exists between the five-herb medicine xuebijing and antibiotics comedicated in sepsis care [J]. Acta Pharm Sin B, 2019, 9(5): 1035-1049.

[14] YU X, NIU W, WANG Y Y, et al. Novel assays for quality evaluation of xuebijing: quality variability of a Chinese herbal injection for sepsis management [J]. J Pharm Anal, 2022, 12(4): 664-682.

[15] VINCENT J L, FRANCOIS B, ZABOLOTSKIKH I, et al. Effect of a recombinant human soluble thrombomodulin on mortality in patients with sepsis-associated coagulopathy: the SCARLET randomized clinical trial [J]. JAMA, 2019, 321(20): 1993-2002.

[16] LAMONTAGNE F, MASSE M H, MENARD J, et al. Intravenous vitamin C in adults with sepsis in the intensive care unit [J]. N Engl J Med, 2022, 386(25): 2387-2398.

[17] UNGER E F, CLISSOLD D B. Xuebijing injection for the treatment of sepsis: what would a path to FDA approval look like? [J]. JAMA Intern Med, 2023, 183(7): 655-657.

[18] LIAO X, RELLO J. Efficacy of xuebijing injection for sepsis (EXIT-SEP): lost in translation [J]. Anaesth Crit Care Pain Med, 2023, 42(4): 101257.

第四节　脓毒症的分子分型

脓毒症是重症医学科的高发疾病，其病死率、致残率居高不下[1]。近年来，随着生物技术和分子医学的发展，脓毒症的分子分型成为研究的热点[2]。分子分型[3]主要研究细胞或生物组织的化学和生化特征，包括基因、代谢物、蛋白质等，以及它们在疾病发生、发展和恢复过程中的特异性变化。近年来，许多国内外大型随机对照试验研究均以阴性结果告终[4]，推测可能与脓毒症高度的异质性有关。研究人员开始在脓毒症临床分型（基于临床常规数据）的基础上，对脓毒症的分子分型进行探索性分析。本文将探讨脓毒症相关的分子分型方法，以及它们在脓毒症早期识别和治疗中的潜在应用价值。

一、基于外周血蛋白质标志物的分子分型

患者外周血中特定的蛋白质标志物在脓毒症的分子分型中扮演着重要的角色[5]。Calfee 等[6]通过血液中的蛋白质标志物获取成人脓毒症的 2 种分子分型（低炎症型和高炎症型），并以此开发了分类器模型回顾性应用于先前发表的临床队列，以评估脓毒症分型和治疗效果的异质性。结果发现，高炎症型与较高水平的促炎生物标志物、较低水平的血小板和蛋白 C、较高的休克和菌血症发生率，以及较高的病死率相关。同时，该研究还观察到不同分型之间对活化蛋白 C 治疗的反应不同，活化蛋白 C 治疗有利于高炎症型患者生存，在低炎症型患者中则有害。

基于血浆蛋白的分子分型有助于脓毒症高危人群的早期预警。中国陆军军医大学的团队研究[7]发现，创伤患者血浆中的白介素（interleukin，IL）-6 等 6 种细胞因子水平在不同时间点均有显

著变化，故提出对 IL-6、IL-10 等 8 种生物标志物进行组合分析，可以显著区分患者在第 3 天后是否进展为脓毒症。事件相关性分析表明，在临床诊断脓毒症前 72 h，这些细胞因子的血清水平出现了 1.5～4.0 倍的变化，患者体内的这些细胞因子谱表现出高度的辨别能力，能够早期识别创伤患者中正在进展的脓毒症。临床医师可根据创伤患者细胞因子释放模式的差异，提前 72 h 准确预测创伤患者发展为脓毒症的风险，进而及时启动治疗，有效降低病死率。

基于血液中蛋白质标志物的分子分型可以指导治疗。一项国际多中心随机对照试验[8]研究了重组人血栓调节蛋白（recombinant human thrombomodulin，rhTM）在脓毒症患者中的临床疗效，但试验结果未能发现确切效果。进一步分析[9]发现，脓毒症的异质性可能是阴性结果的原因。对研究进行二次分析发现，具有独特分型的患者可能是 rhTM 治疗的潜在人群，即 rhTM 靶分型患者。rhTM 靶分型患者主要表现为严重的生理状态和器官功能障碍、凝血病、高乳酸水平和高病死率。但目前尚不清楚 rhTM 靶分型是否能在其他脓毒症队列中稳定存在，故该结果有待在前瞻性队列中进一步验证。

上述分型主要采取了监督学习算法（supervised learning algorithm），此外，也可采用非监督学习算法（unsupervised learning algorithm）对患者进行分型。匹兹堡大学研究团队[10]通过 K 均值聚类算法，对 404 例儿童脓毒症患者进行分析得出 4 种可计算的分型（PedSep-A/B/C/D），每种分型都与不同的临床特征和预后相关。分型通过 25 个床边变量（包括 C 反应蛋白和铁蛋白）计算得出。与其他分型相比，PedSep-A 型患者更年轻且既往健康，C 反应蛋白和铁蛋白水平最低，淋巴细胞和血小板计数最高，心率最快，肌酐水平最低；PedSep-B 型患者格拉斯哥昏迷量表评分最低，气管插管风险最高；PedSep-C 型患者的体温最高，格拉斯哥昏迷量表评分最高，淋巴细胞计数最低，呼吸衰竭最少；PedSep-D 型患者的肌酐水平最高，血小板计数最低，器官衰竭数量最多，包括肾、肝和凝血功能。总体而言，PedSep-B 型患者和 PedSep-D 型患者患有多器官功能衰竭，而 PedSep-A 型患者和 PedSep-C 型患者没有。

上述研究表明，以人体常见蛋白质为基础的生物标志物的组合，结合人工智能算法，有助于医师获得有临床意义的脓毒症分型，从而实现临床精准治疗。

二、基于基因转录产物的标志物的分子分型

除利用患者的蛋白质标志物作为分子分型依据外，通过对患者外周血有核细胞的基因转录产物进行表达分析，可以发现与脓毒症相关的特异性基因表达模式。这种分子分型的识别可帮助人们及时、准确地判断脓毒症的类型和严重程度，为个体化治疗提供有力支持。加拿大研究团队[11]从 4 个急诊室和 1 个重症监护病房（intensive care unit，ICU）的 348 例患者和 44 例健康对照者中收集血液 RNA 测序数据和临床数据。使用机器学习和数据挖掘分析其中基因表达谱，从而将脓毒症早期患者分为 5 种不同的分型，分别为中性粒细胞抑制型（NPS 型）、炎症型（INF 型）、先天宿主防御型（IHD 型）、干扰素型（IFN 型）和适应性内型（ADA 型），每种分型都基于 200 种独特的基因表达差异和不同的途径。NPS 型和 INF 型表现为重度脓毒症，ADA 型则表现为轻度脓毒症，这与先前的内型研究结果一致。在急诊室和 ICU 验证队列中，40 个基因分类工具和数个基因对都能准确预测内型状态。这项研究表明，危及生命的脓毒症发展相关的机制可以早在首次进入急诊室之前，

或在正式诊断之前就被观察到。这体现出与临床分型相比，分子分型更为及时，更加有利于后续精准化治疗的开展。

利用多组学技术能为脓毒症的精准分型提供更高维度的分析。例如，有研究人员基于 RNA 测序数据和 DNA 甲基化位点进行多组学分析[12]，以确定与脓毒症相关的预后基因，并构建脓毒症的基因预后特征。根据风险评分，所有脓毒症受试者可分为高风险组和低风险组，在 2 个队列中验证 9 个基因特征的预测效果，并通过免疫浸润分析、基因富集分析及临床分型与生存率之间的关系进一步揭示这些基因与脓毒症之间的关联。这些研究结果提示了脓毒症的预后特征，可将基因标签作为预测因子来预测脓毒症患者的生存。

对于那些基于临床常规数据定义的临床分型，其背后是否存在相对应的分子分型尚不明确。相信未来随着脓毒症相关研究的深入，结合更多的队列研究和随机对照试验研究，临床分型和分子分型之间的联系会越来越紧密，这两者的统一，将会是未来脓毒症精准化治疗的关键。

三、分子分型面临的挑战及未来发展趋势

新兴的研究方法包括基因表达分析、代谢物分析和蛋白质标志物的应用，通过这些方法可以识别不同病程阶段、免疫状态和治疗反应的多种脓毒症分型。通过进一步研究，可以对脓毒症的内型进行更细致的分类，为治疗提供更为精准的方案。尽管分子分型技术在脓毒症研究中表现出巨大的潜力，但其在临床实践中仍面临一些挑战。

首先，脓毒症分型的可重复性较差，这严重影响了脓毒症分型体系的临床转化与应用。在一项多中心前瞻性观察性研究的二次分析[13]中，研究者纳入 522 例脓毒症患者，这些患者被分配到 4 种已经开发的亚型体系中，这 4 种亚型主要基于：①电子健康记录中的临床数据（α、β、γ和 δ）；②生物标志物数据（高炎症型和低炎症型）；③（Ⅲ～Ⅳ）转录组数据（Mars1～Mars4 和 SRS1～SRS2）。多种分型体系用于同一患者，分型的一致性较差；在不同生物学水平上对患者进行分型，垂直可重复性较差。此外，采用同样的标志物对来自不同国家和地区的脓毒症队列进行水平可重复性的分型研究，结果发现患者的分型一致性较差，进而提出采用疾病轴进行脓毒症患者异质性探索的新思路[14]。通过主成分分析（principal component analysis，PCA）的方法对高维特征空间进行降维，获得的前 2 个主成分分别与休克和全身炎症反应综合征（systemic inflammatory response syndrome，SIRS）相关度较高，故将其分别命名为"休克轴"和"SIRS 轴"。进一步研究发现，疾病轴在不同队列中表现出较好的一致性，因此，在脓毒症治疗中引入"疾病轴"这一概念可以更好地表征脓毒症的异质性。

综上所述，分子分型有助于理解脓毒症的异质性，为脓毒症的早期识别和治疗提供潜在应用价值。未来的研究还需加强对脓毒症患者的分子分型和临床分型关联的深入分析，以实现更准确、更早期的诊断和治疗，推动脓毒症领域向精准医学的方向发展。

（浙江大学医学院附属邵逸夫医院　杨　杰　章仲恒）

参 考 文 献

［1］ LI A, LING L, QIN H Y, et al. Epidemiology, management, and outcomes of sepsis in ICUs among countries of differing national wealth across Asia [J]. Am J Respir Crit Care Med, 2022, 206(9): 1107-1116.

［2］ VARON J, BARON R M. Sepsis endotypes: the early bird still gets the worm [J]. EBioMedicine, 2022, 76: 103832.

［3］ GIAMARELLOS-BOURBOULIS E J, ASCHENBRENNER A C, BAUER M, et al. The pathophysiology of sepsis and precision-medicine-based immunotherapy [J]. Nat Immunol, 2024, 25(1): 19-28.

［4］ 郝辰肖，安友仲，赵慧颖. 脓毒症亚型与精准治疗：进展和趋势［J］. 中华重症医学电子杂志，2022，8（2）：105-109.

［5］ WIERSINGA W J, VAN DER POLL T. Immunopathophysiology of human sepsis [J]. EBioMedicine, 2022, 86: 104363.

［6］ SINHA P, KERCHBERGER V E, WILLMORE A, et al. Identifying molecular phenotypes in sepsis: an analysis of two prospective observational cohorts and secondary analysis of two randomised controlled trials [J]. Lancet Respir Med, 2023, 11(11): 965-974.

［7］ WANG J, WEN D L, ZENG S, et al. Cytokine biomarker phenotype for early prediction and triage of sepsis in blunt trauma patients [J]. J Surg Res, 2023, 283: 824-832.

［8］ VINCENT J L, FRANCOIS B, ZABOLOTSKIKH I, et al. Effect of a recombinant human soluble thrombomodulin on mortality in patients with sepsis-associated coagulopathy: the scarlet randomized clinical trial [J]. JAMA, 2019, 321(20): 1993-2002.

［9］ TOTO G, KUDO D, UCHIMIDO R, et al. Web-based application for predicting the potential target phenotype for recombinant human thrombomodulin therapy in patients with sepsis: analysis of three multicentre registries [J]. Crit Care, 2022, 26(1): 145.

［10］ QIN Y, KERNAN K F, FAN Z, et al. Machine learning derivation of four computable 24-h pediatric sepsis phenotypes to facilitate enrollment in early personalized anti-inflammatory clinical trials [J]. Crit Care, 2022, 26(1): 128.

［11］ BAGHELA A, PENA O M, LEE A H, et al. Predicting sepsis severity at first clinical presentation: the role of endotypes and mechanistic signatures [J]. EBioMedicine, 2022, 75: 103776.

［12］ YANG K, GAO L, HAO H, et al. Identification of a novel gene signature for the prognosis of sepsis [J]. Comput Biol Med, 2023, 159: 106958.

［13］ van AMSTEL R B E, KENNEDY J N, SCICLUNA B P, et al. Uncovering heterogeneity in sepsis: a comparative analysis of subphenotypes [J]. Intensive Care Med, 2023, 49(11): 1360-1369.

［14］ ZHANG Z H, CHEN L, LIU X L, et al. Exploring disease axes as an alternative to distinct clusters for characterizing sepsis heterogeneity [J]. Intensive Care Med, 2023, 49(11): 1349-1359.

第五节　维生素 C 治疗脓毒症：未必能够获益

脓毒症是重症患者发病和死亡的主要原因，表现为过度炎症反应和氧化应激损伤。重症患者，尤其是脓毒症患者体内常缺乏维生素 C 这一重要抗氧化剂，可能是由代谢消耗增加及氧化维生素 C

再循环减少所致。即使给予标准营养支持，仍有大量重症患者存在维生素 C 缺乏的情况（正常血浆维生素 C 浓度＞23 mmol/L），其中近 90% 的患者存在低维生素 C 血症（血浆维生素 C 浓度＜23 mmol/L），约 40% 的患者存在维生素 C 缺乏症（血浆维生素 C 浓度＜11 mmol/L）[1]。因此，外源性补充维生素 C 可能是氧化应激条件下有效的辅助治疗措施，有望在脓毒症的治疗中发挥保护作用[2-4]，然而，近年的一些临床研究发现，维生素 C 治疗脓毒症并不能改善患者预后，甚至可能提高脓毒症患者的病死率。

一、维生素 C 治疗未能降低脓毒症患者病死率

近年的多项随机对照试验（randomized controlled trial，RCT）和荟萃分析对维生素 C 用于脓毒症患者的作用进行评价。一项纳入 11 项 RCT 的系统评价与荟萃分析的研究，对静脉注射高剂量维生素 C 能否改善脓毒症患者的短期病死率进行评价。干预组接受静脉注射高剂量维生素 C（维生素 C≥1.5 g 或 25 mg/kg）每 6 小时 1 次。结果显示，脓毒症患者静脉注射高剂量维生素 C 不能降低短期病死率，尽管其能缩短升压药的使用时间和降低感染相关器官衰竭评分（sepsis-related organ failure assessment，SOFA）[5]。另一项荟萃分析[6]纳入 18 项 RCT，研究结果同样显示，静脉注射维生素 C 能改善 SOFA 并缩短升压药的使用时间，但未能降低脓毒症患者的病死率。

在新型冠状病毒感染（COVID-19）患者中，静脉注射维生素 C 同样未能改善患者预后[7-9]。一项纳入 6 项 RCT 的荟萃分析，评价维生素 C 在 COVID-19 中的作用。结果显示，无论是轻症或重症、口服或静脉注射、低剂量或高剂量应用维生素 C，对于 COVID-19 患者均未发现明显益处[7]。一项发表于 JAMA 的研究通过整合 COVID-19 维生素 C 减轻器官功能障碍试验（LOVIT-COVID 研究）和随机、嵌入式、社区获得性肺炎多因素适应性平台试验（REMAP-CAP 研究）2 项随机临床试验，分析静脉注射维生素 C 对 COVID-19 住院患者的严重程度和住院结局的影响。研究纳入了因 COVID-19 住院的危重症患者和非危重症患者，将患者分为静脉注射维生素 C 治疗组（50 mg/kg，每 6 小时 1 次，共治疗 96 h）和安慰剂组。结果显示，在 COVID-19 住院患者中，静脉注射维生素 C 并未影响无器官支持天数和住院存活率，甚至可能加重患者病情[7, 10]。

二、维生素 C 联合用药未改善脓毒症患者预后

多项研究评价了维生素 C 联合其他药物在脓毒症治疗中的作用。VICTAS 是一项多中心、随机、双盲、自适应样本量、安慰剂对照研究，评价维生素 C、维生素 B_1 和氢化可的松联合应用对脓毒症患者机械通气和升压药物使用时间的影响。研究纳入入住重症监护病房（intensive care unit，ICU）24 h 内因脓毒症引起呼吸和 / 或心血管功能障碍的成年患者。干预组每 6 小时静脉注射维生素 C（1.5 g）、维生素 B_1（100 mg）和氢化可的松（50 mg），持续 96 h。结果显示，联合治疗并未减少脓毒症患者 30 天内机械通气和升压药的使用时间，也未改善患者的生存率[11]。一项系统性综述和网状荟萃分析，比较维生素 C、糖皮质激素及维生素 B_1 单独或联合治疗是否改善脓毒症患者的预后。该研究纳入 43 项临床试验，共计 10 257 例受试者。干预组包括应用维生素 C（高剂量）＋糖皮质激素＋维生素 B_1、维生素 C（高剂量）＋维生素 B_1 或糖皮质激素。数据分析发现，与对照组相比，维生素 C 联合用药不能降低患者的病死率及 SOFA 评分，也未缩短升压药的使用时间及 ICU 住院时

间[12]。另一项荟萃分析[13]同样发现，维生素 C 联合用药未能降低患者的病死率、急性肾损伤的发生率，也未缩短患者 ICU 住院时间。

三、维生素 C 可能增加器官功能障碍及死亡风险

最近一项颇具争议的维生素 C 减轻器官功能障碍试验（LOVIT 研究）是一项 III 期、多中心 RCT，研究纳入 872 例入住 ICU 不到 24 h 并且需要应用血管活性药物的确诊或疑似感染患者。干预组静脉注射维生素 C（50 mg/kg），每 6 小时 1 次，持续 96 h。结果显示，患者静脉注射维生素 C 后器官功能障碍风险及 28 天病死率均高于安慰剂组患者。两组患者 SOFA 评分、器官损害生物标志物、急性肾损伤和低血糖的发生率结果相似[14-15]。

有学者认为 LOVIT 研究存在以下偏倚：① LOVIT 纳入早期脓毒症休克患者；②维生素 C 采用高剂量、短疗程的治疗方案，未设置激素、维生素 B$_1$ 联合应用。因此，LOVIT 研究结果与大部分临床研究结论相悖可能受到下列因素影响：①纳入临床研究对象在纳入时的患者疾病严重程度及病程时期存在差异；②未针对脓毒症患者疾病异质性，如是否合并高炎症状态、血管反应性是否降低、是否合并维生素 C 缺乏等特定表型进行分析；③干预手段不相同，未针对使用维生素 C 的剂量、疗程及是否联合用药进行分析。

综上所述，维生素 C 具有抗氧化作用，理论上能减轻脓毒症患者的炎症或氧化应激损伤，减少血管活性药物的使用或降低 SOFA 评分等。然而，大剂量静脉注射维生素 C 的同时，可能出现并发症，从而提高病死率。因此，目前尚缺乏证据支持脓毒症患者常规使用维生素 C。

（南昌大学第一附属医院　邵　强　刘　芬
河北医科大学第四医院　刘丽霞）

参 考 文 献

［1］ CARR A C, ROSENGRAVE P C, BAYER S, et al. Hypovitaminosis C and vitamin C deficiency in critically ill patients despite recommended enteral and parenteral intakes [J]. Crit Care, 2017, 21(1): 300.

［2］ FOWLER A A, TRUWIT J D, HITE R D, et al. Effect of vitamin C infusion on organ failure and biomarkers of inflammation and vascular injury in patients with sepsis and severe acute respiratory failure: the CITRIS-ALI randomized clinical trial [J]. JAMA, 2019, 322(13): 1261-1270.

［3］ JUNG S Y, LEE M T, BAEK M S, et al. Vitamin C for ≥5 days is associated with decreased hospital mortality in sepsis subgroups: a nationwide cohort study [J]. Crit Care, 2022, 26(1): 3.

［4］ PATEL J J, ORTIZ-REYES A, DHALIWAL R, et al. IV Vitamin C in critically ill patients: a systematic review and meta-analysis [J]. Crit Care Med, 2022, 50(3): e304-e312.

［5］ SATO R, HASEGAWA D, PRASITLUMKUM N, et al. Effect of IV high-dose vitamin C on mortality in patients with sepsis: a systematic review and meta-analysis of randomized controlled trials [J]. Crit Care Med, 2021, 49(12): 2121-2130.

［6］ LIANG B, SU J, SHAO H, et al. The outcome of IV

vitamin C therapy in patients with sepsis or septic shock: a meta-analysis of randomized controlled trials [J]. Crit Care, 2023, 27(1): 109.

［7］RAWAT D, ROY A, MAITRA S, et al. Vitamin C and COVID-19 treatment: a systematic review and meta-analysis of randomized controlled trials [J]. Diabetes Metab Syndr, 2021, 15(6): 102324.

［8］JABALEY C S, COOPERSMITH C M. Vitamin C for patients with COVID-19: more evidence of lack of efficacy in patients with sepsis [J]. JAMA, 2023, 330(18): 1739-1741.

［9］AO G, LI J, YUAN Y, et al. Intravenous vitamin C use and risk of severity and mortality in COVID-19: a systematic review and meta-analysis [J]. Nutr Clin Pract, 2022, 37(2): 274-281.

［10］ADHIKARI N, HASHMI M, TIRUPAKUZHI VIJAYARAGHAVAN BK, et al. Intravenous vitamin C for patients hospitalized with COVID-19: two harmonized randomized clinical trials [J]. JAMA, 2023, 330(18): 1745-1759.

［11］SEVRANSKY J E, ROTHMAN R E, HAGER D N, et al. Effect of Vitamin C, thiamine, and hydrocortisone on ventilator- and vasopressor-free days in patients with sepsis: the VICTAS randomized Clinical Trial [J]. JAMA, 2021, 325(8): 742-750.

［12］FUJII T, SALANTI G, BELLETTI A, et al. Effect of adjunctive vitamin C, glucocorticoids, and vitamin B_1 on longer-term mortality in adults with sepsis or septic shock: a systematic review and a component network meta-analysis [J]. Intensive Care Med, 2022, 48(1): 16-24.

［13］ZAYED Y, ALZGHOUL B N, BANIFADEL M, et al. Vitamin C, Thiamine, and hydrocortisone in the treatment of sepsis: a meta-analysis and trial sequential analysis of randomized controlled trials [J]. J Intensive Care Med, 2022, 37(3): 327-336.

［14］LAMONTAGNE F, MASSE M H, MENARD J, et al. Intravenous vitamin C in adults with sepsis in the intensive care unit [J]. N Engl J Med, 2022, 386(25): 2387-2398.

［15］ANGRIMAN F, MUTTALIB F, LAMONTAGNE F, et al. Vitamin C in adults with sepsis: a bayesian reanalysis of a randomized controlled trial [J]. Crit Care Med, 2023, 51(8): e152-e156.

第二章　重　症　感　染

第一节　美罗培南延长输注：MERCY 研究的思考

美罗培南属于碳青霉烯类抗生素，具有抗菌谱广、抗菌作用强、对多种 β- 内酰胺酶高度稳定的特点，在治疗耐药革兰氏阴性菌（Gram-negative bacteria，GNB）感染中具有重要地位，也是经验性治疗严重感染最常用的抗生素之一。但近年来，碳青霉烯类抗生素耐药率有明显上升，2023 年上半年中国细菌耐药监测网（China Antimicrobial Surveillance Network，CHINET）监测数据[1] 显示，铜绿假单胞菌、不动杆菌属和肺炎克雷伯菌对美罗培南的耐药率分别达到 18.5%、74.5% 和 30.0%，耐碳青霉烯类 GNB 的检出率始终保持高位，使其临床应用受限。面对抗生素耐药的严峻形势及新药研发的举步维艰，通过优化现有抗感染药物的治疗策略来最大限度提高疗效具有非常重要的现实意义。

一、美罗培南药理学特点及重症患者药代动力学改变

美罗培南为 β- 内酰胺类时间依赖性抗生素，通过抑制细菌细胞壁合成而产生抗菌作用[2]。对于时间依赖性抗生素，病原体暴露于抗生素的时长是杀灭细菌和临床疗效的最重要决定因素，预测其体内抗菌活性的最佳药代动力学 / 药效学（pharmacokinetic/pharmacodynamic，PK/PD）指标是游离药物浓度高于该病原体最低抑菌浓度（minimum inhibitory concentration，MIC）的时间占给药间隔的百分比，即 %fT＞MIC。因此，药物浓度保持在 MIC 以上的时间越长，临床治疗成功的可能性就越大。过去认为，当美罗培南的 %fT＞MIC 超过 40% 时，即可达到最佳抗菌活性。但在重症患者中可能需要更高的 %fT＞MIC，对于耐药菌甚至需要达到 100%，以确保其具有足够的抗菌活性[2-4]。

重症感染患者抗生素药代动力学指标受到许多因素的干扰，导致其临床达标率低，包括患者自身的病理生理变化及重症相关的器官支持技术[3]。首先，低蛋白血症、危重疾病状态、组织水肿及毛细血管通透性增加、体外膜氧合（extracorporeal membrane oxygenation，ECMO）循环回路均会增加患者的表观分布容积（apparent volume of distribution，Vd），影响抗生素在体内的分布，导致血液中抗生素的浓度降低。其次，重症患者的药物代谢和清除会受到影响：①肾功能障碍患者美罗培南的清除明显减少。②脓毒症高动力血流动力学状态、肾功能亢进时则加速了美罗培南的清除，导致 %fT＞MIC 达标率降低。③连续性肾脏替代治疗（continuous renal replacement therapy，CRRT）、ECMO 等器官支持技术影响药物的清除，CRRT 时滤器膜面积越大、通透性越好、药物筛过系数越大、治疗剂量越大，药物清除越快；ECMO 则通过吸附和增加 Vd 等因素降低了药物浓度。这些生理功能的严重紊乱通常会导致药物浓度降低，无法有效清除病原体，反而增加抗生素的暴露、诱导细菌产生耐药

性。因此，在合并上述情况的患者中，为了达到药代动力学的目标，可以通过 3 种方法来提高 %fT>MIC，即增加给药剂量、缩短给药间隔（增加给药次数）或延长输注时间[3-4]。

延长输注时间的给药方式在理论上是有优势的，因为它可以产生并维持长时间高于 MIC 值的药物浓度，从而提高药物疗效，减少耐药的发生。对于高 MIC 值的病原体，也可通过延长输注策略获益，而大多数重症监护病房（intensive care unit，ICU）中的感染通常由高 MIC 值的 GNB 引起。包括美罗培南在内的大部分 β- 内酰胺类药物可以通过策略来达到最优 %fT>MIC，包括延长输注（prolonged infusion/extended infusion，PI/EI）时间，即输注时间可延长至给药间隔的 40%～50%（2～4 h 或更长）；或者在整个给药间隔内进行持续输注（continuous infusion，CI），即初始负荷剂量后进行持续输注[4]。

二、相关指南推荐意见及相应临床证据

目前，多项临床研究和权威感染治疗指南均推荐应用美罗培南时采用延长输注时间的给药方式。2014 年发表的 DALI 研究[5]、2015 年的 BLING Ⅱ 研究[6]、2016 年的 BLISS 研究[7]均证明，相较于间断输注，重症患者中采用 β- 内酰胺类药物延长输注在微生物清除、感染症状改善、药代动力学指标改善方面具有优势，但对患者预后结局没有影响。

2021 年《拯救脓毒症：国际脓毒症和脓毒症休克的管理指南》[8]建议，对于成人脓毒症患者或脓毒症休克患者，应用 β- 内酰胺类药物时在初始负荷剂量后，以延长输注方式维持治疗，而不是采用常规的输注方式（弱推荐，证据确信度中等）。

2022 年《ESCMID 多重耐药革兰氏阴性菌感染治疗指南》[9]提出，建议临床医师避免对耐碳青霉烯类肠杆菌科细菌（Carbapenem-resistant Enterobacteriaceae，CRE）感染采用基于碳青霉烯类的联合治疗（条件推荐，证据确信度低）；如果未使用新型 β- 内酰胺酶类抑制剂，且美罗培南的 MIC≤8 mg/L，此时高剂量延长输注美罗培南可作为联合治疗的一部分（条件推荐，证据确信度低）。对于美罗培南 MIC≤8 mg/L 的耐碳青霉烯类鲍曼不动杆菌（Carbapenem-resistant Acinetobacter baumannii，CRAB）感染患者，推荐采用基于碳青霉烯类药物的联合治疗，使用高剂量延长输注碳青霉烯类药物，是良好的临床实践（良好实践声明）。

2023 年《IDSA 抗生素耐药革兰氏阴性菌感染的治疗》[10]建议，对于单纯性膀胱炎以外所有耐药 GNB 感染且肾功能正常患者，在选用美罗培南时，建议采取 2 g 静脉输注、每 8 小时 1 次、输注时间≥3 h（如果可能）的给药方案。

2023 年《应用 β- 内酰胺类抗生素延长输注国际共识》[11]建议，基于体外实验和动物实验数据，对于 GNB 感染，与间断输注相比，延长输注的杀灭细菌作用相当或更好，这可能是由于延长输注的 % fT>MIC 高于间断输注（专家组 17：0 投票赞成此建议）；延长输注可减少细菌耐药性的出现，β- 内酰胺类药物种类、细菌种类、MIC 值和初始接种量是影响耐药性产生的重要因素（专家组 17：0 投票赞成此建议）；在重症成人患者中优先选择延长输注方式应用 β- 内酰胺类抗生素，而不是间断输注，以降低死亡率或提高临床治愈率，特别是对于 GNB 感染的患者（条件推荐，证据确信度非常低，专家组 17：0 投票赞成此建议）。此处延长输注的定义是指输注时间至少 3 h（包括延长输注或持续输注），而间断输注的定义是指输注时间为 30～60 min。

上述指南中推荐意见的证据级别均较低，无大样本随机对照研究（randomized controlled trial，RCT）证实重症患者美罗培南延长输注临床获益。多篇荟萃分析[12-15]显示，β-内酰胺类抗生素持续输注或延长输注能降低脓毒症的死亡风险，但仍缺乏改善患者生存率的直接证据。

三、MERCY 研究

2023 年 6 月发表在 *The Journal of the American Medical Association*（*JAMA*）上的 MERCY 研究[16]是一项多中心、双盲 RCT。该研究纳入 607 例 ICU 脓毒症患者（其中大部分存在脓毒症休克且需要机械通气）。持续输注和间断输注组患者在主要终点［28 天病死率和耐药菌发生的复合临床结局（分别为 47% 和 49%，*P*＝0.60）、次要终点事件（90 天病死率、28 天抗生素使用天数、28 天住 ICU 天数等）和不良反应］方面均无统计学差异。此外，预先计划的敏感度分析未发现任何亚组患者（包括对美罗培南有较高 MIC 值的 GNB 感染患者和不同疾病严重程度患者）的主要终点事件存在差异。本项研究中，70% 的患者确诊了微生物学上的感染，而且大部分鉴定的致病菌具有较高的 MIC 值，所纳入患者也是理论上验证持续输注效果的合适人选；同时，作者对那些在理论上由于 PK/PD 差异、病原体微生物学特征、重症 GNB 感染，以及具有高 MIC 值病原体等可能对持续输注获益更大的人群进行了全面的亚组分析。故作者认为，对于脓毒症的重症患者，相较于间断输注，美罗培南持续输注策略并不能使患者获益。

这项研究也引发了一系列热烈的争议与讨论[17-18]：①该研究的受试者在随机化前的平均住院时间和 ICU 入住时间较长（分别为 8～9 天和 5 天），且大多数患者可能是由于发生了院内获得性感染而应用美罗培南，实验组与对照组均存在较高的基线碳青霉烯耐药率（35% *vs.* 30%）。因此，美罗培南并非最优的抗生素选择，同时该研究结论也无法应用于低耐药风险人群。与之前招募社区获得性感染患者的大多数脓毒症研究相反，MERCY 研究中许多患者是因为预后不佳的疾病入院，而这些患者的结局不可能因随机分组时给予了不同的抗生素输注方法而改变。② MERCY 研究只有 10% 的患者确诊为血流感染，而大部分患者是呼吸道标本培养的阳性结果，因此，研究仍不足以证明持续输注对于侵袭性感染（如 GNB 血流感染）能否获益，需要设计针对特定侵袭性感染患者的大型临床研究来进一步证实。③美罗培南主要经过肾脏代谢，其清除率受到肾功能的影响。因此，肾清除率提高的患者（如在年轻患者或烧伤患者中），都会提高美罗培南的清除率，这类人群可能不能达到治疗浓度，而更需要持续输注策略。而该研究纳入患者年龄较大（平均年龄 64 岁），且有约 30% 的患者由于肾功能不全而减少了美罗培南的剂量。此外，该项研究也未常规采用治疗药物监测来调整美罗培南的输注剂量。总体而言，MERCY 研究无法证明持续输注美罗培南比间断输注更有效，但适用性有限，尤其是那些低耐药风险、侵袭性感染、肾功能亢进的重症患者。

由于持续输注组患者的 28 天死亡人数的绝对值低于间断输注组（142 人 *vs.* 149 人），将该研究添加到更新后的荟萃分析中，可能会放大而不是缩小先前报道的病死率获益，而且在安全性或成本方面几乎没有损失。在 2023 年 12 月发表于 *Annals of Intensive Care* 的荟萃分析[19]中，纳入 MERCY 研究的结果后，作者发现脓毒症患者采用 β-内酰胺类抗生素的延长输注与短期存活率及临床治愈率升高相关。

四、仍未解决的问题和未来研究方向

2019 年开展的 BLING Ⅲ 研究（NCT03213390）[20] 目前已完成数据收集，旨在比较持续输注哌拉西林 - 他唑巴坦或美罗培南与间断输注对 7000 例重症脓毒症患者的 90 天全因死亡率的影响。该研究纳入接受哌拉西林 - 他唑巴坦治疗的患者，该药物更常用于脓毒症患者的一线治疗，这可能有助于纳入在住院早期就诊的脓毒症患者，其疾病过程可能通过优化抗生素的使用而更易改变，并且大样本量将具有更强的统计学效能以检测结果中的差异，其结果令人期待。

我们应谨慎解读 MERCY 的研究结果。目前，总体研究证据仍倾向持续输注，指南和临床实践可能会继续支持 β- 内酰胺类抗生素的延长输注方式。药理学和临床数据表明，存在高 MIC 值病原体感染风险或病情危重的患者人群最有可能受益，鉴于无危害且有可能获益，我们仍继续支持此类患者使用美罗培南时采用延长输注的给药策略。与此同时，迫切需要确定新的干预措施，以实现降低脓毒症病死率和抗微生物耐药性的共同愿景。

（上海交通大学医学院附属第一人民医院　谢　晖
上海交通大学医学院附属瑞金医院　陈德昌）

参 考 文 献

［1］ 胡付品，郭燕，吴湜，等．CHINET 2023 年上半年细菌耐药监测结果［EB/OL］．http://www.chinets.com/Document/Index?pageIndex＝0.

［2］ ABDUL-AZIZ M H, PORTUNATO F, ROBERTS J A. Prolonged infusion of beta-lactam antibiotics for Gram-negative infections: rationale and evidence base [J]. Curr Opin Infect Dis, 2020, 33(6): 501-510.

［3］ ZHAO H Y, GU J, LYU J, et al. Pharmacokinetic and pharmacodynamic efficacies of continuous versus intermittent administration of meropenem in patients with severe sepsis and septic shock: a prospective randomized pilot study [J]. Chin Med J (Engl), 2017, 130(10): 1139-1145.

［4］ MACVANE S H, KUTI J L, NICOLAU D P. Prolonging β-lactam infusion: a review of the rationale and evidence, and guidance for implementation [J]. Int J Antimicrob Agents, 2014, 43(2): 105-113.

［5］ ROBERTS J A, PAUL S K, AKOVA M, et al. DALI Study. DALI: defining antibiotic levels in intensive care unit patients: are current β-lactam antibiotic doses sufficient for critically ill patients? [J]. Clin Infect Dis, 2014, 58(8): 1072-1083.

［6］ DULHUNTY J M, ROBERTS J A, DAVIS J S, et al. A multicenter randomized trial of continuous versus intermittent β-lactam infusion in severe sepsis [J]. Am J Respir Crit Care Med, 2015, 192(11): 1298-1305.

［7］ ABDUL-AZIZ M H, SULAIMAN H, MAT-NOR M B, et al. Beta-Lactam Infusion in Severe Sepsis (BLISS): a prospective, two-centre, open-labelled randomised controlled trial of continuous versus intermittent beta-lactam infusion in critically ill patients with severe sepsis [J]. Intensive Care Med, 2016 , 42(10): 1535-1545.

［8］ EVANS L, RHODES A, ALHAZZANI W, et al. Surviving sepsis campaign: international guidelines for management of sepsis and septic shock 2021 [J].

Intensive Care Med, 2021, 47(11): 1181-1247.

［9］ PAUL M, CARRARA E, RETAMAR P, et al. European Society of Clinical Microbiology and Infectious Diseases (ESCMID)guidelines for the treatment of infections caused by multidrug-resistant Gram-negative bacilli (endorsed by European society of intensive care medicine) [J]. Clin Microbiol Infect, 2022 , 28(4): 521-547.

［10］ TAMMA P D, AITKEN S L, BONOMO R A, et al. Infectious diseases society of america 2023 guidance on the treatment of antimicrobial resistant gram-negative infections [J]. Clin Infect Dis, 2023, 18: ciad428.

［11］ HONG L T, DOWNES K J, FAKHRIRAVARI A, et al. International consensus recommendations for the use of prolonged-infusion beta-lactam antibiotics: Endorsed by the American College of Clinical Pharmacy, British Society for Antimicrobial Chemotherapy, Cystic Fibrosis Foundation, European Society of Clinical Microbiology and Infectious Diseases, Infectious Diseases Society of America, Society of Critical Care Medicine, and Society of Infectious Diseases Pharmacists: An executive summary [J]. Pharmacotherapy, 2023, 43(8): 736-739.

［12］ ROBERTS J A, , ABDUL-AZIZ M H, , DAVIS J S, , et al. Continuous versus intermittent β-lactam infusion in severe sepsis. a meta-analysis of individual patient data from randomized trials [J]. Am J Respir Crit Care Med, 2016, 194(6): 681-691.

［13］ VARDAKAS K Z, VOULGARIS G L, MALIAROS A, et al. Prolonged versus short-term intravenous infusion of antipseudomonal β-lactams for patients with sepsis: a systematic review and meta-analysis of randomised trials [J]. Lancet Infect Dis, 2018 , 18(1): 108-120.

［14］ TEO J, LIEW Y, LEE W, et al. Prolonged infusion versus intermittent boluses of β-lactam antibiotics for treatment of acute infections: a meta-analysis [J]. Int J Antimicrob Agents, 2014, 43(5): 403-411.

［15］ KONDO Y, OTA K, IMURA H, et al. Prolonged versus intermittent β-lactam antibiotics intravenous infusion strategy in sepsis or septic shock patients: a systematic review with meta-analysis and trial sequential analysis of randomized trials [J]. J Intensive Care, 2020, 8: 77.

［16］ MONTI G, BRADIC N, MARZAROLI M, et al. Continuous vs intermittent meropenem administration in critically ill patients with sepsis: the MERCY randomized clinical trial [J]. JAMA, 2023, 330(2): 141-151.

［17］ SHAPPELL C N, KLOMPAS M, RHEE C. Do prolonged infusions of β-lactam antibiotics improve outcomes in critically ill patients with sepsis? [J]. JAMA, 2023 , 330(2): 126-128.

［18］ JABAREEN A, KURNIK D. Meropenem administration in critically ill patients with sepsis [J]. JAMA, 2023, 330(18): 1801.

［19］ LI X M, LONG Y, WU G X, et al. Prolonged vs intermittent intravenous infusion of β-lactam antibiotics for patients with sepsis: a systematic review of randomized clinical trials with meta-analysis and trial sequential analysis [J]. Ann Intensive Care, 2023, 13(1): 121.

［20］ LIPMAN J, BRETT S J, DE WAELE J J, et al. A protocol for a phase 3 multicentre randomised controlled trial of continuous versus intermittent β-lactam antibiotic infusion in critically ill patients with sepsis: BLING Ⅲ [J]. Crit Care Resusc, 2019, 21(1): 63-68.

第二节　新型冠状病毒感染相关侵袭性肺曲霉病

2020 年欧洲医学真菌学联合会和国际人类和动物真菌学学会（European Confederation of Medical Mycology/International Society for Human and Animal Mycology，ECMM/ISHAM）将新型冠状病毒感染相关侵袭性肺曲霉病（COVID-19-associated pulmonary aspergillosis，CAPA）定义为在严重急性呼吸综合征冠状病毒 2 型（severe acute respiratory syndrome coronavirus 2，SARS-CoV-2）感染后出现的侵袭性肺曲霉病（invasive pulmonary aspergillosis，IPA）。研究发现，约 10% 的新型冠状病毒感染患者发生 CAPA[1]。CAPA 不仅提高患者死亡率，而且显著延长患者住院时间和机械通气时间[1-2]。因此，了解 CAPA 的流行病学特点、高危因素、诊断手段及相关治疗策略，对降低 CAPA 死亡率、改善患者预后意义重大。

一、流行病学特点

过去 20 年间，因为器官移植和干细胞移植数量的增加，以及新的免疫抑制剂的使用，使 IPA 发病率明显提高，大约 7% 的重症机械通气患者可以分离出曲霉，但仅有 3.5% 的重症患者符合 2019 年欧洲癌症研究和治疗组织 / 真菌病研究组（European Organization for Research and Treatment of Cancer/Mycoses Study Group，EORTC/MSG）的诊断标准[3]。据估计，重症监护病房（intensive care unit，ICU）中 IPA 的总体发病率为 0.3%～5.0%[4]，而 CAPA 的总体发病率为 12.3%。不同地域之间发病率也存在差异[5]，以中欧和亚洲发病率最高，为 21.0%～31.4%；其次是英国、南欧及北美，发病率低于 10.0%；中国 ICU 患者中 CAPA 的发病率约为 30.0%。意大利一项多中心回顾性研究发现，气管插管患者 CAPA 的发病率为 27.7%，显著高于非插管患者[5]。CAPA 发病率存在差异的原因除了与不同地域有关，还因在早期缺乏统一的诊断标准（尤其是在第一阶段流行开始后，在 ECMM/ISHAM 指南发布前）。另外，由于早期支气管镜检查受限，会出现因 CAPA 影像学缺少典型表现[6]而漏诊的情况。

美国一项回顾性研究[3]提示，ICU 中 IAP 的死亡率高达 46%。CAPA 的院内死亡率约为 40%[1]，而 ICU 中 CAPA 的死亡率为 56.8%（30.0%～91.8%）。CAPA 的死亡风险是未合并 IPA 的新型冠状病毒感染患者的 1.5 倍，而接受有创机械通气的 CAPA 患者死亡风险比未合并 IPA 的新型冠状病毒感染患者高 3 倍[5]。合并 IPA 的新型冠状病毒感染患者 ICU 入住时间为 27～37 天，显著长于未合并 IPA 的新型冠状病毒感染患者（12～19 天）[7]。

二、高危因素

1. 宿主因素　IPA 常见的宿主因素包括粒细胞缺乏症、血液系统肿瘤、干细胞移植、移植物抗宿主病、遗传的严重免疫缺陷病［转录激活因子 3（signal transduction and activator of transcription3，STAT3）缺乏、慢性肉芽肿性疾病］，以及在过去 90 天内接受 Bcl-2 抑制剂治疗[8]。CAPA 常见的宿主因素包括重症新型冠状病毒感染疾病本身、性别（男性与女性相比更容易患病）、高龄、合并慢性阻塞性肺疾病（chronic obstructive pulmonary disease，COPD）、支气管扩张症、淋巴细胞减少、人类免疫缺陷病毒（human immunodeficiency virus，HIV）感染、肝硬化、心血管疾病、活动性恶性肿瘤、实体器官移植受者和急性呼吸窘迫综合征[8-11]。以上结果提示，CAPA 常见的宿主因素与 IPA 并不完全相同，大多数 CAPA 患者并不具备 IPA 常见的宿主因素[6]。

2. 医源性因素　医源性危险因素包括使用 T 细胞或 B 细胞免疫抑制剂、地塞米松联合抗白介素 -6（interleukin-6，IL-6）治疗、呼吸支持、长期应用糖皮质激素，以及在 ICU 住院期间接受连续性肾脏替代治疗（continuous renal replacement therapy，CRRT）和体外膜氧合（extracorporeal membrane oxygenation，ECMO）治疗[9, 12-13]。理论上，托珠单抗可抑制过度激活的炎症反应、吞噬作用、恢复内皮细胞功能失调、减少中性粒细胞外诱捕网产生从而增加曲霉感染的风险。甲泼尼龙可对细胞免疫和适应性免疫产生广谱效应，如增加活性氧（reactive oxygen species，ROS）并破坏组织。类固醇还可通过增加中性粒细胞的凋亡来抑制吞噬作用，减轻 CD4[+]、Th1[+]、Th17[+]T 细胞免疫，这些细胞免疫缺失对曲霉获得性感染至关重要[11]。Tappe 等[6]证实糖皮质激素的暴露可引起细胞免疫下降和 T 细胞耗竭，从而诱导新型冠状病毒感染合并曲霉感染。因此，需要采取严密的预防措施，例如，限制糖皮质激素的使用剂量和疗程、加强糖尿病患者的血糖管理等[10]。

三、二代测序的诊断价值

目前，针对曲霉的检测，已衍生出一些新型生物标志物和检测方法，如曲霉侧流检测（lateral flow assay，LFA）、铁载体、曲霉相关代谢产物检测等，但目前临床上未常规使用。二代测序（next-generation sequencing，NGS）由于其检测的速效性和便利性，被临床广泛应用于筛查曲霉感染。NGS 不需要任何的引物和探针，可以一份标本一次运行数百万的 DNA/RNA 序列并快速识别大部分病原体。支气管肺泡灌洗液（bronchoalveolar lavage fluid，BALF）或者血清 NGS 不仅可作为发现曲霉的方法，而且可为药物耐药性提供参考。对于来自下呼吸道标本（如 BALF）检出的曲霉，由于曲霉作为机会致病菌，需要结合患者免疫状况、基础疾病（糖尿病、慢性肝肾疾病、长期糖皮质激素治疗）、胸部影像学表现、既往抗菌药物治疗效果，以及检出的病原序列数综合分析。《2022 年呼吸系统感染中宏基因组测序技术临床应用与结果解读专家共识》建议，NGS 检出真菌（种水平）的特异序列数是任何其余真菌的 5 倍以上可判断为阳性[23]。如果序列数较低，且无感染迹象，则应通过进一步进行 BALF 中的血清半乳甘露聚糖（Galactomannan，GM）试验、真菌培养进行验证。如果上述任何一项结果阳性或伴有宿主因素则可判定为结果阳性，如果以上结果阴性且不伴有任何宿主因素则不考虑感染[14, 24]。而对于 NGS 发现存在曲霉序列数，需要结合患者是否有肺组织血管侵袭及联合血清 GM 试验[15]来确定结果。NGS 虽然特异度高，但存在敏感度低的特点，联合 GM 试验可能会提高其检查的敏感度[16]。

四、治疗策略

1. 药物选择　与 IPA 的治疗相同，2020 年 ECMM/ISHAM 关于 CAPA 定义和管理共识中指出 CAPA 治疗首选三唑类药物[8]，即伏立康唑或艾莎康唑。虽然两性霉素 B 可以作为 IPA 的二线或挽救治疗，但由于两性霉素 B 的肾毒性，且新型冠状病毒感染容易造成肾损害，建议将泊沙康唑或棘白菌素类药物作为 CAPA 的二线或挽救治疗[8]。但当伏立康唑最小抑菌浓度 >2 mg/L 时，建议选择两性霉素 B 治疗[18]。对于初始治疗失败的重症患者可选择棘白菌素类药物与三唑类药物或棘白菌素类药物与两性霉素 B 联用，不建议三唑类药物与两性霉素 B 联用[8]。部分 CAPA 患者同时合并毛霉感染，因此，两性霉素 B、艾莎康唑或泊沙康唑作为推荐治疗药物[18]。对于重症新型冠状病毒感染患者是否需要常规预防性静脉给予伏立康唑或雾化给予两性霉素 B 虽仍有争议，2 个小样本单中心的观察研究提示，预防性静脉给予泊沙康唑或雾化给予两性霉素 B 可以降低 CAPA 的发生率，但不能降低其死亡率[21]。既往对于严重流感患者的开放性研究结果提示，预防性给予泊沙康唑并不能预防 IPA 的发生[21]。

2. 监测药物浓度　伏立康唑治疗窗口狭窄，容易与其他药物相互作用，因此建议监测血药浓度。伏立康唑血药谷浓度为 2～6 mg/L，泊沙康唑血药谷浓度为 1.00～3.75 mg/L。目前关于艾莎康唑是否需要常规监测血药浓度没有共识，真实世界研究显示，大部分患者可达到有效的血药浓度，但接受 CRRT 和 ECMO 治疗的患者或肥胖患者由于其药代动力学 / 药效动力学发生改变，建议监测艾莎康唑的血药浓度[22]。两性霉素 B 脂质体无须监测血药浓度。肥胖患者或接受地塞米松治疗的患者，可能需要监测棘白菌素类药物的血药浓度[8]。

3. 抗真菌治疗疗程　对于 ICU 中 IPA 的抗真菌治疗疗程，多数专家共识推荐 4～6 周[8, 21]，部分共识建议 6～12 周或根据呼吸道标本 GM 试验数值决定治疗疗程[21]。对于 CAPA 患者鲜有抗真菌治疗疗程推荐，抗真菌治疗疗程可以持续到拔除气管插管、转出 ICU 或者胸部计算机断层扫描（computed tomography，CT）影像学异常消失（如空洞）[21]。

4. 其他　CAPA 患者处于免疫抑制状态，为了更好地清除曲霉，除抗真菌治疗外，理想的 CAPA 治疗还应包括靶向促进患者免疫功能的恢复。重组 γ 干扰素（interferon-γ，IFN-γ）或 I 型干扰素（type I interferon，IFN- I）具有免疫调节作用。在最近 2 个病例研究观察中发现，IFN-γ 不仅具有抗新型冠状病毒感染作用，还能预防和治疗合并的真菌感染[1]。而 IPA 中免疫调节治疗主要使用粒细胞集落刺激因子升高中性粒细胞比例[3]。对于 IPA 细胞［烟曲霉特异性嵌合抗原受体（Af-CAR）T 细胞］治疗和手术治疗，目前暂缺乏其在 CAPA 中的应用。对于三唑类药物敏感的 CAPA 治疗同既往 IPA，但对于三唑类药物耐药或伴有肾功能损伤的 CAPA 治疗与 IPA 的二线或挽救治疗不尽相同。除此之外，CAPA 与 IPA 在免疫调节剂方面的选择也不相同。

（山东第一医科大学附属省立医院　杨洪娜　方　巍）

参 考 文 献

［1］ HOENIGL M, SEIDEL D, SPRUTE R, et al. COVID-19-associated fungal infections [J]. Nat Microbiol, 2022, 7 (8): 1127-1140.

［2］ BARTOLETTI M, PASCALE R, CRICCA M, et al. Epidemiology of invasive pulmonary aspergillosis among intubated patients with COVID-19: a prospective study [J]. Clin Infect Dis, 2021, 73 (11): e3606-e3614.

［3］ GAFFNEY S, KELLY D M, RAMELI P M, et al. Invasive pulmonary aspergillosis in the intensive care unit: current challenges and best practices [J]. APMIS,

2023, 131 (11): 654-667.

[4] CHEN F, QASIR D, MORRIS A C. Invasive pulmonary aspergillosis in hospital and ventilator-associated pneumonias [J]. Semin Respir Crit Care Med, 2022, 43 (2): 234-242.

[5] BELTRAME A, STEVENS D A, HAIDUVEN D. Mortality in ICU patients with COVID-19-associated pulmonary aspergillosis [J]. Journal of Fungi, 2023, 9 (6): 689.

[6] TAPPE B, LAURUSCHKAT D C, STROBEL L, et al. COVID-19 patients share common, corticosteroid-independent features of impaired host immunity to pathogentic molds [J]. Front Immunol, 2022, 13: 954985.

[7] CHONG W H, NEU K P. Incidence, diagnosis and outcomes of COVID-19-associated pulmonary aspergillosis (CAPA): a systematic review [J]. J Hosp Infect, 2021, 113: 115-129.

[8] KOEHLER P, BASSETTI M, CHAKRABARTI A, et al. Defining and managing COVID-19-associated pulmonary aspergillosis: the 2020 ECMM/ISHAM consensus criteria for research and clinical guidance [J]. Lancet Infect Dis, 2021, 21 (6): e149-e162.

[9] PRATTES J, WAUTERS J, GIACOBBE D R, et al. Risk factors and outcome of pulmonary aspergillosis in critically ill coronavirus disease 2019 patients-a multinational observational study by the European Confederation of Medical Mycology [J]. Clin Microbiol Infect, 2022, 28 (4): 580-587.

[10] CHONG W H, SAHA B K, NEU K P. Comparing the clinical characteristics and outcomes of COVID-19-associate pulmonary aspergillosis (CAPA): a systematic review and meta-analysis [J]. Infection, 2022, 50 (1): 43-56.

[11] HUANG S F, YING-JUNG WU A, SHIN-JUNG LEE S, et al. COVID-19 associated mold infections: review of COVID-19 associated pulmonary aspergillosis and mucormycosis [J]. J Microbiol Immunol Infect, 2023, 56 (3): 442-454.

[12] FORTUN J, MATEOS M, DE LA PEDROSA E G, et al. Invasive pulmonary aspergillosis in patients with and without SARS-CoV-2 infection [J]. J Fungi (Basel), 2023, 9 (2): 130.

[13] GANGNEUX J P, DANNAOUI E, FEKKAR A, et al. Fungal infections in mechanically ventilated patients with COVID-19 during the first wave: the French multicentre MYCOVID study [J]. Lancet Respir Med, 2022, 10 (2): 180-190.

[14] Zhan W Y, Liu Q J, Yang C Q, et al. Evaluation of metagenomic next-generation sequencing diagnosis for invasive pulmonary aspergillosis in immunocompromised and immunocompetent patients [J]. Mycoses, 2023, 66 (4): 331-337.

[15] HOENIGL M, EGGER M, PRICE J, et al. Metagenomic next-generation sequencing of plasma for diagnosis of COVID-19-associated pulmonary aspergillosis [J]. J Clin Microbiol, 2023, 61 (3): e0185922.

[16] HE B C, LIU L L, CHEN B L, et al. The application of next-generation sequencing in diagnosing invasive pulmonary aspergillosis: three case reports [J]. Am J Transl Res, 2019, 11 (4): 2532-2539.

[17] TSOTSOLIS S, KOTOULAS S C, LAVRENTIEVA A. Invasive pulmonary aspergillosis in coronavirus disease 2019 patients lights and shadows in the current landscape [J]. Adv Respir Med, 2023, 91 (3): 185-202.

[18] KANJ S S, HADDAD S F, MEIS J F, et al. The battle against fungi: lessons in antifungal stewardship from COVID 19 times [J]. Int J Antimicrob Agents, 2023, 62 (1): 106846.

[19] PAIVA J A, PEREIRA J M. Biomarkers of fungal lung

infection [J]. Curr Opin Infect Dis, 2019, 32 (2): 136-142.

[20] DOBIAS R, JAWORSKA P, SKOPELIDOU V, et al. Distinguishing invasive from chronic pulmonary infections: host pentraxin 3 and fungal siderophores in bronchoalveolar lavage fluids [J]. J Fungi (Basel), 2022, 8 (11): 1194.

[21] LAMOTH F. Invasive aspergillosis in coronavirus disease 2019: a practical approach for clinicians [J]. Curr Opin Infect Dis, 2022, 35 (2): 163-169.

[22] ULLAH N, SEPULCRI C, MIKULSKA M.

Isavuconazole for COVID-19-associated invasive mold infections [J]. J Fungi (Basel), 2022, 8 (7): 674.

[23] 中华医学会细菌感染与耐药防治分会. 呼吸系统感染中宏基因组测序技术临床应用与结果解读专家共识 [J]. 中华临床感染病杂志, 2022, 15（2）: 90-102.

[24] 晁灵善, 阎锡新. 重症肺部感染病原学诊断的巨大进步: 浅谈二代测序技术 [J]. 国际呼吸杂志, 2023, 43（1）: 2-6.

第三节　重症社区获得性肺炎的国际指南解读

重症社区获得性肺炎（severe community-acquired pneumonia，SCAP）通常指需入住重症监护病房（intensive care unit，ICU）的社区获得性肺炎（community-acquired pneumonia，CAP），表现为休克或需要机械通气支持，约占 CAP 的 5%，具有高发病率、高病死率的特点。近年来，CAP 整体病死率逐年下降，但 SCAP 的病死率仍居高不下，成为全球严重的疾病负担。当前已有多个国内外 CAP 指南中有章节对 SCAP 的诊断与治疗提出了部分指导意见，但是仍缺少一个专门针对 SCAP 的临床指南。因此，为了规范对成人 SCAP 的管理，欧洲呼吸学会（European Respiratory Society，ERS）、欧洲危重症学会（European Society of Intensive Care Medicine，ESICM）、欧洲临床与感染性疾病学会（European Society of Clinical Microbiology and Infectious Diseases，ESCMID）和拉丁美洲胸科协会（Latin American Thoracic Association，ALAT）联合成立协作组制定了全球首个 SCAP 的国际指南[1]。

一、重症社区获得性肺炎指南的概述

该指南主要针对 SCAP 病原体快速检测、呼吸支持、抗菌药物治疗、生物标志物、辅助治疗等方面，依据 PICO［患者（patient）、干预（intervention）、比较（comparison）、结果（outcome）］原则，提出了 8 个临床问题，采用 GRADE 分级，评估证据质量强度，并根据证据等级级别，给出了强烈推荐或有条件推荐 2 种推荐意见。

该指南明确规定适用人群为需要入住 ICU 的成人 CAP 患者，该指南对 SCAP 的定义与既往指南不同，只是强调收住在 ICU 的 CAP 患者，并未强调 CAP 患者一定要合并休克或需要有创机械通气。因为在国内不同医院 ICU 入住标准异质性较大，因此，对入住 ICU 但未出现休克或不需要机械通气的 CAP 患者，能否遵循该指南还值得商榷，需仔细评估后确认。另外，该指南明确表示，没有将接受糖皮质激素治疗或化疗、实体器官移植、恶性血液系统疾病、人类免疫缺陷病毒（human immunodeficiency virus，HIV）感染与 CD4$^+$Th 细胞计数＜200 个/微升的免疫抑制患者及新型冠状病

毒感染患者纳入适用范围。

二、重症社区获得性肺炎指南的解读

（一）推荐意见一

1. 推荐内容　有条件的医院可通过多重聚合酶链式反应（polymerase chain reaction，PCR）技术开展病原体的快速检测（有条件推荐，证据质量非常低）。

2. 解读　常见的引起 CAP 的病原体繁多，包括细菌、病毒、支原体等不典型病原菌。循证医学证据显示，48～72 h 不适当的抗菌药物治疗与 SCAP 的不良预后相关，尽早明确致病微生物是抗感染治疗的关键环节。既往由于技术等原因往往难以对大多数 CAP 患者实施快速、简便、准确且符合成本 - 效益的 CAP 微生物检测。近年来，随着兼具敏感度和特异度、快速回报结果的分子诊断技术在重症感染领域应用的普及，为 CAP 病原体快速鉴定提供了基础。目前，应用于临床的分子诊断技术主要包括 PCR 和宏基因组二代测序（metagenomics next generation sequencing，mNGS）。但在该指南中，分子诊断技术的推荐仅限于多重 PCR 技术，这主要是基于研究显示对于耐药病原体所致的 CAP，多重 PCR 的假阳性发生率极低[2-3]。中国中日友好医院完成的一项单中心、前瞻性、随机对照试验[4]纳入 800 例因下呼吸道感染住院的成人患者（CAP 占 50% 以上），显示多重 PCR 技术可优化抗菌药物的使用，缩短抗菌药物的使用时间，降低住院时间与住院费用。

近来 mNGS 的临床应用越来越广泛。国内下呼吸道感染宏基因组二代测序报告临床解读路径专家共识提出，mNGS 可作为早期出现休克、呼吸衰竭的 SCAP 患者送检的补充手段之一[5]，尤其是针对免疫抑制患者且临床表现提示非常见病原微生物感染、治疗 48～72 h 后症状仍持续进展的 SCAP 及聚集性发病疑似具有传染性或有特殊病史但无法明确病原体者。

但在临床实践时，医师绝对不能盲目依赖多重 PCR 或 mNGS 等分子诊断技术[6]，应警惕假阳性造成的不必要的抗菌药物调整，对这些结果解读务必结合临床，区分是致病病原菌还是定植或污染菌，这样才能真正让临床获益。

（二）推荐意见二

1. 推荐内容　对于合并急性低氧性呼吸衰竭但不需要立即插管的 SCAP 患者，建议使用经鼻高流量氧疗（high flow nasal therapy，HFNO）代替标准氧疗（有条件推荐，证据质量非常低）；无论是否使用 HFNO，无创机械通气（non-invasive ventilation，NIV）均可作为持续低氧血症且不需要立即插管患者的一种选择（有条件推荐，证据质量低）。

2. 解读　HFNO 与 NIV 作为 ICU 中常用的 2 种无创呼吸支持方式，能够降低呼吸衰竭患者的气管插管率。但两者在病理生理机制上存在差异。对于合并急性低氧性呼吸衰竭但不需要立即插管的 SCAP 患者，选择使用 HFNO 还是 NIV，目前缺乏足够的循证医学证据。该指南建议，仅表现为低氧合指数而未增加呼吸功的患者使用 HFNO，出现通气不足或呼吸功增加明显的呼吸衰竭患者则使用 NIV。值得注意的是，无论是使用 HFNO 还是 NIV 作为急性呼吸衰竭的 SCAP 患者氧疗支持的临床实践，都需密切监测患者呼吸频率、呼吸功及血气分析结果等，尽量避免气管插管时机的延误。国内学者在以心率（H）、酸中毒（A）、意识（C）、氧合（O）和呼吸频率（R）为基础的 HACOR 评分中纳入肺炎、心源性肺水肿、急性呼吸窘迫综合征、免疫抑制、脓毒症休克和 SOFA 评分等临床基线数据，能够有效预测 NIV 的失败率（曲线下面积为 0.85）[7]，可以为 SCAP 合并急性呼吸衰竭患者的氧疗决策提供建议。未来需要进一步研究哪些 SCAP 患者在避免插管和降低病死率方面最有可能从 NIV 和 HFNO 治疗中获益。

（三）推荐意见三

1. 推荐内容　建议 β- 内酰胺类药物联合大环内酯类药物（而非喹诺酮类药物）作为 SCAP 住院患者的经验性抗菌治疗药物（有条件推荐，证据质量极低）。

2. 解读　该指南推荐大环内酯类药物而非喹诺酮类药物作为 β- 内酰胺类药物的联合用药，与既往中国 CAP 指南一致[8]。该推荐意见主要基于 17 项观察性研究的荟萃分析，与喹诺酮类药物联合 β- 内酰胺类药物相比，大环内酯类药物联合 β- 内酰胺类药物治疗 CAP 患者的通气支持需求和病死率显著降低，这可能与大环内酯类药物抑制外毒素的分泌及具有免疫调节作用有关。但该荟萃纳入的文献质量等级低，未来可能需要设计良好的多中心随机对照试验（randomized controlled trial，RCT）来进一步明确针对 SCAP 患者 β- 内酰胺类药物是联合大环内酯类药物还是联合喹诺酮类药物更能获益。

大环内酯类药物或喹诺酮类药物的联合应用主要考虑覆盖非典型病原体，如军团菌、支原体等。中国瞿介明教授团队[9]在一项多中心、前瞻性研究中利用多种检测方法检测 SCAP 患者的病原学显示，中国 SCAP 的五大常见病原体依次为流感病毒、肺炎链球菌、肠杆菌、嗜肺军团菌和肺炎支原体。值得关注的是，近年大环内酯类和喹诺酮类耐药细菌的比例逐渐上升。一项对大环内酯耐药的肺炎支原体感染比例的全球发展趋势的荟萃分析[10]发现，中国是西太平洋区耐大环内酯类肺炎支原体感染比例最高的国家（79.5%）。故在临床实践中，医师需结合当地微生物流行病学、SCAP 患者自身因素、是否存在耐药菌感染的高危因素和抗菌药物药代动力学等方面制定合理的经验性抗感染治疗方案[8]。

（四）推荐意见四

1. 推荐内容　建议使用降钙素原（procalcitonin，PCT）来缩短 SCAP 患者抗菌药物疗程（有条件推荐，证据质量低）。

2. 解读　PCT 作为一种具有诊断和预后判断的标志物，其指导的抗菌药物停药时机已在急性呼吸道感染和脓毒症较多的临床研究中得到证实。当前研究减少或停用抗菌药物的生物标志物主要是在 CAP 患者中进行的，其中 3 篇纳入相对高比例 SCAP 的 RCT 研究发现，在 PCT 指导下可缩短抗感染治疗疗程且不影响病死率或住院时间等临床结局[11-13]。然而，基于 PCT 指导的停止抗菌药物治疗存在以下局限性：①仅适用于细菌感染，对于其他病原体感染的作用不明确；②在应用过程中仍存在部分患者出现不良预后的情况；③部分病原体不论 PCT 的变化如何必须延长抗感染治疗的疗程，如金黄色葡萄球菌导致的 SCAP；④引起 PCT 升高的非感染性因素也很常见。感染严重程度和临床稳定情况才是指导抗菌药物治疗时间的决定性因素。中国 2020 年发布的《降钙素原指导抗菌药物临床合理应用专家共识》[14]特别强调，需将患者临床症状和 PCT 水平结合起来综合评估，而非仅依赖 PCT 这一孤立指标，以提高抗菌药物管理的有效性。值得注意的是，法国研究团队[15]将分子诊断技术与 PCT 结合用于评估抗菌药物的停止时机，正在进行一项多中心、平行对照的随机对照研究，探索多重 PCR 联合 PCT 能否缩短 SCAP 患者抗菌药物使用时间（临床试验注册号：NCT03452826）。此外，在临床实践时也必须考虑到连续测量 PCT 的可行性问题和其对成本的潜在影响。

（五）推荐意见五

1. 推荐内容　推荐经 PCR 确诊的流感引起的 SCAP 患者使用奥司他韦（有条件推荐，证据质量极低）。当 PCR 无法证实流感时，建议在流感季节经验性使用奥司他韦（有条件推荐，证据质量极低）。

2. 解读　在国内 CAP 患者中检测常见的 8 种病毒和 6 种细菌病原体的大样本研究[16]中发现，SCAP 患者中至少检测出 1 种病毒感染的比例为 34.58%，病毒和细菌混合感染的发生率为 12.33%。近年来，新型冠状病毒感染大流行期间的研究数据显示，病毒和细菌混合感染似乎是一种导致不良预后的严重并发症。目前尚无在 ICU 住院患者中比较对流感抗病毒治疗与无治疗（或安慰剂）影响的随机对照试验，但纳入观察性研究的一项荟萃分析[17]显示，奥司他韦治疗可降低流感患者的病死率，故该指南推荐使用奥司他韦进行抗病毒治疗，这与之前的指南一致[8, 18]。在既往研究中发现，在对流感危重症患者的观察性研究中，与标准剂量相比，更高剂量的奥司他韦并未显示出益处。另外需要关注的是，奥司他韦在体外膜肺氧合和持续静脉 - 静脉血液透析滤过患者体内的蓄积可导致血浆水平升高 4～5 倍。

（六）推荐意见六

1. 推荐内容　对于 SCAP 患者，如果存在休克，建议使用糖皮质激素（有条件推荐，证据质量低）。

2. 解读　糖皮质激素治疗 SCAP 是否获益是长期争论的问题。基于 RCT 研究的荟萃分析[1]显示，糖皮质激素可显著改善重症 CAP 患者的预后结局，且不会增加不良事件的风险，故该指南推荐合并休克的 SCAP 患者使用糖皮质激素，但不适用于患有病毒性 SCAP［流感、严重急性呼吸综合征（severe acute respiratory syndrome，SARS）和中东呼吸综合征］，以及未控制糖尿病和由于其他原因接受糖皮质激素治疗的患者。在本指南中提到的一项 RCT 研究结果显示，糖皮质激素可使入院时 C 反应蛋白（C-reactive protein，CRP）>150 mg/L 的 SCAP 患者病死率降低 5%[19]，这提示对糖皮质激素治疗的反应可能受到全身性炎症失调严重程度的影响。

现有研究针对 SCAP 患者糖皮质激素适用人群、使用的种类、治疗剂量和疗程仍存在不同意见，本指南推荐糖皮质激素治疗 SCAP 的方案为：甲泼尼龙，每 12 小时 0.5 mg/kg，持续 5 天。但近期发表的一些 RCT 研究中糖皮质激素治疗方案与指南推荐存在差异。例如，2023 年 3 月发表于《新英格兰医学杂志》（*The New England Journal of Medicine*，*NEJM*）的 RCT 研究，纳入 800 例入住 ICU 的 SCAP 患者应用氢化可的松（200 mg/d，维持 4～8 天，而后逐渐减量，总疗程达 8～14 天）。结果显示，干预组较安慰剂组的病死率明显下降（6.2% *vs.* 11.9%，*P*=0.006），需气管插管率更低（18% *vs.* 25%）[20]。另一项 RCT 研究结果显示，延长甲泼尼龙治疗持续时间（40 mg 负荷量，40 mg/d，持续 7 天，后逐渐减量，共治疗 20 天）并不增加发生严重不良反应或并发症的风险[21]，与 ICU 内合并肺炎[22]、感染性休克[23]和急性呼吸窘迫综合征[24]患者的荟萃分析结果一致，表明在此类人群中延长糖皮质激素治疗时间的安全性。值得期待的是，目前中国学者正在 SCAP 患者中进行一项前瞻性、随机、双盲、平行组、安慰剂对照试验，设置对照组和甲泼尼龙 3 个治疗剂量组（40 mg/d、80 mg/d 和 120 mg/d，疗程为 5 天），旨在评估不同剂量甲泼尼龙辅助治疗 SCAP 患者的疗效和安全性[25]（临床试验注册号：ChiCTR2100045056），可能为临床医师使用糖皮质激素治疗 SCAP 患者提供循证医学依据。

（七）推荐意见七

1. 推荐内容　建议基于当地的流行病学、既往的定植情况，结合风险因素融入临床评分系统，以指导有关耐药病原体（drug-resistant pathogens，DRP）（排除免疫功能低下者）和 SCAP 患者经验性抗菌药物处方的决策（有条件推荐，证据质量中等）。

2. 解读　病原微生物耐药性是全球公共卫生领域的一个主要问题，与较长的住院时间和较高的病死率相关。最新发表在《新英格兰医学杂志》中关于 CAP 的临床实践[26]提出，SCAP 患者感染耐药病原体的风险更高，包括耐甲氧西林金黄色葡萄球菌（methicillin-resistant staphylococcus aureus，MRSA）和假单胞菌。故 SCAP 的临床治疗需要了解耐药病原体的当地流行病学和危险因素，以便于针对 SCAP 患者中最有可能的病原体进行治疗。在一项 2009—2018 年中国不同地区 CAP 常见呼吸道病原体耐药性趋势的观察性研究[27]中发现，肺炎链球菌和流感嗜血杆菌对 β- 内酰胺类药物的耐药性逐年上升，病原体对大环内酯类和头孢菌素类的敏感度下降。DRP 预测评分模型构建的初衷在于准确识别哪些患者需要覆盖耐药病原体。根据指南的综述，目前已经发表 14 项不同的 DRP 预测模型，此类模型主要涉及以下 4 类耐药风险因素，即与医疗接触相关的病原体、针对免疫抑制、慢性肺部疾病患者的 DRP 定植或感染史、抗菌药物介导的选择性压力促进耐药及改变宿主生理的因素（认知 / 神经损伤、胃酸抑制等）。就目前循证证据显示，DRP 预测性评分高敏感度、低特异度、高阴性预测值的特点，决定了其作为阴性可基本排除耐药病原体的作用。国外学者在 2 项研究[28-29]中也发现，使用 DRP 模型有助于减少广谱抗菌药物的使用，同时保持良好的预后。但如果依据预测评分就给予抗耐药治疗，可能会导致过度治疗，故未来需要进一步研究是否可结合分子诊断技术和 DRP 模型来制定 SCAP 患者经验性抗菌药物处方的决策，能否在不影响患者预后的前提下减少广谱抗菌药物的使用。

（八）推荐意见八

1. 推荐内容　对于患有 SCAP 和误吸危险因素的患者，建议采用标准 CAP 治疗方案，而非针对厌氧菌的特异性治疗（未分级，最佳实践声明）。

2. 解读　目前缺乏关于 SCAP 和疑似吸入性肺炎标准治疗和针对厌氧菌的特殊疗法进行比较的 RCT 研究。一方面，厌氧菌在 SCAP 患者病原体中占比仅为 4%。而且在一项调查研究[30]中发现，厌氧菌在误吸性 CAP 患者中，具有误吸风险的 CAP 患者和不具有误吸风险的 CAP 患者之间检出率无明显差异。另一方面，目前大多数标准的抗菌药物方案（如 β- 内酰胺 /β- 内酰胺酶抑制剂、碳青霉烯类、莫西沙星）均能覆盖厌氧菌，故该指南推荐对于患有 SCAP 和误吸危险因素的患者，建议采用标准 CAP 治疗方案，而非针对厌氧菌的特异性治疗，这一推荐意见与其他指南推荐意见基本一致。例如，2019 年美国胸科学会和美国传染病学会发表的 CAP 指南[31]指出，除非有肺脓肿或脓胸，对于疑似吸入性肺炎的 CAP 患者不建议常规覆盖厌氧菌。2016 年版《中国成人社区获得性肺炎诊断和治疗指南》[8]推荐，对于有误吸风险的 CAP 患者，是否专门针对抗厌氧菌治疗取决于患者病情的轻重，如果合并误吸且感染重，需要加大抗厌氧菌治疗力度时则可考虑联用甲硝唑、克林霉素等。另外，在临床实践中，医师也应根据临床特征或生物标志物来区分误吸引起的细菌性肺炎和化学性肺炎。

综上所述，该指南中大部分临床问题尚难以获得高质量的研究证据，许多建议是有条件推荐，证据质量低或极低。因此，临床医师在参考指南时需结合临床实践，仔细思考证据受限性，有选择地接受相关建议。

（浙江省人民医院　邵自强　杨向红
上海交通大学医学院附属瑞金医院　刘　娇）

参 考 文 献

［1］ MARTIN-LOECHES I, TORRES A, NAGAVCI B, et al. ERS/ESICM/ESCMID/ALAT guidelines for the management of severe community-acquired pneumonia [J]. Eur Respir J, 2023 , 61 (4): 2200735.

［2］ KLEIN M, BACHER J, BARTH S, et al. Multicenter evaluation of the Unyvero platform for testing bronchoalveolar lavage fluid [J]. J Clin Microbiol, 2021, 59: e02497-e024120.

［3］ MURPHY C N, FOWLER R, BALADA-LLASAT J M, et al. Multicenter evaluation of the BioFire FilmArray pneumonia/pneumonia plus panel for detection and quantification of agents of lower respiratory tract infection [J]. J Clin Microbiol, 2020, 58 (7): e00128.

［4］ SHENGCHEN D, GU X, FAN G, et al. Evaluation of a molecular point-of-care testing for viral and atypical pathogens on intravenous antibiotic duration in hospitalized adults with lower respiratory tract infection: a randomized clinical trial [J]. Clin Microbiol Infect, 2019 , 25 (11): 1415-1421.

［5］ 中华医学会呼吸病学分会. 下呼吸道感染宏基因组二代测序报告临床解读路径专家共识［J］. 中华结核和呼吸杂志，2023，46（4）：1-14.

［6］ CONWAY MORRIS A, BOS L D J, NSEIR S, et al. Molecular diagnostics in severe pneumonia: a new dawn or false promise? [J]. Intensive Care Med, 2022, 48 (6): 740-742.

［7］ DUAN J, CHEN L J, LIU X Y, et al. An updated HACOR score for predicting the failure of noninvasive ventilation: a multicenter prospective observational study [J]. Crit Care, 2022, 26 (1): 196.

［8］ 中华医学会呼吸病学分会. 中国成人社区获得性肺炎诊断和治疗指南（2016 年版）［J］. 中华结核和呼吸杂志，2016，39（4）：1-27.

［9］ QU J M, ZHANG J, CHEN Y, et al. Aetiology of severe community acquired pneumonia in adults identified by combined detection methods: a multi-centre prospective study in China [J]. Emerg Microbes Infect, 2022, 11 (1): 556-566.

［10］ KIM K, JUNG S, KIM M, et al. Global Trends in the Proportion of Macrolide-Resistant Mycoplasma pneumoniae Infections: a Systematic Review and Meta-analysis [J]. JAMA New Open, 2022, 5 (7): e2220949.

［11］ NOBRE V, HARBARTH S, GRAF J D, et al. Use of procalcitonin to shorten antibiotic treatment duration in septic patients [J]. Am J Respir Crit Care Med, 2008, 177: 498-505.

［12］ BOUADMA L, LUYT C E, TUBACH F, et al. Use of procalcitonin to reduce patients' exposure to antibiotics in intensive care units (PRORATA trial): a multicentre randomised controlled trial [J]. Lancet, 2010, 375 (9713): 463-474.

［13］ DE JONG E, VAN OERS J A, BEISHUIZEN A, et al. Efficacy and safety of procalcitonin guidance in reducing the duration of antibiotic treatment in critically ill patients: a randomised, controlled, open-label trial [J]. Lancet Infect Dis, 2016, 16 (7): 819-827.

［14］中国医药教育协会感染疾病专业委员会. 降钙素原指导抗菌药物临床合理应用专家共识［J］. 中华医学杂志，2020，100（36）：2813-2821.

［15］VOIRIOT G, FARTOUKH M, DURAND-ZALESKI I, et al. Combined use of a broad-panel respiratory multiplex PCR and procalcitonin to reduce duration of antibiotics exposure in patients with severe community-acquired pneumonia (MULTI-CAP): a multicentre, parallel-group, open-label, individual randomised trial conducted in French intensive care units［J］. BMJ Open, 2021, 11 (8): e048187.

［16］LIU Y N, ZHANG Y F, XU Q, et al. Infection and co-infection patterns of community-acquired pneumonia in patients of different ages in China from 2009 to 2020: a national surveillance study［J］. Lancet Microbe, 2023, 4 (5): e330-e339.

［17］MUTHURI S G, VENKATESAN S, MYLES P R, et al. Effectiveness of neuraminidase inhibitors in reducing mortality in patients admitted to hospital with influenza A H1N1pdm09 virus infection: a meta-analysis of individual participant data［J］. Lancet Respir Med, 2014, 2 (5): 395-404.

［18］ARABI Y M, FOWLER R, HAYDEN F G. Critical care management of adults with community-acquired severe respiratory viral infection［J］. Intensive Care Med, 2020, 46 (2): 315-328.

［19］TORRES A, SIBILA O, FERRER M, et al. Effect of corticosteroids on treatment failure among hospitalized patients with severe community-acquired pneumonia and high inflammatory response: a randomized clinical trial［J］. JAMA, 2015, 313 (7): 677-686.

［20］DEQUIN P F, MEZIANI F, QUENOT J P, et al. Hydrocortisone in Severe Community-Acquired Pneumonia［J］. N Engl J Med, 2023, 388 (21): 1931-1941.

［21］MEDURI G U, SHIH M C, BRIDGES L, et al. Low-dose methylprednisolone treatment in critically ill patients with severe community-acquired pneumonia［J］. Intensive Care Med, 2022, 48 (8): 1009-1023.

［22］PASTORES S M, ANNANE D, ROCHWERG B. Guidelines for the diagnosis and management of critical illness-related corticosteroid insufficiency (CIRCI) in critically ill patients (part Ⅱ): Society of Critical Care Medicine (SCCM) and European Society of Intensive Care Medicine (ESICM) 2017［J］. Intensive Care Med, 2018, 44 (4): 474-477.

［23］ANNANE D, PASTORES S, ROCHWERG B, et al. Guidelines for the diagnosis and management of critical illness-related corticosteroid insufficiency (CIRCI) in critically ill patients (part Ⅰ): Society of Critical Care Medicine (SCCM) and European Society of Intensive Care Medicine (ESICM) 2017［J］. Crit Care Med, 2017, 45 (12): 2078-2088.

［24］MEDURI G U, ANNANE D, CONFALONIERI M, et al. Pharmacological principles guiding prolonged glucocorticoid treatment in ARDS［J］. Intensive Care Med, 2020, 46 (12): 2284-2296.

［25］HONG S K, WANG H Y, LIU J, et al. Effects of different doses of methylprednisolone on clinical outcomes in patients with severe community-acquired pneumonia: a study protocol for a randomized controlled trial［J］. Trials, 2022, 23 (1): 423.

［26］FILE TM J R, RAMIREZ J A. Community-Acquired Pneumonia［J］. N Engl J Med, 2023, 389 (7): 632-641.

［27］ZHAO C J, YANG S, ZHANG F F, et al. Antimicrobial resistance trends of the most common causative pathogens associated with community-acquired respiratory infections in China: 2009-2018［J］. Infect Drug Resist, 2022, 15: 5069-5083.

［28］MARUYAMA T, FUJISAWA T, ISHIDA T, et al. A Therapeutic strategy for all pneumonia patients: a 3-year prospective multicenter cohort study using risk factors for multidrug-resistant pathogens to select initial empiric therapy [J]. Clin Infect Dis, 2019, 68 (7): 1080-1088.

［29］WEBB B J, SORENSEN J, MECHAM I, et al. Antibiotic use and outcomes after implementation of the drug resistance in pneumonia score in ED patients with community-onset pneumonia [J]. Chest, 2019, 156 (5): 843-851.

［30］METLAY J P, WATERER G W, LONG A C, et al. Diagnosis and treatment of adults with community-acquired pneumonia: an official clinical practice guideline of the American Thoracic Society and Infectious Diseases Society of America [J]. Am J Respir Crit Care Med, 2019, 200 (7): e45-e67.

［31］MARIN-CORRAL J, PASCUAL-GUARDIA S, AMATI F, et al. Aspiration risk factors, microbiology, and empiric antibiotics for patients hospitalized with community-acquired pneumonia [J]. Chest, 2021, 159 (1): 58-72.

第四节　关注重症新型冠状病毒感染患者继发感染高危人群

重症新型冠状病毒感染患者的继发感染发生率高，可导致更高的重症监护病房（intensive care unit，ICU）入住率、更长的住院时间及更高的死亡率，且继发感染多为肺部感染及血流感染[1-2]。是否能及时、准确识别重症新型冠状病毒感染患者继发感染的高危人群，明确相关高危因素，制定及时有效的应对策略，对改善重症新型冠状病毒感染患者预后具有重要意义。

一、重症新型冠状病毒感染患者继发感染的流行病学

一项纳入4994例患者的国际多中心观察性研究发现，重症新型冠状病毒感染患者继发肺部感染的发生率为53%，其中细菌性肺炎占44%，真菌性肺炎占9%；血流感染的发生率为27%，非导管相关性血流感染的发生率为15%；泌尿系统感染的发生率为12%；腹部感染的发生率为2%；中枢神经系统感染的发生率为0.4%；ICU其他获得性感染的发生率为5%[2]。常见感染部位及病原体见表2-4-1[1]。

表 2-4-1　重症新型冠状病毒感染患者继发感染的流行病学特点

相关研究（ref）	样本量	地点	继发感染发生率 /%	感染类型和部位 /%	病原微生物 /%
Glacobbe et al.[7]	78	ICU	40	BSI（100）	凝固酶阴性葡萄球菌（24）
					粪肠球菌（18）
					金黄色葡萄球菌（13）
He et al.[8]	918	医院内	7	pneumonia（32）	葡萄球菌（28）
				BSI（25）	鲍曼不动杆菌（21）
				UTI（22）	铜绿假单胞菌（14）
Sharifipour et al.[9]	19	ICU	100ᵃ	VAP（100）	鲍曼不动杆菌（90）
					金黄色葡萄球菌（10）

相关研究（ref）	样本量	地点	继发感染发生率/%	感染类型和部位/%	病原微生物/%
Fu et al.[10]	36	ICU	14	VAP（100）	嗜麦芽窄食单胞菌（40）
Li et al.[11]	1495	医院内	7	pneumonia（86）	鲍曼不动杆菌（36）
				BSI（34）	肺炎克雷伯菌（31）
				UTI（8）	嗜麦芽窄食单胞菌（6）
Rouzé et al.[12]	568	ICU	51	VAP（71）	铜绿假单胞菌（22）
				VAT（29）	肠杆菌属（18）
					金黄色葡萄球菌（12）
Buetti et al.[13]	321	ICU	15	BSI	葡萄球菌（36）
					肠杆菌属（13）
					铜绿假单胞菌（13）
Dudoignon et al.[14]	54	ICU	37	VAP（75）	铜绿假单胞菌（33）
					肠杆菌属（33）
					金黄色葡萄球菌（20）
Ripa et al.[5]	731	医院内	9	BSI（85）	葡萄球菌（70BSI）
				LRTI（32）	鲍曼不动杆菌（30 LRTI）

注：BSI. 血流感染；pneumonia. 肺炎；UTI. 尿路感染；VAP. 呼吸机相关性肺炎；VAT. 呼吸机相关性气管支气管炎；LRTI. 下呼吸道感染。

a 研究只纳入了继发感染的患者。

新型冠状病毒感染相关肺曲霉病（COVID-19-associated pulmonary aspergillosis，CAPA）是较为常见的侵袭性肺部真菌感染，中国ICU内CAPA发生率处于中高水平（约为30%），病死率校高（22%～74%）。CAPA是重症新型冠状病毒感染患者死亡的独立危险因素（OR 1.45～1.97），可导致重症新型冠状病毒感染患者50%额外死亡率[3]。

二、重症新型冠状病毒感染患者继发感染的高危人群

重症新型冠状病毒感染患者继发感染不仅与患者基础状况相关，如年龄、基础疾病等因素[4-5]；也与治疗相关，如机械通气、糖皮质激素及免疫抑制剂的使用；还与医院感染防控不到位、抗菌药物的不规范使用等因素相关[4, 6]（表2-4-2）。

表 2-4-2　重症新型冠状病毒感染患者继发感染风险因素的多变量分析

风险因素	OR	95%CI
气管插管机械通气[4]	4.65	2.53～8.55
使用糖皮质激素[4]	3.11	1.16～8.31
使用抗生素[1]	2.52	0.67～4.83
ICU入院时间＜入院后48 h[1]	2.51	1.04～6.05
淋巴细胞计数，≤0.7×10⁹/L vs.＞0.7×10⁹/L[1]	1.93	1.11～3.35
使用生物免疫抑制剂，是 vs. 否[1]	1.74	0.88～3.43

续表

风险因素	OR	95%CI
PaO_2/FiO_2 ratio[1]	1.56	1.21～2.04
白蛋白[4]	1.25	0.64～2.45
糖尿病[4]	1.22	0.60～2.50
炎症得分，每高1分[1]	1.14	0.76～1.70
细胞溶解得分，每高1分[1]	1.06	0.82～1.37
APACHE Ⅱ score[4]	1.04	0.96～1.14
COPD[4]	1.01	0.26～4.0
心力衰竭[4]	1.01	0.26～4.0
血液系统恶性肿瘤[4]	0.60	0.22～1.65
年龄＞65 岁 vs.≤65 岁[1]	0.57	0.30～1.10
心血管病[4]	0.32	0.09～1.08
DVT[4]	0.26	1.16～8.31

注：OR. 比值比；CI. 可信区间；APACHE Ⅱ score. 急性生理与慢性健康评分；COPD. 慢性阻塞性肺疾病；DVT. 深静脉血栓。

（一）高龄

韩国一项纳入 348 例患者的多中心队列研究发现，发生继发感染组患者年龄较无继发感染组略大（70.0 岁 ±13.1 岁 vs. 68.1 岁 ±12.7 岁），单变量分析显示高龄与继发感染相关（OR＝1.012，95%CI 0.994～1.031）[4]。一项纳入 59 项研究共计 36 470 例患者的荟萃分析[5]显示，70 岁及以上的患者继发感染风险更高（RR＝1.65，95%CI 1.50～1.81）；另一项纳入 142 例患者的研究[6]发现，继发感染组患者的平均年龄为 59.4 岁，高于非继发感染组的 45.6 岁，两者间差异有统计学意义，提示了高龄与重症新型冠状病毒感染患者继发感染相关。

（二）合并基础疾病

如糖尿病、慢性阻塞性肺疾病（chronic obstructive pulmonary disease，COPD）、心力衰竭、高血压等疾病。一项多中心队列研究对多种危险因素进行 logistic 分析发现，新型冠状病毒感染患者继发感染与 APACHE Ⅱ 评分相关（OR＝1.072，95%CI 1.032～1.114）；与高血压（OR＝1.429，95%CI 1.082～2.848）、COPD（OR＝1.006，95%CI 0.255～3.967）、心力衰竭（OR＝1.006，95%CI 0.255～3.967）等基础疾病相关[4]。

（三）免疫功能缺陷

一项对 731 例患者进行的多变量分析[5]发现，淋巴细胞减少（≤0.7×10^9/L）与继发感染相关（HR＝1.93，95%CI 1.11～3.35）。

（四）使用免疫调节药物

国外一项多中心队列研究对感染相关的风险因素进行的多变量分析[4]发现，使用糖皮质激素（OR＝3.110，95%CI 1.164～8.309，P＝0.024）是继发感染的独立影响因素。使用生物免疫抑制药物如托珠单抗与继发感染相关（HR＝1.74，95%CI 0.88～3.43）[5]。

（五）侵入性治疗

侵入性治疗包括气管插管、气管切开、长期机械通气、留置深静脉导管、长时间肠道旷置、留置导尿管、留置胃管等。研究[4]发现，机械通气与继发感染相关（$OR=4.653$，$95\%CI$ $2.533\sim8.547$）。最近的一项研究[6]发现，与非感染组相比，有创机械通气、留置胃管、留置导尿管、深静脉置管是继发感染的危险因素（$P<0.001$）。

（六）不规范使用抗菌药物

一项纳入 142 例患者的研究[6]显示，抗菌药物的使用是新型冠状病毒感染继发性肺部感染的独立危险因素（$OR=2.52$，$95\%CI$ $0.67\sim4.83$），长期联合使用 3 种以上的抗菌药物容易引起双重感染和多重耐药微生物感染。

三、重症新型冠状病毒感染高危人群继发感染的机制

（一）病毒相关因素

1. 病毒导致物理屏障破坏　病毒破坏呼吸道纤毛细胞，导致黏液纤毛清除受损、细菌/真菌与黏液蛋白黏附性增加，病原体易在气道定植[1]。严重急性呼吸综合征冠状病毒 2 型（severe acute respiratory syndrome coronavirus 2，SARS-CoV-2）对肺上皮细胞造成直接物理损伤，同时感染引起的细胞因子风暴造成肺组织和血管源性损伤，降低了氧气和二氧化碳的扩散能力。表面活性物质的破坏和脱落进入气道的细胞可能为细菌和真菌生长提供丰富的营养来源，促进病原体快速繁殖，继发感染[14]。

2. 病毒导致免疫屏障破坏　SARS-CoV-2 复制时会在肺泡上皮细胞中诱导一种延迟的 I 型干扰素（interferon，IFN）反应，Nod 样受体蛋白 3（Nod-like receptor protein 3，NLRP3）炎症小体的激活参与新型冠状病毒感染的病理生理过程，并与疾病的严重程度相关[15]。病毒导致树突状细胞的数量和功能受损，先天性免疫和适应性免疫失调，其他病原体入侵后，机体免疫应答不足，易继发感染。

重症新型冠状病毒感染患者继发感染潜在的可能机制见表 2-4-3。

表 2-4-3　重症新型冠状病毒感染患者继发感染潜在的可能机制

机制	描述
病毒感染引起细菌黏附性增加[16]	病毒调节表面受体，从而增加细菌的黏附性
病毒酶破坏细胞[16]	病毒酶破坏抑制细菌附着的黏膜糖蛋白
黏液纤毛清除率降低[16]	病毒可降低黏液纤毛清除率，导致杀菌物质产量下降
趋化性降低[16]	病毒减少趋化因子生成，降低细胞对攻击生物体的反应性
对吞噬和诱导吞噬后肺泡巨噬细胞功能的直接影响[16]	病毒阻碍或修饰免疫功能，如吞噬体-溶酶体融合和细胞内杀伤
诱导未成熟巨噬细胞[17]	病毒破坏巨噬细胞，诱导未成熟巨噬细胞取代成熟巨噬细胞
表面活性剂水平降低[18]	病毒损害肺泡 II 型上皮细胞功能
诱导下呼吸道微生物菌群失调[19]	微生物菌群失调可影响对呼吸道病毒感染的免疫反应
先天性和适应性免疫反应失调[20]	病毒加速肺泡巨噬细胞的凋亡
细胞凋亡与炎症的调节[16]	自噬和免疫细胞凋亡促进病毒入侵后继发感染

续表

机制	描述
呼吸道上皮抗菌免疫功能降低[16]	呼吸道病毒感染使呼吸道免疫非正常状态，增加继发感染的易感性
营养免疫失调[16]	病毒可以破坏营养免疫保护，促进细菌感染
免疫抑制[16]	免疫抑制，如人类免疫缺陷病毒
病毒、细菌共感染时的协同作用[16]	病毒和细菌都参与了合并感染的免疫病理过程
生物膜中浮游细菌的释放[20]	病毒可以操纵许多因素，如趋化因子和过氧化氢，从而导致生物膜结构的破坏

（二）治疗相关因素

免疫调节剂是临床重症新型冠状病毒感染患者标准治疗的一部分[21-23]。糖皮质激素通过调节免疫细胞活性、稳定溶酶体膜、下调共刺激分子表达和细胞因子产生、抑制 NF-κB 的活化等作用减轻疾病炎症风暴，同时下调了固有免疫和适应性免疫应答，延长病毒脱落并诱导淋巴细胞减少[24]。托珠单抗通过阻断白介素 -6（interleukin-6，IL-6）介导的信号传导来发挥免疫抑制作用[22]。免疫调节剂的使用导致机体对病原菌的识别下降或反应能力不足，易继发感染[21]。

一项使用转录组学和蛋白质组学方法对下呼吸道样本进行的回顾性免疫表型研究[25]显示，CAPA 患者的抗真菌免疫在 3 个水平上存在缺陷，即上皮、吞噬（对曲霉的活化、识别和杀死）和中性粒细胞（脱颗粒和迁移减少）；糖皮质激素是继发 CAPA 的独立危险因素（$OR=3.110$，$95\%CI$ $1.112\sim8.697$）[26]。在过去的 2 个月中，使用剂量＞0.3 mg/kg 的糖皮质激素达 3 周或更长时间，被认为是新型冠状病毒感染患者继发 CAPA 的宿主因素[27]。

四、重症新型冠状病毒感染患者继发感染的防控措施

加强院感评估和防控，贯彻落实分级分层防控理念，防大于控。加强重症新型冠状病毒感染患者识别，早期俯卧位治疗，减少气管插管机械通气；每天评估患者病情变化，缩短机械通气时间[28]。规范使用糖皮质激素，减少继发感染的发生[29]。规范抗使用抗菌药物，执行重症新型冠状病毒感染患者抗菌药物合理化启动的建议流程（图 2-4-1）[30]。对存在继发感染的重症新型冠状病毒感染患者及早进行全面微生物学检测，做到早发现、早干预、早治疗，减少不必要的抗菌药物使用，规范治疗疗程。患者病情稳定且允许的情况下，降低有创操作的次数和频率，缩短导管留置时间，早期启动肠内营养，避免肠道长期旷置[6]。常规环境物表清洁及消毒，降低空气、物表病原菌浓度，高危患者的房间需要每天进行消毒，加强手卫生管理[31]。

总之，重症新型冠状病毒感染患者易继发感染，需重点关注高危人群，除重症新型冠状病毒感染患者在救治过程中需加强院感防控，治疗上需更加规范使用抗菌药物、有创抢救措施的实施等，提前干预，减少机械通气。一旦疑似发生继发感染，需根据流行病学特点选择抗菌药物，力争改善患者预后结局。

（上海交通大学医学院附属仁济医院　王丽辉　皋　源）

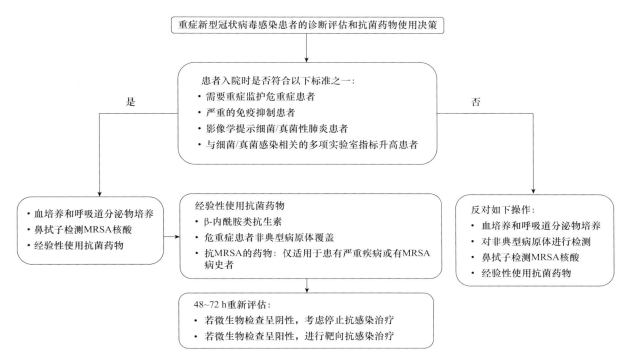

图 2-4-1 重症新型冠状病毒感染患者抗菌药物合理化启动的建议流程

注：MRSA. 耐甲氧西林金黄色葡萄球菌。

参 考 文 献

［1］ GRASSELLI G, CATTANEO E, FLORIO G. Secondary infections in critically ill patients with COVID-19 [J]. Crit Care, 2021, 25 (1): 317.

［2］ CONWAY MORRIS A, KOHLER K, DE CORTE T, et al. Co-infection and ICU-acquired infection in COVID-19 ICU patients: a secondary analysis of the UNITE-COVID data set [J]. Crit Care, 2022, 26 (1): 249.

［3］ HOENIGL M, SEIDEL D, SPRUTE R, et al. COVID-19-associated fungal infections [J]. Nat Microbiol, 2022, 7 (8): 1127-1140.

［4］ NA Y S, BAEK A R, BAEK M S, et al. Clinical outcomes of and risk factors for secondary infection in patients with severe COVID-19: a multicenter cohort study in South Korea [J]. Korean J Intern Med, 2023, 38 (1): 68-79.

［5］ PIJLS B G, JOLANI S, ATHERLEY A, et al. Demographic risk factors for COVID-19 infection, severity, ICU admission and death: a meta-analysis of 59 studies [J]. BMJ Open, 2021, 11 (1): e044640.

［6］ TANG H C, ZHAO Z Y, ZHANG X L, et al. Analysis of pathogens and risk factors of secondary pulmonary infection in patients with COVID-19 [J]. Microb Pathog, 2021, 156: 104903.

［7］ GIACOBBE D R, BATTAGLINI D, BALL L, et al. Bloodstream infections in critically ill patients with COVID-19 [J]. Eur J Clin Invest, 2020, 50 (10): e13319.

［8］ HE Y, LI W, WANG Z, et al. Nosocomial infection among patients with COVID-19: a retrospective data analysis of 918 cases from a single center in Wuhan, China [J]. Infect Control Hosp Epidemiol, 2020, 41 (8): 982-983.

［9］ SHARIFIPOUR E, SHAMS S, ESMKHANI M, et al. Evaluation of bacterial co-infections of the respiratory tract in COVID-19 patients admitted to ICU [J]. BMC Infect Dis, 2020, 20 (1): 646.

［10］ FU Y, YANG Q, XU M, et al. Secondary bacterial infections in critical Ill patients with coronavirus disease 2019 [J]. Open Forum Infect Dis, 2020, 7 (6): ofaa220.

［11］ LI J, WANG J, YANG Y, et al. Etiology and antimicrobial resistance of secondary bacterial infections in patients hospitalized with COVID-19 in Wuhan, China: a retrospective analysis [J]. Antimicrob Resist Infect Control, 2020, 9 (1): 153.

［12］ ROUZÉ A, MARTIN-LOECHES I, POVOA P, et al. Relationship between SARS-CoV-2 infection and the incidence of ventilator-associated lower respiratory tract infections: a European multicenter cohort study [J]. Intensive Care Med, 2021, 47 (2): 188-198.

［13］ BUETTI N, RUCKLY S, de MONTMOLLIN E, et al. COVID-19 increased the risk of ICU-acquired bloodstream infections: a case-cohort study from the multicentric OUTCOMEREA network [J]. Intensive Care Med, 2021, 47 (2): 180-187.

［14］ ZHANG H C, ZHANG Y, WU J, et al. Risks and features of secondary infections in severe and critical ill COVID-19 patients [J]. Emerg Microbes Infect, 2020, 9 (1): 1958-1964.

［15］ SHORT K R, KASPER J, VAN DER AA S, et al. Influenza virus damages the alveolar barrier by disrupting epithelial cell tight junctions [J]. European Respiratory Journal, 2016, 47 (1): 954-966.

［16］ MIRZAEI R, GOODARZI P, ASADI M, et al. Bacterial co-infections with SARS-CoV-2 [J]. IUBMB Life, 2020, 72 (10): 2097-2111.

［17］ GRUDZINSKA F S, BRODLIE M, SCHOLEFIELD B R, et al. Neutrophils in community-acquired pneumonia: parallels in dysfunction at the extremes of age [J]. Thorax, 2020, 75 (2): 164-171.

［18］ KONGCHANAGUL A, SUPTAWIWAT O, BOONARKART C. Decreased expression of surfactant protein D mRNA in human lungs in fatal cases of H5N1 avian influenza [J]. J Med Virol, 2011, 83 (8): 1410-1417.

［19］ HANADA S, PIRZADEH M, CARVER K Y, et al. Respiratory viral infection-induced microbiome alterations and secondary bacterial pneumonia [J]. Front Immunol, 2018, 9: 2640.

［20］ BAKALETZ L O. Viral-bacterial co-infections in the respiratory tract [J]. Curr Opin Microbiol, 2017, 35: 30-35.

［21］ KOOSITRA E J, VAN BERKEL M, VAN KEMPEN N F, et al. Dexamethasone and tocilizumab treatment considerably reduces the value of C-reactive protein and procalcitonin to detect secondary bacterial infections in COVID-19 patients [J]. Critical Care, 2021, 25 (1): 281.

［22］ KYRIAKOPOULOS C, NTRITSOS G, GOGALI A, et al. Tocilizumab administration for the treatment of hospitalized patients with COVID-19: a systematic review and meta-analysis [J]. Respirology, 2021, 26 (11): 1027-1040.

［23］ Recovery Collaborative Group. Tocilizumab in patients admitted to hospital with COVID-19 (RECOVERY): a randomised, controlled, open-label, platform trial [J]. Lancet, 2021, 397 (10285): 1637-1645.

［24］ CHONG W H, SAHA B K, ANANTHAKRISHNAN RAMANI, et al. State-of-the-art review of secondary pulmonary infections in patients with COVID-19 pneumonia [J]. Infection, 2021, 49 (4): 591-605.

［25］ FEYS S, GON ÇALVES S M, KHAN M, et al. Lung epithelial and myeloid innate immunity in influenza-associated or COVID-19-associated pulmonary aspergillosis: an observational study [J]. Lancet Respir Med, 2022, 10 (12): 1147-1159.

[26] LEISTNER R, SCHROETER L, ADAM T, et al. Corticosteroids as risk factor for COVID-19-associated pulmonary aspergillosis in intensive care patients [J]. Crit Care, 2022, 26 (1): 30.

[27] GIOIA F, WALTI LN, ORCHANIAN-CHEFF A, et al. Risk factors for COVID-19-associated pulmonary aspergillosis: a systematic review and meta-analysis [J]. Lancet Respir Med, 2024, S2213-2600 (23): 00408-00403.

[28] OKIN D, HUANG C Y, ALBA G A, et al. Prolonged prone position ventilation is Associated with reduced mortality in intubated COVID-19 patients [J]. Chest, 2023, 163 (3): 533-542.

[29] WAGNER C, GRIESEL M, MIKOLAJEWSKA A, et al. Systemic corticosteroids for the treatment of COVID-19 [J]. Cochrane Database Syst Rev, 2021, 8 (8): CD014963.

[30] POPP M, STEGEMANN M, RIEMER M, et al. Antibiotics for the treatment of COVID-19 [J]. Cochrane Database Syst Rev, 2021, 10 (10): CD015025.

[31] CORNEJO-JUÁREZ P, VOLKOW-FERNÁNDEZ P, VÁZQUEZ-MARÍN C L, et al. Impact of coronavirus disease 2019 (COVID-19) pandemic in hospital-acquired infections and bacterial resistance at an oncology hospital [J]. Antimicrob Steward Healthc Epidemiol, 2023, 3 (1): e70.

第五节　噬菌体在重症耐药菌感染患者中的应用价值

抗生素耐药已成为全球面临的一项严峻公共卫生挑战，被认为是人类健康的重大威胁之一[1]。鉴于新型抗生素的研发速度远赶不上细菌耐药性的发展速度，噬菌体治疗已成为治疗多重耐药菌最有前景的替代治疗策略之一。噬菌体治疗的策略包括单一噬菌体疗法、噬菌体鸡尾酒疗法、噬菌体联合疗法、基因工程噬菌体疗法，以及噬菌体衍生物疗法等。噬菌体治疗逐步在重症耐药菌感染患者的治疗中得到应用，并备受关注[2]。

一、噬菌体在多重耐药菌治疗中的临床应用

早在 20 世纪 20 年代，噬菌体就被用于治疗各种感染[3]。尽管历史上存在对噬菌体疗法的质疑、监管与制造上的挑战，以及噬菌体生理特性的限制，这种治疗方法在很长一段时间内仅在医学界边缘存在。然而，当下抗生素耐药性危机的加剧促进了噬菌体治疗的复兴，使其在治疗多重耐药菌感染中的地位日益提升。噬菌体是原核生物中一种天然的病毒，以特异性的方式感染和杀死宿主细菌细胞。其在细菌宿主内复制并裂解，释放出病毒后代，通过将杀伤活性传播到其他细菌细胞来扩散，并最终消灭所有细菌。噬菌体可以产生多糖解聚酶、内溶酶、穿孔素等物质以破坏生物膜，还可通过抑制群体感应等方式抑制生物膜形成[4-6]。在临床应用中，仅使用一种噬菌体称为单噬菌体疗法，同时使用多种噬菌体混合而成的制剂称为鸡尾酒疗法。鸡尾酒疗法的优势在于扩展了抗菌谱以应对较为复杂的细菌感染，并减少了噬菌体抗性的产生。

目前，尽管缺乏公认的噬菌体治疗多重耐药菌的标准剂量，但临床研究已表明噬菌体的安全性和耐受性通常是良好的。Dedrick 等[7]的回顾性研究报道了噬菌体疗法在 20 例抗生素耐药分枝杆菌感染的患者中的疗效研究。在接受治疗的 20 例患者中，17 例患有脓肿分枝杆菌感染，14 例患有潜在囊性纤维化病（cystic fibrosis，CF）。入组的 11 例患者采取单噬菌体疗法，9 例患者采取鸡尾酒疗法，大多数患者最初每天给予 2 次静脉注射噬菌体 10^9 PFU（少数患者还通过雾化吸入相同剂量噬菌体），初始治疗持续 6 个月，期间继续抗分枝杆菌药物治疗。结果显示，无论病原体、噬菌体种类或给药途径如何，患者对噬菌体耐受性良好，均无与噬菌体相关严重不良反应发生。在 11 例患者中观察到良好的临床或微生物学反应，5 例患者的治疗效果无法评估，4 例患者临床症状无实质性改善。有 8 例患者在开始静脉注射噬菌体后，从血清中检测到中和抗体，可能导致 4 例患者缺乏治疗反应。所有患者均未观察到噬菌体耐药性。尽管该研究显示了噬菌体治疗分枝杆菌的前景，但该队列研究也存在一定的局限性，该研究缺乏严格控制治疗与监测的严谨性和一致性，抗生素治疗方案、手术干预和合并感染管理的差异都可能影响患者的状态。但该项研究提高了噬菌体治疗分枝杆菌感染直接获益的可能性，以及在其他方法都无效的情况下控制感染的潜力。这为继续开发针对某些耐药分枝杆菌感染的辅助噬菌体疗法提供了有力的证据支持。

Aslam 等[8]报道了噬菌体在 3 例肺移植受者（lung transplantation recipients，LTR）中应用的早期临床经验，其中 2 例依赖呼吸机支持的 LTR 因难治性耐药铜绿假单胞菌肺炎经噬菌体治疗后，临床状况得到改善并成功撤机出院；另 1 例 LTR 在移植后复发洋葱伯克霍尔德菌感染，启动噬菌体治疗后，肺部情况改善并开始撤机，但由于抗生素及免疫抑制剂的毒性作用，发生肝肾衰竭导致病情恶化。在这 3 例患者中，均未发生明显的与噬菌体相关的不良事件，显示出良好的耐受性，并与多重耐药（multidrug resistant，MDR）菌感染单纯抗生素无效的 LTR 临床改善相关。与此同时，此研究也指出一些有待解决的问题，包括噬菌体给药的时间、给药途径和频率及治疗时间的优化，噬菌体耐药发展的监测，透析或肝/肾功能不全对噬菌体动力学的影响，与移植药物的相互作用等，这些问题也是目前噬菌体治疗的局限性及有待研究的方向。Law 等[9]报道了噬菌体疗法在等待肺移植的 26 岁 CF 患者中的应用，该患者在等待肺移植期间感染了多重耐药铜绿假单胞菌，因抗生素治疗效果不佳，患者出现了肺部感染进展和多脏器功能衰竭。在接受 AB-PA01 噬菌体静脉注射治疗后，该患者在 100 天内未出现铜绿假单胞菌肺炎复发，CF 病情也未加重，并在 9 个月后成功接受了双肺移植。这些病例表明，肺移植候选者和受者经常面临 MDR 菌的挑战。现有证据显示，静脉注射噬菌体是一种安全、耐受性良好的新型辅助抗菌疗法，可以作为传统抗生素治疗的有效补充，为抗感染治疗带来新的希望。

近年来，作为一种局部治疗方式，噬菌体吸入治疗在治疗肺部 MDR 菌感染中引起了广泛关注，特别是在结构性肺病患者（如 CF、支气管扩张症等）的治疗中。最近的研究也表明，噬菌体治疗对于新型冠状病毒感染患者继发耐药菌感染具有潜在的临床救治作用。研究人员对新型冠状病毒感染重症病房的 4 例继发碳青霉烯类耐药鲍曼不动杆菌（Carbapenem resistant acinetobacter baumannii，CRAB）感染患者进行噬菌体气道雾化吸入治疗，同时对其中一例体外膜氧合（extracorporeal membrane oxygenation，ECMO）插管伤口感染患者进行局部噬菌体湿敷治疗。经过噬菌体治疗后，其中 2 例患者成功撤离有创呼吸机并出院；1 例患者病情明显好转并被转出重症监护病房；另外 1 例患者经噬菌体治疗也成功清除肺部 CRAB，但因病情危重，噬菌体治疗后第 10 天不幸去世[10]。值得注意的是，研究中观察到细菌获得抗噬菌体耐药性，这也是噬菌体治疗的局限性之一。尽管如此，本研究报道了噬菌体吸入疗法在 MDR 菌感染方面应用的益处。

最近的回顾性研究为噬菌体与抗生素联合治疗提供了新的证据支持。在这项噬菌体治疗难治性细菌感染的研究[11]中，分析了 12 例细菌（大肠埃希菌、肺炎克雷伯菌、金黄色葡萄球菌等）感染后接受挽救性个体化定制噬菌体联合抗菌药物治疗患者的临床结局。结果表明，这种个性化定制的噬菌体治疗是安全的，并且实现了 66% 的临床缓解或微生物应答。尽管如此，噬菌体与抗菌药物联合治疗也会存在潜在的不利影响。首先，在联合治疗中对双重耐药变异的强烈选择是一个严重的问题；其次，优先靶向抗生素敏感变异体的噬菌体可能通过类似于抗生素组合中观察到的"竞争性释放"的现象促进抗生素抗性亚群的产生；再次，可能出现两者组合的效果不及加和作用现象，例如，抗生素干扰噬菌体产生足够的后代，或者噬菌体阻止抗生素被靶细胞吸收，导致效果减弱；最后，噬菌体和抗生素可能各自独立地调节细菌毒力，导致治疗的结果不可预测[12]。

与此同时，近年来，基因工程噬菌体的发展取得了进步，为治疗 MDR 菌感染提供了新的可能性。通过静脉注入 2 种工程化噬菌体到 1 例患有难治性分枝杆菌肺部感染及严重 CF 肺病的男性患者体内，成功清除了患者肺部的耐药分枝杆菌脓肿[13]。这一病例是医学研究领域的重要里程碑，标志着工程化噬菌体治疗在对抗 MDR 菌方面的初步应用[13-14]。这些生物工程噬菌体提供了一种全新的杀菌方法[15]，尽管还存在诸多挑战，但无可争议的是，鉴于抗生素耐药性的广泛问题，噬菌体治疗无疑是当前研究的一个重要方向。

二、噬菌体在多重耐药菌治疗中的优势与局限性

MDR 是目前面临的亟须解决的问题，噬菌体在治疗 MDR 菌感染中展现出一定的优势。其优势首先体现在，噬菌体能不断进化，获得新特性，以更有效地对抗耐药细菌[16]；其次，噬菌体具有宿主特异性，针对的是致病菌株，而对人体正常菌群无杀伤作用[16-17]。此外，噬菌体可有效破坏多种致病菌形成的生物膜，穿透生物膜，从而在细菌进化出抵抗机制前侵入并杀死细菌[16]。其还可能改善耐药菌对抗生素的敏感性，增强其杀伤效果。然而，它的局限性体现在，噬菌体的特异性限制其抗菌谱范围。针对不同菌株，需要筛选和鉴定特定的噬菌体，这一过程既耗时又费力。在临床上，噬菌体通常用于治疗严重、难治及高度耐药的致病菌感染，个性化噬菌体制剂制备时间往往不足。同时噬菌体耐药性的出现也是潜在障碍[18]。此外，当前关于噬菌体的药代动力学和药效动力学的研究数据尚不充分，宿主、细菌与噬菌体之间的相互作用机制和反应尚未完全明了。临床研究中还普遍缺乏对照组，并且在噬菌体的给药途径、剂量、数量、持续时间等方面的研究存在异质性，增加了其临床应用的不确定性。由于临床感染流行菌株会受到时间、地域、医院类型等多种因素的影响而呈高度多样性，针对目标噬菌体选配能发挥裂解作用的噬菌体成为成功开展噬菌体临床应用的首要条件，因此，需要筹备大容量、多样性的噬菌体储备库[19]。现有的国内外噬菌体储备库规模尚小，缺乏信息完整性及统一的标准。总的来说，多项证据表明了噬菌体治疗在全球范围内的安全性及有效性，尤其是个性化治疗。包括欧洲国家和美国在内的多个国家均将噬菌体疗法列为应对耐药菌感染的替补治疗策略之一，并不断布局及推进其临床应用及转化[19]。近年来，中国也相继发表了《噬菌体治疗中国专家建议》和《预防及治疗用噬菌体质量标准专家共识》[19-20]，以规范噬菌体的临床应用流程及标准，促

进噬菌体在临床实践中的应用。

面对 MDR 这一亟待解决的问题，噬菌体治疗被认为是其中最有应用潜力的策略之一。尽管如此，目前我们在治疗重症 MDR 菌感染方面的临床经验仍有限，迫切需要更多高质量的临床研究来提供有价值的证据，以促进噬菌体在临床实践中的应用。展望未来，噬菌体治疗有望成为治疗重症 MDR 菌感染的有效手段。

（浙江大学医学院附属第二医院　黄　曼）

参 考 文 献

[1] ALOKE C, ACHILONU I. Coping with the ESKAPE pathogens: evolving strategies, challenges and future prospects [J]. Microb Pathog, 2023, 175: 105963.

[2] JENNES S, MERABISHVILI M, SOENTJENS P, et al. Use of bacteriophages in the treatment of colistin-only-sensitive Pseudomonas aeruginosa septicaemia in a patient with acute kidney injury-a case report [J]. Crit Care, 2017, 21 (1): 129.

[3] GORDILLO ALTAMIRANO F L, BARR J J. Phage therapy in the postantibiotic era [J]. Clin Microbiol Rev, 2019, 32 (2): e00066-e000118.

[4] SATTA G, O'CALLAGHARN C, CLOKIE M R J, et al. Advancing bacteriophages as a treatment of antibiotic-resistant bacterial pulmonary infections [J]. Curr Opin Pulm Med, 2022, 28 (3): 225-231.

[5] CHEGINI Z, KHOSHBAYAN A, TAATI MOGHADAM M, et al. Bacteriophage therapy against pseudomonas aeruginosa biofilms: a review [J]. Ann Clin Microbiol Antimicrob, 2020, 19 (1): 45.

[6] Tu Q H, Pu M F, Li Y H, et al. Acinetobacter Baumannii phages: past, present and future [J]. Viruses, 2023, 15 (3): 673.

[7] DEDRICK R M, SMITH B E, CRISTINZIANO M, et al. Phage therapy of mycobacterium infections: compassionate use of phages in 20 patients with drug-resistant mycobacterial disease [J]. Clin Infect Dis, 2023, 76 (1): 103-112.

[8] ASLAM S, COURTWRIGHT A M, KOVAL C, et al. Early clinical experience of bacteriophage therapy in 3 lung transplant recipients [J]. Am J Transplant, 2019, 19 (9): 2631-2639.

[9] LAW N, LOGAN C, YUNG G, et al. Successful adjunctive use of bacteriophage therapy for treatment of multidrug-resistant Pseudomonas aeruginosa infection in a cystic fibrosis patient [J]. Infection, 2019, 47 (4): 665-668.

[10] WU N N, DAI J, GUO M Q, et al. Pre-optimized phage therapy on secondary Acinetobacter baumannii infection in four critical COVID-19 patients [J]. Emerg Microbes Infect, 2021, 10 (1): 612-618.

[11] GREEN S I, CLARK J R, SANTOS H H, et al. A retrospective, observational study of 12 cases of expanded-access customized phage therapy: production, characteristics, and clinical outcomes [J]. Clin Infect Dis, 2023, 77 (8): 1079-1091.

[12] TORRES-BARCELÓ C, HOCHBERG M E. Evolutionary rationale for phages as complements of antibiotics [J]. Trends Microbiol, 2016, 24 (4): 249-256.

[13] NICK J A, DEDRICK R M, GRAY A L, et al. Host and pathogen response to bacteriophage engineered against Mycobacterium abscessus lung infection [J].

Cell, 2022, 185 (11): 1860-1874. e1812.

［14］LV S, WANG Y, JIANG K, et al. Genetic engineering and biosynthesis technology: keys to unlocking the chains of phage therapy [J]. Viruses, 2023, 15 (8): 1736.

［15］GIBB B, HYMAN P, SCHNEIDER C L. The many applications of engineered bacteriophages-an overview [J]. Pharmaceuticals (Basel) , 2021, 14 (7): 634.

［16］ALI Y, INUSA I, SANGHVI G, et al. The current status of phage therapy and its advancement towards establishing standard antimicrobials for combating multi drug-resistant bacterial pathogens [J]. Microb Pathog, 2023, 181: 106199.

［17］DURR H A, LEIPZIG N D. Advancements in bacteriophage therapies and delivery for bacterial infection [J]. Mater Adv, 2023, 4 (5): 1249-1257.

［18］HATFULL G F, DEDRICK R M, SCHOOLEY R T. Phage therapy for antibiotic-resistant bacterial infections [J]. Annu Rev Med, 2022, 73: 197-211.

［19］秦金红，郭晓奎，吴楠楠，等. 预防及治疗用噬菌体质量标准专家共识［J］. 中国生物工程杂志，2024，44（1）：152-158.

［20］中国噬菌体研究联盟，中国生物工程学会噬菌体技术专业委员会，中国微生物学会医学微生物学与免疫学专业委员会. 噬菌体治疗中国专家建议［J］. 中华传染病杂志，2023，41（10）：631-639.

第三章　重症血流动力学与重症心脏

第一节　液体反向复苏

液体复苏是脓毒症的基础治疗策略，主要用于补偿外部液体丢失和纠正相对低血容量，也可用于补偿与毛细血管渗漏有关的内部液体损失[1]。初始液体复苏有助于增加循环容量和改善组织氧合，逆转脓毒症分布性休克所致的器官功能障碍[2]，但在循环衰竭的各个阶段应当实施个体化治疗，尽早实现时间依赖性的 ROSE 复苏策略，该策略的 4 个阶段分别为复苏阶段（resuscitation）、优化阶段（optimization）、稳定阶段（stabilization）和撤退阶段（evacuation）。复苏阶段的主要目的为纠正休克、快速补液，治疗目标为纠正低血压和组织缺氧，治疗策略为早期使用液体反应性指标指导的快速补液，此时的容量状态为正平衡，期待的治疗结果是拯救残余器官功能，可能的风险是复苏不足。优化阶段的重点是何时停止液体复苏，避免液体过负荷；稳定阶段的治疗目标为晚期保守的液体管理；撤退阶段则是晚期目标导向液体去除，包括积极、主动使用利尿药和净超滤的肾脏替代治疗去除液体，特点是转向液体负平衡[3]。液体治疗同时也会导致一定程度的液体积聚（fuid accumulation，FA），研究显示，在患者入重症监护病房（intensive care unit，ICU）第 2 天后累积液体量可达到 2~4 L[4]。FA 常见于危重患者，并与临床不良预后相关，因此，一些专家建议对重症患者实施主动清除液体的液体反向复苏策略，旨在尽早实现液体优化、缩短 FA 持续时间，以及加速患者康复[5-6]。

一、液体反向复苏的定义和意义

液体反向复苏这一术语最早由 Malbrain 等学者在 2014 年提出，被定义为主动对 FA 的患者使用药物和 / 或超滤措施进行液体清除。液体反向复苏与降阶梯治疗不同，降阶梯治疗更加侧重减少液体输注的量和减慢速度，强调的是降阶梯治疗策略。而液体反向复苏是用于处理在患者体内已经存在的 FA。FA 没有明确的诊断标准，有文献将其定义为超过体重 5% 或 10% 的液体累积（液体累积平衡量 / 基线体重 ×100%），但这个定义通常与液体超载[7]混淆。FA 的病理生理内涵不同于液体超载：FA 表示具有临床意义并与不良预后有关的液体过多的病理状态，可能伴随血管内低血容量、正常血容量和高血容量，可能与间质水肿相关，也可能不相关；而液体超载通常被认为是狭义的血管内高血容量。FA 可导致液体积聚综合征（fluid accumulation syndrome，FAS）和通过全身通透性增加综合征（global increased permeability syndrome，GIPS），进而加重器官功能障碍。因此，液体反向复苏策略不仅是及时清除血管内高血容量，也包括清除导致或加重器官功能障碍的组织或间质水负荷过多[7]。液体反向复苏不是简单的 ROSE 复苏策略的撤退阶段，而应贯穿整个复苏过程。

液体复苏是重症患者初期复苏的关键组成部分，但过度液体复苏可导致糖萼层破坏和内皮损伤，损害血管完整性，并使组织水肿和器官功能障碍[2]。由于毛细血管渗漏，且一定量的液体负荷后维持血容量的作用是短暂的，需要持续不断地重复补液，因此，FA在重症患者复苏过程中难以避免[8]。FA已被证明是有害的：一项纳入20家医院共11 981例脓毒症患者的倾向评分匹配队列分析[2]显示，脓毒症患者在ICU的第2天和第3天的液体正平衡与28天高死亡率相关；一项纳入1834例脓毒症患者的多中心、回顾性观察研究[4]显示，ICU脓毒症患者住院2天后较高的累积液体正平衡与30天内主要肾脏不良事件（死亡、需要肾脏替代治疗或持续肾功能障碍）相关；观察性研究和随机对照研究[10-13]表明，FA与肾实质水肿相关，并导致肾脏淤血和肾小球滤过率受损[8-9]。同时，减少FA不能仅依靠限制液体输注，"保守"或"限制性"液体复苏策略虽然降低了液体累积平衡量但未能降低死亡率，在复苏的各个阶段都应该重视液体反向复苏的价值。EARLY-DRY研究[6]显示，基于灌注监测的液体反向复苏方案实现了第5天或出院时更多的液体负平衡累积量，并且血流动力学耐受良好，基于灌注监测导向的连续性肾脏替代治疗（continuous renal replacement therapy，CRRT）液体反向复苏方案可安全地用于降低肾衰竭危重患者的FA。因此，液体反向复苏可能是避免重症患者FA和FAS的有效替代方案[7]。

二、液体反向复苏的实施方案

液体应被视为具有特定适应证、禁忌证和潜在不良反应的"药物"，使用期间需要考虑其剂量、持续时间和减停问题。目前，在合理使用液体反向复苏策略，促进液体优化方面面临许多问题[7]，涉及液体反向复苏的时机、实施、安全限制和停止时机、可能受益的人群等[14]。

（一）时机

液体反向复苏不应当仅存在于或延迟到ROSE复苏策略的撤退阶段，一旦抢救复苏完成，就应该权衡液体输注的获益和风险[7]。应首先以零液体平衡为目标，一旦出现对器官功能有负面影响的FA，应考虑实施积极的液体反向复苏。液体反向复苏的触发因素包括临床体征（体重增加，累积液体正平衡）、实验室检查指标（血液稀释）、影像学征象（肺部超声B线、胸腔积液、肺充血CT征象、下腔静脉呼吸变异指数降低）、心肺功能改变（液体反应性消失、左心室充盈压和容量前负荷增加、脉压降低）和终末器官功能的测量[7]。

对于重症患者，液体复苏和液体反向复苏是两个相反的治疗措施，因此，在选择任何一种措施之前都应当思考输液时机这一问题。液体不耐受的任何迹象都可能作为液体反向复苏的触发因素，而决定进行液体反向复苏需满足2个先决条件：①组织灌注已足够。当患者仍需要液体复苏干预时，液体反向复苏可能导致组织灌注不足。②液体反应性阴性。组织水肿甚至血容量增加并不能排除液体反应性阳性，如果患者处于Frank-Starling曲线的陡峭部分，液体反向复苏会导致心输出量减少，因此，为保障患者安全建议进行液体反应性监测[8, 15-16]。

另外，一些血流动力学指标也可以作为液体反向复苏的触发因素，其中液体耐受性的指标尤其需要重视，包括血管外肺水指数升高、中心静脉压升高和静脉超负荷超声评分（the venous excess ultrasound，VExUS）系统[8, 17]。需要注意的是，因为可能相反地伴随着循环容量不足或衰竭，软组织水肿并不一定是液体反向复苏的触发因素[10]。

（二）实施

液体反向复苏的实施需要关注 3 个因素：措施（药物和非药物）、量和安全界限[12]。

实施液体反向复苏可供选择的措施包括药物和超滤，同时结合限制液体输注。若患者肾功能正常，通常首选利尿药，利尿药可单用和与其他药物联合使用，包括呋塞米等[7]。在低血清白蛋白（<30 g/L）或低血清总蛋白（<60 g/L）的患者中，尤其是在急性肺损伤的机械通气患者中，通过联合输注白蛋白和呋塞米的治疗策略实施液体反向复苏能够减少血管外肺水和提高氧合，最终改善临床预后[7]。当存在利尿药抵抗或使用利尿药不能有效纠正 FA 时，或在接受肾脏替代治疗的患者中，应考虑机械性脱水，最常用的方法是连续超滤[10]。超滤较利尿药更容易达到液体负平衡目标，从而有效降低腹内压、血管外肺水指数和舒张末期容积指数，但也存在比利尿药更加明显的安全性问题[18]。超滤速率应慎重选择，以低速率开始，并在患者耐受的情况下逐渐提高速率。EARLY-DRY 研究中设定的净超滤量为 2 ml/（kg·h），其他研究中超滤量可高达 10 ml/（kg·h），超滤量为 2～6 ml/（kg·h）通常被认为是相对安全的[6, 19]。

（三）安全限制和停止时机

液体反向复苏最大的风险是血流动力学不稳定[10]。当血容量不足时，间质中的积液可转变成循环血容量，部分血液从非张力容积重新分配为张力容积。低剂量的血管加压剂可能有助于将液体从无张力容积重新分配到张力容积[8]。与单独使用利尿药相比，在低蛋白血症合并急性呼吸窘迫综合征（acute respiratory distress syndrome，ARDS）患者中联合使用利尿药和白蛋白可以获得更多的液体负平衡量和更好的血流动力学稳定性，对接受透析的低白蛋白血症患者输注白蛋白也可预防透析性低血压[20]。当出现血流动力学不稳定时，可以采取停止液体清除、增加血管加压药物剂量、给予白蛋白和 / 或液体复苏[8]。

液体反向复苏的停止时机是完成预设目标（效益已达到）或出现安全问题，这个目标可以是液体平衡量、生理性目标（如中心静脉压）或临床目标（改善氧合、拔管）[7]。考虑到安全性问题，液体反向复苏过程中，血流动力学状态必须稳定，升压药必须是低剂量或停用状态。无液体反应性时机体能够更好地耐受液体反向复苏，因此，有无液体反应性可作为安全性指标之一[10]。此外，低心输出量和平均动脉压、低混合静脉氧饱和度和外周灌注受损均可作为液体反向复苏停止的标志[8, 21]，Malbrain[7] 的文章中给出了如下停止液体反向复苏的灌注不足指标：平均动脉压（mean arterial pressure，MAP）/ 腹腔灌注压（abdominal perfusion pressure，APP）<55/45 mmHg，混合静脉血氧饱和度（oxygen saturation in mixed venous blood，SvO_2）<70%，脉压变异度（pulse pressure variation，PPV）或每博变异度（stroke volume variation，SVV）>15%，中心静脉血氧饱和度（central venous oxygen saturation，$ScvO_2$）<65%，被动抬腿试验（passive leg raising，PLR）阳性，吲哚菁绿血浆消失率<14%，乳酸>2.5 mmol/L。需要注意的是，没有一种单一有效的标志物能够作为 FA 清除的目标。

（四）可能受益的人群

对于存在 FA 的患者，进行液体反向复苏策略在理论上是有利的。一项调查显示，92.6% 的调查者认为存在水肿迹象是液体反向复苏的最常见指征，56.8% 的调查者认为在休克后 72 h 内应当启动液体反向复苏[22]。现有的研究结果存在争议，少量非随机对照研究证据[23-24] 显示，液体反向复苏有助于改善脓毒症休克和 ARDS 患者的死亡率，而纳入 5 项随机对照研究的荟萃分析[25] 结果显示，采用液体反向复苏不能降低脓毒症休克患者的死亡率（$RR=1.12$，$95\%CI$ $0.84\sim1.48$），目前一项随机对照研究（REDUCE 研究）正在评价标准化的液体反向复苏方案在脓毒症休克中的应用价值[26]。存在肺水肿被认为是液体反向复苏的获益人群，在血流动力学稳定的前提下，采用液体反向复苏策略治疗肺水肿有助于获得更好的肺恢复，可缩短机械通气和 ICU 住院时间，正在进行的大型随机对照研究（CONFIDENCE 研究）采用肺部超声指导液体反向复苏方案可能给出更高的循证医学证据[27]。由于缺乏高质量的临床研究和标准的液体反向复苏方案，目前仍没有关于液体反向复苏的指南或共识指导临床应用，ARDS、血流动力学稳定的脓毒症、右心障碍或腹内压升高的患者更有可能从液体反向复苏中获益[10]。

综上所述，液体治疗用于重症患者抢救或治疗的同时会产生 FA，这是一个连续且不可避免的过程，当引起 FAS 时会导致器官功能受损。液体应该被当作药物对待，根据液体管理原则进行合理使用。液体反向复苏是优化血流动力学、纠正重症患者 FA 和 FAS 的有效方案。但液体反向复苏不应过快、过久或过激进，把握开始和停止时机是改善患者预后的关键，依据患者的特征（如疾病严重程度和慢性合并症），个体化确定患者实施液体反向复苏的最佳方法、时间和液体移除率，并且只有在没有组织灌注不足的迹象和存在 FA 的表现时，才应该执行液体反向复苏策略[7]。目前仍无大规模的高质量证据证明液体反向复苏能够改善重症患者的预后，需要更多的临床研究确定液体反向复苏的价值（有效性及获益人群需要进一步被研究）。

（重庆医科大学附属第一医院　陈晓迎　刘景仑）

参 考 文 献

［1］ PFORTMUELLER C A, KINDLER M, SCHENK N, et al. Hypertonic saline for fluid resuscitation in ICU patients post-cardiac surgery (HERACLES): a double-blind randomized controlled clinical trial [J]. Intensive Care Med, 2020, 46 (9): 1683-1695.

［2］ HYUN D G, AHN J H, HUH J W, et al. Korean sepsis alliance (KSA) investigators. impact of a cumulative positive fluid balance during the first three ICU days in patients with sepsis: a propensity score-matched cohort study [J]. Ann Intensive Care, 2023, 13 (1): 105.

［3］ SEYMOUR C W , GESTEN F , PRESCOTT H C, et al. Time to treatment and mortality during mandated emergency care for sepsis [J]. N Engl J Med, 2017, 376 (23): 2235-2244.

［4］ MELE A , CERMINARA E , HBEL H , et al. Fluid accumulation and major adverse kidney events in sepsis: a multicenter observational study [J]. Ann Intensive Care, 2022, 12 (1): 1-12.

［5］ MALBRAIN M, LANGER T, ANNANE D, et al. Intravenous fluid therapy in the perioperative and critical care setting: executive summary of the International Fluid Academy (IFA) [J]. Ann Intensive Care, 2020, 10 (1): 64.

［6］ RUSTE M, SGHAIER R, CHESNEL D, et al. Perfusion-based deresuscitation during continuous renal replacement therapy: a before-after pilot study (The early dry Cohort) [J]. J Crit Care, 2022, 72: 154169.

［7］ MALBRAIN M, MARTIN G, OSTERMANN M. Everything you need to know about deresuscitation [J]. Intensive Care Med, 2022, 48 (12): 1781-1786.

［8］ HJORTRUP P B, HAASE N, BUNDGAARD H, et al. Restricting volumes of resuscitation fluid in adults with septic shock after initial management: the CLASSIC randomised, parallel-group, multicentre feasibility trial [J]. Intensive Care Med, 2016 , 42 (11): 1695-1705.

［9］ GARZOTTO F, OSTERMANN M, MARTÍN-LANGERWERF D, et al. The Dose Response Multicentre Investigation on Fluid Assessment (DoReMIFA) in critically ill patients [J]. Crit Care, 2016, 20 (1): 196.

［10］MONNET X, LAI C, TEBOUL J L. How I personalize fluid therapy in septic shock? [J] Crit Care, 2023, 27 (1): 1 23.

［11］NATIONAL HEART, LUNG, NETWORK ABIPAETOALICT, et al. Early restrictive or liberal fluid management for sepsis-induced hypotension [J]. N Engl J Med, 2023, 388 (6): 499-510.

［12］MEYHOFF T S, HJORTRUP P B, WETTERSLEV J, et al. Restriction of intravenous fluid in ICU patients with septic shock [J]. N Engl J Med, 2022, 386 (26): 2459-2470.

［13］CORL K A, PRODROMOU M, MERCHANT R C, et al. The restrictive IV fluid trial in severe sepsis and septic shock (RIFTS): a randomized pilot study [J]. Crit Care Med, 2019, 47 (7): 951-959.

［14］PFORTMUELLER C A, DABROWSKI W, MALBRAIN M. Fluid de-resuscitation in critical illness - A journey into uncertain territory [J]. J Crit Care, 2023, 76: 154249.

［15］LINDÉN A, STATKEVICIUS S, BONNEVIER J, et al. Blood volume in patients likely to be preload responsive: a post hoc analysis of a randomized controlled trial [J]. Intensive Care Med Exp, 2023, 11 (1): 14.

［16］DE BACKER D, OSTERMANN M, MONNET X. The nuts and bolts of fluid de-escalation [J]. Intensive Care Med, 2023, 49 (9): 1120-1122.

［17］DE BACKER D, AISSAOUI N, CECCONI M, et al. How can assessing hemodynamics help to assess volume status? [J] Intensive Care Med, 2022, 48 (10): 1482-1494.

［18］DE LAET I, DEEREN D, SCHOONHEYDT K, et al. Renal replacement therapy with net fluid removal lowers intra-abdominal pressure and volumetric indices in critically ill patients [J]. Ann Intensive Care, 2012, 2 Suppl 1 (Suppl 1): S20.

［19］MITSIDES N, PIETRIBIASI M, WANIEWSKI J, et al. Transcapillary refilling rate and its determinants during haemodialysis with standard and high ultrafiltration rates [J]. Am J Nephrol, 2019, 50 (2): 133-143.

［20］MACEDO E, KARL B, LEE E, et al. A randomized trial of albumin infusion to prevent intradialytic hypotension in hospitalized hypoalbuminemic patients [J]. Crit Care, 2021, 25 (1): 18.

［21］MONGKOLPUN W, BAKOS P, VINCENT J L, et al. Monitoring skin blood flow to rapidly identify alterations in tissue perfusion during fluid removal using continuous veno-venous hemofiltration in patients with circulatory shock [J]. Ann Intensive Care, 2021, 11 (1): 59.

［22］BISSELL B D, WIERUSZEWSKI P M, NEWSOME A S, et al. Fluid management and deresuscitation practices - An opportunity for collaboration [J]. J Intensive Care Soc, 2023, 24 (3 Suppl): 24-26.

［23］DARGENT A, LARGE A, SOUDRY-FAURE A, et al. Corporeal Compression at the Onset of Septic shock (COCOONs): a compression method to reduce fluid balance of septic shock patients [J]. Sci Rep, 2019, 9 (1): 11566.

［24］ZHANG R, CHEN H, GAO Z W, et al. The effect of loop diuretics on 28-day mortality in patients with acute respiratory distress syndrome [J]. Front Med (Lausanne), 2021, 8: 740675.

［25］MESSMER A S, DILL T, MÜLLER M, et al. Active fluid de-resuscitation in critically ill patients with septic shock: A systematic review and meta-analysis [J]. Eur J Intern Med, 2023, 109: 89-96.

［26］MESSMER A, PIETSCH U, SIEGEMUND M, et al. Protocolised early de-resuscitation in septic shock (REDUCE): protocol for a randomised controlled multicentre feasibility trial [J]. BMJ Open, 2023, 13 (9): e074847.

［27］BLOK S G, MOUSA A, BROUWER M G, et al. Effect of lung ultrasound-guided fluid deresuscitation on duration of ventilation in intensive care unit patients (CONFIDENCE): protocol for a multicentre randomised controlled trial [J]. Trials, 2023 , 24 (1): 226.

第二节　被动直腿抬高试验时评估容量反应性的方法

容量反应性代表心功能处于 Frank-Starling 曲线中的上升阶段，其"金标准"为补液试验后心输出量（cardiac output，CO）或每搏输出量（stroke volume，SV）较前增加 10%～15%[1]。容量反应性的准确识别及评估对重症患者临床液体管理至关重要。为避免盲目补液带来的容量过负荷风险，内源性容量负荷试验是评估容量反应性更为安全的方法，通过采取各种措施使自身血容量重新分布、心室舒张末期容积发生改变，从而模拟容量负荷试验的效果[2-3]。其中，被动直腿抬高试验（passive leg rising test，PLR）是应用最多的内源性容量负荷试验方法[4-5]。

一、定义

PLR 通过被动地抬起患者的腿部来模拟容量负荷试验的效果，能够可逆性地增加 150～300 ml 回心血量[6]。PLR 带来的内源性补液效果不仅操作简单迅速，而且安全性较高，故在临床实践中得到广泛应用。随着重症医学床旁监测手段的不断发展，医师可以多角度评价 PLR 的补液效果。对于 PLR 引起的容量反应性，传统的评估血容量的静态监测指标，如中心静脉压（central venous pressure，CVP）、肺毛细血管楔压（pulmonary capillary wedge pressure，PCWP）等，均无法及时、准确地预测血流动力学变化。因此，临床还需要敏感度和特异度更高的评价指标。

二、评估方法

（一）脉搏压

一项前瞻性研究[3]纳入了采用压力支持模式通气或完全自主呼吸的患者。在 PLR 之前和结束时，分别记录脉搏压（pulse pressure，PP）和脉压变异度（pulse pressure variation，PPV）的数值。通过脉冲轮廓分析或胸部超声心动图，监测 PLR 过程中左心室流出道的心指数（cardiac index，CI）或速度 - 时间积分（velocity time integral，VTI）的变化。结果表明，在完全自主呼吸患者中，即使给予去甲肾上腺素，PLR 诱导的 PP 变化仍可评估前负荷反应性。

（二）每搏量变异度

每搏量变异度（stroke volume variation，SVV）和 PPV 是评价容量反应性的可靠指标[1]，其原理基于心肺交互作用。大量研究表明，SVV 和 PPV 均可检测前负荷反应并预测对容量的反应。在预测容量反应性的测试和指数中，PPV 的证据级别最高[3]，故最为推荐。其计算方法是一个呼吸周期内最大和最小脉压差的差值。如今，许多连续测量血压的监测设备都会显示自动计算的 PPV，这使 PPV 的应用十分简便和广泛。在荟萃分析中，SVV 的准确性明显低于 PPV。这是由于 SVV 的计算更为复杂和间接，与 SVV 相比，PPV 的另一个优点是只需要简单的动脉导管即可测定[7]。需要注意的是，应用 SVV 和 PPV 评估容量反应性前必须满足以下前提条件：①潮气量≥8 ml/kg 预测体重（predicted body weight，PBW）完全受控的机械通气；②窦性心律；③动脉压力曲线无瑕疵[8]。这些条件导致 SVV 与 PPV 在重症监护病房（intensive care unit，ICU）中的应用具有局限性，应当避免由忽视这些局限性而导致的严重误读。

（三）床旁超声

1. 主动脉峰值血流速度（variability of aortic peak velocity，VpeakAO） PLR 使下肢及腹腔脏器血液回流至心室腔，增大左心室舒张末期容积继而增加 SV，导致射血期 VpeakAO 增加。临床上以补液后 VpeakAO 改变≥15% 定义为有容量反应性[9]。PLR 诱导的 VpeakAO 改变预测容量反应性的敏感度和特异度均在 95% 以上。因此，容量反应性预测可通过测量 VpeakAO 来实现。

在 VpeakAO 基础上计算得到的主动脉峰值流速变异度（ΔVpeakAO）可以更精确地表明循环系统对前负荷的依赖情况，在血流动力学评估中起关键作用，其计算公式是：$\Delta VpeakAO = (Vpeak_{max} - Vpeak_{min}) / [(Vpeak_{max} + Vpeak_{min})/2] \times 100\%$，$Vpeak_{max}$ 和 $Vpeak_{min}$ 分别为最大和最小峰值流速。以上指标均连续测量 3 个呼吸周期，取平均值。有容量反应性的患者在补液负荷后的 ΔVpeakAO 低于补液负荷前，无容量反应性的患者的 ΔVpeakAO 则无明显差异。因此，动态监测 ΔVpeakAO 可作为预测重症休克患者容量反应性的重要参数[9]。对 200 例脓毒症休克患者进行研究[10]的结果发现，ΔVpeakAO 评估患者容量反应性的接受者操作特征曲线下面积为 0.854，当临界值为 12.5% 时，其敏感度为 84.0%，特异度为 72.8%，具有良好的预测价值。不仅如此，在急性重症胰腺炎引起的休克患者容量反应性评估中，使用Δ VpeakAO 联合 PLR 应用也有更加全面的评估效果，对临床应用具有积极意义[11]。

2. 外周血管峰值血流速度 VpeakAO 在胸骨旁左心室长轴切面测量，相较而言，外周血管峰值血流速度的测量具有简单易行的优势，其原理基本等同于 VpeakAO[12]。外周血管峰值血流速度的测量不依赖清晰准确的心脏切面，同时对于操作者的技术和经验要求也相对较低。遗憾的是，部分文献[13]报道了使用外周血管（如颈动脉、股动脉、肱动脉等）峰值流速预测 PLR 容量反应性的阴性结果，导致外周血管峰值血流速度预测容量反应性的可信度存在争议。在临床实践中，应谨慎使用此种方法进行容量反应性的评估，故不作为强烈推荐。

（四）无创心排血量监测技术

近年来，无创血流动力学监测技术发展迅速，研究表明，无创心输出量检测（non-invasive cardiac output monitoring，NICOM）技术与外周动脉导管（peripheral artery catheter，PAC）及 PiCCO 血流动力学检测效果具有良好的一致性，且 NICOM 操作简单，为非侵入性监测，也可减少院内感染的发生机会，故常联合 PLR 评估容量反应性。NICOM 基于生物电阻抗技术，通过测量跨胸腔的振荡电流与所得电压信号之间产生的血流依赖性变化来确定生物反应信号[14]。NICOM 优于传统生物阻抗技术之处在于避免患者活动或特殊体位、呼吸幅度、肥胖、电极位置、电噪声等多种因素造成的干扰，故具有良好的信噪比。鉴于以上多种优点，NICOM 技术是经美国食品药品监督管理局（Food and Drug Administration，FDA）批准认证，唯一能够替代 PAC 的无创血流动力监测系统[15]。

NICOM 技术的具体监测参数包括 SV、每搏指数（stroke volume index，SVI）、CO、CI、心率（heart rate，HR）、无创血压（non-invasive blood pressure，NIBP）、总外周阻力（total peripheral resistance，TPR）、总外周阻力指数（total peripheral resistance index，TPRI）及胸腔液体量（thoracic fluid content，TFC）。此外，NICOM 还可对 SVV 进行动态监测，通过观察该数值的变化判断患者是否存在容量反应性。更值得一提的是，有相当一部分的 NICOM 仪器内置了 PLR 功能，可让临床医师更直观地判断 PLR 结果。NICOM 技术引导 PLR 指导脓毒症休克患者的液体复苏，有利于减少复苏液体量，保护器官功能，缩短机械通气和 ICU 住院时间[16]。最新一篇前瞻性研究[17]评估了低血容量的辅助诊断技术。研究结果表明，NICOM 是判断患者低血容量最敏感的手段，但其阳性符合率并不令人十分满意，这意味着重症患者液体状态的评估仍具有挑战性。NICOM 技术并非普适于每一例患者，由于 NICOM 分析的是经过胸腔内振荡电流相对位相的变化，肺顺应性降低、肺损伤和胸腔积液可能对其准确性产生较大影响。因此，临床应用时更应具体分析[14]。

三、总结

PLR 作为一种可逆的容量负荷试验，具有操作简单、评估容量反应性重复性强、适用范围广、安全性高等优点，故值得在临床上广泛推广，可用于指导患者的液体治疗。在实施 PLR 时，应注意选择合适的血流动力学监测指标，以确保评估结果的准确性和可靠性。

（哈尔滨医科大学附属第二医院　李嘉柔　王洪亮）

参 考 文 献

［1］ HUAN S, DAI J, SONG S, et al. Stroke volume variation for predicting responsiveness to fluid therapy in patients undergoing cardiac and thoracic surgery: a systematic review and meta-analysis [J]. BMJ Open, 2022, 12 (5): e051112.

［2］ MALLAT J, LEMYZE M, FISCHER M O. Passive leg raising test induced changes in plethysmographic variability index to assess fluid responsiveness in critically ill mechanically ventilated patients with acute circulatory failure [J]. J Crit Care, 2024, 79: 154449.

［3］ SHI R, MORETTO F, PRAT D, et al. Dynamic changes of pulse pressure but not of pulse pressure variation during passive leg raising predict preload responsiveness in critically ill patients with spontaneous breathing activity [J]. J Crit Care, 2022, 72: 15414.

［4］ TACCHERI T, GAVELLI F, TEBOUL J L, et al. Do changes in pulse pressure variation and inferior vena cava distensibility during passive leg raising and tidal volume challenge detect preload responsiveness in case of low tidal volume ventilation? [J]. Crit Care, 2021, 25 (1): 110.

［5］ MALLAT J, FISCHER M O, GRANIER M, et al. Passive leg raising-induced changes in pulse pressure variation to assess fluid responsiveness in mechanically ventilated patients: a multicentre prospective observational study [J]. Br J Anaesth, 2022, 129 (3): 308-316.

［6］ BOULAIN T, ACHARD J M, TEBOUL J L, et al. Changes in BP induced by passive leg raising predict response to fluid loading in critically ill patients [J]. Chest, 2002, 121 (4): 1245-1252.

［7］ SHI R, MORETTO F, PRAT D, et al. Dynamic changes of pulse pressure but not of pulse pressure variation during passive leg raising predict preload responsiveness in critically ill patients with spontaneous breathing activity [J]. J Crit Care, 2022, 72: 154141.

［8］ CHOWHAN G, KUNDU R, MAITRA S, et al. Efficacy of left ventricular outflow tract and carotid artery velocity time integral as predictors of fluid responsiveness in patients with sepsis and septic shock [J]. Indian J Crit Care Med, 2021, 25 (3): 310-316.

［9］ WU Y F, ZHOU S S, ZHOU Z H, et al. A 10-second fluid challenge guided by transthoracic echocardiography can predict fluid responsiveness [J]. Crit Care, 2014, 18 (3): R108.

［10］ VAN HOUTE J, MOOI F J, MONTENIJ L J, et al. Correlation of carotid doppler blood flow with invasive cardiac output measurements in cardiac surgery patients [J]. J Cardiothorac Vasc Anesth, 2022, 36 (4): 1081-1091.

［11］ OULEGO-ERROZ I, TERROBA-SEARA S, ALONSO-QUINTELA P, et al. Respiratory variation in aortic blood flow velocity in hemodynamically unstable, ventilated neonates: a pilot study of fluid responsiveness [J]. Pediatr Crit Care Med, 2021, 22 (4): 380-391.

［12］ PACE R, LASSOLA S, MIORI S, et al. Carotid *vs.* aortic velocity time integral and peak velocity to predict fluid responsiveness in mechanically ventilated patients. A comparative study [J]. Minerva Anestesiol, 2022, 88 (5): 352-360.

［13］ GIROTTO V, TEBOUL J L, BEURTON A, et al. Carotid and femoral Doppler do not allow the assessment of passive leg raising effects [J]. Ann Intensive Care, 2018, 8 (1): 67.

［14］ OORD M, OLGERS T J, DOFF-HOLMAN M, et al. Ultrasound and NICOM in the assessment of fluid responsiveness in patients with mild sepsis in the emergency department: a pilot study [J]. BMJ open, 2017, 7 (1): e013465.

［15］ RICH J D, ARCHER S L, RICH S, et al. Noninvasive cardiac output measurements in patients with pulmonary hypertension [J]. Eur Respir J, 2013, 42 (1): 125-133.

［16］ KEREN H, BURKHOFF D, SQUARA P. Evaluation of a noninvasive continuous cardiac output monitoring system based on thoracic bioreactance [J]. Am J Physiol Heart Circ Physiol, 2007, 293 (1): H583-589.

［17］ LADHA P, TRUONG E I, KANUIKA P, et al. Diagnostic adjunct techniques in the assessment of hypovolemia: a prospective pilot project [J]. J Surg Res, 2024, 293: 1-7.

［18］ XIAO-TING W, HUA Z, DA-WEI L, et al. Changes in end-tidal CO_2 could predict fluid responsiveness in the passive leg raising test but not in the mini-fluid challenge test: a prospective and observational study [J]. J Crit Care, 2015, 30 (5): 1061-1066.

［19］ HUANG H J, WU C X, SHEN Q K, et al. Value of

variation of end-tidal carbon dioxide for predicting fluid responsiveness during the passive leg raising test in patients with mechanical ventilation: a systematic review and meta-analysis [J]. Crit Care, 2022, 26 (1): 20.

[20] DERVIEUX E, THÉRON M, UHRING W. Carbon

dioxide sensing—biomedical applications to human subjects [J]. Sensors, 2021, 22 (1): 188.

[21] GEORGES M, RABEC C, MONIN E, et al. Monitoring of noninvasive ventilation: comparative analysis of different strategies [J]. Respir Res, 2020, 21 (1): 324.

第三节　毛细血管充盈时间的动态评估及其对预后的预测价值

毛细血管充盈时间（capillary refilling time，CRT）是指对毛细血管远端床层（通常是指尖）施加压力后，皮肤恢复到按压前颜色所需的时间[1]。CRT 延长是末梢皮肤血流灌注不佳的表现，在排除末梢血管器质性病变（如雷诺病）的影响后，CRT 延长与休克所致组织灌注不足明确相关[2]。CRT 在重症医学领域中的应用日渐增多，尤其在指导脓毒症和脓毒症休克早期复苏方面已得到拯救脓毒症运动（surviving sepsis campaign，SSC）2021 年版指南的明确推荐[3]。近 2 年，有关 CRT 的研究主要聚焦动态评估和拓展应用方面。

一、毛细血管充盈时间监测微循环的临床应用

尽管使用 CRT 指标不能确定组织低灌注的原因，但其可用来评估组织灌注反应和指导脓毒症患者复苏[4-5]。CRT 作为定性指标，达到 <3 s 是脓毒症液体复苏的重要指导标准，并且已被证明可以比乳酸等其他指标更好地预测患者对干预措施的反应[6-7]。与以乳酸 <2 mmol/L 为复苏目标相比，CRT 靶向复苏策略能更快地消除脓毒症相关器官功能障碍，甚至降低死亡率[8-9]。CRT 还可预测急诊患者最终诊断脓毒症的概率和转入重症监护病房（intensive care unit，ICU）的概率。最近一项研究[10]纳入 563 例急诊患者，结果发现，在 CRT>3.5 s 的患者中，被诊断为脓毒症休克的比值比（odds ratio，OR）为 4.67（95%CI 1.31~16.10），被转入 ICU 的 OR 为 3.97（95%CI 1.99~7.92）。

组织灌注不足和微循环异常在重症患者中很常见。重症患者发生微循环灌注障碍的概率为 17%~21%[11-12]，而在出现器官灌注受损临床症状的患者中发生微循环障碍的概率更是高达 66%[13]。因此，微循环障碍的评估在重症患者的临床治疗中至关重要。当前微循环评估的"金标准"是旁流暗场成像技术（sidestream dark field，SDF）。Huang 等[12]的研究发现，CRT 与重症患者的舌下 SDF 参数［微血管流动指数（microvascular flow index，MFI）、灌注血管比例和异质性指数］显著相关，而且这种相关性在亚组分析中同样存在。入住 ICU 首日延长的 CRT 与微循环异常和死亡率升高独立相关，并且 CRT<3 s 预测重症患者预后的能力并不弱于 MFI>2.6。与之相似，另有研究[14]证实在早期脓毒症休克患者复苏过程中观察到的 CRT 延长与皮肤血流受损和皮肤微血管反应异常有关。

近 2 年，CRT 的评估逐渐从单一静态值走向动态评估过程，主要体现在 2 个方面，一方面是在液体复苏过程中动态评估患者的微循环灌注恢复情况，另一方面是评估患者的液体反应性。Morocho 等[15]发现，入住 ICU 的即刻 CRT 预测脓毒症休克患者病死率的受试者工作特征曲线下面积（area under the receiver operating characteristic curve，AUC）为 0.666（0.584～0.748），入住 ICU 6 h 患者的 CRT 预测其病死率的 AUC 为 0.819（0.753～0.885）。入住 ICU 6 h 后的 CRT 比入院即刻的 CRT 更有可能预测患者的不良结局，这说明动态变化的 CRT 能有效地反映完成初始液体复苏时患者的微循环灌注恢复情况。Raia 等[16]发现，CRT 具有良好的液体反应性预测效能，超过 80% 的脓毒症患者在液体复苏期间的指尖 CRT 可得到迅速的改善，在液体复苏开始后 6～8 min 的 CRT 显著下降，并且在 10～12 min 时得到最大限度的改善。Jacquet-Lagrèze 等[17]则发现，被动抬腿期间 CRT 的变化程度能够预测患者在输注液体后外周灌注状态的改善。被动抬腿期间异常的 CRT 代表微循环障碍和缺乏血流量自动调节能力，CRT 对液体激发的反应可以作为一种新的血流动力学一致性或液体反应性测试[18]。CRT 从定性走向定量、从静态走向动态，为重症患者的微循环和组织灌注的连续性评估及治疗反应评估提供了参考，并且与当前重症血流动力学监测领域所强调的持续性、动态性相匹配。

二、毛细血管充盈时间可作为静脉 - 动脉体外膜氧合治疗心源性休克的预后评价指标

静脉 - 动脉体外膜氧合（venoarterial extracorporeal membrane oxygenation，VA-ECMO）越来越多地被用于治疗严重心源性休克患者。Chommeloux 等[19]在比较成功撤离 VA-ECMO 的患者和死亡患者后发现，患者在宏观循环血流动力学方面无明显差别，但在最初 24 h 内无法迅速恢复微循环与死亡有关。微循环的灌注指标更能反映患者的灌注和代谢情况。最近 Merdji 等[20]的研究肯定了 CRT 的应用价值。首先，该研究发现心源性休克患者的 CRT 延长时间 >3 s 与 90 天死亡率或 VA-ECMO 治疗需求相关（OR＝12.38，95%CI 2.91～52.71）。其次，在最终死亡或需要 VA-ECMO 支持的患者中，其所有时间节点的 CRT 均显著高于对照组，并且 CRT 联合 CardShock 风险评分预测心源性休克患者的预后价值极高，其 AUC 为 0.93。CRT 作为易获得、易执行，且不需要患者额外支出费用的检测指标，能够帮助医师快速、多次地评估患者的微循环灌注状态，并预测其严重程度。最后，CRT 评估不依赖搏动性血流，与心指数、心功能相关参数及动脉血压等宏观血流动力学参数的相关性不高。一篇综述纳入 10 项研究汇总分析（共 917 例脓毒症休克患者），结果发现，平均动脉压与 CRT 之间呈负相关，平均动脉压 >65 mmHg 并不能保证 CRT 恢复正常[21]。CRT 具备的以上特点使 VA-ECMO 运行过程中转速和流量的设置不仅可以依赖宏观血流动力学指标和血气分析结果，还可以依据非搏动性血流供氧区域的 CRT 值来进行精细化调节，并预测患者的预后。

三、毛细血管充盈时间监测中应注意的问题

CRT 是对末梢软组织（一般是指尖）按压后皮肤恢复原本颜色的目视检查，可以使用不同的方法来测量，但目前还没有统一的规则，其影响因素众多。对于最佳持续时间、按压力量及按压部位还没有普遍的共识，这就使 CRT 操作结果在是否接受过培训及不同熟练度的医护人员之间的差异性较大，并受到一定程度的主观性和观察者间差异的影响[22-23]。测量时患者的不同体位也会影响 CRT 时长[24]。此外，CRT 的测量结果容易受到各种因素的影响，如年龄、性别、温度及光照等。机械通气期间过高的呼吸强度可使呼吸衰竭患者的 CRT 延长、外周灌注降低[25]。大部分因素是可以控制的，标准化的 CRT 测量方法也会减少此项技术的变异度[26]。一篇综述共纳入 23 项研究（60 656 例患者），汇总分析后发现，CRT 预测患者不良结局的 AUC 为 0.69（95%CI 0.65～0.74），而越高质量的 CRT 操

作对患者预后的预测能力越好[27]。目前最广泛使用的是 Hernández 等[8]在 ANDROMEDA-SHOCK 研究中标准化的 CRT 测量方法。操作者通过使用玻璃片（如显微镜载玻片）对患者右手示指远端指骨的腹面施加足够的压力来测量 CRT。增加压力可使患者的末梢皮肤变白（施加的压力刚好足以去除操作者指甲尖端的血液，这可以从操作者指甲下方出现白色新月形分支现象来判断），施压后保持10 s（使用秒表计时以保证每次按压时间恒定）。研究人员释放压力后，患者的皮肤恢复原本的颜色所需的时间用秒表记录为 CRT。

四、总结

CRT 具有一定优势，即评估简单，在资源有限的环境中具备易操作性，对液体输注的反应迅速，以及与器官衰竭的改善和不良结局有关[28]。将 CRT 作为一个定性变量，将其分为时间延长（≥3 s）和时间不延长（<3 s），是一种可靠的分类方法，可以预测重症患者不良预后的风险；将 CRT 作为一个定量参数，能保证在患者复苏过程中更准确地对其进行监测，以及时对患者进行治疗和指导液体复苏。未来对 CRT 的影响因素、临床价值及应用拓展还有待更多的研究来证实。

（浙江大学医学院附属邵逸夫医院　黄伟鹏

武汉大学中南医院　胡　波）

参 考 文 献

[1] MCGUIRE D, GOTLIB A, KING J. Capillary refill time [M]. In: StatPearls [Internet]. Treasure Island (FL): StatPearls Publishing, 2024.

[2] LIMA A, BAKKER J. Noninvasive monitoring of peripheral perfusion [J]. Intensive Care Med, 2005, 31 (10): 1316-1326.

[3] EVANS L, RHODES A, ALHAZZANI W, et al. Surviving sepsis campaign: international guidelines for management of sepsis and septic shock 2021 [J]. Intensive Care Med, 2021, 47 (11): 1181-1247.

[4] CECCONI M, HERNANDEZ G, DUNSER M, et al. Fluid administration for acute circulatory dysfunction using basic monitoring: narrative review and expert panel recommendations from an ESICM task force [J]. Intensive Care Med, 2019, 45 (1): 21-32.

[5] HERNANDEZ G, LUENGO C, BRUHN A, et al. When to stop septic shock resuscitation: clues from a dynamic perfusion monitoring [J]. Ann Intensive Care, 2014, 4: 30.

[6] KATTAN E, HERNANDEZ G, OSPINA-TASCON G, et al. A lactate-targeted resuscitation strategy may be associated with higher mortality in patients with septic shock and normal capillary refill time: a post hoc analysis of the ANDROMEDA-SHOCK study [J]. Ann Intensive Care, 2020, 10 (1): 114.

[7] VALENZUELA ESPINOZA E D, POZO M O, KANOORE EDUL V S, et al. Effects of short-term hyperoxia on sytemic hemodynamics, oxygen transport, and microcirculation: an observational study in patients with septic shock and healthy volunteers [J]. J Crit Care, 2019, 53: 62-68.

[8] HERNÁNDEZ G, OSPINA-TASCON G A, DAMIANI L P, et al. Effect of a resuscitation strategy targeting peripheral perfusion status vs serum lactate

levels on 28-day mortality among patients with septic shock: the ANDROMEDA-SHOCK randomized clinical trial [J]. JAMA, 2019, 321 (7): 654-664.

［9］ZAMPIERI F G, DAMIANI L P, BAKKER J, et al. Effects of a resuscitation strategy targeting peripheral perfusion status versus serum lactate levels among patients with septic shock. a bayesian reanalysis of the ANDROMEDA-SHOCK trial [J]. Am J Respir Crit Care Med, 2020, 201 (4): 423-429.

［10］HANSEN M, GILLESPIE J, RIDDICK T, et al. Evaluation of electronic measurement of capillary refill for Sepsis screening at ED triage [J]. Am J Emerg Med, 2023, 70: 61-65.

［11］VELLINGA N A, BOERMA E C, KOOPMANS M, et al. International study on microcirculatory shock occurrence in acutely ill patients [J]. Crit Care Med, 2015, 43 (1): 48-56.

［12］HUANG W P, XIANG H, HU C, et al. Association of sublingual microcirculation parameters and capillary refill time in the early phase of ICU admission [J]. Crit Care Med, 2023, 51 (7): 913-923.

［13］PRANSKUNAS A, KOOPMANS M, KOETSIER P M, et al. Microcirculatory blood flow as a tool to select ICU patients eligible for fluid therapy [J]. Intensive Care Med, 2013, 39 (4): 612-619.

［14］CONTRERAS R, HERNÁNDEZ G, VALENZUELA E D, et al. Exploring the relationship between capillary refill time, skin blood flow and microcirculatory reactivity during early resuscitation of patients with septic shock: a pilot study [J]. J Clin Monit Comput, 2023, 37 (3): 839-845.

［15］MOROCHO J P, MARTÍNEZ A F, CEVALLOS M M, et al. Prolonged capillary refilling as a predictor of mortality in patients with septic shock [J]. J Intensive Care Med, 2022, 37 (3): 423-429.

［16］RAIA L, GABARRE P, BONNY V, et al. Kinetics of capillary refill time after fluid challenge [J]. Ann Intensive Care, 2022, 12 (1): 74.

［17］JACQUET-LAGREZE M, BOUHAMRI N, PORTRAN P, et al. Capillary refill time variation induced by passive leg raising predicts capillary refill time response to volume expansion [J]. Crit Care, 2019, 23 (1): 281.

［18］HERNANDEZ G, CASTRO R, BAKKER J. Capillary refill time: the missing link between macrocirculation and microcirculation in septic shock? [J]. J Thorac Dis, 2020, 12 (3): 1127-1129.

［19］CHOMMELOUX J, MONTERO S, FRANCHINEAU G, et al. Microcirculation evolution in patients on venoarterial extracorporeal membrane oxygenation for refractory cardiogenic shock [J]. Crit Care Med, 2020, 48 (1): e9-e17.

［20］MERDJI H, CURTIAUD A, AHETO A, et al. Performance of early capillary refill time measurement on outcomes in cardiogenic shock: an observational, prospective multicentric study [J]. Am J Respir Crit Care Med, 2022, 206 (10): 1230-1238.

［21］PUTOWSKI Z, GOŁDYN M, PLUTA M P, et al. Correlation between mean arterial pressure and capillary refill time in patients with septic shock: a systematic review and meta-analysis [J]. J Intensive Care Med, 2023, 38 (9): 838-846.

［22］ALSMA J, VAN SAASE J, NANAYAKKARA P W B, et al. the power of flash mob research: conducting a nationwide observational clinical study on capillary refill time in a single day [J]. Chest, 2017, 151 (5): 1106-1113.

［23］TOLL JOHN R, HENRICSON J, ANDERSON C D, et al. Man versus machine: comparison of naked-eye estimation and quantified capillary refill [J]. Emerg Med J, 2019, 36 (8): 465-471.

［24］LA VIA L, SANFILIPPO F, CONTINELLA C, et al.

Agreement between capillary refill time measured at finger and earlobe sites in different positions: a pilot prospective study on healthy volunteers [J]. BMC Anesthesiol, 2023, 23 (1): 30.

［25］ZHOU Y K, CHI Y, HE H W, et al. High respiratory effort decreases splanchnic and peripheral perfusion in patients with respiratory failure during mechanical ventilation [J]. J Crit Care, 2023, 75: 154263.

［26］KATTAN E, CASTRO R, VERA M, et al. Optimal target in septic shock resuscitation [J]. Ann Transl Med,

2020, 8 (12): 789.

［27］JACQUET-LAGRÈZE M, PERNOLLET A, KATTAN E, et al. Prognostic value of capillary refill time in adult patients: a systematic review with meta-analysis [J]. Crit Care, 2023, 27 (1): 473.

［28］LAMPREA S, FERNANDEZ-SARMIENTO J, BARRERA S, et al. Capillary refill time in sepsis: a useful and easily accessible tool for evaluating perfusion in children [J]. Front Pediatr, 2022, 10: 1035567.

第四节　感染性休克的缩血管治疗：对亚甲蓝的再评估

休克是一种严重的急性循环衰竭，可导致细胞缺氧。其治疗主要基于循环流量优化，应用血管活性药物提供足够的平均动脉压（mean arterial pressure，MAP）以改善微循环流量。去甲肾上腺素是改善感染性休克患者血管张力的首选药物，但高剂量可能导致一些不良反应，包括心肌耗氧量增加、心律失常、器官缺血，脓毒症和感染性休克患者的死亡率更是居高不下[1]。此外，部分患者对一线去甲肾上腺素治疗表现为血压"无反应"。因此，人们提出联合其他药物来达到并维持血压目标。其中使用最多的是血管加压药、皮质类固醇和血管紧张素Ⅱ。亚甲蓝（methylene blue，MB）代表了一种基于血管麻痹的病理生理学机制的新选择，但 MB 的使用仍是一个有争议的话题[2]。本文总结 MB 在感染性休克患者中的血流动力学作用机制和效应，其通过在休克状态下阻断鸟苷酸环化酶（guanylate cyclase，GC）来减少过量一氧化氮（nitric oxide，NO）的产生从而恢复血管张力[3-4]。目前的研究显示，如果早期给药，则 MB 似乎在感染性休克中显示阳性结果。进一步的随机对照试验十分必要，以便为治疗此类患者的医师明确其适应证。

一、亚甲蓝注射液改善血管张力的药理学机制

1. 感染性休克低血管张力与内皮细胞源性血管舒张因子——NO　1980 年，Furchgott 和 Zawadzki 首次发现与血管平滑肌收缩、舒张有关的内皮衍生物质，他们认为乙酰胆碱诱导产生前列腺素作用于完整的血管内皮细胞，产生血管平滑肌舒张作用。这一结论很快就被推翻，因为环氧化酶抑制剂不能阻止乙酰胆碱的血管舒张作用，但这项研究让人们普遍认为存在内皮细胞源性血管舒张因子（endothelium-derived relaxing factor，EDRF）是血管张力降低的病因。1986 年，Furchgott 和 Ignarro 报道了 NO 是 EDRF，这一发现极大地促进了人们对脓毒症血管低张力的理解，二人也因此获得诺贝尔生理医学奖[5]。

2. 一氧化氮抑制剂——亚甲蓝改善血管张力的机制　感染性休克的主要病理生理改变是周围血管张力的降低，以全身血管阻力的降低来表示。NO 主要由 NO 合成酶（nitric oxide synthase，NOS）

产生，NO 导致血管舒张的机制是一个多步骤的过程。NO 与 GC β 亚基的血红素部分结合，催化环鸟苷酸（cyclic guanosine monophosphate，cGMP）的产生；第二信使 cGMP 随后激活 cGMP 依赖的蛋白激酶，这反过来导致肌球蛋白轻链磷酸酶（myosin light chain phosphatase，MLCP）激活、肌球蛋白轻链去磷酸化，并最终导致血管平滑肌舒张[6]。

在脓毒症时，免疫系统的效应细胞产生许多细胞因子参与细胞活化和宿主反应[7]。这些细胞因子包括白介素（interleukin，IL）-1、IL-6、肿瘤坏死因子 -α（tumor necrosis factor-α，TNF-α）和 γ 干扰素（interferon-γ，IFN-γ），以及诱导型一氧化氮合酶（inducible nitric oxide synthase，iNOS），iNOS 利用 L- 精氨酸作为底物产生 NO。iNOS 存在于许多类型的细胞中，如巨噬细胞、白细胞、系膜细胞、库普弗细胞、实质细胞、内皮细胞和血管平滑肌细胞。当被细菌内毒素和细胞因子诱导时，iNOS 产生大量 NO，导致广泛的血管舒张。

MB 最早是由德国科学家于 1876 年制备的。MB 是一种吩噻嗪衍生物，通过静脉给药。MB 在固态时为墨绿色粉末；但在水中，它会产生 pH 值为 3 的蓝色溶液。MB 的价格低廉且容易获得，在过去的 100 年里已在许多实验中进行了研究。MB 显著抑制 NO、亚硝酸钠和硝化甘油诱导的 cGMP 生成和血管平滑肌舒张。MB 的作用归因于其抑制可溶性 GC 的能力，可溶性 GC 是 GC 的 2 种同工异构体之一，存在于细胞质中；另一种同工异构体——膜结合 GC 是心房利尿钠肽、脑钠肽和 c 型钠肽等神经肽的受体。可溶性 GC 是由 α 和 β 亚基组成的异源二聚体，两者均具有催化和结合血红素的结构域。有学者认为，MB 通过氧化血红素片段抑制可溶性 GC，从而阻止 NO 结合，最终阻止 cGMP 的产生。

除上述众所周知的亚甲蓝抑制可溶性 GC 的作用外，还有其他几乎不为人知的重要机制。MB 被证明可产生氧自由基并使细胞外 NO 失活。此外，MB 产生的超氧阴离子将 NO 转化为硝酸盐，可以使血管收缩。需要强调的是，羟基自由基还可氧化可溶性 GC 上的 NO 结合位点，减少 cGMP 的产生，这种作用可被超氧化物歧化酶中和。

目前已有研究结果在临床实践中得到了以下观察结果的支持：①使用 MB 治疗患者的 cGMP 水平降低；②在部分研究中，通过总 NO 含量测量的 NO 水平显示 MB 治疗后 NO 水平的显著降低。

二、亚甲蓝在感染性休克中的临床应用

1. 亚甲蓝的血流动力学效应　Preiser 等[8]最早进行的一项前瞻性研究调查了来自 14 例重症患者的 MB 使用情况，大多数患者应用了多巴胺和多巴酚丁胺，并接受大剂量 MB（2 mg/kg，输注时间＞15 min）。在给药后的基线、30 min、60 min 和 90 min，使用肺动脉导管测量血流动力学参数。30 min 和 60 min 外周血管阻力（peripheral vascular resistance，PVR）和 MAP 显著升高；90 min，这些变量接近基线值。6 例患者接受了额外剂量的 MB，并再次显示类似的反应。肺血管阻力、肺毛细血管楔压、氧输送及氧摄取则均无显著差异。值得注意的是，在 PVR 增加的情况下，心室充盈压和心输出量不变，证明左心室做功增加，表明患者心功能改善，乳酸清除率也有所提高。

与上述结果相反，Gachot 等[9]的研究未发现心脏功能改善的证据，且在他们的研究中，MB 与缺氧恶化有关，故作者建议在急性呼吸窘迫综合征（acute respiratory distress syndrome，ARDS）患者中谨慎使用。1995—2000 年发表的另外 3 项研究[10]也评估了类似的血流动力学参数对 MB 的反应。

2. 亚甲蓝的使用时机　在这些研究中，MB 剂量和伴随的血管活性药物剂量滴定并不一致，通常儿茶酚胺在 MB 输注后 2～24 h 剂量下调。此外，部分研究在常规治疗无反应的难治性血管舒张性休克患者中使用 MB，但他们通常在治疗后期才开始使用 MB，这可能不是正确的使用方法，目前已有研究提出 MB 在脓毒症中有效的可能"窗口期"[11]。在第 1 个 8 h 窗口，iNOS 活性增加，可溶性 GC 上调；在第 2 个 8 h 窗口，可溶性 GC 表达缺失，iNOS 表达下调；在第 3 个 8 h 窗口，可溶性 GC 和 iNOS 均上调。因此，将 MB 作为最后的抢救性治疗方案有悖于上述结果，当循环休克代谢不可逆时，MB 可能不起作用（第二窗口期）或起作用太晚（第三窗口期），表现为高乳酸水平和难治性代谢性酸中毒。不将 MB 作为晚期抢救性治疗，而是作为早期使用的辅助药物（第一窗口期）或许更为有用[12]。

3. 亚甲蓝的使用剂量　Brown 等[13] 早年提出了在感染性休克患者中使用 MB 的新方法，除重复大剂量的 MB 负荷剂量给药外，还使用连续输注来抵消持续 NO 产生的影响。在多次使用初始剂量 MB（100 mg，约 1.5 mg/kg）获得一致反应后，以 17 mg/h［相当于 0.25 mg/（kg·h）］的速率持续输注。在输注过程中，去甲肾上腺素可被滴定完全减停，只需要少量的多巴胺维持血压患者，并多次尝试减少持续输注多巴胺的剂量，但患者仍出现低血压。MB 安全使用持续 44 h，无任何不良反应报道。除上述对血流动力学的积极作用外，作者得出结论，持续输注 MB 引起心输出量的改善可能是由于血管内皮对儿茶酚胺敏感性的恢复。

2001 年，Kirov 等[14] 进行首次开放标签随机对照试验，以评估感染性休克中 MB 相关的血流动力学变化。基于 Brown 等连续输注 MB 的成功报道，作者决定评估初始剂量 MB（2 mg/kg）后 2 h 开始 MB 输注增量剂量的血流动力学反应，分别使用 MB 剂量为 0.25 mg/（kg·h）、0.50 mg/（kg·h）、1.00 mg/（kg·h）和 2.00 mg/（kg·h），MAP 目标为 70～90 mmHg。与对照组（生理盐水组）相比，MB 输注组患者的每搏输出量和左心室做功指数与基线相比提高了 32%，而对照组的左心室做功指数降低了 40%。MB 输注组血管加压药需要量明显低于对照组。尽管 MB 输注总时间只有 6 h，但血管活性药使用剂量在 1 h 内明显减少，并持续 24 h，血浆 MB 浓度在输注 6 h 时最高。

目前，对于脓毒症或休克患者 MB 使用的最佳剂量尚无共识[15]。迄今为止，MB 的给药方案与治疗高铁血红蛋白血症（1～2 mg/kg）的给药方案一致，因为 MB 早在 1933 年就被用于治疗这种疾病。文献综述[16] 表明，在大多数报道的感染性休克患者中，MB 均作为负荷剂量给药。只有 3 个随机前瞻性试验评估了持续输注 MB 对感染性休克患者的影响。由于脓毒症患者 iNOS 产生 NO 的时间可以延长，在这些研究中发现低剂量连续输注 MB 是有益的。但迄今为止，对休克患者应用 MB 进行的最广泛的研究仅纳入 30 例患者，故缺乏此种情况下最佳剂量的明确证据。1～4 mg/kg 的负荷剂量似乎是安全的，在注射后 2～3 h 开始以 0.25～1.00 mg/（kg·h）的速率持续输注也是安全的[17]。鉴于使用 7 mg/kg 剂量后患者内脏循环血流量减少的证据，应避免使用高剂量的 MB。

最近发表了一项墨西哥综合 ICU 的单中心、研究者发起的平行、双盲、随机对照试验[18]，该试验的研究目的是评估与安慰剂相比，早期辅助给药 MB 是否可以减少感染性休克患者血管活性药物的使用时间。研究采用三盲方法。分组给药方案为：MB 组，（100 mg MB＋0.9% 氯化钠注射液 500 ml）/6 h，每天 1 次，共 3 天；对照组，0.9% 氯化钠注射液 500 ml/6 h，每天 1 次，共 3 天。给药方法：去甲肾上腺素 0.25 μg/（kg·min）后再使用血管加压药 0.03 U/min，氢化可的松 200 mg/d，直至停用所有血管活性药物后 6 h 再停用 MB，其中无减量；血管活性药物床旁滴定减量由护士主导，每隔 15～20 min 滴定去甲肾上腺素，MAP 维持在 65～75 mmHg，只有在去甲肾上腺素完全停药后，才以小时为单位下调垂体后叶素 0.005 U/min。研究结果发现，与对照组相比，MB 组血管活性药物使用时间缩短，去甲肾上腺素剂量减少。次要结果发现，与对照组相比，MB 组患者 28 天无血管活性药天数多 1.0 天，MB 组累计液体平衡少 741 ml；与对照组相比，MB 组患者住院时间缩短 2.7 天，住 ICU 时间缩短 1.3 天，乳酸浓度、机械通气时间、病死率两组相似。该试验设计为临床使用 MB 提供了剂量参考。

三、亚甲蓝的不良反应

MB 有多种潜在的不良反应。在低剂量使用的情况下，MB 的毒性很小。最常见的不良反应是尿液变蓝（有时皮肤也变蓝）[19]，恶心、呕吐和腹痛也会发生。更严重的不良反应也有报道。Dumbarton 等[20]报道了 1 例涉及 MB 输注外渗事件继发的严重皮肤坏死，但值得注意的是，作者在开始输注后 10 h 报道了外渗事件，且患者同时输注去甲肾上腺素和抗利尿激素。MB 的另一个更严重不良反应是在高剂量使用时，可诱导高铁血红蛋白血症，

在针对感染性休克患者的小型研究中发现，MB 可导致动脉血氧合恶化，动脉氧分压与吸入氧浓度比值降低，这可能是由于 MB 抑制了缺氧导致的肺血管收缩和肺泡毛细血管气体交换受损。为避免这些风险，对于肺弹性严重受损的急性肺损伤和 ARDS 患者，应避免使用高剂量 MB。MB 还可能导致肠系膜血管收缩和血流受损，特别是在高剂量使用（高达 4 mg/kg）时。长时间持续外周输注 MB 可能导致局部皮肤坏死；并且由于药物呈蓝色，可能导致人为的低脉搏血氧仪读数，这是因为它的光谱吸收类似于氧合血红蛋白和还原血红蛋白的区别。MB 的毒性表现与剂量有关，当剂量＞4 mg/kg 时，MB 可能催化血红蛋白中亚铁离子的氧化并增加高铁血红蛋白；当剂量＞7 mg/kg 时，有溶血、恶心和呕吐、胸痛和高血压的报告；当高剂量（＞20 mg/kg）使用时，MB 可引起严重的血管内溶血、高胆红素血症和死亡。

此外，MB 的使用会干扰脉搏血氧饱和度测定。在 MB 输注后，用标准脉搏血氧仪获得可靠的血氧饱和度可能具有挑战性，这一点尤为重要，因为已有 MB 后可疑的肺水肿病例报道，并引起了关注。在中度至重度 ARDS 患者中，低氧血症恶化是否由于血氧饱和度监测有误，目前还存在争议。2023 年发表的单中心研究[18]也发现，尿液变蓝者占试验组患者的 93%，高铁血红蛋白饱和度也增加。

此外，MB 抑制单胺氧化酶 A，这是一种负责分解大脑中血清素的酶。据报道，服用抗抑郁药的患者会出现血清素综合征，这是一种危及生命的疾病，可导致患者精神状态改变、神经肌肉兴奋性改变和自主神经不稳定。此外，MB 抑制细胞色素 P450 同工酶，可能影响肝的药物代谢。通常情况下，由相同细胞色素代谢的治疗指数较窄的药物受到的影响较大。

四、总结

总体而言，MB 的使用有可能改善脓毒症和感染性休克患者血管麻痹的主要病理生理学状态。其已被证实可以减少儿茶酚胺的需求，并有望改善重症患者的预后。MB 通过抑制 NO 介导的 cGMP 生成而发挥作用，cGMP 则负责血管平滑肌舒张并导致血管舒张。但目前关于 MB 在难治性休克中的应

用数据仍十分有限，今后需要更广泛的多中心研究以明确 MB 在休克患者中的作用。

（中国医学科学院北京协和医院　杜　微）

参 考 文 献

[1] LIU Y C, YAO Y, YU M M, et al. Frequency and mortality of sepsis and septic shock in China: a systematic review and Meta-analysis [J]. BMC Infect Dis, 2022, 22 (1): 564.

[2] HOWLAND R H. Methylene blue: the long and winding road from stain to brain: part 1 [J]. J Psychosoc Nurs Ment Health Serv, 2016, 54 (9): 21-24.

[3] HAOUZI P, MCCANN M, TUBBS N, et al. Antidotal effects of the phenothiazine chromophore methylene blue following cyanide intoxication [J]. Toxicol Sci, 2019, 170 (1): 82-94.

[4] DELPORT A, HARVEY B H, PETZER A, et al. Methylene blue and its analogues as antidepressant compounds [J]. Metab Brain Dis, 2017, 32 (5): 1357-1382.

[5] SAHA B K, BURNS S L. The story of nitric oxide, sepsis and methylene blue: a comprehensive pathophysiologic review [J]. Am J Med Sci, 2020, 360 (4): 329-337.

[6] CELIK S, ALMALı N, ARAS A, et al. Intraoperatively testing the anastomotic integrity of esophagojejunostomy using methylene blue [J]. Scand J Surg, 2017, 106 (1): 62-67.

[7] MANJI F, WIERSTRA B, POSADAS J. Severe Undifferentiated vasoplegic shock refractory to vasoactive agents treated with methylene blue [J]. Case Rep Crit Care, 2017, 2017: 8747326.

[8] PREISER J C, LEJEUNE P, ROMAN A, et al. Methylene blue administration in septic shock: a clinical trial [J]. Crit Care Med, 1995, 23 (2): 259-264.

[9] GACHOT B, BEDOS J P, VEBER B, et al. Short-term effects of methylene blue on hemodynamics and gas exchange in humans with septic shock [J]. Intensive Care Med, 1995, 21 (12): 1027-1031.

[10] PUNTILLO F, GIGLIO M, PASQUALUCCI A, et al. Vasopressor-sparing action of methylene blue in severe sepsis and shock: a narrative review [J]. Adv Ther, 2020, 37 (9): 3692-3706.

[11] EVORA P R, RIBEIRO P J, VICENTE W V, et al. Methylene blue for vasoplegic syndrome treatment in heart surgery: fifteen years of questions, answers, doubts and certainties [J]. Rev Bras Cir Cardiovasc, 2009, 24 (3): 279-288.

[12] EVORA P R. Methylene blue does not have to be considered only as rescue therapy for distributive shock [J]. J Med Toxicol, 2013, 9 (4): 426.

[13] BROWN G, FRANKL D, PHANG T. Continuous infusion of methylene blue for septic shock [J]. Postgrad Med J, 1996, 72 (852): 612-614.

[14] KIROV M Y, EVGENOV O V, EVGENOV N V, et al. Infusion of methylene blue in human septic shock: a pilot, randomized, controlled study [J]. Crit Care Med, 2001, 29 (10): 1860-1867.

[15] RUSSELL J A. Vasopressor therapy in critically ill patients with shock [J]. Intensive Care Med, 2019, 45 (11): 1503-1517.

[16] HOSSEINIAN L, WEINER M, LEVIN M A, et al. Methylene blue: magic bullet for vasoplegia [J]. Anesth Analg, 2016, 122 (1): 194-201.

[17] MEMIS D, KARAMANLIOGLU B, YUKSEL

M, et al. The influence of methylene blue infusion on cytokine levels during severe sepsis [J]. Anaesth Intensive Care, 2002, 30 (6): 755-762.

[18] IBARRA-ESTRADA M, KATTAN E, AGUILERA-GONZÁLEZ P, et al. Early adjunctive methylene blue in patients with septic shock: a randomized controlled trial [J]. Crit Care, 2023, 27 (1): 110.

[19] PLUTA M P, PUTOWSKI Z, CZEMPIK P F, et al.

Successful use of methylene blue in catecholamine-resistant septic shock: a case report and short literature review [J]. Int J Mol Sci, 2023, 24 (13): 10772.

[20] DUMBARTON T C, GORMAN S K, MINOR S, et al. Local cutaneous necrosis secondary to a prolonged peripheral infusion of methylene blue in vasodilatory shock [J]. Ann Pharmacother, 2012, 46 (3): e6.

第五节　感染性休克缩血管治疗的新选择：血管紧张素Ⅱ

　　分布性休克是临床常见的休克类型之一，其主要病理生理改变是由于感染或过敏等因素引起周围血管扩张而使外周血管阻力下降，若心输出量的提升不足以代偿血管张力的下降则会出现体循环低血压，进而导致组织低灌注，从而诱发器官功能损伤，若不及时干预则会出现较高的器官衰竭发生率和病死率[1]。对分布性休克患者早期可以尝试通过液体复苏同时使用血管活性药物来改善其外周血管张力，促进非张力性容积向张力性容积转换，以提升平均体循环充盈压来增加静脉回流，从而增加心输出量，最终恢复终末器官的血流和灌注。而对于重度分布性休克患者，即使使用大剂量血管活性药物仍难以恢复其外周血管阻力。有关研究表明，对于感染导致的顽固分布性休克患者，单独使用儿茶酚胺类药物难以纠正其低血压状态，甚至联合血管加压药也不足以达到目标灌注压，从而导致低灌注状态持续存在，患者的预后较差，30天全因死亡率超过50%[2-3]。优化血管活性药物的使用是近年来脓毒症休克领域的研究热点，使用血管活性药物可能会降低患者的死亡率，缩短患者的重症监护病房（intensive care unit，ICU）住院时间。

一、血管紧张素Ⅱ的作用机制及研究现状

　　血管紧张素Ⅱ（angiotensin Ⅱ，ATⅡ）是一种人工合成的内源性非肾上腺素能血管收缩剂，对G蛋白耦联的1型血管紧张素受体具有高度的亲和力。作为一种替代的升压药，ATⅡ通过肾素-血管紧张素-醛固酮系统直接收缩血管、增加交感神经活动和促进液体潴留，从而增加外周血管张力，增大心输出量，最终升高血压[4-5]。自2018年初ATⅡ上市以来，业内对其最适用的休克类型和使用时机的认识还很有限，目前只是被美国FDA批准用于治疗高心输出量的休克。最近一篇纳入24项研究的文献综述证实，ATⅡ对所有类型的休克均能有效提升患者的血压[6]。一些早期观察性研究表明，ATⅡ可作为对去甲肾上腺素无反应性脓毒症休克患者的替代血管加压药[7-8]。最新的拯救脓毒症运动指南指出，ATⅡ不是一线治疗药物，但可以作为额外的血管加压药来进行治疗[9]。Chawla等[10]于2014年首次探讨了ATⅡ对高心输出量休克患者的影响（ATHOS试验），研究发现，在儿茶酚胺和升压药治疗中加入ATⅡ可增加分布性休克患者的平均动脉压，从而减少儿茶酚胺的使用剂量，但在治疗流程中何时开始使用ATⅡ仍存在许多问题。这些发现促使研究人员启动了Ⅲ期ATⅡ治疗高心输

出量休克（ATHOS-3）试验，以确定在背景血管加压药中加入 AT Ⅱ 是否会改善儿茶酚胺抵抗性血管舒张性休克患者的血压[11]。

二、血管紧张素 Ⅱ 的使用时机

1. 去甲肾上腺素当量剂量≤0.25 μg/（kg·min）时加入 AT Ⅱ 可改善预后 2017 年一项多中心随机双盲安慰剂对照研究（ATHOS-3）纳入 321 例患者，比较了 AT Ⅱ 与安慰剂对患者平均动脉压（mean arterial pressure，MAP）的影响。研究将使用超过 0.2 μg/（kg·min）去甲肾上腺素当量剂量（NED）的高心输出量休克患者随机分配到 AT Ⅱ 输注组和安慰剂输注组。结果显示，与安慰剂相比，接受 AT Ⅱ 后达到血流动力学目标的患者的比例明显增高，提示 AT Ⅱ 有效提高了对大剂量传统血管加压药无反应的血管舒张性休克患者的血压[11]。Wieruszewski 等[12] 对 ATHOS-3 试验进行了探索性事后分析，根据研究开始时的 NED 将患者分为低剂量组［NED≤0.25 μg/（kg·min）］和高剂量组［NED>0.25 μg/（kg·min）］，结果发现，当升压药物量较低时［NED≤0.25 μg/（kg·min）］即开始 AT Ⅱ 治疗可以改善患者的血流动力学反应和 28 天生存率[12]。一项包括心源性休克、分布性休克和低血容量性休克患者的研究按照使用 AT Ⅱ 之前的 NED 对患者进行分层，结果发现，NED<0.2 μg/（kg·min）组的患者在应用 AT Ⅱ 第 3 小时 NED 的降低幅度显著，在 NED 使用阈值<0.3 μg/（kg·min）的亚组中也有类似的发现，尽管该组 NED 的降低幅度略小。对于 NED 使用阈值<0.4 μg/（kg·min）和<0.5 μg/（kg·min）的 2 组患者，到第 3 小时 NED 的相对降低幅度不再显著。此外，按照开始使用 AT Ⅱ 之前血管加压药的种类数对患者进行分层，结果发现，应用≤3 种血管加压药的患者比应用>3 种血管加压药的患者在相对 NED 降低方面有更显著的改善。此研究结果与 ATHOS-3 的研究数据一致，表明 AT Ⅱ 应在休克过程早期、开始使用四线血管加压药之前及 NED 超过 0.3 μg/（kg·min）之前使用，在 NED 超过 0.2 μg/（kg·min）之前使用或许有更好的获益[13]。一项儿童单中心回顾性研究发现，在较晚和较高的 NED 水平下开始使用 AT Ⅱ，测量的所有时间点的 NED 均有所减少。但早期开始使用 AT Ⅱ（第一次开始使用血管活性药物的时间）似乎更有益，尽管其与第一次开始使用血管活性药物时 NED 的差异无关[14]。综上所述，在这些患者中观察到的有益效果可能支持在病程早期使用 AT Ⅱ，在较低剂量的升压药物治疗下引入 AT Ⅱ 治疗可能会使患者获益。

在低剂量 NED 时启用 AT Ⅱ 治疗以改善患者的预后可能得益于 NED 用量的节省及不同作用机制的血管加压药之间潜在的有益的相互作用。大剂量 NED 持续泵入带来的不良反应不容忽视，包括 α 受体反应性下降、致命性心律失常、免疫抑制等。对于顽固性休克，大剂量 NED 可能导致受体饱和，产生"儿茶酚胺抵抗"现象，出现 NED 升压作用的剂量相关性受损，但不良反应明显增多。因此，优化升压药物的配伍和启动时机以降低 NED 的用量，也称"节约儿茶酚胺药物"策略，成为近年脓毒症领域的研究热点。不同的升压药物与血管平滑肌细胞上不同的膜受体结合，通过第二信使调节钙离子内流和清除的速度，从而达到改善血管张力的目的。

2. 延迟使用 AT Ⅱ 的弊端 在临床实践中启动 AT Ⅱ 时，血管加压药剂量的基线［>0.5 μg/（kg·min）］往往高于 ATHOS-3 试验中使用的剂量［>0.2 μg/（kg·min）］，常导致结果欠佳[13, 15]。在一项观察性研究中，270 例患者在较高 NED［1 μg/（kg·min）］时加用 AT Ⅱ，30 天死亡率反而更高[15]。较高的 NED 暴露会产生严重的不良反应，如心肌细胞损伤、脓毒症相关免疫调节改变，以及肠系膜、肢体和肢端缺血。一项回顾性研究的多因素分析显示，去甲肾上腺素等效剂量高达 20 μg/min 的患者，每增加 7 μg/min，院内死亡率就会增高 10.60%。当 NED 超过 60 μg/min 时，未发现其相关性[16]。在添加另一种血管加压药前，较高的 NED 和乳酸浓度均与较高的院内死亡率相关[17]。

三、血管紧张素 II 的不良反应

尽管有以上令人鼓舞的结果，但 AT II 目前尚未被推荐用于脓毒症休克患者，而常作为二线或三线药物应用于需要超常规剂量血管活性药物来维持血压的极危重患者。AT II 过度的升压反应可能产生潜在的不利影响，对其安全性尚不清楚。在一项随机对照试验中，导致停药的不良事件的发生率在 AT II 组和安慰剂组分别为 14.1% 和 21.5%[18]。对休克患者使用 AT II 可发现电解质变化、血浆醛固酮水平升高和肾功能改变[19]。在 ATHOS-3 试验中，安慰剂组患者没有发现深静脉血栓形成，但在 AT II 治疗组中有 7 例（4.3%）。尽管抗凝治疗在 AT II 治疗组中更常见（抗凝治疗在 AT II 组为 52%，在安慰剂组为 32%），但仍有 12.9% 的患者发生动脉和静脉血栓栓塞事件，远高于安慰剂组（5.1%）[20]。此外，急性心肌缺血、肠系膜缺血和指端缺血等缺血事件也有报道[21]。因此，在使用 AT II 过程中，需要监测患者的电解质变化、激素水平、肾功能、凝血指标及组织灌注情况，尤其要关注血栓栓塞事件的发生，以保证用药的安全性。

综上所述，感染性休克患者的血管扩张是一个多机制参与、随病程发展而改变的病理生理过程，制定个体化的升压药物方案有可能缩短感染性休克患者的病程，改善其临床预后。AT II 作为可供选择的药物仍需要更多大样本的临床试验来验证其安全性及有效性。

（山东大学齐鲁医院　黄小芳　翟　茜）

参 考 文 献

[1] VINCENT J L, DE BACKER D. Circulatory shock [J]. N Engl J Med, 2013, 369 (18): 1726-1734.

[2] JENTZER J C, VALLABHAJOSYULA S, KHANNA A K, et al. Management of refractory vasodilatory shock [J]. Chest, 2018, 154 (2): 416-426.

[3] MAYR F B, YENDE S, ANGUS D C. Epidemiology of severe sepsis [J]. Virulence, 2014, 5 (1): 4-11.

[4] WIERUSZEWSKI P M, KHANNA A K. Vasopressor choice and timing in vasodilatory shock [J]. Crit Care, 2022, 26 (1): 76.

[5] CHOW J H, ABUELKASEM E, SANKOVA S, et al. Reversal of vasodilatory shock: current perspectives on conventional, rescue, and emerging vasoactive agents for the treatment of shock [J]. Anesth Analg, 2020, 130 (1): 15-30.

[6] BUSSE L W, MCCURDY M T, ALI O, et al. The effect of angiotensin II on blood pressure in patients with circulatory shock: a structured review of the literature [J]. Crit Care, 2017, 21 (1): 324.

[7] YUNGE M, PETROS A. Angiotensin for septic shock unresponsive to noradrenaline [J]. Arch Dis Child, 2000, 82 (5): 388-389.

[8] WRAY G M, COAKLEY J H. Severe septic shock unresponsive to noradrenaline [J]. Lancet, 1995,

346 (8990): 1604.

[9] EVANS L, RHODES A, ALHAZZANI W, et al. Surviving sepsis campaign: international guidelines for management of sepsis and septic shock 2021 [J]. Crit Care Med, 2021, 49 (11): e1063-e1143.

[10] CHAWLA L S, BUSSE L, BRASHA-MITCHELL E, et al. Intravenous angiotensin Ⅱ for the treatment of high-output shock (ATHOS trial): a pilot study [J]. Crit Care, 2014, 18 (5): 534.

[11] KHANNA A, ENGLISH S W, WANG X S, et al. ATHOS-3 investigators. angiotensin Ⅱ for the treatment of vasodilatory shock [J]. N Engl J Med, 2017, 377 (5): 419-430.

[12] WIERUSZEWSKI P M, BELLOMO R, BUSSE L W, et al. Angiotensin Ⅱ for the treatment of high-output shock 3 (ATHOS-3) investigators. initiating angiotensin Ⅱ at lower vasopressor doses in vasodilatory shock: an exploratory post-hoc analysis of the ATHOS-3 clinical trial [J]. Crit Care, 2023, 27 (1): 175.

[13] SMITH S E, NEWSOME A S, GUO Y, et al. A multicenter observational cohort study of angiotensin Ⅱ in shock [J]. J Intensive Care Med, 2022, 37 (1): 75-82.

[14] TEZEL O, HUTSON T K, GIST K M, et al. Utilization of synthetic human angiotensin Ⅱ for catecholamine-resistant vasodilatory shock in critically ill children: a single-center retrospective case series [J]. Crit Care Explor, 2023, 5 (9): e0978.

[15] WIERUSZEWSKI P M, WITTWER E D, KASHANI K B, et al. Angiotensin Ⅱ infusion for shock: a multicenter study of postmarketing use [J]. Chest, 2021, 159 (2): 596-605.

[16] SACHA G L, LAM S W , WANG L, et al. Association of catecholamine dose, lactate, and shock duration at vasopressin initiation with mortality in patients with septic shock [J]. Crit Care Med, 2022, 50 (4): 614-623.

[17] GORDON A C, MASON A J, THIRUNAVUK-KARASU N, et al. Effect of early vasopressin vs norepinephrine on kidney failure in patients with septic shock: The VANISH randomized clinical trial [J]. JAMA, 2016, 316 (5): 509-518.

[18] KHANNA A, ENGLISH S W, WANG X S, et al. Angiotensin Ⅱ for the treatment of vasodilatory shock [J]. N Engl J Med, 2017, 377 (5): 419-430.

[19] ALBERTSON T E, CHENOWETH J A, LEWIS J C, et al. The pharmacotherapeutic options in patients with catecholamine-resistant vasodilatory shock [J]. Expert Rev Clin Pharmacol, 2022, 15 (8): 959-976.

[20] SENATORE F, JAGADEESH G, ROSE M, et al. FDA approval of angiotensin Ⅱ for the treatment of hypotension in adults with distributive shock [J]. Am J Cardiovasc Drugs, 2019, 19 (1): 11-20.

[21] RUSSELL J A. Vasopressor therapy in critically ill patients with shock [J]. Intensive Care Med, 2019, 45 (11): 1503-1517.

第六节　右心室长轴应变在急性肺动脉高压患者中的临床应用

肺动脉高压是一种以肺血管重构和右心功能衰竭为特征的危及生命的疾病。右心室功能是决定肺动脉高压患者预后的重要因素之一。由于右心室独特的新月形解剖结构，很难对其大小和功能进行量化或客观评估。便捷、快速的床边超声心动图检查成为近年来急危重症患者心脏功能评估的重要检查手段。目前尚无评价右心室功能的超声心动图"金标准"。三尖瓣环平面收缩期位移（tricuspid annular plane systolic excursion，TAPSE）、右心室面积变化分数（right ventricular fractional area change，RVFAC）和右心室 - 三尖瓣环收缩期组织运动峰值速度（S'）是常用的传统定量指标。其中，TAPSE 和 S'只评估固定部位的纵向运动，故无法代表右心室全局功能[1-2]。RVFAC 能更好地反映右心室全局功能。但其受检查者主观因素影响较大，特别是对右心室扩大或容量负荷过重的患者[3]。右心室长轴应变（right ventricular longitudinal strain，RVLS）作为一种评估右室收缩功能的优越指标，近年来已成为临床研究热点，其在急性肺动脉高压患者中的内在临床意义已得到广泛的研究和讨论。

一、右心室长轴应变的测量方法与参考值

RVLS 是对沿纵向平面内的右心室心肌变形程度的直接测量，受解剖因素和容量负荷影响较小，能够反映右心室功能损害情况。相比传统定量指标，RVLS 能够更好地预测患者在压力或容量过负荷情况下的预后。RVLS 可通过彩色组织多普勒成像（tissue-doppler imaging，TDI）和二维斑点跟踪超声心动图（two-dimensional speckle tracking echocardiography，2D STE）测量。RVLS 是可靠、准确的测量右心室收缩功能的方法，已经在动物实验和人体研究中得到充分验证[4]。

2D STE 下的右室应变测量并不依赖图像角度，因而在危重患者中应用更加广泛，其比 TDI 具有更好的可行性与可重复性[5]。目前在临床实践中，使用 2D STE 测量右心室应变已被广泛应用。然而，在快速性心律失常情况下，TDI 和斑点跟踪超声心动图（speckle tracking echocardiography，STE）测量的可靠性会受到影响。Lord 等[6]在对健康运动员的研究结果表明，在心动过速的情况下，应用 STE 对 RVLS 测量的可靠性降低，而 TDI 测量基本稳定。

2018 年，欧洲心血管成像协会 / 美国超声心动图学会发布了《关于 2D STE 用于临床和科学目的的 RVLS 图像采集和分析标准化的建议》[3]。首先，测量应该在以右心室为焦点的心尖四腔切面上进行。相较于传统的心尖四腔视图，此切面上右心室游离壁一般能够更好地显示，从而更具可重复性。在右心室应变分析中，有两种纵向应变，即右心室游离壁纵向应变（right ventricular free wall longitudinal strain，RVFWLS）与右心室整体纵向应变（right ventricular global longitudinal strain，RVGLS）。RVFWLS 是右心室游离壁的 3 个分段的平均应变值，而 RVGLS 是通过游离壁和室间隔来获得 6 个分段的 RVLS 平均值。目前尚未对 RVFWLS 和 RVGLS 的参考范围和正常下限进行明确定义。众多研究[3, 7-9]显示，RVFWLS 的绝对值高于 RVGLS，RVFWLS 的正常下限范围为－22.7%～－13.3%。最近的多项研究[7-8, 10]显示，右心室应变值还存在性别和年龄差异，女性的绝对值比男性更高；在健康成年人中，RVLS 的绝对值随着年龄的增长而降低，但这些差异很小，可能在临床上不具有相关性。不同的检查设备或分析软件之间也可能存在差异。目前认为，RVFWLS 高于－20%（绝对值＜20%）可能是异常的[3, 5, 8, 11]。然而，这个值在不同的人群中应谨慎使用。需要指出的是，欧洲心血管成像协会 / 美国超声心动图学会目前仍建议采用多参数结合的方法评估患者右心室功能[3]。

二、右心室长轴应变在肺动脉高压相关疾病中的潜在临床价值

在重症患者中，多种疾病可引起急性肺动脉高压，如特发性肺动脉高压、脓毒症、急性呼吸窘迫综合征（acute respiratory distress syndrome，ARDS）、急性肺栓塞及心脏瓣膜病等。这些疾病可通过如炎症反应、血栓形成、血管重构、氧化应激等机制导致肺血管阻力增加，从而导致肺动脉高压的发

生。各种原因引起的肺动脉高压都可能导致右心室负荷过重并进一步引起右心功能障碍。值得注意的是，对于肺动脉高压患者，肺动脉压水平可能不会完全反映右心功能障碍的严重程度及相关治疗的效果。因此，超声测量右心室收缩功能指标，尤其是反映心肌收缩功能变化的应变指数，可能对此类疾病的评估更有价值[12]。

在诸多对肺动脉高压患者的研究[13-15]中，经 TDI 或 2D STE 测量的 RVLS 绝对值均处于较低水平，并与血清 B 型利钠肽浓度、6 min 步行距离，以及右心导管测量的肺动脉收缩压密切相关。这些患者在治疗成功后右心室应变明显改善。有研究[16]显示，右心室应变值与心脏磁共振成像测量的右心室射血分数、右心室收缩末期容积，以及 6 min 步行距离测量的运动耐受性显著相关。

Fine 等[17]对 575 例已知或疑似肺动脉高压患者，前瞻性地使用 STE 进行右心室应变分析。结果发现，所有患者的平均 RVFWLS 为 $-21.2\% \pm 6.7\%$，有肺动脉高压的患者 406 例（71%），根据 RVFWLS 的四分位数，肺动脉高压患者的 18 个月生存率分别为 92%、88%、85% 和 71%（$P < 0.001$）。这一结果说明，右心室应变的定量评估是可行的，并且是已知或疑似肺动脉高压患者临床预后的有力预测指标。Wright 等[18]的研究表明，在肺动脉高压患者中，游离壁 RVLS 是一个独立的预后预测因子，比 TAPSE 具有更好的预测价值。另有研究[19-20]发现，在肺动脉高压患者中，RVLS 在预测肺动脉高压方面优于三尖瓣反流压力梯度，与肺动脉压力和肺血管阻力显著相关，对肺动脉高压患者预后具有很强的预测能力，且该项指标具有高敏感度和特异度。此外，通过监测 RVLS 的变化，可以更早地检测到肺动脉高压患者中右心室功能的恶化，并且与病情进展和临床结局相关[21]。

三、右心室长轴应变使用的局限性

首先，由于采用不同的算法，RVLS 测量值在不同厂家、不同机器上可能存在一定差异。其次，右心室的几何形状更为复杂，其空间结构与左心室大为不同，流入和流出部分在不同的平面上，并且右心室壁较薄，这使得很难从一帧到另一帧地追踪斑点，特别是在图像不理想的情况下。在重症患者中，受机械通气、体位、肺部疾病等诸多因素的影响，二维超声图像质量有时难以保证，这无疑会对测量结果造成影响。此外，目前对于 RVLS 的研究多为回顾性研究，缺乏大规模、前瞻性研究，其准确性、预测价值都有待进一步临床验证。最后，相关研究表明，三维斑点跟踪超声心动图（three-dimensional speckle tracking echocardiography，3D STE）检查分析可能是测量右心室应变的最佳方法，但也需要更多大规模前瞻性研究进一步的验证[22]。随着技术的进步，3D STE 可能在不久的将来会变得更加可行。

四、总结

总之，RVLS 作为一种评估右心室功能的重要指标，在重症患者中具有重要的临床意义。随着 RVLS 的跨技术、跨厂商的可比性和可靠性正在不断提高，通过监测 RVLS 的变化，可以更好地识别和评估肺动脉高压患者中右心室功能的变化、预测预后、指导液体管理和机械通气等治疗策略并监测治疗效果，从而进一步改善患者预后。

（江苏省苏北人民医院　石　颖　郑瑞强）

参 考 文 献

［1］ LAHM T, DOUGLAS I S, ARCHER S L, et al. Assessment of right ventricular function in the research setting: knowledge gaps and pathways forward. An official American thoracic society research statement [J]. Am J Respir Crit Care Med, 2018, 198 (4): e15-e43.

［2］ HUANG S J, NALOS M, SMITH L, et al. The use of echocardiographic indices in defining and assessing right ventricular systolic function in critical care research [J]. Intensive Care Med, 2018, 44 (6): 868-883.

［3］ BADANO L P, KOLIAS T J, MURARU D, et al. Standardization of left atrial, right ventricular, and right atrial deformation imaging using two-dimensional speckle tracking echocardiography: a consensus document of the EACVI/ASE/Industry Task Force to standardize deformation imaging [J]. Eur Heart J Cardiovasc Imaging, 2018, 19 (6): 591-600.

［4］ VOS M E, COX E G M, SCHAGEN M R, et al. Right ventricular strain measurements in critically ill patients: an observational SICS sub-study [J]. Ann Intensive Care, 2022, 12 (1): 92.

［5］ MURARU D, HAUGAA K, DONAL E, et al. Right ventricular longitudinal strain in the clinical routine: a state-of-the-art review [J]. Eur Heart J Cardiovasc Imaging, 2022, 23 (7): 898-912.

［6］ LORD R N, GEORGE K, JONES H, et al. Reproducibility and feasibility of right ventricular strain and strain rate (SR) as determined by myocardial speckle tracking during high-intensity upright exercise: a comparison with tissue doppler-derived strain and SR in healthy human hearts [J]. Echo Res Pract, 2014, 1 (1): 31-41.

［7］ PARK J H, CHOI J O, PARK S W, et al. Normal references of right ventricular strain values by two-dimensional strain echocardiography according to the age and gender [J]. Int J Cardiovasc Imaging, 2018, 34 (2): 177-183.

［8］ ADDETIA K, MIYOSHI T, CITRO R, et al. Two-dimensional echocardiographic right ventricular size and systolic function measurements stratified by sex, age, and ethnicity: results of the world alliance of societies of echocardiography study [J]. J Am Soc Echocardiogr, 2021, 34 (11): 1148-1157.

［9］ LUPI L, ITALIA L, PAGNESI M, et al. Prognostic value of right ventricular longitudinal strain in patients with secondary mitral regurgitation undergoing transcatheter edge-to-edge mitral valve repair [J]. Eur Heart J Cardiovasc Imaging, 2023, 24 (11): 1509-1517.

［10］ MURARU D, ONCIUL S, PELUSO D, et al. Sex- and method-specific reference values for right ventricular strain by 2-dimensional speckle-tracking echocardiography [J]. Circ Cardiovasc Imaging, 2016, 9 (2): e003866.

［11］ LANG R M, BADANO L P, MOR-AVI V, et al. Recommendations for cardiac chamber quantification by echocardiography in adults: an update from the American society of echocardiography and the European association of cardiovascular imaging [J]. Eur Heart J Cardiovasc Imaging, 2015, 16 (3): 233-270.

［12］ STOHR E J, SHAVE R E, BAGGISH A L, et al. Left ventricular twist mechanics in the context of normal physiology and cardiovascular disease: a review of studies using speckle tracking echocardiography [J]. Am J Physiol Heart Circ Physiol, 2016, 311 (3): H633-H644.

［13］ PUWANANT S, PARK M, POPOVIC Z B, et al. Ventricular geometry, strain, and rotational mechanics in pulmonary hypertension [J]. Circulation, 2010, 121 (2): 259-266.

［14］IKEDA S, TSUNETO A, KOJIMA S, et al. Longitudinal strain of right ventricular free wall by 2-dimensional speckle-tracking echocardiography is useful for detecting pulmonary hypertension [J]. Life Sci, 2014, 111 (1-2): 12-17.

［15］PARK J H, KUSUNOSE K, KWON D H, et al. Erratum: relationship between right ventricular longitudinal strain, invasive hemodynamics, and functional assessment in pulmonary arterial hypertension [J]. Korean Circ J, 2016, 46 (2): 273.

［16］FUKUDA Y, TANAKA H, SUGIYAMA D, et al. Utility of right ventricular free wall speckle-tracking strain for evaluation of right ventricular performance in patients with pulmonary hypertension [J]. J Am Soc Echocardiogr, 2011, 24 (10): 1101-1108.

［17］FINE N M, CHEN L, BASTIANSEN P M, et al. Outcome prediction by quantitative right ventricular function assessment in 575 subjects evaluated for pulmonary hypertension [J]. Circ Cardiovasc Imaging, 2013, 6 (5): 711-721.

［18］WRIGHT L, DWYER N, WAHI S, et al. Relative importance of baseline and longitudinal evaluation in the follow-up of vasodilator therapy in pulmonary arterial hypertension [J]. JACC Cardiovasc Imaging, 2019, 12 (11 Pt 1): 2103-2111.

［19］BADAGLIACCA R, PEZZUTO B, PAPA S, et al. Right ventricular strain curve morphology and outcome in idiopathic pulmonary arterial hypertension [J]. JACC Cardiovasc Imaging, 2021, 14 (1): 162-172.

［20］HULSHOF H G, EIJSVOGELS T M H, KLEINNIBBELINK G, et al. Prognostic value of right ventricular longitudinal strain in patients with pulmonary hypertension: a systematic review and meta analysis [J]. Eur Heart J Cardiovasc Imaging, 2019, 20 (4): 475-484.

［21］LONGOBARDO L, SUMA V, JAIN R, et al. Role of two-dimensional speckle-tracking echocardiography strain in the assessment of right ventricular systolic function and comparison with conventional parameters [J]. J Am Soc Echocardiogr, 2017, 30 (10): 937-946 e6.

［22］MARINO P N. Three-dimensional echocardiography in the evaluation of right ventricular function in pulmonary hypertensive patients: a commentary [J]. J Cardiovasc Med (Hagerstown), 2021, 22 (12): 937-938.

第七节　血压滴定的新目标：平均灌注压

液体复苏和使用血管活性药物进行心血管支持维持适当的全身灌注压是治疗脓毒症休克最基本的原则。尽管《拯救脓毒症运动（Surviving Sepsis Campaign）：2021 年脓毒症和脓毒症休克管理国际指南》[1]（以下简称"SSC 指南"）建议，将脓毒症休克患者初始平均动脉压（mean arterial pressure，MAP）目标设为 65 mmHg，但各种疾病和并发症患者的最佳个体血压目标仍不确定。对不同患者人群进行的前瞻性随机对照试验[2-3]未能显示滴定不同 MAP 目标对患者的死亡率存在获益。近期的研究[4-7]发现，重症患者早期平均灌注压（mean perfusion pressure，MPP）不足与其肾功能损害显著相关。因此，提出了一个新的血压调节目标——MPP。

一、平均动脉压作为血压滴定目标的现状及局限性

1. 平均动脉压目标是基于循证医学的标准化建议　在休克患者的治疗过程中，血压的目标值是一个重要的临床问题。在休克患者出现极度低血压的情况下，器官血流量和心输出量与动脉血压显著相关。因此，MAP 是这些患者需首先监测的变量之一。

持续性低血压（定义为 MAP<65 mmHg）与不良结局显著相关[8]，而似乎更高 MAP 目标也并未给脓毒症休克患者带来生存方面的获益[2]。具里程碑意义的 SEPSISPAM 试验[9]结果表明，在接受复苏的脓毒症休克患者中，低 MAP 目标组（MAP 为 65～70 mmHg）与高 MAP 目标组（MAP 为 80～85 mmHg）相比，2 组的 28 天死亡率或 90 天死亡率无显著性差异；一项关于重症患者的 MAP 目标与预后关系的随机对照试验、系统回顾及荟萃分析[2]表明，较高 MAP（MAP 为 75～85 mmHg）目标组与较低 MAP（MAP 为 65 mmHg）目标组相比，2 组的死亡率无显著性差异。另一个系统回顾和荟萃分析[3]同样发现，接受正常低值 MAP 为目标治疗的重症患者与接受正常高值 MAP 为目标治疗的重症患者相比，两者在死亡率、有利神经学结局或肾脏替代治疗率方面无显著性差异。

综上所述，SSC 指南推荐，将脓毒症休克初始复苏 MAP 目标设置为 65 mmHg，是基于循证医学证据给出的标准化指导。

2. 平均动脉压作为维持器官灌注的替代指标存在局限性　尽管在临床实践中，将 MAP 作为大循环血流动力学监测指标具有指导意义，但其个体化应用越发受到挑战。的确，滴定了理论上最适 MAP 目标（65 mmHg）后，组织灌注情况是否与之相匹配处于最适状态呢？相关研究[10-11]评估了 MAP 目标对微循环的影响，但结果相互矛盾且存在干预时机的异质性。Dubin 等[12]的一项前瞻性研究表明，脓毒症休克患者即使增加去甲肾上腺素剂量以提高 MAP，也并未改善舌下微循环状态，且个体间存在巨大的差异，甚至可能对某些患者产生不利影响。我国邱海波教授团队开展的一项前瞻性、开放标签的研究[13]则发现，对于既往存在高血压病史的脓毒症休克患者，将 MAP 从 65 mmHg 提升至基础静息水平可能与微循环改善相关。针对 MAP 对微循环的影响，Fage 等[14]重新对 SEPSISPAM 随机试验进行了事后分析。结果表明，在脓毒症休克患者中，与低 MAP 目标组相比，高 MAP 目标组并未改变脓毒症休克患者皮肤花斑和乳酸演变进程。

事实上，在严重休克期间，大循环血流动力学的改善并不总能解决微循环障碍，不是在任何情况下提高 MAP 就能为器官组织灌注提供足够血流的。有些患者即使在全身血流动力学改善的情况下，也仍会出现多器官功能衰竭和持续的微循环障碍。因此，完全将 MAP 视为组织灌注压的替代指标是不恰当的。

二、平均灌注压作为血压滴定目标的潜在可能性

1. 理论潜在可能性　灌注压是指心脏泵血将血液输送至全身各个器官和组织的压力，是维持组织器官正常代谢的重要指标之一。在危重症患者的临床管理中，灌注压的监测和调节至关重要，因其与病情演变和治疗效果密切相关。灌注压过低或过高，均可能对机体造成不同程度的损害。

通常情况下，MPP 可用 MAP 减去中心静脉压（central venous pressure，CVP）来估算。然而，动脉压受多个因素的影响，包括心脏收缩力、血管阻力和血管弹性，而静脉压受到外周血管容量及静脉

瓣膜功能的影响。对于合并不同基础疾病及处于不同疾病状态的重症患者，其灌注压目标存在个体差异性。例如，基础有无合并高血压病或冠状动脉粥样硬化性心脏病（简称"冠心病"）的重症患者，由于长期血管收缩适应，可能导致不同的动脉压目标需求；而对于是否合并心力衰竭的危重患者，因其 CVP 的差异，其对动脉压的滴定目标也不一致。将 MAP 作为 MPP 的替代指标可能忽略了其余组分对灌注压的影响，尤其是 CVP。

在休克演变过程中，器官和微循环之间也存在显著差异性。在病理状态下，这种差异性将被放大。特别是在颅内压（intra-cranial pressure，ICP）、腹腔内压（intra-abdominal pressure，IAP）或胸腔内压（intra-thoracic pressure，ITP）可能升高而舒张压（diastolic blood pressure，DBP）可能下降的情况下，CVP 可能被相应的组织腔内压力所替代，MPP 将随之发生改变，则由 MAP 与相应组织腔内压力差值决定（表 3-7-1）。

表 3-7-1　不同器官灌注压

器官	流入压力	流出压力	灌注压
脑	MAP	CVP 或 ICP	MAP－CVP 或 MAP－ICP
心脏	DBP	CVP 或 ITP	DBP－CVP 或 DBP－ITP
肾	MAP	CVP 或 IAP	MAP－CVP 或 MAP－IAP
肠道	MAP	CVP 或 IAP	MAP－CVP 或 MAP－IAP

注：MAP. 平均动脉压；DBP. 舒张压；CVP. 中心静脉压；ICP. 颅内压；IAP. 腹腔内压；ITP. 胸腔内压。

MPP 综合考虑了心排血指数、血管内容量、外周血管阻力及特异性组织腔内压等因素，从而提供了更加全面的循环信息，更加准确地反映患者循环支持状况，为个性化的血压管理奠定理论基础。

2. 实践潜在可行性　Wong 等[15]的观察性研究发现，在脓毒症休克患者中，入住 ICU 后 24 h 内发生严重急性肾损伤（acute kidney injury，AKI）的患者表现出更为严重的 MPP 缺陷，而这种缺陷主要是由 CVP 过剩而非 MAP 不足引起的。一项多中心前瞻性队列研究[16]发现，在 ICU 内接受血管加压药治疗的休克患者中，经常暴露于明显程度和持续时间的 MPP 不足，这与新发的不良肾相关结局有关。类似地，有关心脏手术的危重患者的回顾性研究[6, 17]也观察到 MPP 缺陷>20%（基础或术前 MPP 与术后 MPP 的差值）与较高的 AKI 发生率相关。此外，来自 Ostermann 等[18]的一项回顾性研究调查了 MPP 及其组分（MAP、CVP）与危重患者 AKI 进展风险的相关性。结果显示，MPP≤59 mmHg 的 AKI 1 期患者进展为 AKI 3 期的风险显著增加，且这种相关性在有缺血性心脏病、充血性心力衰竭的患者中更为明显，研究还提示，CVP 升高是进展为 AKI 3 期的独立危险因素。由此可见，较低的 MPP 与 AKI 相关。

有研究发现，平均灌注压变异性（mean perfusion pressure variability，MPPV）与危重患者的预后相关。来自 Peng 等[19]的一项纳入 6111 例危重患者的回顾性观察研究发现，在 CVP 监测的重症患者中，MPP 的严重波动与院内病死风险明显相关。另外一项基于 eICU-CRD 和 MIMIC-Ⅳ 2 个大型数据库的回顾性事后分析[5]发现，在重症患者中，MPPV 的增加与患者肾功能后续恶化的风险显著相关。这提示在 CVP 监测的重症患者中，保持稳定的 MPP 可能有助于降低肾功能恶化的风险。基于以上研究结果提示，维持适宜的 MPP 或纠正 MPP 不足可能与危重患者器官功能改善相关。

最近一项纳入 3415 例心脏手术患者的回顾性研究[4]发现，心脏手术后急性肾损伤（acute kidney injury after cardiac surgery，CSA-AKI）≥2 期的发展与 MPP 不足相关，且肾功能的完全恢复也受到 MPP 的影响。研究似乎提示人们减低 MPP 缺陷可以改善重症患者的器官功能。一项前瞻性队列研究[20]发现，接受体外循环心脏手术的患者，在术后 ICU 治疗期间 4 h 内维持较高水平 MPP 与术后较低 AKI 发生率相关。

这些研究结果从临床实践层面提示，相较于简单地以 MAP 为目标，将 MPP 作为血压滴定的目标似乎更合理和全面，因为 MPP 考虑了更多因素对灌注压的影响。这为未来的临床实践提供了一个有前景的方向，以更好地优化重症患者的血流动力学管理，降低 AKI 的发生风险。

三、平均灌注压作为血压滴定目标的应用及挑战

血流动力学管理的核心目的是通过优化灌注压和氧输送，维持足够的细胞代谢，以确保机体脏器获得适当的血供。因此，MPP 可能为休克重症患者临床治疗的血压优化提供一个新的目标。

尽管 MPP 作为血压滴定的新目标在一些重症患者中显示出潜在的优势，但其应用方面仍面临一系列挑战。一项随机对照研究[21]发现，与标准治疗相比，基于 MPP 的个体化血流动力学管理在心脏手术患者中是安全的，但并未观察到其可以降低 CS-AKI 的发病率。这一结果的分析指出，研究样本量较少、方案和技术指导的依从性存在差异及非盲设计所致偏差可能是影响研究的可靠性因素。Panwar 等[22]的一项关于重症休克患者常规标准血压目标与个体化 MPP 目标（患病前的基础 MPP 为目标）治疗的多中心、前瞻性、前后对照研究显示，接受个体化 MPP 目标策略能显著降低新发主要肾脏相关不良事件的发病率。尽管 14 天内主要肾脏不良事件的发病率和 90 天病死率与常规标准血压目标相比并无显著性差异，但这个可行性和初步疗效研究结果显然令人振奋。该研究表明，在 ICU 中进行血管活性药物治疗时，采用基于个体化 MPP 目标的干预策略是可行的，并显示出一定的有效性。

目前，尚缺乏更多循证医学证据以支持在不同类型休克重症患者中较低的灌注压亏损对器官功能保护的重要性，将 MPP 作为血压滴定目标的可行性尚需经过更深入的研究及临床验证。此外，关于最佳的 MPP 目标值尚未达成共识，随着证据基础的增加，灌注压力目标的使用对于未来大型介入压力目标试验将十分必要。

四、总结

1. 初始平均动脉压目标设为 65 mmHg 的标准化指导存在争议　尽管现行指南建议将休克重症患者的初始 MAP 目标设为 65 mmHg，但个性化调整目标血压的重要性日渐突显。新的证据强调，根据患者基础状态和器官灌注等因素个性化调整目标血压。

2. 平均动脉压作为器官灌注的替代指标具有局限性　尽管 MAP 在血流动力学监测中具有指导意义，但其在反映组织灌注方面的准确性受到挑战，可能存在不匹配最佳组织灌注状态的情况。

3. 平均灌注压是个性化血压管理的理论指标　MPP 综合考虑了心排血指数、血管内容量、外周血管阻力及特异性组织腔内压等因素，从而提供更加全面的循环信息，更加准确地反映患者循环支持状况，为个性化的血压管理奠定理论基础。

4. 平均灌注压缺陷与器官功能受损相关　近年的观察性研究发现，MPP 相关参数（缺失、缺失持续时间、变异度）与重症患者的肾功能损害及进展相关。

5. 基于平均灌注压的个性化血压管理是可行的　临床实践证明，MPP 作为血压滴定目标的策略具有前景，但需要更深入及严谨的研究来证实并确定合适的 MAP 目标，以最大限度地维护器官功能和微循环状态。

（南京大学医学院附属鼓楼医院　曹　科　虞文魁）

参 考 文 献

［1］ EVANS L, RHODES A, ALHAZZANI W, et al. Surviving sepsis campaign: international guidelines for management of sepsis and septic shock 2021 [J]. Crit Care Med, 2021, 49 (11): e1063-e1143.

［2］ CARAYANNOPOULOS K L, PIDUTTI A, UPADHYAYA Y, et al. Mean arterial pressure targets and patient-important outcomes in critically ill adults: a systematic review and meta-analysis of randomized trials [J]. Crit Care Med, 2023, 51 (2): 241-253.

［3］ RIKHRAJ K J K, RONSLEY C, SEKHON M S, et al. High-normal versus low-normal mean arterial pressure thresholds in critically ill patients: a systematic review and meta-analysis of randomized trials. Seuils de pression artérielle moyenne normale à élevée par rapport à normale à faible chez la patientèle gravement malade: revue systématique et méta-analyse d'études randomisées [J]. Can J Anaesth, 2023, 70 (7): 1244-1254.

［4］ VANDENBERGHE W, BOVÉ T, DE SOMER F, et al. Impact of mean perfusion pressure and vasoactive drugs on occurrence and reversal of cardiac surgery-associate acute kidney injury: A cohort study [J]. J Crit Care, 2022, 71: 154101.

［5］ PENG Y D, WU B Y, XING C Y, et al. Increased mean perfusion pressure variability is associated with subsequent deterioration of renal function in critically ill patients with central venous pressure monitoring: a retrospective observational study [J]. Ren Fail, 2022, 44 (1): 1976-1984.

［6］ HU R, KALAM Y, BROAD J, et al. Decreased mean perfusion pressure as an independent predictor of acute kidney injury after cardiac surgery [J]. Heart Vessels, 2020, 35 (8): 1154-1163.

［7］ DUPONT V, BONNET-LEBRUN A S, BOILEVE A, et al. Impact of early mean arterial pressure level on severe acute kidney injury occurrence after out-of-hospital cardiac arrest [J]. Ann Intensive Care, 2022, 12 (1): 69.

［8］ MAHESHWARI K, NATHANSON B H, MUNSON S H, et al. The relationship between ICU hypotension and in-hospital mortality and morbidity in septic patients [J]. Intensive Care Med, 2018, 44 (6): 857-867.

［9］ ASFAR P, MEZIANI F, HAMEL J F, et al. High versus low blood-pressure target in patients with septic shock [J]. N Engl J Med, 2014, 370 (17): 1583-1593.

［10］ JHANJI S, STIRLING S, PATEL N, et al. The effect of increasing doses of norepinephrine on tissue oxygenation and microvascular flow in patients with septic shock [J]. Crit Care Med, 2009, 37 (6): 1961-1966.

［11］ JOZWIAK M, CHAMBAZ M, SENTENAC P, et al. Assessment of tissue oxygenation to personalize mean arterial pressure target in patients with septic shock [J]. Microvasc Res, 2020, 132: 104068.

[12] DUBIN A, POZO M O, CASABELLA C A, et al. Increasing arterial blood pressure with norepinephrine does not improve microcirculatory blood flow: a prospective study [J]. Crit Care, 2009, 13 (3): R92.

[13] XU J Y, MA S Q, PAN C, et al. A high mean arterial pressure target is associated with improved microcirculation in septic shock patients with previous hypertension: a prospective open label study [J]. Crit Care, 2015, 19 (1): 130.

[14] FAGE N, DEMISELLE J, SEEGERS V, et al. Effects of mean arterial pressure target on mottling and arterial lactate normalization in patients with septic shock: a post hoc analysis of the SEPSISPAM randomized trial [J]. Ann Intensive Care, 2022, 12 (1): 78.

[15] WONG B T, CHAN M J, GLASSFORD N J, et al. Mean arterial pressure and mean perfusion pressure deficit in septic acute kidney injury [J]. J Crit Care, 2015, 30 (5): 975-981.

[16] PANWAR R, TARVADE S, LANYON N, et al. Relative hypotension and adverse kidney-related outcomes among critically ill patients with shock. A multicenter, prospective cohort study [J]. Am J Respir Crit Care Med, 2020, 202 (10): 1407-1418.

[17] SAITO S, UCHINO S, TAKINAMI M, et al. Postoperative blood pressure deficit and acute kidney injury progression in vasopressor-dependent cardiovascular surgery patients [J]. Crit Care, 2016, 20: 74.

[18] OSTERMANN M, HALL A, CRICHTON S. Low mean perfusion pressure is a risk factor for progression of acute kidney injury in critically ill patients - A retrospective analysis [J]. BMC Nephrol, 2017, 18 (1): 151.

[19] PENG Y, WU B, XING C, et al. Severe fluctuation in mean perfusion pressure is associated with increased risk of in-hospital mortality in critically ill patients with central venous pressure monitoring: A retrospective observational study [J]. PLoS One, 2023, 18 (6): e0287046.

[20] DANG P T, LOPEZ B E, TOGASHI K. A decrease in effective renal perfusion pressure is associated with increased acute kidney injury in patients undergoing cardiac surgery [J]. Cureus, 2023, 15 (9): e45036.

[21] MOLINA-ANDUJAR A, RIOS J, PIÑEIRO G J, et al. Assessment of individualized mean perfusion pressure targets for the prevention of cardiac surgery-associated acute kidney injury-the prevhemaki randomized controlled trial [J]. J Clin Med, 2023, 12 (24): 7746.

[22] PANWAR R, VAN HAREN F, CAZZOLA F, et al. Standard care versus individualized blood pressure targets among critically ill patients with shock: a multicenter feasibility and preliminary efficacy study [J]. J Crit Care, 2022, 70: 154052.

第八节　高呼吸驱动对肠道血流的不利影响

机械通气是重症患者常见的器官功能支持手段之一。机械通气对患者心、肺均有直接的影响。近年随着循环保护和肺保护的机械通气策略的推广，在机械通气对心、肺的影响方面，临床医师已经有了深刻了解并落实在临床的治疗中。但机械通气作为对全身的血流动力学都有着深刻改变的治疗手段，对心肺之外的器官也具有影响。

众所周知，机械通气时对胸膜腔内压的改变会影响静脉回流，从而影响心脏的前负荷，同时还会增加肺循环的阻力，从而影响右心室的后负荷而影响心输出量。机械通气会增加气道压力，进而增加胸膜腔内压，这可能会降低全身和腹腔内器官的压力，进而可能会降低全身和腹腔内器官的灌注。而不同的机械通气模式和患者的呼吸状态对全身灌注的影响也不同，本节将讨论呼吸驱动与肠道血流的关系。

一、高呼吸驱动对血流动力学的影响

呼吸驱动（respiratory drive）是指呼吸中枢发出冲动的强度，使用生理性信号的幅度大小来测量这种强度，信号的强度取决于信号的幅度和频率。目前尚无法对呼吸中枢发放的神经冲动进行直接监测，临床常通过气道闭合压（airway occlusion pressure，P0.1）来反映呼吸驱动[1]。P0.1是指第100 ms的气道闭合压，即吸气开始100 ms内引起的气道压力变化，反映呼吸中枢的驱动力，即呼吸中枢发出的神经冲动越大则P0.1越高。

Pre-Bötzinger复合体（preBötC）是由脑干延髓腹侧呼吸群中的一组中间神经元组成的，对呼吸节律的产生和调节至关重要。preBötC不仅是吸气节律产生的核心，同时也可直接参与调节心血管活动。抑制preBötC可减少交感神经的活动并增加心脏副交感神经活动[2]，由此产生心率减慢和心脏收缩力减弱。因此，保留preBötC呼吸中枢的自主呼吸驱动，有利于维持一定的心脏交感神经兴奋。前preBötC的神经元还可直接投射到血管的前交感神经和副交感神经元，从而影响血管张力。因此，保留自主呼吸状态的镇静、镇痛水平还有利于保持一定的血管张力，可能有利于减少血管活性药物的使用。

通过对大鼠体内的神经元兴奋追踪，证明了preBötC的神经元可以直接调节心血管活动。具体而言，抑制preBötC神经元可调节心脏副交感神经细胞的活动；兴奋preBötC的神经细胞则可调节交感血管运动神经元的活动，产生与呼吸节律同相的心率和血压振荡[2]。另外，在动物实验中还发现，自主呼吸可以影响心脏泵血功能的其他机制。通过在呼吸机支持期间保持自主呼吸，定期降低胸腔内压可促进静脉血回流至心脏和左、右心室充盈，从而增加心输出量和氧输送[3]。有临床试验表明，对于患有急性呼吸窘迫综合征（acute respiratory distress syndrome，ARDS）和心功能不全的患者在气道压力释放通气模式（airway pressure release ventilation，APRV）期间进行自主呼吸，可以改善心输出量和氧气输送，大幅减少血管加压药的使用[4]。

PreBötC复合体产生的呼吸驱动受到化学、机械、情绪等多种因素的影响。重要的中枢化学感受器位于腹侧面旁核附近，主要受到脑脊液酸碱值（pondus hydrogenii，pH）变化的影响。颈动脉体的外周化学感受器是感应动脉血氧分压（arterial partial pressure of oxygen，PaO_2）变化的主要部位。胸壁、气道、肺和呼吸肌中则广泛分布了机械和刺激受体。情绪和行为反馈起源于大脑皮层和下丘脑。在重症患者中，低氧、二氧化碳潴留、疼痛、焦虑、肺组织炎性渗出及肺泡塌陷引起的顺应性下降均可以引起呼吸驱动的增大。

二、高呼吸驱动影响肠道血流的证据

机械通气患者保持恰当自我呼吸驱动的呼吸状态是目前通气策略中较推荐的策略。合理的自主呼吸有保护膈肌功能、促进重力依赖区的肺开放及呛咳能力的保留等优点。既往已有部分研究对自主呼吸状态对胃肠道血流的影响进行了探索。

Hering 等[5]使用 APRV 模式直接研究肠道等内脏的灌注情况。该研究使用吲哚菁绿血浆清除率的方法研究了机械通气的 ARDS 患者的胃肠灌注情况。在自主呼吸模式下，肝清除吲哚菁绿的速度要高 10%，肝血流量和肝静脉压无明显变化。与使用较高气道压力的完全控制通气相比，维持自主呼吸可使肝静脉血氧饱和度更高，同时肝的乳酸消除效果更好。该团队还在 12 头油酸诱发 ARDS 的猪中对比了有、无自主呼吸情况下的胃肠灌注血流情况。当处于有自主呼吸 APRV 模式时，增加潮气量或呼吸机速率，全身血流量增加，记录胃黏膜下、十二指肠、空肠的灌注血流量的数值后调整为高潮气量的完全控制通气，结果发现，胃黏膜下、十二指肠、空肠的灌注血流量均明显下降[6]。这表明，对于心脏功能储备有限或肠道灌注恶化的患者来说，保留自主呼吸可能是有益的。

随着呼吸衰竭患者机械通气时肺保护理念的逐渐深化，高呼吸驱动引起的患者自发性肺损伤（patient-self inflicted lung injury，P-SILI）引起了重症医师越来越多的关注。高呼吸驱动状态（high respiratory effort，HRE）会提高跨肺压、增加呼吸的氧消耗，并刺激患者与呼吸机之间的不同步，从而使患者面临 P-SILI 和吸气肌损伤的风险。同时，HRE 通常伴有交感神经功能亢进，这会改变心输出量和血管阻力。此外，剧烈的自主吸气可能会导致低碳酸血症和呼吸性碱中毒，从而使重要器官的灌注发生变化。生理学研究表明，健康人的高强度呼吸会影响心血管系统，使血流分布发生变化，并导致外周血流减少[7]。目前，重症医师普遍关注高呼吸驱动对肺组织的损伤，其对肺外其他重要器官的影响相关研究则较少。

2023 年，Zhou 等[8]对机械通气的呼吸衰竭患者出现 HRE 时对内脏和外周组织灌注的影响进行了研究。该研究纳入 ICU 中机械通气状态为 PaO_2/ 吸入气氧浓度（fractional concentration of inspired oxygen，FiO_2）≤300 mmHg 的窦性心律呼吸衰竭患者，常规监测呼吸驱动指标为压力肌肉指数（pressure muscle index，PMI）和呼气阻断期间的气道压力波动（airway pressure swing during occlusion，ΔPOCC）。当 PMI>6 cmH_2O、ΔPOCC>10 cmH_2O 时患者入组，留取一般情况和血气分析等全身循环参数，同时使用床旁超声对内脏器官和外周组织进行测量。测量肾（叶间动脉）、肠道（肠系膜上动脉）、脾（脾动脉）的相应灌注血管的阻力指数（resistance index，RI）；测量鼻烟壶动脉的 RI、外周灌注指数（peripheral perfusion index，PPI）及毛细血管充盈时间（capillary filling time，CRT）。完成采集后积极给予丙泊酚和芬太尼静脉注射，并监测 ΔPOCC 和 PMI 的变化。一旦患者呼吸努力正常（normal respiratory effort，NRE；定义为 PMI<6 cmH_2O 和 ΔPOCC<10 cmH_2O）并稳定 30 min 后，重新检测上述参数。且 2 次测量之间的间隔时间不超过 1 h。最终这项前瞻性观察研究共纳入 33 例机械通气的呼吸衰竭患者，纳入时患者的平均机械通气时间是 3 天。从高呼吸驱动状态转换为正常呼吸驱动状态后，呼吸衰竭患者的外周灌注指标 CRT 和 PPI 明显增加，同时鼻烟壶动脉阻力指数下降，这些变化体现了外周皮肤的小动脉阻力的下降，即灌注的改善；在内脏灌注指标方面，从 HRE 变为 NRE 后，患者的肠系膜上动脉、脾和肾的阻力指数均显著下降，提示内脏器官的灌注动脉的阻力变小，这可能意味着灌注血流的改善。

高呼吸驱动可能通过不同的病理生理机制影响外周和肠道等内脏器官的血流。首先，导致高呼吸驱动的中枢神经系统过度兴奋或应激通常也会导致交感神经过度活跃，交感神经兴奋引起的外周循环阻力升高，普遍性的微小动脉收缩可能降低肠道等内脏器官和外周皮肤组织的血流。其次，器官的血流灌注可能会受到高呼吸驱动导致 pH 改变的影响。高呼吸驱动常导致过度通气和呼吸性碱中毒。皮肤微循环血流量在碱中毒时会明显减少。在骨骼肌中，碱中毒也会引起血管收缩导致微循环血流量减少。在上述研究中的高呼吸驱动组的二氧化碳分压（partial pressure of carbon dioxide，$PaCO_2$）为（35.6±5.4）mmHg，pH 为 7.48±0.06，提示存在呼吸性碱中毒的可能；而呼吸驱动得到控制后 $PaCO_2$ 上升至（43.6±3.8）mmHg，pH 下降至 7.39±0.06，表明此时碱中毒已得到纠正。再次，之前的临床研究证实了低碳酸血症状态下肠道血流会出现下降[9]，如果 HRE 合并低碳酸血症，则肠道的血流也将受到影响。该研究表明，高呼吸驱动状态可能会引起呼吸衰竭患者的外周血流灌注减少及肠道等内脏器官（肠、脾和肾）的灌注恶化。在存在自主呼吸的机械通气患者中，应常规监测呼吸努力，避免高呼吸努力出现时肠道等器官的低灌注发生。

三、降低呼吸驱动及改善肠道血流的措施

针对高呼吸驱动的诱发因素进行针对性治疗是降低呼吸驱动的基础。常见的降低呼吸驱动方法有以下 3 种。

1. 镇痛、镇静及肌肉松弛治疗　在低氧状态下，外周感受器的信号传入和大脑皮层的下传刺激会导致呼吸中枢的驱动增加，因此需要积极纠正低氧血症，同时给予适当的镇痛、镇静药物抑制神经中枢的活动。严重感染引起的炎症细胞因子释放、应激等全身的剧烈机体反应，也可以应用镇痛、镇静药物来控制炎症和应激刺激。镇痛、镇静药物通过调节呼吸驱动的传入信号和直接影响呼吸中枢功能来降低患者的呼吸驱动，消除过强自主呼吸的不利影响。在充分的镇痛、镇静基础上，中度至重度 ARDS 仍存在过强呼吸驱动时，可加用肌肉松弛药物，消除自主呼吸过强导致的肺损伤及人机不同步现象。早期 ARDS 镇痛、镇静、肌肉松弛药物治疗的相关研究发现，在充分镇静的基础上加用肌肉松弛药物，可改善临床预后，尤其是对于氧合指数低于 120 mmHg 的重度 ARDS，肌肉松弛药物的使用能够降低其病死率。临床镇痛、镇静药物及肌肉松弛的使用需要客观地结合患者自主呼吸驱动的强度来实施。

2. 恰当的呼气末正压通气设置及肺复张　ARDS 患者若存在大量肺泡塌陷，则可能是低氧和呼吸系统顺应性下降的重要原因。塌陷的肺泡需要更大的压力来促使肺泡开放；肺泡反复开放会增加剪切力损伤，造成炎症细胞因子释放增多，加重肺损伤。因此，维持肺泡开放的恰当 PEEP，一方面可以改善氧合，另一方面能改善由肺泡塌陷导致的呼吸驱动增加。有研究[10]对 11 例 ARDS 患者在 PEEP 为 5 cmH$_2$O 和 15 cmH$_2$O 下对比呼吸驱动指标后发现，PEEP 为 15 cmH$_2$O 组相较于 PEEP 为 5 cmH$_2$O 组，可以降低 50% 的食管压力（change in esophageal pressure，ΔPes）摆动并调节呼吸驱动，减少潮气量，还可减少肺部炎症及呼吸努力导致的重度 ARDS 重力依赖区肺损伤。临床中要考虑患者的肺可复张性。低可复张性的患者，高 PEEP 往往会导致顺应性下降、无效腔增加，并且导致临床预后的恶化，故需要结合患者的肺可复张性评估。

3. 俯卧位通气　俯卧位通气可促进重力依赖区肺复张，并且改善 ARDS 低氧血症和高碳酸血症肺内气体分布更加均一，进而改善 ARDS 的呼吸驱动。生理学研究发现，俯卧位通气能够改善 ARDS 的 ΔPes，这提示俯卧位通气能够改善 ARDS 呼吸驱动。

四、总结

机械通气患者高呼吸驱动时肠道灌注的恶化体现了高炎症、高应激状态对肠道血流的影响。应激和病理刺激（如低氧、严重感染、休克等）引起的肠道低灌注被认为是导致重症患者肠道损伤和肠屏障功能障碍的关键主动事件。肠道低灌注可通过中枢神经系统、肠神经系统及激素调节来激活肠道的免疫反应，释放各种炎症细胞因子并引起肠道功能障碍。同时，肠道血流减少会引起与黏膜屏障破坏相关的损伤，并且这种损伤在再灌注期间通过氧化应激介导的机制进一步加重，肠黏膜屏障的完整性遭到破坏后进而激发肠源性的脓毒症并加重胃肠功能障碍，最终使重症患者的治疗时间延长、治疗费用增加及死亡率升高。因此，对于高呼吸驱动需早发现、早干预。

（中国医学科学院北京协和医院　周元凯　隆　云）

参 考 文 献

［1］ JONKMAN A H, D E VRIES H J, HEUNKS L M A. Physiology of the respiratory drive in ICU patients: implications for diagnosis and treatment [J]. Crit Care, 2020, 24 (1): 104.

［2］ MENUET C, CONNELLY A A, BASSI J K, et al. PreBötzinger complex neurons drive respiratory modulation of blood pressure and heart rate [J]. Elife, 2020, 9: e57288

［3］ PUTENSEN C, MUTZ N J, PUTENSEN-HIMMER G, et al. Spontaneous breathing during ventilatory support improves ventilation-perfusion distributions in patients with acute respiratory distress syndrome [J]. Am J Respir Crit Care Med, 1999, 159 (4 Pt 1): 1241-1248.

［4］ KAPLAN L J, BAILEY H, FORMOSA V. Airway pressure release ventilation increases cardiac performance in patients with acute lung injury/adult respiratory distress syndrome [J]. Crit Care, 2001, 5 (4): 221-226.

［5］ HERING R, VIEHÖFER A, BERG A, et al. Weight loss of respiratory muscles during mechanical ventilation [J]. Intensive Care Med, 2003, 29 (9): 1612.

［6］ HERING R, VIEHÖFER A, ZINSERLING J, et al. Effects of spontaneous breathing during airway pressure release ventilation on intestinal blood flow in experimental lung injury [J]. Anesthesiology, 2003, 99 (5): 1137-1144.

［7］ SHEEL A W, TAYLOR J L, KATAYAMA K. The hyperpnoea of exercise in health: respiratory influences on neurovascular control [J]. Exp Physiol, 2020, 105 (12): 1984-1989.

［8］ ZHOU Y K, CHI Y, HE H W, et al. High respiratory effort decreases splanchnic and peripheral perfusion in patients with respiratory failure during mechanical ventilation [J]. J Crit Care, 2023, 75: 154263.

［9］ GUZMAN J A, KRUSE J A. Splanchnic hemodynamics and gut mucosal-arterial PCO_2 gradient during systemic hypocapnia [J]. J Appl Physiol (1985), 1999, 87 (3): 1102-1106.

［10］ MORAIS C C A, KOYAMA Y, YOSHIDA T, et al. High positive end-expiratory pressure renders spontaneous effort noninjurious [J]. Am J Respir Crit Care Med, 2018, 197 (10): 1285-1296.

第九节　压力反应性指数在重症患者脑灌注监测中的应用

脑自动调节（cerebral autoregulation，CA）是指脑血管在一定波动范围的动脉血压（arterial blood pressure，ABP）内可维持相对恒定脑血流量（cerebral blood flow，CBF），通过脑血管的收缩和扩张来维持恒定 CBF 的机制被称为脑血管反应性（cerebrovascular reactivity，CVR）[1]，它反映了 CA 的能力，是优化脑灌注治疗的基础。在神经功能多模态监测中，CVR 作为监测指标的重要性已经成为共识[2]。压力反应性指数（pressure reactivity index，PRx）是应用最广泛的脑血管反应性量化指数之一，在重症患者神经功能监测中具有重要的应用价值，包括创伤性脑损伤（traumatic brain injury，TBI）、动脉瘤性蛛网膜下腔出血（aneurysmal subarachnoid hemorrhage，aSAH）等神经重症疾病。

一、压力反应性指数的定义及监测方法

PRx 是基于颅内压（intracranial pressure，ICP）和 ABP 的相关性指标，它是由 10 s 内连续 30 个 ICP 平均值和平均动脉压（mean arterial pressure，MAP）波形之间通过移动相关系数计算得出的，负值/正值表示保留/损伤的大脑自动调节能力[3]。PRx 计算需要连续、高分辨率的 ICP 和 MAP 波形，因此，目前 PRx 的监测仅限于拥有专用计算软件的重症监护病房，这种计算和监测的方式是限制其应用的重要因素之一，而由此拓展的低频率 PRx 监测更具有普及性。低频样本或长压力反应性指数（low-resolution pressure reactivity index，L-PRx）是基于较长时间（1 min）测量的平均 MAP 和 ICP 而得出的，与 PRx 有很好的相关性，且最近已被证明与 TBI 和脑出血的预后相关[4]。在 aSAH 患者中，扩散性去极化（spreading depolarization，SD）的发生与表明脑自动调节能力受损的 L-PRx 值显著增加相关[5]。以 0～0.0033 Hz 在 5 min 周期采样的超低频率 PRx（Ultra-low-resolution pressure reactivity index，UL-PRx）的研究结果表明，超低频率采样可以提供足够的分辨率来获得有关脑自动调节状态的信息，并可以预测 TBI 患者 12 个月的预后[6]。

PRx 除了存在数值上的变化，其也随脑灌注压（cerebral perfusion pressure，CPP）呈 U 形曲线变化，其中，曲线的最低点反映自动调节的平台期，故被称为最佳脑灌注压（optimal CPP，CPPopt），CPPopt 与良好的预后有关[7]。另外，PRx 衍生的自动调节下限称为反应性下限（lower limit of reactivity，LLR），这是对自动调节范围的宽度和稳定性的评估，应与 CPPopt 一样作为治疗目标的一部分。Donnelly 等[8]在一项回顾性、单中心研究中表明，CPP 低于 LLR 的时间百分比与 TBI 患者的死亡率独立正相关。一项多中心、队列研究[9]也证实，低于 LLR 的 CPP 与损伤后 7 天的死亡率相关。这表明维持高于 LLR 的 CPP，而不是瞄准最优值（CPPopt），可能是 TBI 患者个体化临床治疗的一种选择，LLR 也可能是潜在的个体化脑灌注目标。

二、压力反应性指数与脑生理指标的关系

近年来，PRx 与多种脑生理指标相关性的研究阐明了其在神经重症脑灌注监测中的重要性和优势，同时拓展了 PRx 的应用方式，为神经重症患者提供了准确、直观的评估指标。

（一）压力反应性指数与脑灌注压的关系

一项关于 CPPopt 导向治疗的 II 期临床试验（COGiTATE）前瞻性地评估了脑自我调节功能引导的 CPP 管理的可行性和安全性[10]。结果显示，根据 CPPopt 治疗的患者并没有显示出比对照组更好的自我调节状态（较低的 PRx）。原因可能是代表 PRx 和 CPP 关系的 U 形曲线偶尔相对平坦，当 CPP 接近 CPPopt 时，PRx 只会产生较小的改善。一项最新的研究表明[11]，基于绝对 PRx 来确定 CPP 是另一种选择，当脑自动调节完整且 PRx 低于 0 时，CPP 为 55～75 mmHg，而对于 PRx>0 的 CPP 的阈值上限范围可能更小。同理，基于 PRx 的 CPP 优化在不同疾病中存在异质性。对比 TBI 与 aSAH 患者，CPP 在 60～80 mmHg 对 TBI 患者有利，而当 CPP>80 mmHg 时，aSAH 患者表现出更有利的结局；当 PRx>0 时，TBI 患者的结局由好向坏转变，但 aSAH 患者无明显转变[12]。由于疾病异质性的存在，未来将有必要进行更加深入的临床试验来明确特定疾病中可以用于确定 CPPopt 范围的 PRx 数值，从而更好地优化治疗和预后的目标。

（二）压力反应性指数与脑血流量的关系

经颅多普勒超声（transcranial Doppler，TCD）测量大脑中动脉平均流速衍生出的平均流速指数（mean velocity index，Mx）同样可以用于评价脑血管反应性。一项前瞻性研究结果显示，PRx 与 Mx 的临床效能呈中度一致，但根据这 2 项指标获得的 CPPopt 明显高于相关国际指南所提供的标准[13]。在这项研究中还发现，当大脑自动调节完好无损时，Mx 值比 PRx 提供的负值更大；而当大脑自动调节受损时，Mx 值的正值更大。这种差异是表明通过 TCD 获得的 Mx 在评估脑血管反应性方面更可靠，还是基于 ICP 监测获得的 PRx 能够更准确地反映脑自动调节功能，仍有待更精确的研究。

PRx 也有助于其他脑血流量测量手段的建立。脑阻抗血流图（rheoencephalography，REG）是一种测量 CBF 的无创方法，由 REG 数据衍生的脑阻抗血流指数（rheoencephalography index，REGx）也是脑血管反应性指数。已有病例报道[14]表明，REGx 可能可以作为 PRx 的一种合适、非侵入性的替代指标。

（三）压力反应性指数与脑组织氧合的关系

脑组织氧分压（partial pressure of brain tissue oxygen，$PbtO_2$）和脑血管压力反应性监测已成为中重度 TBI 个体化治疗的潜在模式，但对两者之间关系的探索研究有限。Svedung 团队在 TBI 患者的 $PbtO_2$ 研究中发现，$PbtO_2<20$ mmHg 常在 ICP、PRx、CPP 和 Δ CPPopt 未受干扰的情况下发生，总体脑生理变量与 $PbtO_2$ 之间存在弱关联[15]。该研究表明，低 $PbtO_2$ 可能是一个复杂且独立的病理生理事件，$PbtO_2$ 可能不是确定整体脑血流量优化（如 CPPopt 治疗）是否成功的合适指标。

氧反应指数（oxygen reactivity index，ORx）为 CPP 和 $PbtO_2$ 的相关性指标，也被认为可以估计脑血管反应性。Kastenholz 等[16]对伴有或不伴有迟发性脑缺血（delayed cerebral ischemia，DCI）的 aSAH 患者每天 ORx 和 PRx 进行比较后发现，两者不是可互换的自动调节指标，因为它们可能测量不同的稳态机制，PRx 代表经典的脑血管反应性，可能更适合检测中度 ICP 升高阶段的自动调节紊乱。在受 DCI 影响的区域自动调节能力可能较差，ORx 比 PRx 更容易检测到 DCI 造成的局部异常。进一步的研究应该探讨 ORx 和 PRx 在检测 DCI 方面的稳定性，并可以作为 aSAH 后靶向自我调节治疗的基础。

通过近红外光谱技术（near-infrared spectroscopy，NIRS）衍生出脑氧饱和度指数（cerebral oximetry index，COx）同样可以评估脑血管反应性。一项研究比较了 TBI 患者的 COx 和 PRx，并比较了 2 种技术衍生的最佳血压（optimal mean arterial pressure，MAPopt），结果显示，COx 与 PRx 无关，但使用 COx 测定 MAPopt 与源自 PRx 的 MAPopt 相关[17]。这说明在 TBI 患者中，COx 不是 PRx 的可接受替代品，NIRS 可能有助于测定 MAP，但是该研究的样本量较少，更深入的研究可能有助于无创脑血管反应性监测手段的建立。

（四）压力反应性指数与脑代谢功能的关系

微透析（microdialysis，MD）可以实时评估脑代谢紊乱和对治疗的反应，研究最广泛的参数是乳酸 / 丙酮酸比值（Lactate-to-Pyruvate ratio，LPR）。LPR 通常被认为是细胞氧化还原状态及氧化与无氧代谢平衡的指标。Guilfoyle 等[18]的研究发现，TBI 患者的 LPR 与脑葡萄糖、CPP 和 PRx 存在显著的非线性关系，脑灌注、氧合和葡萄糖供应的变化与脑代谢状态变化有关。提示 PRx 的监测可能对治疗干预措施的选择有提示性作用，从而改善脑代谢。

Svedung 等[19]先在进行 MD 的 TBI 患者中发现 CPP 值接近 CPPopt 的患者有更好的脑代谢功能和临床结局。而后又在进行 MD 的 aSAH 患者中发现，与血管收缩相关的动脉变量较高［如较高的氧分压（partial pressure of oxygen，PO_2）和较低的动脉乳酸］与较好的脑血管反应性相关，但与较差的能量代谢相关，原因可能是更强的血管收缩可增加远端血管舒张储备和压力反应性，但会减少脑血流量和代谢供应[20]。因此，MD 可能有助于监测 PRx 引导下神经重症患者的脑代谢功能。

（五）压力反应性指数与脑电信号的关系

量化脑电图（quantitative EEG，QEEG）允许对脑电图（electroencephalogram，EEG）信号的特定元素进行特征提取，包括频段内的功率谱、复杂性度量和抑制百分比。Xie 等[21]的研究发现，在 EEG 监测第 1 天抑制率的升高预测了 PRx 值增加。该研究表明，在儿童 TBI 患者中，抑制率的升高可以识别出颅内压升高、脑血管压力反应性低下和不良结局风险。Chang 等[22]的研究结果显示，使用 PRx 趋势判断蛛网膜下腔出血（subarachnoid hemorrhage，SAH）的早期神经预后可能是在癫痫发作后第 8 天开始变得明显，并在癫痫发作后第 12～14 天达到足够的敏感性。该研究表明，脑电信号结合脑血管反应性可能有助于识别继发性脑损伤的发生机制和随后神经重症治疗中存在损伤风险的患者。

SD 是大脑皮质受刺激后的一种神经电活动，常见于 SAH 患者，与 DCI 神经功能下降及预后不良密切相关。Owen 等[23]的研究发现，多种脑血管反应性测量技术（PRx、ORx 和 COx）均提示，SD 的发生与脑自动调节受损相关，可能代表了发生 DCI 的病理机制。

PRx 与多种脑生理指标关系密切，理解它们的联系和不同之处有助于在临床诊疗过程中发挥每一种监测手段的优势，这更印证了多模态监测的重要性，正确地应用每一种监测手段能够优化患者的生理机能，并最大限度地减少继发性神经损伤。

三、压力反应性指数临床应用的拓展

（一）压力反应性指数在儿童神经重症患者中的应用

CPP 的管理是 TBI 儿童的一个挑战，由于正常血压具有年龄依赖性，而 CA 的作用尚不清楚。因此，在儿童群体中的使用 PRx 进行脑血管反应性评估成为近年的热点。南非研究团队针对儿科（年龄≤14 岁）格拉斯哥昏迷评分（Glasgow coma scale，GCS）≤8 分的 TBI 患者的研究[24]发现，PRx 与预后密切相关，而与 ICP、CPP、GCS 及年龄无关。一项针对年龄≤17 岁的 TBI 患者的研究[25]表明，较高的 PRx 与预后不良有关，尤其是年龄≤15 岁的儿童，在该年龄组中实际 CPP 低于 CPPopt 水平对不良结果有显著影响，而接近或高于 CPPopt 水平与不良结果无关。Svedung 等[26]研究了损伤强度和持续时间对儿童 TBI 重症患者预后的综合影响，发现较高的 PRx 持续时间较长、CPP 低于 CPPopt 超过 10 mmHg 与较差的结果相关。这些研究均表明，在儿童 TBI 患者中，以脑血管反应性为导向的治疗可能具有重要的潜在作用。一项针对儿童 TBI 重症患者自动调节趋势的研究（STARSHIP）[27]正在进行，其目标是检测与有利结果相关的 PRx 最佳阈值。

Abecasis 等[28]比较了儿童 TBI 患者脑血管反应性监测的 3 种方法，即 PRx、Mx 和 COx。该研究表明，PRx 可能是评估 TBI 患儿脑血管反应性的最可靠指标，具有良好的预后价值，采用 PRx 和 COx 计算最优 CPP 是可行的。

（二）压力反应性指数在其他重症患者中的应用

由前述多项研究可知，PRx 在 TBI 和 aSAH 的神经重症患者中具有重要的监测意义，拓展到其他重症疾病中也同样存在一定的监测意义，但可能受限于其有创性的特点，相关的研究仍然较少，但对 PRx 的临床应用仍存在提示作用。

1. 缺血、缺氧性脑损伤患者　在缺氧、缺血性脑损伤患者的多模态神经监测与预后关系的研究[29]中发现，PRx 和 ICP 似乎比 $PbtO_2$ 与患者的神经系统预后更相关。另外，还有研究[30]发现，MAP 负担加重（低于 PRx 衍生的 MAPopt 5 mmHg）与心搏骤停后的死亡率相关，非幸存者的完整脑自动调节能力的范围比幸存者小。PRx 可能有助于血压的滴定，从而改善缺血、缺氧性脑损伤患者的预后。

2. 社区获得性细菌性脑膜炎患者　Svedung 等[31]的研究纳入 97 例社区获得性细菌性脑膜炎的患者，其中 81 例接受了 ICP 监测。结果显示，45% 的患者脑血管反应性受到干扰（PRx＞0.2），并在监测的前 3 天 PRx 保持在较高水平，预后良好组的脑血管反应性（以 PRx 为例）明显优于预后不佳组。对于接受 PRx 监测的患者，46% 的患者进行了脑脊液引流，这可能也提示了在 PRx 指导下的治疗对于社区获得性细菌性脑膜炎患者是有利的。

3. 非外伤性脑出血患者　Ferreira 等[32]在非外伤性脑出血患者中的研究发现，28 天内死亡患者的平均 ICP、PRx、ICP 剂量、PRx 剂量升高，而平均 ICP＜20 mmHg 但 PRx＞0.25 患者的生存率较低，28 天生存率仅为 14%，而 PRx＜0.25 患者的 28 天生存率为 85%。该研究表明，自动调节指标（以 PRx 为例）与非外伤性脑出血患者 28 天生存率相关，说明在非外伤性脑出血患者中 PRx 的监测仍有预测患者预后的价值。

4. 心脏外科手术体外循环患者　脑损伤是体外循环（cardiopulmonary bypass，CPB）心脏手术后的主要并发症之一，原因可能与体外循环的栓塞、低灌注状态、脑缺血缺氧、缺血再灌注损伤及体外循环导致的全身炎性反应等因素相关，导致术后发生暂时性或永久性的神经功能损伤[33]。由于 CPB 提供了一个人为、非生理的脑灌注方式，对比生理性灌注方式缺少了调节灌注压的负反馈机制，CPB 过程中发生的血液稀释、温度和二氧化碳水平变化也会导致脑自动调节能力受损[34]。因此，监测 CPB 下的脑血管反应性、调整术中合适的灌注压水平十分重要。然而，PRx 由于其有创性，在 CPB 时的应用受限，目前尚无相关研究。无创性监测手段，如 TCD 衍生的 Mx 及 NIRS 衍生的 COx 来评估 CPB 过程中的脑血管反应性，可能更具科研和应用价值。有研究[35]表明，术前 TCD 检查评估脑血管反应性储备能力有助于识别心脏手术后谵妄风险增加的患者。这提示除了对 CPB 过程中，围手术期的脑血管反应性监测可能同样具有重要意义。

重症患者具有复杂多变的基础和全身状态，年龄和性别、全身性损伤指标、镇静状态、体温、自主神经功能与脑血管反应性的相关研究也在近年开展，让临床医师得以更深入地解读 PRx。

四、总结

综上所述，PRx 是基于大量临床试验和数据分析、不断获得优化和深入解读的量化脑血管反应性的指标，是神经重症脑灌注监测的重要手段，它与颅内压力、脑血流量、脑组织氧合、脑组织代谢和脑电活动等多种监测指标共同构建了神经多模态监测网络，提高了研究者对复杂神经系统病理生理过程的理解。对这些监测手段的解读既需要相对独立，又需要相辅相成，才能挖掘它们各自的优势、减少应用的局限性。同样，对 PRx 应用的拓展进一步体现了其在神经重症脑灌注监测中的重要性，它为临床医师提供了个体生理状态信息，从而优化神经重症患者的个体化治疗。

PRx 的应用也存在以下限制和不足：① PRx 的数值来源于与颅内顺应性密切相关的指标 ICP，若患者的颅内顺应性改变，如脑萎缩、去骨瓣减压术后的患者，其 PRx 的结果将有失准确性；② ICP 数值代表颅内"全局"状态的结果，而 PRx 数值反映出脑自动调节的结果不能体现局部的异质性，需要结合更具有定位效果的监测指标；③ ICP 作为有创监测手段，面对的患者群体有限，同时也可能带来有创监测的相关风险；④目前，PRx 的临床应用还是以高分辨率监测为主，人力、物力耗费相对较大，应用推广的范围受限。因此，如何让监测手段更加便捷、无创、直观、精确、易于解读将是未来不断探索的热点问题。

（福建省立医院　张红璇　尚秀玲）

参 考 文 献

［1］ SAINBHI A S, MARQUEZ I, GOMEZ A, et al. Regional disparity in continuously measured time-domain cerebrovascular reactivity indices: a scoping review of human literature [J]. Physiol Meas, 2023, 44 (7): 07TR02.

［2］ LE ROUX P, MENON D K, CITERIO G, et al. Consensus summary statement of the international multidisciplinary consensus conference on multimodality monitoring in neurocritical care: a statement for healthcare professionals from the neurocritical care society and the European society of intensive care medicine [J]. Neurocrit Care, 2014, 21 Suppl 2 (Suppl 2): S1-26.

［3］ CZOSNYKA M, SMIELEWSKI P, KIRKPATRICK P, et al. Continuous assessment of the cerebral vasomotor reactivity in head injury [J]. Neurosurgery, 1997, 41 (1): 11-17; discussion 17-19.

［4］ RIEMANN L, BEQIRI E, SMIELEWSKI P, et al. Low-resolution pressure reactivity index and its derived optimal cerebral perfusion pressure in adult traumatic brain injury: a CENTER-TBI study [J]. Crit Care, 2020, 24 (1): 266.

［5］ SANCHEZ-PORRAS R, RAMÍREZ-CUAPIO F L, HECHT N, et al. Cerebrovascular pressure reactivity according to long-pressure reactivity index during spreading depolarizations in aneurysmal subarachnoid hemorrhage [J]. Neurocrit Care, 2023, 39 (1): 135-144.

［6］ GRITTI P, BONFANTI M, ZANGARI R, et al. Evaluation and application of ultra-low-resolution pressure reactivity index in moderate or severe traumatic brain injury [J]. J Neurosurg Anesthesiol, 2023, 35 (3): 313-321.

［7］ SVEDUNG WETTERVIK T, HOWELLS T, ENBLAD P, et al. Temporal neurophysiological dynamics in traumatic brain injury: role of pressure reactivity and optimal cerebral perfusion pressure for predicting outcome [J]. J Neurotrauma, 2019, 36 (11): 1818-1827.

［8］ DONNELLY J, CZOSNYKA M, ADAMS H, et al. Individualizing thresholds of cerebral perfusion pressure using estimated limits of autoregulation [J]. Crit Care Med, 2017, 45 (9): 1464-1471.

［9］ BEQIRI E, ZEILER F A, ERCOLE A, et al. The lower limit of reactivity as a potential individualised cerebral perfusion pressure target in traumatic brain injury: a CENTER-TBI high-resolution sub-study analysis [J]. Crit Care, 2023, 27 (1): 194.

［10］ TAS J, BEQIRI E, VAN KAAM C R, et al. An update on the COGiTATE phase Ⅱ study: feasibility and safety of targeting an optimal cerebral perfusion pressure as a patient-tailored therapy in severe traumatic brain injury [J]. Acta Neurochir Suppl, 2021, 131: 143-147.

［11］ SVEDUNG WETTERVIK T, HANELL A, HOWELLS T, et al. Autoregulatory management in traumatic brain injury: the role of absolute pressure reactivity index values and optimal cerebral perfusion pressure curve shape [J]. J Neurotrauma, 2023, 40 (21- 22): 2341-2352.

［12］ SVEDUNG WETTERVIK T, HÅNELL A, HOWELLS T, et al. ICP, CPP, and PRx in traumatic brain injury and aneurysmal subarachnoid hemorrhage: association of insult intensity and duration with clinical outcome [J]. J Neurosurg, 2023, 138 (2): 446-453.

［13］ POCHARD J, VIGUÉ B, DUBREUIL G, et al. Comparison of pressure reactivity index and mean velocity index to evaluate cerebrovascular reactivity during induced arterial blood pressure variations in severe brain injury [J]. Neurocrit Care, 2021, 34 (3): 974-982.

［14］ CANNIZZARO L A, IWUCHUKWU I, RAHAMAN V, et al. Noninvasive neuromonitoring with rheoencephalography: a case report [J]. J Clin Monit Comput, 2023, 37 (5): 1413-1422.

［15］ SVEDUNG WETTERVIK T, BEQIRI E, BOGLI S Y, et al. Brain tissue oxygen monitoring in traumatic brain injury: part I-To what extent does PbtO$_2$ reflect global cerebral physiology? [J]. Crit Care, 2023, 27 (1): 339.

［16］ KASTENHOLZ N, MEGJHANI M, CONZEN-DILGER C, et al. The oxygen reactivity index indicates disturbed local perfusion regulation after aneurysmal subarachnoid hemorrhage: an observational cohort study [J]. Crit Care, 2023, 27 (1): 235.

［17］ OSHOROV A, SAVIN I, ALEXANDROVA E, et al. Assessment of optimal arterial pressure with near-infrared spectroscopy in traumatic brain injury patients [J]. Adv Exp Med Biol, 2022, 1395: 133-137.

［18］ GUILFOYLE M R, HELMY A, DONNELLY J, et al. Characterising the dynamics of cerebral metabolic dysfunction following traumatic brain injury: A microdialysis study in 619 patients [J]. PLoS One, 2021, 16 (12): e0260291.

［19］ SVEDUNG WETTERVIK T, HOWELLS T, HILLERED L, et al. Autoregulatory or fixed cerebral perfusion pressure targets in traumatic brain injury: determining which is better in an energy metabolic perspective [J]. J Neurotrauma, 2021, 38 (14): 1969-1978.

[20] SVEDUNG WETTERVIK T, HANELL A, HOWELLS T, et al. Association of arterial metabolic content with cerebral blood flow regulation and cerebral energy metabolism-a multimodality analysis in aneurysmal subarachnoid hemorrhage [J]. J Intensive Care Med, 2022, 37 (11): 1442-1450.

[21] XIE J, BURROWS B T, FOX KENSICKI J, et al. Early electroencephalographic features predicting cerebral physiology and functional outcomes after pediatric traumatic brain injury [J]. Neurocrit Care, 2023, 38 (3): 657-666.

[22] CHANG J J, KEPPLINGER D, METTER E J, et al. Pressure reactivity index for early neuroprognostication in poor-grade subarachnoid hemorrhage [J]. J Neurol Sci, 2023, 450: 120691.

[23] OWEN B, VANGALA A, FRITCH C, et al. Cerebral autoregulation correlation with outcomes and spreading depolarization in aneurysmal subarachnoid hemorrhage [J]. Stroke, 2022, 53 (6): 1975-1983.

[24] Smith C A, Rohlwink U K, Mauff K, et al. Cerebrovascular pressure reactivity has a strong and independent association with outcome in children with severe traumatic brain injury [J]. Crit Care Med, 2023, 51 (5): 573-583.

[25] VELLE F, LEWÉN A, HOWELLS T, et al. Cerebral pressure autoregulation and optimal cerebral perfusion pressure during neurocritical care of children with traumatic brain injury [J]. J Neurosurg Pediatr, 2023, 31 (5): 503-513.

[26] SVEDUNG WETTERVIK T, VELLE F, HÅNELL A, et al. ICP, PRx, CPP, and Δ CPPopt in pediatric traumatic brain injury: the combined effect of insult intensity and duration on outcome [J]. Childs Nerv Syst, 2023, 39 (9): 2459-2466.

[27] AGRAWAL S, PLACEK M M, WHITE D, et al. Studying trends of auto-regulation in severe head injury in paediatrics (STARSHIP): protocol to study cerebral autoregulation in a prospective multicentre observational research database study [J]. BMJ Open, 2023, 13 (3): e071800.

[28] ABECASIS F, DIAS C, ZAKRZEWSKA A, et al. Monitoring cerebrovascular reactivity in pediatric traumatic brain injury: comparison of three methods [J]. Childs Nerv Syst, 2021, 37 (10): 3057-3065.

[29] BALU R, RAJAGOPALAN S, BAGHSHOMALI S, et al. Cerebrovascular pressure reactivity and intracranial pressure are associated with neurologic outcome after hypoxic-ischemic brain injury [J]. Resuscitation, 2021, 164: 114-121.

[30] KIRSCHEN M P, MAJMUDAR T, DIAZ-ARRASTIA R, et al. Deviations from PRx-derived optimal blood pressure are associated with mortality after cardiac arrest [J]. Resuscitation, 2022, 175: 81-87.

[31] SVEDUNG WETTERVIK T, HOWELLS T, LJUNGHILL HEDBERG A, et al. Intracranial pressure dynamics and cerebral vasomotor reactivity in community-acquired bacterial meningitis during neurointensive care [J]. J Neurosurg, 2022, 136 (3): 831-839.

[32] FERREIRA A V, MAIA I, DIAS C. Monitoring of cerebrovascular reactivity in intracerebral hemorrhage and its relation with survival [J]. Acta Neurochir Suppl, 2021, 131: 187-190.

[33] BAEHNER T, BOEHM O, PROBST C, et al. Kardiopulmonaler bypass in der herzchirurgie [Cardiopulmonary bypass in cardiac surgery] [J]. Anaesthesist, 2012, 61 (10): 846-856.

[34] REVES J G. Toward understanding cerebral blood

flow during cardiopulmonary bypass: implications for the central nervous system [J]. Anesthesiology, 2019, 130 (4): 609-613.

[35] BYDEN M, SEGERNAS A, THULESIUS H, et al.

Cerebrovascular reserve capacity as a predictor of postoperative delirium: a pilot study [J]. Front Surg, 2021, 8: 658849.

第十节　舌下微循环在指导临床决策中的价值

微循环网络负责为组织供氧和维持内环境稳态，休克状态下的组织氧供和氧需处于不匹配状态，微循环功能的恢复对休克复苏至关重要。旁流暗视野（sidestream dark field，SDF）技术直视测量的舌下微循环功能虽然已经过了数十年的发展，但在指导临床具体决策方面仍面临不少挑战。本文将阐述舌下微循环监测在临床决策中应用的最新临床研究进展、挑战及未来发展方向。

一、舌下微循环的概念及其应用

舌下微循环是指口腔底部区域舌系带两旁黏膜的微血管网络，可采用手持式活体显微镜以无创的方式对该区域的微血管进行图像采集，得到单个红细胞通过毛细血管的运动成像，然后采用专用软件进行处理及分析，从而得出一系列反映微循环功能的客观参数。

舌下微循环图像分析可评估微循环的对流和弥散功能，微循环的对流功能可以通过微循环血流指数（microcirculatory flow index，MFI）进行半定量描述，也可以通过使用时空图法进行定量描述。微循环的弥散功能可以通过 De Backer 评分、灌注血管比例（proportion of perfused vessels，PPV）、总血管密度（total vessel density，TVD）或者灌注血管密度（perfused vessel density，PVD）的组合来描述，异质性指数（heterogeneity index，HI）反映了内皮细胞或红细胞改变引起的微循环血流的异质性[1]。这些参数可通过自动血管分析（automated vascular analysis，AVA）软件进行手动或半自动分析得到，在缺乏自动分析算法的情况下，红细胞运动的量化依赖主观评分。

国际上，Ince 教授团队开放和验证了自动分析软件 Microtool，利用基于主曲率的区域检测对基于均衡时间的平均图像进行自动测量 TVD 和功能性毛细血管密度（functional capillary density，FCD）[2-3]。此外，Microtools 还可以生成红细胞在检测到的毛细血管中移动的时空图，从中可以计算出红细胞速度（red blood cell velocity，RBCv），从而提供反映微循环对流功能的客观可靠参数[4]。Microtools 还可用于计算毛细血管血细胞比容（capillary haematocrit，cHct），其是仅次于 FCD 的决定微循环弥散能力的第二个主要影响因素。得到了以上定量参数，我们就获得了舌下微循环图像序列中红细胞贡献给组织灌注的相关参数的完整描述，从而可以将其量化为红细胞体积的位移除以观察到的组织体积，我们称其为组织红细胞灌注（tissue red blood cell perfusion，tRBCp）[3]。重要的是，Microtool 使舌下微循环视频图像能够在床旁实时、快速地自动计算微循环的这些功能参数，且不受操作者的影响。使用 Microtools 还可以对大型数据集进行批量分析，Hilty 等[2-3]使用 Microtool 评估了数万亿个单个红细胞位置的信息，这种批量分析标志着微循环功能的体内监测向数据驱动领域的转变，并且为使用舌下微循环实时自动分析来早期识别休克、评估治疗效果提供了可能。

二、舌下微循环指导临床决策的临床研究

关于舌下微循环监测技术指导临床决策的有效性和可行性，一直缺少强有力的循证医学证据。2023 年《重症监护医学杂志》（*Intensive Care Medicine*）发表首个关于应用舌下微循环灌注参数指导休克的临床决策对预后影响的多中心随机对照研究[5]。研究结果提示，舌下微循环监测组与对照组相比，30 天死亡率及 6 个月全因死亡率均无统计学差异，24 h 后的舌下微循环参数变化在两组之间也无显著差异。研究得出结论，认为监测舌下微循环不提高患者生存率，但舌下微循环监测组接受血管活性药物或液体复苏治疗决策调整的患者比例更高，提示舌下微循环信息影响了临床决策。

该研究发表之后受到了多方质疑[6-9]。专家普遍指出该研究存在以下几个局限性：①研究纳入了不同类型休克的患者（可能具有不同类型的微循环功能障碍）；②仅在基线和治疗 24 h 后重新评估了舌下微循环数据；③研究没有结合明确的治疗策略；④在大部分患者中进行微循环评估后宣称的治疗改变与执行的治疗改变不匹配（59.4% 的患者没有得到微循环评估后宣称的治疗），而在排除这部分患者后干预组的死亡率呈下降趋势；⑤研究中几乎 30% 的视频质量不可接受；⑥研究分析舌下微循环视频数据采用的是 AVA 4.3C 版本的软件而非指南推荐作为"金标准"的 AVA 3.2 版本；⑦仅仅采用单一的微循环参数［小血管灌注比例（percentage of perfused small vessels，sPPV）］来描述微循环功能。需要指出的是，这项研究提示的是 AVA 4.3C 版本软件分析得出的微循环参数 sPPV 纳入优化治疗的临床决策过程不能改善休克患者的预后，并建议未来的研究需要确定不同的策略，将床旁评估的微循环参数应用于临床决策中。

三、舌下微循环临床应用的挑战和困难

如上述临床研究所提示，舌下微循环的临床应用同时面临着诸多挑战和困难。

1. 舌下微循环与其他器官微循环的不一致性　例如，在腹腔感染所致脓毒症的造瘘患者中，舌下微循环和肠道微循环之间在第 1 天没有发现相关性，在第 3 天才恢复一致性[10-11]，这可能是由 2 个区域的灌注正常化所致。但后来的研究发现，在腹内压未发生变化的胆管炎引起的高动力感染性休克模型中，舌下和肠道微循环变化相似[12]。从已有的研究证据出发，我们可以认为，虽然舌下微循环功能正常并不排除其他部位微循环功能障碍，但舌下微循环仍是临床重要的监测部位。

2. 微循环功能参数的正常参考范围阈值缺少统一定义　目前主要以 PPV 和 MFI 这两个参数来评估微循环功能，因为它们更容易在患者之间进行解释和比较，通常 MFI<2.6 表示存在微循环功能障碍[1]，但这 2 个参数仅代表微循环的对流功能，代表微循环弥散功能的参数如灌注血管密度则很难定义其好与不好的临界阈值。一项最新的研究[13]报道了健康志愿者的舌下微循环各个参数的分布范围，有希望为其将来在临床应用提供重要参考。

3. 在纠正大循环后如何基于舌下微循动力学复苏缺少标准化治疗方法　早期的关于一氧化氮（nitric oxide，NO）的临床研究未能发现其对微循环的改善作用[14]，但以微循环为导向的液体复苏或血管活性药物方案的调整对患者预后可能存在一定的影响[15]，有待将来设计更为完善的临床随机对照研究进行探索。

4. 舌下微循环视频分析和采集对技术要求高　SDF 视频采集对质量要求较高，低质量视频得出

的微循环参数可靠性低，需要进行专业的培训解决。此外，微循环参数的分析需依赖手动分析软件，人力和时间资源耗费大。然而，最近推出的新研发的自动分析软件有望实现对微循环视频图像进行床旁实时定量分析[2-3]。

四、舌下微循环在心源性休克中的应用

1. 心源性休克微循环失偶联　大循环 - 微循环失偶联的现象已在感染性休克中被广泛发现。近来，越来越多的研究关注心源性休克状态下的微循环功能。微循环功能障碍在心源性休克患者中可表现为多种不同类型，如毛细血管无灌注、低灌注、异质灌注、瘀滞或分流，此外，也可以是血液稀释导致的微血管中红细胞减少，从而降低组织氧供，还可继发于毛细血管渗漏综合征导致的水肿，引起弥散距离的增加而降低氧气到达组织细胞的能力[16]。Backer 等[17] 通过使用舌下微循环监测技术在重度心力衰竭合并心源性休克患者中发现微循环功能障碍发生率很高。与对照组患者相比，心源性休克的微血管 PVD 降低近 50%，伴有大量微血管无灌注或间歇性灌注，在不同区域之间也观察到明显的异质性。同样，Jung 等[18] 报道了心源性休克患者的微血管血流降低，与动脉乳酸水平升高相关。在急性心肌梗死导致的心源性休克患者中，入院时 PVD 降低与 30 天死亡率密切相关，其预测价值高于基线序贯器官衰竭评分（sequential organ failure assessment，SOFA）。此外，24 h 后 PVD 增加与临床结局改善相关。这种微循环功能障碍与大循环血流动力学参数（心率、血压、心排血指数、心脏做功指数）不相关。一项研究[19] 甚至发现，高达 45% 的死于心源性休克的患者具有正常的心输出量指数 [>2.2 L/（min·m²）]，微循环灌注受损而血压正常的心源性休克患者比微循环灌注正常且血压正常患者的死亡率显著升高，进一步说明持续的微循环功能障碍可能是器官低灌注并随后衰竭的原因。这种大循环参数恢复而微循环参数未恢复的状态称为大循环 - 微循环失偶联。

在心源性休克患者中，大循环 - 微循环失偶联发生率并不低[20]，其导致局部微循环仍处于休克状态，最终影响患者的临床预后。Merdji 等[16] 的研究同样证实心源性休克患者大循环参数与微循环参数间存在失偶联现象，该团队的另一项研究发现，毛细血管再充盈时间可更好地判断患者预后，从而建议在心源性休克患者中监测反映外周组织灌注的指标[21]。

2. 心源性休克如何改善微循环　静脉低剂量应用硝酸甘油既可增加舌下微循环的毛细血管密度，也可降低心脏充盈压。有研究发现，依诺昔酮能增加舌下微循环的灌注毛细血管密度[22]，去甲肾上腺素、多巴酚丁胺对舌下微循环的灌注毛细血管密度没有显著影响[22]，米力农对心源性休克患者微循环也无显著改善[23]，尚缺乏对肾上腺素、左西孟旦等药物的研究。

研究发现，在心源性休克患者中使用主动脉球囊反搏（intra-aortic balloon pump，IABP），支持或撤离过程对灌注毛细血管密度及毛细血管红细胞流速等微循环参数无显著影响[24-25]。而对于接受体外膜氧合（extracorporeal membrane oxygenation，ECMO）支持的难治性心源性休克患者，ECMO 启动 12 h 后，除舌下微血管密度外，几乎所有微循环参数均有所改善[25]；如果 ECMO 支持的首个 24 h 内无法使微循环参数快速正常化，死亡率将会升高[26-27]。在静脉 - 动脉体外膜氧合（venous-arterial ECMO，VA-ECMO）期间，通过降低 ECMO 流量模拟撤离试验，观察舌下微循环变化，可准确预测后续 48 h 脱机成功率[28-29]。但增加 ECMO 流量后，部分患者出现矛盾性微循环血流减少[29]，说明 ECMO 流量对微循环影响的异质性依旧存在。联合 IABP 和 VA-ECMO 支持对微循环参数没有任何益

处[25]。ECMO 联合正性肌力药物治疗难治性心源性休克可使大循环恢复，但并不能进一步改善微循环[30]。小样本研究[29]证实，Impella 辅助左心时，可以在启动机械辅助治疗后 24 h 内快速改善舌下微循环参数。

五、总结

需要指出的是，舌下微循环监测技术尚未能在临床广泛应用。临床主要通过外周组织灌注指标（如皮肤温度、外周灌注指数、花斑评分、毛细血管充盈时间等）及乳酸水平来评价微循环情况，进而指导休克复苏。但需要指出，舌下微循环监测提供了微循环动力学的特有信息（如微循环流量、血管密度、血流淤积等情况），可为临床决策提供更多参考价值。

虽然舌下微循环监测指导临床决策仍面临着不少挑战和困难，但这些挑战和困难正在被逐一攻克。未来，可将舌下微循环功能监测与传统的血流动力学监测相结合来指导治疗方案的精细化调整，探索更多以微循环为复苏目标、以促进大循环 - 微循环偶联恢复为目的的治疗手段，开展多中心研究以评价其临床价值，是一个值得期待的有望改善重症患者预后的新策略。

（中国医学科学院北京协和医院　刘旺林　何怀武

四川大学华西医院　王　波）

参 考 文 献

［1］ INCE C, BOERMA E C, CECCONI M, et al. Second consensus on the assessment of sublingual microcirculation in critically ill patients: results from a task force of the European society of intensive care medicine [J]. Intensive Care Med, 2018, 44 (3): 281-299.

［2］ HILTY M P, AKIN S, BOERMA C, et al. Automated algorithm analysis of sublingual microcirculation in an international multicentral database identifies alterations associated with disease and mechanism of resuscitation [J]. Crit Care Med, 2020, 48 (10): e864-e875.

［3］ HILTY M P, INCE C. Automated quantification of tissue red blood cell perfusion as a new resuscitation target [J]. Curr Opin Crit Care, 2020, 26 (3): 273-280.

［4］ HILTY M P, GUERCI P, INCE Y, et al. MicroTools enables automated quantification of capillary density and red blood cell velocity in handheld vital microscopy [J]. Commun Biol, 2019, 2: 217.

［5］ BRUNO R R, WOLLBORN J, FENGLER K, et al. Direct assessment of microcirculation in shock: a randomized-controlled multicenter study [J]. Intensive Care Med, 2023, 49 (6): 645-655.

［6］ BRUNO R R, HERNANDEZ G, WOLLBORN J, et al. Microcirculation information in clinical decision making: rome wasn't built in a day [J]. Intensive Care Med, 2023, 49 (10): 1272-1273.

［7］ HILTY M P, DURANTEAU J, MONTOMOLI J, et al. A microcirculation-guided trial doomed to fail [J]. Intensive Care Med, 2023, 49 (12): 1557-1558.

［8］ BRUNO R R, HERNANDEZ G, THIELE H, et al. A microcirculation-guided trial: never trying is worse than failing [J]. Intensive Care Med, 2023, 49 (12): 1555-1556.

［9］KANOORE EDUL V S, DUBIN A, et al. Pitfalls in the use of microcirculation as a resuscitation goal [J]. Intensive Care Med, 2023, 49 (10): 1268-1269.

［10］EDUL V S, INCE C, NAVARRO N, et al. Dissociation between sublingual and gut microcirculation in the response to a fluid challenge in postoperative patients with abdominal sepsis [J]. Ann Intensive Care, 2014, 4: 39.

［11］BOERMA E C, VAN DER VOORT P H, SPRONK P E, et al. Relationship between sublingual and intestinal microcirculatory perfusion in patients with abdominal sepsis [J]. Crit Care Med, 2007, 35 (4): 1055-1060.

［12］VERDANT C L, DE BACKER D, BRUHN A, et al. Evaluation of sublingual and gut mucosal microcirculation in sepsis: a quantitative analysis [J]. Crit Care Med, 2009, 37 (11): 2875-2881.

［13］GUVEN G, UZ Z, HILTY M P, et al. Morphologic mapping of the sublingual microcirculation in healthy volunteers [J]. J Vasc Res, 2022, 59 (4): 199-208.

［14］VAN DER VOORT P H, VAN ZANTEN M, BOSMAN R J, et al. Testing a conceptual model on early opening of the microcirculation in severe sepsis and septic shock: a randomised controlled pilot study [J]. Eur J Anaesthesiol, 2015, 32 (3): 189-198.

［15］BRUNO R R, WOLLBORN J, FENGLER K, et al. Direct assessment of microcirculation in shock: a randomized-controlled multicenter study [J]. Intensive care medicine, 2023, 49 (6): 645-655.

［16］MERDJI H, LEVY B, JUNG C, et al. Microcirculatory dysfunction in cardiogenic shock [J]. Ann Intensive Care, 2023, 13 (1): 38.

［17］DE BACKER D, DONADELLO K, TACCONE F S, et al. Microcirculatory alterations: potential mechanisms and implications for therapy [J]. Ann Intensive Care, 2011, 1 (1): 27.

［18］JUNG C, FERRARI M, RODIGER C, et al. Evaluation of the sublingual microcirculation in cardiogenic shock [J]. Clin Hemorheol Microcirc, 2009, 42 (2): 141-148.

［19］LIM N, DUBOIS M J, DE BACKER D, et al. Do all nonsurvivors of cardiogenic shock die with a low cardiac index? [J]. Chest, 2003, 124 (5): 1885-1891.

［20］LAWLER P R, VAN DIEPEN S. Toward a broader characterization of macro- and microcirculatory uncoupling in cardiogenic shock [J]. Am J Respir Crit Care Med, 2022, 206 (10): 1192-1193.

［21］MERDJI H, CURTIAUD A, AHETO A, et al. Performance of early capillary refill time measurement on outcomes in cardiogenic shock: an observational, prospective multicentric study [J]. Am J Respir Crit Care Med, 2022, 206 (10): 1230-1238.

［22］DEN UIL C A, LAGRAND W K, VAN DER ENT M, et al. Conventional hemodynamic resuscitation may fail to optimize tissue perfusion: an observational study on the effects of dobutamine, enoximone, and norepinephrine in patients with acute myocardial infarction complicated by cardiogenic shock [J]. PLoS One, 2014, 9 (8): e103978.

［23］MATHEW R, DI SANTO P, JUNG R G, et al. Milrinone as compared with dobutamine in the treatment of cardiogenic shock [J]. N Engl J Med, 2021, 385 (6): 516-525.

［24］DEN UIL C A, LAGRAND W K, VAN DER ENT M, et al. The effects of intra-aortic balloon pump support on macrocirculation and tissue microcirculation in patients with cardiogenic shock [J]. Cardiology, 2009, 114 (1): 42-46.

［25］PETRONI T, HARROIS A, AMOUR J, et al. Intra-aortic balloon pump effects on macrocirculation and microcirculation in cardiogenic shock patients supported by venoarterial extracorporeal membrane oxygenation [J]. Crit Care Med, 2014, 42 (9): 2075-

2082.

[26] CHOMMELOUX J, MONTERO S, FRANCHINEAU G, et al. Microcirculation evolution in patients on venoarterial extracorporeal membrane oxygenation for refractory cardiogenic shock [J]. Crit Care Med, 2020, 48 (1): e9-e17.

[27] KARA A, AKIN S, DOS REIS MIRANDA D, et al. Microcirculatory assessment of patients under VA-ECMO [J]. Crit Care, 2016, 20 (1): 344.

[28] AKIN S, DOS REIS MIRANDA D, CALISKAN K, et al. Functional evaluation of sublingual microcirculation indicates successful weaning from VA-ECMO in cardiogenic shock [J]. Crit Care, 2017, 21 (1): 265.

[29] WEI T J, WANG C H, CHAN W S, et al. Microcirculatory response to changes in venoarterial extracorporeal membrane oxygenation pump flow: a prospective observational study [J]. Front Med (Lausanne), 2021, 8: 649263.

[30] CHOMMELOUX J, MONTERO S, FRANCHINEAU G, et al. Venoarterial extracorporeal membrane oxygenation flow or dobutamine to improve microcirculation during ECMO for refractory cardiogenic shock [J]. J Crit Care, 2022, 71: 154090.

第四章 重症呼吸

第一节 急性呼吸窘迫综合征新定义的"新"在何处?

1967年,Ashbaugh等[1]首次提出急性呼吸窘迫综合征(acute respiratory distress syndrome,ARDS)的命名,随着对ARDS病理生理的不断深入研究及大量大规模随机对照试验结果的发布,其定义经历了数次变迁,包括1994年的美国与欧洲共识会议(The American-European Consensus Conference,AECC)定义[2]和2012年的柏林定义[3],其中柏林定义不仅制定了ARDS的定义与诊断标准,还进一步提出了ARDS严重程度分级标准及推荐治疗策略。随着新型冠状病毒感染(COVID-19)在全球流行,ARDS显示一种非传统病理生理改变,使全球科学家对治疗理念进行了深入研究。2024年,《美国呼吸与危重症医学杂志》发表了对ARDS定义的更新,并详细阐述了更新内容及原理[4]。

一、急性呼吸窘迫综合征新定义更新的原因

自ARDS的柏林定义发布以来,在ARDS的管理和研究方面的一些进展及COVID-19的全球流行进一步促使学界考虑修正柏林定义,以更好地指导对ARDS的临床诊治[5]。针对证据和实践方面的变化,为更新ARDS定义,2021年6月召开的具有广泛国际代表性和不同背景的全球共识会议制定了ARDS新定义。更新的原因具体有以下3个:①柏林定义不适用于缺乏血气分析的医疗环境,而脉搏血氧仪可用于评估ARDS氧合标准,这在观察性研究和临床试验中均得到验证和应用[6-7];②柏林定义要求患者使用人工气道机械通气或无创机械通气,且呼气末正压(positive end-expiratory pressure,PEEP)≥5 cmH_2O,而在2015年FLORALI试验[8]发表后,经鼻高流量氧疗(high-flow nasal oxygen,HFNO)用于治疗严重低氧性呼吸衰竭的案例增多,并在COVID-19大流行期间得到广泛应用[9],而此类患者不符合柏林定义;③超声已越来越多地应用于急性低氧性呼吸衰竭危重患者,可以部分取代传统的胸部X线检查[10]。

二、急性呼吸窘迫综合征新定义的具体内容

全球专家统一制定了ARDS的新定义,即ARDS是一种由肺炎、肺外感染、创伤、输血、烧伤、误吸或休克等危险因素诱发的急性、弥漫性、炎症性肺损伤。由此产生的损伤会导致肺血管和上皮通透性增加、肺水肿和重力依赖性肺不张,且均可引起肺组织通气障碍。ARDS新定义根据氧合情况将ARDS分为3类,即非插管ARDS、插管ARDS和资源有限情况下的ARDS,具体标准详见表4-1-1。

表 4-1-1　ARDS 新定义与柏林定义的比较

	ARDS 新定义			柏林定义
时机	在危险因素预估出现或出现新的或恶化的呼吸道症状的 1 周内，低氧性呼吸衰竭急性发作或恶化			起病 1 周内具有明确的危险因素，或者在 1 周内出现新的 / 突然加重的呼吸系统症状
肺水肿	肺水肿并非完全或主要归因于心源性肺水肿 / 体液超负荷			呼吸衰竭不能完全用心力衰竭或液体过负荷解释；如无相关危险因素，需行客观检查以排除静水压增高型肺水肿
胸部成像	胸部 X 线片和 CT 显示，双侧阴影，或者超声双侧 B 线和 / 或实变，不能完全由积液、肺不张或结节 / 肿块解释			胸部 X 线片或 CT 显示，双侧浸润影，不能完全由渗出物、肺叶 / 肺塌陷或结节解释
氧合情况	非插管 ARDS	插管 ARDS	资源有限环境下的 ARDS	ARDS
轻度	HFNO≥30 L/min 或 NIV/CPAP PEEP≥5 cmH$_2$O 时，PaO$_2$/FiO$_2$≤300 mmHg 或 SpO$_2$/FiO$_2$≤315 mmHg（SpO$_2$≤97%）	200 mmHg<PaO$_2$/FiO$_2$≤300 mmHg 或 235 mmHg≤SpO$_2$/FiO$_2$≤315 mmHg（SpO$_2$≤97%）	SpO$_2$/FiO$_2$≤315 mmHg（SpO$_2$≤97%）。在资源有限的情况下，诊断不需要 PEEP 或最小氧流量	200 mmHg<PaO$_2$/FiO$_2$≤300 mmHg，PEEP 或 CPAP≥5 cmH$_2$O
中度		100 mmHg<PaO$_2$/FiO$_2$≤200 mmHg 或 148 mmHg<SpO$_2$/FiO$_2$≤235 mmHg（SpO$_2$≤97%）		100 mmHg<PaO$_2$/FiO$_2$≤200 mmHg，PEEP≥5 cmH$_2$O
重度		PaO$_2$/FiO$_2$≤100 mmHg 或 SpO$_2$/FiO$_2$≤148 mmHg（SpO$_2$≤97%）		PaO$_2$/FiO$_2$≤100 mmHg，PEEP≥5 cmH$_2$O

注：ARDS. 急性呼吸窘迫综合征；SpO$_2$. 经皮动脉血氧饱和度；HFNO. 经鼻高流量氧疗；PEEP. 呼气末正压；CPAP. 持续气道正压呼吸；NIV. 无创机械通气；FiO$_2$. 吸入气氧浓度。

三、急性呼吸窘迫综合征新定义的优势和局限性

（一）急性呼吸窘迫综合征新定义的优势

ARDS 的新定义根据现有证据和临床实践，在柏林定义的基础上对几个关键领域进行了更新，其中比较令学界关注的主要有以下 3 点。

1. 纳入 HFNO 流速≥30 L/min 的患者　柏林定义是根据动脉血氧分压（partial pressure of oxygen in arterial blood; arterial partial pressure of oxygen，PaO$_2$）/ 吸入气氧浓度（fractional concentration of inspired oxygen，FiO$_2$）值对 ARDS 进行诊断和严重程度的分层，要求患者接受机械通气且 PEEP≥5 cmH$_2$O。这使一些符合柏林定义其他标准，但早期能够得到 HFNO 而非人工气道机械通气治疗的低氧血症患者不能被诊断为 ARDS。有研究显示，93% 接受 HFNO 的 COVID-19 患者在人工气道机械通气治疗后仍符合 ARDS 氧合标准，甚至重度 ARDS 的标准[11]。随着 HFNO 越来越多地用于符合 ARDS 标准的严重低氧血症患者，以及部分医疗条件有限，无法使用人工气道机械通气和无创机械通气的患者，ARDS 新定义将 ARDS 柏林定义扩大至 HFNO≥30 L/min 且满足 ARDS 柏林定义其他标准的患者，因医疗条件有限而无法行气管插管或正压通气的患者不再被排除在 ARDS 的定义之外，这有利于识别处于早期的 ARDS 患者，以协助临床医师尽早干预。

2. 将 PaO$_2$/FiO$_2$≤300 mmHg 或经皮动脉血氧饱和度（percutaneous arterial oxygen saturation，SpO$_2$）/FiO$_2$≤315（SpO$_2$≤97%）作为诊断标准识别低氧血症患者　动脉血气一直是评估低氧血症的"金标准"，但在医疗条件有限的情况下，可能无法检测动脉血气，故通过 PaO$_2$/FiO$_2$ 值识别 ARDS 患

者具有局限性。有研究[12]显示，当 $SpO_2 \leqslant 97\%$，PaO_2/FiO_2 与 SpO_2/FiO_2 具有良好相关性。脉搏血氧监测作为一种经过验证、无创、廉价的氧合评估方法具有明显的优势，不仅可以减轻患者的痛苦，更有助于在早期识别 ARDS 患者，从而尽早干预以改善患者的预后，这在医疗资源有限地区具有十分重要的现实意义。

3. 当胸部 X 线片和 / 或计算机机体层成像（computerized tomography，CT）不易获得时，可以使用超声评估代替　柏林定义中规定，ARDS 患者的胸部 X 线片或 CT 显示为双肺致密影且不能完全用胸腔积液、肺不张或结节 / 肿块等解释。然而，在医疗条件有限时，可能无法进行胸部 X 线检查或 CT 检查。有研究[13]表明，经过充分训练的操作人员可以使用超声对患者进行非心源性肺水肿的诊断。

以上更新对 ARDS 诊治意义巨大，可以更早地识别出 ARDS 患者，进而实施早期干预措施。

（二）急性呼吸窘迫综合征新定义的局限性

1. 对接受 HFNO 患者的流量阈值界定为 $\geqslant 30$ L/min 的证据不充分　虽然，设定 HFNO 的流量阈值为 30 L/min 可以提供较低水平的 PEEP[14]，但尚无充足证据表明，当 HFNO 流量 $\geqslant 30$ L/min 时，与 PEEP $\geqslant 5$ cmH$_2$O 时测定的 PaO_2/FiO_2 一致。在医疗资源有限地区，ARDS 新定义不考虑 PEEP 或最小氧流量，进一步扩大了 ARDS 的诊断人群，纳入了病情较轻的患者，这虽有助于 ARDS 的早期识别，但增加了 ARDS 人群的异质性，让本来就难以统一的人群变得更加复杂。

2. 将肺部超声和 SpO_2/FiO_2 作为 ARDS 的诊断工具有一定局限性　肺部超声用于检测间质浸润和实变的敏感性过高，可能造成 ARDS 假阳性[15]。此外，脉搏血氧仪对肤色过深的低氧血症患者和休克患者的敏感性低[16-18]。最近的研究数据表明，隐性低氧血症［动脉血氧饱和度（oxygen saturation in arterial blood/arterial oxygen saturation，SaO$_2$）为 88%，而 SpO_2 为 92%~96%］在黑种人患者中的发生率是白种人患者的 4 倍[18-19]。脉搏血氧仪的准确性在不同种族人群中具有一定差异，这凸显了 SpO_2/FiO_2 作为诊断标准的局限性。

3. 根据治疗措施来定义 ARDS 需要进一步改进　尽管 ARDS 新定义根据 COVID-19 大流行时的诊疗经验，将诊断为 ARDS 的人群扩展至接受 HFNO 且流量 $\geqslant 30$ L/min 的急性低氧性呼吸衰竭患者，这有助于临床实践中的患者管理及临床研究中的患者招募。但通过治疗措施来定义疾病明显不妥，根据体外膜氧合（extracorporeal membrane oxygenation，ECMO）支持和俯卧位通气治疗来诊断或定义 ARDS 是否更加合理？

4. 没有推荐与 ARDS 有关的生物标志物和表型指标等　由于机制不明，ARDS 新定义没有推荐与 ARDS 有关的生物标志物指标或与肺损伤有关的直接测量指标，如血管外肺水、无效腔比和分流率等，也未推荐近年来研究较多的表型指标，如"高炎症型"与"低炎症型"指标体系。有研究表明，不同表型对治疗的反应不同。未来应考虑纳入上述分类，从而不断阐明 ARDS 的炎症本质，也有利于改善患者的预后。

总之，ARDS 新定义从无创机械通气与气管插管扩展至 HFNO 患者，对低氧血症的判断从动脉血气扩展到脉搏血氧监测，对双侧肺部浸润的判断从胸部 X 线片和 CT 扩展至肺部超声。在医疗资源不足地区可对 PEEP、氧流量或特定呼吸支持设备不做要求，这种简单化的推荐有助于对 ARDS 患者的早期识别和治疗，但需要对 ARDS 新定义的诊断价值进行评估，并在评估及临床实施过程中继续优化 ARDS 的定义。

（天津市第三中心医院　尹承芬　徐　磊）

参 考 文 献

[1] ASHBAUGH D G, BIGELOW D B, PETTY T L, et al. Acute respiratory distress in adults [J]. Lancet, 1967, 2(7511): 319-323.

[2] Bernard G R, Artigas A, Brigham K L, et al. Report of the american-european consensus conference on ARDS: definitions, mechanisms, relevant outcomes and clinical trial coordination [J]. Intensive Care Med, 1994, 20(3): 225-232.

[3] RANIERI V M, RUBENFELD G D, THOMPSON B T, et al. Acute respiratory distress syndrome: the Berlin definition [J]. JAMA, 2012, 307(23): 2526-2533.

[4] MATTHAY M A, ARABI Y, ARROLIGA A C, et al. A new global definition of acute respiratory distress syndrome [J]. Am J Respir Crit Care Med, 2024, 209(1): 37-47.

[5] GRASSELLI G, CALFEE C S, CAMPOROTA L, et al. ESICM guidelines on acute respiratory distress syndrome: definition, phenotyping and respiratory support strategies [J]. Intensive Care Med, 2023, 49(7): 727-759.

[6] BROWN S M, GRISSOM CK, MOSS M, et al. Nonlinear imputation of PaO_2/FiO_2 from SpO_2/FiO_2 among patients with acute respiratory distress syndrome [J]. Chest, 2016, 150(2): 307-313.

[7] WICK K D, MATTHAY M A, WARE L B. Pulse oximetry for the diagnosis and management of acute respiratory distress syndrome [J]. Lancet Respir Med, 2022, 10(11): 1086-1098.

[8] FRAT J P, THILLE A W, MERCAT A, et al. High-flow oxygen through nasal cannula in acute hypoxemic respiratory failure [J]. N Engl J Med, 2015, 372(23): 2185-2196.

[9] Ranieri VM, Tonetti T, Navalesi P, et al. High flow nasal oxygen for severe hypoxemia: oxygenation response and outcome in COVID-19 patients [J]. Am J Respir Crit Care Med, 2022, 205(4): 431-439.

[10] SMIT M R, HAGENS L A, HEIJNEN N F L, et al. Lung ultrasound prediction model for acute respiratory distress syndrome: a multicenter prospective observational study [J]. Am J Respir Crit Care Med, 2023, 207(12): 1591-1601.

[11] BROWN S M, PELTAN I D, BARKAUSKAS C, et al. What does acute respiratory distress syndrome mean during the COVID-19 pandemic? [J]. Ann Am Thorac Soc, 2021, 18(12): 1948-1950.

[12] BROWN S M, DUGGAL A, HOU P C, et al. Nonlinear imputation of PaO_2/FiO_2 from SpO_2/FiO_2 among mechanically ventilated patients in the ICU: a prospective, observational study [J]. Crit Care Med, 2017, 45(8): 1317-1324.

[13] SEE K C, ONG V, TAN Y L, et al. Chest radiography versus lung ultrasound for identification of acute respiratory distress syndrome: a retrospective observational study [J]. Crit Care, 2018, 22(1): 203.

[14] GROVES N, TOBIN A. High flow nasal oxygen generates positive airway pressure in adult volunteers [J]. Aust Crit Care 2007, 20(4): 126-131.

[15] VERCESI V, PISANI L, VAN TONGEREN P S I, et al. Lung ultrasound consortium. external confirmation

and exploration of the kigali modification for diagnosing moderate or severe ARDS [J]. Intensive Care Med, 2018, 44: 523-524.

［16］WONG A I, CHARPIGNON M, KIM H, et al. Analysis of discrepancies between pulse oximetry and arterial oxygen saturation measurements by race and ethnicity and association with organ dysfunction and mortality [J]. JAMA Netw Open, 2021, 4(11): e2131674.

［17］Henry N R, Hanson A C, Schulte P J, et al. Disparities in hypoxemia detection by pulse oximetry across self-identified racial groups and associations with clinical outcomes [J]. Crit Care Med, 2022, 50(2): 204-211.

［18］FAWZY A, WU T D, WANG K, et al. Racial and ethnic discrepancy in pulse oximetry and delayed identification of treatment eligibility among patients with COVID-19 [J]. JAMA Intern Med, 2022, 182(7): 730-738.

［19］SJODING M W, DICKSON R P, Iwashyna T J, et al. Racial bias in pulse oximetry measurement [J]. N Engl J Med, 2020, 383(26): 2477-2478.

第二节 《欧洲重症医学会急性呼吸窘迫综合征指南》"新"在哪里？

自 1967 年 Ashbaugh 等[1]首次提出急性呼吸窘迫综合征(acute respiratory distress syndrome，ARDS)以来，其诊断标准经历数次变迁。随着疾病评估方法和呼吸支持方式的发展，里程碑式的柏林定义已不能满足临床和研究的需求[2-5]。近年来，ARDS 呼吸支持策略也取得长足进步。鉴于临床实践和科学证据的变化，2023 年欧洲重症医学会（European Society of Intensive Care Medicine，ESICM）在 2017 年临床实践指南（clinical practice guideline，CPG）（以下简称"2017 年 CPG"）的基础上提出了基于证据的 ARDS 新指南，即《ESICM 急性呼吸窘迫综合征指南》（以下简称"2023 新指南"）[6-7]。本文对 2023 新指南更新和修订的内容进行总结，以期为临床实践及研究提供新思路和新方向。

一、2023 新指南框架结构

2023 新指南由代表 ESICM 的国际专家小组围绕定义、表型及呼吸支持策略共 3 项主题的 9 个关键领域进行临床证据总结。研究范围仅限于成年人和非药物支持治疗策略［神经肌肉阻断剂（neuromuscular blockade，NMBA）除外］。与 2017 年 CPG 相比，2023 新指南不仅涵盖了 ARDS 和急性低氧性呼吸衰竭（acute hypoxemic respiratory failure，AHRF）的患者，同时也将新型冠状病毒感染（COVID-19）导致 ARDS（COVID-19 acute respiratory distress syndrome，CARDS）患者考虑在内。虽然，2023 新指南增加了 ARDS 定义和表型这 2 个主题，但仅采用叙述性方法进行阐述，并未给出推荐意见。另外，2023 新指南在其他 7 个领域整合 3 个主要标准（证据确定性、质量分级及专家意见），对具体内容进行调整或提出新的推荐意见。

二、2023 新指南：急性呼吸窘迫综合征的定义

2023 新指南单独提出并从 ARDS 发病时间、是否增加接受经鼻高流量氧疗（high flow nasal oxygen，HFNO）的患者、是否增加经皮动脉血氧饱和度（percutaneous arterial oxygen saturation，

SpO_2）/吸入气氧浓度（fractional concentration of inspired oxygen，FiO_2）作为低氧血症的评价指标及是否取消胸部影像学标准等角度进行探讨，并更新了 ARDS 定义的范畴及利弊，为 ARDS 定义修订提供了新视角。然而，ESICM 专家组认为修订 ARDS 诊断标准超出了其职权范围，因此并未给出推荐意见。由全球专家共识会议提出的 ARDS 全球新标准从定义和诊断标准 2 个方面对柏林定义进行了修订，弥补了局限性，但有效性及准确性仍需进一步研究和评估[8]。

三、2023 新指南：急性呼吸窘迫综合征的表型

与 2017 年 CPG 相比，2023 新指南对 ARDS 表型进行了单独讨论。为了明确 ARDS 分型，2023新指南定义了表型、亚组、亚表型和内表型。此外，2023 新指南指出，根据不同亚表型对 ARDS 进行干预可能会对治疗策略，如抗炎、呼气末正压（positive end-expiratory pressure，PEEP）及液体管理等产生不同的效果，同时也可能影响患者的预后。

2023 新指南对 ARDS 表型的阐述强调了精准化治疗的必要性，但并未给出明确的推荐意见。识别 ARDS 亚表型有助于为特定患者提供个体化、精准化的治疗和预后评估，这不仅可以提高研究效率，还可以确定患者中预后不良的高风险人群。然而，ARDS 表型仍在不断演变，难以形成统一的标准，未来需要进一步的探究。

四、2023 新指南：气管插管前呼吸支持策略的推荐意见

与 2017 年 CPG 相比，2023 新指南增加了对气管插管前 AHRF 患者接受 HFNO 和无创机械通气（non-invasive ventilation，NIV）/持续气道正压通气（continue positive airway pressure，CPAP）的推荐意见，扩展了适用范围，为患者早期治疗提供依据。

（一）应用经鼻高流量氧疗的推荐意见

许多非机械通气的 AHRF 患者并不符合柏林定义中 PEEP≥5 cmH_2O 的标准，但大多数由 HFNO升级为人工气道机械通气的患者最终符合 ARDS 诊断标准[9]。因此，专家组在评估患者是否需要 HFNO 治疗时，将人群扩展至 AHRF 患者。这一改变与 2023 新指南中针对非气管插管患者的定义相呼应，旨在早期识别 ARDS 患者。

2023 新指南强烈推荐非机械通气 AHRF 患者［心源性肺水肿或慢性阻塞性肺疾病（chronic obstructive pulmonary disease，COPD）急性加重引起除外］接受 HFNO，以降低气管插管率。同时，NIV/CPAP 可替代 HFNO 降低 COVID-19 导致 AHRF 患者的气管插管风险。然而，专家组对使用 HFNO 代替传统氧疗（conventional oxygen therapy，COT）降低病死率和使用 HFNO 代替 NIV/CPAP 降低气管插管率或病死率均无推荐意见。未来急需更多的研究评估 HFNO 与 NIV/CPAP 对 AHRF 患者临床预后影响的差异。

（二）应用无创机械通气/持续气道正压通气的推荐意见

尽管 NIV/CPAP 可以改善 AHRF 患者的低氧血症和呼吸功能障碍，但其可能延误合适的气管插管时机，甚至提高病死率。此外，在 NIV 下仍存在发生自戕性肺损伤（patient self-inflicted lung injury，P-SILI）的风险。因此，在选择 NIV 时需要考虑具体的生理效应和潜在的风险。基于此，2023 新指南增加了应用 NIV/CPAP 的推荐意见，有助于临床工作者选择合适的治疗策略，改善患者的临床预后，

并为未来的研究提供新方向。

对于 COVID-19 导致 AHRF 的患者，2023 新指南推荐，使用 CPAP 代替 COT 以降低插管风险，而能否降低病死率尚不明确。此外，专家组对 AHRF（心源性肺水肿或 COPD 急性加重除外）患者使用 NIV/CPAP 代替 COT 以降低气管插管率或病死率，使用面罩还是头盔进行 NIV/CPAP 通气及使用 NIV 代替 CPAP 治疗 AHRF 均无推荐意见。2023 新指南对 NIV/CPAP 的推荐意见多为无推荐或低级别推荐，提示 NIV/CPAP 在 AHRF 患者中的应用尚需更多的研究证据证实其有效性和适用性。

五、2023 新指南：人工气道机械通气策略的推荐意见

2023 新指南相较于 2017 年 CPG，修订了对应用 PEEP、肺复张（recruitment maneuvers，RM）的推荐，但未对潮气量设置的推荐意见进行修订，仅对 COVID-19 患者给出了推荐意见。

（一）应用呼气末正压的推荐意见

2017 年 CPG 推荐中、重度 ARDS 患者接受更高水平的 PEEP。2023 新指南基于 2017 年 CPG 以来有关 PEEP 设置相关研究的进展，将经典高 PEEP 策略与低 PEEP 策略进行了对比；同时，将呼吸力学导向的 PEEP 与经典 PEEP 策略进行了对比，均未发现选择不同策略在病死率方面有差异。因此，2023 新指南并未推荐或反对使用更高水平的 PEEP 或呼吸力学导向的 PEEP 以降低 ARDS 患者的病死率。

（二）应用肺复张的推荐意见

RM 可通过复张塌陷肺泡增加呼气末肺容积，进而改善气体交换，减少肺应力应变。然而，RM 也可能导致气压伤、静脉回流减少及右心衰竭等。荟萃分析发现，长程 RM（气道压 ≥ 35 cmH$_2$O，持续时间 ≥ 1 min）虽能缩短无机械通气时间，但并未降低病死率，且同时增大了气压伤的风险。此外，专家组汇总了短程 RM（气道压 ≥ 35 cmH$_2$O，持续时间 < 1 min）对临床预后影响的研究，研究表明，短程 RM 并未降低病死率或气压伤的发生率。因此，与 2017 年 CPG 推荐应用 RM 相反，2023 新指南反对使用长程 RM 以降低病死率，也不推荐对 ARDS 患者常规使用短程 RM 以降低病死率。

（三）潮气量设置的推荐意见

尽管专家组进行荟萃分析提示，小潮气量通气并未降低病死率，但考虑纳入研究的异质性及其病理生理学机制，2023 新指南仍推荐 ARDS 患者采用小潮气量通气策略降低病死率。此推荐同样适用于 CARDS 患者。

六、2023 新指南：挽救性治疗的推荐意见

2023 新指南相较于 2017 年 CPG 增加使用 NMBA 和体外二氧化碳清除（extracorporeal carbon dioxide removal，ECCO$_2$R）的推荐，修订了应用静脉 - 静脉体外膜氧合（veno-venous extracorporeal membrane oxygenation，VV-ECMO）的推荐，同时保留了俯卧位通气（prone positioning，PP）的推荐意见。

（一）使用神经肌肉阻断剂的推荐意见

2023 新指南反对非 COVID-19 中重度 ARDS 患者常规持续应用 NMBA。虽然对机械通气的患者应用 NMBA 可以降低呼吸功和改善人机同步性，并可能影响预后[10]，但长期使用 NMBA 可引起肌无力且患者需要深度镇静，易导致不良预后[11-12]。通过对 5 项随机对照试验进行荟萃分析发现，应

用 NMBA 并不能降低病死率。因此，对拔管成功、再插管、ICU 获得性虚弱及 PP 期间患者应用 NMBA 尚存在争议，需进一步探讨。值得注意的是，应用 NMBA 可以显著降低气胸的发病率，故支持在有气胸风险的患者中应用 NMBA[13-16]。此外，人机不同步可能影响临床预后，也是应用 NMBA 的潜在指征。

（二）应用体外二氧化碳清除的推荐意见

2023 新指南不推荐在非随机对照试验以外的情况下使用 ECCO$_2$R，以降低 ARDS 患者的病死率。鉴于 2017 年之后 ECCO$_2$R 在 ARDS 患者中的研究进展，专家组对 2 项随机对照试验进行荟萃分析[17-18] 发现，ECCO$_2$R 并不能降低病死率。未来的研究需要明确在特定人群中应用 ECCO$_2$R 是否能够改善预后。此外，ECCO$_2$R 的有效性和安全性可能与设备相关，未来需要更多的研究填补 ARDS 患者中应用 ECCO$_2$R 的空白。

（三）应用静脉 - 静脉体外膜氧合的推荐意见

由于循证医学证据不足，2017 年 CPG 并未针对 VV-ECMO 给出具体推荐意见。2023 新指南对 2 项随机对照试验进行了荟萃分析[19-20]，推荐重度 ARDS/CARDS 患者采用与 EOLIA 试验相似的策略进行 VV-ECMO 治疗。2023 新指南强调，资源和技术是应用 VV-ECMO 的重要前提。值得注意的是，应用 VV-ECMO 患者的长期预后和 ECMO 相关的并发症尚不清楚，仍需进一步研究评估。

（四）俯卧位通气的推荐意见

由于 2017 年 CPG 后 PP 无更新的证据，2023 新指南仍推荐使用 PP 降低中重度 ARDS 患者病死率。此外，2023 新指南强调，机械通气的 ARDS/CARDS 患者应在气管插管后早期采取 PP，在应用小潮气量且调整 PEEP 后，当氧合指数持续＜150 mmHg，即可开始长时 PP（连续至少 16 h）以降低病死率。同时，2023 新指南也推荐，非插管的 COVID-19 导致 AHRF 患者采取清醒俯卧位通气降低插管率。尽管 PP 已被证实可降低中重度 ARDS 患者病死率，但不同 PP 时长对预后的影响尚不明确。此外，终止 PP 的时机和指征仍存在争议。在考虑终止 PP 时，氧合指数、呼吸力学及通气相关指标（如二氧化碳分压、无效腔率和分流率等）的变化可能有助于确定最佳的 PP 终止时机。

七、展望未来

2023 新指南的目标是整合最佳证据以指导临床实践，并为未来研究领域确定方向。2023 新指南有望推进国际多中心研究，以实现不同地区常规治疗的标准化。然而，2023 新指南中许多建议缺乏强有力证据支持，未来仍需要更多的临床试验来验证。

（一）基于急性呼吸窘迫综合征定义的流行病学研究

将 HFNO 纳入 ARDS 诊断标准的范畴有助于更全面地识别早期 ARDS，特别是在医疗资源不足地区。这将促进与 ARDS 发病率相关的研究，并为非插管 AHRF 患者的疾病进展、最终需要呼吸支持升级的发生率及病死率等相关研究提供可能性。

（二）基于表型分类的治疗及预后评估

根据 ARDS 患者不同治疗反应性特点进行表型分类，有助于治疗的精准化。然而，如何有效识别适合接受治疗的潜在患者是目前面临的关键问题。在 ARDS 患者中，根据表型进行分层，随后针对可能存在反应性的表型进行特定研究，有助于有效开展临床研究。关于 ARDS 亚表型未来需要解决的问题包括亚表型的稳定性、可重复性及基于亚表型的精准化治疗对预后的影响等。

（三）急性呼吸窘迫综合征患者个体化肺保护性通气策略研究

近年来，肺保护性通气策略取得了长足进展，但仍存在需要完善的领域。首先，固定的潮气量水平并不适合所有患者，未来应靶向寻找评估机械通气相关性肺损伤的最佳方式、指导最佳潮气量设置的方式、个体化呼吸支持策略的选择及确定降低动脉二氧化碳的非机械通气方式。其次，基于胸部影像学和肺可复张性的个体化 PEEP 对临床预后的影响需要进一步探究。此外，胸部影像学变化、肺可复张性及体位与 PEEP 间的相互作用仍不清楚。最后，定期进行 RM 的作用、RM 间隔时间及可能获益人群的选择也需要在未来的研究中探讨。

2023 新指南在 2017 年 CPG 的基础上进行了较大的更新和修订。2023 新指南增加了对 ARDS 定义和表型的探讨，虽然并未提出明确推荐意见，但为未来研究提供了新思路和新方向。此外，2023 新指南针对呼吸支持策略的推荐意见也进行了更新，并提出目前存在的问题及未来的研究方向。2023 新指南的更新突出了对呼吸支持策略的全面评估及更准确地定义和细分患者人群的需求，可能推动未来 ARDS 精准化治疗的进程。

（东南大学附属中大医院　袁雪燕　刘　玲　邱海波）

参 考 文 献

［1］ ASHBAUGH D G, BIGELOW D B, PETTY T L, et al. Acute respiratory distress in adults [J]. Lancet, 1967, 2(7511): 3 19-323.

［2］ RANIERI V M, RUBENFELD G D, THOMPSON B T, et al. Acute respiratory distress syndrome: the Berlin definition [J]. JAMA, 2012, 307(23): 2526-2533.

［3］ MATTHAY M A, THOMPSON B T, WARE L B. The Berlin definition of acute respiratory distress syndrome: should patients receiving high-flow nasal oxygen be included? [J]. Lancet Respir Med, 2021, 9(8): 933-936.

［4］ HANLEY C, GIACOMINI C, BRENNAN A, et al. Insights regarding the Berlin definition of ARDS from prospective observational studies [J]. Semin Respir Crit Care Med, 2022, 43(3): 379-389.

［5］ PAN C, LIU L, XIE J F, et al. Acute respiratory distress syndrome: challenge for diagnosis and therapy [J]. Chin Med J (Engl), 2018, 131(10): 1220-1224.

［6］ FAN E, DEL SORBO L, GOLIGHER E C, et al. An official American Thoracic Society/European Society of Intensive Care Medicine/Society of Critical Care Medicine Clinical Practice Guideline: mechanical ventilation in adult patients with acute respiratory distress syndrome [J]. Am J Respir Crit Care Med, 2017, 195(9): 1253-1263.

［7］ GRASSELLI G, CALFEE C S, CAMPOROTA L, et al. ESICM guidelines on acute respiratory distress syndrome: definition, phenotyping and respiratory support strategies [J]. Intensive Care Med, 2023, 49(7): 727-759.

［8］ MATTHAY M A, ARABI Y, ARROLIGA A C, et al. A new global definition of acute respiratory distress syndrome [J]. Am J Respir Crit Care Med, 2024, 209(1): 37-47.

［9］ RANIERI V M, TONETTI T, NAVALESI P, et al. High-flow nasal oxygen for severe hypoxemia: oxygenation response and outcome in patients with

COVID-19 [J]. Am J Respir Crit Care Med, 2022, 205(4): 431-439.

［10］SLUTSKY A S. Neuromuscular blocking agents in ARDS [J]. N Engl J Med, 2010, 363(12): 1176-1180.

［11］PRICE D R, MIKKELSEN M E, UMSCHEID C A, et al. Neuromuscular blocking agents and neuromuscular dysfunction acquired in critical illness: a systematic review and meta-analysis [J]. Crit Care Med, 2016, 44(11): 2070-2078.

［12］BARR J, FRASER G L, PUNTILLO K, et al. Clinical practice guidelines for the management of pain, agitation, and delirium in adult patients in the intensive care unit [J]. Crit Care Med, 2013, 41(1): 263-306.

［13］PAPAZIAN L, FOREL J-M, GACOUIN A, et al. Neuromuscular blockers in early acute respiratory distress syndrome [J]. N Engl J Med, 2010, 363(12): 1107-1116.

［14］FOREL J-M, ROCH A, MARIN V, et al. Neuromuscular blocking agents decrease inflammatory response in patients presenting with acute respiratory distress syndrome [J]. Crit Care Med, 2006, 34(11): 2749-2757.

［15］GAINNIER M, ROCH A, FOREL J-M, et al. Effect of neuromuscular blocking agents on gas exchange in patients presenting with acute respiratory distress syndrome [J]. Crit Care Med, 2004, 32(1): 113-119.

［16］NATIONAL HEART, LUNG, AND BLOOD INSTITUTE PETAL CLINICAL TRIALS NETWORK, Moss M, Huang D T, et al. Early neuromuscular blockade in the acute respiratory distress syndrome [J]. N Engl J Med, 2019, 380(21): 1997-2008.

［17］BEIN T, WEBER-CARSTENS S, GOLDMANN A, et al. Lower tidal volume strategy ($\approx$3 ml/kg) combined with extracorporeal CO_2 removal versus "conventional" protective ventilation (6 ml/kg) in severe ARDS [J]. Intensive Care Med, 2013, 39(5): 847-856.

［18］MCNAMEE J J, GILLIES M A, BARRETT N A, et al. Effect of lower tidal volume ventilation facilitated by extracorporeal carbon dioxide removal vs standard care ventilation on 90-day mortality in patients with acute hypoxemic respiratory failure: the REST randomized clinical trial [J]. JAMA, 2021, 326(11): 1013-1023.

［19］PEEK G J, MUGFORD M, TIRUVOIPATI R, et al. Efficacy and economic assessment of conventional ventilatory support versus extracorporeal membrane oxygenation for severe adult respiratory failure (CESAR): a multicentre randomised controlled trial [J]. Lancet, 2009, 374(9698): 1351-1363.

［20］COMBES A, HAJAGE D, CAPELLIER G, et al. Extracorporeal membrane oxygenation for severe acute respiratory distress syndrome [J]. N Engl J Med, 2018, 378(21): 1965-1975.

第三节　社区获得性肺炎：糖皮质激素治疗可能有效

目前，重症社区获得性肺炎（severe community-acquired pneumonia，sCAP）的发病率和致死率仍较高（25%～50%），积极探索有效的治疗方法降低患者死亡率是重症监护病房（intensive care unit，ICU）医师致力解决的重要问题。然而，sCAP 患者能否从糖皮质激素治疗中获益仍存在争论，大多数社区获得性肺炎（community-acquired pneumonia，CAP）治疗指南很少涉及这一问题。

由于相关的循证医学证据等级不高及在高质量研究中缺乏有意义的临床获益等，2019 年，美国胸科学会和美国感染病学会发布了《成人社区获得性肺炎诊疗指南》（以下简称"2019 版 CAP 指南"），作为首个关注糖皮质激素辅助治疗作用的文件，该指南不建议对大多数 CAP 患者常规使用糖皮质激素治疗，但建议对 sCAP 中经液体复苏和血管活性药治疗效果不佳的难治性脓毒症休克成年患者使用糖皮质激素治疗[1]，这与 2021 年发布的《拯救脓毒症运动：2021 年脓毒症和脓毒症休克管理国际指南》中建议使用此类药物的推荐适应证一致。尽管 2019 版 CAP 指南指出，sCAP 的亚组患者可能从糖皮质激素治疗中获得改善临床结局等获益，但具体哪个亚组可以获益或获益最大尚不确定[2]。

一、糖皮质激素在重症社区获得性肺炎治疗中的争议

近年来，有 2 项关于糖皮质激素在 sCAP 中作用的临床研究已完成并发表结果，但这 2 项研究结果相互矛盾。其中一项随机对照试验（试验名称：ESCAPE；研究地点：美国）于 2012—2016 年在 42 个退伍军人事务医疗中心招募了 586 例入住 ICU 的 sCAP 患者，并将患者随机分配至接受甲泼尼龙治疗组（起始剂量为每天静脉注射 40 mg，持续 7 天，在 20 天内逐渐减量）和安慰剂治疗组（接受安慰剂治疗）。结果显示，甲泼尼龙治疗组与安慰剂治疗组的 60 天死亡率（主要研究终点）无显著性差异（16% vs. 18%，P=0.61）。预先设定的分析也没有确定患者亚组可受益于糖皮质激素治疗[3]。

由 Dequin 团队开展的另一项试验（试验名称：CAPE COD）于 2015—2020 年在法国 31 个医疗中心招募了 800 例入住 ICU 的 sCAP 患者，并将患者随机分配至接受氢化可的松治疗组（起始剂量为每天静脉注射 200 mg，连续输注 4 天或 7 天，在 8 天或 14 天内逐渐减量）和安慰剂治疗组（接受安慰剂治疗）。该试验排除了入组时存在脓毒症休克或由其他原因使用糖皮质激素治疗的患者。尽管该试验因 COVID-19 大流行而中断，但该试验的二次中期分析显示，与安慰剂治疗组相比，氢化可的松治疗组的 28 天死亡率（主要研究终点）显著降低（6.2% vs. 11.9%，P=0.006）。而且在 sCAP 发病后 90 天评估时，病死率方面的获益仍持续存在。此外，该试验的次要终点（包括在入组时未接受血管活性药或机械通气治疗患者启动相关治疗的风险）分析表明，氢化可的松治疗可以使患者获益[4]。

二、CAPE COD 试验得出阳性结果可能的原因

如何分析这 2 项试验所得出截然不同结果的原因十分重要。2 项研究均纳入了 sCAP 且入住 ICU 的患者。在美国开展的 ESCAPE 试验与在法国开展的 CAPE COD 试验的结果不一致，除试验实施中使用糖皮质激素的种类或剂量不同以外，可能还与以下因素有关。

（一）性别差异

1. 在 ESCAPE 试验中 96% 的患者为男性，而 CAPE COD 试验中男性患者的比例仅为 69%。

2. 在 CAPE COD 试验中进行的一项亚组分析表明，氢化可的松使女性患者的临床获益更大。

3. 此前已发现性别差异可影响重症患者的治疗结局。因此，尽管应谨慎解释亚组分析的结果。在未来试验的设计中，仍需考虑性别差异对糖皮质激素治疗获益的影响。

（二）糖皮质激素的起始治疗时间

在 CAPE COD 试验中，糖皮质激素首次给药时间是在患者符合入组标准后 24 h 内；而在 ESCAPE 试验中，糖皮质激素的首次给药时间是在患者符合入组标准后至少 96 h。

（三）微生物学原因

1. 糖皮质激素的疗效可能在很大程度上取决于 CAP 的病原体种类及其导致患者损伤的机制。

例如,CAPE COD 试验排除了有流行性感冒证据的患者，这可能影响最终的结果。有观察性研究表明，接受糖皮质激素治疗会使流行性感冒患者的死亡率升高。但 Recover 研究显示，每天静脉滴注地塞米松 6 mg 可以降低 COVID-19 机械通气患者的全因病死率。

2. CAPE COD 试验中确定为细菌性病原体（特别是肺炎链球菌）患者的比例相对较高，且有约 70% 受试者的 C 反应蛋白（C-reactive protein，CRP）的水平显著升高。

（四）糖皮质激素的药效特性可能不同

在一项提示死亡率降低的小型试验中，受试者接受了氢化可的松治疗，而其他研究接受了甲泼尼龙等治疗，由于不同糖皮质激素间的药效特性不同，可能也会对试验结果造成影响。

（五）病理生理过程及其对糖皮质激素治疗的应答可能不同

CAPE COD 试验入组时排除了存在脓毒症休克的患者，而这类患者的病理生理过程及其对糖皮质激素治疗的应答可能不同。

综合分析上述 2 项新证据的试验结果及导致结果不一致的可能原因，对临床具体实施有如下提示。

目前的循证医学证据支持对符合上述 CAPE COD 试验入组标准的 CAP 成年患者，在早期（入组 24 h 内）启动糖皮质激素治疗，患者范围包括：①存在至少需要高流量吸氧进行生命支持的呼吸衰竭患者；②需要入住 ICU 的患者；③尚未发展为脓毒症休克和存在流行性感冒症状的患者。

对于脓毒症休克的患者，仍应优先遵循《拯救脓毒症运动：2021 年脓毒症和脓毒症休克管理国际指南》的建议。正在进行中的临床试验可能会进一步完善这些建议。

目前，我们正处于分子诊断学推进的精准医疗时代，快速分子病原体检测和炎症生物标志物将为 CAP 患者的治疗提供更精确的治疗方案[5-7]。

三、如何精准化使用糖皮质激素治疗重症社区获得性肺炎

目前，对于糖皮质激素在 CAP 患者中的使用仍存在以下几个问题：①确定最有可能从糖皮质激素治疗中获益的亚组受到了试验规模限制，且需要对所有低偏倚风险的研究进行个体数据荟萃分析，这些研究将糖皮质激素与安慰剂在 sCAP 或继发于 sCAP 的脓毒症休克中进行了比较；②有反应和无反应患者的炎症和细胞因子特征及其在治疗最初几天的演变可能阐明哪种亚组可以受益；③除 ESCAPE 试验对患者进行了为期 1 年的随访外，目前尚没有其他长期随访的试验，而 sCAP 患者住院后心血管疾病的发病率很高，糖皮质激素治疗在这一标准上的临床获益仍然是假设的；④尚无研究提供免疫妥协宿主（immunocompromised host，ICH）的数据，糖皮质激素在 ICH 人群中的潜在作用需要进一步阐明，而首次证明糖皮质激素对肺部感染有益处是在获得性免疫缺陷综合征的耶氏肺孢子菌肺炎（pneumocystis jirovecii pneumonia，PJP）患者治疗中[8-9]；⑤sCAP 是一种异质性较高的疾病，特别是在病原体方面[10-11]。在 CAPE COD 试验的亚组分析中，未通过常规培养手段检出病原体的患者使用糖皮质激素获益最多，这表明糖皮质激素对非细菌性感染的效果可能更佳，但这仍需要更多的临床试验来证实。特别是 CAPE COD 试验排除了存在流行性感冒证据的患者。鉴于这些数据和现有建议，除非有其他指征，否则流行性感冒患者不应常规给予糖皮质激素治疗[12-15]。

综上所述，今后仍需开展高质量糖皮质激素治疗应用于 CAP 的临床试验，同时，通过对亚组或亚表型的深入分析进一步明确糖皮质激素治疗的真正获益群体。如今，sCAP 患者使用糖皮质激素时，必须评估个体的受益 / 风险比。根据图 4-3-1 流程来获取进一步数据，以明确最有可能从氢化可的松（糖皮质激素）治疗获益的患者。

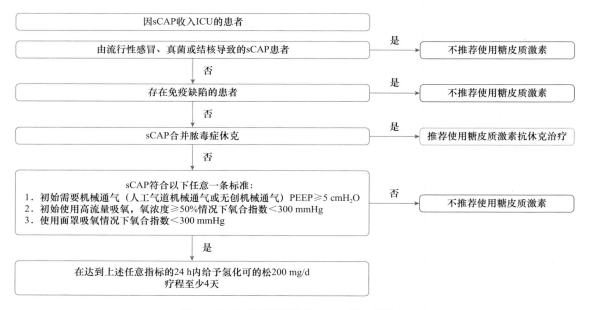

图 4-3-1　氢化可的松治疗 sCAP 的应用流程

注：sCAP. 重症社区获得性肺炎；ICU. 重症监护病房；PEEP. 呼气末正压通气

流程说明：

1. 该流程是专门为入住 ICU 的 sCAP 患者使用而设计的。符合条件的低氧血症患者需要密切监测。此外，ICU 环境有利于血糖管理，特别是接受氢化可的松治疗的患者。该流程所依据的试验都是在高收入国家进行的，在发展中国家应用仍需进一步的循证医学进行积累。在不同情况下应用该流程时，必须考虑预防或治疗与糖皮质激素治疗相关的潜在并发症。

2. 除特定适应证外，如 PJP 患者，推荐使用甲泼尼龙。

3. 尽管最近的研究建议使用甲泼尼龙治疗继发于 CAP 的脓毒症休克患者，但在脓毒症休克中的证据水平似乎更倾向于氢化可的松联合氟化可的松。

4. CAPE COD 试验中 PaO_2/FiO_2 的中位比值接近 140，目前没有数据表明氢化可的松的疗效与低氧血症阈值高于 PaO_2/FiO_2 比值 < 300 有关。

5. 治疗总持续时间和逐渐减量的益处尚未确定。建议以 200 mg/d 的剂量治疗 4 天，此时病情改善的患者可逐渐减少剂量，总疗程共 7～8 天。对第 4 天无明显改善的患者，建议继续全剂量治疗至第 7 天，然后减量，疗程共 10～14 天，同时建议患者在转出 ICU 后停止糖皮质激素治疗。

四、总结

综上所述，sCAP 病死率高，目前仍是重症医学面临的救治难题。糖皮质激素是重要的炎症生理抑制剂，在调节炎症反应中发挥重要作用，可在一定程度上可以改善 sCAP 患者的临床症状、氧合状态，降低机械通气需求，缩短住院时间，从而降低病死率，但这一结果尚存争议，例如，糖皮质激素治疗可能会提高流行性感冒患者的死亡率。总之，有关糖皮质激素在 sCAP 中的应用时机、最佳剂量、药物类型、最佳疗程等仍无明确定论，需通过后续大样本量的随机对照试验来证实。

（上海交通大学医学院附属仁济医院　余跃天
上海交通大学医学院附属瑞金医院　刘　娇）

参 考 文 献

[1] METLAY P, WATERER G W, LONG A C, et al. Diagnosis and treatment of adults with community-acquired pneumonia. An official practice guide- line of the American thoracic society and infectious diseases society of America [J]. Am J Respir Crit Care Med, 2019, 200(7): e45-e67.

[2] MARTIN-LOECHES I, TORRES A, NAGAVCI B, et al. ERS/ESICM/ESCMID/ALAT guidelines for the management of severe community-acquired pneumonia [J]. Intensive Care Med, 2023, 49(6): 615-632.

[3] MEDURI G U, SHIH M C, BRIDGES L, et al. Low-dose methylpredniso- lone treatment in critically-ill patients with severe community-acquired pneumonia [J]. Intensive Care Med, 2022, 48(8): 1009-1023.

[4] DEQUIN P F, MEZIANI F, QUENOT J P, et al. Hydrocortisone in severe community-acquired pneumonia [J]. New Engl J Med, 2023, 388(21): 1931-1941.

[5] William D M. Clinical pharmacology of cortico-steroids [J]. Resp Care, 2018, 63(6): 655-670.

[6] MEDURI G U, ANNANE D, CONFALONIERI M, et al. Pharmacological principles guiding prolonged glucocorticoid treatment in ARDS [J]. Intensive Care Med, 2020, 46(12): 2284-2296.

[7] CZOCK D, KELLER F, RASCHE F M, et al. Pharmacokinetics and pharmacodynamics of systematically administered glucocorticoids [J]. Clin Pharmacokinet, 2005, 44(1): 61-98.

[8] CONFALONIERI M, URBINO R, POTENA A, et al. Hydrocortisone infusion for severe community-acquired pneumonia. A preliminary randomized study [J]. Am J Respir Crit Care Med, 2005, 171(3): 242-248.

[9] KATSENOS C, ANTONOPOULOU A N, APOSTOLIDOU E N, et al. Early administration of hydrocortisone replacement after the advent of septic shock: impact of survival and immune response [J]. Crit Care Med, 2014, 42(5): 1651-1657.

[10] MEDURI G U, BRIDGES L, SHIH M C, et al. Prolonged glucocorticoid treatment is associated with improved ARDS outcomes: analysis of individual patients' data from four randomized trials and trial-level meta-analysis of the updated literature [J]. Intensive Care Med, 2016, 42(5): 829-840.

[11] CORRALES-MEDINA V F, ALVAREZ K N, WEISS-FELD L A, et al. Association between hospitalization for pneumonia and subsequent risk of cardio-vascular disease [J]. JAMA, 2015, 313(3): 264-274.

[12] BOZZETTE S A, SATTLER F R, CHIU J, et al. A controlled trial of early adjunctive treatment with

corticosteroids for Pneumocystis carinii in the acquired immunodeficiency syndrome [J]. N Engl J Med, 1990, 323(21): 1451-1457.

[13] MORENO G, RODRIGUEZ A, REYES L F, et al. Corticosteroid treatment in critically-ill patients with severe influenza-pneumonia: a propensity score matching study [J]. Intensive Care Med, 2018, 44(9): 1470-1482.

[14] LANSBURY L, RODRIGO C, LEONARDI-BEE J, et al. Corticosteroids as adjunctive therapy in the treatment of influenza [J]. Cochrane Database Syst Rev, 2019, 2(2): CD010406.

[15] PIRRACCHIO R, ANNANE D, WASCHKA A K, et al. Patient-level meta-analysis of low-dose hydrocortisone in adults with septic shock [J]. NEJM Evid, 2023, 2(6): EVIDoa2300034.

第四节　机械通气撤机：WEAN SAFE 研究的启示

人工气道机械通气广泛应用于重症患者，以改善患者的通气氧合和降低呼吸功，是呼吸衰竭患者重要的生命支持手段之一，但机械通气可能引起呼吸机相关性肺炎、膈肌功能障碍、谵妄等并发症，导致机械通气时间、ICU 入住时间及住院时间延长，甚至导致病死率升高[1]。早期、安全地撤除人工气道机械通气对缩短机械通气时间、改善患者预后及降低医疗成本至关重要。

一、机械通气撤机的定义及分类

机械通气撤机（简称"撤机"）是指患者呼吸功能逐渐恢复，呼吸机支持力度逐渐降低至完全脱离呼吸机的过程。近年来关于撤机的分类几经更迭。2007 年国际共识会议（International Consensus Conference，ICC）根据自主呼吸试验（spontaneous breathing trial，SBT）的次数、结果及机械通气时长，将撤机分为简单撤机、困难撤机及延迟撤机[2]，然而，该分类忽略了未进行 SBT、接受气管切开及未能撤机的患者。2017 年 WIND（Weaning according to New Definition）研究[3]提出了撤机尝试（separation attempt，SA）的定义，并将 SA 作为患者进入撤机流程的标志。在气管插管的患者中，SA 包括 SBT 和直接拔管；在气管切开的患者中，SA 为经气管切开导管自主呼吸时间持续＞24 h。WIND 分类将判断撤机结果的时间窗延长至 7 天，且不论患者在拔管后是否接受无创机械通气。WEAN SAFE（Worldwide Assessment of Separation of Patients from Ventilatory Assistance）研究延用并修订了 WIND 分类，定义了 5 种撤机结局，分别为：①无撤机尝试；②短程撤机（首次 SA 后 1 天内撤机）；③中程撤机（首次 SA 后 1～7 天内撤机）；④延迟撤机（首次 SA 至撤机的间隔时间＞7 天）；⑤撤机失败（SA 后 90 天或转出 ICU 时仍需人工气道通气或死亡）。

二、机械通气撤机现状

机械通气患者的撤机结局不容乐观，2023 年 5 月发布的 WEAN SAFE 研究[1]结果揭示了全球机械通气患者的撤机现状。在 50 个国家 481 家 ICU 内，WEAN SAFE 研究共纳入了 5869 例患者，仅 65.0% 的患者在 90 天内撤机成功。高达 38.3% 的患者在住院期间死亡，其中大多数为未进行 SA 及撤机失败的患者，撤机成功患者的住院病死率为 11.4%。WEAN SAFE 研究中，77.1% 的患者进行过

SA，以短程撤机为主（64.7%）；21.4%接受了气管切开术；13.7%需要再次插管，而再次插管患者的病死率为29.5%。

机械通气患者撤机延迟不容忽视。WEAN SAFE研究中，91.5%的患者在气管插管3天时即达到了撤机筛查标准，但仅有77.1%患者进行了SA。SA延迟在中程撤机及延迟撤机患者中尤为突出，在所有进行了SA的患者中，从符合撤机筛查标准到进行SA的中位时间为1天，部分患者（22.4%）从符合撤机筛查标准到SA的间隔时间甚至超过5天。在延迟撤机患者中，首次SA到成功撤机的中位时间长达12天。SA延迟及SA成功后的撤机延迟，可能是导致机械通气患者撤机延迟的重要原因。

WEAN SAFE研究结果凸显了制定机械通气患者撤机新共识的必要性。WEAN SAFE研究聚焦撤机失败的高危人群，纳入机械通气2天及以上的患者进行了长达90天的随访，首次报告了机械通气患者的长期撤机结局。此外，WEAN SAFE研究在既往ICC共识的基础上，对撤机筛查标准进行了修定。研究者认为，患者的意识受疾病严重程度和镇静深度的影响，不再将患者意识作为撤机筛查标准之一，而采用更为宽松的撤机筛查条件，包括吸氧浓度（fractional concentration of oxygen in inspired air，FiO_2）标准由40%升至50%，呼气末正压（positive end-expiratory pressure，PEEP）由≤8 cmH_2O改为≤10 cmH_2O[4]。目前，WEAN SAFE研究中采用的撤机筛查及判断标准并未在世界范围内形成共识，故制定新的撤机共识将有助于统一撤机标准和临床研究的一致性。

三、机械通气撤机失败的危险因素和预防措施

WEAN SAFE研究从人口学特征、基础情况及临床管理等层面评估了与撤机失败相关的危险因素，为早期识别撤机失败高风险人群及优化患者临床管理策略，以提高撤机成功率提供了突破口。

（一）人口学特征和基础情况

应结合患者的基础特征以识别撤机高风险人群，并采取针对性预防和治疗措施可能提高撤机成功率。高龄、女性、肥胖，合并慢性心脏病、慢性肺疾病、免疫抑制、虚弱状态，疾病严重程度（如较高的序贯器官功能衰竭评分和急性生理和慢性健康状况评分），因心搏骤停和非创伤性急性脑损伤入住ICU等均与撤机失败相关[1, 5]。

针对拔管失败高风险的人群预防性使用无创呼吸支持，包括经鼻高流量氧疗（high-flow nasal oxygen，HFNO）及无创机械通气（non-invasive ventilation，NIV），与常规氧疗（conventional oxygen therapy，COT）相比可降低再插管风险[6]。近期发表的EXTUB-OBESE研究[7]纳入了981例肥胖患者，NIV组患者在拔管后预防性使用NIV至少4 h/d，其间交替应用HFNO，对照组患者拔管后采用HFNO交替COT。结果显示，NIV组患者3天内再插管率低于对照组（6.7% vs. 10.3%）。此外，Roca团队[8]的研究同样提示，在拔管失败高风险的患者中，与拔管后单独使用HFNO相比，拔管后应用NIV降低了7天内再插管率（23.3% vs. 38.8%）。2022年欧洲呼吸学会发布的《成人急性呼吸衰竭经鼻高流量氧疗临床实践指南》[9]提出，在非手术患者中，建议拔管后常规使用HFNO而非COT，若患者为拔管失败高风险人群，则优先考虑NIV；在呼吸系统并发症风险较高的术后患者中，建议拔管后应用HFNO或NIV。因此，撤机时应结合患者人口学特征及基础情况判断撤机失败高风险人群，并在撤机后给予NIV或HFNC等预防措施，将有助于提高撤机成功率。

（二）呼吸系统危险因素和预防措施

导致撤机失败的呼吸系统危险因素可分为气道因素和非气道因素[10]。气道因素多为导致患者无法脱离人工气道的危险因素，包括气道梗阻、气道分泌物过多、气道保护能力不足等。因昏迷气管插管、大量气道分泌物、呛咳和吞咽功能障碍、咳嗽峰流速降低均与拔管失败相关[5, 10]。在拔管前实施气囊漏气试验可筛选出拔管后喉头水肿及需要再插管的高危人群[11]。对于未通过气囊漏气试验的患者，临床医师可考虑使用糖皮质激素、利尿药或暂缓拔管[12-13]，以避免拔管失败。值得关注的是，WEAN SAFE 研究在制定撤机筛查标准时，并未将患者的意识水平、呛咳能力和气道分泌物量作为评估指标[4, 14]，该研究认为以上参数更大程度上应视为拔管筛查标准而非作为撤机筛查标准，拔管与撤机应当进行区分，以避免撤机延迟。因此，对于存在气道因素的患者应考虑气管切开，以利于早期撤机。

非气道危险因素是指导致患者无法脱离呼吸机辅助通气的肺及气道因素，如肺顺应性降低或气道阻力高等，常由原发肺部疾病未良好控制或慢性不可逆性疾病导致。因此，尽快控制呼吸系统原发疾病、判断慢性呼吸系统疾病的可逆程度是能否成功撤机的关键。既往研究显示，因重症肺炎行机械通气患者中，符合撤机筛查标准至首次 SA 的时间延迟，SBT 时的参数，如呼吸频率、呼吸浅快指数、氧合指数、动态驱动压及 PEEP、最大吸气压力及膈肌功能相关参数与撤机结局相关[1, 15]。经气管插管接 HFNO 行 SBT 试验与 T 管相比，具有降低撤机失败风险的趋势[16]。采用新型机械通气模式，如神经调节辅助通气[17]、呈比例辅助通气[18]，可通过降低人机不同步，减轻呼吸机相关膈肌功能障碍，并与撤机成功相关。因此，尽快控制可能导致撤机失败的呼吸系统非气道危险因素，并采用恰当的撤机方式可能有助于成功撤机。

（三）循环系统危险因素和预防措施

血流动力学相对稳定是进行撤机筛查及 SBT 的前提之一，优化血流动力学管理是保证撤机成功的重点之一。Zarrabian 等[19]回顾性纳入了 6140 例在机械通气期间接受血管活性药的患者，其中 88.3% 可在拔管前停用。拔管时使用血管活性药并不会使再插管率升高，且应用小剂量血管活性药［等效去甲肾上腺素≤0.1 μg/（kg·min）］与较低的住院病死率相关，机制可能与小剂量血管活性药具有正性肌力作用从而改善心功能相关，同时还能避免容量过负荷及撤机后肺水肿[19-20]。但拔管时应用较大剂量血管活性药［等效去甲肾上腺素剂量＞0.1 μg/（kg·min）］与拔管失败相关。WEAN SAFE 研究定义等效去甲肾上腺素剂量＜0.2 μg/（kg·min）为血流动力学相对稳定，但仍需要前瞻性研究评估撤机时血管活性药的恰当临界剂量。

撤机时胸腔内压的变化对心功能带来挑战。在 SBT 及撤机期间左室前、后负荷及氧耗增加可引起心功能不全及肺水肿，从而导致撤机失败。脑利尿钠肽（brain natriuretic peptide，BNP）是反映心肌牵张的标志物，在 SBT 前后 BNP 水平及 SBT 期间 BNP 变化值对于预测 SBT 结果具有较高的诊断价值，BNP 水平增加可能与撤机失败相关[21]。荟萃分析[22]发现，机械通气患者进行 SBT 前床旁心脏超声提示左心舒张功能减退与撤机失败相关，而左心室射血分数与撤机结局间的相关性则有待进一步验证。结合床旁心脏超声结果指导临床治疗可能有助于成功撤机[20]。因此，撤机前需要评估心功能，尤其是舒张功能，撤机后采用 NIV 等减缓胸腔内负压对心功能的影响，可能提高撤机成功率。

（四）临床管理相关危险因素

除患者本身疾病相关的危险因素外，临床管理策略，如镇静方案、程序化撤机方案等均与撤机结局密切相关。WEAN SAFE 研究[1]结果提示，患者的镇静深度与撤机延迟及撤机失败独立相关。为区分意识水平和镇静深度对撤机结局的影响，研究组进行了敏感性分析，在排除合并神经系统损伤患者后，镇静深度与撤机结局之间依然存在相关性。优化镇静方案可能有利于撤机，四川大学华西医院开展的随机对照试验[23]纳入了 252 例机械通气时间＞72 h 的患者，比较了咪达唑仑序贯右美托咪定（M-D 组）、咪达唑仑序贯丙泊酚（M-P 组）及单用咪达唑仑（M 组）的有效性和安全性，结果显示，M-D 组 71.4% 的患者可达到浅镇静，镇静达标率显著高于其他 2 组，且停用镇静药物至患者拔管所需的时间缩短。

制定规范化撤机流程，实现撤机的同质性可能有助于提高撤机成功率。美国胸科协会指南[13]建议，在机械通气超过 24 h 的患者中制订撤机及早期康复计划，包括由医护每天评估镇静、实施SBT 筛查、调整呼吸机支持条件及进行早期康复训练等。与无撤机方案相比，制定并遵循撤机方案可平均缩短撤机时长约 25 h。尽管 WEAN SAFE 研究中多因素分析提示，是否制定书面撤机方案与撤机结局不相关。但既往研究[24]中，不同地区患者接受的撤机方案（日常筛查、SBT 方式、呼吸机模式及临床医师参与度等）也存在较大差异，这可能是导致患者再插管率巨大差异的主要原因。此外，对于困难撤机及延迟撤机的患者可考虑行气管切开术，但何时行气管切开术及如何筛选可获益于气管切开术的患者目前尚无定论。现有研究[25]提示，在创伤性脑损伤患者早期行气管切开术（机械通气 7～10 天）可能与降低呼吸机相关性肺炎发生率、缩短机械通气时长、ICU 及住院时间相关，但此相关性在非神经重症患者中并不显著[26]。鉴于目前撤机管理的不一致性，制定机械通气患者撤机新共识势在必行。

综上所述，WEAN SAFE 研究揭示了当前机械通气患者撤机的严峻形势，即撤机延迟率高而撤机成功率低。早期识别撤机失败的危险因素，并据此进行针对性预防，优化临床管理是提高撤机成功率的重要手段。

（东南大学附属中大医院　张　芮　刘　玲）

参 考 文 献

［1］ PHAM T, HEUNKS L, BELLANI G, et al. Weaning from mechanical ventilation in intensive care units across 50 countries (WEAN SAFE): a multicentre, prospective, observational cohort study [J]. Lancet Respir Med, 2023, 11(5): 465-476.

［2］ BOLES J M, BION J, CONNORS A, et al. Weaning from mechanical ventilation [J]. Eur Respir J, 2007, 29(5): 1033-1056.

［3］ BÉDUNEAU G, PHAM T, SCHORTGEN F, et al. Epidemiology of weaning outcome according to a new definition. The wind study [J]. Am J Respir Crit Care Med, 2017, 195(6): 772-783.

［4］ PHAM T, HEUNKS L, BELLANI G, et al. WEAN SAFE and the definition of the first separation attempt-Authors' reply [J]. Lancet Respir Med, 2023, 11(5): e44.

［5］TORRINI F, GENDREAU S, MOREL J, et al. Prediction of extubation outcome in critically ill patients: a systematic review and meta-analysis [J]. Crit Care, 2021, 25(1): 391.

［6］BOSCOLO A, PETTENUZZO T, SELLA N, et al. Noninvasive respiratory support after extubation: a systematic review and network meta-analysis [J]. Eur Respir Rev, 2023, 32(168): 220196.

［7］DE JONG A, BIGNON A, STEPHAN F, et al. Effect of non-invasive ventilation after extubation in critically ill patients with obesity in France: a multicentre, unblinded, pragmatic randomised clinical trial [J]. Lancet Respir Med, 2023, 11(6): 530-539.

［8］HERNÁNDEZ G, PAREDES I, MORAN F, et al. Effect of postextubation noninvasive ventilation with active humidification vs high-flow nasal cannula on reintubation in patients at very high risk for extubation failure: a randomized trial [J]. Intensive Care Med, 2022, 48(12): 1751-1759.

［9］OCZKOWSKI S, ERGAN B, BOS L, et al. ERS clinical practice guidelines: high-flow nasal cannula in acute respiratory failure [J]. Eur Respir J, 2022, 59(4): 2101574.

［10］JABER S, QUINTARD H, CINOTTI R, et al. Risk factors and outcomes for airway failure versus non-airway failure in the intensive care unit: a multicenter observational study of 1514 extubation procedures [J]. Crit Care, 2018, 22(1): 236.

［11］KURIYAMA A, JACKSON J L, KAMEI J. Performance of the cuff leak test in adults in predicting post-extubation airway complications: a systematic review and meta-analysis [J]. Crit Care, 2020, 24(1): 640.

［12］LEWIS K, CULGIN S, JAESCHKE R, et al. Cuff leak test and airway obstruction in mechanically ventilated intensive care unit patients: a pilot randomized controlled clinical trial [J]. Ann Am Thorac Soc, 2022, 19(2): 238-244.

［13］GIRARD T D, ALHAZZANI W, KRESS J P, et al. An official american thoracic society/american college of chest physicians clinical practice guideline: liberation from mechanical ventilation in critically ill adults. rehabilitation protocols, ventilator liberation protocols, and cuff leak tests [J]. Am J Respir Crit Care Med, 2017, 195(1): 120-133.

［14］CUYAS C S, Fernández R F. WEAN SAFE and the definition of the first separation attempt [J]. Lancet Respir Med, 2023, 11(5): e43.

［15］BUREAU C, VAN HOLLEBEKE M, DRES M. Managing respiratory muscle weakness during weaning from invasive ventilation [J]. Eur Respir Rev, 2023, 32(168): 220205.

［16］LEE H Y, LEE J, LEE S M. Effect of high-flow oxygen versus T-piece ventilation strategies during spontaneous breathing trials on weaning failure among patients receiving mechanical ventilation: a randomized controlled trial [J]. Crit Care, 2022, 26(1): 402.

［17］YUAN X Y, LU X X, CHAO Y L, et al. Neurally adjusted ventilatory assist as a weaning mode for adults with invasive mechanical ventilation: a systematic review and meta-analysis [J]. Crit Care, 2021, 25(1): 222.

［18］OU-YANG L J, CHEN P H, JHOU H J, et al. Proportional assist ventilation versus pressure support ventilation for weaning from mechanical ventilation in adults: a meta-analysis and trial sequential analysis [J]. Crit Care, 2020, 24(1): 556.

［19］ZARRABIAN B, WUNSCH H, STELFOX H T, et al. Liberation from invasive mechanical ventilation with continued receipt of vasopressor infusions [J]. Am J Respir Crit Care Med, 2022, 205(9): 1053-1063.

［20］DE JONG A, TALMOR D, JABER S. How to optimize extubation? [J]. Intensive Care Med, 2023,

49(3): 337-340.

[21] DESCHAMPS J, ANDERSEN SK, WEBBER J, et al. Brain natriuretic peptide to predict successful liberation from mechanical ventilation in critically ill patients: a systematic review and meta-analysis [J]. Crit Care, 2020, 24(1): 213.

[22] SANFILIPPO F, DI FALCO D, NOTO A, et al. Association of weaning failure from mechanical ventilation with transthoracic echocardiography parameters: a systematic review and meta-analysis [J]. Br J Anaesth, 2021, 126(1): 319-330.

[23] ZHOU Y F, YANG J, WANG B, et al. Sequential use of midazolam and dexmedetomidine for long-term sedation may reduce weaning time in selected critically ill, mechanically ventilated patients: a randomized controlled study [J]. Crit Care, 2022 26(1): 122.

[24] BURNS K E A, RIZVI L, COOK D J, et al. Ventilator weaning and discontinuation practices for critically ill patients [J]. JAMA, 2021, 325(12): 1173-84.

[25] DE FRANCA S A, TAVARES W M, SALINET A S M, et al. Early tracheostomy in severe traumatic brain injury patients: a meta-analysis and comparison with late tracheostomy [J]. Crit Care Med, 2020, 48(4): e325-e331.

[26] VILLEMURE-POLIQUIN N, LESSARD BONAVENTURE P, COSTEROUSSE O, et al. Impact of early tracheostomy versus late or no tracheostomy in nonneurologically injured adult patients: a systematic review and meta-analysis [J]. Crit Care Med, 2023, 51(2): 310-318.

第五节　急性呼吸窘迫综合征动态表型：与临床有多远

　　急性呼吸窘迫综合征（acute respiratory distress syndrome，ARDS）是一种异质性显著的临床综合征，建立表型导向的精准化治疗策略是改善 ARDS 患者预后的关键[1]。既往大量研究从多个层面探讨 ARDS 的异质性，并提出多种表型[2-3]，包括基于血浆蛋白生物标志物的 ARDS 炎症内表型[4] 和基于临床指标的 ARDS 外表型[5]，但上述表型均基于静态的横断面数据，不能充分阐释 ARDS 的异质性。随着方法学的进步和成熟，根据多维度纵向指标可以建立 ARDS 动态表型（又称纵向表型或时序表型），为解决 ARDS 的异质性带来新的曙光，但也充满挑战。

一、急性呼吸窘迫综合征表型目前存在的问题

（一）仅局限于静态的横断面数据

　　ARDS 表型会随着疾病的进展和治疗措施而动态变化，但目前的 ARDS 表型仅基于静态的横断面数据，没有考虑表型的动态变化。一项回顾性研究通过动态的器官功能指标和生命体征等数据将脓毒症患者分成 4 种表型。该研究表明,60% 的脓毒症患者在病程中至少出现 1 次的表型变化[6]。因此，依据静态横断面数据制定的临床表型不能全面体现 ARDS 患者的特征。

（二）未充分考虑患者的呼吸力学特征

　　ARDS 患者通常表现出呼吸力学指标异常，既往大量研究[7-9]证实，驱动压、机械能和通气比与 ARDS 患者的预后密切相关，但目前 ARDS 表型均未考虑患者的呼吸力学指标，不能充分阐释 ARDS 呼吸力学特征的异质性。

（三）不能实现床旁快速识别

建立 ARDS 表型床旁快速识别模型对临床实施个体化治疗至关重要。ARDS 炎症内表型的识别依赖炎症因子的检测，不能在床旁快速实现，限制其在临床的推广和应用[10]。ARDS 的临床表型尚缺乏有效的预测模型。

二、急性呼吸窘迫综合征动态表型的建立与临床意义

表型会随着病情进展和治疗措施而出现动态变化，通过多维度的动态指标可以更充分阐释 ARDS 的异质性，更精准地对 ARDS 进行分型，从而更好地指导个体化治疗。

（一）急性呼吸窘迫综合征动态表型的建立

1. 诊断传统 ARDS 动态表型的构建　笔者课题组通过回顾性纳入 605 例诊断为 ARDS 并接受人工气道机械通气的患者，基于机械通气前 4 天的 14 个呼吸力学指标和器官功能指标，通过纵向潜类别分析（latent class analysis，LCA）建立 3 种新的 ARDS 动态临床表型[11]。①表型 1 患者的器官功能障碍发生率最低，28 天病死率最低，故定义为"轻度器官损伤表型"；②表型 2 患者以呼吸功能障碍为主要特征，表现为高的驱动压、机械能和低的氧合指数，故定义为"严重肺损伤表型"；③表型 3 患者以肺外器官功能障碍为主要特征，表现为高肌酐、高乳酸和低血压，更多的患者需要使用血管活性药物，且 28 天病死率最高，故定义为"严重肺外器官损伤表型"。进一步研究发现，表型随着病程而动态变化，56.9% 的患者在研究期间至少出现 1 次表型的变化。基于 ARDS 协作网，ARDS 动态临床表型分别在 ALVEOLI、FACTT、EDEN 和 SAILS 研究中得到验证[12-15]。

针对上述表型进一步构建表型的简约模型，实现 ARDS 动态临床表型的快速识别，发现 4 指标（机械能、通气比、呼吸频率和酸碱值）和 3 指标（机械能、通气比和血肌酐）的简约预测模型分别能够准确预测 ARDS 在第 0 天和第 2 天的表型。

2. COVID-19 合并 ARDS 纵向呼吸表型的建立　一项纳入 COVID-19 合并 ARDS 患者的研究[16]，基于机械通气前 4 天的纵向多维度临床指标，包括 pH、呼吸系统顺应性、氧合指数、动静脉二氧化碳分压差、驱动压、通气比、分钟通气量和机械能，通过纵向 LCA 建立 2 种 ARDS 纵向呼吸表型。与表型 1 患者相比，表型 2 患者的分钟通气量增加、机械能增强、通气比增高，且机械能和通气比的差异最显著；2 种表型间氧合指数、pH 和呼吸系统顺应性没有显著差异；2 种表型的预后也显著不同。与表型 1 患者相比，表型 2 患者的 28 天内无机械通气天数更少、静脉血栓事件更多、急性肾损伤的发生率更高，但 2 组表型在 7 天、28 天和 90 天的病死率无显著差异。ARDS 纵向呼吸表型在外部队列中也得到验证。

研究进一步通过组轨迹模型（group-based trajectory model，GBTM）分别建立 ARDS 的机械能（高机械能和低机械能轨迹）和通气比（高通气比和低通气比轨迹）轨迹表型。2 组轨迹表型的预后存在显著差异，与低机械能 / 通气比轨迹相比，高机械能 / 通气比轨迹患者的急性肾损伤发生率更高，需要肾脏替代治疗的比例更大，静脉血栓事件更多，28 天内无机械通气天数更少，7 天、28 天和 90 天的病死率更高。

（二）急性呼吸窘迫综合征动态表型的临床意义

ARDS 动态表型的建立旨在未来临床研究聚焦同质性更好的患者群体。ARDS 不同表型的预后和

治疗反应性存在显著差异，应基于表型的预后富集效应和/或预测富集效应精准选择研究对象，提高研究成功率[17-18]。与传统静态表型相比，动态表型考虑了时间因素，使临床医师能够识别和聚焦持续表现出特定临床特征的 ARDS 患者，为临床研究的患者筛选提供新的视角。

ARDS 动态表型的建立可以指导 ARDS 的个体化治疗。笔者课题组进一步基于 ARDS 协作网的 4 项随机对照研究，探讨 ARDS 动态临床表型能否更精准指导临床治疗。在 ALVEOLI 研究中，与表型 2 中干预措施对预后的影响相比，高 PEEP 策略能够显著降低表型 3 患者的 60 天病死率；在 FACTT 研究中，与表型 2 中干预措施对预后的影响相比，保守型液体管理策略能够显著提高表型 3 患者的 60 天病死率；不同喂养策略和瑞舒伐他汀对不同 ARDS 表型预后的影响均无统计学意义[11]。

三、急性呼吸窘迫综合征动态表型的局限性

尽管 ARDS 动态表型为未来临床研究设计和个体化治疗带来新的希望，但也存在以下局限性：①住院期间不同的管理措施、通气策略等均会影响表型的稳定性，ARDS 动态表型仍需要多中心、前瞻性队列进行进一步的探讨和验证；②不同研究采用不同指标和不同的统计学方法，建立的 ARDS 表型也不同，随着 ARDS 发病机制相关的基因或新的生物标志物被发现，还会产生更多的 ARDS 动态表型。目前，仍缺乏评价表型是否有意义的"金标准"，也没有被广泛认可的 ARDS 表型。

此外，表型床旁快速、准确识别是应用于临床的前提，尽管笔者课题组建立 2 个预测模型分别预测第 0 天和第 2 天的 ARDS 临床表型，但仍不能实现 ARDS 动态表型的实时预测，这限制其在临床的使用。未来笔者团队需要基于更多维度的指标和算法对表型预测模型进行进一步优化。

建立表型的主要目的是指导临床个体化治疗，尽管笔者课题组发现，特定 ARDS 表型能够从特定治疗中获益，但目前的证据仅来源于回顾性研究，需要大样本的前瞻性临床研究探讨不同治疗措施对不同表型患者预后的影响，才能明确表型导向的精准治疗能否改善 ARDS 患者的预后。同时，动态表型如何指导 ARDS 个体化治疗也需要继续探索。

综上所述，与 ARDS 静态表型相比，基于纵向数据的 ARDS 动态表型考虑时间因素和治疗干预因素的影响，能够更充分阐释 ARDS 临床异质性，有助于更精准地实施个体化治疗。但目前 ARDS 动态表型距离临床应用仍有一定的距离，需要进一步深入研究。未来需要基于多模态纵向数据，通过人工智能建立 ARDS 动态表型，构建动态表型导向的 ARDS 精准治疗体系。

（东南大学附属中大医院　陈　辉　杨　毅）

参 考 文 献

[1] BOS L D J, WARE L B. Acute respiratory distress syndrome: causes, pathophysiology, and phenotypes [J]. Lancet, 2022, 400(10358): 1145-1156.

[2] GRASSELLI G, CALFEE C S, CAMPOROTA L, et al. ESICM guidelines on acute respiratory distress syndrome: definition, phenotyping and respiratory support strategies [J]. Intensive Care Med, 2023, 49(7): 727-759.

［3］ ALIPANAH N, CALFEE C S. Phenotyping in acute respiratory distress syndrome: state of the art and clinical implications [J]. Curr Opin Crit Care, 2022, 28(1): 1-8.

［4］ SINHA P, MEYER N J, CALFEE C S. Biological phenotyping in sepsis and acute respiratory distress syndrome [J]. Annu Rev Med, 2023, 74: 457-471.

［5］ Liu X W, Jiang Y S, Jia X N, et al. Identification of distinct clinical phenotypes of acute respiratory distress syndrome with differential responses to treatment [J]. Crit Care, 2021, 25(1): 320.

［6］ MAYR F, TANG L, OU Y, et al. Sepsis phenotypes are dynamic and associated with long-term outcomes [C]//American Thoracic Society 2020 International Conference, May 15-20, 2020 - Philadelphia, PA. 2020.

［7］ SERPA NETO A, DELIBERATO R O, JOHNSON A E W, et al. Mechanical power of ventilation is associated with mortality in critically ill patients: an analysis of patients in two observational cohorts [J]. Intensive Care Med, 2018, 44(11): 1914-1922.

［8］ AMATO M B, MEADE M O, SLUTSKY A S, et al. Driving pressure and survival in the acute respiratory distress syndrome [J]. N Engl J Med, 2015, 372(8): 747-755.

［9］ SINHA P, CALFEE C S, BEITLER J R, et al. Physiologic analysis and clinical performance of the ventilatory ratio in acute respiratory distress syndrome [J]. Am J Respir Crit Care Med, 2019, 199(3): 333-341.

［10］ SINHA P, DELUCCHI K L, MCAULEY D F, et al. Development and validation of parsimonious algorithms to classify acute respiratory distress syndrome phenotypes: a secondary analysis of randomised controlled trials [J]. Lancet Respir Med, 2020, 8(3): 247-257.

［11］ CHEN H, YU Q, XIE J F, et al. Longitudinal phenotypes in patients with acute respiratory distress syndrome: a multi-database study [J]. Crit Care, 2022, 26(1): 340.

［12］ BROWER R G, LANKEN P N, MACINTYRE N, et al. Higher versus lower positive end-expiratory pressures in patients with the acute respiratory distress syndrome [J]. N Engl J Med, 2004, 351(4): 327-336.

［13］ WIEDEMANN H P, WHEELER A P, BERNARD G R, et al. Comparison of two fluid-management strategies in acute lung injury [J]. N Engl J Med, 2006, 354(24): 2564-2575.

［14］ RICE T W, WHEELER A P, THOMPSON B T, et al. Initial trophic vs full enteral feeding in patients with acute lung injury: the EDEN randomized trial [J]. JAMA, 2012, 307(8): 795-803.

［15］ NATIONAL HEART, LUNG, BLOOD INSTITUTE ARDS CLINICAL TRIALS NETWORK, TRUWIT J D, et al. Rosuvastatin for sepsis-associated acute respiratory distress syndrome [J]. N Engl J Med, 2014, 370(23): 2191-2200.

［16］ BOS L D J, SJODING M, SINHA P, et al. Longitudinal respiratory subphenotypes in patients with COVID-19-related acute respiratory distress syndrome: results from three observational cohorts [J]. Lancet Respir Med, 2021, 9(12): 1377-1386.

［17］ Matthay M A, Arabi Y M, Siegel E R, et al. Phenotypes and personalized medicine in the acute respiratory distress syndrome [J]. Intensive Care Med, 2020, 46(12): 2136-2152.

［18］ Wick K D, Aggarwal N R, Curley M A Q, et al. Opportunities for improved clinical trial designs in acute respiratory distress syndrome [J]. Lancet Respir Med, 2022, 10(9): 916-924.

第六节　急性呼吸窘迫综合征超小潮气量：如何选择和实施

急性呼吸窘迫综合征（acute respiratory distress syndrome，ARDS）的病死率及致残率高，严重消耗医疗资源[1-2]。肺保护性通气策略（lung protective ventilation，LPV）仍是治疗 ARDS 的主要手段[3-5]。小潮气量（low tidal volume，LTV）通气被认为是 LPV 策略的基石[6]，但研究发现[7-8]，即使应用 LPV 策略，ARDS 患者肺部仍可出现过度扩张及损伤。因此，使用超小潮气量（ultra low tidal volume，ULTV）（<4 ml/kg PBW）进一步降低通气性肺损伤的策略受到关注，但 ULTV 的作用仍然存在争议。了解 ULTV 的优势及问题，是更好地进行肺保护的关键。

一、小潮气量在急性呼吸窘迫综合征患者中应用的循证依据

ARDS 患者可通气的肺组织数量相对减少，且肺组织损伤分布不均，部分肺泡更易发生过度的应变。因此，使用 LTV 通气旨在减轻对肺部的应力和应变，保护肺部减少机械通气相关性肺损伤（ventilator-associated lung injury，VALI）的发生。潮气量（tidal volume，V_T）的设置在 VALI 的发生过程中起到至关重要的作用。2000 年发表的 ARDS Network's lower tidal volumes（ARMA）试验阐明[6]，LTV 通气策略（6～8 ml/kg PBW）相较于常规通气策略（10～12 ml/kg PBW）可以显著降低 ARDS 患者病死率，大量的研究和荟萃分析也反复证实 LVT 的重要性[9-10]。

二、超小潮气量运用的适应证

ARDS 患者的肺部损伤极不均匀，仅有很小一部分肺组织保持正常气体交换功能（婴儿肺）。如果使用传统保护性通风策略（潮气量 6 ml/kg），这小部分正常肺组织仍有可能过度扩张和损伤。此外，使用 ULTV 策略可以最大限度降低传递到肺组织的机械能量，从而减少 VALI。已有多项动物研究和临床数据均提示[7-8, 11-12]，即使在 LTV 策略下，仍然会有不同程度 VALI 的发生。因此，将 V_T 控制在更小的范围（<4 ml/kg PBW）以期进一步减少 VALI 的 ULTV 策略被提出并受到广泛关注。早期的小样本临床研究结果提示[13]，与 LTV 策略相比，ULTV 策略可以进一步降低 ARDS 患者肺泡灌洗液促炎性细胞因子水平。其后发表的 Xtravent 研究[14]虽然未能证实 ULTV 策略可以降低 ARDS 患者病死率，但事后分析结果揭示，在严重低氧血症（PaO_2/FiO_2≤150 mmHg）人群中，相较于 LTV 组，ULTV 组患者的 60 天无呼吸机支持天数显著延长。2019 年来发表的 SUPERNOVA 研究结果则表明[15]，在体外 CO_2 移除装置（extracorporeal CO_2 removal，ECCO_2R）的帮助下，82% 的中重度 ARDS 患者在 24 h 内可以实现 ULTV，同时在保持血气水平稳定的情况下显著降低了呼吸频率、平台压（plateau pressure，P_{plat}）和 ΔP（V_T/呼吸系统顺应性）。这些研究均表明，对 ARDS 患者实施超 ULTV 策略在减少 VALI 和改善患者预后方面均具有潜在的优势。

三、超小潮气量临床研究结果解读

最近的 3 项以患者临床结局为终点的临床研究似乎并不支持 ULTV 的临床获益。V_T 4COVID

（V_T 4 ml/kg）是一项多中心、开放标签、平行组、随机对照试验，旨在比较 ULTV 与 LTV 治疗 COVID-19 相关 ARDS 患者的疗效和安全性。研究纳入 215 例 COVID-19 相关 ARDS 成年患者，随机分为 ULTV 组（106 例）和 LTV 组（109 例）。ULTV 组的目标 V_T 为理想体重 4 ml/kg，LTV 组为理想体重 6 ml/kg。主要终点是 90 天死亡率与 60 天呼吸机撤离天数的复合评分。次要终点包括 90 天死亡率、60 天呼吸机撤离天数等。安全性终点包括呼吸性酸中毒等不良事件的发生率。结果显示，ULTV 组相比 LTV 组复合评分无显著性差异，90 天死亡率无显著性差异。ULTV 组 60 天呼吸机撤离天数中位数较 LTV 组稍短，但差异无统计学意义。ULTV 组严重呼吸性酸中毒发生率明显高于 LTV 组。V_T 4COVID 试验表明，尽管大多数 COVID-19 相关 ARDS 患者可耐受 ULTV，但与 LTV 相比，ULTV 并未显著改善患者预后，反而升高了严重呼吸性酸中毒的发生率。因此，该试验作者认为，结果不支持 COVID-19 相关 ARDS 患者全面使用 ULTV。

VT4COVID 试验未得到阳性结果的原因包括：① ULTV 组相比 LTV 组驱动压力显著降低，但并未明显改善患者预后，ULTV 组患者呼吸频率的增加可能抵消了潮气量降低带来的潜在益处。呼吸频率是机械能的重要组成部分，过高的呼吸频率可能增大了机械能。② ULTV 组 CO_2 水平和呼吸性酸中毒的发生率更高，这可能减少了 ULTV 的潜在益处。③ ULTV 时间可能不足，需要更长时间的才能显现临床获益。④可能需要更低的驱动压和机械能才能显现 ULTV 的益处。该试验中对于 LTV 组而言，ULTV 组患者的驱动压和机械能的下降幅度可能不够。⑤ ULTV 组使用高剂量的镇静药物，这可能与死亡率升高有关，需要进一步探讨镇静策略对结果的影响。⑥可能需要更精准的识别何种患者可以从 ULTV 中获益。考虑到 V_T 4COVID 入组时患者驱动压中位数仅为 11 cmH_2O，对于具有较高顺应性和较低驱动的 ARDS 患者，ULTV 治疗可能过于激进，应进一步探索适合 ULTV 治疗的 ARDS 亚群。总体而言，该研究对 COVID-19 相关 ARDS 的机械通气管理提供了重要的循证医学证据。该试验结果并不能得出 ULTV 对 COVID-19 相关 ARDS 患者无益的结论。ULTV 相关研究仍值得进一步开展，识别和纳入可能从 ULTV 中获益的亚组患者，以证实其保护性通气的作用和地位。

REST 研究[16]是一项纳入 412 例 ARDS 患者的多中心随机对照试验。结果显示，相较于 LTV 策略，在 ECCO$_2$R 辅助下的 ULTV 策略并未降低 90 天病死率，且 28 天无呼吸机支持时间更短，不良事件的发生率更高；一项双中心小样本随机对照试验[17]纳入了 39 例需要静脉 - 静脉体外膜氧合（veno-venous extracorporeal membrane oxygenation，VV-ECMO）的重度 ARDS 患者，结果显示，如果使用更极端的 ULTV 策略（1～2 ml/kg PBW），相较于常规 ULTV 策略（3～4 ml/kg PBW），虽然显著减少了呼吸频率、MP、P_{plat} 和 ΔP，但极端 ULTV 策略对肺部和血浆中促炎性细胞因子的产生无影响，更是有导致 60 天病死率升高的趋势（45% vs. 17%，$P=0.06$）。这使 ULTV 策略在 ARDS 患者中的应用存在争议。

从上述几个临床研究我们不难发现：①从 ARDS 的呼吸力学和肺的病理生理：ULVT 可能导致吸气末肺泡膨胀不足和区域性肺泡塌陷，这可能加重肺部损伤。同时，ULVT 带来的肺泡通气 / 灌流不匹配也可能影响氧合。为了补偿 CO_2 清除，需要增快呼吸频率，从而抵消降低 V_T 的益处。因此，V_T 应该根据 ARDS 患者的肺的病理生理变化进行选择。②接受 LTV 尤其是 ULTV 策略的 ARDS 患者通常需要深度镇静、镇痛甚至肌肉松弛治疗，以降低呼吸驱动和减少人机对抗[18-19]，这限制了患者的早期活动、加重膈肌损伤乃至延长机械通气时间，最终导致患者病死率升高[20]。③体外生命支持技术需要在有经验的中心开展，在 REST 研究中的多个中心缺乏 $ECCO_2R$ 管理经验，这可能是导致在 ULTV 联合 $ECCO_2R$ 组出血性不良事件显著增加，CO_2 清除效率不足进而呼吸频率显著升高的原因[21-22]。综上所述，目前仍不推荐在临床上对 ARDS 患者广泛实施 ULTV 策略。

四、超小潮气量的个体化选择及管理

目前的研究证实，并非所有 ARDS 患者可从 ULTV 策略中获益，发挥 ULTV 策略理论优势和避免可能带来的伤害的关键是适用人群的选择和实施过程中的管理。V_T 4COVID 试验的结果提示，具有较高呼吸系统弹性阻力和驱动压 ARDS 患者可能是 ULTV 的受益人群。一项纳入 5 个随机对照试验 1202 例 ARDS 患者的二次分析结果显示，呼吸系统弹性阻力 >3 $cmH_2O/$（ml·kg）的 ARDS 患者 60 天病死率明显升高，低 V_T 可显著降低这部分患者的死亡风险[23]；而 $\Delta P \geqslant 15$ cmH_2O 已被证实与 ARDS 患者病死率显著相关[24]；因此，当 ARDS 患者的呼吸系统弹性阻力 >3 $cmH_2O/$（ml·kg），在实施了 LTV 策略后如果 ΔP 仍然大于 15 cmH_2O，提示发生 VALI 的风险极高，此类患者应早期尽快给予 ULTV 策略[25]；而对于肺顺应性相对较好的患者，ULTV 策略会导致呼吸频率增加和 $PaCO_2$ 的升高，反而对患者不利。

对于实施 ULTV 策略的管理：①在需要实施 ULTV 的 ARDS 患者中，尽快建立 ECMO 或 $ECCO_2R$ 辅助，同时选择较高的参数设置及优化抗凝策略，避免出现呼吸频率增加、呼吸性酸中毒及出血并发症等负面情况；②在实施 ULTV 策略的同时，不要忽略同时实施其他可改善 ARDS 患者预后的措施，如俯卧位通气等（REST 研究中 ULTV 联合 $ECCO_2R$ 组的俯卧位通气执行率显著低于单纯 LTV 组）；③在实施 ULTV 策略时，需要同时使用较高水平的 PEEP，否则可能加重患者肺泡塌陷、增加分流及恶化通气／血流比例；④精确的镇静管理策略对确保 ULTV 发挥肺保护作用和减少潜在的负面影响至关重要。

综上所述，ULTV 策略在减少 ARDS 患者 VALI 发生方面具有一定优势，但不可否认也会带来许多不良反应。从目前的研究证据来看，如何在 ARDS 患者中选择和管理 ULTV，最重要的是对 VALI 本质的认识，只有从多维度指标考虑 VALI 的影响因素，才可以改善患者的预后。

（广州医科大学附属第一医院　林志敏　黄勇波　桑　岭）

参 考 文 献

［1］ GRASSELLI G, CALFEE C S, CAMPOROTA L, et al. European Society of Intensive Care Medicine Taskforce on ARDS. ESICM guidelines on acute respiratory distress syndrome: definition, phenotyping and respiratory support strategies [J]. Intensive Care Med, 2023, 49(7): 727-759.

［2］ BELLANI G, LAFFEY J G, PHAM T, et al. Epidemiology, patterns of care, and mortality for patients with acute respiratory distress syndrome in intensive care units in 50 countries [J]. JAMA, 2016, 315(8): 788-800.

［3］ MENK M, ESTENSSORO E, SAHETYA S K, et al. Current and evolving standards of care for patients with ARDS [J]. Intensive Care Med, 2020, 46(12):

2157-2167.

[4] FAN E, DEL SORBO L, GOLIGHER E C, et al. An Official American Thoracic Society/European Society of Intensive Care Medicine/Society of Critical Care Medicine Clinical Practice Guideline: mechanical ventilation in adult patients with acute respiratory distress syndrome [J]. Am J Respir Crit Care Med, 2017, 195(9): 1253-1263.

[5] PAPAZIAN L, AUBRON C, BROCHARD L, et al. Formal guidelines: management of acute respiratory distress syndrome [J]. Ann Intensive Care, 2019, 9(1): 69.

[6] BROWER R G, MATTHAY M A, MORRIS A, et al. Ventilation with lower tidal volumes as compared with traditional tidal volumes for acute lung injury and the acute respiratory distress syndrome [J]. N Engl J Med, 2000, 342(18): 1301-1308.

[7] TERRAGNI P P, ROSBOCH G, TEALDI A, et al. Tidal hyperinflation during low tidal volume ventilation in acute respiratory distress syndrome [J]. Am J Respir Crit Care Med, 2007, 175(2): 160-166.

[8] RICHARD JC, SIGAUD F, GAILLET M, et al. Response to PEEP in COVID-19 ARDS patients with and without extracorporeal membrane oxygenation. A multicenter case-control computed tomography study [J]. Crit Care, 2022, 26(1): 195.

[9] YAMAMOTO R, OKAZAKI S. R, FUJITA Y, et al. Usefulness of low tidal volume ventilation strategy for patients with acute respiratory distress syndrome: a systematic review and meta-analysis [J]. Sci Rep, 2022, 12(1): 9331.

[10] WALKEY A J, GOLIGHER E C, DEL SORBO L, et al. Low Tidal Volume versus Non-Volume-Limited Strategies for Patients with Acute Respiratory Distress Syndrome. A Systematic Review and Meta-Analysis [J]. Ann Am Thorac Soc, 2017, 14(Supplement_4): S271-S279.

[11] FRANK J A, GUTIERREZ J A, JONES K D, et al. Low tidal volume reduces epithelial and endothelial injury in acid-injured rat lungs [J]. Am J Respir Crit Care Med, 2002, 165: 242-249.

[12] ARAOS J, ALEGRIA L, GARCIA P, et al. Near-apneic ventilation decreases lung injury and fibroproliferation in an acute respiratory distress syndrome model with extracorporeal membrane oxygenation [J]. Am J Respir Crit Care Med, 2019, 199(5): 603-612.

[13] TERRAGNI P P, DEL SORBO L, MASCIA L, et al. Tidal volume lower than 6 ml/kg enhances lung protection: role of extracorporeal carbon dioxide removal [J]. Anesthesiology, 2009, 111(4): 826-835.

[14] BEIN T, WEBER-CARSTENS S, GOLDMANN A, et al. Lower tidal volume strategy ($\approx$3 ml/kg) combined with extracorporeal CO_2 removal versus "conventional" protective ventilation (6 ml/kg) in severe ARDS: the prospective randomized Xtravent-study [J]. Intensive Care Med, 2013, 39(5): 847-856.

[15] COMBES A, FANELLI V, PHAM T, et al. Feasibility and safety of extracorporeal CO_2 removal to enhance protective ventilation in acute respiratory distress syndrome: the SUPERNOVA study [J]. Intensive Care Med, 2019, 45(5): 592-600.

[16] MCNAMEE J J, GILLIES M A, BARRETT N A, et al. Effect of lower tidal volume ventilation facilitated by extracorporeal carbon dioxide removal vs standard care ventilation on 90-day mortality in patients with acute hypoxemic respiratory failure: the rest randomized clinical trial [J]. JAMA, 2021, 326(11): 1013-1023.

[17] BUITEMAN-KRUIZINGA L A, SCHULTZ M J. Ultra-low tidal volume ventilation for lung protection: not so fast [J]. Lancet Respir Med, 2023, 11(11): 949-950.

[18] CARTEAUX G, MILLAN-GUILARTE T, DE PROST N, et al. Failure of noninvasive ventilation for de novo acute hypoxemic respiratory failure: role of tidal volume [J]. Crit Care Med, 2016, 44(2): 282-290.

[19] SOTTILE PD, ALBERS D, HIGGINS C, et al. The association between ventilator dyssynchrony, delivered tidal volume, and sedation using a novel automated ventilator dyssynchrony detection algorithm [J]. Crit Care Med, 2018, 46(2): e151-e157.

[20] GOLIGHER E C, DRES M, FAN E, et al. Mechanical ventilation-induced diaphragm atrophy strongly impacts clinical outcomes [J]. Am J Respir Crit Care Med, 2018, 197(2): 204-213.

[21] DERDAK S. Extracorporeal carbon dioxide removal vs standard care ventilation effect on 90-day mortality in patients with acute hypoxemic respiratory failure [J]. JAMA, 2022, 327(1): 82.

[22] BATCHINSKY A, ROBERTS T, CANCIO L. Extracorporeal Carbon Dioxide Removal vs Standard Care Ventilation Effect on 90-Day Mortality in Patients With Acute Hypoxemic Respiratory Failure [J]. JAMA, 2022, 327(1): 82-83.

[23] GOLIGHER E C, COSTA E L V, YARNELL C J, et al. Effect of lowering vt on mortality in acute respiratory distress syndrome varies with respiratory system elastance [J]. Am J Respir Crit Care Med, 2021, 203(11): 1378-1385.

[24] AMATO M B P, MEADE M O, SLUTSKY A S, et al. Driving pressure and survival in the acute respiratory distress syndrome [J]. N Engl J Med, 2015, 372: 747-55.

[25] URNER M, JÜNI P, HANSEN B, et al. Time-varying intensity of mechanical ventilation and mortality in patients with acute respiratory failure: a registry-based, prospective cohort study [J]. Lancet Respir Med, 2020, 8(9): 905-913.

第七节　急性呼吸窘迫综合征干细胞治疗需要选择人群

在过去的 10 年中，全球各地的研究者已经进行了多项临床试验来验证间充质干细胞（mesenchymal stem cell，MSC）治疗急性呼吸窘迫综合征（acute respiratory distress syndrome，ARDS）的安全性和有效性[1]。MSC 属于多能干细胞的一员，来源于基质，可从骨髓（bone marrow，BM）、脂肪组织（adipose tissue，AT）、脐带（umbilical cord，UC）等组织中提取。MSC 可通过旁分泌，抗纤维化，转移线粒体，促进免疫细胞吞噬能力等机制，对 ARDS 起到抗炎、抗菌、修复组织的作用[1, 2]。MSC 治疗 ARDS 的临床研究仍处于早期阶段，多用于中重度 ARDS 的治疗，其精准治疗值得进一步探讨。

一、间充质干细胞治疗急性呼吸窘迫综合征的现状：安全性和疗效

（一）间充质干细胞治疗急性呼吸窘迫综合征具有令人满意的安全性

早在 2014 年 Zheng 等[3]进行了一项脂肪组织来源 MSC 治疗中重度 ARDS 患者的小型 1 期随机对照试验。患者在入组后 48 h 内接受 MSC 或安慰剂单次输注。结果显示，无治疗相关毒性或严重不良事件（serious adverse events，SAE）报告。后续更多的结果将陆续发表。一项纳入 655 例 ARDS 受试者的荟萃分析[1]显示，在安全性方面 MSC 治疗组与对照组无显著性差异，进一步证实了 MSC 治

疗 ARDS 具有良好的安全性。

1. MSC 在 ARDS 具有较为宽泛的剂量安全范围　2020 年，Yip 等[4] 对在常规治疗 5 天无效的中重度 ARDS 患者应用 UC-MSC 进行了 1 期剂量递增研究。患者接受 MSC 单次静脉输注，剂量分别为 $1.0×10^6$cells/kg、$5×10^6$cells/kg 或 $10×10^6$ cells/kg 的治疗。该研究报告了 3 例与 MSC 输注相关的轻度不良事件（2 例短暂性血氧饱和度下降和低血压、1 例全身皮疹），但无剂量依赖性毒性或 SAE 的报道。2020 年，Lv 等[5] 进行了一项开放标签单臂研究，给予常规治疗 24 h 后出现中重度 ARDS 的患者单次静脉输注 UC-MSC（剂量为 $1×10^6$ cells/kg）。MSC 治疗后 24 h 内无输液及其他相关不良事件的报道。Matthay 等开展了异基因 BM-MSC 治疗中重度 ARDS 患者的 1 期研究（START 1[6]）和 2 期研究（START 2[7]）。该研究没有输注相关的不良反应报告，$10×10^6$ cells/kg 预测体重（predicted body weight，PBW）的剂量耐受良好[6]。在 2 期随机对照试验中，受试者为中重度 ARDS（确诊 96 h 内）的患者，接受 MSC（$10×10^6$ cells/kg PBW）或安慰剂单次静脉输注，该研究未观察到输注相关不良事件。

2. MSC 在 ARDS 多次给药同样安全　Chen 等[8] 在 2020 年发表了一项开放标签研究，使用经血 MSC 治疗 H7N9 病毒导致的中重度 ARDS。在 ARDS 的不同阶段（定义为早期或晚期）给予患者 3～4 剂 $1×10^6$ cells/kg 剂量的 MSC。该研究没有治疗相关毒性或 SAE 的报道。Sanchez-Guijo 等[9] 在 2020 年的研究中给予接受机械通气的 COVID-19 相关 ARDS 患者使用脂肪组织来源 MSC 治疗，患者接受 1～3 次 MSC 静脉输注。该研究未见输注相关不良事件的报道，且在随访 16 天时发现，成功拔管的患者比未拔管的患者更早接受 MSC 治疗。

（二）间充质干细胞疗法可能改善急性呼吸窘迫综合征的预后

Zheng 等[3] 一项研究的结果显示，与基线相比，MSC 组的上皮细胞损伤的标志物 SP-D 水平在第 5 天显著降低，白细胞介素 -6（interleukin-6，IL-6）水平也有下降趋势，但两组间无显著性差异。START2a 研究显示，与安慰剂组相比，MSC 组第 28 天和第 60 天的死亡率无显著性差异[7]。MSC 组基线时的脓毒症相关性器官功能衰竭评分（sequential organ failure assessment，SOFA）、急性生理学和慢性健康状况评分（acute physiological and chronic health evaluation，APACHE）Ⅲ均高于对照组。同时通过 2 组间基线呼吸变量对比［分钟通气量、呼吸频率、氧合指数和呼气末正压（positive end-respiratory pressure，PEEP）水平］发现，MSC 组的呼吸衰竭程度比安慰剂组更严重。尽管该研究没有发现 MSC 可以降低患者的死亡率，但在给予具有更高活性的 MSC 后，内皮损伤的标志物，即血管生成素 -2 的水平显著降低，而且氧合指数改善的程度与更高的 MSC 活力呈正相关。START 系列试验研究人员的另一项 MSC 治疗中重度 ARDS 的 2b 期随机对照试验（STAT 试验，NCT03818854），目前已经完成了共 120 例的 ARDS 患者的招募，患者将随机接受 $10×10^6$ cells/kg 的 MSC 或安慰剂治疗，其结果令人期待。Chen 等[8]在开放标签的研究中选取了 44 例 H7N9 病毒性 ARDS 患者进行研究，结果显示，MSC 组的生存率更高（82.4% vs. 45.5%）。一项关于 MSC 治疗 ARDS 的随机对照试验的系统评价同样显示，无论是在所有 ARDS 人群还是 COVID-19 相关 ARDS 亚组人群中，MSC 均具有降低 ARDS 病死率的潜力[1]。

（三）间充质干细胞衍生疗法同样具有治疗急性呼吸窘迫综合征的潜力

2020 年，Sengupta 等[10] 报道了一项开放标签的队列研究，探讨 BM-MSC 衍生的细胞外囊泡

（Extracellular Vesicle，EV）外泌体制剂 ExoFlo 在治疗重症 COVID-19 患者的安全性和有效性。24 例重症 COVID-19 患者（需要氧疗，无创或人工气道机械通气）进行单次静脉滴注 ExoFlo（15 ml BM-MSC 加入 100 ml 0.9% 氯化钠溶液中）。该研究未观察到输注相关或治疗相关的不良事件。80% 的患者在接受 ExoFlo 治疗后氧合得到改善。另一项关于 ExoFlo 的随机对照试验共纳入受试者 102 例 COVID-19 相关中重度 ARDS 患者接受 15 ml 的 ExoFlo 或安慰剂治疗。结果显示，接受 ExoFlo 治疗的试验组与对照组相比，60 天死亡率有下降的趋势（$P=0.134\,3$），且 ExoFlo 的安全性良好，无 SAE 发生[11]。在一项比较 MSC、MSC+EV 和对照组的随机对照试验中，研究者发现，相比单独使用 MSC、MSC+EV 可以进一步降低死亡率（0 vs. 27.27%），二者的安全性相当，无 SAE 发生[12]。

二、干细胞治疗急性呼吸窘迫综合征临床面临的困境

（一）间充质干细胞的最佳组织来源尚未明确

ARDS 的临床研究探讨了各种来源的 MSC（包括 BM、UC 和 AT），但最佳来源尚未确定。MSC 最常见的来源是 UC/Wharton's jelly's，其次是 BM、AT、胎盘和经血[13]。来自 UC 或胎盘的 MSC 可能具有实际优势，其是从易于获得的组织来源中分离出来的，通常是生物废物；具有更高的间充质干细胞密度，提供更高的 MSC 细胞产量；具有更强的增殖能力。因此，相比其他组织来源的 MSC，其可更快地进入目前临床研究中[14]。

（二）分离富集间充质干细胞的技术有待提高

虽然，MSC 通常是通过其贴壁性分离的，但应用特定细胞表面标志物富集 MSC 的先进分离技术可能在未来的 ARDS 研究中受到青睐。迄今为止发现的 MSC 表面标志物并没有提供功能优势和局限性信息，包括缺乏所有种类 MSC 的普遍表达，缺乏与增殖能力、多能性和功能的相关性。MSC 分离的潜在候选细胞表面标志物包括 Stro-1、CD271、阶段特异性胚胎抗原 -4（SSEA-4）、CD246 和 CD362（Syndecan-2）[15]。CD362 富集的 MSC 在 COVID-19 相关 ARDS 的 1/2 期随机对照试验中显示出良好的安全性，但与对照组相比，其对肺功能的改善无显著性差异（仅纳入 59 例患者）[16]。

（三）间充质干细胞的预处理与间充质干细胞的功能和疗效有待研究

适当的预处理可增强 MSC 治疗 ARDS 的疗效。制造过程中的预处理（或启动）包括在培养和扩增过程中将 MSC 暴露于刺激中，以提升其生物学功能、存活和治疗效果。在 ARDS 和脓毒症模型中，各种药物的预处理已经被研究过，但尚未转化为临床试验[14]。Islam 等[17] 发现，MSC 在 ARDS 中的作用是由给药时的微环境决定的。该研究证明，在 IL-6 和纤维连接蛋白升高及低抗氧化能力的微环境中，MSC 可能使 ARDS 恶化。因此，联合应用 MSC、抗氧化和抗炎细胞因子可能更有利于 ARDS 的治疗[18]。MSC 的体外缺氧预处理在临床前研究显示可以增强 MSC 在 ARDS 的疗效，但和其他预处理一样，有待临床研究的进一步证实[14]。

（四）间充质干细胞的不同剂量和给药方式与效能关系有待更深入地研究

临床 MSC 给药的最佳给药方案尚未确定。目前的临床研究中 MSC 的剂量多在（1~10）× 10^6 cells/kg，在 ARDS 的早期分 1~3 次静脉输注给药[1]。临床试验显示，10×10^6 cells/kg 的剂量耐受性良好，无显著不良事件发生[19]。在人类 MSC 剂量依赖性不良反应包括发热反应和凝血激活，这

可能与其内脂多糖杂质相关，提示在 MSC 的临床试验中需要尽量避免内毒素的污染。在临床试验中尚未证明对疗效的剂量依赖效应；使用不同剂量 MSC 的剂量递增研究的主要目的是验证安全性，并且每个剂量队列的患者数量太少，无法评估临床疗效的显著差异。值得注意的是，在 START 2a 试验中，接受活细胞数量最多的患者氧合指数和内皮损伤生物标志物（血管生成素 -2）的改善趋势最大，这表明存在潜在的剂量依赖效应[7]。

与单次给药相比，多次给药可能会让患者更多地获益。近期 Bowdish 等[20]关于 ARDS 的随机对照试验也显示，在受试者入院后的第 1 天和第 4 天分别给予 2×10^6 cells/kg 的 MSC 具有良好的安全性，且氧合改善更为显著。

三、间充质干细胞治疗急性呼吸窘迫综合征未来研究的方向

（一）间充质干细胞在不同临床"亚型"ARDS 中的疗效可能存在差异

目前，样本量最大的 MSC 治疗 ARDS 的随机对照试验因无法达成病死率从 40% 降低至 23% 而提前终止[20]。该研究共纳入了 222 例 COVID-19 相关中重度 ARDS 患者，尽管结果为阴性，但 MSC 组的 30 天死亡率低于对照组（37.5% *vs.* 42.7%）。值得指出的是，与 65 岁以上的老年 ARDS 患者相比，年龄<65 岁的亚组中 MSC 治疗后的死亡率下降得更为明显（−10.4% *vs.* −2.5%）。这说明，相比老年患者，MSC 在年龄<65 岁的 ARDS 患者中的疗效更佳，年龄>65 岁的 ARDS 老年患者可能需要更大剂量或更多频次的 MSC 进行治疗。

（二）间充质干细胞在高炎症性和低炎症性 ARDS 的疗效可能存在差异

在流感病毒引起的肺部感染中，没有发现 MSC 对 H1N1 流感小鼠肺损伤有保护作用，但体外试验显示，MSC 对感染了炎症性更强烈的流感毒株（H5N1 和 H7N1）的人肺泡 2 型细胞具有保护作用[2]。MSC 减少了 H9N2 流感病毒感染相关的肺损伤，同时提高了 H5N1 感染的老年小鼠的存活率[2]。这些研究提示，MSC 对不同亚型 ARDS（高炎症性和低炎症性）的疗效可能存在差异，这是一个今后 MSC 治疗 ARDS 临床研究值得探讨的方向。

（三）肺微环境会影响间充质干细胞治疗急性呼吸窘迫综合征的疗效

研究证实，MSC 可以显著修复机械通气相关性肺损伤，而针对盐酸吸入导致的肺损伤，MSC 治疗不仅不能修复，反而会进一步促进肺纤维化。进一步研究证实，肺内的细胞因子和生长因子分泌及氧化应激水平等因素均可以影响 MSC 的免疫调节作用，而激活抗氧化酶和纠正肺部的酸性条件可以显著提升干细胞治疗效果。使用包含靶向特定风险分子基因的第二代生物工程 MSC 也可以带来优势。

综上所述，目前，大多数的 MSC 治疗 ARDS 的随机对照试验主要集中在 COVID-19 相关的 ARDS（11/13），而在非 COVID-19 相关 ARDS 中依然缺乏实质性证据。MSC 治疗安全性较好，但其有效性还需要进一步证实。选择合适的人群，应用特定细胞表面标志物富集 MSC 有利于纯化特定类型和功能的 MSC，并且适当的预处理可增强 MSC 的疗效，未来值得进一步研究。

（武汉大学中南医院　汪枫云　彭志勇）

参 考 文 献

[1] WANG F Y, LI Y M, WANG B Q, et al. The safety and efficacy of mesenchymal stromal cells in ARDS: a meta-analysis of randomized controlled trials [J]. Crit Care, 2023, 27(1): 31.

[2] O'KANE C M, MATTHAY M A. Understanding the role of mesenchymal stromal cells in treating COVID-19 acute respiratory distress syndrome [J]. Am J Respir Crit Care Med, 2023, 207(3): 231-233.

[3] ZHENG G P, HUANG L F, TONG H J, et al. Treatment of acute respiratory distress syndrome with allogeneic adipose-derived mesenchymal stem cells: a randomized, placebo-controlled pilot study [J]. Respir Res, 2014, 15(1): 39.

[4] YIP H K, FANG W F, LI Y C, et al. Human umbilical cord-derived mesenchymal stem cells for acute respiratory distress syndrome [J]. Crit Care Med, 2020, 48(5): e391-e399.

[5] LV H J, CHEN W J, XIANG A P, et al. Mesenchymal stromal cells as a salvage treatment for confirmed acute respiratory distress syndrome: preliminary data from a single-arm study [J]. Intensive Care Med, 2020, 46(10): 1944-1947.

[6] WILSON J G, LIU K D, ZHUO H, et al. Mesenchymal stem (stromal) cells for treatment of ARDS: a phase 1 clinical trial [J]. Lancet Respir Med, 2015, 3(1): 24-32.

[7] MATTHAY M A, CALFEE C S, ZHUO H J, et al. Treatment with allogeneic mesenchymal stromal cells for moderate to severe acute respiratory distress syndrome (START study): a randomised phase 2a safety trial [J]. Lancet Respir Med, 2019, 7(2): 154-162.

[8] CHEN X, SHAN Y H, WEN Y Y, et al. Mesenchymal stem cell therapy in severe COVID-19: A retrospective study of short-term treatment efficacy and side effects [J]. J Infect, 2020, 81(4): 647-679.

[9] SÁNCHEZ-GUIJO F, GARCÍA-ARRANZ M, LÓPEZ-PARRA M, et al. Adipose-derived mesenchymal stromal cells for the treatment of patients with severe SARS-CoV-2 pneumonia requiring mechanical ventilation. A proof of concept study [J]. EClinicalMedicine, 2020, 25: 100454.

[10] SENGUPTA V, SENGUPTA S, LAZO A, et al. Exosomes Derived from bone marrow mesenchymal stem cells as treatment for severe COVID-19 [J]. Stem Cells Dev, 2020, 29(12): 747-754.

[11] LIGHTNER A L, SENGUPTA V, QIAN S, et al. Bone marrow mesenchymal stem cell-derived extracellular vesicle infusion for the treatment of respiratory failure from COVID-19 [J]. Chest, 2023, 164(6): 1444-1453.

[12] ZARRABI M, SHAHRBAF M A, NOURI M, et al. Allogenic mesenchymal stromal cells and their extracellular vesicles in COVID-19 induced ARDS: a randomized controlled trial [J]. Stem Cell Res Ther, 2023, 14(1): 169.

[13] LIANG T Y, LU L H, TANG S Y, et al. Current status and prospects of basic research and clinical application of mesenchymal stem cells in acute respiratory distress syndrome [J]. World J Stem Cells, 2023, 15(4): 150-164.

[14] GORMAN E, MILLAR J, MCAULEY D, et al. Mesenchymal stromal cells for acute respiratory distress syndrome (ARDS), sepsis, and COVID-19 infection: optimizing the therapeutic potential [J]. Expert Rev Respir Med, 2021, 15(3): 301-324.

[15] LV FJ, TUAN RS, CHEUNG KMC, et al. Concise review: the surface markers and identity of human mesenchymal stem cells [J]. Stem Cells, 2014, 32(6): 1408-1419.

［16］GORMAN E A, RYNNE J, GARDINER H J, et al. Repair of acute respiratory distress syndrome in COVID-19 by Stromal Cells (REALIST-COVID Trial): a multicenter, randomized, controlled clinical trial [J]. Am J Respir Crit Care Med, 2023, 208(3): 256-269.

［17］ISLAM D, HUANG Y, FANELLI V, et al. Identification and modulation of microenvironment is crucial for effective mesenchymal stromal cell therapy in acute lung injury [J]. Am J Respir Crit Care Med, 2019, 199(10): 1214-1224.

［18］ZHANG H B, LI Y M, SLUTSKY A S. Precision medicine for cell therapy in acute respiratory distress syndrome [J]. Lancet Respir Med, 2019, 7(4): e13.

［19］ZARRABI M, SHAHRBAF M A, NOURI M, et al. Allogenic mesenchymal stromal cells and their extracellular vesicles in COVID-19 induced ARDS: a randomized controlled trial [J]. Stem Cell Res Ther, 2023, 14(1): 169.

［20］BOWDISH M E, BARKAUSKAS C E, OVERBEY J R, et al. A randomized trial of mesenchymal stromal cells for moderate to severe acute respiratory distress syndrome from COVID-19 [J]. Am J Respir Crit Care Med, 2023, 207(3): 261-270.

第五章　重症感染控制

第一节　阿米卡星雾化预防呼吸机相关性肺炎

呼吸机相关性肺炎（ventilator associated pneumonia，VAP）的发生率为 9%～27%，病死率约为 13%，是重症监护病房（intensive care unit，ICU）中最常见、最致命的院内感染疾病之一，并可导致抗菌药物使用量增加、机械通气时间延长、ICU 入住时间延长、住院费用增加等[1-2]。据估计，VAP 发生率高峰通常在有创机械通气 7 天后[1]，故存在一个可以早期预防的窗口。尽管人们对 VAP 的预防措施进行了数十年的研究和尝试（如减少再插管、减少镇静、床头抬高、口腔护理等），但其发生率似乎并未下降。静脉应用抗菌药物预防 VAP 效果也并不理想，且可能诱导细菌耐药。雾化吸入抗菌药物可向气管支气管树、肺实质和气管导管生物膜输送高浓度抗菌药物，最大限度地将药物输送到目标部位并减少全身不良反应。以阿米卡星为代表的氨基糖苷类抗生素由于其耐药率较低重新获得临床关注，本文就该方面近年的研究进展做一介绍。

一、抗菌药物雾化预防呼吸机相关性肺炎的既往证据

抗菌药物雾化在预防和治疗呼吸道感染方面一直备受关注，但既往大量研究并未取得一致结论。Póvoa 等[3] 的一项关于预防性气道使用抗菌药物预防 VAP 的荟萃分析纳入了 6 项研究共计 1158 例患者，其中 632 例患者接受了气道预防性抗菌药物。结果显示，通过预防性气道使用抗菌药物可减少 VAP 的发生，其预防效果主要在以雾化为给药方法的人群中显现，而气道内滴入的方法未发现使患者获益。Zha 等[4] 的一项荟萃分析共纳入 13 项研究，通过对 2144 例患者雾化及静脉应用抗菌药物的相关数据进行分析后发现，妥布霉素雾化联合静脉应用氨苄西林舒巴坦可能是降低 VAP 发生率最有效的方案，但不能改善机械通气患者的临床预后。Karvouniaris 等[5] 的一项双盲、随机对照研究共纳入 168 例机械通气患者，评估预防性应用黏菌素雾化对 VAP 发生率的影响。结果显示，接受黏菌素雾化的干预组患者 VAP 发生率虽有下降趋势，但尚未达到统计学差异。Wood 等[6] 的一项小样本（$N=40$）、单中心随机对照试验（randomized controlled trial，RCT）发现，应用头孢他啶雾化可降低危重创伤患者 VAP 的发生率，且显著降低白介素（interleukin，IL）-6、IL-8、IL-1β 及肿瘤坏死因子（tumor necrosis factor，TNF）-α 水平并减轻肺部炎症反应。Claridge 等[7] 的研究内容及方案与 Wood 等的研究基本相同，却并未得出阳性结果。因此，2022 年美国医疗保健流行病学学会（Society for Healthcare Epidemiology of America，SHEA）更新的 VAP 防控指南[1] 并未将抗菌药物雾化吸入预防 VAP 纳入推荐意见。

二、阿米卡星雾化预防呼吸机相关性肺炎的新进展

近年来，有关阿米卡星雾化治疗 VAP 的研究陆续开展。AMIKINHAL 研究[8]是一项多中心、双盲、随机对照的优效性试验，研究者吸取了 IASIS 试验和 INHALE 试验以阴性结果收尾的经验教训，采用不同的研究策略并着眼 VAP 的预防，其研究方案[9]自 2021 年公开发表后就备受关注，最终结果于 2023 年在新英格兰杂志（*N Engl J Med*）公开发表。该研究共纳入 847 例人工气道机械通气 72～96 h 的成人患者，入组患者按 1∶1 的比例随机分配到吸入阿米卡星组［*N*=417，剂量为 20 mg/kg（理想体重），每天 1 次］或吸入安慰剂组（*N*=430，剂量为等量的 0.9% 氯化钠溶液），共计 3 天，主要终点为自随机分组开始至第 28 天 VAP 的首次发生。结果显示，在 28 天内，阿米卡星组有 62 例患者（15%）发生了 VAP，而安慰剂组有 95 例患者（22%）发生了 VAP（*P*=0.004）。在安全性方面，随机分组时无急性肾损伤（acute kidney injury，AKI）的患者中，阿米卡星组有 11 例患者（4%）、安慰剂组有 24 例患者（8%）于随机分组后 28 天内出现了 AKI（*HR*=0.47，95%*CI* 0.23～0.96）。该研究结果表明，阿米卡星雾化（剂量为 20 mg/kg，每天 1 次，疗程 3 天）安全有效，可降低 VAP 的发生风险。该研究体现了阿米卡星雾化在预防 VAP 中的应用价值，并为后续研究提供了一个可参考的预防性使用吸入抗菌药物的时间窗及应用人群。如果日后能在更多国家和地区的患者中得到验证，则有望改写指南，为临床医师预防 ICU 患者发生 VAP 提供新的预防手段。

三、阿米卡星雾化的要点及注意事项

1. 阿米卡星雾化的剂量与用法　国内外权威指南对雾化吸入联合静脉全身用药治疗 VAP 的最佳剂量和疗程尚无推荐意见。中国《成人抗感染药物下呼吸道局部应用专家共识》[10]指出，对于多药耐药（multiple drug resistance，MDR）的革兰氏阴性杆菌所致的 VAP，如果致病菌仅对氨基糖苷类药物敏感，而由于剂量相关的不良反应而无法通过增加全身给药剂量来确保抗感染疗效时，可考虑在全身抗感染治疗的基础上辅助性雾化吸入氨基糖苷类抗菌药物。推荐阿米卡星雾化吸入的用法为 400 毫克/次、每天 2～3 次或 25 毫克/（千克·次）、每天 1 次。

2. 雾化器的选择与安置[11]　阿米卡星雾化的效率取决于其在支气管及肺泡的药物沉积量，应使用合适的雾化装置以达到最佳效果。振动筛孔雾化器产生的气溶胶微粒大小合适、药物残余且损耗量低，现已广泛应用于人工气道机械通气患者的雾化治疗中。在雾化实施过程中，将雾化器放置于管路吸气支上 Y 型管前 10～15 cm 处，并移除热湿交换器和加热湿化器，以避免气溶胶微粒过度湿化并在管路中形成冷凝水而影响支气管及肺泡的药物沉积量。

3. 呼吸机的设置[11]　气溶胶在呼吸管路中的沉积主要由惯性冲击驱动，惯性冲击随粒子质量的增大和速度的增加而增大。因此，对于给定的颗粒大小，降低吸气流速可减小颗粒速度，使药物微粒在管路的沉积减少，从而增加吸入药物的剂量。因此，应优先选择流速恒定的容量控制模式而非流量递减的压力支持模式，设置吸气流速<30 L/min 可有效增加支气管及肺泡的药物沉积量。值得注意的是，吸气流速、吸气时间、呼吸频率和潮气量是互相依存的变量，确定每种机制相关的权重很复杂，故推荐在适当镇痛镇静的基础上减少吸气流速，同时增加吸气时间，维持潮气量在 6～8 ml/kg（理想体重），维持稳定的每分钟通气量。

4. 患者的监测[11]　目前尚无阿米卡星雾化剂型，应用阿米卡星注射剂雾化吸入可能造成气道痉挛或药物沉积在气管插管上，从而导致气道阻力增加。此外，安装雾化器需断开呼吸管路，否则可能造成肺泡塌陷而导致缺氧。因此，应用阿米卡星雾化期间需进行血氧及气道压监测。对于有支气管痉挛高危风险的患者，应谨慎应用阿米卡星雾化。

5. 过滤器的放置[11]　在雾化过程中，一部分气溶胶（呼气时产生的颗粒，由患者呼出）通过呼吸机的呼气支路而被清除，这些颗粒可能破坏呼吸机的呼气模块。因此，必须在呼气端和呼吸机之间放置一个呼气过滤器。推荐每次进行雾化时更换过滤器，以防止堵塞。如果雾化期间气道压力突然增加，应考虑是不是过滤器堵塞，并迅速予以更换。

6. 治疗药物的监测[11]　雾化阿米卡星的血药浓度通常明显低于静脉给药，但如患者肾功能不全、肺泡 - 动脉扩散异常增加，仍可造成血药浓度高于安全治疗浓度而产生药物不良反应[12]。因此，仍需定期监测阿米卡星药物浓度。

7. 相关不良反应　雾化阿米卡星可致气道黏膜及肺泡上皮细胞暴露于高浓度抗菌药物下，并可诱发局部炎症反应、支气管痉挛、咳嗽、低氧血症等不良反应，需根据患者发生 VAP 的风险充分评估应用阿米卡星雾化的必要性。预先或同时给予支气管舒张剂雾化可降低支气管痉挛的发生率及严重程度，但如持续不能缓解则应及时停用阿米卡星雾化。

四、总结

综上所述，抗菌药物雾化安全、可行，可使肺组织达到较高的药物浓度。阿米卡星雾化可能是预防 VAP 的有效措施，其应用前景备受关注。但目前有关研究较少，其疗效仍需多中心、大样本随机对照研究进一步验证。

（大连医科大学附属第一医院　李笑男　万献尧
广州医科大学附属第一医院　徐永昊）

参 考 文 献

[1] KLOMPAS M, BRANSON R, CAWCUTT K, et al. Strategies to prevent ventilator-associated pneumonia, ventilator-associated events, and nonventilator hospital-acquired pneumonia in acute-care hospitals: 2022 update [J]. Infect Control Hosp Epidemiol, 2022, 43: 687-713.

[2] KOULENTI D, ARVANITI K, JUDD M, et al. Ventilator-associated tracheobronchitis: to treat or not to treat? [J]. Antibiotics (Basel) , 2020, 9: 51.

[3] PÓVOA F C C, CARDINAL-FERNANDEZ P, MAIA I S, et al. Effect of antibiotics administered via the respiratory tract in the prevention of ventilator-associated pneumonia: a systematic review and meta-analysis [J]. J Crit Care, 2018, 43: 240-245.

[4] ZHA S, NIU J, HE Z, et al. Prophylactic antibiotics for preventing ventilator-associated pneumonia: a pairwise and Bayesian network meta-analysis [J]. Eur J Med Res, 2023, 28 (1): 348.

[5] KARVOUNIARIS M, MAKRIS D, ZYGOULIS P, et al. Nebulised colistin for ventilator-associated

pneumonia prevention [J]. Eur Respir J, 2015, 46 (6): 1732-1739.

［6］ WOOD G C, BOUCHER B A, CROCE M A, et al. Aerosolized ceftazidime for prevention of ventilator-associated pneumonia and drug effects on the proinflammatory response in critically ill trauma patients [J]. Pharmacotherapy, 2002, 22 (8): 972-982.

［7］ CLARIDGE J A, EDWARDS N M, SWANSON J, et al. Aerosolized ceftazidime prophylaxis against ventilator-associated pneumonia in high-risk trauma patients: results of a double-blind randomized study [J]. Surg Infect (Larchmt), 2007, 8 (1): 83-90.

［8］ EHRMANN S, BARBIER F, DEMISELLE J, et al. Inhaled amikacin to prevent ventilator-associated pneumonia [J]. N Engl J Med, 2023, 389 (22): 2052-

2062.

［9］ TAVERNIER E, BARBIER F, MEZIANI F, et al. Inhaled amikacin versus placebo to prevent ventilator-associated pneumonia: the AMIKINHAL double-blind multicentre randomised controlled trial protocol [J]. BMJ Open, 2021, 11 (9): e048591.

［10］中华医学会呼吸病学分会感染学组. 成人抗感染药物下呼吸道局部应用专家共识［J］. 中华结核和呼吸杂志，2021，44（4）：322-339.

［11］ EHRMANN S, LUYT C E. Optimizing aerosol delivery of antibiotics in ventilated patients [J]. Curr Opin Infect Dis, 2020, 33 (2): 197-204.

［12］ SCHULTHEIS J M, DURHAM M E, KRAM S J, et al. Incidence and associated risk factors for systemic drug levels with inhaled aminoglycoside therapy [J]. J Antimicrob Chemother, 2023, 78 (2): 450-456.

第二节　非无菌手套替代手卫生的可行性：优势与限制

手卫生作为医院感染预防控制（简称"防控"）的重要措施之一已经成为当前共识[1]，其在重症病房感染防控中的作用尤为重要。令人遗憾的是，大量研究显示当前手卫生依从性水平仍不能达到临床感染防控的要求。如何切实有效地落实手卫生的相关策略是医院感染防控领域的重要研究方向之一。随着新研究结果的出现，相关概念也在不断更新。

一、手卫生依从性现状

虽然手卫生在医院感染防控中具有重要意义，但经过多年努力，手卫生的依从性目前仍处于较低水平[2]。一般情况下，治疗一个重症患者平均 5 min 需要手卫生一次，且随着病情严重程度的增加而增加。其中绝大部分发生在护理过程中。既往研究[3-5]证实，随着手卫生次数的增加，手卫生依从性会逐渐下降。Siebers 等[3]的研究以世界卫生组织（WHO）确定的洗手的 5 个时刻为标准，研究监测期间确定共 2036 个需要洗手的时刻，相当于每小时 12.1 个，而平均的洗手率依从性为 33.9%。研究显示，如果 1 个护士看护 1 个重症患者，其平均每天手卫生次数为 247 次；如看护 2 个患者，其手卫生的次数将翻倍。如果手卫生依从性达到 100%，管床护士手卫生花费的时间占总工作时间的 17%。既往研究[4-5]显示，当手卫生次数超过每小时 10~30 次，手卫生的依从性将随着手卫生次数的增多而逐渐下降。时间不充分、工作负荷高、人力缺乏等是落实手卫生策略的巨大障碍。不难想象，除了增加手卫生相关宣教和监管，还可以通过减少手卫生次数、提高手卫生效率和减少洗手所消耗的时间、应用替代技术等多方面的努力来推动手卫生依从性的提高。每个具体单位面临的问题不一定相同，但提高手卫生依从性是共同的目标，在相当一段时间内，仍需要付出巨大努力。

二、通过戴非无菌手套替代部分手卫生的可行性

在临床实践中，由于各种因素的限制，手卫生依从性达到100%难以实现，医务工作者常通过戴非无菌手套的方式来部分替代手卫生。其驱动因素一部分是节约时间，另一部分是出于自我保护的角度考虑。如果戴手套可作为手卫生的合理替代方式，手卫生的依从性可以提升至72.1%[3]，但这种替代方式是否合理一直存在争议。有研究[6]发现，通过手套导致的交叉传播可达到41%。也有人认为，在限定的场景下，戴手套可以替代手卫生，强调交叉传播的原因不是戴手套本身，而是手套未能适当更换和消毒而导致的手套介导的交叉污染。

在当前临床实践中，通常认为手套在以下情况下使用：①可能接触患者的血液或其他体液时；②患者为接触隔离状态；③院内感染暴发状态。在使用手套的过程中需要强调：①遵守当前手套穿脱常规；②强调手套的连续使用应限制在单一患者范围内；③戴手套操作过程，洗手的5个时刻中的无菌操作前、接触患者体液后、接触患者床单位后3个时刻需要进行手卫生操作；④如果手套上有可见污物或破损应立即更换；⑤在对患者操作完成后、接触患者血液和其他体液后、接触破损皮肤或黏膜后、离开隔离病房时，应立刻脱掉手套并洗手；⑥戴手套消毒次数限制在10次以内；⑦重复使用时应选用无粉手套。

Kampf等[7]对当前研究进行了系统回顾并得出结论，当手卫生依从性在现有条件下难以满足临床感染防控要求的情况下，如果手套使用的适用范围掌握得当，在同一患者的操作过程中，合理优化工作流程，每次操作之间利用以酒精为基础的消毒技术进行消毒，在反复消毒10次以内是安全的。

三、戴非无菌手套前手卫生的必要性

无论是无菌手套还是非无菌手套，戴手套前洗手是当前的标准要求。对于戴非无菌手套来说，洗手后需要等待双手干燥后才能戴手套，这大大降低了洗手和戴手套的依从性。有研究证实[8]，戴非无菌手套之前的洗手率从最低8%到最高63%，平均为35%。戴手套前洗手平均花费32～46 s，这对于高负荷工作和人力资源不足的工作状态来说，足以成为戴手套前洗手的巨大阻碍。目前这一步骤的必要性并未被明确证实。有学者[10-11]针对戴手套前洗手的必要性进行了研究。结果显示，戴非无菌手套前是否洗手对手套的污染并无显著差异。由于当前指南和临床研究存在矛盾，Thom等[9]针对这一问题进行了进一步研究。该项研究有13个医院共3790名医务人员参与。结果显示，允许直接戴非无菌手套可提高46%的依从性，同时并未发现相应的不良后果。这与之前的研究结果类似[10]。该研究还发现，在急诊区域，与手卫生后戴手套相比，直接戴手套者手上的菌落数和病原菌的检出率明显升高。结合其基础手卫生依从性最低（8%）分析，提示两者存在一定相关，但仍需进一步研究证实。最后，研究结论是，除急诊和手卫生依从性相对较低的区域外，鼓励直接戴手套以改善依从性，这也更被医务人员接受。

四、手套消毒的可行性

不更换手套进行多次操作的可行性基础是戴着手套的手进行手卫生是否可行。一方面，根据既往的研究结果，世界卫生组织和美国疾病控制与预防中心一直反对通过手套消毒连续使用来代替更换手套和手卫生[10-11]。但另一方面，这种方法可减少医务人员的工作量、保护环境、减少花费，使大家心中仍怀希望，特别是在新型冠状病毒感染流行期间，该需求更为突出。某些指南建议，通过优化工作流程，使工作在同一患者上按照清洁到污染顺序进行，或在不同患者间进行静脉穿刺等操作时可以通过消毒手套的方式替代更换手套或进行手卫生[12]。

既往的研究主要集中在消毒后手套的完整性和实验室消毒效果评价上。Lee等[13]的研究从临床角度出发，评价手套消毒对细菌交叉传播的影响。研究采用的消毒方式是世界卫生组织提供的以酒精为基础的消毒方案，按照当前标准操作进行手套消毒后，对手套上残留地微生物进行计数检测发现，手套上菌落数明显更多，同时可检出与曾经接触过的患者同一来源的耐碳青霉烯类鲍曼不动杆菌，提示手套消毒有传播多重耐药菌的风险。分析其可能的原因包括不合适的手套有太多的褶皱、戴手套后感觉敏感度下降导致消毒不够充分等。由此可见，在普遍推广戴手套手卫生前，仍需将以进一步研究结果为基础的操作规范作为前提。

五、总结

手套的正确使用在重症感染防控中具有重要作用。但现实中手套的使用仍存在很多不规范之处，包括无菌手套和非无菌手套的使用。从节约时间、改善依从性的角度来看，已有很多研究在讨论手套在一定条件下代替手卫生的可行性。虽然在一定条件下有可喜的结果，但目前结果还不能充分支持通过戴手套来替代手卫生。

手卫生是院内感染防控的重要措施，尤其对于重症患者。除强调医务人员的依从性外，手卫生的方式和设备的改进可使手卫生过程更容易、更节约时间，也是改善手卫生依从性的重要方式。另外，通过临床治疗策略的调整减少手卫生次数也可改善手卫生依从性。

（中国医学科学院北京协和医院　柴文昭）

参 考 文 献

［1］World Health Organization. WHO guidelines on hand hygiene in health care: first global patient safety challenge clean care is safer care [J]. World Health Organization, 2009.

［2］ERASMUS V, DAHA T J, BRUG H, et al. Systematic review of studies on compliance with hand hygiene guidelines in hospital care [J]. Infect Control Hosp Epidemiol, 2010, 31 (3): 283-294.

［3］SIEBERSC, MITTAG M, GRABEIN B, et al. Hand hygiene compliance in the intensive care unit: hand hygiene and glove changes [J]. Am J Infect Control, 2023, 51 (10): 1167-1171.

［4］HUSKINSWC, HUCKABEECM, O'GRADY N P, et al. Intervention to reduce transmission of resistant bacteria in intensive care [J]. N Engl J Med, 2011, 364 (15): 1407-1418.

［5］ PITTET D, MOUROUGA P, PERNEGER T V. Compliance with handwashing in a teaching hospital [J]. Infect Control Program Ann Intern Med, 1999, 130 (2): 126-130.

［6］ LOVEDAY H P, LYNAM S, SINGLETON J, et al. Clinical glove use: healthcare workers' actions and perceptions [J]. J Hosp Infect, 2014, 86 (2): 110-116.

［7］ KAMPF G, LEMMEN S. Disinfection of gloved hands for multiple activities with indicated glove use on the same patient [J]. J Hosp Infect, 2017, 97 (1): 3-10.

［8］ THOM K A, ROCK C, ROBINSON G L, et al. Direct gloving vs hand hygiene before donning gloves in adherence to hospital infection control practices: a cluster randomized clinical trial [J]. JAMA Netw Open, 2023, 6 (10): e2336758.

［9］ ROSSOFF L J, BORENSTEIN M, ISENBERG H D.

Is hand washing really needed in an intensive care unit? [J]. Crit Care Med, 1995, 23 (7): 1211-1216.

［10］ ROCK C, HARRIS A D, REICH N G, et al. Is hand hygiene before putting on nonsterile gloves in the intensive care unit a waste of health care worker time? A randomized controlled trial [J]. Am J Infect Control, 2013, 41 (11): 994-996.

［11］ BOYCE J, PITTET D. Guideline for hand hygiene in health-care settings: Recommendations of the Healthcare Infection Control Practices Advisory Committee and the HICPAC/SHEA/ APIC/IDSA Hand Hygiene Task Force [J]. MMWR Recomm Rep, 2002 (RR-16), 51: 1-45.

［12］ KAMPF G, LEMMEN S. Disinfection of gloved hands for multiple activities with indicated glove use on the same patient [J]. J Hosp Infect, 2017, 97 (1): 3-10.

［13］ LEE M K, KIM N, JO H J, et al. Risk of microbial transmission by reusing gloves after alcohol-based hand hygiene [J]. J Hosp Infect, 2023, 135: 171-178.

第三节　持续气囊压力监控预防呼吸机相关性肺炎需要被关注

口咽分泌物进入气道是引起呼吸机相关性肺炎（ventilator associated pneumonia，VAP）的重要原因之一，其中部分患者是由气管插管或气管切开套管气囊压力不当所致。目前的研究显示，气囊压力维持在 20～30 cmH$_2$O 可避免气囊压力过低造成的口咽分泌物吸入，以及气囊压力过高造成的气道损伤。定期监测及调整气囊压力已被作为 VAP 预防基础措施之一而广泛应用于临床[1]。通常采用的监测及调整频率为每天 2～4 次，2 次间隔时间为 4～12 h。持续气囊压力监控（continuous endotracheal cuff pressure control，CCPC）装置可实现自动监测并持续控制气管套囊压力，已有多篇研究证实其在 VAP 预防中的积极作用，但近年的 2 项多中心研究不支持其能有效降低 VAP 的发生。本文将就近 2 年该方面的研究进行介绍。

一、持续气囊压力监控不能有效预防呼吸机相关性肺炎

关于 CCPC 预防 VAP 有效性的问题，仍存在争议，这与各研究间存在较大异质性有关。同时，多数研究的样本量较小也导致了结论的局限性。近年来，有 2 项样本量相对较大的多中心研究均指出，CCPC 不能降低 VAP 的发生。

Dat 等[2]在越南进行的多中心随机对照研究，在 3 个中心评估了 CCPC 对呼吸机相关性呼吸道感染（ventilator-associated respiratory infection，VARI）发生率的影响。将 2016 年 11 月至 2018 年 12 月入住重症监护病房（intensive care unit，ICU）24 h 内气管插管患者按 1∶1 随机分为 CCPC 组和间歇 CPC 组。CCPC 组患者采用独立的电子设备自动化完成气囊压力监测及调控；而间歇 CPC 组采用手动监测和调控，每 8 小时监测 1 次。2 组的目标气囊压力维持在 25 cmH₂O，但医师可根据临床具体情况进行调整。研究中患者所用的气管插管均有声门下吸引，气囊为高容低压圆柱形囊，其中 2 个中心还进行每天 2 次氯己定口腔护理，另一个中心进行每天 3 次非氯己定口腔护理，所有患者均采用半卧位。研究共纳入 597 例患者，结果显示，CCPC 组患者 VARI 的发生比例为 74/296（25%），间歇 CPC 组发生比例为 69/301（23%），这表明 CCPC 并未减少 VARI 的发生。但 CCPC 组和间歇 CPC 组的平均气囊压力分别为 25 cmH₂O 和 20 cmH₂O，CCPC 组在气囊压力控制达标方面更具优势。2 组在气管插管期内无须进行抗感染治疗的时间比例、意外脱管率及再插管率方面没有差异，在 ICU 转出比例、ICU 治疗费用、ICU 抗感染治疗费用、住院治疗费用及 ICU 病死风险方面也均无差异。

Marjanovic 等[3]在法国进行的多中心随机对照研究共有 13 家 ICU 参与。该研究探讨了严重创伤患者进行 CCPC 对 VAP 发生的影响。研究纳入 2015 年 7 月 31 日至 2018 年 2 月 15 日入住 ICU 的 434 例人工气道机械通气时间≥48 h 的严重创伤患者（损伤严重评分>15 分），按 1∶1 随机分为干预组（216 例患者）和对照组（218 例患者）。干预组采用气压设备持续自动调控气囊压力；对照组采用手触摸感觉监测及调控气囊压力，每 8 小时 1 次。2 组的气囊压力目标均为 25～30 cmH₂O。结果显示，2 组患者在气管插管 28 天内 VAP 的发生率无显著性差异；对于严重创伤患者，进行 CCPC 对 VAP 的预防不比常规方式更具优势，干预组 VAP 的发生率为 33.8%，对照组为 29.4%。2 组在呼吸机相关事件发生人数、无须机械通气天数、无须抗生素天数、ICU 入住时间、住院时间及住 ICU 病死率方面也无差异。2 组在气管切开术人数方面也无大差异，干预组为 18%，对照组为 15%。研究过程中并未发生 CCPC 设备造成严重的不良反应。

虽然这 2 项研究的样本量较大，但也存在一定的局限性。越南多中心研究纳入的患者中，破伤风患者占比较大，2 组均为 30%；肺炎患者在 CCPC 组和间歇 CPC 组分别占比 29% 和 28%；脓毒症/脓毒症休克患者占比在 CCPC 组为 23%，在间歇 CPC 组为 25%。法国多中心研究纳入严重创伤患者，这显著增加了该类患者在进行气管插管前存在误吸的风险。同时该研究未对气囊压力进行记录分析，影响实际控制效果的认定。ICU 患者病情种类多样且复杂，各中心采用的 CCPC 设备可能不同，因此，在考虑 CCPC 对 VAP 预防问题时，应对影响结果的各因素加以权衡。

二、不同研究间存在广泛异质性

CCPC 预防 VAP 相关研究存在广泛的异质性，这可能是造成研究结果不一致的原因之一。近年的 2 篇荟萃分析均得到 CCPC 能够有效预防 VAP 的结果，但同时也都指出纳入的随机对照试验研究（randomized controlled trial，RCT）存在较高的异质性问题。除上述提及的研究对象和 CCPC 设备不同外，气管插管或气切套管类型、气囊压力控制措施及联合的其他预防 VAP 的基础性措施不同也可能导致结果的不同。

Maertens 等[4] 进行的一项 CCPC 预防 VAP 有效性的荟萃分析纳入 11 项 RCT 研究，包括 2092 例成人气管插管患者。分析显示，CCPC 与 VAP 发生率降低有相关性（$OR=0.51$），CCPC 会显著缩短机械通气时间及住 ICU 时间。但同时也指出，该荟萃分析的证据等级比较低，所纳入研究均存在很大的偏倚，缺乏双盲研究；研究者可能存在潜在的经济利益冲突；各研究所采用的方法存在显著的异质性；CCPC 设备及 VAP 预防所采用的其他基础性措施也存在显著差异。

Chen 等[5] 进行的一项该方面的荟萃分析纳入了 18 项 RCT 研究，包括 1998 例机械通气患者。研究显示，CCPC 能减少 VAP 的发生，并能缩短误吸、机械通气时间及住 ICU 时间。同时也指出，所纳入研究存在较高的异质性问题，例如，患者的疾病类型及严重程度、研究方案中监测频率、观察时间，以及调控设备等；此外，其纳入的 RCT 研究多来自中国和法国，可能存在地区及人口偏倚问题。该研究还提出，目前尚缺乏关于 CCPC 可能带来的长期效益，以及耗费效益比的问题。

Pawlik 等[6] 进行的一项混合前瞻性与回顾性干预的队列研究中，CCPC 组采用的设备同时具有声门下吸引功能，而对照组所用的气管插管不具有声门下吸引腔，无法进行该处理，两组 VAP 预防的基础措施即存在差异，而不仅仅是气囊压力调节的频次及压力间的差异。研究纳入 371 例机械通气患者，前瞻队列组（$N=198$）患者采用的气管插管或气管切开套管为锥形气囊，同时带有声门下吸引腔，采用自动化装置持续监测气囊压力并控制在 25～30 cmH$_2$O，以 100～150 mmHg 的吸引力进行持续声门下吸引。回顾队列组（$N=173$）患者采用标准的气管插管或气管切开套管，不具有声门下吸引腔，通过手动方式测量并控制压力在 20～30 cmH$_2$O，监测的频率是每 12 小时 1 次或在怀疑气囊存在低压/高压的情况时。最终得出结论，CCPC 与声门下吸引是 VAP 的保护性因素。

三、关注影响气囊压力变化的因素

近年来，也有关注影响气囊压力变化因素的研究，如机械通气模式及体位变化等，研究中观察到气囊压力随时间的变化情况，为临床选择更合适的气囊压力监控间隔提供了依据，同时也提醒医师关注影响气囊压力变化因素的意义，尤其是对不具备 CCPC 设备的单位。合理的手动监测和调控方案可能也是造成间歇 CPC 与 CCPC 在预防 VAP 方面无显著差异的原因之一。

Nasrolahzadeh 等[7] 进行一项探讨机械通气模式对气管插管气囊压力影响的研究，结果显示，无论是在压力控制模式还是容积控制模式下，30 min 内气囊压力均会随时间的变化显著降低。研究共纳入 50 例四肢开放手术或腹股沟疝手术需要麻醉的患者，1∶1 随机分为容积控制组和压力控制组，均给予 7 ml/kg 通气，呼吸频率设为 10 次/分钟，初始气囊压力为 25～30 cmH$_2$O。分别监测初始、10 min、20 min 和 30 min 的气囊压力，压控组分别为 27.64 cmH$_2$O、26.08 cmH$_2$O、24.72 cmH$_2$O 和 22.92 cmH$_2$O，容控组分别为 27.16 cmH$_2$O、25.52 cmH$_2$O、24.12 cmH$_2$O 和 22.40 cmH$_2$O。该研究提示，对于手术麻醉机械通气的患者，气囊压力随时间的变化可能在 30 min 内即已发生。

Triamvisit 等[8] 进行一项探讨监测调控气囊压力间隔时间的前瞻队列研究，证实了增加调控频次可能有助于预防 VAP 的发生。该研究将神经外科术后机械通气患者分为对照组（$N=146$）及队列组（$N=145$）。对照组每 6 小时进行气囊压力监测及调控，每 6 小时 1 次或每天 4 次进行口腔护理；队列组每 4 小时进行气囊压力监测及调控，口腔护理改为每 8 小时 1 次或每天 3 次。2 组气囊压力标准均为 25～30 cmH$_2$O，口腔护理均使用 0.12% 氯己定溶液。结果显示，队列组患者的 VAP 发生率显著低于对照组（0.88/1000 *vs.* 6.84/1000），提示每 4 小时的监测及调控气囊压力有助于预防 VAP 的发生。

Jalali 等[9]进行一项探讨体位变换对气囊压力影响的研究，对 30 例患者进行单组研究。研究中的基础体位为平卧位，床头抬高 30°。调节气管插管气囊压力为 25 cmH$_2$O，随后变换 3 种体位，包括左侧卧位、右侧卧位及半坐位，然后评估体位变换后 0、15 min、45 min 和 90 min 时气囊压力的变化。结果显示，3 种体位变化均引起气囊压力的变化，且该变化随时间的推移也发生变化。体位变化的即刻及 15 min 后气囊压力均显著高于基础体位，其中左侧卧位增加最明显。变换为左侧卧位时，气囊压力由 25.00 cmH$_2$O 增加至 35.13 cmH$_2$O，15 min 后降至 27.03 cmH$_2$O，45 min 后为 26.97 cmH$_2$O，90 min 后为 27.20 cmH$_2$O。

四、总结

CCPC 引入临床可更好地监测及调控气管插管及气管切开套管气囊压力，部分也可进行声门下吸引，防止口咽分泌物进一步进入气道而引发 VAP。但 ICU 患者病情复杂、危重，各单位设备、插管类型及联合预防措施存在差异，CCPC 预防 VAP 有效性的评估需要兼顾更多影响因素，该方面的研究及 CCPC 的耗费效益比需要被关注。有条件的单位可应用 CCPC 预防 VAP 的发生；而对于无条件的单位，应定期或根据临床情况及时进行手动监测及调控气囊压力来预防 VAP。

（大连医科大学附属第一医院　李素玮）

参 考 文 献

[1] MASTROGIANNI M, KATSOULAS T, GALANIS P, et al. Theimpactofcarebundleson ventilator-associated pneumonia (VAP) prevention in adult ICUs: A systematic review [J]. Antibiotics (Basel) , 2023, 12 (2): 227.

[2] DAT VQ, MINH YL, THI L H, et al. Effectiveness of continuous endotracheal cuff pressure control for the prevention of ventilator-associated respiratory infections: an open-label randomized, controlled trial [J]. Clinical Infectious Diseases, 2022, 74 (10): 1795-1803.

[3] MARJANOVIC N, BOISSON M, ASEHNOUNE K, et al. Continuous pneumatic regulation of tracheal cuff pressure to decrease ventilator-associated pneumonia in trauma patients who were mechanically ventilated [J]. Chest, 2021, 160 (2): 499-508.

[4] MAERTENS B, LIN F, CHEN Y, et al. Effectiveness of continuous cuff pressurecontrol in preventing ventilator-associatedpneumonia: a systematic review and metaanalysis of randomized controlled trials [J]. Crit Care Med, 2022, 50 (10): 1430-1439.

[5] CHEN Q, YU X, CHEN Y, et al. Intermittent versus continuous control of tracheal cuffpressure in patients undergoing mechanical ventilation: a systematic review and meta-analysis [J]. J Clin Nurs, 2023, 32 (15-16): 4283-4294.

[6] PÄWLIK J, TOMASZEK L, MAZUREK H, et al. Risk factors and protective factors againstventilator-associated pneumonia—a single-center mixedprospective and retrospective cohort study [J]. J Pers Med, 2022, 12 (4): 597.

[7] NASROLAHZADEH S, NOURIAN J, KHOSRAVI

A, et al. Comparison of the effect of pressurecontrol and volume control ventilationon endotracheal tube cuff pressurein patients undergoing general anesthesiaand mechanical ventilation: a parallelrandomized clinical trial [J]. BMC Anesthesiol, 2023, 23 (1): 300.

［8］ TRIAMVISIT S, WONGPRASERT W, PUTTIMA C, et al. Effect of modified care bundle for prevention of ventilator-associated pneumonia in critically-illneurosurgical patients [J]. Acute Crit Care, 2021, 36 (4): 294-299.

［9］ JALALI A, MALEKI Z, DINMOHAMMADI M. The effect of different body positions on endotracheal tube cuffpressure in patients under mechanical ventilation [J]. J Caring Sci, 2021, 11 (1): 15-20.

第六章　重症创伤与凝血

第一节　肝硬化患者静脉血栓栓塞的预防

肝硬化患者常见血小板减少及凝血酶原时间（prothrombin time，PT）和活化部分凝血活酶时间（activated partial thromboplastin，APTT）的延长，以往临床医师认为这种现象往往代表患者有出血倾向，然而更多的研究发现这类患者的血液具有高凝特征。临床研究显示，肝硬化患者发生医院相关性静脉血栓栓塞（hospital-associated venous thromboembolism，HA-VTE）的风险约为普通人群的 2 倍[1-2]，若合并肝细胞癌会进一步增加静脉血栓栓塞（venous thromboembolism，VTE）的发生风险[3]。临床实践中，由于肝硬化患者采用预防性抗凝的比例较低（24%～56%）、不同抗凝方法之间的差异较大及患者的血栓预防需求和获益存在不确定性，使肝硬化患者常被排除于临床研究之外[4-6]。肝硬化相关的静脉曲张出血主要缘于门静脉高压，几乎没有证据显示患者凝血功能的改变或抗凝治疗会增加静脉曲张出血的风险或严重程度。2022 年国际血栓与止血学会（International Society on Thrombosis and Haemostasis，ISTH）和欧洲肝病学会（European Association for the Study of the Liver，EASL）分别发布指南对肝硬化患者的血栓预防提出了临床实践上的指导意见。

一、肝硬化患者静脉血栓栓塞的风险评估

回顾性观察研究报告[2]显示，重症患者中肝硬化患者和非肝硬化患者的 VTE 的发生率分别为 2.5% 和 7.6%，VTE 的 10 年发生风险在肝硬化患者和非肝硬化患者中分别为 2.5% 和 1.7%。肝硬化患者 VTE 发生风险的升高可能与患者在住院期间没有接受预防性抗凝治疗相关。与非肝硬化患者相比，对肝硬化患者进行 VTE 的评估存在更多的困难，包括临床研究少、现有评估工具的敏感度和特异度不高、传统实验室检查和血液黏弹性检测存在局限性或难以被推广等。PADUA 和 IMPROVE 风险评估模型均是内科患者 VTE 预防的评估工具，二者均将已经发生 VTE、恶性肿瘤、高龄、已知的血小板减少及制动作为发生 VTE 的高危因素。然而，目前尚无相关的研究报道在使用 PADUA 风险评分的患者中肝脏疾病的患病率，但是有研究[7]报道在应用 IMPROVE 风险评分的人群中合并肝脏疾病的比例<2%。一项小型回顾性队列研究评价了肝硬化患者（其中 76% 的患者接受了血栓预防）的 IMPROVE 风险评分，高危组和低危组的 VTE 的发生率分别为 7.1% 和 1.7%，此队列中仅有 19% 的患者符合 IMPROVE 评分中的血栓预防标准，因此，该研究提示有过多的病例接受了血栓预防措施[8]。尽管采用了血栓预防措施，VTE 的发生率仍然较高，提示 IMPROVE 评分用于评估肝硬化患者 VTE 发生风险的敏感性可能不足。小样本研究[9]结果提示，PADUA 和 IMPROVE 评分对于肝硬

化患者具有一定的风险预测能力，即使是低危患者，VTE 的发生率也达到了阈值（1%），对此类患者进行血栓预防被认为是有益的。目前尚无充分证据推荐优先使用哪种评估工具来预测肝硬化患者发生血栓的风险，然而考虑到有关试验研究的结果支持存在高凝状态的肝硬化患者（尤其是重症患者）发生 VTE 的风险升高，ISTH 指南建议对肝硬化住院患者使用业内已存在的 VTE 评分工具。EASL 指南也推荐使用相关的临床预测评分工具，如 PADUA 评分＞3 分或≥4 分（来源于不同的研究）、IMPROVE 评分≥4 分可以预测肝硬化患者是否有发生 VTE 的高危风险。

　　EASL 指南不推荐使用实验室检查结果来判断肝硬化患者是否存在 VTE 的发生风险。血液黏弹性检测至少存在 2 种重要的局限性：第一，其对血管性血友病因子（von Willebrand factor，vWF）不敏感，而肝硬化患者的血浆 vWF 水平明显升高，这是机体对肝硬化相关血小板减少的一种代偿机制，因此，使用该检测方法会低估真实的止血功能；第二，其对蛋白 C 系统的抗凝作用不敏感，而肝硬化患者的蛋白 C 水平降低代表患者可能存在高凝状态，因此，该检测方法又会导致对凝血功能的低估。目前的临床研究并无确切的证据支持血液黏弹性检测或凝血酶生成试验可用于评估 VTE 的发生风险。

　　常规实验室检查无法准确判定肝硬化患者是否有血栓形成的风险。Dabbagh 等[10]进行的一项回顾性研究显示，国际标准化比值（international normalized ratio，INR）升高和抗凝效应是否充分与高危患者 VTE 预防的有效性之间并无相关性。Zermatten 等[11]进行的前瞻性研究表明，延长的 INR 和 APTT 均与更高的血栓发生风险而非出血风险相关。Rogers 等[12]通过 20 个以上的实验室检查指标建立了一套综合诊断方法，用于判断被高度怀疑的血栓形成倾向，但这种方法的复杂性导致其在应用时需要检验科和凝血领域相关专家的参与，从而制约了其临床实用性。APTT 缩短、平均血小板体积增大被认为与 VTE 的发生风险相关，然而，这些研究结果尚未推广到更多的人群中。在肝硬化患者中哪些实验室检查指标与 VTE 的发生风险相关，目前仍缺乏相关的研究来证实。

二、肝硬化患者静脉血栓栓塞预防的实施

　　1. 血栓预防的安全性和有效性　在关于急性疾病住院患者血栓预防的研究中并未报告肝硬化患者的数量，研究排除标准包括血小板减少（血小板计数＜100×10⁹/L）和 / 或 PT 延长或 INR＞1.2，这就导致入组的患者中很少有肝硬化患者，尤其是对于急性失代偿期的肝硬化患者，仍缺乏相关的数据报告。关于肝硬化患者血栓预防的有效性和安全性的相关研究非常有限，在 4 项关于肝硬化住院患者血栓预防的研究中有 3 项研究结果显示能够减少 VTE［含门静脉血栓形成（portal vein thrombosis，PVT）］的数量，但尚无研究证实血栓预防可以显著降低 HA-VTE 的发生率。大多数研究更关注出血的发生率，在 6 项报道了出血结局的研究中有 5 项显示，未接受血栓预防的患者发生出血事件的数量更多。这一现象可能与未接受血栓预防的患者（如既往有出血和 / 或门静脉高压相关出血病史的患者）在基线状态时的出血风险更高有关。令人失望的是，上述研究均未提供出血的部位及特征性的细节，尤其是出血是否继发于门静脉高压。一项单中心研究报道了血栓预防可以导致更高的出血风险，并与普通肝素的使用相关，而低分子量肝素的使用并未显著增加患者的出血风险[13]。由于出血的定义不同，以及与出血部位相关的细节信息有限，使进一步的分析受到限制。此外，现有研究还存在诸多局限性，包括研究类型绝大多数为观察性或回顾性，临床终点是否包括 PVT、血栓预防应用与否及血

栓预防的定义（包括将连续使用 2 剂抗凝药物定义为接受了血栓预防）和方法之间存在差异，以及关于血栓预防使用的药物和剂量记录不完整等。

肝硬化患者血栓预防的比例偏低与血小板减少和 PT 延长相关，但在大多数关于肝硬化患者接受院内血栓预防的小样本研究中，出血的发生率并不高。有关的专家共识推荐，发生静脉曲张出血期间应临时中断抗凝药物的使用，这一建议也适用于血栓预防。明确地处理出血后（如内镜下静脉曲张结扎术后）可以考虑重新启动抗凝治疗。鉴于大部分肝硬化出血事件归因于门静脉高压，而不是异常的实验室检查结果，且血栓预防导致出血明显增加的证据尚不足，ISTH 指南反对将血小板减少和 / 或 PT/INR 延长作为肝硬化患者预防性抗凝的绝对禁忌证，并建议各医院对肝硬化患者应用业内已存在的方法来预防 VTE，包括使用 PADUA/IMPROVE 风险评估模型等，但同时应该意识到上述方法存在局限性，尤其是合并慢性肝衰竭的重症患者在病情急性加重的情况下，建议逐一对患者进行凝血风险的评估，再行血栓预防。

2. 抗凝药物的选择　2021 年的一项研究[14]比较了预防性应用低分子量肝素 / 普通肝素在肝硬化和非肝硬化患者中的抗凝效应，结果显示，肝素在肝硬化患者中同样发挥了与非肝硬化患者相似的抗凝效应，且在使用过程中无须进行常规监测。Shatzel 等[13]回顾性分析了 402 例患者的数据后发现，约 50% 的患者接受了 VTE 预防治疗（其中 134 例使用低分子量肝素，141 例使用普通肝素），但药物预防并未显著降低 VTE 的发生风险（$OR = 0.94$，$95\%CI\ 0.23 \sim 3.71$）。VTE 预防指南通常建议对急性疾病患者使用低分子量肝素、普通肝素，而磺达肝癸钠也具有相似的有效性。与普通肝素相比，低分子量肝素和磺达肝癸钠导致肝素诱导血小板减少症（heparin-induced thrombocytopenia，HIT）的发生风险更低，且注射更简便，同时肝硬化患者的抗凝血酶水平降低，而这 2 种药物的抗凝作用是间接通过抗凝血酶来发挥作用的，因此，肝硬化患者可优先使用这 2 种药物。大多数研究显示，患者接受预防性抗凝与否，发生出血事件的概率都是相似的，但使用普通肝素可导致住院期间的出血风险呈上升趋势[13]。肝硬化住院患者使用抗凝药物与胃肠道出血和死亡率的升高并不相关[15]。ISTH 指南建议对肝硬化住院患者使用抗凝药物进行血栓预防，可优先使用低分子量肝素或磺达肝癸钠而非普通肝素，对于重症患者（特别是慢性肝衰竭急性加重的患者）则应具体情况具体分析[16]。需要注意的是，磺达肝癸钠的半衰期更长且缺乏直接拮抗剂，禁用于肾功能不全（肌酐清除率＜30 ml/min）的患者。EASL 指南推荐对肝硬化且有 VTE 风险的患者使用低分子量肝素进行血栓预防，因为其更安全，但现有的研究证据尚不明确其预防血栓的有效性。EASL 指南推荐对具有 VTE 风险且肝功能为 Child-Pugh A 级和 Child-Pugh B 级的患者，可以使用直接口服抗凝药物（direct oral anticoagulants，DOACs）进行血栓预防，因为其更安全，但关于其有效性的研究数据仍然非常有限；对于 Child-Pugh C 级的肝硬化患者，则不推荐使用 DOACs[17]。

三、尚未解决的问题及未来的研究方向

目前尚未有足够的临床研究证据来指导临床医师对肝硬化患者进行规范化的 VTE 预防措施。对于 VTE 风险分层还需要重新定义，有关预防性抗凝治疗的最佳药物的种类、剂量和疗程尚未确定。未来还需要开展更大规模的研究来收集数据，用于评估 VTE 风险评分的实际预测能力；需要尝试通过前瞻性研究来评估实验室检查联合临床评分预测 VTE 发生风险的能力；需要进行大型观察合作性

研究或随机对照研究进一步评估低分子量肝素、DOACs 等药物在肝硬化患者预防血栓形成方面的安全性和有效性。

（中国医科大学附属第一医院　刘一娜　马晓春）

参 考 文 献

[1] NG K J, LEE Y K, HUANG M Y, et al. Risks of venous thromboembolism in patients with liver cirrhosis: a nationwide cohort study in Taiwan [J]. J Thromb Haemost, 2015, 13(2): 206-213.

[2] JEPSEN P, TAPPER E B, DELEURAN T, et al. Risk and outcome of venous and arterial thrombosis in patients with cirrhosis: a danish nationwide cohort study [J]. Hepatology, 2021, 74(5): 2725-2734.

[3] ZANETTO A, CAMPELLO E, PELIZZARO F, et al. Haemostatic alterations in patients with cirrhosis and hepatocellular carcinoma: laboratory evidence and clinical implications [J]. Liver Int, 2022, 42(6): 1229-1240.

[4] ALDAWOOD A, ARABI Y, ALJUMAH A, et al. The incidence of venous thromboembolism and practice of deep venous thrombosis prophylaxis in hospitalized cirrhotic patients [J]. Thromb J, 2011, 9(1): 1.

[5] DABBAGH O, OZA A, PRAKASH S, et al. Coagulopathy does not protect against venous thromboembolism in hospitalized patients with chronic liver disease [J]. Chest, 2010, 137(5): 1145-1149.

[6] YANG L S, ALUKAIDEY S, CROUCHER K, et al. Suboptimal use of pharmacological venous thromboembolism prophylaxis in cirrhotic patients [J]. Intern Med J, 2018, 48(9): 1056-1063.

[7] SPYROPOULOS A C, ANDERSON F A J R, FITZGERALD G, et al. Predictive and associative models to identify hospitalised medical patients at risk for VTE [J]. Chest, 2011, 140(3): 706-714.

[8] DAVIS J P E, O'LEARY K E, INTAGLIATA N M. Overuse of venous thromboembolism prophylaxis among hospitalized patients with liver disease [J]. Eur J Haematol, 2020, 104(3): 223-229.

[9] LE P, MARTINEZ K A, PAPPAS M A, et al. A decision model to estimate a risk threshold for venous thromboembolism prophylaxis in hospitalized medical patients [J]. J Thromb Haemost, 2017, 15(6): 1132-1141.

[10] DABBAGH O, OZA A, PRAKASH S, et al. Coagulopathy does not protect against venous thromboembolism in hospitalized patients with chronic liver disease [J]. Chest, 2010, 137(5): 1145-1149.

[11] ZERMATTEN M G, FRAGA M, CALDERARA D B, et al. Biomarkers of liver dysfunction correlate with a prothrombotic and not with a prohaemorrhagic profile in patients with cirrhosis [J]. JHEP Rep, 2020, 2(4): 100120.

[12] ROGERS H J, NAKASHIMA M O, KOTTKE-MARCHANT K. Hemostasis and thrombosis [M]. 3rd ed. Amsterdam: Elsevier, 2018.

[13] SHATZEL J, DULAI P S, HARBIN D, et al. Safety and efficacy of pharmacological thromboprophylaxis for hospitalized patients with cirrhosis: a single-center retrospective cohort study [J]. J Thromb Haemost, 2015, 13(7): 1245-1253.

[14] VAN DEN BOOM B P, VON MEIJENFELDT F A, ADELMEIJER J, et al. Heparins have adequate ex vivo anticoagulant effects in hospitalized patients with

cirrhosis [J]. J Thromb Haemost, 2021, 19(6): 1472-1482.

[15] INTAGLIATA N M, HENRY Z H, SHAH N, et al. Prophylactic anticoagulation for venous thromboembolism in hospitalized cirrhosis patients is not associated with high rates of gastrointestinal bleeding [J]. Liver Int, 2014, 34(1): 26-32.

[16] ROBERTS L N, HERNANDEZ-GEA V, MAGNUSSON M, et al. Thromboprophylaxis for venous thromboembolism prevention in hospitalized patients with cirrhosis: guidance from the SSC of the ISTH [J]. J Thromb Haemost, 2022, 20(10): 2237-2245.

[17] EUROPEAN ASSOCIATION FOR THE STUDY OF THE LIVER. EASL clinical practice guidelines on prevention and management of bleeding and thrombosis in patients with cirrhosis [J]. J Hepatol, 2022, 76(5): 1151-1184.

第二节　基于血浆分子标志物分型可能会影响创伤输血复苏策略

严重创伤造成全球每年多达 800 万人死亡，而创伤性出血是伤者死亡的首要原因[1]，因此，创伤输血复苏策略成为重症医学研究领域的重要课题之一。近年来在脓毒症[2]、急性呼吸窘迫综合征[3]、急性肾损伤[4]等疾病的相关研究中都提出了表型（phenotype）和亚表型（subphenotype）的概念。当一个亚表型由一种独特的功能或病理生理学机制来定义时，又被称为"内型"（endotype）。内型表示由不同病理生理学机制定义的生物学亚型，不同内型对治疗反应性和预后的影响不尽相同。随着分子生物学和生物化学技术的进步，基于血浆分子标志物分型在创伤输血复苏策略中的研究逐渐受到临床上的关注。

一、创伤输血复苏策略研究现状

基于对创伤大出血伴凝血病的认识，2005 年就有学者提出了创伤性出血应按照新鲜冰冻血浆（fresh frozen plasma，FFP）：血小板（platelet，PLT）：红细胞（red blood cell，RBC）＝1：1：1 的比例进行血液成分的替代治疗[5]。随后 Savage 等[6] 的研究表明，RBC：FFP 能够达到 1：1 的比例输注的患者，相比低于 1：1 比例的患者，死亡风险明显降低。

但近年来，越来越多的证据不完全支持基于以上比例的输血复苏策略[7]。Holcomb 等[8] 在北美进行了一项多中心随机临床试验（PROPPR 研究），结果显示，FFP：PLT：RBC 为 1：1：1 组和 1：1：2 组患者的 24 h 死亡率无显著差异（12.7% $vs.$ 17.0%，$P＝0.12$），30 天病死率也无显著差异（22.4% $vs.$ 26.1%，$P＝0.26$）。在最初的 24 h 内，尽管 1：1：1 组比 1：1：2 组的患者接受了更多的血浆和血小板，但 2 组之间相关并发症的发生率无显著差异。因此，欧洲创伤后大出血和凝血功能障碍管理指南推荐在创伤早期按 RBC：FFP＝1：1 的比例对患者输注血制品，而在报告创伤性出血综合检测结果后，需要按相应的指征对患者进行成分输血，在整个创伤复苏期间总计输注的 RBC：FFP 的比值为 1：1～2：1[9]。

2018 年一项纳入 16 项随机对照研究的系统评价提示，严重创伤患者接受 FFP：PLT：RBC 为 1：1：1 和 1：1：2 的输血比例并没有显示出病死率上的差异，对于需要大量输血的成人重症出血患者，还没有足够的临床研究证据推荐使用 1∶1∶1 而非 1∶1∶2 的输血比例[10]。2021 年一项荟萃分析纳入 5 项随机对照试验（共 1757 例患者），结果显示，与低 PLT∶RBC 比例组（0.04∶1～0.93∶1，$n=895$）相比，高 PLT∶RBC 比例组（0.06∶1～1.27∶1，$n=862$）中严重创伤患者的 24 h 死亡率 [$OR=0.69$（0.53～0.89），$P=0.005$] 和 30 天死亡率 [$OR=0.78$（0.63～0.98），$P=0.003$] 均显著降低，2 组患者在血小板栓塞事件和器官衰竭发生率之间均无显著差异[11]。在外伤性出血中，相对较高的 PLT∶RBC 比例可降低死亡率而不影响血栓栓塞或器官衰竭事件的发生率。因此，在创伤性出血复苏策略中，PLT∶RBC 的最佳比例及其对血小板功能的影响仍有待研究来证实。

由此可见，目前关于严重创伤患者的输血复苏策略中各输血成分之间的最佳比例仍存在一定的争议。针对具有个体差异的患者，还没有一个统一的、适用于所有情况的输血比例。虽然近期的研究在不断探索最佳的输血比例，但目前仍缺乏确凿的证据和共识。对于严重创伤患者，输血复苏策略应根据个体情况进行调整，并应密切监测患者的反应和输血效果。

二、血浆分子标志物分型对创伤输血复苏策略的影响

血浆分子标志物由多种生物分子组成，包括蛋白质、代谢产物、激素、细胞因子等。可以通过测量这些生物分子在血浆中的浓度或活性来评估机体的生理和病理状态，从而对疾病或综合征进行分类和分型。严重创伤的失血性休克患者对不同输血复苏策略的反应性可能不同，对创伤患者的血浆分子标志物分型可能有助于临床医师识别对输血复苏策略有不同治疗反应的患者亚群。

Thau 等[12]对 PROPPR 研究的生物标志物数据进行了二次分析，筛选了 PROPPR 试验中获得的 36 个血浆生物标志物，包括肿瘤坏死因子 -α（tumor necrosis factor-α，TNF-α）、γ 干扰素（interferon-γ，IFN-γ）、白细胞介素（interleukin，IL）-6、IL-8、IL-10 等，通过聚类分析将 478 例患者分为 TE-1 型（$n=270$）和 TE-2 型（$n=208$）。结果显示，与 TE-2 型患者相比，TE-1 型患者的特点是血浆炎症生物标志物（如 IL-8 和 TNF-α）水平更高，30 天死亡率更高（30.5% $vs.$ 15.4%，$P=0.03$）。当 FFP∶PLT∶RBC 的输注比例为 1∶1∶2 时，TE-1 型和 TE-2 型患者的死亡率分别为 28.6% 和 24.5%；而当上述血制品输注比例为 1∶1∶1 时，TE-1 型和 TE-2 型患者的死亡率分别为 32.6% 和 7.3%（$P=0.001$）。该研究提示严重创伤的患者人群存在分子异质性，1∶1∶1 的复苏策略可能不会使所有患者获得同等的效益。

为了明确院前血浆治疗是否与免疫失衡和内皮损伤的减少有关，Gruen 等[13]在美国采集了 405 例创伤患者的血液并检测了这些样本中的 21 种炎症介质及 7 种与内皮功能和损伤相关的标志物，对这些免疫反应和内皮损伤相关的生物标志物进行了层次聚类分析（hierarchical clustering analysis，HCA），最终区分出 2 种具有不同损伤模式和结果的患者人群。A 组（$n=158$）患者的血 IL-22 和 IL-33 水平较低，而 IL-6、内皮损伤标志物多配体聚糖 -1（syndecan-1）、血栓调节蛋白（thrombomodulim，TM）和血管内皮生长因子（vascular endothelial growth factor，VEGF）的水平较高。B 组（$n=179$）患者的内皮损伤较少，T 细胞介导的免疫反应较强。结果显示，在未接受院前血浆治疗的 A 组患者中损伤严重评分（injury severity score，ISS）（23 $vs.$ 17，$P<0.001$）和脑简明损伤评分（abbreviated injury scale，AIS）（2 $vs.$ 0，$P=0.044$）更高，钝性创伤的发生率（89.2% $vs.$ 76.5%，$P=0.004$）和 30 天死亡率（30.3% $vs.$ 16.7%，$P=0.006$）更高。接受院前血浆治疗的 A 组患者的 30 天生存率有所提高（$P=$

0.016），但院前血浆治疗并未改善 B 组患者的 30 天生存率（P=0.66）。该研究显示，院前血浆治疗可能有助于提高创伤后免疫反应弱和内皮损伤重的创伤患者的生存率，但对于免疫功能正常和内皮损伤较轻的创伤患者的生存率则无明显影响，提示不同血浆分子标志物分型的创伤患者对院前血浆治疗有不同的反应性。

三、血浆分子标志物分型在创伤输血复苏策略中的应用前景

1. 应用展望　血浆分子标志物分型可以通过分析血液样本中的生物分子水平对创伤患者的生理状态、疾病进程及治疗效果进行评估[14]。这种分型方法能够提供关于患者伤情、失血量、器官功能及预期治疗效果的实时信息，同时为医师在制定输血复苏策略时提供重要的参考依据。通过识别不同内型的患者，医师可以更准确地判断患者的血液需求，从而制定更为精准和靶向性的输血策略。这有助于减少不必要的输血和血制品的浪费[15]，也可以为每位患者提供更加个体化的输血方案[16]。对于某些特定内型的患者，临床医师可能更倾向选择红细胞、血浆或血小板等特定的血液成分进行输注。另外，一些分子标志物也可以反映患者的病情变化，因此，通过对这些标志物进行监测，也可以评估个体化输血的效果，以便及时调整输血策略。

2. 应用局限性　血浆分子标志物的水平在不同个体和不同时间点可能存在较大的变异性。即便是同一患者，在不同时间点的标志物水平也可能会有很大的差异，这就使其在临床应用中很难通过确定统一的阈值来判断患者是否需要输血复苏。此外，目前的血浆分子标志物检测还存在一些技术上（如敏感度、特异度等指标检测）的要求，限制了其在临床上的普及，这也可能会影响标志物检测的准确性和可靠性，从而降低其临床应用价值。未来还需要开展更多的研究，以明确血浆分子标志物分型在创伤输血复苏策略中的应用。

总之，基于血浆标志物水平划分内型可能有助于实现创伤患者的个体化输血、靶向治疗等目标，从而更好地满足患者的输血需求并提升治疗效果，但是其在创伤输血复苏策略中的应用仍存在一定的局限性，未来仍需要进行前瞻性临床研究来验证这种内型划分的可靠性并指导临床实践。

（吉林大学白求恩第一医院　张　东）

参 考 文 献

[1] MURRAY C J, LOPEZ A D. Alternative projections of mortality and disability by cause 1990-2020: Global Burden of Disease Study [J]. Lancet, 1997, 349(9064): 1498-1504.

[2] SEYMOUR C W, KENNEDY J N, WANG S, et al. Derivation, validation, and potential treatment implications of novel clinical phenotypes for sepsis [J]. JAMA, 2019, 321(20): 2003-2017.

[3] CALFEE C S, DELUCCHI K, PARSONS P E, et al. Subphenotypes in acute respiratory distress syndrome: latent class analysis of data from 2 randomized controlled trials [J]. Lancet Respir Med, 2014, 2(8): 611-620.

[4] BHATRAJU P K, ZELNICK L R, HERTING J, et al. Identification of acute kidney injury subphenotypes with differing molecular signatures and responses to

vasopressin therapy [J]. Am J Respir Crit Care Med, 2019, 199(7): 863-872.

［ 5 ］ MALONE D L, HESS J R, FINGERHUT A. Massive transfusion practices around the globe and a suggestion for a common massive transfusion protocol [J]. J Trauma, 2006, 60(6 Suppl): S91-S96.

［ 6 ］ SAVAGE S A, ZARZAUR B L, CROCE M A, et al. Time matters in 1∶1 resuscitations: concurrent administration of blood: plasma and risk of death [J]. J Trauma Acute Care Surg, 2014, 77(6): 833-837.

［ 7 ］ MUELLER M M, VAN REMOORTEL H, MEYBOHM P, et al. Patient blood management: recommendations from the 2018 Frankfurt consensus conference [J]. JAMA, 2019, 321(10): 983-997.

［ 8 ］ HOLCOMB J B, TILLEY B C, BARANIUK S, et al. Transfusion of plasma, platelets, and red blood cells in a 1∶1∶1 vs a 1∶1∶2 ratio and mortality in patients with severe trauma: the PROPPR randomized clinical trial [J]. JAMA, 2015, 313(5): 471-482.

［ 9 ］ ROSSAINT R, BOUILLON B, CERNY V, et al. The European guideline on management of major bleeding and coagulopathy following trauma: fourth edition [J]. Crit Care, 2016, 20: 100.

［10］ MCQUILTEN Z K, CRIGHTON G, BRUNSKILL S, et al. Optimal dose, timing and ratio of blood products in massive transfusion: results from a systematic review [J]. Transfus Med Rev, 2018, 32(1): 6-15.

［11］ KLEINVELD D J B, VAN AMSTEL R B E, WIRTZ M R, et al. Platelet-to-red blood cell ratio and mortality in bleeding trauma patients: a systematic review and meta-analysis [J]. Transfusion, 2021, 61 Suppl 1 (Suppl 1): S243-S251.

［12］ THAU M R, LIU T, SATHE N A, et al. Association of trauma molecular endotypes with differential response to transfusion resuscitation strategies [J]. JAMA Surg, 2023, 158(7): 728-736.

［13］ GRUEN D S, BROWN J B, GUYETTE F X, et al. Prehospital plasma is associated with distinct biomarker expression following injury [J]. JCI Insight, 2020, 5(8): e135350.

［14］ LIU G Z, JIANG C, LIN X T, et al. Point-of-care detection of cytokines in cytokine storm management and beyond: significance and challenges [J]. View(Beijing), 2021, 2(4): 20210003.

［15］ PATEL P P, MARTIN M J. Optimizing hemostatic resuscitation in trauma-will endotyping be the key to the "proper" ratio? [J]. JAMA Surg, 2023, 158(7): 736-737.

［16］ NAMAS R A, ALMAHMOUD K, MI Q, et al. Individual-specific principal component analysis of circulating inflammatory mediators predicts early organ dysfunction in trauma patients [J]. J Crit Care, 2016, 36: 146-153.

第三节　《欧洲创伤后大出血与凝血病处理指南》（第 6 版）更新要点

　　严重创伤是全球公共卫生的主要负担，未获得及时、合理诊治的创伤后出血和创伤性凝血病仍然是多器官功能衰竭和死亡的主要原因。尽管约 1/3 的严重创伤患者在被送至医院时存在凝血功能障碍，但系统性诊断和治疗方法已被证明可以减少因创伤引起的可预防死亡人数。《欧洲创伤后大出血与凝血病处理指南》（第 6 版）（下文简称"第 6 版指南"）包含 39 项临床实践建议，遵循管理出血创伤患者的大致时间路径，并根据关键决策点对这些建议进行分组[1]。本文将第 6 版指南与第 5 版[2]

进行对比，重点阐述重症相关内容方面的更新并对更新的内容进行标记和简要的解读，以期为严重创伤患者的管理提供最佳的临床实践依据。针对与重症监护病房（intensive care unit，ICU）相关的内容重点介绍如下。

一、初步复苏和预防进一步出血

在"初步复苏和预防进一步出血"部分，第6版指南删除了第5版指南中的1项而新增了3项建议。在机械通气方面，新增了关于气管插管指征的建议，并强调避免高氧血症的重要性。推荐在气道阻塞、意识改变［格拉斯哥昏迷评分（Glasgow coma score，GCS）≤8分］、通气不足或低氧血症的情况下应立即进行气管插管或其他气道管理措施（1B级）；推荐避免低氧血症（1A级）；建议对创伤患者进行正常通气(1B级)；建议在患者存在脑疝迹象时将过度通气作为挽救生命的一项措施(2C级)。尽管院前输血广受重视且已有一些临床研究结果的支持，但第6版指南认为，根据现有的证据对院前输血仍然无法提出明确的建议。

二、出血的诊断和监测

高级创伤生命支持（advanced trauma life suppor，ATLS）助记符号ABCDE已被<C>ABCDE取代，<C>指危重/灾难性出血时需要快速控制出血并使用血液制品复苏，包括大量输血措施。第6版指南更加重视出血的诊断和监测，删除了第5版中的2项并新增了2项建议，包括使用脉压（pulse pressure，PP）、院前超声检查、红细胞压积来评估，强调血乳酸反应组织灌注的敏感性，而不再推荐常规应用即时（point-of-care，POC）血小板功能仪监测血小板功能。具体意见如下。

1. 初步评估　推荐临床医师结合患者的生理学、解剖损伤模式、损伤机制及其对初始复苏的反应来综合评估患者创伤性出血的程度（1C级）。建议使用休克指数（shock index，SI）和/或脉压（PP）来评估低血容量性休克的程度和输血需求（证据等级由2C级变为1C级）。

2. 即时干预　推荐对出血来源明确和因失血性休克处于濒死状态且有疑似出血来源的患者立即采取控制出血程序（证据等级由1C级变为1B级）。

3. 进一步检查　推荐对出血来源不明确但不需要立即止血的患者立即进行进一步检查，以确定出血来源（1C级）。第6版指南更明确地表达了对出血来源不明确的患者需要进一步检查的指征。

4. 影像学检查　建议在可行且不延迟转运的情况下，使用院前超声检查（pre-hospital ultrasonography，PHUS）来检测胸腹联合损伤患者的血/气胸、心包积血和/或游离腹腔积液（2B级）。推荐对胸腹损伤患者使用床旁即时超声检查（point-of-care ultrasonography，POCUS），包括创伤超声集中评估（focused assessment with sonography in trauma，FAST）（1C级）。推荐对患者早期应用增强全身CT（contrast-enhanced whole-body CT，WBCT）以发现和确认损伤的类型及潜在的出血源（1B级）。第6版指南增加了PHUS的推荐意见。

5. 血红蛋白　推荐对患者反复进行血红蛋白（hemoglobin，Hb）和/或红细胞压积（hematocrit，HCT）检测，并将其作为出血的实验室标志物，因为初始值处于正常范围内可能掩盖早期出血（1B级）。第6版指南删除了低Hb作为出血相关凝血病严重性的指标。

6. 血乳酸和碱缺乏　推荐将血乳酸作为估计和监测出血及组织低灌注程度的敏感性检测指标；

在缺乏血乳酸检测情况下可以将碱缺乏作为合适的替代指标（1B级）。第6版指南将碱缺乏更改为替代指标。

7. 凝血功能监测　推荐早期并重复地对患者进行止血功能的评估，可以使用传统的实验室检查方法［如凝血酶原时间（prothrombin time，PT）/国际标准化比值（international normalized ratio，INR）、Clauss 纤维蛋白原水平、血小板计数和/或床旁即时（POC）PT/INR 检测］和/或血液黏弹性检测（viscoelastic tests，VET）（1C级）。第6版指南删除了对接受或疑似接受抗凝治疗的患者进行实验室筛查的建议。

8. 血小板功能监测　与第5版意见不同，第6版指南推荐避免在接受抗血小板治疗或疑似血小板功能障碍的创伤患者中常规使用 POC 血小板功能检测装置（1C级）。

三、组织氧合、容量、液体和体温

随着支持允许性低血压复苏的研究证据逐渐增多，第6版指南将允许性低血压复苏的推荐级别从 1C 级上升至 1B 级，同时将未达到目标血压而不是处于危及生命的低血压作为补液措施之外使用血管活性药物的指征。由于近年来的研究显示，对成年重症患者应用平衡晶体液或 0.9% 的氯化钠溶液复苏在患者的死亡率、急性肾衰竭发生率或住院时间的长短方面并无显著的差异，第6版指南删除了第5版中避免使用生理盐水的意见，补充说明了如果使用 0.9% 的氯化钠溶液应将最大量控制在1.0～1.5 L。第6版指南还增加了对术中血液回收的意见。该部分的具体意见如下。

1. 补液和目标血压　推荐在创伤后的初始阶段采取限制性补液策略，维持目标收缩压为 80～90 mmHg（平均动脉压为 50～60 mmHg），直至大出血停止且无脑损伤的临床证据为止（证据等级由1C 级改为 1B 级）。在重度颅脑损伤（traumatic brain injury，TBI）（GCS≤8 分）患者中，推荐维持平均动脉压≥80 mmHg（1C级）。第6版指南给出了确切的血压目标值。

2. 缩血管药和正性肌力药　如果限制补液策略无法达到目标血压，推荐除补液外，对患者输注去甲肾上腺素以维持其目标动脉压（1C级）。推荐在患者出现心功能不全时输注多巴酚丁胺（1C级）。第6版指南在应用血管活性药物的指征上，由第5版中的威胁生命的低血压更改为未达到目标血压，并明确了具体的药物。

3. 液体种类　推荐对存在低血压的出血性创伤患者初始使用 0.9% 的氯化钠溶液或平衡晶体液进行液体治疗（推荐级别由 1A 级降为 1B 级）。推荐对严重 TBI 患者避免使用低渗溶液（如乳酸林格氏液）（1B级）。鉴于对止血效应的影响，推荐限制使用胶体液（1C级）。

4. 红细胞　如果患者需要输注红细胞，推荐目标 Hb 为 70～90 g/L（1C级）。第6版指南新增了在腹腔、盆腔或胸腔严重出血的情况下考虑细胞回输的建议（2B级）。

5. 体温管理　推荐早期采取措施以减少热量的损失，并为低体温患者保暖，使其达到并维持正常体温（1C级）。第6版指南删除了第5版中维持体温是为了稳定凝血这一内容。

四、出血和凝血病的初始处理

在"出血和凝血病的初始处理"部分，第6版指南强调尽早应用氨甲环酸的重要性，如果可行，则推荐在院前即给药（证据等级由 1C 级上升至 1A 级），并新增了更高的血小板/红细胞输注比值策略，具体意见如下。

1. 抗纤溶药物　如果可行，且患者在被送往医院途中并处于伤后 3 h 之内，推荐对正在出血或有明显出血风险的创伤患者尽快使用氨甲环酸，负荷剂量为 1 g，输注时间为 10 min 以上，之后在 8 h 内序贯输注 1 g（1A 级）。推荐对患者输注氨甲环酸后无须等待血液黏弹性评估结果（1B 级）。

2. 凝血支持　推荐在患者入院后立即开始监测以进行凝血功能的支持（1B 级）。

3. 初始凝血复苏　对于预计会大量出血的患者，推荐初始管理采取以下 2 种策略之一：使用纤维蛋白原浓缩物或冷沉淀物和浓缩红细胞（packed red blood cells，pRBC）（1C 级）；根据需要使用新鲜冰冻血浆（fresh frozen plasma，FFP）或病原体灭活的 FFP，FFP/pRBC 的比例至少为 1∶2（1C 级）。另外，还建议采用更高的血小板 /pRBC 比值（2B 级）。

五、进一步以目标为导向的凝血功能管理

在"进一步以目标为导向的凝血功能管理"部分，第 6 版指南强调结合实验室凝血指标使用 FFP，调整了关于 FFP 和凝血因子浓缩物的使用意见，并且对持续出血的创伤患者的目标血小板计数进行了调整，由 $100×10^9$/L 改为 $50×10^9$/L，具体意见如下。

1. 目标导向治疗　推荐采用以标准实验室凝血指标和 / 或 VEM 为指导的目标导向策略继续对患者进行复苏（1B 级）。

2. 基于新鲜冰冻血浆的管理　如果采用以 FFP 为基础的凝血复苏策略，推荐根据标准实验室凝血功能筛查指标 [PT 和 / 或活化部分凝血酶原时间（activated partial thromboplastin，APTT）＞正常值的 1.5 倍和 / 或血液黏弹性检查支持的凝血因子缺乏] 指导 FFP 的进一步使用（1C 级）。推荐在纤维蛋白原浓缩物和 / 或冷沉淀物可用的情况下，避免使用 FFP 来纠正低纤维蛋白原血症（1C 级）。

3. 基于凝血因子浓缩物的管理　如果采用以凝血因子浓缩物（coagulation factor concentrate，CFC）为基础的凝血复苏策略，推荐根据标准实验室凝血指标和 / 或功能性凝血因子缺乏的血液黏弹性检查证据，使用凝血因子浓缩物进行治疗（1C 级）。如果出血患者的纤维蛋白原水平正常，建议在 VET 证实的凝血功能启动延迟基础上，向患者输注凝血酶原复合浓缩物（2C 级）。建议将凝血因子 XIII 监测纳入凝血功能支持程序，对功能性凝血因子 XIII 缺乏的出血患者应补充凝血因子 XIII（2C 级）。

4. 纤维蛋白原的补充　推荐对大出血且伴有低纤维蛋白原血症（血液黏弹性检查显示功能性纤维蛋白原缺乏或血浆 Clauss 纤维蛋白原水平≤1.5 g/L）的患者使用纤维蛋白原浓缩物或冷沉淀治疗（1C 级）。建议此类患者初始补充 3～4 g 纤维蛋白原，相当于 15～20 单位的冷沉淀物或 3～4 g 的纤维蛋白原浓缩物，应根据 VEM 和实验室检查评估的纤维蛋白原水平指导重复给药（2C 级）。

5. 血小板　建议创伤伴持续出血患者的血小板计数维持在 $50×10^9$/L 以上，TBI 患者则应维持在 $100×10^9$/L 以上（2C 级）。如果需要输注血小板，建议初始剂量为 4～8 单位或 1 个机采治疗量（2B 级）。

6. 钙　推荐对严重创伤后特别是大量输血期间的患者，监测其离子钙水平并将该指标维持在正常范围内（1C 级），推荐使用氯化钙纠正低钙血症（证据等级由 2C 级调整为 1C 级）。

7. 重组活化凝血因子Ⅶ　不推荐将使用重组活化凝血因子Ⅶ（rFⅦa）作为一线治疗措施（1B级）。尽管采用了其他控制出血、维持稳态及符合最佳临床实践的常规止血措施后，患者仍持续存在大出血和创伤性凝血病，第6版指南仍建议仅在此种情况下才考虑超说明书使用rFⅦa（2C级）。

六、抗血栓药物的管理

在抗血栓药物的管理方面，第6版指南提出如无法进行针对特定药物的抗Ⅹa因子检测时，可使用低分子量肝素校准作为替代的检测方法；新增了在该类药物作用下若出现危及生命的出血时应给予Andexanet alfa拮抗的建议；由于外伤患者联合使用氨甲环酸与目前的直接口服抗凝药物（direct oral anticoagulants，DOAC）和逆转策略无关，指南删除了对氨甲环酸的推荐；指南还删除了对接受抗血小板药物治疗并持续出血或计划进行手术的脑出血患者常规输注血小板和使用去氨加压素的推荐。具体意见如下。

1. 逆转维生素K依赖的口服抗凝剂　推荐对出血性创伤患者早期使用凝血酶原复合物（prothrombin complex concentrate，PCC）和维生素 K_1（5～10 mg静脉注射）以紧急逆转维生素K依赖性口服抗凝剂的作用（1A级）。建议测量直接口服抗Ⅹa因子药物（如阿哌沙班、依度沙班或利伐沙班）或怀疑接受这些药物之一治疗的患者的血浆水平（2C级）。建议在接受达比加群治疗或疑似接受达比加群治疗（2C级）的患者中使用稀释凝血酶时间来测量达比加群的血浆浓度。

2. 直接口服抗凝药物——Ⅹa因子抑制剂的管理　建议对于接受或疑似接受如阿哌沙班、艾多沙班或利伐沙班中任何一种药物治疗的患者，检测其血浆中直接口服抗Ⅹa因子药物的水平（2C级）。建议对特定药物的抗Ⅹa活性的测定做出校准。如果上述方法不可能实现或不可用，建议将低分子量肝素校准的抗Ⅹa检测作为可靠的替代方法（2C级）。如果是在阿哌沙班或利伐沙班效应存在的情况下发生危及生命的出血，特别是TBI患者，建议使用Andexanet alfa逆转（2C级）。如果Andexanet alfa不可用或患者使用了艾多沙班，建议向其输注PCC 25～50 U/kg（2C级）。

3. 直接口服抗凝药物——直接凝血酶抑制剂的管理　建议在接受或疑似接受达比加群治疗的患者中使用稀释凝血酶时间以测定血浆中达比加群的水平（2C级）。如果这种检测方法不可能实现或不可用，建议测定标准凝血酶时间以定性估计达比加群的存在（2C级）。如果接受达比加群治疗的患者出现危及生命的出血，建议向其静脉注射5 g依达赛珠单抗治疗（证据等级由1B级调整为1C级）。第6版指南删除了第5版中静脉输注氨甲环酸15 mg/kg（或1 g）的治疗建议。

4. 抗血小板药物　对于接受过抗血小板药物治疗的持续出血的患者，应避免常规输注血小板（1C级）。

综上所述，第6版指南由同一核心作者团队做出的更新调整中仅引用了最高质量的研究和最相关的文献，反映了指南制定的简明趋势。新增内容包括在适当情况下使用细胞回输及探讨院前使用血液制品的可能性。然而，第6版指南也存在一定的局限性：首先，仅有少数推荐意见是基于高质量研究证据而制定的；其次，为了对创伤患者提供更普遍的支持治疗，第6版指南并未涵盖针对特殊人群（如儿科患者或TBI患者）的推荐意见；最后，第6版指南中推荐或建议的可行性可能仅限于大多数欧洲医疗保健系统。尽管如此，笔者仍然相信，遵循此指南将提高患者的生存率，指南制定的目标是依据欧洲及其他地区的研究证据优化和规范对严重创伤患者的救治，从而不断改善患者的结局。

（中国医科大学附属第一医院　陈芊慧　丁仁彧）

参 考 文 献

[1] ROSSAINT R, AFSHARI A, BOUILLON B, et al. The European guideline on management of major

bleeding and coagulopathy following trauma: sixth edition [J]. Crit Care, 2023, 27(1): 80.

[2] SPAHN D R, BOUILLON B, CERNY V, et al. The European guideline on management of major bleeding and coagulopathy following trauma：fifth edition [J]. Crit Care, 2019, 23(1): 98.

第四节　血液黏弹性检测指导重症肝病患者的输血治疗

血液黏弹性检测（viscoelastic hemostatic assays，VHA）包括血栓弹力图（thromboelastography，TEG）和旋转血栓弹性检测（rotational thromboelastometry，ROTEM），其在临床应用数十年，从创伤大失血、肝移植、心脏手术，逐渐扩展到重症肝病、产后出血、神经重症等领域。本文重点阐述VHA 在对重症肝病患者预测出血和指导输血治疗中的作用。

一、传统检测试验用于重症肝病患者的不足

肝病患者的肝脏合成的凝血因子减少，因脾功能亢进导致血小板减少，从而导致体内低凝及出血倾向；同时抗凝因子（如蛋白 C 和蛋白 S）减少，因内皮细胞功能障碍导致非肝脏合成的凝血因子［如Ⅷ因子和血管性血友病因子（von Willebrand factor，vWF）］增加，凝血酶生成增多，从而导致体内高凝及血栓形成倾向。因此，肝病患者体内出凝血功能的改变很复杂，处于一种不正常的"再平衡"状态，发生出血和血栓形成的风险均升高[1]。

常规凝血试验（conventional clotting tests，CCT）仅能检测促凝途径的活化，不能反映抗凝途径的变化，只能检测早期凝血酶的生成，不能反映后续凝血途径放大和扩增的过程，而且血液离心后去除了红细胞、血小板等血细胞成分，而这些血细胞恰恰是参与凝血过程的重要因素，因此，CCT 用于重症肝病患者并不能反映体内复杂的出凝血功能。对重症肝病患者行 CCT 检测的结果在大多数情况下的表现：凝血酶原时间（prothrombin time，PT）和活化部分凝血活酶时间（activated partial thromboplastin time，APTT）延长；血小板计数可能会降低，但并不能反映血小板的功能；纤维蛋白原的水平降低，但不能准确反映纤维蛋白原结构是否正常，或者是否存在异常的纤维蛋白原血症（纤维蛋白原聚合异常）。如果根据 CCT 的结果进行推断，那么肝硬化等重症肝病患者发生出血的风险将升高，但临床实践中因为凝血功能差而出血的情况并不多见，大多数出血是门静脉高压或血管穿刺等有创操作导致的，而且此类患者虽然 CCT 的结果有明显的异常，但在体内促凝因素的作用下，血栓的发生率会上升，因此，CCT 并不能反映重症肝病患者体内出凝血功能"再平衡"的实际情

况[2]。无论是不是出血高风险人群，CCT 均不能预测肝硬化接受侵入性操作的患者的出血风险[3]。另外，CCT 的检测需要 30～90 min，时间较长，因此，将其单独用于重症肝病患者以评估出凝血功能并不合适。

二、血液黏弹性检测用于重症肝病患者的优势

VHA 是基于细胞的凝血功能检测，克服了 CCT 的大多数缺点。VHA 的优点：①可以检测全血，评估血浆和血细胞的相互作用，更接近体内复杂的凝血过程；②可以评估血凝块从开始形成到纤溶的全过程，尤其是可以评估纤溶过程；③可以反映高凝、低凝状态；④可以评估功能，如血凝块强度、血小板功能和纤溶功能等；⑤可以即时、快速地进行检测，30 min 内即可得到结果。目前研究[4]表明，在肝病患者中，TEG 参数与 PT 和 APTT 的相关性差，与血小板计数及纤维蛋白原水平的相关性好。ROTEM 参数 5 min 振幅（amplitude at 5 minutes，A5）、10 min 振幅（amplitude at 10 minutes，A10）和最大血栓强度（maximum clot firmness，MCF）与血小板计数、纤维蛋白原水平的相关性好[5]。近年来，VHA 被越来越多地应用于重症肝病患者，其主要用途如下。

1. 预测出血 VHA 能更全面地评估重症肝病患者的出凝血功能，越来越多的研究开始评价 VHA 在预测肝病患者出血风险中的作用。有研究[6]表明，TEG 提示的低凝状态与肝硬化静脉曲张患者的出血 / 再出血风险显著相关。TEG 可以预测肝硬化且接受侵入性操作患者的出血风险，最大振幅（maximum amplitude，MA）提示的低凝状态可以预测肝硬化患者出血的严重程度[7]。Seeßle 等在一项前瞻性队列研究[8]中评价了 ROTEM 用于慢加急性肝衰竭（acute-on-chronic liver failure，ACLF）患者的作用，结果表明，发生出血的患者的 A10 和 MCF 明显降低，且 MCF 与血小板计数和纤维蛋白原水平相关，从而得出结论，A10 和 MCF 可用来预测 ACLF 患者出血的发生。

2. 指导输血 使用 VHA 指导重症肝病患者的输血治疗，可以减少血液制品的输注。Hartmann 等[9]进行的荟萃分析共纳入 5 项关于 TEG 在肝硬化患者中应用的随机对照研究，结果表明，使用 TEG 指导肝硬化患者的输血治疗，可以减少血液制品的输注（$P < 0.001$），并减少新鲜冰冻血浆＋血小板（$P < 0.001$）和冷沉淀（$P < 0.001$）的输注。TEG 指导组患者输血小板的比例明显降低（$RR = 0.17$，$95\%CI$ 0.03～0.90，$P = 0.04$），2 组患者间的出血发生率和长期死亡率没有差异。TEG 指导输血治疗的另一个优势是可以减少输血相关不良反应的发生（TEG 指导组 30.6% vs. 对照组 74.5%）[10]。

基于目前的研究证据，相关指南推荐将 VHA 用于肝硬化、急性肝衰竭及 ACLF 患者出凝血功能的综合评估，以指导血液制品的输注[11-12]，不建议使用 VHA 预测肝硬化患者发生静脉血栓栓塞的风险[3]。

三、血液黏弹性检测的影响因素

在使用 VHA 评价出凝血功能的临床应用过程中，以下因素会影响其检测结果，需要引起关注。

1. 血红蛋白浓度 在体内，红细胞流动迫使血小板靠近边缘并贴近血管壁，这样更接近组织损伤的部位，从而有助于止血，同时红细胞镶嵌在血小板 - 纤维蛋白（原）网络的孔隙内，可增加血凝块强度，进一步加强止血，因此，血红蛋白浓度低的患者容易出血。有研究[13]报道，在体外 VHA 检测时，血红蛋白浓度与血凝块的形成速度及最大强度成反比。与临床表现相反，这是 VHA 检测结

果的假象，并不能反映临床实际情况，可能的原因是 VHA 检测的是静态血液样本，红细胞可能会影响血小板 - 纤维蛋白（原）的相互作用，同时低血红蛋白可能会导致血小板和凝血因子的浓度相对增加。但是目前尚不清楚主要的影响因素是血红蛋白浓度，还是红细胞压积，抑或红细胞大小。相关研究中设定的血红蛋白浓度跨度不足以探讨其与 VHA 检测结果之间的关系，也不能提供相应的"校正因子"，因此，如何根据血红蛋白浓度进行校正仍需进一步研究来证实[13]。

2. 患者年龄和性别　VHA 的检测结果受年龄和性别的影响。老年人表现为高凝，可能与随着年龄的增长，体内凝血因子和纤维蛋白原水平升高、纤溶功能降低有关[14-15]。小儿患者表现为促凝表型，血凝块初始形成时间更短、形成速度更快、硬度更大[16]，这与小儿体内生理性抗凝物质（如蛋白 C、蛋白 S）和抗凝血酶的减少有关，尤其是新生儿更为明显[16]。女性较男性更表现为高凝状态，可能与雌激素会导致体内的凝血酶增多有关[15]。

3. 低体温和酸中毒　对 VHA 检测温度的要求是 37 ℃。对低体温的血液标本进行 VHA 检测会导致血凝块初始形成的时间延长、形成的速度和凝块强度均下降，这不能反映真实的出凝血功能[17]。代谢性酸中毒可抑制凝血酶生成及其与纤维蛋白的交联，从而导致血凝块强度减弱[18-19]。另外，VHA 是在体外检测全血，已经不再是体内的酸碱环境，这也会影响检测结果[19]。

总之，VHA 提供了对全血的快速和全面的评估，比 CCT 更能准确地反映重症肝病患者体内复杂的出凝血功能。VHA 用于重症肝病患者时应结合临床实际情况，如患者是否存在活动性出血、是否计划对患者行侵入性操作及患者发生血栓栓塞的风险等，并考虑 VHA 的影响因素，结合 CCT 的结果综合进行解读。目前证据提示，VHA 用于重症肝病患者时可预测其出血风险，指导并减少血液制品的输注，需要注意的是，其尚不能预测静脉血栓栓塞的发生风险，也不能预测患者的预后。

（中国医科大学附属第一医院　李　旭
昆明医科大学第一附属医院　夏　婧）

参 考 文 献

[1] SANER F H, SCARLATESCU E, BROERING D C, et al. The Yin and the Yang of hemostasis in end-stage liver disease [J]. J Clin Med, 2023, 12(17): 5759.

[2] JANKO N, MAJEED A, KEMP W, et al. Viscoelastic tests as point-of-care tests in the assessment and management of bleeding and thrombosis in liver disease [J]. Semin Thromb Hemost, 2020, 46(6): 704-715.

[3] EUROPEAN ASSOCIATION FOR THE STUDY OF THE LIVER. EASL clinical practice guidelines on prevention and management of bleeding and thrombosis in patients with cirrhosis [J]. J Hepatol, 2022, 76(5): 1151-1184.

[4] SHIN K H, KIM I S, LEE H J, et al. Thromboelastographic evaluation of coagulation in patients with liver disease [J]. Ann Lab Med, 2017, 37(3): 204-212.

[5] VUCELIC D, JESIC R, JOVICIC S, et al. Comparison of standard fibrinogen measurement methods with fibrin clot firmness assessed by thromboelastometry in patients with cirrhosis [J]. Thromb Res, 2015, 135(6): 1124-1130.

[6] KOHLI R, SHINGINA A, NEW S, et al.

Thromboelastography parameters are associated with cirrhosis severity [J]. Dig Dis Sci, 2019, 64(9): 2661-2670.

[7] ZANETTO A, RINDER H M, SENZOLO M, et al. Reduced clot stability by thromboelastography as a potential indicator of procedure-related bleeding in decompensated cirrhosis [J]. Hepatol Commun, 2020, 5(2): 272-282.

[8] SEEßLE J, LÖHR J, KIRCHNER M, et al. Rotational thrombelastometry (ROTEM)improves hemostasis assessment compared to conventional coagulation test in ACLF and non-ACLF patients [J]. BMC Gastroenterol, 2020, 20(1): 271.

[9] HARTMANN J, DIAS J D, PIVALIZZA E G, et al. Thromboelastography-guided therapy enhances patient blood management in cirrhotic patients: a Meta-analysis based on randomized controlled trials [J]. Semin Thromb Hemost, 2023, 49(2): 162-172.

[10] KUMAR M, AHMAD J, MAIWALL R, et al. Thromboelastography-guided blood component use in patients with cirrhosis with nonvariceal bleeding: a randomized controlled trial [J]. Hepatology, 2020, 71(1): 235-246.

[11] NANCHAL R, SUBRAMANIAN R, KARVELLAS C J, et al. Guidelines for the management of adult acute and acute-on-chronic liver failure in the ICU: cardiovascular, endocrine, hematologic, pulmonary, and renal considerations [J]. Crit Care Med, 2020, 48(3): e173-e191.

[12] ROBERTS L N, LISMAN T, STANWORTH S, et al. Periprocedural management of abnormal coagulation parameters and thrombocytopenia in patients with cirrhosis: guidance from the SSC of the ISTH [J]. J Thromb Haemost, 2022, 20(1): 39-47.

[13] ROH D J, CHANG T R, KUMAR A, et al. Hemoglobin concentration impacts viscoelastic hemostatic assays in ICU admitted patients [J]. Crit Care Med, 2023, 51(2): 267-278.

[14] FERRUCCI L, CORSI A, LAURETANI F, et al. The origins of age-related proinflammatory state [J]. Blood, 2005, 105(6): 2294-2299.

[15] ROELOFFZEN W W, KLUIN-NELEMANS H C, MULDER A B, et al. In normal controls, both age and gender affect coagulability as measured by thrombelastography [J]. Anesth Analg, 2010, 110(4): 987-994.

[16] HAAS T, FARAONI D. Viscoelastic testing in pediatric patients [J]. Transfusion, 2020, 60 Suppl 6: S75-S85.

[17] CARLL T. Viscoelastic testing methods [J]. Adv Clin Chem, 2023, 117: 1-52.

[18] FARRELL M S, MOORE E E, THOMAS A V, et al. "Death Diamond" tracing on thromboelastography as a marker of poor survival after trauma [J]. Am Surg, 2022, 88(7): 1689-1693.

[19] MACDONALD S G, LUDDINGTON R J. Critical factors contributing to the thromboelastography trace [J]. Semin Thromb Hemost, 2010, 36(7): 712-722.

第七章 重 症 神 经

第一节 颅内压监测：经颅多普勒可作为颅高压的筛查手段

颅内压（intracranial pressure，ICP）升高是重症神经疾病患者最常见的病理生理学改变，可发生于急性和亚急性颅脑创伤、脑出血和缺血性脑卒中、颅内肿瘤、颅内感染、心肺复苏后综合征等疾病中，并经常导致患者的病情恶化及不良预后。上述疾病引起急性脑损伤后，患者可能出现由于血脑屏障破坏而产生的血管性脑水肿，或者由于神经组织细胞代谢紊乱和毒性物质增加而诱发的细胞性脑水肿。这2种情况均会进一步增加因创伤、出血和占位性病变导致的脑容量扩张，进而导致ICP升高。此外，当脑脊液循环系统受损、脑积水排除不畅或脑室局部受阻时，也可能导致脑容量增加，进而引起ICP升高[1]。当ICP升高后，脑灌注受限，脑血流量减少，可导致全脑的血液供应不足，从而引发脑缺血和代谢障碍。严重的颅高压如果得不到及时的干预，还可能引发脑疝，使脑干、脑实质和血管受压，最终导致死亡[2]。

一、常用颅高压筛查方法

颅高压可导致严重后果，因此，重症神经疾病患者颅高压的早期筛查至关重要，可以使医务人员及早采取措施，防止颅高压导致的继发性脑损伤和脑疝的发生。

1. 有创颅内压监测　目前ICP监测的"金标准"是通过放置脑室内导管测量脑室内压。相比其他监测手段，测量脑室内压的准确性最高[3]，但该方法可能导致严重的出血和感染并发症[1,4]。另外，在综合重症监护病房（intensive care unit，ICU）和神经专科ICU之外的医疗环境中，常缺乏进行有创ICP监测的条件。

2. 无创颅内压监测　使用无创监测技术评估ICP一直是临床研究的热点[5]。由于基于超声的监测手段和自动瞳孔测量法具有安全、易重复、廉价、便于床旁实施的优点，这些技术在无创ICP监测中的运用就显得尤为重要，相关研究进展也备受瞩目。超声测量视神经鞘直径（optic nerve sheath diameter，ONSD）是一种方便、可快速执行的床旁技术，被证实可用于评估ICP[6]。但是，操作者的手法、患者的ONSD基线水平及无法动态反映治疗效果等因素可能会干扰ONSD筛查颅高压的准确性[7-8]。研究[9]发现，神经瞳孔指数（neurological pupillary index，NPI）与ICP水平呈负相关，也被认为可用于ICP升高的筛查及早期预警。但是，NPI是基于瞳孔反射的变化自动计算得出的，镇静及对光反射通路受损可干扰对光反射，从而使NPI失准。

二、经颅多普勒筛查颅高压的可行性

经颅多普勒（transcranial Doppler，TCD）是一种经典的无创超声评估技术，可用于脑血流动力学的评估。ICP升高会导致脑血流速度和波形的特征性变化，如血流速度减慢、血流阻力增高等，其中舒张期脑血流速度对颅高压特别敏感[10]。一项小样本研究[11]显示，基于平均动脉血压、舒张期脑血流速度的ICPtcd筛查ICP升高的敏感度高达100%，这表明了其用于颅高压筛查的突出潜力。既往诸多相关研究对无创ICP监测技术的有效性进行了验证，但仍然缺乏高质量循证研究的支撑，而且缺乏对不同类型无创ICP监测技术之间的比较，基于此，Robba等[9]近期在一项观察性研究中同时比较了ICPtcd、ONSD和NPI在评估ICP时的准确性。结果显示，所有无创监测技术都与有创ICP之间存在显著相关性，并且ONSD（＞5.3 mm）和NPI（＜4.1）用于估计颅高压受试者的工作曲线下面积（AUC）分别为0.78和0.71，而基于TCD获取的ICPtcd的AUC为0.86。为了进一步探究TCD筛查颅高压的可行性及准确性，Rasulo等开展了一项前瞻性、国际多中心队列研究，旨在确定与有创ICP监测方法相比，ICPtcd是否可作为筛查颅高压的可靠手段，其中ICPtcd＝平均动脉压（MAP）× 舒张期血流速（FVd）/ 平均血流速（FVm）＋14。研究团队在3个不同时间点（ICP导管置入前、置入后即刻和置入后2～3 h）同时监测ICPtcd和有创ICP，并且在3种不同的有创ICP阈值（＞20 mmHg、＞22 mmHg和＞25 mmHg）下评估了ICPtcd筛查的准确性及其预测能力。结果显示，ICPtcd的评估没有时间依赖性，且其准确性不受ICP探头置入的影响，最佳ICPtcd阈值（除外颅内高压）是20.5 mmHg，3个不同时间点ICPtcd的阴性预测值（negative predictive value，NPV）分别为91.3%、95.6%和98.6%，由此可见，ICPtcd在排除颅高压方面具有较高的诊断价值。该研究首次证明ICPtcd是筛查急性脑损伤患者颅高压的有效指标[12]。

三、经颅多普勒筛查颅高压的局限性

尽管一些高质量的临床研究已经验证TCD对ICP的筛查作用，但其在临床中广泛使用仍存在一定的局限性。

首先，TCD需要在头骨窗口进行声波传播以达到大脑血管的深部，但是由于颅骨厚度增加、颅骨窗口狭小或颅骨畸形等因素的存在，15%～30%的患者缺乏有效声窗，无法实现TCD筛查。

其次，TCD技术需要受过专门培训的操作人员正确地进行应用和解读。操作人员的经验和技巧对获得可靠的结果至关重要。在ICU环境中，可能并不是所有的医疗团队成员都熟练地掌握TCD技术，但随着重症超声的普及，越来越多的重症医师将认可TCD技术在ICU内的应用，并熟练掌握这种技术。

（中南大学湘雅医院　谭哲人　张丽娜）

参 考 文 献

［1］ CARNEY N, TOTTEN A M, O'REILLY C, et al. Guidelines for the management of severe traumatic brain injury, fourth edition [J]. Neurosurgery, 2017, 80(1): 6-15.

［2］ GÜIZA F, DEPREITERE B, PIPER I, et al. Visualizing the pressure and time burden of intracranial hypertension in adult and paediatric traumatic brain injury [J]. Intensive Care Med, 2015, 41(6): 1067-1076.

［3］ BRATTON S L, CHESTNUT R M, GHAJAR J, et al. Guidelines for the management of severe traumatic brain injury. Ⅶ. Intracranial pressure monitoring technology [J]. J Neurotrauma, 2007, 24 Suppl 1: S45-54.

［4］ BAUER D F, RAZDAN S N, BARTOLUCCI A A, et al. Meta-analysis of hemorrhagic complications from ventriculostomy placement by neurosurgeons [J]. Neurosurgery, 2011, 69(2): 255-260.

［5］ ROBBA C, BACIGALUPPI S, CARDIM D, et al. Non-invasive assessment of intracranial pressure [J]. Acta Neurol Scand, 2016, 134(1): 4-21.

［6］ ROBBA C, SANTORI G, CZOSNYKA M, et al. Optic nerve sheath diameter measured sonographically as non-invasive estimator of intracranial pressure: a systematic review and Meta-analysis [J]. Intensive Care Med, 2018, 44(8): 1284-1294.

［7］ OHLE R, MCISAAC S M, WOO M Y, et al. Sonography of the optic nerve sheath diameter for detection of raised intracranial pressure compared to computed tomography: a systematic review and Meta analysis [J]. J Ultrasound Med, 2015, 34(7): 1285-1294.

［8］ AL-MUFTI F, SMITH B, LANDER M, et al. Novel minimally invasive multi-modality monitoring modalities in neurocritical care [J]. J Neurol Sci, 2018, 390: 184-192.

［9］ ROBBA C, POZZEBON S, MORO B, et al. Multimodal non-invasive assessment of intracranial hypertension: an observational study [J]. Crit Care, 2020, 24(1): 379.

［10］ CZOSNYKA M, RICHARDS H K, WHITEHOUSE H E, et al. Relationship between transcranial Doppler-determined pulsatility index and cerebrovascular resistance: an experimental study [J]. J Neurosurg, 1996, 84(1): 79-84.

［11］ RASULO F A, BERTUETTI R, ROBBA C, et al. The accuracy of transcranial Doppler in excluding intracranial hypertension following acute brain injury: a multicenter prospective pilot study [J]. Crit Care, 2017, 21(1): 44.

［12］ RASULO F A, CALZA S, ROBBA C, et al. Transcranial Doppler as a screening test to exclude intracranial hypertension in brain-injured patients: the IMPRESSIT-2 prospective multicenter international study [J]. Crit Care, 2022, 26(1): 110.

第二节　脊髓损伤管理：关注脊髓灌注压

　　脊髓损伤可导致损伤水平及以下的感觉、运动、反射及大小便等功能障碍，造成沉重的公共卫生负担。在脊髓损伤管理方案中，保证脊髓灌注、减少脊髓缺血损伤是重要的管理点。

　　平均动脉压是决定脊髓灌注的一个因素。目前有关指南[1]建议，急性脊髓损伤患者的平均动脉压在第一周内维持在 85 mmHg 以上，然而该推荐的证据级别低。研究[2]表明，脊髓灌注压比平均动脉压更能影响脊髓损伤患者的神经系统预后。

一、脊髓灌注压及监测方法

脊髓灌注压的定义：类似于颅脑，脊髓包裹在不可扩张的脊柱结构中，脊髓灌注压为平均动脉压与脊髓内压的差值。

1. 有创测量方法 目前直接测量脊髓灌注压的方法有 2 种。一种方法是将压力探头放置在硬脊膜与受损、肿胀最严重的脊髓之间，同时连接有创压力监测仪器，即可显示椎管内压力，此时脊髓灌注压为平均动脉压（通过桡动脉测量）与椎管内压力的差值。有研究[3]显示，5 天内应用该方法监测脊髓灌注压是可行的，而且不会引发感染、脑脊液漏等并发症。另一种方法是置管后测量腰大池脑脊液压力，使用该压力代替脊髓内压，但研究[4]显示，腰大池脑脊液压力与脊髓内压的相关性较差（$R=-0.11$）。另外，脊髓组织的氧和代谢指标也可以间接反映脊髓灌注，如同放置脊髓压力探头一样，可在脊髓手术中放置氧电极和微透析导管[5]。

2. 无创测量方法 近红外光谱技术、超声和磁共振技术等无创方法也可用于评估脊髓灌注。近红外光谱技术在探测深度上有限制，无法直接探测到脊髓组织氧饱和度，因为供应脊髓血流的脊髓根动脉和供应椎旁肌肉血流的血管支来源于同一根血管（节段动脉）。有研究者[6]通过近红外光谱技术监测椎旁肌肉组织氧饱和度的方法来间接反映脊髓灌注。超声技术很难显示正常结构下脊髓的影像，但脊柱椎板切除减压术后可以清楚地显示脊髓的超声结构，包括供应脊髓的血管。有研究者[7]发现，在硬膜外电刺激后脊髓血管的超声频谱会发生改变。在后纵韧带胸椎骨化症患者的环周减压手术过程中，也可以应用超声技术来协助监测脊髓血流[8]。磁共振检查中的流动敏感交互反转恢复技术、利用超极化的 $[^{13}C]$ t- 丁醇和 $[^{13}C, ^{15}N_2]$ 尿素的特殊材料也能反映脊髓的灌注[9-10]，但这些技术目前无法对重症患者进行床旁监测。

二、最佳脊髓灌注压与临床预后

研究[11-16]显示，脊髓灌注压与脊髓损伤患者的临床预后密切相关。

1. 脊髓灌注压与肛门功能 大约 80% 的创伤性脊髓损伤会引起肠道功能障碍，其中包括肛门括约肌功能障碍引起的大便失禁。Hogg 等[11]收集了 14 例创伤性脊髓受损患者的资料，发现脊髓灌注压与平均静息肛门压呈倒 U 形相关（$\hat{R}^2=0.82$），脊髓灌注压 80～100 mmHg 对应最高的平均静息肛门压，而椎管内压力和平均动脉压与平均静息肛门压的相关性差。

2. 脊髓灌注压与膀胱功能 脊髓损伤患者在慢性期会出现膀胱低顺应性，逼尿肌过度活动，逼尿肌和括约肌协同障碍，这些因素可能导致尿失禁、尿潴留及下尿路和上尿路的不可逆结构变化（如反流性肾积水等），进而出现肾功能的恶化，甚至引起肾衰竭。Hogg 等研究了脊髓损伤患者在最初几天内的尿动力学变化及其与脊髓灌注压的关系。结果发现，脊髓损伤的急性期也可出现尿动力学紊乱，尿动力学紊乱与损伤部位低灌注（脊髓灌注压<60 mmHg）、高灌注（脊髓灌注压>100 mmHg）均呈倒 U 形相关，脊髓灌注压从（67.0±2.3）mmHg 增加至（92.1±3.0）mmHg 后，会显著缩小膀胱体积（534～365 ml），且最佳脊髓灌注压为 80～90 mmHg。因此，在脊髓损伤的早期阶段，膀胱就开始出现功能变化，而优化脊髓灌注可能改善急性创伤性脊髓损伤患者泌尿系统功能的预后[12]。

3. 脊髓灌注压与肢体运动功能　超过 1/3 的脊髓损伤患者会出现截瘫或四肢瘫，不到 1% 的出院患者的神经功能正常[13]。有研究[14]发现，脊髓损伤患者的肢体运动评分与脊髓灌注压呈线性关系（运动点升高 1.4/脊髓灌注压升高 10 mmHg，$R^2 = 0.96$），但如果脊髓灌注压超过 110 mmHg，则会出现运动评分的下降，提示过灌注损伤。一项关注脊髓组织氧与脊髓损伤患者运动关系的研究发现，与运动不完全损伤患者相比，运动完全损伤患者的脊髓受损部位处于低组织氧分压的时间明显增多。在运动完全损伤患者中，脊髓组织氧分压 <5 mmHg 的时间占比为 7%～21%，而运动不完全损伤患者的时间占比为 0～2%。在 8 例运动不完全损伤患者中，肢体运动评分与每次运动评估前 1 h 的脊髓损伤部位组织氧分压之间呈倒 U 形关系[15]。

4. 脊髓灌注压与呼吸功能　颈部脊髓损伤比胸腰部脊髓损伤更易致残，尤其是其可导致膈肌（神经根供应 C3-C5）、肋间肌（神经根供应 $T_1 \sim T_{11}$）和腹壁肌肉（神经根供应 $T_7 \sim L_1$）的功能障碍，导致通气及咳痰功能受损，使患者长期依赖呼吸机，延长患者在重症监护病房（intensive care unit，ICU）的住院时间。在一项观察性研究[16]中，研究者观察了急性外伤性颈髓损伤患者的脊髓灌注压与呼吸功能之间的关系，结果发现，过低的脊髓灌注压和过高的脊髓灌注压均与呼吸受损有关，脊髓灌注压与呼吸功能之间呈倒 U 形相关，而脊髓灌注压 80～90 mmHg 与最佳的膈肌和肋间肌收缩力相关。因此，调整脊髓灌注压可能会缩短呼吸机的使用时间和 ICU 住院时间。

由此可见，脊髓灌注压与脊髓损伤患者的肢体运动功能、呼吸功能、肛门功能及膀胱功能均呈倒 U 形关系，脊髓低灌注和高灌注都与不良预后相关。基于上述研究结果，最佳的脊髓灌注压为 80～100 mmHg。

三、以脊髓灌注压为导向的临床治疗

为达到目标脊髓灌注压，可以从平均动脉压和脊髓内压 2 个方面进行临床干预和治疗。

1. 血管活性药物　临床上常用血管活性药物来升高血压，从而提高脊髓灌注压。有研究[17]显示，除了去甲肾上腺素比多巴胺和去氧肾上腺素具有更少的血管活性药物不良反应，在同样的平均动脉压的情况下，去甲肾上腺素能提供 2 mmHg 差值的更高的脊髓灌注压。

2. 脑脊液引流　减轻脊髓内压可以提高脊髓灌注压，而脑脊液引流是临床上用来减轻脊髓内压的一种方法。一项研究[18]对 12 例创伤性脊髓损伤患者进行了脊髓灌注压的监测，发现在给予患者脑脊液引流后，7 例患者未出现脊髓内压的降低，4 例患者脊髓内压的下降幅度 <5 mmHg，而 1 例患者的脊髓内压下降了 8 mmHg。因此，需要关注通过脑脊液引流改变脊髓灌注压的个体差异性。

3. 低温治疗　低温治疗能有效降低颅内压，然而有研究[19]发现，从 37℃ 降至 33℃，脊髓损伤患者的脊髓内压和脊髓灌注压并无明显变化，然而在复温过程中，患者的脊髓内压显著增加了 13.2 mmHg，脊髓灌注压显著降低了 14.6 mmHg，但同时发现，低温确实改变了脊髓代谢并降低了炎症反应。

4. 脱水药物　甘露醇作为一种常用的脱水药物，可能会减轻脊髓水肿、降低脊髓内压。然而有研究[20]显示，给予创伤性脊髓损伤患者 20% 的甘露醇 100 ml 后，并未引起其脊髓内压和脊髓灌注压的变化。

5. 脊髓减压手术　手术可以稳定脊柱结构，缓解脊髓压迫，减轻脊髓内压，从而提高脊髓灌注压。然而有资料显示，椎板切除术可能会使肿胀的脊髓暴露于施加在皮肤上的压力下，造成脊髓内压增高，使脊髓灌注压降低，从而造成潜在的危害[20]。因此，作用于脊髓术区皮肤的压力也是临床上应该注意的问题。

综上，将脊髓内压维持在合理的范围内对改善脊髓损伤患者的神经系统预后极为重要。目前大部分指南推荐平均动脉压＞90 mmHg，脑脊液压力＜10 mmHg，维持脊髓灌注压在80 mmHg以上，同时鼓励通过使用血管活性药物或脑脊液引流等干预措施来实施以脊髓灌注压为导向的临床治疗。

（青岛大学附属医院　姚　波　邢金燕）

参 考 文 献

［1］中国残疾人康复协会脊髓损伤康复专业委员会. 创伤性脊柱脊髓损伤诊断与治疗专家共识（2022版）［J］. 中国老年保健医学，2022，20（4）：6-9.

［2］SQUAIR J W, BÉLANGER L M, TSANG A, et al. Empirical targets for acute hemodynamic management of individuals with spinal cord injury [J]. Neurology, 2019, 93(12): e1205-e1211.

［3］YUE J K, HEMMERLE D D, WINKLER E A, et al. Clinical implementation of novel spinal cord perfusion pressure protocol in acute traumatic spinal cord injury at U. S. Level I Trauma Center: TRACK-SCI study [J]. World Neurosurg, 2020, 133: e391-e396.

［4］HOGG F R A, GALLAGHER M J, KEARNEY S, et al. Acute spinal cord injury: monitoring lumbar cerebrospinal fluid provides limited information about the injury site [J]. J Neurotrauma, 2020, 37(9): 1156-1164.

［5］VISAGAN R, HOGG F R A, GALLAGHER M J, et al. Monitoring spinal cord tissue oxygen in patients with acute, severe traumatic spinal cord injuries [J]. Crit Care Med, 2022, 50(5): e477-e486.

［6］CRESTANELLO J A. Commentary: toward safer aortic surgery: monitoring spinal cord perfusion with near-infrared spectroscopy [J]. J Thorac Cardiovasc Surg, 2019, 158(1): 165-166.

［7］SHAAYA E, CALVERT J, WALLACE K, et al. Intraoperative monitoring of spinal cord perfusion using ultrasound in an ovine model [J]. Annu Int Conf IEEE Eng Med Biol Soc, 2021, 2021: 3813-3816.

［8］YANG X S, LIU X, LIU X G, et al. Clinical outcomes of intraoperative contrast-enhanced ultrasound compared with intraoperative neurophysiological monitoring during circumferential decompression for myelopathy associated with thoracic-ossification of the posterior longitudinal ligament [J]. Med Sci Monit, 2020, 26: e921129.

［9］LEE S, WILKINS N, SCHMIT B D, et al. Relationships between spinal cord blood flow measured with flow-sensitive alternating inversion recovery (FAIR) and neurobehavioral outcomes in rat spinal cord injury [J]. Magn Reson Imaging, 2021, 78: 42-51.

［10］LEE S J, PARK I, TALBOTT J F, et al. Investigating the feasibility of in vivo perfusion imaging methods for spinal cord using hyperpolarized [13C] t-Butanol and [13C, 15N2] urea [J]. Mol Imaging Biol, 2022, 24(3): 371-376.

［11］HOGG F R A, KEARNEY S, GALLAGHER M J, et al. Spinal cord perfusion pressure correlates with anal sphincter function in a cohort of patients with acute, severe traumatic spinal cord injuries [J]. Neurocrit Care, 2021, 35(3): 794-805.

［12］HOGG F R A, KEARNEY S, SOLOMON E, et al. Acute, severe traumatic spinal cord injury: improving urinary bladder function by optimizing spinal cord perfusion [J]. J Neurosurg Spine, 2021, 36(1): 145-152.

［13］NATIONAL SPINAL CORD INJURY STATISTICAL CENTER. Spinal cord injury facts and figures at a glance [J]. J Spinal Cord Med, 2014, 37(5): 659-660.

［14］HOGG F R A, KEARNEY S, ZOUMPROULI A, et al. Acute spinal cord injury: correlations and causal relations between intraspinal pressure, spinal cord perfusion pressure, lactate-to-pyruvate ratio, and limb power [J]. Neurocrit Care, 2021, 34(1): 121-129.

［15］VISAGAN R, HOGG F R A, GALLAGHER M J, et al. Monitoring spinal cord tissue oxygen in patients with acute, severe traumatic spinal cord injuries [J]. Crit Care Med, 2022, 50(5): e477-e486.

［16］VISAGAN R, BOSETA E, ZOUMPROULI A, et al. Spinal cord perfusion pressure correlates with breathing

function in patients with acute, cervical traumatic spinal cord injuries: an observational study [J]. Crit Care, 2023, 27(1): 362.

［17］YUE J K, TSOLINAS R E, BURKE J F, et al. Vasopressor support in managing acute spinal cord injury: current knowledge [J]. J Neurosurg Sci, 2019, 63(3): 308-317.

［18］HOGG F R A, GALLAGHER M J, KEARNEY S, et al. Acute spinal cord injury: monitoring lumbar cerebrospinal fluid provides limited information about the injury site [J]. J Neurotrauma, 2020, 37(9): 1156-1164.

［19］GALLAGHER M J, HOGG F R A, KEARNEY S, et al. Effects of local hypothermia-rewarming on physiology, metabolism and inflammation of acutely injured human spinal cord [J]. Sci Rep, 2020, 10(1): 8125.

［20］WERNDLE M C, SAADOUN S, PHANG I, et al. Monitoring of spinal cord perfusion pressure in acute spinal cord injury: initial findings of the injured spinal cord pressure evaluation study [J]. Crit Care Med, 2014, 42(3): 646-655.

第三节　生物标志物有助于确定创伤性脑损伤神经影像学的检查时机

创伤性脑损伤（traumatic brain injury，TBI）是目前全球重点关注的公共卫生问题之一，其致死率和致残率较高。对 TBI 患者的病情判断和临床治疗决策主要依据相应的量表评分和影像学检查结果，其中神经影像学检查结果是判断 TBI 的部位、性质和程度的重要证据。但重症患者常处于气管插管或镇静状态，这样不仅影响其神经功能的评估，而且给患者外出行神经影像学检查带来高转运风险。依据头部计算机断层扫描（computed tomography，CT）检查指南对患者进行影像学检查时，仍有部分 TBI 患者的 CT 检查结果呈阴性。

脑损伤相关的生物标志物是客观评价 TBI 的重要补充，可作为衡量损伤严重程度和评价预后的客观指标，目前在临床上主要用于预测影像学检查的必要性。

生物标志物有助于医疗团队评估神经影像学检查的时机，减少高风险患者的辐射伤害，降低其转运风险，并最终通过以影像学检查结果为依据的管理来降低患者外出检查的风险。本文对目前常见的与 TBI 影像学检查时机相关的生物标志物进行综述。

一、S100 钙结合蛋白 B

S100 钙结合蛋白 B（S100 calcium binding protein B，S100B）也称"脑的 C 反应蛋白"，是低分子量的钙结合蛋白，主要表达于星形胶质细胞。正常情况下外周血中的 S100B 含量很少（<0.2 μg/L），而在 TBI 患者的外周血中可以检测到 S100B 浓度的升高。S100B 是目前研究最多，也是被认可并写入指南的 TBI 生物标志物之一，其对神经放射异常的检测具有很强的预测价值[1-3]。美国急诊医师协会的指南推荐，创伤后 4 h 内血清 S100B≥0.1 μg/L 是头部 CT 检查的最佳适应证。S100B 同时已被纳入斯堪的纳维亚神经创伤委员会发布的指南和法国急诊医学指南。对于无危险因素的轻度 TBI 患者，创伤后 6 h 内 S100B<0.1 μg/L 时，相关指南不建议对患者行 CT 扫描和实施神经外科干预。Allouchery 等[4] 发现，对于轻度 TBI 患者，S100B 检测可减少 CT 扫描的次数（约32%，阴性预测值达 99.6%）。Oris 等[1] 的研究进一步验证了入院时的 S100B 检测可显著减少 CT 扫描的次数（约30%）。S100B 是目前研究最广泛的脑损伤标志物，是较为理想的 TBI 检测指标。

二、神经胶质细胞原纤维酸性蛋白

神经胶质细胞原纤维酸性蛋白（glial fibrillary acidic protein，GFAP）是一种星形胶质细胞的蛋白标志物，且仅在神经胶质细胞中表达。作为脑损伤的特异标志物，GFAP 的分子量小，容易通过血脑屏障，因而受到越来越多的关注。2018 年，美国食品药品管理局（Food and Drug Administration，FDA）批准 GFAP 和泛素羧基末端水解酶 L1（ubiquitin C-terminal hydrolase L1，UCH-L1）作为判断轻度 TBI 患者受伤后 12 h 内是否需要进行头部 CT 扫描的生物标志物，但 FDA 批准的适应证不包含中 - 重度 TBI 患者，即格拉斯哥昏迷评分（Glasgow coma scale，GCS）为 3～12 分及创伤后 12 h 内的患者。一项多中心前瞻性观察性研究[5] 表明，12 h 内血清 GFAP 和 UCH-L1 水平的升高对诊断 TBI 具有 97.6% 的敏感度和 99.6% 的阴性预测值。近期一项系统综述[2] 显示，GFAP 诊断轻度 TBI 的敏感度和特异度均达到 71%。Czeiter 等[6] 分析了 S100B、GFAP、UCH-L1 和神经元特异性烯醇化酶（neuron specific enolase，NSE）预测 TBI 患者影像学表现的能力，发现 GFAP 具有最高的敏感度。

磁共振成像（magnetic resonance imaging，MRI）常用于检测 CT 隐匿性轴索损伤。GFAP 对异常 MRI 结果也具有较好的预测性[7-8]，可以减少 MRI 检查的次数（约30%），且较高的 GFAP 水平与弥漫性轴索损伤（diffuse axonal injury，DAI）中的脑干损伤有关[9]。目前尚未发现 GFAP 的脑外来源。作为 TBI 的特异标志物，GFAP 具有较好的应用前景。

三、泛素羧基末端水解酶 L1

泛素羧基末端水解酶 L1（UCH-L1）又名"脑特异性蛋白产物 9.5"，是一种小分子羧端水解酶，在神经元损伤时释放到血浆中，与神经元损伤和血脑屏障破坏有关。TBI 发生后 6 h 血清 UCH-L1 水平即升高，8 h 左右达到高峰，并在 48 h 内快速下降，持续至创伤后 1 周。UCH-L1 水平升高往往提示 CT 检查结果异常，UCH-L1 具有轻度 TBI 生物标志物的前景[10-11]。Welch 等[12] 证实 UCH-L1 预测 TBI 患者 CT 检查结果异常的敏感度达 100%，特异度为 39%。

UCH-L1 是一种主要由神经元表达的酶，而 GFAP 表达于星形胶质细胞，两者水平的升高反映了 2 种不同的损伤过程，同时检测这 2 种生物标志物可以有效预测 TBI 患者的 CT 表现。Chen 等[13] 发现 GFAP 联合 UCH-L1 检测可有效避免对 TBI 患者进行不必要的 CT 检查，且 GFAP 与 UCH-L1 的比值可预测患者 CT 检查的异常表现。UCH-L1 作为 TBI 的可靠标志物，在联合使用 GFAP 的情况下，可进一步提高其预测能力。

四、心型脂肪酸结合蛋白

心型脂肪酸结合蛋白（heart fatty acid binding protein，H-FABP）是一种胞质转运蛋白，主要在心脏组织中表达，也存在于脑组织神经元细胞中。一项基于轻微脑创伤（GCS 为 15 分）患者的研究显示，伤后 6 h CT 异常患者的血清 H-FABP 水平显著高于 CT 正常患者，预测 CT 影像，H-FABP 较 S100B 有更好的特异性（29% vs. 6%）[14]。此结论在 Lagerstedt 等[15] 的研究中被进一步证实。H-FABP、白细胞介素 -10、S100B 和 GFAP 的表达水平在 CT 异常患者中均明显增加，在这 4 种标志物中，H-FABP 在对异常 CT 结果的预测上表现优异，其特异度为 32%，敏感度为 100%。结合 H-FABP 和 GFAP 进行判断，特异度可提高至 46%。Posti 等[16] 发现在轻度 TBI 组中，生物标志物的最佳组合为 H-FABP＋S100B＋Tau 蛋白，其预测 CT 结果的效能最佳，敏感度为 100%，特异度提高至 46.4%。但 H-FABP 水平升高也见于全身多发伤、胸部损伤及心肌梗死患者中，这就限制了其作为特异性 TBI 生物标志物的使用。

五、神经元特异性烯醇化酶

神经元特异性烯醇化酶（NSE）定位于神经元的胞浆，是一种磷酸苷酸水合酶神经元特异性酶，参与糖酵解。NSE 在 TBI 发生后迅速释放入血，轻度 TBI 后几小时血清中的 NSE 水平即可升高，12 h 达到峰值。部分研究结果表明，NSE 是轻度 TBI 的潜在生物标志物，联合使用 NSE 和其他生物标志物能够有效提高预测精确度。由于 NSE 在红细胞中也有表达，发生溶血时会使检测结果发生偏差，而且其在无脑损伤的多发伤患者中也可升高，这就限制了其作为特异性 TBI 生物标志物的应用[17]。

近期一项荟萃分析显示，NSE 水平在 9.0～14.7 μg/L 时，其预测轻度 TBI 的敏感度为 56%～100%，但特异度波动较大（7%～77%）[18]。在中 - 重度 TBI 的研究中，Chen 等[19] 发现入院血清 NSE 水平与入院 GCS 分值的比值是 DAI 的独立预测因子。Richter 等[9] 的研究指出，NSE 水平与 DAI 中的脑干损伤有关，且 NSE 的使用减少了 20% 的 MRI 检查次数。检测 NSE 有助于判断 TBI 患者的病情并预测患者的 MRI 表现，但在临床应用时需排除溶血等因素的干扰。

六、Tau 蛋白

Tau 蛋白是一类微管相关蛋白，可以促进轴突生长过程中的微管聚合，其与轴索断裂相关。由于 Tau 蛋白对神经元轴突具有特异性，并且与 TBI 的严重程度和预后密切相关，因此，它是 TBI 整个病程中有价值的生物标志物之一。神经损伤发生后，血清中的 Tau 蛋白水平会升高，于受伤后 1 h 即可测得，其持续时间与症状持续时间相关。但目前关于 Tau 蛋白在预测 TBI 患者 CT 表现上的相关研究较少。Yue 等[8]发现血清 Tau 蛋白可以预测 TBI 患者的 MRI 表现，并可有效区分 DAI＋和 DAI－（敏感度为 74%，特异度为 69%）。Tau 蛋白对预测 TBI 患者的影像学结果具有积极的意义，其临床应用价值需要未来更多的研究来进一步揭示。

七、神经纤维丝轻链

神经纤维丝轻链（neurofilament light，NFL）是细胞骨架及中间丝的组成部分。轴索损伤时，NFL 被释放入血，因此，NFL 是轴索损伤最敏感及特异的标志物之一[20]。中 - 重度 TBI 患者在发生创伤后，血清 NFL 水平升高，并在受伤后 12 天内持续升高。在 TBI 的常规检查中，血清 NFL 不是独立的生物标志物，但 NFL 与 MRI 表现之间存在一定的相关性。NFL 对重度 TBI 患者的 DAI 具有很高的预测价值[8]，且与 DAI 的严重程度相匹配[21]。NFL 作为 TBI 患者 MRI 检查的分诊工具有一定的临床意义。

八、其他生物标志物

近期研究发现，其他与脑损伤相关的生物标志物有助于鉴别 TBI 患者的异常影像，包括髓鞘碱性蛋白、血影蛋白裂解产物、白细胞介素 -6、白细胞介素 -10、β- 淀粉样蛋白亚型 1-40、β- 淀粉样蛋白亚型 1-42、免疫（自身抗体）标记等[1, 16, 22-23]。

九、总结与展望

综上所述，脑特异性较高的数种蛋白标志物，包括星形胶质细胞损伤标志物（S100B 和 GFAP）、神经元胞体损伤标志物（UCH-L1、H-FABP 和 NSE）、轴索损伤标志物（Tau 蛋白和 NFL）等，可以有效预测 TBI 患者行神经影像学检查的必要性。其中，S100B 被纳入 TBI 官方指南。GFAP 和 UCH-L1 被 FDA 批准作为判断轻度 TBI 患者是否需要行头部 CT 扫描的生物标志物。H-FABP 在预测 TBI 患者的 CT 表现上具有较好的潜力。GFAP、NSE、Tau 蛋白、NFL 等作为 MRI 检查的分诊工具也具有一定的临床意义。

在预测神经影像学检查时机时，联合使用生物标志物优于单一使用。另外，将生物标志物数据与传统的结果预测指标相结合，可使预测价值提高。相信随着现代检测技术水平的不断提高，脑生物标志物在对 TBI 患者影像学检查时机的预判及提升临床管理策略上具有良好的应用前景。

（中国科学技术大学附属第一医院　曹　丹　周　敏）

参 考 文 献

［1］ ORIS C, KAHOUADJI S, DURIF J, et al. S100b, actor and biomarker of mild traumatic brain injury [J]. Int J Mol Sci, 2023, 24(7): 6602.

［2］ AMOO M, HENRY J, O'HALLORAN P J, et al. S100B, GFAP, UCH-L1 and NSE as predictors of abnormalities on CT imaging following mild traumatic brain injury: a systematic review and meta-analysis of diagnostic test accuracy [J]. Neurosurg Rev, 2022,

45(2): 1171-1193.

[3] MUNOZ PAREJA J C, DE RIVERO VACCARI J P, CHAVEZ M M, et al. Prognostic and diagnostic utility of serum biomarkers in pediatric traumatic brain injury [J]. J Neurotrauma, 2024, 41(1-2): 106-122.

[4] ALLOUCHERY G, MOUSTAFA F, ROUBIN J, et al. Clinical validation of S100B in the management of a mild traumatic brain injury: issues from an interventional cohort of 1449 adult patients [J]. Clin Chem Lab Med, 2018, 56(11): 1897-1904.

[5] BAZARIAN J J, BIBERTHALER P, WELCH R D, et al. Serum GFAP and UCH-L1 for prediction of absence of intracranial injuries on head CT (ALERT-TBI): a multicentre observational study [J]. Lancet Neurol, 2018, 17(9): 782-789.

[6] CZEITER E, AMREIN K, GRAVESTEIJN B Y, et al. Blood biomarkers on admission in acute traumatic brain injury: relations to severity, CT findings and care path in the CENTER-TBI study [J]. EBioMedicine, 2020, 56: 102785.

[7] PAPA L, LADDE J G, O'BRIEN J F, et al. Evaluation of glial and neuronal blood biomarkers compared with clinical decision rules in assessing the need for computed tomography in patients with mild traumatic brain injury [J]. JAMA Netw Open, 2022, 5(3): e221302.

[8] YUE J K, UPADHYAYULA P S, AVALOS L N, et al. The role of blood biomarkers for magnetic resonance imaging diagnosis of traumatic brain injury [J]. Medicina (Kaunas), 2020, 56(2): 87.

[9] RICHTER S, WINZECK S, CZEITER E, et al. Serum biomarkers identify critically ill traumatic brain injury patients for MRI [J]. Crit Care, 2022, 26(1): 369.

[10] ORIS C, BOUILLON-MINOIS J B, KAHOUADJI S, et al. S100B vs. "GFAP and UCH-L1" assays in the management of mTBI patients [J]. Clin Chem Lab Med, 2023, doi: 10. 1515/cclm-2023-1238.

[11] KOCIK V I, DENGLER B A, RIZZO J A, et al. A narrative review of existing and developing biomarkers in acute traumatic brain injury for potential military deployed Use [J]. Mil Med, 2023, doi: 10. 1093/milmed/usad433.

[12] WELCH R D, AYAZ S I, LEWIS L M, et al. Ability of serum glial fibrillary acidic protein, ubiquitin C-terminal hydrolase-L1, and S100B to differentiate normal and abnormal head computed tomography findings in patients with suspected mild or moderate traumatic brain injury [J]. J Neurotrauma, 2016, 33(2): 203-214.

[13] CHEN H, DING V Y, ZHU G M, et al. Association between blood and computed tomographic imaging biomarkers in a cohort of mild traumatic brain injury patients [J]. J Neurotrauma, 2022, 39(19-20): 1329-1338.

[14] LAGERSTEDT L, EGEA-GUERRERO J J, BUSTAMANTE A, et al. H-FABP: a new biomarker to differentiate between CT-positive and CT-negative patients with mild traumatic brain injury [J]. PloS one, 2017, 12(4): e0175572.

[15] LAGERSTEDT L, EGEA-GUERRERO J J, BUSTAMANTE A, et al. Combining H-FABP and GFAP increases the capacity to differentiate between CT-positive and CT-negative patients with mild traumatic brain injury [J]. PloS one, 2018, 13(7): e0200394.

[16] POSTI J P, TAKALA R S K, LAGERSTEDT L, et al. Correlation of blood biomarkers and biomarker panels with traumatic findings on computed tomography after traumatic brain injury [J]. J Neurotrauma, 2019, 36(14): 2178-2189.

[17] THELIN E P, JEPPSSON E, FROSTELL A, et al. Utility of neuron-specific enolase in traumatic brain injury; relations to S100B levels, outcome, and

extracranial injury severity [J]. Crit Care, 2016, 20: 285.

[18] MONDELLO S, SORINOLA A, CZEITER E, et al. Blood-based protein biomarkers for the management of traumatic brain injuries in adults presenting to emergency departments with mild brain injury: a living systematic review and meta-analysis [J]. J Neurotrauma, 2021, 38(8): 1086-1106.

[19] CHEN W L, WANG G J, YAO C Y, et al. The ratio of serum neuron-specific enolase level to admission glasgow coma scale score is associated with diffuse axonal injury in patients with moderate to severe traumatic brain injury [J]. Front Neurol, 2022, 13: 887818.

[20] GRAHAM N S N, ZIMMERMAN K A, MORO F, et al. Axonal marker neurofilament light predicts long-term outcomes and progressive neurodegeneration after traumatic brain injury [J]. Sci Transl Med, 2021, 13(613): eabg9922.

[21] LJUNGQVIST J, ZETTERBERG H, MITSIS M, et al. Serum neurofilament light protein as a marker for diffuse axonal injury: results from a case series study [J]. J Neurotrauma, 2017, 34(5): 1124-1127.

[22] REYES J, SPITZ G, MAJOR B P, et al. Utility of acute and subacute blood biomarkers to assist diagnosis in CT-negative isolated mild traumatic brain injury [J]. Neurology, 2023, 101(20): e1992-e2004.

[23] TSITSIPANIS C, MILIARAKI M, PAFLIOTI E, et al. Inflammation biomarkers IL-6 and IL-10 may improve the diagnostic and prognostic accuracy of currently authorized traumatic brain injury tools [J]. Exp Ther Med, 2023, 26(2): 364.

第四节　自发性脑出血后的抗栓药物治疗：安全性与时机

脑卒中是 2019 年全球第二大死亡原因。自发性脑出血占所有新发脑卒中的 28%，但因其导致的死亡、残疾及严重血管事件，其占脑卒中所致伤残调整生命年损失的 48%，50% 的患者在 1 年内死亡[1]。自发性脑出血的患者多为老年人，常伴有多种缺血性或出血性主要不良心血管事件（major adverse cardiovascular events，MACE）的危险因素；幸存者中发生缺血性和出血性 MACE 的风险较高，在过去 20 年中，其年发生率维持在 7%～19%[2]。识别自发性脑出血后的复发性自发性脑出血、缺血性脑卒中及所有严重血管事件的危险因素有助于对疾病进行风险分层，从而指导自发性脑出血后的抗栓治疗决策。脑叶出血是自发性脑出血复发的主要危险因素，而自发性脑出血合并心房颤动是缺血性脑卒中和所有严重血管事件的主要危险因素[3]。抗栓药物通常分为抗凝药物和抗血小板药物，可降低血栓形成和血栓栓塞的发生风险，但同时会增加出血的发生风险[2]。基于现有证据，指南无法推荐自发性脑出血后的抗栓治疗决策，因而其临床实践仍存在较大的差异[2]。因此，明确抗栓药物对自发性脑出血患者的有效性和安全性，以及使用抗栓药物的最佳时机和方法具有重要意义。

一、自发性脑出血后抗栓治疗的有效性和安全性

2023 年发表于 Cochrane 系统评价数据库的一篇关于自发性脑出血后抗栓治疗的系统综述纳入 9 项已完成的随机对照试验（randomised controlled trial，RCT），包括 1491 例参与者。研究主要结局：在计划的随访期间，所有严重血管事件（通常称为 MACE，定义为缺血性脑卒中、心肌梗死、其他

主要缺血事件、自发性脑出血、脑外大出血或血管性死亡）构成的复合结局。研究次要结局：①在计划的随访期间内死亡；②复合 MACE 主要结局的各个组成部分；③自发性脑出血的增加；④在计划的随访期结束时的功能状态；⑤在计划的随访期结束时的认知状态[2]。关于自发性脑出血后短期预防剂量抗凝、长期治疗剂量抗凝及抗血小板治疗的有效性和安全性的分析结果如下。

1. 自发性脑出血后短期预防剂量抗凝治疗　对于自发性脑出血后开始或避免短期预防剂量抗凝治疗，尚无 RCT 报告主要结局 MACE。启动短期预防剂量抗凝治疗对 90 天死亡（$RR=1.00$，$95\%CI$ $0.59\sim1.70$，$P=1.00$；3 RCT；非常低确定性证据）、静脉血栓栓塞（$RR=0.84$，$95\%CI$ $0.51\sim1.37$，$P=0.49$；4 RCT；非常低确定性证据）、脑出血（$RR=0.24$，$95\%CI$ $0.04\sim1.38$，$P=0.11$；2 RCT；非常低确定性证据）和独立功能状态（$RR=2.03$，$95\%CI$ $0.78\sim5.25$，$P=0.15$；1 RCT；非常低确定性证据）影响的证据存在很大的不确定性。

2. 自发性脑出血后长期治疗剂量抗凝治疗心房颤动　自发性脑出血后长期治疗剂量抗凝治疗心房颤动，可能减少 1～3 年随访期间的 MACE（$RR=0.61$，$95\%CI$ $0.40\sim0.94$，$P=0.02$；3 RCT；中等确定性证据），并可能降低所有主要闭塞性血管事件的发生（$RR=0.27$，$95\%CI$ $0.14\sim0.53$，$P=0.0002$；3 RCT；中等确定性证据），但可能导致死亡率几乎无差异（$RR=1.05$，$95\%CI$ $0.62\sim1.78$，$P=0.86$；3 RCT；中等确定性证据），可能增加颅内出血的概率（$RR=2.43$，$95\%CI$ $0.88\sim6.73$，$P=0.09$；3 RCT；中等确定性证据），还可能导致独立功能状态几乎无差异（$RR=0.98$，$95\%CI$ $0.78\sim1.24$，$P=0.87$；2 RCT；低确定性证据）[2]。

3. 自发性脑出血后长期抗血小板治疗　自发性脑出血后长期抗血小板治疗对中位随访 2 年期间的 MACE（$RR=0.89$，$95\%CI$ $0.64\sim1.22$，$P=0.46$；1 RCT；中等确定性证据）、死亡（$RR=1.08$，$95\%CI$ $0.76\sim1.53$，$P=0.66$；1 RCT；中等确定性证据）、所有主要闭塞性血管事件（$RR=1.03$，$95\%CI$ $0.68\sim1.55$，$P=0.90$；1 RCT；中等确定性证据）、脑出血（$RR=0.52$，$95\%CI$ $0.27\sim1.03$，$P=0.06$；1 RCT；中等确定性证据）和独立功能状态（$RR=0.95$，$95\%CI$ $0.77\sim1.18$，$P=0.67$；1 RCT；中等确定性证据）的影响证据尚不确定。

4. 对临床实践的启示　依据现有证据，仍不能确定自发性脑出血后抗栓治疗的益处或危害[2]。未发现自发性脑出血后短期预防剂量抗凝治疗对主要或次要结局的有益或有害影响。自发性脑出血后长期口服治疗剂量抗凝药物治疗心房颤动，总体主要心血管不良事件和缺血性脑卒中的发生率降低，但没有一项 RCT 是有结论的，且各 RCT 之间存在一定的异质性，证据的确定性仅为中等，自发性脑出血复发概率增加的可能性仍然存在，所以无法确定其对临床实践的具体启示[2]。在这些 RCT 发表后，更新的临床指南［2015 年美国心脏协会（American Heart Association，AHA）/ 美国卒中协会（American Stroke Association，ASA）自发性脑出血指南[4]］尚未发布其临床实践建议。研究未发现自发性脑出血后长期口服抗血小板药物对主要结局（主要心血管不良事件）的有益或有害影响[2]。然而，RESTART 2019 的研究结果显示：抗血小板治疗后复发性脑出血的发生风险存在非常小幅度的增加，但似乎不足以抵消抗血小板治疗对主要血管事件二级预防的益处[5]。因此，RESTART 2019 发布后的指南（2020 年加拿大自发性脑出血最佳实践建议[6]、2019 年中国卒中学会指南[7]）建议，可考虑对抗栓药物相关自发性脑出血的幸存者进行抗血小板治疗[2]。

二、自发性脑出血后抗栓治疗的时机

抗栓药物通常分为抗凝药物和抗血小板药物，是许多疾病的重要治疗药物[2]，众多指南建议将其用于心房颤动、机械人工瓣膜、深静脉血栓、肺栓塞、心脑血管疾病等患者中[8]。虽然抗栓药物存在出血风险，但停用抗栓药物引起的血栓栓塞并发症同样会提高患者的死亡率[8]。掌握自发性脑出血患者恢复使用抗栓药物的最佳时机，以在防止血栓栓塞事件发生的同时预防自发性脑出血的扩大或复发，仍然是一个难题[8]。2023 年发表于 *Neurosurgery* 的一篇文献回顾/荟萃分析纳入 13 项包含自发性脑出血后口服抗凝药（oral anticoagulant，OAC）恢复时间的研究，共 1399 例参与者，研究总结了纳入研究的适应证、恢复 OAC 的平均时间和结局[8]。同年发表于 *Stroke* 的一项研究比较了自发性脑出血后早期和晚期恢复抗血小板治疗的风险[9]。关于自发性脑出血后抗栓治疗时机的研究结果如下。

1. 自发性脑出血合并心房颤动患者恢复抗凝治疗　2 周至 1 个月内，最佳时机约为 30 天。

根据美国心脏病学会 2019 年发布的指南，对于 CHAD-VASc 评分≥2 分的心房颤动患者应使用抗凝治疗[10]。Nielson 等针对因心房颤动服用华法林的自发性脑出血患者开展了 2 项研究[11-12]。2015 年的研究包含 303 例患者，研究结果显示，自发性脑出血后重启华法林的中位时间为 34 天（IQR 1～90），重启华法林与血栓栓塞事件和全因死亡率的显著降低有关[11]。2017 年的研究包含 141 例患者，研究结果显示，自发性脑出血后重启华法林的最佳时间为 31 天（IQR 1～90）[12]。Ghenbot 等[13]对 25 例因非瓣膜性心房颤动服用 OAC 并出现外伤性自发性脑出血的患者进行了病例系列研究，结果显示，在距自发性脑出血中位时间 29.5 天重启 OAC 治疗的 16 例患者中，出血性和血栓栓塞事件的发生风险均很低，研究结果提示在 IHC 后 1 个月重启 OAC 是安全的。在更早地重启抗凝治疗方面，Park 等[14]的研究纳入 254 例因心房颤动服用 OAC 并在自发性脑出血后重启 OAC 的患者，结果显示，在自发性脑出血发病 2 周内重启 OAC 与大出血事件发生率的增加相关，而自发性脑出血发病 2 周后重启 OAC 与血栓栓塞和死亡风险的降低相关。

2. 自发性脑出血伴有人工/机械心脏瓣膜患者恢复抗凝治疗　最佳时间可能为自发性脑出血后 14 天；在血栓栓塞风险高的患者中，OAC 的恢复时间可能会提前至自发性脑出血后 6 天。

2018 年 Kuramatsu 等[15]发表的一项研究纳入 137 例有机械心脏瓣膜且在抗凝后发生自发性脑出血的患者，结果显示：在重启 OAC 治疗的 66 例患者中，26% 的患者发生出血并发症，2% 的患者发生血栓栓塞并发症，两者分别显著高于和低于未重启 OAC 治疗的患者；自发性脑出血后 13 天内重启 OAC 与出血并发症的发生显著相关；自发性脑出血后 5 天内重启 OAC，出血和血栓栓塞并发症的复合结局的风险比显著。研究结果提示，对自发性脑出血患者重启 OAC 的最佳时间为出血后 14 天，但在血栓栓塞风险高的患者中，最早重启 OAC 的时间为出血后 6 天。然而，Wijdicks 等[16]进行的一项更早的研究纳入 26 例有机械心脏瓣膜且在自发性脑出血后重启 OAC 治疗的患者，研究结果显示，重启 OAC 的平均时间为 35 天，只有 1 例患者在恢复 OAC 后 3 年发生了脑出血，没有患者发生任何血栓栓塞事件。

3. 自发性脑出血伴有其他抗凝适应证患者恢复抗凝治疗　时间差异大，最佳时机不明确。

Hawryluk 等[17]对 492 例因心脑血管疾病服用 OAC 的自发性脑出血患者进行了荟萃分析，结果显示，自发性脑出血后分别有 7.7% 和 6.1% 的患者发生了出血和血栓栓塞事件，同时减少出血和血栓栓塞事件的 OAC 最佳重启时间为自发性脑出血后 72 h。Sakamoto 等[18]的研究纳入 41 例自发性脑出血后重启 OAC 治疗的患者，结果显示，在自发性脑出血后平均 7 天恢复 OAC，2 例（4.9%）患者发生了血栓栓塞并发症，但无任何出血事件的发生。Classeen 等[19]报道了 48 例有随访资料的服用华法林后发生自发性脑出血患者的病例系列，患者被分为重启组（自发性脑出血后 60 天内重启华法林治疗）和未重启组（自发性脑出血发生 60 天后开始华法林治疗或未重启华法林治疗），结果显示，在重启华法林的患者中出血事件不常见，但未重启华法林的患者发生血栓栓塞事件的风险相对较高。Witt 等[20]的研究纳入 160 例服用华法林的自发性脑出血患者，将其分为重启华法林组（54 例）和未重启华法林组（106 例），重启华法林的中位时间为 14 天（IQR 7～63）。结果显示，虽然重启华法林患者的复发性自发性脑出血的发生较早，但在未重启华法林的患者中出血和血栓栓塞事件的发生率并无显著增高。Majeed 等[21]提出了包括 177 例服用华法林并出现自发性脑出血患者的最大系列，对于其中 59 例重启华法林的患者，出血事件的风险比为 5.6，血栓栓塞事件的风险比为 0.11，随访结果显示，在自发性脑出血后 10～30 周重启华法林治疗，血栓栓塞和出血事件的综合风险最低。

4. 自发性脑出血后恢复抗血小板治疗　时机可能在自发性脑出血后 2 周以内。

Liu 等[9]的研究比较了自发性脑出血幸存者在不同时间内恢复抗血小板治疗的风险。研究纳入 1584 例患者，将其分为 843 例早期组（≤30 天）和 741 例晚期组（31～365 天），结果显示，2 组患者在 1 年随访时复发性自发性脑出血的发生风险相似[早期 3.12% *vs.* 晚期 3.27%；校正风险比为 0.967（95%*CI* 0.522～1.791）]。亚组分析提示，14 天内恢复抗血小板治疗的全因死亡风险较低 [1～14 天（4.53%）*vs.* 15～30 天（9.06%），校正风险比为 0.422（95%*CI* 0.205～0.868）]。研究结果表明：自发性脑出血 30 天内恢复抗血小板治疗不增加自发性脑出血的复发风险，且与 30 天后恢复抗血小板治疗同样安全；自发性脑出血 2 周内恢复抗血小板治疗可能带来临床益处。

5. 对临床实践和研究的启示　基于现有证据，对自发性脑出血患者恢复抗栓治疗的最佳时机仍然是一个难题。根据以上荟萃分析及研究，自发性脑出血后恢复 OAC 的平均时间为 31 天[8]，恢复抗血小板治疗的时机可能在自发性脑出血后 2 周以内[9]。然而，由于纳入分析的研究是回顾性的，且缺乏相关的指南建议，异质性较明显。未来的研究应考虑颅内出血的类型、抗栓药物的类型和抗栓治疗的适应证等因素，以进一步明确自发性脑出血患者恢复抗栓治疗的最佳时机。

三、总结

根据现有证据，未发现自发性脑出血后短期预防剂量抗凝治疗和长期抗血小板治疗对重要结局的有益或有害作用。虽然自发性脑出血伴有心房颤动的患者长期口服治疗剂量抗凝药物后，主要不良心血管事件和所有主要闭塞性血管事件的发生率显著降低，但证据的确定性仅为中等，且对其他重要结局的影响仍不确定。自发性脑出血后恢复 OAC 的平均时间为 30 天，恢复使用抗血小板药物的时机可能在 2 周以内。今后需要更多研究来确定自发性脑出血后抗栓药物治疗的总体有效性和安全性及最佳时机。

（中山大学附属第一医院　姚明丽　欧阳彬）

参 考 文 献

[1] GBD 2019 STROKE COLLABORATORS. Global, regional, and national burden of stroke and its risk factors, 1990-2019: a systematic analysis for the Global Burden of Disease Study 2019 [J]. Lancet Neurol, 2021, 20(10): 795-820.

[2] COCHRANE A, CHEN C, STEPHEN J, et al. Antithrombotic treatment after stroke due to intracerebral haemorrhage [J]. Cochrane Database Syst Rev, 2023, 1(1): CD012144.

[3] LI L X, POON M T C, SAMARASEKERA N E, et al. Risks of recurrent stroke and all serious vascular events after spontaneous intracerebral haemorrhage: pooled analyses of two population-based studies [J]. Lancet Neurol, 2021, 20(6): 437-447.

[4] HEMPHILL J R 3RD, GREENBERG S M, ANDERSON C S, et al. Guidelines for the management of spontaneous intracerebral hemorrhage: a guideline for healthcare professionals from the American Heart Association/American Stroke Association [J]. Stroke, 2015, 46(7): 2032-2060.

[5] RESTART COLLABORATION. Effects of antiplatelet therapy after stroke due to intracerebral haemorrhage (RESTART): a randomised, open-label trial [J]. Lancet, 2019, 393(10191): 2613-2623.

[6] SHOAMANESH A, PATRICE L M, CASTELLUCCI L A, et al. Canadian stroke best practice recommendations: Management of Spontaneous Intracerebral Hemorrhage, 7th Edition Update 2020 [J]. Int J Stroke, 2021, 16(3): 321-341.

[7] CAO Y, YU S L, ZHANG Q, et al. Chinese Stroke Association guidelines for clinical management of cerebrovascular disorders: executive summary and 2019 update of clinical management of intracerebral haemorrhage [J]. Stroke Vasc Neurol, 2020, 5(4): 396-402.

[8] EI NAAMANI K, ABBAS R, GHANEM M, et al. Resuming anticoagulants in patients with intracranial hemorrhage: a Meta-analysis and literature review [J]. Neurosurgery, 2024, 94(1): 14-19.

[9] LIU C H, WU Y L, HSU C C, et al. Early antiplatelet resumption and the risks of major bleeding after intracerebral hemorrhage [J]. Stroke, 2023, 54(2): 537-545.

[10] JANUARY C T, WANN L S, CALKINS H, et al. 2019 AHA/ACC/HRS focused update of the 2014 AHA/ACC/HRS guideline for the management of patients with atrial fibrillation: a report of the American College of Cardiology/American Heart Association Task Force on clinical practice guidelines and the Heart Rhythm Society in Collaboration with the Society of Thoracic Surgeons [J]. Circulation, 2019, 140(2): e125-e151.

[11] NIELSEN P B, LARSEN T B, SKJOTH F, et al. Restarting anticoagulant treatment after intracranial hemorrhage in patients with atrial fibrillation and the impact on recurrent stroke, mortality, and bleeding: a nationwide cohort study [J]. Circulation, 2015, 132(6): 517-525.

[12] NIELSEN P B, LARSEN T B, SKJOTH F, et al. Outcomes associated with resuming warfarin treatment after hemorrhagic stroke or traumatic intracranial hemorrhage in patients with atrial fibrillation [J]. JAMA Intern Med, 2017, 177(4): 563-570.

[13] GHENBOT Y, ARENA J D, HOWARD S, et al. Anticoagulation holiday: resumption of direct oral anticoagulants for atrial fibrillation in patients with index traumatic intracranial hemorrhage [J]. World Neurosurg X, 2023, 17: 100148.

[14] PARK Y A, UHM J S, PAK H N, et al. Anticoagulation

therapy in atrial fibrillation after intracranial hemorrhage [J]. Heart Rhythm, 2016, 13(9): 1794-1802.

［15］KURAMATSU J B, SEMBILL J A, GERNER S T, et al. Management of therapeutic anticoagulation in patients with intracerebral haemorrhage and mechanical heart valves [J]. Eur Heart J, 2018, 39(19): 1709-1723.

［16］WIJDICKS E F, SCHIEVINK W I, BROWN R D, et al. The dilemma of discontinuation of anticoagulation therapy for patients with intracranial hemorrhage and mechanical heart valves [J]. Neurosurgery, 1998, 42(4): 769-773.

［17］HAWRYLUK G W, AUSTIN J W, FURLAN J C, et al. Management of anticoagulation following central nervous system hemorrhage in patients with high thromboembolic risk [J]. J Thromb Haemost, 2010, 8(7): 1500-1508.

［18］SAKAMOTO Y, NITO C, NISHIYAMA Y, et al. Safety of anticoagulant therapy including direct oral anticoagulants in patients with acute spontaneous intracerebral hemorrhage [J]. Circ J, 2019, 83(2): 441-446.

［19］CLAASSEN D O, KAZEMI N, ZUBKOV A Y, et al. Restarting anticoagulation therapy after warfarin-associated intracerebral hemorrhage [J]. Arch Neurol, 2008, 65(10): 1313-1318.

［20］WITT D M, CLARK N P, MARTINEZ K, et al. Risk of thromboembolism, recurrent hemorrhage, and death after warfarin therapy interruption for intracranial hemorrhage [J]. Thromb Res, 2015, 136(5): 1040-1044.

［21］MAJEED A, KIM Y K, ROBERTS R S, et al. Optimal timing of resumption of warfarin after intracranial hemorrhage [J]. Stroke, 2010, 41(12): 2860-2866.

第五节　定量瞳孔测量在重症神经患者中的应用

瞳孔对光反射（pupillary light reflex，PLR）是神经系统体格检查的重要组成部分，对于重症患者，临床医师通过观察其 PLR 和测量其瞳孔大小，有助于诊断和预测脑干功能障碍[1]。然而，迄今为止，临床医师对瞳孔的评估在大多数情况下仍然依赖主观判断和并不确切的描述（如"灵敏""迟钝"等），这就在不同的观察者之间产生了显著的差异[2-3]。定量瞳孔测量标化了光刺激强度、与眼的距离和持续时间，提高了测量的客观性和准确性。本文在介绍定量瞳孔测量技术的基础上，简述该技术近年来在预测重症患者预后能力方面的主要进展，并对其存在的不足及应用前景进行阐述。

一、定量瞳孔测量

定量瞳孔测量技术是一种能够客观、定量地评估瞳孔对光反射的技术，通过专门的瞳孔测量设备（通常由一个手持式相关仪器和软件组成），利用计算机化的系统原理，使用光刺激并记录视频，实现自动记录和分析瞳孔反应[4-5]。与传统的瞳孔检查方法相比，定量瞳孔测量技术通过自动记录和分析，减少了主观性和测量误差，提高了测量的客观性和准确性。

定量瞳孔测量技术的操作流程是系统而精确的。在测量过程中，操作人员首先需要对设备进行校准，并要求患者保持头部稳定，患者通常采用正直坐姿或半卧位，要确保其双眼处于适当位置并对准设备，操作人员需要调整患者的头部和设备的位置，向患者的眼施加特定的强度和持续时间的光刺激[6]。在光刺激过程中，设备会自动记录患者瞳孔的变化，包括瞳孔的最大和最小直径、收缩速度、收缩幅度、反应延迟、神经瞳孔指数（neurological pupil index，NPi）等多个参数。这些参数被实时记录，并形成一个全面的瞳孔反应数据集，可以确保对瞳孔生理反应的准确捕捉，为后续分析提供丰富的数据来源，有助于早期发现潜在的问题、指导治疗及评估患者预后。

二、定量瞳孔测量预测临床预后

近年来，定量瞳孔测量技术在重症监护病房（intensive care unit，ICU）中得到广泛的应用。已有众多研究表明，在 ICU 中，瞳孔大小和对光反应性可以提供有关患者疾病情况的信息，包括颅内压升高和灌注改变、镇静和镇痛、谵妄评估、大脑代谢紊乱及预后等。

1. 心搏骤停后神经功能转归预测　在心搏骤停患者中，复苏期间和复苏后发生的缺血缺氧性脑病是死亡和残疾的主要原因[7]。通过定量瞳孔测量评估瞳孔功能可能是一种简便的预测心搏骤停患者临床结局的床旁方法。2020 年美国心脏协会发布的《心肺复苏和急救心血管护理指南》[8] 提出，自动瞳孔测量和 NPi 是检测的标准且可重复评估的方法。在昏迷性心搏骤停幸存者中，双侧 PLR 缺失提示患者可能存在不良预后[9]。2018 年发表的一项前瞻性国际多中心研究[10]表明，在心搏骤停复苏后的昏迷患者中，定量瞳孔测量预测 3 个月不良神经预后的准确性优于常规瞳孔检查。2020 年的一项研究[11]表明，心搏骤停恢复自然循环后 6 h 的 NPi 临界值为 3.7，预测不良预后的特异度为82%。近年来，定量瞳孔测量在预测心搏骤停患者预后中的价值得到越来越多的关注，但关于其临床实际应用，仍需要进一步的研究来验证其有效性和准确性。

2. 创伤性脑损伤　创伤性脑损伤（traumatic brain injury，TBI）是全球范围内死亡和残疾的主要原因之一，约占所有外伤相关死亡的 30%。在 TBI 管理中，PLR 评估可能会指导临床医师对脑创伤患者进行分级分层评估。

Ahmadieh 等[12]发现，在昏迷患者中，格拉斯哥昏迷评分（Glasgow coma scale，GCS）≤8 分且 NPi<3 可能表明 PLR 途径损害，即使脑 CT 未显示脑疝或中线偏移，仍提示患者可能需要干预。Singer 等[13]发现，与对照组相比，重度 TBI 患者的 NPi 降低，并且 NPi 值较低的患者可能更需要接受干预措施。Jahns 等[14]发现，定量瞳孔测量技术对监测颅内中线偏移和评估颅内压（intracranial pressure，ICP）渗透治疗的效果可能有重要作用，在有继发性颅内压增高风险的 TBI 患者中，ICP 持续升高可能与瞳孔功能损害相关，在难治性颅高压（ICP>20 mmHg）且需要去骨瓣减压的患者中，持续的 NPi 异常更为普遍，并且与较差的 6 个月预后相关。瞳孔光反应性在 CRASH 和 IMPACT 等预测模型中被证明是有效的预测因子[15]，提示瞳孔检查有助于诊断和监测 TBI 的严重程度，并且可能对患者的长期预后有预测作用。

3. 蛛网膜下腔出血　蛛网膜下腔出血（subarachnoid hemorrhage，SAH）发生后出现的脑血管痉挛是引起迟发性脑梗死（delayed cerebral ischemia，DCI）的重要原因。目前，瞳孔对光反射的自动测量法已逐渐应用于神经系统疾病的诊疗中，可用于指导瞳孔反应性的评估[16-17]。

Aoun 等[18]发表的一项临床研究表明，DCI 与超声提示血管痉挛之间存在显著相关性，DCI 与NPi 的异常下降之间也存在关联，但超声提示血管痉挛似乎与 NPi 的变化无关。瞳孔测量法可作为其他监测技术的补充方法，在经颅多普勒超声（transcranial Doppler，TCD）流速增高时，NPi 的变化可能有助于早期诊断 DCI。然而，在 NPi 预测结局及检测 DCI 和血管痉挛方面，仍需要更多的研究来进一步验证其可靠性和有效性。

4. 缺血性脑卒中　近年来，随着定量瞳孔测量技术的发展，有些研究已表明可以使用瞳孔测量来预测大面积脑梗死后恶性脑水肿、神经功能恶化及谵妄。Osman 等[19]从瞳孔测量数据库中收集了 134 例急性缺血性脑卒中和脑出血患者的数据，发现中线位移、NPi 和瞳孔不对称性之间存在显著相关性。Peinkhofer 等[20]的研究纳入 74 例急性缺血性脑卒中患者，并在血管内再通治疗后的 24 h 对这些患者进行评估，结果发现，对照组和左半球梗死组患者的瞳孔大小与瞳孔收缩速度之间存在相关性，但右半球梗死组无明显相关。

恶性脑水肿是大面积脑梗死后的一种严重并发症。Cortes 等[21]发现异常的 NPi 值可能与急性脑水肿相关，此外，较低的 NPi 和 NPi 突然下降是随访期间神经功能恶化的显著预测因子，该研究中 NPi<2.8 的患者均存在神经功能的恶化。谵妄是缺血性脑卒中后的另一种常见并发症，其原因可能是自主神经系统功能失调。近年来，有学者提出应用瞳孔变化可能会预测谵妄。2021 年的一项队列研究纳入 64 例急性缺血性脑卒中患者，发现患者在谵妄期间的瞳孔扩张速度低于无谵妄组[22]。

5. 其他　重症患者的疼痛评估和最佳疼痛管理越来越受到重视。瞳孔反射受自主神经系统的控制和调节，当患者出现疼痛、焦虑或躁动时，交感神经兴奋，引起瞳孔扩张。对于镇静状态和意识障碍患者，可采用 PLR 对其进行疼痛评估。Lessard 等[23]发现，PLR 可用于对镇静状态的 TBI 患者进行疼痛性操作前的疼痛评估。有学者[24]对瞳孔疼痛指数方案进行了研究，发现瞳孔扩张反射和阿片类药物的应用之间有显著相关性。Sabourdin 等[25]发现瞳孔扩张反射有可能指导术中瑞芬太尼的个体给药，并协助减少术中阿片类药物的应用等。

此外，在脓毒症或肝性脑病及神经系统疾病患者中，代谢紊乱可能会损害交感神经系统，进而影响瞳孔光反应性。有学者[26-28]认为，瞳孔反射恢复延迟的患者可能会出现脱髓鞘脑病或痴呆，这提示瞳孔异常可能与潜在的神经功能失调有关。

三、定量瞳孔测量的不足及应用前景

在危重患者的管理中，神经功能监测是至关重要的一环。定量瞳孔测量是近年来广泛应用的技术之一，其通过先进的仪器和算法可以提供实时、客观的神经状态监测。这对危重患者的持续评估和干预决策，尤其是在评估神经功能和监测患者状态方面至关重要。然而，在临床实际应用时，用于预测相关事件的定量瞳孔测量阈值尚未建立，这就限制了其在临床中的实际应用。此外，定量瞳孔测量技术的实施依赖特定的设备和耗材，较高的成本可能会使资源受限的医疗单位无法使用此项技术。为解决这一问题，已有一些研究开始关注基于智能手机的瞳孔测量技术的开发[5]。

随着技术的不断进步和业内对瞳孔反应理解的逐渐深化，瞳孔测量有望成为临床评估中不可或缺的工具，可以涉足从神经学评估到各个年龄阶段健康状况监测的多个领域。Oddo 等[29]近期发表的 ORANGE 研究表明，NPi 与急性脑损伤后的不良神经结局及住院死亡率相关，同时提示简单、自动、可重复的定量瞳孔测量评估有望改善疾病进展的连续监测及床旁结局预测的动态过程。在未来，仍需要更多的研究和临床实践来进一步揭示定量瞳孔测量技术在 ICU 中的全面应用前景，并确保其在不同情境下应用的可靠性，从而为未来的临床实践提供可持续发展的贡献。

（首都医科大学附属北京世纪坛医院　苗明月　周建新）

参 考 文 献

[1] WILHELM H, WILHELM B. Clinical applications of pupillography [J]. J Neuroophthalmol, 2003, 23(1): 42-49.

[2] OLSON DM, STUTZMAN S, SAJU C, et al. Interrater reliability of pupillary assessments [J]. Neurocrit Care, 2016, 24(2): 251-257.

[3] COURET D, BOUMAZA D, GRISOTTO C, et al. Reliability of standard pupillometry practice in neurocritical care: an observational, double-blinded study [J]. Crit Care, 2016, 20: 99.

[4] OPIC P, RÜEGG S, MARSCH S, et al. Automated quantitative pupillometry in the critically ill: a systematic review of the literature [J]. Neurology, 2021, 97(6): e629-e642.

[5] SANDRONI C, CITERIO G, TACCONE F S. Automated pupillometry in intensive care [J]. Intensive Care Med, 2022, 48(10): 1467-1470.

[6] HSU C H, KUO L T. Application of pupillometry in neurocritical patients [J]. J Pers Med, 2023, 13(7): 1100.

[7] SANDRONI C, CRONBERG T, SEKHON M. Brain injury after cardiac arrest: pathophysiology, treatment, and prognosis [J]. Intensive Care Med, 2021, 47(12): 1393-1414.

[8] PANCHAL A R, BARTOS J A, CABAÑAS J G, et al. Part 3: Adult basic and advanced life support: 2020 American Heart Association guidelines for cardiopulmonary resuscitation and emergency cardiovascular care [J]. Circulation, 2020, 142(16_suppl_2): S366-S468.

[9] SANDRONI C, D'ARRIGO S, CACCIOLA S, et al. Prediction of poor neurological outcome in comatose survivors of cardiac arrest: a systematic review [J]. Intensive Care Med, 2020, 46(10): 1803-1851.

[10] NOLAN J P, SANDRONI C, BÖTTIGER B W, et al. European Resuscitation Council and European Society of Intensive Care Medicine guidelines 2021: post resuscitation care [J]. Resuscitation, 2021, 161: 220-269.

[11] RIKER R R, SAWYER M E, FISCHMAN V G, et al. Neurological pupil index and pupillary light reflex by pupillometry predict outcome early after cardiac arrest [J]. Neurocrit Care, 2020, 32(1): 152-161.

[12] EL AHMADIEH T Y, BEDROS N, STUTZMAN S E, et al. Automated pupillometry as a triage and assessment tool in patients with traumatic brain injury [J]. World Neurosurg, 2021, 145: e163-e169.

[13] SINGER K E, WALLEN T E, JALBERT T, et al. Efficacy of noninvasive technologies in triaging traumatic brain injury and correlating with intracranial pressure: a prospective study [J]. J Surg Res, 2021, 262: 27-37.

[14] JAHNS F P, MIROZ J P, MESSERER M, et al. Quantitative pupillometry for the monitoring of intracranial hypertension in patients with severe traumatic brain injury [J]. Crit Care, 2019, 23(1): 155.

[15] HAN J, KING N K, NEILSON S J, et al. External validation of the CRASH and IMPACT prognostic models in severe traumatic brain injury [J]. J Neurotrauma, 2014, 31(13): 1146-1152.

[16] BOUZAT P, PAYEN J F, CRIPPA I A, et al. Noninvasive vascular methods for detection of delayed cerebral ischemia after subarachnoid hemorrhage [J]. J Clin Neurophysiol, 2016, 33(3): 260-267.

[17] CONNOLLY E S J R, RABINSTEIN A A, CARHUAPOMA J R, et al. Guidelines for the manage ment of aneurysmal subarachnoid hemorrhage: a guideline for healthcare professionals from the American Heart Association/American Stroke Association [J]. Stroke, 2012, 43(6): 1711-1737.

[18] AOUN S G, STUTZMAN S E, VO P N, et al. Detection of delayed cerebral ischemia using objective pupillometry in patients with aneurysmal subarachnoid hemorrhage [J]. J Neurosurg, 2019, 132(1): 27-32.

[19] OSMAN M, STUTZMAN S E, ATEM F, et al. Correlation of objective pupillometry to midline shift in acute stroke patients [J]. J Stroke Cerebrovasc Dis, 2019, 28(7): 1902-1910.

[20] PEINKHOFER C, MARTENS P, GRAND J, et al. Influence of strategic cortical infarctions on pupillary function [J]. Front Neurol, 2018, 9: 916.

[21] CORTES M X, SIARON K B, NADIM H T, et al. Neurological pupil index as an indicator of irreversible cerebral edema: a case series [J]. J Neurosci Nurs, 2021, 53(3): 145-148.

[22] STOKHOLM J, BIRKMOSE L K H, AHMED A A B O, et al. Changes in autonomic tone during delirium in acute stroke patients assessed by pupillometry and skin conductance [J]. J Neurol Sci, 2021, 428: 117582.

[23] MARTINEAU-LESSARD C, ARBOUR C, GERMÉLUS N É, et al. Pupil light reflex for the assessment of analgesia in critically ill sedated patients with traumatic brain injury: a preliminary study [J]. J Neurosci Nurs, 2022, 54(1): 6-12.

[24] WILDEMEERSCH D, BAETEN M, PEETERS N, et al. Pupillary dilation reflex and pupillary pain index evaluation during general anesthesia: a pilot study [J]. Rom J Anaesth Intensive Care, 2018, 25(1): 19-23.

[25] SABOURDIN N, BARROIS J, LOUVET N, et al. Pupillometry-guided intraoperative remifentanil administration versus standard practice influences opioid use: a randomized study [J]. Anesthesiology, 2017, 127(2): 284-292.

[26] KONDZIELLA D. Neuroprognostication after cardiac arrest: what the cardiologist should know [J]. Eur Heart J Acute Cardiovasc Care, 2023, 12(8): 550-558.

[27] OBLING L, HASSAGER C, ILLUM C, et al. Prognostic value of automated pupillometry: an unselected cohort from a cardiac intensive care unit [J]. Eur Heart J Acute Cardiovasc Care, 2020, 9(7): 779-787.

[28] ODDO M, SANDRONI C, CITERIO G, et al. Quantitative versus standard pupillary light reflex for early prognostication in comatose cardiac arrest patients: an international prospective multicenter double-blinded study [J]. Intensive Care Med, 2018, 44(12): 2102-2111.

[29] ODDO M, TACCONE F S, PETROSINO M, et al. The Neurological Pupil Index for outcome prognostication in people with acute brain injury (ORANGE): a prospective, observational, multicentre cohort study [J]. Lancet Neurol, 2023, 22(10): 925-933.

第六节　院外心搏骤停：轻度高碳酸血症无获益

院外心搏骤停（out-of-hospital cardiac arrest，OHCA）患者恢复自主循环（return of spontaneous circulation，ROSC）后的管理是获得良好生存结局和神经学预后的重要一环。其中，在动脉血二氧化碳分压（partial pressure of carbon dioxide，$PaCO_2$）水平的设置目标上仍然存在未知的领域。现有指南推荐的目标是正常的 $PaCO_2$ 水平，但已有许多回顾性研究提示，轻度二氧化碳潴留可能与较好的预后相关，但是仍缺乏高质量的大样本随机对照研究来证实。

一、当前心肺复苏指南的推荐

2020 年发布的美国心脏协会心肺复苏指南建议在管理 ROSC 患者过程中，可将初始机械通气频率设置为 10 次 / 分，并以维持 $PaCO_2$ 在 35～45 mmHg 为目标来调整呼吸频率[1]。2021 年欧洲复苏委员会和欧洲重症医学学会发布的复苏后管理指南也指出，$PaCO_2$ 的目标值为 35～45 mmHg[2]。

二、既往研究的证据及不足之处

ROSC 后的 $PaCO_2$ 目标一直是学术界探索的热点。近 3 年来，仍有一系列研究探讨了 ROSC 后不同二氧化碳水平与临床转归之间的关系，但研究结果之间仍存在较大的差异。2020 年 Ebner 等[3]发表的一项回顾性研究纳入 22 所美国与欧洲的重症监护病房（intensive care unit，ICU）的 2135 例发生 OHCA 的 ROSC 患者，结果发现，极端的高二氧化碳血症（$PaCO_2$＞50.3 mmHg）或低二氧化碳血症（$PaCO_2$＜30.0 mmHg）与出院时的不良神经功能预后无关。而与之不同的是，2022 年 Okada 等[4]发表的回顾性研究纳入 607 例患者，结果发现，相较于二氧化碳正常（$PaCO_2$ 为 35～45 mmHg）和轻度升高（$PaCO_2$ 为 45～55 mmHg）的 2 个亚组，更高或更低的 $PaCO_2$ 水平均与 1 个月的不良神经功能转归有关，但 $PaCO_2$ 正常亚组与轻度升高亚组之间没有差异。还有研究关注了 $PaCO_2$ 与脑损伤生物标志物之间的相关性。Kang 等[5]发现相较于高 $PaCO_2$ 水平（任意次数或时长的 $PaCO_2$＞43.5 mmHg）的暴露，低 $PaCO_2$ 水平（任意次数或时长的 $PaCO_2$＜35.3 mmHg）的暴露与更差的神经功能预后相关，脑脊液的神经元特异性烯醇化酶（neuron specific enolase，NSE）水平与低 $PaCO_2$ 水平相关，而血清 NSE 水平与 $PaCO_2$ 水平无关。回顾既往的研究也有类似的发现，即维持正常或高 $PaCO_2$ 水平与预后的改善之间没有明显的关系，但另有研究[6-7]发现，轻度升高的 $PaCO_2$ 目标值与神经功能预后的改善有关。上述研究的主要问题在于它们多数是基于数据库的回顾性研究，或者是前瞻性的队列研究。一项发表于 2016 年的 II 期前瞻性随机对照研究[8]发现，高 $PaCO_2$ 能显著降低 NSE 水平，在分配到高 $PaCO_2$ 组的患者中，也有更高比例的患者具有更好的 6 个月神经功能预后，但差异不显著（59% vs. 46%，$P=0.26$）。也有研究[9]以生物标志物的变化为临床研究终点，而非临床神经功能转归。总体而言，受限于研究的设计或样本量，现有的研究无法充分控制潜在的混杂因素，故而证据级别较低，亟须前瞻性大样本随机对照研究来证实。

三、TAME 研究

2023 年《新英格兰医学杂志》发表了一项随机对照研究——心肺复苏后目标导向的治疗性轻度高碳酸血症（targeted therapeutic mild hypercapnia after resuscitated cardiac arrest，TAME）[10]，试图探索 OHCA 人群在 ROSC 后的第一个 24 h 内，不同的 $PaCO_2$ 目标水平与 6 个月神经学预后之间的关系。提出这一科学假说的理由是已有多项观察性研究乃至随机对照研究提示，ROSC 后维持较高的 $PaCO_2$

水平可能与神经学预后的改善有关，但证据级别不高。其病理生理学原理是，二氧化碳是脑血管张力的强大调节因子，这在 20 世纪 30—40 年代就有文献记载[11]。近年来的研究[12]也提示，$PaCO_2$ 水平每升高 1 mmHg，脑血流增加 2 ml/100 g 脑组织。同时已有研究[13]证明这一反应在心搏骤停的人群中仍然存在。研究者因此做出假设，OHCA 患者在 ROSC 后，相较于维持正常水平的 $PaCO_2$，轻度的高碳酸血症可能带来 6 个月神经功能上的改善。

TAME 研究是一项多中心、开放标签随机对照研究，主要的纳入标准包括 OHCA 复苏后昏迷的成人患者及推测病因为心源性或不明原因入住 ICU 者。患者按照 1∶1 的比例随机接受为期 24 h 的轻度高碳酸血症（$PaCO_2$ 目标值为 50~55 mmHg）或正常碳酸血症（$PaCO_2$ 目标值为 35~45 mmHg）。主要结局是良好神经功能转归，定义为 6 个月的扩展版格拉斯哥预后量表（Glasgow outcome scale-extended，GOS-E）≥5 分。研究共招募来自 17 个国家 63 个 ICU 的 1700 例患者，其中 847 例患者被分配到轻度高碳酸血症目标组，853 例患者被分配到正常碳酸血症目标组。在 6 个月时，轻度高碳酸血症目标组中完成研究的有 764 例患者，其中 332 例患者（43.5%）的神经功能结局良好，而正常碳酸血症目标组中有 784 例患者完成了研究，其中 350 例患者（44.6%）转归良好（$RR=0.98$，$95\%CI$ 0.87~1.11，$P=0.76$）。2 组患者的 6 个月死亡率分别为 48.2% 和 45.9%（$RR=1.05$，$95\%CI$ 0.94~1.16），组间不良事件的发生率无显著差异。

四、对 TAME 研究结果的解读

就研究的局限性而言，该研究与另外一项随机对照研究［院外心搏骤停患者目标性低温与目标性正常体温的对比（targeted hypothermia versus targeted normothermia after out-of-hospital cardiac arrest，TTM2）］之间存在共同纳入患者的情况，因此，2 项研究的干预措施之间可能存在相互作用，并可能带来偏倚。

更重要的是，在 TAME 研究期间，研究人员没有常规对脑血流、颅内压和脑灌注压进行监测。由于研究假说的生理学基础是升高 $PaCO_2$ 水平能够增加脑血流，因此，很自然地将面临两种可能性，一是对于干预组的部分患者，高 $PaCO_2$ 水平使脑血流增加，但由于颅内代偿空间不足，血流量的增加反而加剧了颅高压；二是对于对照组的部分患者，颅内仍有储备可以容纳更多的血流，但相对低的 $PaCO_2$ 水平导致了灌注不足和脑缺血缺氧。没有监测则无法回答调高的二氧化碳目标是否确实带来了血流的增加，以及更关键的脑缺血缺氧问题的改善，故而无法评价干预措施对试验总体结果的贡献。

此外，TAME 研究允许临床医师在很大程度上自行决定患者的救治管理。这种灵活性可能会影响研究结果，并带来潜在的混杂变量。

当然，TAME 研究也有其优势：这项研究在执行方面表现得很出色，样本量很大。作为一项随机对照研究，其设计规范、有独立的数据，且有安全委员会对这些数据进行审查，并按计划进行了一次盲法中期分析。对照组和干预组之间平衡良好，盲法设置合理。

TAME 研究的意义在于，它针对 OHCA 患者 ROSC 后 $PaCO_2$ 控制的生理目标提供了一项高质量的新证据。该研究揭示了在心搏骤停的患者中，以轻度高碳酸血症为目标似乎没有益处（或害处），而以正常碳酸血症为目标对于这些患者来说可能就足够了。该研究同时提示，应从不同的角度来看待心搏骤停，"一刀切"的方法可能并不适合每一种情况。最后值得一提的是，该项研究的对象仅纳入有可电击心律和旁观者心肺复苏的有目击者的心搏骤停患者。因此，这项试验结果可能无法推广到无目击者、心律不可电击和 / 或缺乏旁观者心肺复苏的心搏骤停患者中。

五、展望

毫无疑问，OHCA 患者 ROSC 后 $PaCO_2$ 的管理目标仍将是研究的热点。然而，$PaCO_2$ 目标的制定应结合其他评估指标，如神经学状态、脑血流、颅内压等。值得注意的是，TAME 研究患者的基线 $PaCO_2$ 水平处于升高状态［干预组为（52.8±17.3）mmHg，对照组为（52.5±20.3）mmHg］，提示在院前急救过程中 $PaCO_2$ 水平的管控可能对预后产生影响。2023 年的一项回顾性研究[14]发现，由于院前阶段高级气道建立方式的不同，患者入院时的基线 $PaCO_2$ 水平存在明显差异，并且更低的入院二氧化碳水平与更好的神经学预后相关。2023 年一项回顾性分析[15-16]则提示，对于入院时存在二氧化碳潴留的患者，入院后更快的二氧化碳下降速率与死亡之间的相关性存在统计学差异，但没有发现下降速率与神经功能转归之间的关系。这些研究均提示，除了院内二氧化碳管理，在院前急救过程中也应该关注二氧化碳水平的变化。

综上所述，随着新的随机对照研究的开展，在 ROSC 患者复苏后的治疗过程中，关于 $PaCO_2$ 的目标值有了新的高质量证据。但是仍然需要关注更多的与二氧化碳相关的生理指标，以评估治疗的效果及可能发生的再损伤。基于目前的研究，临床证据不支持以超过正常水平上限的 $PaCO_2$ 值为目标，提示在更新的证据出现之前，仍应坚持将 35～45 mmHg 的水平作为 OHCA 患者 ROSC 后 $PaCO_2$ 的管理目标。

（福建省立医院　陈　晗　于荣国）

参 考 文 献

［1］PANCHAL A R, BARTOS J A, CABAÑAS J G, et al. Part 3: Adult basic and advanced life support: 2020 American Heart Association guidelines for cardiopulmonary resuscitation and emergency cardiovascular care [J]. Circulation, 2020, 142(16_suppl_2): S366-S468.

［2］NOLAN J P, SANDRONI C, BÖTTIGER B W, et al. European Resuscitation Council and European Society of Intensive Care medicine guidelines 2021: post-resuscitation care [J]. Intensive Care Med, 2021, 47(4): 369-421.

［3］EBNER F, RIKER R R, HAXHIJA Z, et al. The association of partial pressures of oxygen and carbon dioxide with neurological outcome after out-of-hospital cardiac arrest: an explorative International Cardiac Arrest Registry 2.0 study [J]. Scand J Trauma Resusc Emerg Med, 2020, 28(1): 67.

［4］OKADA N, MATSUYAMA T, OKADA Y, et al. Post-resuscitation partial pressure of arterial carbon dioxide and outcome in patients with out-of-hospital cardiac arrest: a multicenter retrospective cohort study [J]. J Clin Med, 2022, 11(6): 1523.

［5］KANG C S, IN Y N, PARK J S, et al. Impact of low and high partial pressure of carbon dioxide on neuron-specific enolase derived from serum and cerebrospinal fluid in patients who underwent targeted temperature management after out-of-hospital cardiac arrest: a retrospective study [J]. Resuscitation, 2020, 153: 79-87.

[6] VAAHERSALO J, BENDEL S, REINIKAINEN M, et al. Arterial blood gas tensions after resuscitation from out-of-hospital cardiac arrest: associations with long-term neurologic outcome [J]. Crit Care Med, 2014, 42(6): 1463-1470.

[7] SCHNEIDER A G, EASTWOOD G M, BELLOMO R, et al. Arterial carbon dioxide tension and outcome in patients admitted to the intensive care unit after cardiac arrest [J]. Resuscitation, 2013, 84(7): 927-934.

[8] EASTWOOD G M, SCHNEIDER A G, SUZUKI S, et al. Targeted therapeutic mild hypercapnia after cardiac arrest: a phase II multi-centre randomised controlled trial (the CCC trial) [J]. Resuscitation, 2016, 104: 83-90.

[9] JAKKULA P, REINIKAINEN M, HÄSTBACKA J, et al. Targeting two different levels of both arterial carbon dioxide and arterial oxygen after cardiac arrest and resuscitation: a randomised pilot trial [J]. Intensive Care Med, 2018, 44(12): 2112-2121.

[10] EASTWOOD G, NICHOL A D, HODGSON C, et al. Mild hypercapnia or normocapnia after out-of-hospital cardiac arrest [J]. N Engl J Med, 2023, 389(1): 45-57.

[11] REIVICH M. Arterial PCO_2 and Cerebral Hemo-dynamics [J]. Am J Physiol, 1964, 206: 25-35.

[12] BATTISTI-CHARBONNEY A, FISHER J, DUFFIN J. The cerebrovascular response to carbon dioxide in humans [J]. J Physiol, 2011, 589(Pt 12): 3039-3048.

[13] BISSCHOPS L L, HOEDEMAEKERS C W, SIMONS K S, et al. Preserved metabolic coupling and cerebrovascular reactivity during mild hypothermia after cardiac arrest [J]. Crit Care Med, 2010, 38(7): 1542-1547.

[14] NAKAYAMA R, BUNYA N, UEMURA S, et al. Prehospital advanced airway management and ventilation for out-of-hospital cardiac arrest with prehospital return of spontaneous circulation: a prospective observational cohort study in Japan [J]. Prehosp Emerg Care, 2023, 25: 1-8.

[15] JOUFFROY R, VIVIEN B. Comment on: association between rate of change in $PaCO_2$ and functional outcome for patients with hypercapnia after out-of-hospital cardiac arrest [J]. Am J Emerg Med, 2023, 69: 211-212.

[16] ZHOU D W, LV Y, LIN Q, et al. Association between rate of change in $PaCO_2$ and functional outcome for patients with hypercapnia after out-of-hospital cardiac arrest: Secondary analysis of a randomized clinical trial [J]. Am J Emerg Med, 2023, 65: 139-145.

第八章　重症镇痛镇静

第一节　重症监护病房医源性戒断综合征

随着重症医学的发展，重症监护病房（intensive care unit，ICU）患者的生存率逐渐提高。然而，在治疗过程中常需使用镇痛和镇静药物，如阿片类和苯二氮䓬类等药物。长期使用这些药物可能导致患者产生躯体和心理依赖性，在停药或减量时出现医源性戒断综合征（iatrogenic withdrawal syndrome，IWS），会对病情产生不良影响。

早期关于 IWS 的研究主要集中于儿科重症患者，近几年成年重症患者相关并发症的情况也越来越受到重视。戒断综合征的准确评估、及时诊断及规范化全程管理对改善此类患者预后至关重要。

一、流行病学

目前，临床上没有针对镇静、镇痛药物停药后戒断综合征的统一定义，不同研究主要通过临床症状和各种量表进行评分判定。成年人常用的评估量表为改良《精神障碍诊断与统计手册（第五版）》（diagnostic and statistical manual of mental disorders，DSM-5）[1]。基于上述量表的评估，在接受镇静、镇痛药物治疗的重症患者中，因研究目的和人群异质性戒断综合征的患病率为 12%～100%[2]。这些研究中大部分研究对象暴露于阿片类或苯二氮䓬类药物，多数研究的受试者接受机械通气治疗。发生 IWS 的中位时间为停药或药物减量后 2～3 天[3]。Marlena 等[4]的前瞻性观察性研究，共纳入 92 例持续应用阿片类药物超过 24 h 的患者。结果发现，停药后 5 天内，共有 11 例患者（12%）发生 IWS。Wang 等[5]的多中心、前瞻性、观察研究共纳入 54 例创伤重症成年患者（接受机械通气治疗时间＞72 h）。结果发现，IWS 的发生率为 16.7%。IWS 的发生率主要与纳入人群的标准差异有关，目前的流行病学数据均来自小样本研究，未来仍需大规模、基于真实世界的研究来推进 IWS 的规范诊断及流行病学调查。

二、高危因素

除了药物剂量和使用时间，研究者逐渐认识到 IWS 的危险因素可能更为复杂。近年的临床研究分析得出的危险因素包括低龄、肥胖、肝移植手术、间歇式停药、长时间使用药物和药物累积剂量过大等[6]。Marlena 等[4]针对 ICU 成年人的前瞻性观察研究发现，连续输注≥72 h 和每天应用总剂量≥1200 μg 芬太尼是 IWS 的独立预测因子。Suthinee[7]的研究发现，25% 接受机械通气的成年患者出现了戒断综合征，且撤药较快患者更容易出现。但是，Rebekah 等[8]的多中心、横断面研究纳入了 386 例患者，其中，59% 的 ICU 没有对 IWS 进行评估，44.6% 的患者接受连续超过 96 h 的镇痛药物

（阿片类）和镇静药物治疗。Marlena 等[3]的研究发现，IWS 患者阿片类药物的应用时间显著延长、剂量显著增加；在应用阿片类药物期间或之后联合应用右美托咪定和苯二氮䓬类药物是 IWS 发生的独立危险因素。

三、临床表现

IWS 发生主要与神经适应性变化和神经递质活性过度增强有关。长期使用阿片类或苯二氮䓬类药物后，耐受性快速发生，停止或减量使用此类药物后，神经递质，如肾上腺素、乙酰胆碱、5-羟色胺和多巴胺等的活性过度增强，从而导致戒断症状的出现。

IWS 的临床表现因药物种类和个体差异而不同，主要表现为 3 个方面：①中枢神经系统兴奋性增加，包括焦虑、烦躁、不安、幻觉、失眠、抽搐和惊厥等；②胃肠道功能紊乱，包括腹泻、恶心、呕吐等；③交感神经系统激活，包括出汗、心悸、发热、呼吸增快等。ICU 患者可能存在其他原因导致的类似症状，如疼痛、焦虑、谵妄等，因此需要仔细鉴别。一旦发生 IWS 则会延长机械通气时间、ICU 住院时间等。一项单中心、前瞻性、观察研究[9]聚焦使用高剂量和长时间阿片类或苯二氮䓬类药物治疗的创伤 ICU 患者。结果显示，发生 IWS 的患者，其呼吸机使用时间明显延长。

四、防治策略

长时间用药和药物累计剂量过高都是 IWS 的危险因素，制定个体化的镇痛和镇静治疗方案，在保证患者舒适度的前提下，应尽量减少药物的剂量和缩短药物的使用时间，避免长期使用[5]。对于长期使用镇痛、镇静药物的患者，应制订逐步减量的药物撤退计划，以降低戒断综合征的发生风险。但目前关于 IWS 的预防还未得到临床医师的充分认识。Bolesta 等的一项关于 IWS 的全球多中心调查，从 11 个国家 229 个 ICU 中纳入 2402 例患者，其中 1506 例患者（63%）在入住 ICU 24 小时内静脉应用阿片类药物和镇静药物。结果显示，90 个 ICU（39%）和 176 例患者（12%）制定和接受镇痛、镇静药物停药方案；23 个 ICU（10%）制定了 IWS 处理方案，并在 9 例患者（0.6%）中实施。即便是制定停药方案的 ICU，其中，52% 的 ICU 未对停药强度进行区分，并且这些 ICU 的患者中只有 34%（176/521）患者接受了停药方案，9%（9/97）患者接受了 IWS 预防方案。这项研究充分说明，目前，只有少数 ICU 制定了针对镇痛、镇静药物的停药方案及 IWS 预防方案，即便是在制定了方案的 ICU 中，也只在少部分患者接受了相关方案的治疗措施。

对于 ICU 患者 IWS 的处理目前主要包括药物治疗和非药物治疗。目前，IWS 患者的药物治疗仍然以直接 μ 阿片受体激动剂、部分激动剂（如美沙酮和丁丙诺啡）和 α_2 受体激动剂（如可乐定和洛非西定）治疗为主[10]。美沙酮是 μ 阿片受体激动剂，也是戒断阿片类药物的经典替代药物。Ryan 等[11]的研究则利用美沙酮结合戒断评估工具 -1（withdrawal assessment tool-1，WAT-1），减少了 IWS 的症状。洛非西定为 α_2 肾上腺素能激动剂，可用于治疗 IWS。研究[12]显示，洛非西定可以降低戒断综合征的严重程度。右美托咪定可用于改善肌肉松弛药巴氯芬的戒断症状，但鲜有对 ICU 常用肌肉松弛药物戒断综合征的研究[13-14]。另外，虽然右美托咪定具有良好的镇静和抗焦虑作用，但长时间输注也会导致交感神经过敏性戒断症状的出现[15]。

针对戒断综合征的心理症状，可采用心理干预、行为疗法等非药物治疗方法。此外，改善 ICU

环境、加强人文关怀、提供家庭支持等措施，可以减轻患者的痛苦并降低对阿片类药物的依赖，也有助于缓解患者的戒断症状。

目前，虽然 ICU 中关于成年患者 IWS 政策 / 方案的研究较少，且证据质量也不高[6]。但也有研究[17]表明，镇静、镇痛方案的积极规范化管理能够减少药物剂量，降低戒断综合征的发生率。

五、总结

IWS 相关研究仍处于初步阶段，目前临床医师的认识仍很不充分，缺乏镇痛、镇静药物规范性停药流程和戒断综合征处理流程。临床医师和护士应加强对戒断综合征的认识，提高诊断和治疗水平，以降低 ICU 患者 IWS 的患病风险。

（北京大学人民医院 孙 瑶 赵慧颖）

参 考 文 献

[1] LAMEY P S, LANDIS D M, NUGENT K M. Iatrogenic opioid withdrawal syndromes in adults in intensive care units: a narrative review [J]. J Thorac Dis, 2022, 14 (6): 2297-2308.

[2] HYUN D G, HUH J W, HONG S B, et al. Iatrogenic opioid withdrawal syndrome in critically ill patients: a retrospective cohort study [J]. J Korean Med Sci, 2020, 35 (15): e106.

[3] ARROYO-NOVOA C M, FIGUEROA-RAMOS M I, PUNTILLO K A. Opioid and benzodiazepine iatrogenic withdrawal syndrome in patients in the intensive care unit [J]. AACN Adv Crit Care, 2019, 30 (4): 353-364.

[4] FOX M A, CAROTHERS C, DIRCKSEN K K, et al. Prevalence and risk factors for iatrogenic opioid withdrawal in medical critical care patients [J]. Crit Care Explor, 2023, 5 (5): e0904.

[5] WANG P P, HUANG E, FENG X, et al. Opioid-associated iatrogenic withdrawal in critically ill adult patients: a multicenter prospective observational study [J]. Ann Intensive Care, 2017, 7 (1): 88.

[6] BOLESTA S, BURRY L, PERREAULT M M, et al. International analgesia and sedation weaning and withdrawal practices in critically ill adults: the adult iatrogenic withdrawal study in the ICU [J]. Crit Care Med, 2023, 51 (11): 1502-1514.

[7] TAESOTIKUL S, DILOKPATTANAMONGKOL P, TANGSUJARITVIJIT V, et al. Incidence and clinical manifestation of iatrogenic opioid withdrawal syndrome in mechanically ventilated patients [J]. Curr Med Res Opin, 2021, 37 (7): 1213-1219.

[8] EADIE R, MCKENZIE C A, HADFIELD D, et al. Opioid, sedative, preadmission medication and iatrogenic withdrawal risk in UK adult critically ill patients: a point prevalence study [J]. Int J Clin Pharm, 2023, 45 (5): 1167-1175.

[9] BEST K M, WYPIJ D, ASARO L A, et al. Patient, process, and system predictors of iatrogenic withdrawal syndrome in critically ill children [J]. Crit Care Med, 2017, 45 (1): e7-e15.

[10] SRIVASTAVA A B, MARIANI J J, LEVIN F R. New directions in the treatment of opioid withdrawal [J]. Lancet (London, England), 2020, 395 (10241): 1938-1948.

[11] WALTERS R A, IZQUIERDO M, RODRIGUEZ J C, et al. Iatrogenic opiate withdrawal in pediatric patients: implementation of a standardized methadone weaning protocol and withdrawal assessment tool [J]. J Pharm Pract, 2021, 34 (3): 417-422.

[12] ALAM D, TIRADO C, PIRNER M, et al. Efficacy of lofexidine for mitigating opioid withdrawal symptoms: results from two randomized, placebo-controlled trials [J]. J Drug Assess, 2020, 9 (1): 13-19.

[13] BAUMGARTNER K, DOERING And M, MULLINS M E. Dexmedetomidine in the treatment of toxicologic conditions: a systematic review and review of the toxicology investigators consortium database [J]. Clin Toxicol (Phila) , 2022, 60 (12): 1356-135.

[14] PATHAN S, KAPLAN J B, ADAMCZYK K, et al. Evaluation of dexmedetomidine withdrawal in critically ill adults [J]. J Crit Care , 2021, 62: 19-24.

[15] NEUNHOEFFER F, SEITZ G, SCHMIDT A, et al. Analgesia and sedation protocol for mechanically ventilated postsurgical children reduces benzo-diazepines and withdrawal symptoms-but not in all patients [J]. Eur J Pediatr Surg, 2017, 27 (3): 255-262.

第二节　氟哌啶醇治疗谵妄：经典药物的临床新证据

谵妄是重症患者常见并发症，其可造成患者死亡率升高、机械通气和 ICU 住院时间延长等不良预后。如何预防和治疗谵妄一直是重症领域的研究热点。相较于非药物干预（如早期活动、减少噪声及光污染等）的临床应用，近年来新型有效药物的研发似乎遇到瓶颈。因此，对于某些经典药物的潜力开发再次被提上日程。

一、氟哌啶醇的药理学特点

氟哌啶醇是一种经典的抗精神病药物，其药理作用主要包括抗多巴胺 D2 受体作用、抗 5- 羟色胺（5-hydroxytryptamin，5-HT）受体作用及抗胆碱能作用。同时，氟哌啶醇也可引起锥体外系反应、QTc 间期延长、低血压、吞咽困难、横纹肌溶解症和抗精神病药物恶性综合征等严重的不良反应。老年患者、肝肾功能不全的患者和有心血管疾病的患者更易受到这些不良反应的影响，氟哌啶醇可能掩盖谵妄的症状，延误诊断和治疗。氟哌啶醇虽然可以抑制谵妄患者的激越行为，但并不能改善患者的认知功能和注意力。因此，氟哌啶醇可能使谵妄患者表现为低活动性谵妄，而此类型的谵妄更容易被漏诊或误诊。2018 年发表的一项国际发病队列研究[1]结果显示，约 50% 的 ICU 谵妄患者接受了氟哌啶醇治疗，但在现有临床指南中，因氟哌啶醇的安全性和有效性缺乏充分证据支持，并不推荐其在 ICU 谵妄患者中使用[2]。

综上所述，氟哌啶醇在谵妄患者中的使用争议较大，既往的研究并不支持常规使用氟哌啶醇来预防或治疗谵妄。但最近的研究可能在氟哌啶醇的应用上带来新启示。

二、氟哌啶醇治疗谵妄有效性的临床试验解读

2022 年，Ranberg 等[3] 在 *The New England Journal of Medicine* 上发表了一项多中心、双盲、平行、安慰剂对照临床试验，旨在研究氟哌啶醇治疗谵妄的有效性。这项试验随机分配患有谵妄的成年患者接受静脉注射氟哌啶醇或安慰剂。主要研究结局是随机分组后至 90 天的平均存活出院天数。该研究纳入了 1000 例患者，最终分析了 987 例患者。结果显示，与安慰剂组相比，氟哌啶醇治疗组并没有显著延长患者分组后至 90 天的平均存活出院天数。2 组患者发生严重不良反应的差异无统计学意义。该试验表明，与安慰剂相比，氟哌啶醇并没有显著改善 ICU 谵妄患者的预后。该团队在 2023 年再次在上述研究基础上进行了预先计划的二次贝叶斯分析[4]，研究了氟哌啶醇与安慰剂对 ICU 谵妄患者的影响。该分析使用调整后的贝叶斯回归模型来分析分组后至 90 天的主要研究结局和次要研究结局。结果显示，与安慰剂组相比，氟哌啶醇治疗组的主要研究结局（分组后至 90 天的平均存活出院天数）的获益概率高，危害概率低。主要研究结局的平均差异为 2.9 天，获得任何益处的概率为 92%，获得临床重要益处的概率为 82%；死亡风险差异为 −6.8%，获得任何益处的概率为 99%，获得临床重要益处的概率为 94%。严重不良反应的调整后风险差异显示，98% 概率没有临床上重要的差异。敏感性分析的结果是一致的。二次贝叶斯分析结果表明，氟哌啶醇治疗对 ICU 谵妄患者有益。

然而，上述 2 项试验和研究都没有严格评估谵妄相关关键终点，包括躁动相关的不良作用和精神病性症状的发生，而常规实践中氟哌啶醇的给药通常针对这些临床终点，从临床医师和患者 / 家庭的角度来看，这些结果同样重要[5]，Smit 等[6] 在 2023 年发表的一篇 EuRIDICE 临床随机对照试验，旨在确定氟哌啶醇是否可以缩短谵妄持续时间，并改善与谵妄相关的不良结局。该试验在荷兰 8 个 ICU 中进行，纳入 142 例患有谵妄的成年患者。患者被随机分配接受静脉注射氟哌啶醇或安慰剂，每 8 小时注射 1 次，持续长达 14 天。主要研究结局是随机分组后 14 天内无谵妄和昏迷的天数。结果显示，氟哌啶醇并未增加无谵妄和昏迷的天数；接受氟哌啶醇治疗的患者可以降低应用苯二氮䓬类药物的可能性。该研究表明，虽然氟哌啶醇不能减少重症患者谵妄的发生，但它可能会减少对躁动相关事件补救性药物的需求。

Ranberg 等[7] 在 2023 年发表了一篇关于氟哌啶醇治疗重症患者谵妄的随机临床试验荟萃分析和序贯分析的综述，旨在评估氟哌啶醇对该患者群体的死亡率和严重不良事件的影响。该研究共纳入 11 项随机对照试验，共 2200 例重症患者。评估的主要研究结局是全因死亡率和出现严重不良事件或不良反应患者的比例。次要研究结局包括无谵妄或昏迷的存活天数、谵妄严重程度、认知功能和健康相关的生活质量。结果显示，与安慰剂组相比，氟哌啶醇组可以降低死亡率，而 2 组间严重不良事件的发生率的差异无统计学意义，但仍需要更多的试验数据来确定氟哌啶醇对谵妄患者的疗效。2023 年，Huang 等[8] 也发表了一篇对随机对照试验的系统回顾和荟萃分析，研究氟哌啶醇治疗重症患者谵妄的疗效和安全性。该研究包括 9 项试验，总共纳入 3916 例重症患者。评估的主要研究结局是无谵妄天数和总体死亡率；次要研究结局包括入住 ICU 时间、住院时间和不良事件。结果显示，氟哌啶醇治疗组与安慰剂组重症患者相比，2 组主要研究结局和次要研究结局均无显著性差异。氟哌啶醇治疗并不会增加发生不良事件的风险。该研究表明，在重症患者中使用氟哌啶醇对谵妄患者的结局没有显著影响。

三、展望

基于上述研究结果，目前氟哌啶醇虽不被推荐作为 ICU 谵妄患者的首选治疗药物，但对于有躁动、幻觉、妄想等精神行为症状的 ICU 谵妄患者，氟哌啶醇可能是一种有效的治疗选择，虽然在改善谵妄发生、提高临床结局方面尚无足够证据，但其的获益概率更高，并且可以减少躁动相关事件补救性药物的需求。更重要的是，氟哌啶醇的安全性得到了有效证据的支持。在使用氟哌啶醇治疗 ICU 谵妄患者时，应注意以下几点：①积极寻找和去除谵妄的诱因，如疼痛、药物不良反应等；②根据患者的具体情况选择合适的剂量和给药途径；③密切监测患者的临床表现，及时发现和处理不良反应；④注意观察氟哌啶醇与其他药物的相互作用；⑤采取非药物综合干预措施，如环境刺激控制、认知刺激等。

总之，氟哌啶醇在 ICU 谵妄患者中的疗效尚不明确，将来需要更多的研究来进一步证实其作用。氟哌啶醇可作为治疗 ICU 谵妄的一种治疗选择，因此在使用时，应注意充分评估对患者的利弊。

（复旦大学附属中山医院　吴　威　陈　嵩　钟　鸣）

参 考 文 献

[1] COLLET M O, CABALLERO J, SONNEVILLE R, et al. Prevalence and risk factors related to haloperidol use for delirium in adult intensive care patients: the multinational AID-ICU inception cohort study [J]. Intensive Care Med, 2018, 44 (7): 1081-1089.

[2] DEVLIN JW, SKROBIK Y, GÉLINAS C, et al. Clinical Practice Guidelines for the Prevention and Management of Pain, Agitation/Sedation, Delirium, Immobility, and Sleep Disruption in Adult Patients in the ICU [J]. Crit Care Med, 2018, 46 (9): e825-e873.

[3] ANDERSEN-RANBERG N C, POULSEN L M, PERNER A, et al. Haloperidol for the Treatment of Delirium in ICU Patients [J]. N Engl J Med, 2022, 387 (26): 2425-2435.

[4] ANDERSEN-RANBERG NC, POULSEN LM, PERNER A, et al. Haloperidol vs. placebo for the treatment of delirium in ICU patients: a pre-planned, secondary Bayesian analysis of the AID-ICU trial [J]. Intensive Care Med, 2023, 9 (4): 411-420.

[5] MARCANTONIO E R. Haloperidol for Treatment of ICU Delirium - Progress or Setback? [J]. N Engl J Med, 2022, 387 (26): 2464-2465.

[6] SMIT L, SLOOTER A J C, DEVLIN J W, et al. Efficacy of haloperidol to decrease the burden of delirium in adult critically ill patients: the EuRIDICE randomized clinical trial [J]. Crit Care, 2023, 27 (1): 413.

[7] ANDERSEN-RANBERG N C, BARBATESKOVIC M, PERNER A, et al. Haloperidol for the treatment of delirium in critically ill patients: an updated systematic review with meta-analysis and trial sequential analysis [J]. Crit Care, 2023, 27 (1): 329.

[8] HUANG J, ZHENG H, ZHU X, et al. The efficacy and safety of haloperidol for the treatment of delirium in critically ill patients: a systematic review and meta-analysis of randomized controlled trials [J]. Front Med (Lausanne), 2023, 10: 1200314.

第三节　重症监护病房临终患者的镇痛、镇静

尽管重症监护技术和治疗手段取得了重大进步，但重症监护病房（intensive care unit，ICU）患者的死亡率仍然较高[1]。当生命已处于终末期，患者希望有尊严地死去，而不是依赖机器维持其生命。此时，患者家属更愿选择撤离生命支持治疗，给予患者姑息性治疗（palliation therapy）和临终关怀。

姑息性治疗又称"安宁疗护"，是指为处于疾病终末期或临终的患者，在身体、心理、精神等方面提供医护服务和人文关怀，通过缓解患者的痛苦和不适症状，提高患者终末期的生命质量，同时帮助他们舒适安详、有尊严地离世。对于 ICU 临终患者，病情或治疗措施会造成一定的疼痛和不适感。此外，ICU 特有的环境、制动等因素会加重患者的疼痛和不适感，因此需要实施姑息性镇痛、镇静，以提高 ICU 生命终末期管理的质量，确保患者在生命最后阶段的尊严与权益[2]。然而，姑息性镇痛、镇静治疗的启动时机和临床实施等问题目前仍存在争议。

一、姑息性镇痛、镇静是提高重症监护病房终末患者生命质量的重要措施

超过 50% 的 ICU 患者会出现疼痛[3-4]，对于 ICU 临终患者，疼痛症状则更加普遍，其中，约 17% 的 ICU 临终患者会遭受剧痛[5]。同时，ICU 患者也会出现口渴、呕吐、失眠和呼吸困难等不适症状[6]。此外，吸痰、各种置管、机械通气和肾脏替代治疗等 ICU 相关的有创治疗措施也会加重患者的疼痛和不适。在特定文化背景下，患者家属会认为 ICU 有创治疗措施会损害临终患者的尊严，甚至是侮辱人格[7]。姑息性治疗理念主张"善终"和"优逝"，强调提高临终患者终末期生命质量。随着姑息性治疗理念的推广，ICU 医师应该认识到除挽救生命的治疗目标外，还要兼顾缓解临终患者痛苦，尊重选择，提高患者终末期生存质量。

姑息性镇痛、镇静是否会加速患者死亡一直存在争议，也困扰 ICU 医师的临床决策。目前，临床研究表明，姑息性镇痛对临终患者的生存期并无影响，且可能缓解因疼痛诱发的应激及炎症反应而导致的死亡加速[8-9]。同时，姑息性镇静不会缩短患者的生存期，姑息性镇静的发起方（患者、医师和家属）和镇静的类型（深镇静和浅镇静）也均未影响临终患者的生存期[10-11]。这些研究结论提示，姑息性镇痛、镇静和挽救生命并不矛盾，二者同等重要。特别是对于 ICU 中的临终患者，减轻患者痛苦、给予关怀及维护尊严是不可或缺的治疗目标。

二、重症监护病房临终患者姑息性镇痛、镇静的临床实施

镇痛、镇静是姑息性治疗的重要措施，已在全球范围内，重症医学领域基本形成共识，即使用阿片类药物并辅以镇静药物来缓解 ICU 临终患者的疼痛，通过质量控制措施持续改进 ICU 临终患者的疼痛管理[12]。《中国成人重症患者镇痛管理专家共识（2023）》就 ICU 临终患者镇痛治疗形成了临床指导意见，包括：①对无法治愈的患者给予镇痛治疗是确保生命最后阶段质量的重要临床措施；②推荐给予生命终末期的重症患者镇痛治疗（证据质量低，弱推荐）；③使用最广泛的姑息性镇痛药

物是阿片类药，其药物剂量应结合患者的年龄、体重、饮酒史和药物成瘾情况，同时考虑原发疾病和疼痛评估等综合因素确定；④其他辅助镇痛措施为提供单间病房、精神抚慰、家人陪伴及安静的病房环境等。

除严重疼痛外，ICU 患者常有焦虑、谵妄、躁动、呕吐、呃逆、呼吸困难及人机对抗等不适表现，而对于临终患者，若常规性的治疗难以控制上述不适症状，ICU 医师可在镇痛基础上给予姑息性镇静，通过降低患者的意识水平，缓解难治性症状给患者造成痛苦。《欧洲姑息治疗协会姑息镇静指南》（2009 年）推荐，预期生存期为数小时至数天的临终患者，若出现难以控制的不适症状，则可实施姑息性镇静。姑息性镇静应遵循适度镇静和剂量滴定原则，首先实施间歇或轻度镇静，若轻度镇静无效、患者不适症状强烈或患者预测寿命较短时，则可给予深度镇静[13]。

欧洲[14]、加拿大[15]、韩国和澳洲[16]相关指南均推荐咪达唑仑作为姑息性镇静药物，其具有催眠，抗焦虑、抗痉挛及抗惊厥的效用，镇静效果确切，且起效快、半衰期短，可通过皮下注射或静脉快速给药，满足剂量滴定的要求。针对 ICU 临终患者，推荐静脉泵滴定给药的方式实施姑息性镇静，以最小剂量达到最佳的疗效。其他可选用的苯二氮䓬类药物包括地西泮、劳拉西泮、氯硝西泮和氟硝西泮，若单用苯二氮䓬类药物镇静效果不佳，可加用安定类药物，如氯丙嗪和异丙嗪等[17]。

相对于普通患者，ICU 临终患者姑息性镇痛镇静在实施过程中应注意，在进入姑息性治疗后，患者的心率、血压和体温可不作为必需的病情评估指标；关注呼吸频率以免出现呼吸困难和人机对抗；每天至少评估 3 次患者的疼痛和意识水平，推荐使用镇静评分量表，如 Richmond 躁动 - 镇静评分（Richmond agitation-sedation scale，RASS）和 Riker 镇静 - 躁动评分（sedation-agitation scale，SAS），调整镇静深度，警惕误吸、压疮和尿潴留等镇静不良反应[18]。

三、重症监护病房临终患者姑息性镇痛、镇静面临的挑战与发展

姑息性镇痛、镇静实施后，患者意识水平显著下降，饮食情况恶化，更重要的是患者无法与家属和医师有效沟通，无法参与治疗决策的制定，这些情况使姑息性镇痛、镇静的实施始终面临伦理挑战。基于此，国内外学者提出了通过实施新型临床策略，以优化 ICU 临终患者姑息性镇痛、镇静的实施，具体措施包括：①强调对 ICU 医护团队进行姑息性治疗相关的培训；②制定基于循证医学的姑息性镇痛、镇静策略和标准化实施路径；③积极主动与患者家属沟通姑息性治疗相关事宜，掌握与姑息性治疗相关的沟通技巧等[19-20]。

良好的医患沟通是姑息性镇痛、镇静实施的重要保证。在与患者家属沟通姑息性镇痛、镇静治疗时，应注意以下要点：①与患者家属建立良好的信任关系；②给予患者家属情感支持与慰藉；③让患者家属充分了解患者病情，特别是患者的预后；④充分尊重患者，了解患者的文化背景和价值取向；⑤要考虑到一些极端或棘手的情况，并制定应对预案[21]。一些学者提出了结构化的沟通方案，即"最好情况 / 最坏情况"沟通法，该方法强调描述患者病情及治疗后可能出现的最佳结果和最差结果，以让患者家属充分了解病情[22]。

姑息性镇痛、镇静是高质量生命终末期管理的重要组成，是让患者安宁且有尊严地结束生命的重要保障。ICU 医护团队应该加强姑息性治疗相关的培训、制定标准化临床实施路径及提高针对性医

患沟通技巧，以期为 ICU 临终患者实施更优化的姑息性镇痛镇静策略。

（中国科学技术大学附属第一医院　王　帝　周　敏

浙江医院　许强宏）

参 考 文 献

［1］ SPRUNG C L, RICOU B, HARTOG C S, et al. Changes in end-of-life practices in European intensive care units from 1999 to 2016 [J]. JAMA, 2019, 322 (17): 1692-1704.

［2］ SU L X, NING X H. China's current situation and development of hospice and palliative care in critical care medicine [J]. Front Med (Lausanne) , 2023, 10: 1066006.

［3］ MÄKINEN O J, BÄCKLUND M E, LIISANANTTI J, et al. Persistent pain in intensive care survivors: a systematic review [J]. Br J Anaesth, 2020, 125 (2): 149-158.

［4］ OLSEN B F, VALEBERG B T, JACOBSEN M, et al. Pain in intensive care unit patients-A longitudinal study [J]. Nurs Open, 2021, 8 (1): 224-231.

［5］ HAGARTY A M, BUSH S H, TALARICO R, et al. Severe pain at the end of life: a population-level observational study [J]. BMC Palliat Care, 2020, 19 (1): 1-13.

［6］ PUNTILLO K, NELSON J E, WEISSMAN D, et al. Palliative care in the ICU: relief of pain, dyspnea, and thirst—a report from the IPAL-ICU advisory board [J]. Intensive Care Med, 2014, 40 (2): 235-248.

［7］ SU A, LIEF L, BERLIN D, et al. Beyond pain: nurses' assessment of patient suffering, dignity, and dying in the intensive care unit [J]. J Pain Symptom Manage, 2018, 55 (6): 1591-1598. e1.

［8］ HOLLANDER D DEN, ALBERTYN R, AMBLER J. Palliation, end-of-life care and burns; practical issues, spiritual care and care of the family - a narrative review Ⅱ [J]. Afr J Emerg Med, 2020, 10 (4): 256-260.

［9］ SLOSS R, MEHTA R, METAXA V. End-of-life and palliative care in a critical care setting: the crucial role of the critical care pharmacist [J]. Pharmacy (Basel) , 2022, 10 (5): 107-113.

［10］ AZOULAY D, SHAHAL-GASSNER R, YEHEZKEL M, et al. Palliative sedation at the end of life: patterns of use in an israeli hospice [J]. Am J Hosp Palliat Care, 2016, 33 (4): 369-373.

［11］ BELAR A, ARANTZAMENDI M, PAYNE S, et al. How to measure the effects and potential adverse events of palliative sedation? An integrative review [J]. Palliat Med, 2021, 35 (2): 295-314.

［12］ DURÁN-CRANE A, LASERNA A, LÓPEZ-OLIVO M A, et al. Clinical practice guidelines and consensus statements about pain management in critically ill end-of-life patients: a systematic review [J]. Crit Care Med, 2019, 47 (11): 1619-1626.

［13］ CHERNY N I, RADBRUCH L. European Association for Palliative Care (EAPC) recommended framework for the use of sedation in palliative care [J]. Palliat Med, 2009, 23 (7): 581-593.

［14］ SURGES S M, BRUNSCH H, JASPERS B, et al. Revised European Association for Palliative Care (EAPC) recommended framework on palliative sedation: an international Delphi study [J]. Palliat Med, 2024, 38 (2): 213-228.

［15］ DEAN M M, CELLARIUS V, HENRY B, et al.

Framework for continuous palliative sedation therapy in Canada [J]. J Palliat Med, 2012, 15 (8): 870-879.

［16］SCHUR S, WEIXLER D, GABL C, et al. Sedation at the end of life - a nation-wide study in palliative care units in Austria [J]. BMC Palliat Care, 2016, 15: 50.

［17］RIJPSTRA M, VISSERS K, CENTENO C, et al. Monitoring the clinical practice of palliative sedation (PALSED) in patients with advanced cancer: an international, multicentre, non-experimental prospective observational study protocol [J]. BMC Palliat Care, 2023, 22 (1): 1-8.

［18］JUNG M. Hospice and palliative care for patients in the intensive care unit: current status in countries other than Korea [J]. J Hosp Palliat Care, 2023, 26 (1): 22-25.

［19］PAN H, SHI W, ZHOU Q, et al. Palliative care in the intensive care unit: not just end-of-life care [J]. Intensive Care Res, 2023, 43 (3): 77-82.

［20］DOLMANS R G F, ROBERTSON F C, EIJKHOLT M, et al. Palliative care in severe neurotrauma patients in the intensive care unit [J]. Neurocrit Care, 2023, 39 (3): 557-564.

［21］HENDERSHOT K A, ELIAS M N, TAYLOR B L, et al. An update on palliative care in neurocritical care: providing goal-concordant care in the face of prognostic uncertainty [J]. Curr Treat Options Neurol, 2023, 25: 517-529.

第四节　行紧急气管插管时如何安全实施镇痛、镇静及肌肉松弛

气管插管是重症住院患者常见的医疗操作之一。在重症监护病房（intensive care unit，ICU）中，常在紧急情况下对患者行气管插管，伴随患者病情的急剧恶化、心肺功能的迅速衰竭，甚至呼吸心搏骤停，这对医务人员提出了更高的要求和挑战。

超过 40% 的重症患者在气管插管过程中出现危及生命的并发症，包括循环衰竭（约 25%）、低氧血症（25%～50%）、心搏骤停（发生率约 2%）、缺血缺氧性脑病及死亡[1]。出现上述并发症的原因包括喉镜置入或气管插管困难、缺氧、基础疾病重症、麻醉药物导致的血管扩张和心肌顿抑、低血容量、心肺交互作用和正压通气影响静脉回流等。解决潜在病因、预先处理低血压、谨慎选择镇痛、镇静药物能够降低紧急气管插管的相关风险[2]。

本节将对近年来用于紧急气管插管快速顺序诱导的镇痛、镇静及肌肉松弛药物选择、药理作用、优缺点及应用范围等进展进行介绍。

一、镇痛、镇静及肌肉松弛药物的选择

2018 年，英国重症监护协会在《英国麻醉学杂志》发表的《成人重症患者气管插管指南》指出[3]，许多重症患者存在反流、误吸风险，因此，强调对此类患者插管时采用快速顺序诱导的方法管理。推荐最大化预氧、摆放体位、谨防反流误吸、静脉给予快速起效的神经肌肉阻滞剂（neuromuscular blocking agent，NMBA）、通过快速诱导缩短气道无保护的时间、采用成功率高的喉镜插管技术及使用二氧化碳波形来确认气管插管是否成功[4]。目前，常用于紧急气管插管时的镇静药物和肌肉松弛药相应的优缺点见表 8-4-1。

表 8-4-1　常用镇静药物和肌肉松弛药的优缺点

药物名称	优点	缺点
依托咪酯	血流动力学更稳定，15～45 s快速起效	引起肾上腺皮质功能不全
氯胺酮	血流动力学更稳定，扩张支气管，镇痛效应，45～60 s快速起效	可能出现幻觉
丙泊酚	扩张支气管，15～45 s快速起效，抗癫痫，更好地抑制上气道反射	循环衰竭和血流动力学紊乱
琥珀酰胆碱	30～45 s快速起效，便于更好暴露声门	有高钾血症、过敏的风险、增加氧耗
罗库溴铵	没有高钾血症的风险，可以用舒更葡糖拮抗	起效时间较琥珀酰胆碱慢，45～90 s，有过敏的风险

总的来说，应当根据患者的血流动力学来选择诱导药物，近年来，氯胺酮越来越多地被用于重症患者的紧急气管插管麻醉诱导，其特点是镇痛效果明显、不影响自主呼吸、对血压影响较小且扩张支气管[5]。因此，对于容量不足、低血压、脓毒症休克的患者较为适用。Mohr等[6]的多中心、观察性队列研究发现，氯胺酮或依托咪酯用于脓毒症患者的气管插管首次成功率相似，且在严重药物不良反应及心搏骤停发生率方面也无显著性差异。氯胺酮具有儿茶酚胺再摄取抑制和心肌抑制作用，因此，可能导致脓毒症患者血压下降，使用时需警惕。既往研究认为，氯胺酮会引起脑氧耗量增加、脑血流量增加和颅内压增高，因此，不推荐颅内高压的患者使用。但近年来的研究[7]认为，氯胺酮相较其他镇痛、镇静药物并不会对创伤性脑损伤患者的颅内压、脑灌注压、神经系统结局产生不利影响，尤其是当患者接受控制性机械通气和镇痛、镇静时，反而会使脑血流量有所增加。2023年的一项研究[8]发现，对中度至重度急性创伤性脑损伤患者行紧急气管插管时，丙泊酚和氯胺酮联合应用相较于单独应用丙泊酚的平均动脉压更高，低血压的发生率和对血管活性药物的需求更低（24% vs. 80%，P=0.02），2组在30天和60天神经系统结局方面无显著性差异。因此，对于血流动力学不稳定或急性创伤性脑损伤的患者，氯胺酮是紧急气管插管下的适宜选择。

使用快速起效的阿片类药物进行诱导可减少镇静药物的用量，减少插管期间的应激反应，降低气管插管过程中儿茶酚胺释放，从而避免血流动力学剧烈波动，对心脏功能衰竭或颅高压的患者更为有益。阿芬太尼和瑞芬太尼具有快速起效的特性，使它们成为阿片类药物中用于快速顺序诱导方案的首选。

在镇静药物方面，丙泊酚是临床实践中最常选择的药物，但是Russoto等[14]最近在INTUBE研究的一项事后分析中发现，紧急气管插管时使用丙泊酚使血流动力学并发症风险及死亡风险增加。63.7%的重症患者在使用丙泊酚麻醉诱导后出现血流动力学不稳定，而依托咪酯组仅为49.5%[2]。但是也有研究提出了不同观点，2022年进行了一项针对脓毒症患者的多中心、回顾性队列研究[5]。该研究对比了使用丙泊酚与非丙泊酚进行快速顺序诱导的差异，结果显示，2组在低血压发生率（81% vs. 78%，P=0.62）和缩血管药物使用率（43% vs. 49%，P=0.43）的差异无统计学意义；但非丙泊酚组的急性生理学和慢性健康状况评价Ⅱ（acute physiology and chronic health evaluation Ⅱ，APACHE Ⅱ）评分和医院感染率更高。依托咪酯起效迅速、剂量反应曲线一致且可预测、对血流动力学影响小且作用持续时间短。然而，依托咪酯在重症患者中使用受限的主要因素是对肾上腺皮质功能的抑制。2021年，Albert团队发表的系统评价[16]发现，依托咪酯的使用与肾上腺皮质功能不全有关，并且主要影响重症程度评分高的高危患者。2022 年的一项随机对照试验[17]比较了依托咪酯与氯胺酮用于紧急气管插管对患者死亡率的影响，结果显示，依托咪酯组第 7 天生存率显著低于氯胺酮组，但 2 组的 28 天生存率无显著性差异。因此，依托咪酯在重症患者紧急气管插管的适用人群、单剂量安全性、急性血流动力学影响等方面，均需进一步研究证实。基于上述证据，对重症患者尤其是重症程度评分高的患者行气管插管时，应谨慎选择依托咪酯，并考虑短时血流动力学紊乱和皮质功能不全之间的风险和获益[14]。而丙泊酚用于重症患者快速顺序诱导时，需要警惕其对血流动力学的影响，尤其是已经存在低血压或血容量不足的患者[18]。

对重症患者行气管插管时是否使用肌肉松弛药仍然存在争议。文献报道，25%～75% 误吸的患者在行气管插管时并未使用肌肉松弛药，不少学者认为，应用瑞芬太尼联合镇静药物也能达到满意的气管插管条件。2023 年发表在《美国医学会杂志》（JAMA）的一项多中心、随机、开放标签、非劣效性研究[9]纳入了法国 15 家医院手术室气管插管的 1150 例有误吸风险的成年患者。结果发现，瑞芬太尼组中有 374 例（66.1%)患者首次气管插管成功且无严重并发症，肌肉松弛药组中有 408 例（71.6%）患者首次气管插管成功且无严重并发症（$P=0.37$，非劣效性）。瑞芬太尼组中有 19 例（3.3%）患者发生血流动力学不稳定的不良事件，而肌肉松弛药组中仅有 3 例（0.5%），因此，该研究中瑞芬太尼在统计学上劣于肌肉松弛药。这说明恰当使用肌肉松弛药对于重症患者是必要的，单纯使用阿片类药物可能无法维持稳定的血流动力学和达到良好的气管插管条件。

肌肉松弛药能够改善气管插管条件，优化胸壁顺应性，避免喉痉挛等并发症发作，减少重症患者的气管插管相关并发症[10]，其中，罗库溴铵和琥珀酰胆碱最为常用。琥珀酰胆碱作用时间仅为 5～10 min，能快速起效、快速清除，因此，对于插管插管后需要继续观察神经系统表现的患者尤为适用。但是在以下特定患者人群中应避免使用，包括高钾血症、恶性高热病史或家族史、烧伤或创伤患者的受伤时间超过 24 h 及心动过缓等[10-12]。罗库溴铵是一类非去极化肌肉松弛药，作用时间呈现剂量依赖性，紧急气管插管时推荐剂量为 1.2 mg/kg，约 60 s 即可起效[10]。2023 年发表的一项综述认为，应用大剂量罗库溴铵能达到与琥珀酰胆碱不相上下的气管插管条件和首次插管成功率，并且无显著并发症。对于病情不稳定、缺乏很多病情相关信息的创伤患者，罗库溴铵似乎是更安全的选择。气管插管后需要反复进行神经系统查体一直以来是临床医师使用罗库溴铵较为顾虑的原因。但有随机对照研究发现，给予 16 mg/kg 的舒更葡糖钠拮抗罗库溴铵相较于使用琥珀酰胆碱，可显著提早患者恢复自主呼吸，这就为临床尽早实施神经系统查体提供了便利。另外，琥珀酰胆碱可能使重度颅脑损伤患者的颅内压升高，但是罗库溴铵无此作用，因此，对于创伤或颅高压的患者，大剂量罗库溴铵是更适合的选择[13]。

二、并发症的预防和处理

重症患者中 10%～30% 会发生气管插管失败，导致严重低氧血症。为了提高气管插管的成功率，应为患者摆放合适的体位，使用硬质床垫及进行充分的气道评估，若为困难气道则可能需要行清醒气管插管。在行气管插管前进行最佳预氧，优化患者状态，提前给予液体输注并给予正性肌力药物及缩血管药等，放置胃管行胃肠减压，根据患者病理生理状态选择合适的诱导方案，优先选择短效阿片类药物联合小剂量氯胺酮及短效肌肉松弛药。一旦气管插管失败，首要问题是保障氧合，同时最大限度降低因为失去气道、误吸和气道损伤带来的风险。同时，可考虑唤醒患者、声门上气道、面罩、尝试在纤维支气管镜的引导下行气管插管和紧急气管切开。唤醒患者很少适用于重症患者，特别是神经系统、心血管系统或呼吸系统衰竭的患者。如果确定唤醒患者，则需要使用拮抗药物逆转镇痛、镇静及肌肉松弛药的影响，包括使用舒更葡糖钠拮抗罗库溴铵、纳洛酮拮抗阿片类药物、氟马西尼拮抗苯二氮䓬类等[19]。

三、行紧急清醒气管插管时镇痛、镇静药物的选择

清醒气管插管（awake tracheal intubation，ATI）是在紧急情况下处理困难气道的首选方法，在患者保留自主呼吸的前提下，行气道局部麻醉辅助合适的镇静、镇痛药物以维持足够的麻醉深度而完成气管插管的一种方法，其发生率仅占所有气管插管的 0.2%[20]。镇痛、镇静药物是 ATI 的关键组成部分，可减少患者的不适感并确保成功置入气管导管。行 ATI 期间使用的药物种类包括局部麻醉药、镇痛药及镇静药。与快速顺序诱导不同，行 ATI 时不使用肌肉松弛药，在气道局部麻醉后可使用小剂量的镇静药物。局部麻醉药物包括 4% 的利多卡因、20% 的苯佐卡因及 1% 丁卡因等。利多卡因是行 ATI 时最常用的局部麻醉药物，其药代动力学和安全性好。在行表面气道麻醉时应用 4% 的利多卡因最为合适。适度的镇静药有助于缓解患者焦虑和不适。2022 年，欧洲困难气道协会建议，对于重症、外伤或肢体瘫痪的患者，应避免或尽量减少使用镇痛、镇静药物。镇痛药可以选择芬太尼或瑞芬太尼，但需警惕呼吸抑制作用，仅能给予小剂量或不使用，可尝试在行气管插管前给予右美托咪定单药或联合小剂量氯胺酮等诱导镇静[19]，之后持续输注（少量给予），建议制定个体化给药方案，并在过程中密切关注患者的自主呼吸[21]。

综上所述，ICU 内重症患者行紧急气管插管时的镇痛、镇静方案需基于病理生理特点的个体化选择，以提高气管插管的成功率，同时减少不良反应。目前，对于重症患者，尤其是脓毒症患者，理想的气管插管前麻醉诱导药物方案尚不明确。对于新出现的临床争议，如理想镇痛、镇静药物诱导剂量、神经肌肉松弛药的适用范围和选择、肥胖患者的用药剂量、脓毒症患者的药物方案和剂量等，尚需进一步研究为临床实践提供信息。

（四川大学华西医院　基　鹏　康　焰）

参 考 文 献

［1］ RUSSOTTO V, TASSISTRO E, MYATRA S N, et al. Peri-intubation cardiovascular collapse in patients who are critically ill: insights from the INTUBE study [J]. Am J Respir Crit Care Med, 2022, 206 (4): 449-458.

［2］ RUSSOTTO V, MYATRA S N, LAFFEY J G, et al. Intubation practices and adverse peri-intubation events in critically ill patients from 29 countries [J]. JAMA, 2021, 325 (12): 1164-1172.

［3］ HIGGS A, MCGRATH B A, GODDARD C, et al. Guidelines for the management of tracheal intubation in critically ill adults [J]. Br J Anaesth, 2018, 120 (2): 323-352.

［4］ DEL SANTO T, DI FILIPPO A, ROMAGNOLI S. Rapid sequence induction of anesthesia: works in progress and steps forward with focus to oxygenation and monitoring techniques [J]. Minerva Anestesiol, 2023, doi: 10. 23736/S0375-9393. 23. 17569-9.

[5] RUSSOTTO V, LASCARROU JB, TASSISTRO E, et al. Efficacy and adverse events profile of videolaryngoscopy in critically ill patients: subanalysis of the INTUBE study [J]. Br J Anaesth, 2023, 131 (3): 607-616.

[6] UPCHURCH C P, GRIJALVA C G, RUSS S, et al. Comparison of etomidate and ketamine for induction during rapid sequence intubation of adult trauma patients [J]. Ann Emerg Med, 2017, 69 (1): 24-33. e22.

[7] LAWS J C, VANCE E H, BETTERS K A, et al. Acute effects of ketamine on intracranial pressure in children with severe traumatic brain injury [J]. Crit Care Med, 2023, 51 (5): 563-572.

[8] MAHESWARI N, PANDA N B, MAHAJAN S, et al. Ketofol as an anesthetic agent in patients with isolated moderate to severe traumatic brain injury: a prospective, randomized double-blind controlled trial [J]. J Neurosurg Anesthesiol, 2023, 35 (1): 49-55.

[9] GRILLOT N, LEBUFFE G, HUET O, et al. Effect of remifentanil vs. neuromuscular blockers during rapid sequence intubation on successful intubation without major complications among patients at risk of aspiration: a randomized clinical trial [J]. JAMA, 2023, 329 (1): 28-38.

[10] ENGSTROM K, BROWN C S, MATTSON A E, et al. Pharmacotherapy optimization for rapid sequence intubation in the emergency department [J]. Am J Emerg Med, 2023, 70: 19-29.

[11] LARACH MG, KLUMPNER T T, BRANDOM B W, et al. Succinylcholine use and dantrolene availability for malignant hyperthermia treatment: database analyses and systematic review [J]. Anesthesiology, 2019, 130 (1): 41-54.

[12] BARIK A K, MOHANTY C R, RADHAKRISHNAN RV, er al. Post-intubation analgesia and sedation following succinylcholine vs. rocuronium in the emergency department; some concerns [J]. Am J Emerg Med, 2023, 73: 205-206.

[13] DAO AQ, MOHAPATRA S, KUZA C, et al. Traumatic brain injury and RSI is rocuronium or succinylcholine preferred? [J]. Curr Opin Anaesthesiol, 2023, 36 (2): 163-167.

[14] TARWADE P, SMISCHNEY N J. Endotracheal intubation sedation in the intensive care unit [J]. World J Crit Care Med, 2022, 11 (1): 33-39.

[15] MARLER J, HOWLAND R, KIMMONS L A, et al. Safety of propofol when used for rapid sequence intubation in septic patients: a multicenter cohort study [J]. Hosp Pharm, 2022, 57 (2): 287-293.

[16] ALBERT S G, SITAULA S. Etomidate, adrenal insufficiency and mortality associated with severity of illness: a meta-analysis [J]. J Intensive Care Med, 2021, 36 (10): 1124-1129.

[17] MATCHETT G, GASANOVA I, RICCIO CA, et al. Etomidate versus ketamine for emergency endotracheal intubation: a randomized clinical trial [J]. Intensive Care Med, 2022, 48 (1): 78-91.

[18] HAMPTON JP, HOMMER K, MUSSELMAN M, et al. Rapid sequence intubation and the role of the emergency medicine pharmacist: 2022 update [J]. Am J Health Syst Pharm, 2023, 80 (4): 182-195.

[19] RAO P N, SOFFIN E M, BECKMAN J D. Comparative review of airway anesthesia and sedation methods for awake intubation [J]. Curr Opin Anaesthesiol, 2023, 36 (5): 547-559.

[20] SHRIMPTON A J, O'FARRELL G, HOWES H M, et al. Awake fibre-optic intubation c: a quantitative evaluation of aerosol generation during awake tracheal intubation [J]. Anaesthesia, 2023, 78 (5): 587-597.

[21] APFELBAUM J L, HAGBERG C A, CONNIS R T, et al. 2022 American society of anesthesiologists practice guidelines for management of the difficult airway [J]. Anesthesiology, 2022, 136 (1): 31-81.

第五节　神经阻滞镇痛可有效安全用于重症患者

镇痛、镇静是重症监护病房（intensive care unit，ICU）重症患者一项基本治疗，镇痛治疗在《中国成人 ICU 镇痛和镇静治疗指南》（2018 年）中被赋予优先地位[1-2]。实际临床工作中，ICU 患者的镇痛治疗主要使用阿片类药物。这些药物存在明显不良反应，如呼吸、循环抑制，有可能导致患者住院时间延长，预后差等[3]。这对传统药物镇痛方法提出了新的挑战。近年来，随着多模式镇痛理念的提出和快速康复外科的发展，局部镇痛，尤其是神经阻滞受到广泛关注。

一、神经阻滞的定义、机制及在重症监护病房的应用优势

神经阻滞是指根据神经的走行和分布规律，直接在神经干末梢、神经丛、脊神经根或交感神经节等神经周围注入局部麻醉药，阻断疼痛传导，抑制感觉神经兴奋引起的各种反射和不良反应[4]。神经阻滞的机制是通过可逆性阻滞运动神经，缓解肌肉紧张、解除肌肉和及筋膜源性疼痛；可逆性阻滞交感神经，扩张血管、减轻水肿、缓解内脏疼痛及血管性疼痛，同时还可以缓解交感神经过度紧张引起的各种症状；另外，神经阻滞还具有抗炎、调节机体与局部的内环境、神经内分泌等作用。

近些年，随着床旁超声技术在 ICU 领域的普及，神经阻滞的成功率及安全性得到很大提高[5]。操作者可"直视"目标神经及周围伴行的重要血管及组织结构，使以前较难的"神经阻滞术"变得相对简单和安全[6]。神经阻滞具有镇痛效果好、对机体产生的不良反应小（基本不影响意识、呼吸、循环）、无阿片类和非甾体类药物相关不良反应的优点，在重症患者的镇痛治疗中具有很大的应用潜力。

二、常用神经阻滞在重症监护病房患者中的应用

（一）颈神经丛阻滞

颈神经丛阻滞在 ICU 中的应用主要集中在颈部和肩部创伤后的镇痛，以及外科手术后转入 ICU 患者的围手术期镇痛，如甲状腺手术、锁骨手术、肩关节手术等[7]。另外，颈神经丛阻滞也可用于气管切开、气管插管等的镇痛及减少局部刺激，对气道高反应也有一定抑制作用。有研究表明，颈神经丛阻滞可为紧急气管切开术提供简单、安全、快速及良好的镇痛效果[8]。颈神经丛阻滞分为颈浅神经丛阻滞和颈深神经丛阻滞。其中，颈浅神经丛阻滞可用于锁骨上颈部表浅部位的镇痛，而对于颈部较深组织的疼痛，如甲状腺手术、颈动脉内膜剥脱术等术后镇痛，则须行颈深神经丛阻滞。但由于深支支配颈部肌肉和深层结构，并参与形成膈神经，对于难以维持上呼吸道通畅的患者应禁用颈深神经丛阻滞，尤其是双侧颈深神经丛阻滞。颈神经丛阻滞可为大多数颈部和肩部的创伤或术后转入 ICU 患者提供较满意的镇痛效果，且不良反应和并发症少。一项关于 31 项研究和 2273 例患者的系统综述和荟萃分析发现，双侧颈浅神经丛阻滞具有良好的术后镇痛效果，可以减少阿片类药物的使用，降低了术后恶心、呕吐等并发症的发生率[9]。

（二）臂神经丛阻滞

臂神经丛阻滞应用于 ICU 外伤患者较为普遍，可用于外伤导致的上肢及锁骨区域的镇痛，也可用于上述区域手术的围手术期镇痛[10]。根据患者受伤的部位，神经阻滞的入路稍有不同。常用的臂神经丛阻滞入路包括肌间沟、锁骨上、锁骨下及腋路。其中，肌间沟入路可阻滞颈神经丛及臂神经丛。由于该入路对尺神经阻滞不完全，对于前臂和手部的镇痛必须联合尺神经阻滞。锁骨上入路阻滞法适用于肱骨、肘部、前臂和手部区域的镇痛。锁骨下入路阻滞法主要用于上臂肱动脉中段以远部位的镇痛。经此入路放置连续导管不易移位，可提供满意的术后镇痛。腋路阻滞法适用于肘关节以远部位的镇痛，可提供满意的尺神经阻滞，但由于肌皮神经在喙突水平处已离开腋鞘进入喙肱肌，此神经常不易阻滞完全，受其支配的前臂外侧和拇指底部常镇痛效果差。在 ICU 中，可以根据患者不同部位的镇痛需求，精准选择相应的臂神经丛阻滞入路进行镇痛，其中，肌间沟臂丛神经阻滞是使用较为广泛的肩部镇痛技术之一[11]。

（三）胸部神经阻滞

ICU 患者胸部疼痛常见于外伤导致胸部挫伤、肋骨骨折及胸部手术围手术期。如果镇痛不充分，患者胸部剧烈疼痛不敢咳嗽、咳痰，不敢做深呼吸，易引起肺不张、肺部感染等；相反，如果使用大剂量阿片类药物镇痛，则容易引起呼吸抑制、咳嗽反射抑制、延长机械通气时间和拔管时间、提高呼吸机相关性肺炎及肺不张的发生率。因此，针对 ICU 患者的胸部疼痛需要谨慎处理，既要达到满意的镇痛效果，又要使呼吸抑制降到最低，为达到这个目的，可行胸部神经阻滞镇痛。胸部神经阻滞目前常用的方法有胸椎旁神经阻滞、肋间神经阻滞和前锯肌平面阻滞，这些阻滞方法都适用于 ICU 患者。胸椎旁神经阻滞在 ICU 适用于肋骨骨折、胸部外伤、胸壁手术和开胸手术等镇痛，它与硬膜外镇痛相比，可以避免血流动力学的剧烈波动，安全性更高。最近的荟萃分析结果表明，在胸科术后患者中，胸椎旁神经阻滞复合静脉镇痛或单独胸椎旁神经阻滞相对于其他镇痛方法能够提供更好的围手术期镇痛并能有效减少不良反应[12]。肋间神经阻滞在 ICU 可用于胸部创伤、肋骨骨折、胸部手术后镇痛和胸腔引流的镇痛治疗。前锯肌平面阻滞是一种近年来提出的神经阻滞方法，其主要阻断胸部肋间神经侧皮支，提供前外侧及部分后胸部区域的镇痛，在 ICU 可用于胸部创伤、肋骨骨折、开胸手术等术后镇痛。有多项研究[13-14]表明，胸部神经阻滞可提供全面的镇痛作用，同时最大限度地减少阿片类药物的使用，从而缩短患者的住院时间。

（四）腹部神经阻滞

腹部神经阻滞在 ICU 可用于腹部外伤、腹部手术及腹部肿瘤等的镇痛。常用神经阻滞方法有腹横肌平面阻滞、髂腹下和髂腹股沟神经阻滞。腹横肌平面阻滞是将局部麻醉药物注射在"腹横肌平面"（腹内斜肌与腹横肌之间的平面），从而对支配腹壁的神经产生阻滞作用的一种技术，能为 ICU 患者中有腹部外伤、经腹壁手术（如剖腹手术、阑尾切除术、腹腔镜手术、腹壁成形术、剖宫产）术后提供良好的镇痛效果。髂腹下和髂腹股沟神经阻滞可用于腹股沟区域外伤和术后镇痛。腹部神经阻滞在 ICU 应用的优点是镇痛效果确切，对呼吸、循环及自主神经系统影响小，对胃肠功能无影响，安全性高。有学者通过比较连续硬膜外镇痛与连续腹横肌平面阻滞对妇科手术术后镇痛的效果发现，2 种方法都可提供较满意的镇痛效果，2 组间的不良反应的差异无统计学意义[15]。大量研究表明，重症超声可视化技术大大提高了腹横肌平面阻滞的成功率，降低了并发症发生率，同时由于其广泛的适应证，使该技术在 ICU 具有较大应用前景[16-17]。

（五）下肢神经阻滞

在 ICU 病房，较多外伤患者均会累及下肢，使下肢的镇痛成为 ICU 患者康复过程中较大的挑战。为了减少全身影响同时还能提供较充分的镇痛效果，ICU 下肢外伤患者可选择下肢神经阻滞镇痛。支配下肢的 2 个主要神经丛是腰丛和骶丛。常用的下肢神经阻滞入路包括腰神经丛阻滞（腰肌间隙阻滞）、股神经阻滞（三合一阻滞）和坐骨神经阻滞，其中，腰神经丛阻滞（腰肌间隙阻滞）可同时阻滞股外侧皮神经、股神经和闭孔神经。因此，腰神经丛阻滞适用于膝部、大腿前部和髋部区域外伤后的镇痛；如果加上坐骨神经阻滞可阻滞整个下肢区域的镇痛。股神经阻滞（三合一阻滞），主要阻滞支配大腿前部肌肉（股四头缝匠肌和耻骨肌）及从腹股沟韧带到膝部皮肤的神经，可用于大腿前部和膝关节区域外伤的镇痛，常与其他下肢阻滞技术联合应用。坐骨神经主要支配肌和膝盖远端所有下肢肌肉的运动，以及除隐神经支配的内侧面外，膝部远端下肢的所有感觉。临床上可联合隐神经或股神经阻滞用于膝关节以下区域的镇痛[18]。

三、神经阻滞并发症

神经阻滞是较为安全的一种临床技术，尤其是随着超声可视化技术的普及，外周神经阻滞导致并发症的发生率很低，约为 0.05%，主要包括神经损伤、周围组织损伤、局部麻醉药毒性反应及感染等。神经损伤可能的机制包括机械性损伤（创伤性）、血管性损伤（缺血性）、化学性损伤（神经毒性）及炎症性损伤。目前，临床应用局部麻醉药的单次神经阻滞作用时间，一般不会超过 24 h，如果阻滞区域感觉和 / 或运动异常超出局部麻醉药作用时间，可考虑外周神经阻滞后神经损伤。神经损伤症状和持续时间与损伤程度相关，损伤较轻者，其阻滞区域感觉异常或肌力减弱多在 2 周内恢复；损伤较重者，可有长期或永久的神经功能障碍。目前，暂无有效促进神经修复的药物和治疗手段，可选用的治疗方法包括给予营养神经（糖皮质激素、维生素 B_{12} 等）和物理疗法，一般短暂性神经损伤可自行恢复。对于局部血肿压迫神经或神经离断和严重轴索断伤的患者，必要时可行外科手术探查。为预防神经阻滞的并发症，强调操作前仔细评估，充分准备；操作时尽量使用超声引导，在可视下操作，动作轻柔，反复抽吸；操作后密切观察。做到早期预防、及时发现和有效处置，可减少并发症，改善临床预后[19-20]。

四、前景展望

神经阻滞是一种有效的镇痛方式，在 ICU 有较大的应用前景，尤其对于外伤或手术导致的局部疼痛。在超声引导下，神经阻滞更精确，阻滞镇痛效果会更好，相关并发症发生率也将更少。但神经阻滞也有其自身的局限性，如操作性较强，对神经解剖及超声技术有一定的要求，这就要求重症医师不断加强基础知识和相关技能培训，掌握扎实的解剖学基础、超声成像技术和穿刺技术；另外，鉴于目前局部麻醉药的作用时间，神经阻滞镇痛时间仍较短，这需要开发作用时间更长的新型局部麻醉药。

综上所述，神经阻滞可为 ICU 患者提供安全、有效的镇痛效果，在超声引导下的神经阻滞可能成为一项重要的疼痛管理策略，成为 ICU 多模式镇痛的重要组成部分。

（四川大学华西医院　欧晓峰　陈军军　廖雪莲）

参 考 文 献

［1］中华医学会重症医学分会. 中国成人 ICU 镇痛和镇静治疗指南［J］. 中华重症医学电子杂志，2018，4（2）：90-113.

［2］DEVLIN J W, SKROBIK Y, GELINAS C, et al: Clinical practice guidelines for the prevention and management of pain, agitation/sedation, delirium, immobility, and sleep disruption in adult patients in the ICU [J]. Crit Care Med, 2018, 46 (9): e825-e873.

［3］TERNEL LEBRET S C. Considerations for perioperative opioid analgesic stewardship in Australia: a focus on tapentadol [J]. Pain Manag, 2023, 13 (5): 299-307.

［4］MEHTA S, JEN T T H, HAMILTON D L. Regional analgesia for acute pain relief after open thoracotomy and video-assisted thoracoscopic surgery [J]. BJA Educ, 2023 , 23 (8): 295-303.

［5］CHAN S M, WANG P K, LIN J A. Editorial: New trends in regional analgesia and anesthesia [J]. Front Med (Lausanne) , 2023, 10: 1256371.

［6］AMARAL S, PAWA A. Ultrasound-guided regional anesthesia: present trends and future directions [J]. Braz J Anesthesiol, 2023, 73 (6): 705-706.

［7］JARVIS M S, SUNDARA RAJAN R, ROBERTS A M. The cervical plexus [J]. BJA Educ, 2023, 23 (2): 46-51.

［8］KOSHY R C, THANKAMONY H. Superficial cervical plexus block for urgent tracheostomy [J]. Indian J Anaesth, 2019, 63 (1): 65-66.

［9］WILSON L, MALHOTRA R, MAYHEW D, et al. The analgesic effects of bilateral superficial cervical plexus block in thyroid surgery: A systematic review and meta-analysis [J]. Indian J Anaesth, 2023, 67 (7): 579-589.

［10］MOJICA J J, OCKER A, BARRATA J, et al. Anesthesia for the patient undergoing shoulder surgery [J]. Clin Sports Med, 2022, 41: 219-231.

［11］KANG R, KO J S. Recent updates on interscalene brachial plexus block for shoulder surgery [J]. Anesth Pain Med (Seoul) , 2023, 18 (1): 5-10.

［12］SLINCHENKOVA K, LEE K, CHOUDHURY S, et al. A review of the paravertebral block: benefits and complications [J]. Curr Pain Headache Rep, 2023, 27 (8): 203-208.

［13］GAMS P, BITENC M, DANOJEVIC N, et al. Erector spinae plane block versus intercostal nerve block for postoperative analgesia in lung cancer surgery [J]. Radiol Oncol, 2023, 57 (3): 364-370.

［14］MO X, JIANG T, WANG H, et al. Erector spinae plane block combined with serratus anterior plane block versus thoracic paravertebral block for postoperative analgesia and recovery after thoracoscopic surgery: a randomized controlled non-inferiority clinical trial [J]. Curr Med Sci, 2023, 43 (3): 615-622.

［15］ILANGOVAN L, G S, MEENAKSHISUNDARAM S, et al. Assessment of continuous epidural analgesia versus continuous surgical transverse abdominis plane block for postoperative analgesia in gynecological surgeries [J]. Cureus, 2023, 15 (12): e49957.

［16］LI C, SHI J, JIA H. Ultrasound-guided transversus abdominis plane block as an effective anesthetic technique for transverse colostomy in a high-risk elderly patient: A case report [J]. Front Med (Lausanne). 2023, 13 (10): 1102540.

［17］ALSHARARI A F, ABUADAS F H, ALNASSRALLAH Y S, et al. Transversus Abdominis Plane Block as a Strategy for Effective Pain Management in Patients with Pain during Laparoscopic Cholecystectomy: A Systematic Review [J]. J Clin Med. 2022, 11 (23): 6896.

［18］NOIKHAM A, TIVIRACH W, PONGRAWEEWAN O, et al. Popliteal sciatic nerve block for high-risk patients undergoing lower limb angioplasty: A prospective double-blinded randomized controlled trial [J]. Medicine (Baltimore), 2020, 102 (18): e33690.

［19］CHITNIS S S, TANG R, MARIANO E R. The role of regional analgesia in personalized postoperative pain management [J]. Korean J Anesthesiol, 2020, 73 (5): 363-371.

［20］SLINCHENKOVA K, LEE K, CHOUDHURY S, et al. A review of the paravertebral block: benefits and complications [J]. Curr Pain Headache Rep, 2023, 27 (8): 203-208.

第九章　重　症　消　化

第一节　重症急性胰腺炎限制性液体复苏可能获益

急性胰腺炎（acute pancreatitis，AP）作为全球住院率最高的消化系统疾病之一，常伴随着不良的预后[1]。灌注不足是 AP 导致器官功能衰竭的主要原因之一，早期液体复苏对 AP 患者的治疗至关重要。早期研究表明，积极的液体复苏可改善 AP 患者的灌注，从而改善临床预后，但近年来，越来越多的研究进展使 AP 患者的液体管理策略发生了变化。

一、重症急性胰腺炎液体复苏策略的变迁

早期液体复苏对 AP 患者的治疗至关重要。在疾病早期阶段，炎症反应导致血管通透性增加，血管内液体转移至血管外，这个过程导致血液浓缩和灌注压降低，进而可能导致胰腺组织低灌注，甚至坏死，故应早期纠正血管内液体丢失。入院时血细胞比容≥47% 或入院后 24 h 内未能降低血细胞比容是发生胰腺坏死的危险因素。

对于 AP 早期液体复苏的液体量和补液速度，不同指南给出的建议并不相同。早期美国胃肠病学会（American College of Gastroenterology，ACG）、日本胰腺病协会和国际胰腺病学会均推荐早期进行积极液体复苏，尽量严密监测，避免液体输注过量[2-3]。然而，2018 年美国胃肠病协会（American Gastroenterological Association，AGA）最新指南认为过量的液体复苏有害，但由于缺乏高质量的随机对照试验（randomized controlled trial，RCT）研究，对于补液速度和补液量无法做出推荐[4]。

近年来，关于积极液体复苏策略的 RCT 研究在不断增加，但在人群选择、干预时机和液体选择方面均存在异质性。Buxbaum 等[5]于 2017 年的研究选取了 60 例轻症 AP 患者，按 1∶1 随机分为 2 组。积极复苏组在诊断后 4 h 内先给予 20 ml/kg 液体复苏，然后以 3.0 ml/（kg·h）的速率输注；标准复苏组先给予 10 ml/kg 液体复苏，然后以 1.5 ml/（kg·h）的速率维持输注，每 12 小时监测 1 次实验室检查数据（血细胞比容、血尿素氮或肌酐水平）。结果显示，与标准复苏组相比，早期积极复苏组 36 h 内实现临床改善的患者比例增加，同时全身炎症反应综合征（systemic inflammatory response syndrome，SIRS）和血液浓缩的发生率降低。Cuéllar-Monterrubio 等[6]于 2020 年的 RCT 研究纳入 88 例发病>24 h 的 AP 患者。结果表明，与非积极液体复苏相比，积极液体复苏［20 ml/kg 快速输注后维持 3 ml（kg·h）］对患者发生 SIRS、胰腺坏死、呼吸并发症、急性肾损伤（acute kidney injury，AKI）的概率，以及住院时长均无影响。Angsubhakorn 等[7]于 2021 年的 RCT 研究纳入了 44 例轻症 AP 患者。结果表明，与非积极液体复苏相比，积极液体复苏［20 ml/kg 快速输注后维持 3 ml/（kg·h）］

并不能改善患者预后，但在肥胖患者中有所改善。

二、限制性液体复苏策略的形成与证据

尽管合理的早期液体复苏可能改善 AP 患者的预后，但越来越多的研究表明，过量的液体治疗会导致肺水肿、腹腔高压等并发症，因此，限制性液体复苏策略开始逐渐得到重视。早在 2009 年，毛恩强等[8] 提出了限制性液体复苏策略，该项 RCT 研究纳入了 76 例发病＜72 h 的重症 AP（severe acute pancreatitis，SAP）患者。结果表明，对于严重液体丢失的 AP 患者，进行限制性液体复苏［5～10 ml/（kg·h），逐渐增加］的患者预后更好，积极液体复苏［10～15 ml/（kg·h）］会增加患者死亡率和并发症发生率，包括呼吸衰竭、腹腔间室综合征和脓毒症。由于研究本身存在缺陷（随机化方法不明确、坏死发生率未报告等），该结果并未引起足够重视。另一项前瞻性研究[9] 表明，在 AP 最初 24 h 内补液＞4100 ml 与持续器官功能衰竭和肾功能不全相关。同时，在中度重症急性胰腺炎（moderate severe acute pancreatitis，MSAP）和 SAP 患者中，入院 24 h 内补液量＞4000 ml 与 AKI 的发生率及持续时间增加相关，且是新发 AKI 的独立危险因素[10]。

2022 年 9 月，*NEJM* 发表了一项国际多中心、开放标签的 RCT 研究（WATERFALL 研究）[11]，比较了积极液体复苏与限制性液体复苏对 AP 患者的影响。积极液体复苏组在入组 2 h 内先给予 20 ml/kg 的乳酸林格液，然后以 3 ml/（kg·h）的速率输注。限制性液体复苏组的血容量不足患者在入组 2 h 内先给予 10 ml/kg 的乳酸林格液，无血容量不足的患者不进行快速输注，之后该组所有患者均以 1.5 ml/（kg·h）的速率输注。最终有 249 例患者纳入中期分析，试验因为安全性终点出现组间差异而被终止，积极液体复苏组患者液体过负荷的发生率为 20.5%，限制性液体复苏组为 6.3%（校正后 $RR=2.85$，95%CI 1.36～5.94，$P=0.004$）。在主要终点方面，积极液体复苏组从轻症 AP 转化为 MSAP 和 SAP 的发生率为 22.1%，限制性液体复苏组为 17.3%，2 组间无统计学差异。该研究结论与既往研究结果类似，即积极液体复苏导致液体过负荷的比例升高，可能对患者有害。然而，本研究中关于液体过负荷标准的定义值得商榷，液体过负荷诊断阳性的敏感度太高，依据该标准诊断的液体过负荷是否影响患者的临床预后存在争议。此外，本研究所纳入患者病情偏轻，研究者将入院时伴有休克、呼吸衰竭、肾功能损伤和高钠血症等的 MSAP 和 SAP 患者排除在外，而实际上，这些重症患者液体丢失的程度更高，需要更加积极的液体复苏，因此，该研究的适用性需要进一步探究和验证。

一项于 2023 年发表的纳入 WATERFALL 研究的最新荟萃分析[12] 评估了 AP 患者积极液体复苏与限制性液体复苏的有效性和安全性。结果表明，积极液体复苏与限制性液体复苏之间对于患者主要结局，即 SAP 的发展并无显著差异（$RR=1.87$，95%CI 0.95～3.68，$P=0.07$）。但在安全性结局方面，积极液体复苏导致的液体过负荷发生率显著高于限制性液体复苏患者（$RR=3.25$，95%CI 1.53～6.93，$P<0.01$）。此外，与限制性液体复苏相比，积极液体复苏显著增加了重症监护病房（intensive care unit，ICU）入住率及住院时长。这项荟萃分析的结果与 WATERFALL 研究结果基本一致。即对于液体治疗前入院时没有器官衰竭的 AP 患者，在疗效和安全性结局方面，限制性液体复苏也可能优于积极液体复苏。

另一项于 2023 年发表的系统评价和荟萃分析[13] 分别报道和对比了积极和限制性液体复苏对 SAP 和非 SAP 患者临床结局的影响。该研究的主要结局为全因死亡率，次要结局包括 48 h 内液体相关

并发症、临床改善，以及急性生理和慢性健康状况Ⅱ（acute physiology and chronic health evaluation- Ⅱ score，APACHE- Ⅱ）评分等。共纳入 9 项 RCT 研究，采用随机效应模型进行分析，其中 2 项为在 SAP 患者中实行的研究[8, 14]，7 项为在非 SAP 患者中实行的研究。结果表明，与限制性液体复苏相比，积极液体复苏显著增加了 SAP 患者的死亡风险（合并 $RR=2.45$，95%CI 1.37～4.40）。在 SAP（合并 $RR=2.22$，95%CI 1.36～3.63）和非 SAP（$RR=3.25$，95%CI 1.53～6.93）中，积极液体复苏均显著增加了相关并发症的风险。

尽管既往的荟萃分析存在纳入研究数量和患者数量较少、纳入研究存在异质性等局限，但不可否认的是，最新发表的 2 项荟萃分析研究均强调了积极液体复苏对临床的不良预后风险，强调了对 AP 进行限制性液体复苏的临床重要性，以减少可避免的不良反应和死亡的过度风险。然而，到目前为止，仍无高质量的 RCT 研究表明限制性液体复苏能够改善 AP 的临床预后。故在未来的研究中，医师需要在不同严重程度的 AP 患者中，明确何种液体复苏策略能让患者最大限度的获益。

总之，液体复苏是 AP 早期治疗的基石之一。在目前现有证据情况下，液体复苏的管理策略更趋于限制性。鉴于目前临床研究证据的局限性，需要关注 AP 患者病情的严重程度和复苏时机。对于发病 24 h 内的 AP 患者，可能偏向积极液体复苏；发病 24 h 以后的患者则更偏向限制性液体复苏，同时需要多个维度指标监测，指导 AP 早期液体复苏。

（中国人民解放军东部战区总医院　叶　博　李维勤）

参 考 文 献

［1］ MEDEROS M A, REBER H A, GIRGIS M D. Acute pancreatitis: a review [J]. JAMA, 2021, 325(4): 382-390.

［2］ TENNER S, BAILLIE J, DEWITT J, et al. American College of Gastroenterology guideline: management of acute pancreatitis [J]. Am J Gastroenterol, 2013, 108(9): 1400-1415.

［3］ Working Group IAP/APA Acute Pancreatitis Guidelinesa. IAP/APA evidence-based guidelines for the management of acute pancreatitis [J]. Pancreatology, 2013, 13(4 Suppl 2): e1-15.

［4］ CROCKETT S D, WANI S, GARDNER T B, et al. American Gastroenterological Association Institute Guideline on initial management of acute pancreatitis [J]. Gastroenterology, 2018, 154(4): 1096-1101.

［5］ BUXBAUM J L, QUEZADA M, DA B, et al. Early aggressive hydration hastens clinical improvement in mild acute pancreatitis [J]. Am J Gastroenterol, 2017, 112(5): 797-803.

［6］ CUÉLLAR-MONTERRUBIO J E, MONREAL-ROBLES R, GONZÁLEZ-MORENO E I, et al. Nonaggressive versus aggressive intravenous fluid therapy in acute pancreatitis with more than 24 hours from disease onset: a randomized controlled trial [J]. Pancreas, 2020, 49(4): 579-583.

［7］ ANGSUBHAKORN A, TIPCHAICHATTA K, CHIRAPONGSATHORN S. Comparison of aggressive versus standard intravenous hydration for clinical improvement among patients with mild acute pancreatitis: A randomized controlled trial [J]. Pancreatology, 2021, 21(7): 1224-1230.

［8］ MAO E Q, TANG Y Q, FEI J, et al. Fluid therapy for

severe acute pancreatitis in acute response stage [J]. Chin Med J(Engl), 2009, 122(2): 169-173.

[9] DE-MADARIA E, SOLER-SALA G, SÁNCHEZ-PAYÁ J, et al. Influence of fluid therapy on the prognosis of acute pancreatitis: a prospective cohort study [J]. Am J Gastroenterol, 2011, 106(10): 1843-1850.

[10] YE B, MAO W, CHEN Y, et al. Aggressive resuscitation is associated with the development of acute kidney injury in acute pancreatitis [J]. Dig Dis Sci, 2019, 64(2): 544-552.

[11] DE-MADARIA E, BUXBAUM J L, MAISONNEUVE P, et al. Aggressive or moderate fluid resuscitation in acute pancreatitis [J]. N Engl J Med, 2022, 387(11): 989-1000.

[12] HE K, GAO L, YANG Z, et al. Aggressive versus controlled fluid resuscitation in acute pancreatitis: A systematic review and meta-analysis of randomized controlled trials [J]. Chin Med J(Engl), 2023, 136(7): 1166-1173.

[13] LI X W, WANG C H, DAI J W, et al. Comparison of clinical outcomes between aggressive and non-aggressive intravenous hydration for acute pancreatitis: a systematic review and meta-analysis [J]. Crit Care, 2023, 27(1): 122.

[14] MAO E Q, FEI J, PENG Y B, et al. Rapid hemodilution is associated with increased sepsis and mortality among patients with severe acute pancreatitis [J]. Chin Med J(Engl), 2010, 123(13): 1639-1644.

第二节　重症监护病房内重症急性胰腺炎管理的十项要点

急性胰腺炎（acute pancreatitis，AP）是胰酶异常激活对胰腺自身消化引起的胰腺组织损伤，重症者会导致远端器官功能障碍[1-2]。重症急性胰腺炎（severe acute pancreatitis，SAP）常伴有高炎症反应、持续性器官衰竭，其病死率高，需入住重症监护病房（intensive care unit，ICU）进行治疗。目前，对SAP患者的救治仍存在挑战[3]。本文列举了管理SAP患者的十项要点。

一、识别可能发展为重症的患者

在AP的管理中，早期识别SAP至关重要。各种关于AP的评分系统有助于早期识别SAP。已有研究[4]比较了不同评分系统对AP的预测价值，结果发现，改良CT严重指数（modified CT severity index，MCTSI>4）的准确度最高，其次是急性生理和慢性健康状况Ⅱ（acute physiology and chronic health evaluation-Ⅱ，APACHE-Ⅱ）评分≥8分、Ranson评分≥3分和急性胰腺炎严重程度床边评分（bedside index of severity of acute pancreatitis score，BISAP）≥3分。其中，BISAP评分相对容易应用，且BISAP评分≥3分与患者死亡率显著增加相关[5]。SAP进展迅速且病情凶险，应每天动态评估患者疾病严重程度。

二、重症急性胰腺炎患者应进入重症监护病房治疗

AP的严重程度取决于器官衰竭和局部并发症的发展情况。如果存在器官衰竭持续48 h以上和/或胰腺周围感染坏死，则定义为SAP（其死亡率高达39%~54%）[6]。此类患者应进入ICU治疗，这

对减少并发症和改善患者预后尤为重要。

三、积极查找病因

AP 最常见的病因是胆道梗阻和酒精过量，各占 40%。针对病因的初步检查应包括天冬氨酸转氨酶（aspartateaminotransferase，AST）、丙氨酸转氨酶（alanineaminotransferase，ALT）、γ- 谷氨酰转移酶（γ-glutamyl transferase，GGT）、碱性磷酸酶（alkaline phosphatase，ALP）、胆红素，以及腹部超声。此外，其他因素还包括血脂异常、高钙血症或药物等。因此，还应测定血清钙和甘油三酯的浓度。如果血清甘油三酯浓度超过 11.3 mmol/L，那么高甘油三酯血症可能是潜在病因。约 30% AP 患者的病因无法确定，病情稳定后需进行内镜超声和 / 或磁共振成像（magnetic resonance imaging，MRI）或磁共振胰胆管成像（magnetic resonance cholangiopancreatography，MRCP）。内镜超声在胰腺炎的病因诊断方面优于 MRCP，而 MRCP 在诊断胰腺解剖异常方面（如胰腺分裂）更有优势[7]。

四、腹部计算机体层成像具有重要的诊断和鉴别诊断价值

在病程早期，常规腹部计算机体层成像（computed tomograph，CT）可能无法准确地扫描出坏死程度或其并发症。但如果存在胰腺炎诊断不确定、需要与其他急腹症相鉴别、对初始治疗缺乏反应或临床表现恶化等情况，应进行腹部 CT 扫描[8]。

五、密切监测腹内压，及早识别腹腔间室综合征

腹腔间室综合征（abdominal compartment syndrome，ACS）是指腹内压（intra-abdominal pressure，IAP）持续＞20 mmHg，并伴随新发器官衰竭。合并 ACS 与死亡率增加有关，故监测 IAP 非常重要。当病情发展，出现 ACS 时，应考虑腹腔减压措施，如胃肠减压、灌肠、腹腔积液引流、限制液体负荷、加深镇静及加用神经肌肉阻滞剂等，以降低 IAP[9]。

六、纠正低血容量性休克，进行目标导向的液体复苏

SAP 患者因大量体液丢失，表现为低血容量性休克，应动态监测血流动力学变化，以目标导向进行液体复苏。在复苏液体的选择方面，传统观念认为，乳酸林格液是 SAP 液体复苏的首选液体，与生理盐水，乳酸林格液的并发症更少，相关炎性指标更低[10]。建议采用限制性液体复苏策略，避免容量过负荷。

最近的一项研究表明，与中度液体复苏［低血容量患者 10 ml/kg，正常血容量患者 1.5 ml/（kg·h）］相比，积极的液体复苏［先 20 ml/kg，后 3.0 ml/（kg·h）］会导致液体过负荷[11]。液体过负荷会导致呼吸衰竭和腹内高压，为避免液体过负荷，可能需早期使用血管加压药。指导容量治疗且容易获得的参数包括红细胞比容、血尿素氮、肌酐、乳酸、心率和血压。血细胞比容测量相对简单，血细胞比容≥45% 时，SAP 的发生率更高，其可能是指导液体复苏的重要标志物。高血细胞比容与液体潴留和血液黏度增加有关，这可能导致胰腺微循环受损，促使胰腺坏死[12]。

七、胆源性胰腺炎者建议早期行经内镜逆行胆胰管成像

早期行经内镜逆行胆胰管成像（endoscopic retrograde cholangiopancreatography，ERCP）可显著降低胆管炎患者的死亡率[13]。而对于无胆道梗阻或胆管炎的重症急性胆源性胰腺炎患者，ERCP 不能降低死亡率和减少局部或全身并发症。在近期的 APEC 研究[14]中，针对伴有胆汁淤积但无胆管炎的重症急性胆源性胰腺炎患者进行紧急 ERCP 联合括约肌切除术并未减少并发症或降低死亡率。然而，因为胆管炎的诊断具有挑战性，有疑问的患者应尽早转移到专业的 ERCP 中心，尽快行 ERCP。

八、建议早期经口喂养或肠内营养

禁食是导致肠道功能衰竭和细菌易位等并发症的主要致病因素，多数 SAP 患者在发病 72 h 内可耐受经口喂养。如果无法进行经口喂养，提倡早期进行肠内营养[3]。与肠外营养相比，肠内营养可降低 AP 患者的死亡率、感染性并发症发生率及器官衰竭发生率，减少住院时间[15]。鼻胃管喂养和鼻空肠管喂养同样有效。营养应从低剂量开始，逐步增加到 20～25 kcal/（kg·d）的目标热量[16]。如果肠内营养显著增加腹内压，则应减少剂量，甚至停止。

九、疑似感染者需使用抗生素治疗

预防性使用抗生素并不能防止坏死组织的二重感染，也不能防止胰外感染（肺炎和胆管炎）的发生或降低患者死亡率。大多数指南不建议预防性使用抗生素，因为胰腺炎无菌性坏死的特征，预防性使用抗生素可能并无作用，反而会增加患者耐药风险[17]。感染性坏死的抗感染治疗应针对耐药肠杆菌科、粪肠球菌和铜绿假单胞菌，不建议常规预防性使用抗真菌药，但若发现真菌感染，必须进行抗真菌治疗[9]。

十、增强计算机体层成像有助于明确感染性坏死

由于临床症状和炎症标志物（如 C 反应蛋白、降钙素原）均不足以特异性区分胰腺炎引起的炎症与其他感染性并发症，诊断感染性坏死具有一定挑战性。如果怀疑坏死感染，则应行腹部增强 CT 扫描。坏死灶内气体被认为是一种病理现象，但仅在大约 1/2 的感染坏死中被发现。如果增强 CT 有助于治疗，即使患者存在急性肾损伤，则仍可进行增强 CT 检查[18]。当患者确诊为感染性胰腺坏死后，首选干预策略为 "Step-up" 方式，即首先进行穿刺引流（内镜下经胃或经十二指肠入路引流，必要时行内镜下坏死切除）。对引流效果不佳的患者，应进行视频辅助清创和经腹手术[19]。

十一、总结

SAP 的并发症多，病死率高。SAP 的诊断、监测及治疗正在不断改进。识别可能发展为重症的患者，将发生器官功能衰竭伴或不伴感染性胰腺坏死的患者及时收入 ICU 是积极诊治的前提。积极查找 SAP 病因，必要时进行腹部 CT，通过增强 CT 诊断感染性坏死对诊断和鉴别诊断至关重要。监测腹内压，预防患者出现 ACS 应成为 ICU 中重要的措施。不预防性使用抗生素，但疑似感染者需进

行治疗，使用更少的液体、早期肠内营养，将使用经皮、内镜和外科干预作为序贯的治疗选择。

（河北省人民医院　郭　贺　葛　晨　杜全胜）

参 考 文 献

［1］ PETROV MS, YADAV D. Global epidemiology and holistic prevention of pancreatitis [J]. Nat Rev Gastroenterol Hepatol, 2019, 16(3): 175-184.

［2］ IANNUZZI J P, KING J A, LEONG J H, et al. Global Incidence of acute pancreatitis is increasing over time: a systematic review and meta-analysis [J]. Gastroenterology, 2022, 162(1): 122-134.

［3］ VAN DEN BERG F F, BOERMEESTER M A. Update on the management of acute pancreatitis [J]. Curr Opin Crit Care, 2023, 29(2): 145-151.

［4］ HARSHIT KUMAR A, SINGH GRIWAN M. A comparison of APACHE Ⅱ, BISAP, Ranson's score and modified CTSI in predicting the severity of acute pancreatitis based on the 2012 revised Atlanta Classification [J]. Gastroenterol Rep(Oxf), 2018, 6(2): 127-131.

［5］ WU B U, JOHANNES R S, SUN X, et al. The early prediction of mortality in acute pancreatitis: a large populationbased study [J]. Gut, 2008, 57(12): 1698-1703.

［6］ STERNBY H, BOLADO F, CANAVAL-ZULETA H J, et al. Determinants of severity in acute pancreatitis: a nation-wide multicenter prospective cohort study [J]. Ann Surg, 2019, 270(20): 348-355.

［7］ WAN J, OUYANG Y, YU C, et al. Comparison of EUS with MRCP in idiopathic acute pancreatitis: a systematic review and meta-analysis [J]. Gastrointest Endosc, 2018, 87(1180-1188): e1189.

［8］ SPANIER B W, NIO Y, VAN DER HULST R W, et al. Practice and yield of early CT scan in acute pancreatitis: a dutch observational multicenter study [J]. Pancreatology, 2010, 10(2-3): 222-228.

［9］ JABER S, GARNIER M, ASEHNOUNE K, et al. Guidelines for the management of patients with severe acute pancreatitis, 2021 [J]. Anaesth Crit Care Pain Med, 2022, 41(3): 101060.

［10］ DI MARTINO M, VAN LAARHOVEN S, IELPO B, et al. Systematic review and meta-analysis of fluid therapy protocols in acute pancreatitis: type, rate and route [J]. HPB(Oxford), 2021, 23(11): 1629-1638.

［11］ DE-MADARIA E, BUXBAUM J L, MAISONNEUVE P, et al. Aggressive or moderate fluid resuscitation in acute pancreatitis [J]. N Engl J Med, 2022, 387(11): 989-1000.

［12］ CROSIGNANI A, SPINA S, MARRAZZO F, et al. Intravenous fluid therapy in patients with severe acute pancreatitis admitted to the intensive care unit: a narrative review [J]. Ann Intensive Care, 2023, 13(1): 51.

［13］ TAN M, SCHAFALITZKY DE MUCKADELL O B, LAURSEN S B. Association between early ERCP and mortality in patients with acute cholangitis [J]. Gastrointest Endosc, 2018, 87(1): 185-192.

［14］ SCHEPERS N J, HALLENSLEBEN N D L, BESSELINK M G, et al. Urgent endoscopic retrograde cholangiopancreatography with sphincterotomy versus conservative treatment in predicted severe acute gallstone pancreatitis(APEC): a multicentre randomised controlled trial [J]. Lancet, 2020, 396(10245): 167-176.

［15］ FOSTIER R, ARVANITAKIS M, GKOLFAKIS P.

Nutrition in acute pancreatitis: when, what and how [J]. Curr Opin Clin Nutr Metab Care, 2022, 25(5): 325-328.

[16] SINGER P, BLASER A R, BERGER M M, et al. ESPEN guideline on clinical nutrition in the intensive care unit [J]. Clin Nutr, 2019, 38(1): 48-79.

[17] DE WAELE E, MALBRAIN M L N G, SPAPEN H D. How to deal with severe acute pancreatitis in the critically ill [J]. Curr Opin Crit Care, 2019,

25(2): 150-156.

[18] FINKENSTEDT A, JABER S, JOANNIDIS M. Ten tips to manage severe acute pancreatitis in an intensive care unit [J]. Intensive Care Med, 2023, 49(9): 1127-1130.

[19] THOMSON J E, VAN DIJK S M, BRAND M, et al. Managing infected pancreatic necrosis [J]. Chirurgia(Bucur), 2018, 113(3): 291-299.

第三节　胃肠道功能障碍评分评估重症患者胃肠功能障碍的优势

急性胃肠道功能障碍既可以是多器官功能障碍综合征的组成部分，也可以由胃肠黏膜或消化系统本身疾病所致，其发病机制、诊断、分级和治疗均有待进一步明确。急性胃肠功能障碍增加重症患者的病死率，是影响重症患者预后的重要因素之一。2012 年，欧洲重症监护医学会腹腔问题工作组依据循证医学证据，对胃肠道功能衰竭病理生理的认识及专家推荐意见，提出急性胃肠损伤（acute gastrointestinal injury，AGI）的新概念及相关术语定义，并建议对 AGI 进行分级诊疗，用 AGI 分级评估胃肠道功能损伤[1]。

一、急性胃肠损伤分级标准及局限性

AGI 是指由重症患者急性疾病本身导致的胃肠道功能障碍。AGI 按严重程度可分为以下 4 级。

1. AGI Ⅰ级　有明确病因，胃肠道功能部分受损。具有暂时性和自限性特点，胃肠道症状常发生在机体经历一个打击（如手术、休克等）之后。

2. AGI Ⅱ级　胃肠道消化和吸收功能障碍，不能完成满足机体对营养物质和水的需求，但尚未影响患者全身状况。通常发生在未针对胃肠道进行干预的基础上，或者腹部手术造成的胃肠道并发症较预期更严重时。其特点是出现急性胃肠道症状，需给予一定的干预措施，才能满足机体对营养和水的需求。

3. AGI Ⅲ级　胃肠道功能衰竭。给予干预处理后，胃肠道功能仍无法恢复，患者全身状况无改善，导致多器官功能障碍综合征（multiple organ dysfunction syndrome，MODS）持续存在或进行性恶化。腹内压（ntra-abdominal pressure，IAP）16~20 mmHg，腹腔灌注压<60 mmHg，原有器官功能恶化和 / 或新增器官功能障碍。

4. AGI Ⅳ级　AGI 进展至直接危及生命的状态，MODS 和休克持续存在并进行性恶化，伴远隔器官功能障碍。发生需要积极减压的腹腔间室综合征（IAP>20 mmHg）。

AGI 的分级标准仍存在一定的局限性。例如，缺乏对胃肠道功能的客观测量方法，不能量化；AGI 对患者情况的评估大多是主观评估，而且受到喂养经验和管理的影响，对评估者的依赖性较

高；病情越重，越容易出现更高的 AGI 等级，但不一定是胃肠道功能障碍本身带来的。以往推荐用 AGI 分级来评估胃肠道功能损伤，目前方法已更新为胃肠道功能障碍评分（gastrointestinal dysfunction score，GIDS）。

二、胃肠道功能障碍评分的开发及优势

为在常规临床实践中提供更好的工具以评估胃肠道功能障碍，Blaser 等[2] 开展了关于重症患者的多中心 iSOFA 研究，目的是为评估成人重症患者的胃肠道功能障碍制定 5 级 GIDS（0～4 分）。这项前瞻性、多中心、观察性研究共纳入 9 个国家 11 个重症监护病房（intensive care unit，ICU）的成年患者，收集患者每日临床数据，重点是胃肠道临床症状并测量 IAP。其中，5 个 ICU 还对瓜氨酸和肠型脂肪酸结合蛋白（intestinal fatty aid binding protein，I-FABP）的生物标志物进行了测量。用具有时间依赖性评分的比例风险回归模型（proportional hazards model，简称 Cox 模型）分析患者 28 天和 90 天病死率的相关性。此项研究共纳入 540 例患者，其中 224 例患者测量了瓜氨酸和 I-FABP 的生物标志物。患者中位年龄为 65 岁（18～94 岁），入院时简明急性生理学评分 II（simplified acute physiology score II，SAPS II）为 38 分（四分位间距 26～53），感染相关器官衰竭评分（sepsis-related organ failure assessment，SOFA）为 6 分（四分位间距 3～9）。ICU 中位住院时间为 3 天（四分位间距 1～6），90 天病死率为 18.9%。根据之前欧洲重症监护医学会腹腔问题工作组制定的 AGI 分级的基本原理，根据腹部症状，包括胃残留量、腹泻、肠梗阻症状、胃肠道出血和 IAP 等制定了一个新的 5 级 GIDS（表 9-3-1）。

表 9-3-1　胃肠道功能障碍评分（GIDS）

分数 / 分	风险	症状表现
0	无风险	无症状或口服摄入后出现下列症状中的 1 种：①无肠鸣音；②呕吐；③ GRV>200 ml；④胃肠麻痹 / 动力性肠梗阻；⑤腹胀；⑥腹泻（不严重）；⑦无须输血的胃肠出血；⑧ IAP 12～20 mmHg
1	风险增加	出现下列症状中的 2 种：①无法经口进食；②无肠鸣音；③呕吐；④ GRV>200 ml；⑤胃肠麻痹 / 动力性肠梗阻；⑥腹胀；⑦腹泻（不严重）；⑧无须输血的消化道出血；⑨ IAP 12～20 mmHg
2	胃肠道功能障碍	出现评分为 1 分的 3 种或 3 种以上症状，或最多出现下列症状中的 2 种：①严重腹泻；②需要输血的胃肠出血；③ IAP>20 mmHg
3	胃肠道功能衰竭	出现下列症状中的 3 种或 3 种以上：①应用胃肠促动力药；②胃肠麻痹；③动力性肠梗阻；④腹胀；⑤严重腹泻；⑥需要输血的消化道出血；⑦ IAP>20 mmHg
4	危及生命	出现下列症状中的 1 种：①导致失血性休克的胃肠道出血；②肠系膜缺血；③腹腔隔室综合征

注：GRV. 胃残余量；IAP. 腹内压。

研究显示，单纯使用 SOFA 预测患者 28 天病死率的 HR 为 1.23（95%CI 1.16～1.30，P<0.001）；单纯使用 SOFA 预测患者 90 天病死率的 HR 为 1.23（95%CI 1.16～1.29，P<0.001）。如果使用 GIDS 联合 SOFA，预测患者 28 天病死率的 HR 为 1.40（95%CI 1.07～1.84），预测患者 90 天病死率的 HR 为 1.40（95%CI 1.02～1.79）。如果使用 GIDS 联合包含所有 SOFA 量表的模型，预测患者 28 天病死率的 HR 为 1.48（95%CI 1.13～1.92），预测患者 90 天病死率的 HR 为 1.47（95%CI 1.15～1.87）。GIDS 不但与患者 28 天病死率和 90 天病死率独立相关，还可提高 SOFA 在所有分析中的预测能力，GIDS 可作为 SOFA 预测患者 28 天病死率和 90 天病死率的补充。GIDS 可以单独预测病死率，也可联合 SOFA

共同预测病死率。I-FABP 和瓜氨酸在重症患者 GIDS 中未发挥作用，再次证明生物标志物在准确识别胃肠道功能障碍患者的能力方面是有限的。

2022 年，中国进行了一项前瞻性、观察性研究[3]，验证 GIDS 与疾病严重程度和患者预后之间的相关性，以评估使用 GIDS 来反映重症患者的严重程度和短期预后的可行性。研究显示，GIDS 2～4 分组患者的 ICU 住院时间和 28 天病死率（$P=0.032$）显著高于 GIDS 0～1 分组的（$P=0.001$）。GIDS 2～4 分组脓毒症和感染性休克患者的比例（$P<0.001$）显著高于 GIDS 0～1 分组的（$P=0.025$）。GIDS 2～4 分组患者 48 h 开始肠内营养的比例显著低于 GIDS 0～1 分组的（$P=0.018$）。GIDS、AGI 分级、急性生理学和慢性健康状况评价（acute physiology and chronic health evaluation Ⅱ，APACHE Ⅱ）评分和 SOFA 在 ICU 入院第 1 天时预测 28 天病死率的 ROC 曲线显示，GIDS 的曲线下面积（area under curve，AUC）为 0.702（$95\%CI$ 0.628～0.775，$P<0.001$），AGI 分级的 AUC 为 0.571（$95\%CI$ 0.493～0.649，$P=0.072$），APACHE Ⅱ 评分的 AUC 为 0.724（$95\%CI$ 0.653～0.796，$P<0.001$），SOFA 的 AUC 为 0.703（$95\%CI$ 0.631～0.775，$P<0.001$），而 GIDS 联合 SOFA 的 AUC 为 0.719（$95\%CI$ 0.648～0.790，$P<0.001$）。与单独使用 SOFA 相比，GIDS 联合提高了 SOFA 预测患者 28 天病死率的准确性。GIDS 可以独立评估或与 SOFA 联用作为 SOFA 的补充，弥补 SOFA 中缺少胃肠道相关评估的不足。GIDS 可作为胃肠道功能障碍临床评估工具，用于评估重症患者的疾病严重程度和短期预后。

相比 AGI 分级，GIDS 的优势包括量化评分框架清晰，便于临床医师操作，能够快速获得结果，可床边随时获得并进行量化，具有可重复评估，减少了主观性，对于患者来说无创伤、成本低。

三、胃肠道功能障碍评分的不足

GIDS 评分系统只关注临床实践中常规测量的胃肠道运动功能障碍症状，但重症患者胃肠道功能障碍不仅表现为胃肠道运动的变化，还可出现肠内营养的消化和吸收受损、餐后肠道内分泌反应的改变，以及肠黏膜完整性、肠系膜灌注和腹内压力的变化[4]。虽然 GIDS 评分系统可以预测重症患者的病死率，但目前 GIDS 尚未得到广泛验证，后期还需要更多的研究来提供证据以验证 GIDS 的准确性。

2023 年发布的欧洲临床营养与代谢协会临床实践指南——ICU 内的临床营养[5]指出，肠内喂养不耐受被定义为对喂养尝试期间的胃肠道功能障碍，并使用肠内营养相关并发症来定义肠内喂养不耐受，包括腹胀、胃潴留、呕吐、食物反流、肠胀气、假性结肠梗阻（Ogilvie 综合征）和 / 或肠缺血、腹泻等；同时，建议使用 GIDS 监测胃肠道功能，但由于 GIDS 尚未得到广泛临床研究的验证，该指南并无明确的推荐级别。

四、总结

GIDS 量化评分框架清晰，可在床边随时获得，并尽量减少了主观性。GIDS 可独立进行评估，或与 SOFA 联用作为 SOFA 的补充，弥补 SOFA 评分中缺少胃肠道相关评估的不足。有限的研究显示，GIDS 可作为胃肠道功能障碍临床评估工具，用于评估重症患者的疾病严重程度和短期预后。

GIDS 需要后期更多的临床研究来提供证据进行广泛的验证。

（哈尔滨医科大学附属第一医院　赵鸣雁）

参 考 文 献

[1] BLASER A R, MALBRAINM L N G, STARKOPF, J, et al. Gastrointestinal function in intensive care patients: terminology, definitions and management. Recommendations of the ESICM Working Group on Abdominal Problems [J]. Intensive Care Med, 2012, 38(3): 384-394.

[2] BLASER A R, PADAR M, MÄNDUL M, et al. Development of the gastrointestinal dysfunction score(GIDS)for critically ill patients-a prospective multicenter observational study(iSOFA study) [J]. Clin Nutr, 2021, 40(8): 4932-4940.

[3] LIU X Y, WANG Q Z, YANG D Q, et al. Association between gastrointestinal dysfunction score (GIDS) and disease severity and prognosis in critically ill patients: a prospective, observational study [J]. Clin Nutr, 2023, 42(5): 700-705.

[4] BLASER A R, KASPAR F B, ADAM M D, et al. Gastrointestinal function in critically ill patients [J]. Curr Opin Clin Nutr Metab Care, 2023, 26(5): 463-469.

[5] PIERRE S, BLASER A R, METTE M B, et al. ESPEN practical and partially revised guideline: Clinical nutrition in the intensive care unit [J]. Clin Nutr, 2023, 42(9): 1671-1689.

第四节　选择性消化道去污对机械通气患者的效果：仍有争议

选择性消化道去污（selective digestive decontamination，SDD）是一种预防性感染控制策略，通常包括对口咽和上消化道使用不可吸收的局部抗菌药物，同时使用或不使用短期广谱抗菌药物进行静脉注射。

20 世纪 60 年代，Johanson 等[1]发现患者入院数天内口咽部菌群结构发生变化，以革兰氏阴性菌为主，这被认为是医院获得性感染的重要原因。Waaij 等[2]证明，保护肠道厌氧菌群可以防止小鼠体内革兰氏阴性菌过度生长，称为"定植抗性"（colonization resistance）。20 世纪 80 年代初，Stoutenbeek 等[3]在重症监护病房（intensive care unit，ICU）患者中引入了 SDD 的概念。SDD 的预防目标病原体是肠杆菌（如大肠埃希菌和肺炎克雷伯菌）、铜绿假单胞菌和金黄色葡萄球菌。SDD 已在荷兰的多数 ICU 中获得应用，但在其他国家和地区，ICU 医师仍不愿常规使用该方法。

一、选择性消化道去污的实施

SDD 通常选用氨基糖苷类药物（妥布霉素）和多黏菌素 E 的组合，也有学者加用两性霉素 B 或头孢他啶（对厌氧菌无活性）。荷兰 ICU 患者的 SDD 相关指南建议，在使用 SDD 的同时，需要对入院当天，以及每周 2 次的呼吸道样本和直肠拭子进行微生物检测。这些培养结果作为抗菌药物耐药病原体的早期预警，同时也是 SDD 疗效的衡量标准。SDD 的主要目标是预防 ICU 获得性感染。因此，SDD 的目标人群是预计在 ICU 中至少住院 2 天或 3 天、接受机械通气的患者。进行 SDD 的首选时机是入住 ICU 后立即开始。在大多数研究中，SDD 持续到 ICU 出院；在部分研究中，SDD 持续到患者拔管[3-4]。

二、选择性消化道去污的循证证据

SDD 的循证证据主要来自荷兰的 3 项大型随机对照临床研究。这些研究证明，SDD 可降低 ICU 患者的死亡率，减少耐药革兰氏阴性需氧菌的定植率，改善患者的预后。第 1 项研究[5]纳入 934 例入住外科和内科 ICU 的患者。结果显示，SDD 可降低住院死亡率（24% vs. 31%，$P=0.02$），以及减少耐药革兰氏阴性需氧菌的定植率。第 2 项研究[6]有 13 家 ICU 参与，共纳入 5939 例患者。与标准护理相比，进行 SDD 和选择性口咽部去污（selective oropharyngeal decontamination，SOD）患者的预后更好，ICU 入院后 28 天死亡率分别相对降低了 13% 和 11%。第 3 项研究[7]在 16 家 ICU 中开展，分别有 5957 例和 6040 例患者被纳入 SOD 组和 SDD 组的临床结果分析。结果显示，SDD 组患者的预后优于 SOD 组；与 SOD 组相比，SDD 组患者的 28 天绝对死亡率和相对死亡率分别降低了 3.0% 和 11.6%。一项荟萃分析[8]纳入 6 个来自抗菌药物耐药性水平较低地区（荷兰、法国和德国）的研究，共纳入 17 884 例 ICU 住院患者。结果显示，进行 SDD 患者的住院死亡风险为 0.82（95%CI 0.72～0.93）。这些研究结果为荷兰 SDD 指南提供了循证证据，并促进了 SDD 在荷兰 ICU 中的广泛应用。

三、选择性消化道去污的争议

以上研究均来自抗菌药物耐药水平较低的地区，对于抗菌药物耐药水平较高的地区（至少有 5% 的血流感染是由产广谱 β- 内酰胺酶肠杆菌科细菌引起的），研究结果则有所不同。2018 年发表的一项多中心随机对照试验（randomized controlled trial，RCT）研究[4]中，由高度耐药微生物引起的血流感染比例为 25.5%，进行 SDD 患者在第 28 天调整后的死亡风险危险比为 1.03（95%CI 0.80～1.32）。在 ICU 获得性多重耐药革兰氏阴性菌血流感染方面，与基线相比，进行 SDD 患者的绝对风险降低率为 0.8%（95%CI 0.1%～1.6%）。该研究中，在中、高抗菌药物耐药性流行地区 ICU 接受机械通气的患者中，SDD 并无明显的临床和微生物学获益。有学者指出，SDD 的效果可能受到联合静脉使用抗菌药物的影响[9]。此外，SDD 的效果会波及同时接受治疗的对照组患者[10-11]。在关于 SDD 的 RCT 研究中，对照组的事件发生率中位数通常较高，而干预组的事件发生率中位数并不特别低，这使 SDD 在机械通气患者中的疗效仍存在争议。近期的 SuDDICU 研究纳入澳大利亚 19 个 ICU 中共 5982 例接受机械通气的成人患者[12]。结果显示，接受 SDD 的患者与标准护理组在院内死亡率、ICU 死亡率、机械通气时间、住 ICU 时间和住院时间方面均无统计学差异。在细菌学评估中，阳性血培养（23.1% vs. 34.6%）和耐药微生物培养（5.6% vs. 8.1%）显著减少，但艰难梭菌感染无显著增加。新的耐抗菌药物微生物的培养结果显示，SDD 组不低于标准治疗组。澳大利亚属于抗菌药物耐药水平较低的地区，这项研究结果与 2018 年来自高抗菌药物耐药水平国家的多中心 RCT 研究结果一致[4]，表明 SDD 并不能改善机械通气患者的临床预后。

四、选择性消化道去污目前临床的主流观点

重症患者由于广谱抗菌药物暴露、免疫功能紊乱等，容易使体内微生态失衡，继而经主动筛查检出耐药菌定植。既往研究证实，定植是导致感染的风险因素之一。进行 SDD 可使部分患者获益。但近期的研究表明，SDD 并不能改善机械通气重症患者的临床预后。目前，重症领域更关注宿主微生态的稳定，认为局部抗菌药物暴露会严重干扰患者微生态的稳定性，甚至诱导耐药菌产生[13]。拯救脓毒症运动指南将 SDD 作为多重耐药病原体感染的风险因素之一[14]。欧洲感染控制协会（European Committee of Infection Control，EUCIC）和欧洲临床微生物与感染性疾病协会（European Society of Clinical Microbiology and Infectious Diseases，ESCMID）制定的《多重耐药革兰氏阴性细菌携带者去定植指南》也不推荐常规进行 SDD[15]。2022 年底发表的 SuDDICU 研究结果提示，SDD 未能改善 ICU 内机械通气患者的住院死亡率。因此，目前认为，SDD 应用于机械通气重症患者仍有争议，SDD 与宿主临床预后和微生态的关系如何，以及如何精准实施 SDD，还需要深入评估。

（复旦大学附属华东医院　吴志雄
上海市第一人民医院　王瑞兰
上海交通大学医学院附属瑞金医院　陈德昌）

参 考 文 献

[1] JOHANSON W G, PIERCE A K, SANFORD J. Changing pharyngeal bacterial flora of hospitalized patients. Emergence of gram-negative bacilli [J]. N Engl J Med, 1969, 281(21): 1137-1140.

[2] VAN DER WAAIJ D, BERGHUIS-DE VRIES J M, LEKKERKERK L-V. Colonization resistance of the digestive tract in conventional and antibiotic-treated mice [J]. J Hyg(Lond), 1971, 69(3): 405-411.

[3] STOUTENBEEK C P, VAN SAENE H K, MIRANDA D R, et al. The effect of selective decontamination of the digestive tract on colonisation and infection rate in multiple trauma patients [J]. Intensive Care Med, 1984, 10(4): 185-192.

[4] WITTEKAMP B H, PLANTINGA N L, COOPER B S, et al. Decontamination strategies and bloodstream infections with antibiotic-resistant microorganisms in ventilated patients: a randomized clinical trial [J]. Jama, 2018, 320(20): 2087-2098.

[5] DE JONGE E, SCHULTZ M J, SPANJAARD L, et al. Effects of selective decontamination of digestive tract on mortality and acquisition of resistant bacteria in intensive care: a randomised controlled trial [J]. Lancet, 2003, 362(9389): 1011-1016.

[6] DE SMET A M, KLUYTMANS J A, COOPER B S, et al. Decontamination of the digestive tract and oropharynx in ICU patients [J]. N Engl J Med, 2009, 360(1): 20-31.

[7] OOSTDIJK E A N, KESECIOGLU J, SCHULTZ M J, et al. Effects of decontamination of the oropharynx and intestinal tract on antibiotic resistance in ICUs: a randomized clinical trial [J]. Jama, 2014, 312(14): 1429-1437.

[8] PLANTINGA N L, DE SMET A M G A, OOSTDIJK E A N, et al. Selective digestive and oropharyngeal

decontamination in medical and surgical ICU patients: individual patient data meta-analysis [J]. Clin Microbiol Infect, 2018, 24(5): 505-513.

［9］ HAMMOND N E, MYBURGH J, SEPPELT I, et al. Association between selective decontamination of the digestive tract and in-hospital mortality in intensive care unit patients receiving mechanical ventilation: a systematic review and meta-analysis [J]. Jama, 2022, 328(19): 1922-1934.

［10］ HURLEY J C. Incidences of pseudomonas aeruginosa-associated ventilator-associated pneumonia within studies of respiratory tract applications of polymyxin: testing the stoutenbeek concurrency postulates [J]. Antimicrob Agents Chemother, 2018, 62(8): e00291-e00318.

［11］ HURLEY J C. Selective digestive decontamination-Con [J]. Intensive Care Med, 2023, 49(8): 982-983.

［12］ MYBURGH J A, SEPPELT L M, GOODMAN F, et

al. Effect of selective decontamination of the digestive tract on hospital mortality in critically ill patients receiving mechanical ventilation: a randomized clinical trial [J]. Jama, 2022. 328(19): 1911-1921.

［13］ BUELOW E, GONZALEZ T B, VERSLUIS D, et al. Effects of selective digestive decontamination(SDD)on the gut resistome [J]. J Antimicrob Chemother, 2014, 69(8): 2215-2223.

［14］ EVANS L, RHODES A, ALHAZZANI W, et al. Surviving sepsis campaign: international guidelines for management of sepsis and septic shock 2021 [J]. Intensive Care Med, 2021, 47(11): 1181-1247.

［15］ TACCONELLI E, MAZZAFERRI F, DE SMET A M, et al. ESCMID-EUCIC clinical guidelines on decolonization of multidrug-resistant Gram-negative bacteria carriers [J]. Clin Microbiol Infect, 2019, 25(7): 807-817.

第五节　早期识别急性肠系膜缺血

急性肠系膜缺血（acute mesenteric ischemia，AMI）是急性肠系膜动脉、静脉栓塞或循环压力降低，导致肠系膜内血流减少，不能满足其相应器官的代谢需求[1]。AMI 总体发生率较低（占急诊入院患者的 0.09%～0.20%），但一旦发生，其死亡率高达 50%，早期诊断和干预是改善 AMI 转归的关键[2]。重症监护病房（intensive care unit，ICU）患者发生 AMI 的病因多与低灌注相关，而非肠系膜血管闭塞，即非闭塞性肠系膜缺血（non-occlusive mesenteric ischemia，NOMI）[3]。在 ICU 内镇痛、镇静和机械通气的休克患者中，AMI 典型腹痛症状表现不明显，这些患者通常是 NOMI 的高风险人群。NOMI 的诊断比闭塞性 AMI 更具挑战性。

一、急性肠系膜缺血的高危因素

目前认为，NOMI 的高危因素包括心源性休克、感染性休克、脱水等，这些因素导致内脏灌注不足，低灌注状态激活交感神经反应，使心输出量增加，动脉肠系膜血管收缩。其他常见的危险因素包括心肌梗死、充血性心力衰竭、恶性心律失常、瓣膜性心脏病、大手术、严重创伤，以及需长期血液透析的终末期肾病等[4-6]。另外，血管升压素如去甲肾上腺素和肾上腺素的使用可能导致肠黏膜灌注受损，导致 NOMI 的发生[7-9]，故 ICU 患者使用血管升压素后出现无法解释的腹痛或腹胀时，应怀疑患有 NOMI。肠内营养在重症患者肠缺血发生、发展中的作用仍存在争议。近期一项纳入 2410 例患伴有休克的机械通气患者的 NUTRIREA-2 试验的事后分析[10]，所有患者被随机分配到接受肠内营养或肠外营养。结果发现，肠内营养、多巴酚丁胺使用、简明急性生理学评分Ⅱ（simplified acute physiology score Ⅱ，SAPS Ⅱ）≥62 分和血红蛋白≤109 g/L 与 AMI 独立相关，提示需要使用血管收缩药的机械通气患者，如果存在需要使用多巴酚丁胺的低心输出量和 / 或 SAPS Ⅱ 评分高的多器官衰竭情况，应延迟或谨慎使用肠内营养。

二、急性肠系膜缺血的临床表现

AMI 缺乏特异性临床表现，患者早期可表现为剧烈腹痛，可合并恶心及呕吐情况；晚期如出现肠道坏死时可出现消化道出血症状，故易与绞窄性肠梗阻、腹腔内疝、消化道穿孔等疾病混淆，从而导致漏诊和误诊。2022 年，世界急诊外科学会（World Society of Emergency Surgery，WSES）急性肠系膜缺血指南指出[2]，NOMI 作为 AMI 亚型之一，其患者的疼痛通常更具弥漫性和发作性。不明原因的腹胀或胃肠道出血可能是 NOMI 患者急性肠道缺血的唯一征象，但在 ICU 中，大约 25% 的镇静患者可能无法检测到。对于心肺复苏存活后出现菌血症和腹泻的患者，无论是否存在腹痛，都应怀疑患有 NOMI。右侧腹痛伴有大便呈栗色或鲜红色，高度提示为 NOMI。

三、急性肠系膜缺血的生物标志物

目前，尚无生物标志物可准确预测或诊断 AMI。近年的部分研究显示，肠型脂肪酸结合蛋白（intestinal fatty acid-binding protein，I-FABP）、血清 α- 谷胱甘肽硫转移酶（α-glutathione S-transferase，α-GST）和缺血修饰白蛋白等生物标志物可用于 AMI 的辅助诊断。

1. I-FABP　脂肪酸结合蛋白是一系列脂质伴侣蛋白，为肠道所特有。当肠道上皮细胞完整性被破坏，就会释放 I-FABP 进入血液循环，I-FABP 水平与肠道损伤程度相关[11]。一项研究[12]评估了 I-FABP 单独及联合传统生物标志物诊断 NOMI 的价值。结果显示，白细胞诊断 NOMI 的敏感度为 40%、特异度为 85.9%；D- 二聚体诊断 NOMI 的敏感度为 52%、特异度为 87.3%；乳酸诊断 NOMI 的敏感度为 60%、特异度为 88.7%；I-FABP 诊断 NOMI 的敏感度为 76%、特异度为 80.3%，曲线下面积（area under the curve，AUC 为）0.805，其诊断效能最佳。另一项旨在探讨 I-FABP 及瓜氨酸诊断 NOMI 价值的多中心、前瞻性、观察性研究[13]表明，在 NOMI 合并肠坏死的情况下，血 I-FABP 水平显著增加（AUC＝0.83），以 3114 pg/ml 为阈值，肠坏死诊断的敏感度为 70%、特异度为 85%，阴性预测值为 58%、阳性预测值为 90%；而血浆瓜氨酸含量差异无统计学意义。然而，I-FABP 用于缺血性肠病的诊断仍具局限性，I-FABP 水平在其他类型的小肠疾病（如急性小肠结肠炎、克罗恩病和单纯性肠梗阻），以及肾功能不全患者中也会升高，一部分 NOMI 患者因肠细胞耗竭而表现出较低的 I-FABP 水平，这一特点也影响了其诊断 NOMI 的特异性[14-15]。

2. α-GST　GST 是一类存在于肠黏膜的催化酶，其半衰期非常短，主要参与氧化应激。当肠黏膜细胞缺血缺氧受损时，α-GST 在血清中的表达增高。Treskes 等[16]研究发现，α-GST 在 AMI 患者中升高，其诊断 AMI 的敏感度为 67.8%、特异度为 84.2%。但由于其不单纯存在于肠道中，还存在于肾和肝上皮细胞中，单独以 α-GTS 水平的检测来评估肠黏膜受损还不够全面。

3. 缺血修饰白蛋白 缺血修饰白蛋白是诊断 AMI 的最具潜力的生物学标志物之一[17]。生理状态下人血白蛋白 N 末端有一个结合位点，可与过渡金属离子（如钴等）紧密结合，在缺氧、缺血条件下，蛋白质的 N 末端会发生结构变化，这可能是由于其暴露于活性氧而降低了其与过渡金属离子的结合能力。一项荟萃分析（包括 7 例肠系膜上动脉血栓栓塞性闭塞的病例对照研究）结果显示，缺血修饰白蛋白诊断 AMI 的合并敏感度和特异度分别为 94.7%（95%CI 74.0%～99.9%）和 86.4%（95%CI 65.1%～97.1%）[16]。

四、急性肠系膜缺血的影像学检查

1. 计算机体层血管成像 临床实践已经证实，计算机体层血管成像（computed tomography angiography，CTA）是目前 AMI 诊断最准确的技术。患者一旦怀疑 AMI，应立即进行 CTA 检查。CTA 的表现和病理生理改变密切相关[18-20]。AMI 早期阶段，缺血损伤仅限于黏膜层，CTA 表现为肠壁水肿增厚，由于血管渗透性增加，可出现黏膜层异常增强。此外，因动脉血流异常分布可出现肠壁缺血征象，表现为肠壁强化程度减弱。腹水和肠系膜增厚也是 AMI 早期的 CTA 影像学表现。AMI 中期阶段的病理生理改变主要集中在肠黏膜下层和肌层，表现为肠壁水肿、溃疡、出血和坏死。CTA 表现为肠管麻痹性扩张，在扩张增厚的肠壁上可见到灰色区域，这是因缺血而使强化程度减弱。在此阶段，即使肠道血运恢复，也仍有肠道纤维性狭窄风险，出现反复肠梗阻。AMI 后期阶段的主要病理改变是毛细血管通透性增加、细菌移位及肠壁坏死。CTA 则会看到肠壁扩张菲薄，有时也会表现为肠壁间、系膜内及门静脉中的气泡征，甚至游离腹腔气体征。

根据 Yu 等[21]的报道，在 NOMI 患者的 CTA 图像中，可以看到典型的动脉血管收缩表现，如肠系膜上动脉分支起源的局灶性狭窄，血管痉挛导致肠系膜血管出现"串珠状"或"香肠串"外观。与既往进行计算机体层成像（computed tomograph，CT）检查组或健康对照组相比，NOMI 患者的肠系膜上动脉直径也可显著降低，其直径＜4 mm 有助于诊断。由于 NOMI 通常发生在低灌注状态，门静脉和全身静脉血管系统都可能出现缩小或塌陷，但在 CT 检查之前进行液体复苏可能会干扰判断。需要注意的是，如 CTA 未能证实肠系膜缺血性疾病而临床医师高度怀疑 AMI 时，则应选择行肠系膜动脉造影，尽早确认或排除该诊断[22]。对于肾功能不全患者，如果怀疑 AMI，则应进行 CTA 检查，因为延误诊断的后果将更加严重[23]。

2. 其他影像学检查 腹部 X 线平片通常是急性腹痛患者的初始影像学检查，但 AMI 的 X 线表现并不具有特异性，特别是在早期诊断 AMI 方面的作用有限。只有当肠梗死发生，并且肠穿孔表现为腹腔内游离气体时，X 线片才有阳性结果。X 线片阴性不能排除 AMI，故腹部 X 线平片诊断意义不大[2]。B 超诊断对操作者的要求较高，且易受到肠积气、水肿的影响。

虽然多源 CT 扫描可发现肠壁增厚、肠襻扩张及内容物积聚、肠系膜血管充血等间接征象，对 AMI 的早期诊断具有一定价值[24]，但通常需要具备丰富经验的人员来执行和解释其检查结果。动脉血管造影曾被认为是 AMI 的最佳诊断方法，但其价格昂贵、操作复杂且为有创性检查，现已很少用于 AMI 的诊断，而多用于早期介入治疗。

总体而言，具有高危因素及出现消化道症状的 ICU 患者需怀疑 AMI 的诊断，CTA 成像技术已作为其影像学的首选检查。目前虽尚无可用于确诊 AMI 的生物标志物，但仍有助于证实临床疑诊，多种生物标志物联合应用有望提高诊断效能。

（甘肃省妇幼保健院 / 甘肃省中心医院　刘　健　陈　德
兰州大学第一医院　郭　鸿）

参 考 文 献

［1］ TILSED J V, CASAMASSIMA A, KURIHARA H, et al. ESTES guidelines: acute mesenteric ischaemia [J]. Eur J Trauma Emerg Surg, 2016, 42 (2): 253-270.

［2］ BALA M, CATENA F, KASHUK J, et al. Acute mesenteric ischemia: updated guidelines of the World Society of Emergency Surgery [J]. World J Emerg Surg, 2022, 17 (1): 54.

［3］ AL-DIERY H, PHILLIPS A, EVENNETT N, et al. The pathogenesis of nonocclusive mesenteric ischemia: implications for research and clinical practice [J]. J Intensive Care Med, 2019, 34 (10): 771-781.

［4］ NIU Q, HOU K, WU Y, et al. Mesenteric ischaemia in a case of acute anterior myocardial infarction: overlap of ischaemic types [J]. Clin Med (Lond) , 2023, 23 (5): 521-524.

［5］ FUJISAWA Y, MIYANAGA T, TAKEJI A, et al. A lethal combination: legionnaires' disease complicated by rhabdomyolysis, acute kidney injury, and non-occlusive mesenteric ischemia [J]. Am J Case Rep, 2023, 24: e940792.

［6］ REINTAM B A, ACOSTA S, ARABI Y M. A clinical approach to acute mesenteric ischemia [J]. Curr Opin Crit Care, 2021, 27 (2): 183-192.

［7］ KRYCHTIUK K A, RICHTER B, LENZ M, et al. Epinephrine treatment but not time to ROSC is associated with intestinal injury in patients with cardiac arrest [J]. Resuscitation, 2020, 155: 32-38.

［8］ BOURCIER S, KLUG J, NGUYEN L S. Non-occlusive mesenteric ischemia: diagnostic challenges and perspectives in the era of artificial intelligence [J]. World J Gastroenterol, 2021, 27 (26): 4088-4103.

［9］ TOPOLSKY A, PANTET O, LIAUDET L, et al. MDCT-findings in patients with non-occlusive mesenteric ischemia (NOMI): influence of vasoconstrictor agents [J]. Eur Radiol, 2023, 33 (5): 3627-3637.

［10］ PITON G, LE GOUGE A, BOISRAMÉ-HELMS J, et al. Factors associated with acute mesenteric ischemia among critically ill ventilated patients with shock: a post hoc analysis of the NUTRIREA2 trial [J]. Intensive Care Med, 2022, 48 (4): 458-466.

［11］ STRANG S G, HABES Q L M, VAN DER HOVEN B, et al. Intestinal fatty acid binding protein as a predictor for intra-abdominal pressure-related complications in patients admitted to the intensive care unit; a prospective cohort study (I-Fabulous study) [J]. J Crit Care, 2021, 63: 211-217.

［12］ MATSUMOTO S, SHIRAISHI A, KOJIMA M, et al. Comparison of diagnostic accuracy for nonocclusive mesenteric ischemia in models with biomarkers including intestinal fatty acid-binding protein in addition to clinical findings [J]. J Trauma Acute Care Surg, 2019, 86 (2): 220-225.

［13］ BOURCIER S, ULMANN G, JAMME M, et al. A multicentric prospective observational study of diagnosis and prognosis features in ICU mesenteric ischemia: the DIAGOMI study [J]. Ann Intensive Care, 2022, 12 (1): 113.

[14] OKADA K, SEKINO M, FUNAOKA H, et al. Intestinal fatty acid-binding protein levels in patients with chronic renal failure [J]. J Surg Res, 2018, 230: 94-100.

[15] SEKINO M, FUNAOKA H, SATO S, et al. Intestinal fatty acid-binding protein level as a predictor of 28-day mortality and bowel ischemia in patients with septic shock: a preliminary study [J]. J Crit Care, 2017, 42: 92-100.

[16] TRESKES N, PERSOON A M, VAN ZANTEN A R H. Diagnostic accuracy of novel serological biomarkers to detect acute mesenteric ischemia: a systematic review and Meta-analysis [J]. Intern Emerg Med, 2017, 12 (6): 821-836.

[17] MEMET O, ZHANG L, SHEN J. Serological biomarkers for acute mesenteric ischemia [J]. Ann Transl Med, 2019, 7 (16): 394.

[18] OLSON M C, FLETCHER J G, NAGPAL P, et al. Mesenteric ischemia: what the radiologist needs to know [J]. Cardiovasc Diagn Ther, 2019, 9 (Suppl 1): S74-S87.

[19] MATTHAEI H, KLEIN A, BRANCHI V, et al. Acute mesenteric ischemia (AMI): absence of renal insufficiency and performance of early bowel resection may indicate improved outcomes [J]. Int J Colorectal Dis, 2019, 34 (10): 1781-1790.

[20] GIULIO F, RUGGIERO S, VICINI S, et al. Unusual computed tomography findings of gas in the superior mesenteric artery system with no signs of porto-mesenteric venous gas in a case of acute mesenteric ischemia [J]. Radiol Case Rep, 2022, 17 (7): 2568-2572.

[21] YU H, KIRKPATRICK I D C. An update on acute mesenteric ischemia [J]. Can Assoc Radiol J, 2023, 74 (1): 160-171.

[22] MENKE J. Diagnostic accuracy of multidetector CT in acute mesenteric ischemia: systematic review and meta-analysis [J]. Radiology, 2010, 256 (1): 93-101.

[23] GARZELLI L, NUZZO A, COPIN P, et al. Contrast-enhanced CT for the diagnosis of acute mesenteric ischemia [J]. AJR Am J Roentgenol, 2020, 215 (1): 29-38.

[24] DEMETRIADES D. Acute mesenteric ischemia: diagnostic and therapeutic challenges [J]. Eur J Trauma Emerg Surg, 2023, 49 (5): 1997-1998.

第六节　《ACG 重症监护病房内成人急性肝衰竭管理指南》解读

急性肝衰竭（acute liver failure，ALF）是指在无慢性肝病患者中首次出现肝病症状后 26 周内发生脑病和肝合成功能障碍[1]。慢加急性肝衰竭（acute on chronic liver failure，ACLF）被定义为一种以急性肝硬化失代偿、器官功能障碍和高短期死亡率为特征的综合征。根据器官衰竭是否存在，可将 ACLF 与急性肝硬化失代偿（急性腹水、静脉曲张出血和肝性脑病）区分开[2]。

ALF 或 ACLF 患者均是重症疾病的高风险人群，且具有很高的死亡率。常规器官支持治疗策略并不完全适用于肝衰竭患者，最终的治疗方法通常是进行肝移植（liver transplantation，LT）。因此，早期识别、迅速诊断、及时治疗有望降低 ALF 患者的死亡率。2023 年 7 月，美国胃肠病学会（American College of Gastroenterology，ACG）发布了《ACG 重症监护病房内成人急性肝衰竭管理指南》[1]，本文对该指南推荐要点进行解读。

一、神经系统管理

（一）颅内压监测

建议对伴有晚期脑病的重症 ALF 患者不使用有创颅内压（intracranial pressure，ICP）监测。指南建议，对有发生高颅压风险（高氨血症、高级别肝性脑病或多器官功能衰竭）的重症 ALF 患者使用高渗生理盐水治疗。

（二）血浆置换治疗急性肝衰竭患者的高氨血症

指南建议，对发生高氨血症（血氨＞150 μmol/L）的重症 ALF 患者使用血浆置换治疗。高氨血症与 ALF 患者的脑水肿和高颅压有关，血氨水平是高颅压和肝性脑病加重的独立危险因素。目前，尚未证明在 ACLF 中常用的乳果糖和利福昔明等对 ALF 的治疗有益处[3]，连续性肾脏替代治疗仍是高氨血症的一线治疗方法。

（三）目标温度管理

指南建议，对于有发生高颅压风险的重症 ALF 患者，不常规使用亚低温治疗（＜34℃），目前尚无研究证实亚低温治疗在 ALF 治疗中的优势。

（四）肝性脑病的治疗

指南建议，在患有明显肝性脑病的重症 ACLF 患者中使用不可吸收的双糖（如乳果糖、乳糖醇等）[4]。与使用乳果糖的标准治疗相比，部分研究表明，肠内聚乙二醇（polyethylene glycol，PEG）替代乳果糖可更快地缓解肝性脑病[5]。同时，PEG 有较高的安全性，可降低电解质紊乱的发生率。

1. 建议口服利福昔明作为存在肝性脑病的 ACLF 患者的辅助治疗。鉴于利福昔明在脑病二级预防中的有益作用，接受利福昔明治疗的患者更有可能改善肝性脑病症状，且可明显降低患者死亡率。

2. 建议在伴有肝性脑病的重症 ACLF 患者中不常规使用氟马西尼、益生菌、锌补充剂、苯丁酸甘油（glycerol phenylbutyrate，GPB）或阿卡波糖作为辅助治疗。

3. 建议有高氨血症的重症 ALF 患者不使用乳果糖、利福昔明、氟马西尼、支链氨基酸、肉碱、锌补充剂、益生菌和 L- 鸟氨酸 -L- 天冬氨酸（L-ornithine L-aspartate，LOLA）。

二、感染性疾病管理

（一）指南建议对伴有上消化道出血的重症慢加急性肝衰竭患者使用抗生素预防

上消化道出血是发生细菌感染的主要危险因素，45%～66% 的患者在出血发作前 7 天内发生感染。ACLF 合并上消化道出血患者使用预防性抗生素（通常是第 3 代头孢菌素）可降低感染和再出血的发生率，并提高其生存率。

（二）伴有自发性细菌性腹膜炎的重症慢加急性肝衰竭患者的管理

1. 建议在伴有自发性细菌性腹膜炎（spontaneous bacterial peritonitis，SBP）的重症 ACLF 患者中使用白蛋白。SBP 是肝硬化合并腹水患者最常见的感染相关并发症。SBP 发生时，血管舒张、有效循环容量减少及免疫功能失调导致患者出现休克、AKI 和其他器官衰竭，因此，肝硬化患者即使无明显需要容量复苏的症状，在诊断 SBP 时也应使用白蛋白，以防止进展为 ACLF，并降低死亡风险、减轻肾损伤。常规初始剂量是给予 1.5 g/kg 的 25% 白蛋白，且白蛋白用量与人血白蛋白水平无关。

2. 建议对于伴有 SBP 和脓毒症休克的重症 ACLF 患者，在确诊后 1 h 内尽快使用广谱抗菌药物。建议在低耐药流行率的情况下，对于低风险的社区获得性 SBP 患者，限制使用第 3 代头孢菌素。在院内获得性 SBP 的经验性治疗中，应考虑使用碳青霉烯类药物。在重症患者和医院获得性感染中，根据覆盖耐药病原体的抗菌药物耐药情况，个体化使用最适合经验性初始治疗。一旦获得培养结果，抗菌药物应根据病原微生物药敏试验结果进行调整。

3. 建议不对伴有 SBP 的重症 ACLF 患者进行大容量放腹水（large volume paracentesis，LVP）。LVP 定义为去除＞4 L 的腹水。在 ACLF 和腹水患者中，SBP 是一种常见的并发症，并与患者死亡率增加相关，特别是与脓毒症休克同时存在时。由于腹水中的抗菌活性物质与总蛋白水平相关，SBP 通常发生在大容量、蛋白质含量低的腹水患者中；此外，LVP 可引起循环功能障碍[6]。不建议使用米多君和特利加压素用于 SBP 治疗。

（三）建议对重症肝移植患者不使用选择性肠道去污

选择性肠道去污（selective digestive decontamination，SDD）的目的是在不消除厌氧菌的情况下，预先减少肠道中需氧革兰氏阴性菌和酵母菌的载量。SDD 的治疗方案通常包括具有选择性抗菌活性的未吸收的口服抗生素，包括或不包括短暂的全身抗生素治疗。考虑到抗生素的潜在不良反应和抗生素耐药性风险，不提倡在接受肝移植的 ACLF/ALF 患者中常规使用 SDD[7]。

（四）建议对有侵袭性真菌感染危险因素的重症肝移植受者使用全身抗真菌预防

侵袭性真菌感染的危险因素包括需要透析的肾功能衰竭、抗排斥治疗、巨细胞病毒血流感染、急性肝功能不全、早期移植物功能衰竭、再次移植、术前使用广谱抗菌药物、真菌定植和移植后再探查。侵袭性真菌感染风险较低的重症肝移植受者不建议使用全身抗真菌预防。侵袭性真菌感染是肝移植受者死亡的重要原因，其最常见的致病菌是念珠菌，其次是曲霉菌。全身抗真菌预防可降低侵袭性真菌感染的发生率，改善患者预后。同时，药物预防也可能与不必要的药物毒性、耐药性发生和治疗费用的增加有关，应权衡利弊后使用。

三、消化系统管理

1. 指南建议，对伴有门静脉高压性出血（已知或疑似）的重症 ACLF 患者，在不迟于诊断 12 h 内进行内镜检查[8-9]。急性门静脉高压症是 ACLF 患者的常见并发症，早期内镜检查可及时干预和控制出血，减少输血。

2. 指南建议，对门静脉高压性出血的重症 ACLF 患者使用质子泵抑制剂（proton pump inhibitor，PPI）、奥曲肽或生长抑素类似物[10]。

3. 指南建议，在重症 ACLF 患者中使用经颈静脉肝内门体静脉分流术（ransju-gular intrahepatic portosystemic shunt，TIPS）治疗复发性静脉曲张出血，而非反复进行内镜治疗，且需要注意 TIPS 的禁忌证。

4. 指南建议，对于伴有大量腹水、腹内高压，或者血流动力学、肾或呼吸系统损害的重症 ACLF 患者，应进行腹腔穿刺并测量腹内压[11]。

四、体外移植管理

1. 指南建议对已故的肝移植供体系统性使用糖皮质激素。

2. 指南建议，对已故器官供者使用目标导向的液体管理，或采用标准的液体管理策略。目标导向的液体管理是指通过有创血流动力学监测（如充盈压力测量、心输出量和中心静脉压测定）来指导的管理。相比之下，标准的液体管理是指基于临床评估外周灌注的管理（如毛细血管充盈时间）。美国危重病医学会（Society of Critical Care Medicine，SCCM）[12]《ICU 中潜在器官捐献者的管理：美国危重病医学会/美国胸科医师学会/器官采购组织协会共识声明》建议，维持供体［平均动脉压≥60 mmHg，尿量＞1 ml/（kg·h），左心室射血分数＞45%］，可使用等渗晶体和低剂量的血管加压药［≤10 μg/（kg·min）］；可考虑使用肺动脉或中心静脉导管或无创监测，以指导液体管理。

3. 没有足够的证据提出对肝移植受者在移植围术期液体限制的同时使用血管加压药。指南建议，在肝移植受者中使用平衡（或正常氯）晶体溶液而非正常（高氯）生理盐水进行液体复苏[13]。建议在肝移植期间使用白蛋白而非晶体液进行补液。对于有凝血功能障碍和肾衰竭风险的患者，不建议使用羟乙基淀粉等胶体液[14]。

4. 指南建议，对于重症 ALF 或 ACLF 患者，应使用体外人工肝支持治疗[15]或标准药物治疗。

5. 临床医师应基于移植中心专业知识和受者状态，对患者进行个体化临床判断。

（哈尔滨医科大学附属第一医院　康　凯）

参 考 文 献

［1］ NANCHAL R, SUBRAMANIAN R, ALHAZZANI W, et al. Guidelines for the management of adult acute and acute-on-chronic liver failure in the ICU: neurology, peri-transplant medicine, infectious disease, and gastroenterology considerations [J]. Crit Care Med, 2023, 51 (5): 657-676.

［2］ European Association for the Study of the Liver. EASL clinical practice guidelines on acute-on-chronic liver failure [J]. J Hepatol, 2023, 79 (2): 461-491.

［3］ GOH E T, STOKES C S, SIDHU S S, et al. L-ornithine L-aspartate for prevention and treatment of hepatic encephalopathy in people with cirrhosis [J]. Cochrane Database Syst Rev, 2018, 5 (5): Cd012410.

［4］ GLUUD L L, VILSTRUP H, MORGAN M Y. Nonabsorbable disaccharides for hepatic encephalopathy: a systematic review and Meta-analysis [J]. Hepatology, 2016, 64 (3): 908-922.

［5］ RAHIMI R S, SINGAL A G, CUTHBERT J A. et al. Lactulose vs. polyethylene glycol 3350—electrolyte solution for treatment of overt hepatic encephalopathy: the HELP randomized clinical trial [J]. JAMA Intern Med, 2014, 174 (11): 1727-1733.

［6］ ARORA V, VIJAYARAGHAVAN R, MAIWALL R, et al. Paracentesis-induced circulatory dysfunction with modest-volume paracentesis is partly ameliorated by albumin infusion in acute-on-chronic liver failure [J]. Hepatology, 2020, 72 (3): 1043-1055.

［7］ FIORE M, GENTILE I, MARAOLO A E, et al. Are third-generation cephalosporins still the empirical antibiotic treatment of community-acquired spontaneous bacterial peritonitis? A systematic review and Meta-analysis [J]. Eur J Gastroenterol Hepatol, 2018, 30 (3): 329-336.

［8］ GARCIA-TSAO G, ABRALDES J G, BERZIGOTTI A, et al. Portal hypertensive bleeding in cirrhosis: risk stratification, diagnosis, and management: 2016 practice guidance by the American Association for the study of liver diseases [J]. Hepatology, 2017, 65 (1): 310-335.

［9］ JUNG D H, HUH C W, KIM N J, et al. Optimal endoscopy timing in patients with acute variceal bleeding: A systematic review and meta-analysis [J]. Sci Rep, 2020, 10 (1): 4046.

［10］ LIN L, CUI B X, DENG Y, et al. The efficacy of proton pump inhibitor in cirrhotics with variceal bleeding: a systemic review and Meta-analysis [J]. Digestion, 2021. 102 (2): 117-127.

［11］ DE LAET I E, MALBRAIN M L N G, DE WAELE J J. A clinician's guide to management of intra-abdominal hypertension and abdominal compartment syndrome in critically ill patients [J]. Crit Care, 2020, 24 (1): 97.

［12］ KOTLOFF R M, BLOSSER S, FULDA G J, et al. Management of the potential organ donor in the ICU: Society of Critical Care Medicine/American College of Chest Physicians/Association of Organ Procurement Organizations consensus statement [J]. Crit Care Med, 2015, 43 (6): 1291-325.

［13］ SEMLER M W, SELF W H, WANDERER J P, et al. Balanced crystalloids versus saline in critically ill adults [J]. N Engl J Med, 2018, 378 (9): 829-839.

［14］ PEREL I R, KER K. Colloids versus crystalloids for fluid resuscitation in critically ill patients [J]. Cochrane Database Syst Rev, 2013, 28 (2): cd000567.

［15］ ALSHAMSI F, ALSHAMMARI K, BELLEY-COTE E, et al. Extracorporeal liver support in patients with liver failure: a systematic review and meta-analysis of randomized trials [J]. Intensive Care Med, 2020, 46 (1): 1-16.

第十章 重 症 营 养

第一节 重症患者需要渐进式营养治疗

营养治疗是贯穿重症患者管理全程的基石。有研究[1]显示，在重症患者病程早期，快速达到设定的营养目标，相较于延迟营养，可改善重症患者的预后。但随着 2011 年 EPaNIC 研究的发表，这一观念逐渐受到挑战。此后，多项研究证实，早期足量营养对于重症患者不仅无益，甚至有害。本节笔者将对最新的研究证据进行总结，并对早期足量营养有害的可能机制、渐进式营养供给理念及其如何实施进行探讨。

一、渐进式营养供给概念与研究基础

1. 早期静脉高热量营养策略是有害的　重症患者普遍处于高分解高、代谢状态，20 世纪 70 年代，随着全肠外营养（total parenteral nutrition，TPN）技术的成熟，临床医师曾尝试应用"静脉高营养"实施高氮、高热量供给策略［35～45 kcal/（kg·d）］，以纠正患者的高分解、高代谢状态。然而，很快便发现，患者出现了包括肝脏在内的多器官功能损害，提示过高的热量摄入策略对重症患者的健康是不利的，因此，1989 年有学者提出了"代谢支持"这一策略，即摄入的热量范围为 30～35 kcal/（kg·d）。随后，又发展了"低热量肠外营养"（parenteral nutrition，PN）策略，使肠外营养的并发症显著降低[2]。

2. 早期肠内营养联合肠外营养快速达标策略，未能改善重症患者的预后　20 世纪 90 年代，随着对肠道功能的再认识，早期肠内营养（enteral nutrition，EN）成为重症患者营养治疗的首选。然而，由于重症患者普遍存在胃肠功能障碍，对肠内营养易出现不耐受，患者实际的营养摄入与目标热量供给之间存在显著的缺口。针对这一缺口，在实践中存在 2 种策略：①采用额外方法提高热量摄入，快速达标；②根据患者耐受情况，缓慢补充热卡，不急于达到设定的营养目标。在随后的 20 年间，围绕这 2 种策略的优劣展开了一系列临床研究。对此，2009 年美国肠外与肠内营养学会（American Society for Parenteral and Enteral Nutrition，ASPEN）指南推荐，对于无营养不良风险的患者可延迟至1 周后再启动 PN 以纠正热量缺口，而 2009 年欧洲临床营养与代谢学会（European Society of Clinical Nutrition and Metabolism，ESPEN）指南推荐，对于单独使用 EN 无法营养达标的患者，应在入 ICU 2天内启动 PN 以快速做到营养达标。

为了比较上述 2 种策略的优劣，Casaer 等[3]设计了 EPaNIC 研究，该研究针对存在营养风险的ICU 患者（主要是心脏手术后患者，另外约有 20% 为脓毒症患者），在严格血糖控制方案的前提下实施早期肠内营养治疗。结果显示，与早期启动 PN 相比，晚期 PN 治疗与较低的死亡率，较少的机械

通气支持和肾脏支持治疗，较短的 ICU 住院时间及较少的感染并发症相关。该研究表明，早期 PN 联合 EN 的快速达标策略，未能改善重症患者的预后。

3. 早期肠内营养联合特殊流程快速达标策略，也未能改善重症患者预后　EPaNIC 研究的结果进一步引发了人们的思考，为了验证早期补充性 PN 的"有害作用"到底是由 PN，还是由早期足量营养导致的，研究者开展了 CALORIES 研究和 NUTRIREA-2 研究。这 2 项研究均证实，给予剂量相当的 EN 或 PN 并不会影响重症患者的死亡率[4-5]。此外，EDEN 的研究[6]纳入了 1000 例急性肺损伤机械通气患者，随机分为持续低量组和快速达标组。持续低量组从 10 ml/h（10～20 kcal/h）起始，维持 6 天后再尽快达到设定的营养目标量。快速达标组从 25 ml/h 起始，尽快增至设定的营养目标量。结果显示，2 组间在主要研究终点，即 28 天内无机械通气天数及 60 天死亡率等方面均无显著性差异，但快速达标组患者呕吐、高胃残余量等胃肠不耐受的发生率升高，且血糖水平和胰岛素用量也显著高于持续低量组患者。PERMIT 研究的结论与之类似，虽然低营养组（40%～60% 热量目标量）与标准营养组（70%～100% 热量目标量）患者 90 天死亡率无显著性差异，但标准营养组血糖水平及胰岛素用量均高于低营养组[7]。以上研究结果表明，早期给予营养的剂量多少并非最重要，重要的是及时开始 EN，故无须急于达标。

4. 早期足量营养的危害及其可能的机制　NUTRIREA-2 研究显示，在接受机械通气和血管活性药物治疗的休克患者中，相比早期足量 PN，早期足量 EN 会提高患者严重胃肠道并发症的发生率，如肠缺血等。这一结果也在近期的 FRANS 研究中得到证实[8]。该研究结果显示，相比晚期启动营养治疗，早期足量营养会使重症患者 28 天死亡率升高。进一步的多因素分析显示，出现这一结果的原因更多的是由早期激进的 EN 策略，而不是早期足量的 PN 导致的。2023 年发表的 NUTRIREA-3 研究[9]则进一步证实，在接受机械通气和血管活性药物治疗的休克患者中，不管是 PN 还是 EN 途径的早期足量营养对患者均有害。该研究结果显示，入住 ICU 1 周内相比于接受相对较低的营养供给［6 kcal/（kg·d）的热量摄入目标和 0.2～0.4 g/（kg·d）的蛋白质摄入目标］，足量的营养供给［25 kcal/（kg·d）的热量摄入目标和 1.0～1.3 g/（kg·d）的蛋白质摄入目标］会延长患者的恢复时间并使并发症发生率升高。并发症主要包括恶心、腹泻、肠缺血、肝功能损伤等，该结果再次表明早期足量 EN 的不耐受风险。

此外，EPaNIC 研究的事后分析显示，相比其他营养素，蛋白质/氨基酸的供给似乎更能解释早期足量营养对患者的危害[10]。一项探讨蛋白质供给量和时机的回顾性研究（PROTINVENT）[11]显示，对于接受机械通气≥7 天的重症患者，根据入住 ICU 后 1 周内接受的蛋白质供给剂量将患者分为 3 组，持续低蛋白供给组［蛋白质供给量<0.8 g/（kg·d）］、持续高蛋白供给组［蛋白质供给量>0.8 g/（kg·d）］和渐进式蛋白供给组［第 1～3 天，蛋白质供给量<0.8 g/（kg·d）；第 4～7 天，蛋白质供给量>0.8 g/（kg·d）］。生存分析结果显示，相比持续高蛋白组，渐进式蛋白供给组患者的 60 天死亡率显著降低。3 组中持续低蛋白供给组患者的 60 天死亡率最高。对蛋白供给时机进一步分析发现，以第 1～2 天蛋白质供给量<0.8 g/（kg·d）、第 3～5 天蛋白质供给量为 0.8～1.2 g/（kg·d）、5 天后蛋白质供给量>1.2 g/（kg·d）作为蛋白供给策略的患者 60 天死亡率最低。

一项纳入了 550 例 ICU 患者的多中心、前瞻性、观察研究[12]的结果显示，入住 ICU 第 1 天，85% 患者存在胃肠功能损伤，且在入住 ICU 7 天内，胃肠功能损伤持续存在。而早期足量营养进一步使重症患者胃肠道并发症的发生率升高。NUTRIREA-3 研究显示，相比早期低热量营养，早期足量营养患者的呕吐、腹泻等胃肠道症状的发生率更高，接受促胃肠动力药物治疗患者的比例更高。Blaser等提出假说，重症患者病程早期出现的喂养不耐受可能是机体的自适应机制，以限制过多的营养补充对肠道产生额外负担，此时，患者出现喂养不耐受无须过度积极处理，在营养减量的基础上动态观察即可。此外，早期足量 EN 会导致合并休克的重症患者肠缺血的风险增加。但肠缺血的发生可能与患者接受血管活性药物的剂量相关。EFFORT-protein 研究[13]的一项二次分析主要纳入了休克患者，其接受的去甲肾上腺素的平均剂量为 0.2 μg/（kg·min）。结果显示，相比晚启动 EN（入住 ICU＞48 h），早期 EN（入住 ICU 48 h 内）可改善患者的临床预后，且两组间胃肠道并发症发生率无显著性差异。相较之下，NUTRIREA-2 研究中 EN 组患者接受的去甲肾上腺素的平均剂量为 0.56 μg/（kg·min），NUTRIREA-3 研究中为 0.50 μg/（kg·min），这提示过高剂量的血管活性药物可能介导接受早期足量 EN 患者胃肠道并发症的发生。

EPaNIC 研究[14]的一项事后分析提出，自噬可能在重症患者病程早期发挥着重要作用。早期足量营养将抑制患者体内自噬过程的激活，从而抑制细胞内受损蛋白质和细胞器的分解，进而延迟患者从器官功能障碍中恢复。尽管在动物实验中这一假设已得到验证，但现阶段很难在人体中对自噬这一过程进行动态测定，未来新标志物的出现有望使重症患者自噬过程的监测成为可能。

早期足量营养的危害还可能与线粒体功能障碍有关。重症急性期，创伤应激造成组织缺氧和线粒体功能障碍，此时，若使线粒体功能障碍患者摄入大量热量，则会导致活性氧超氧化物的产生和机体防御机制的下降。此外，当细胞缺乏能量时，线粒体功能障碍，蛋白质转录下调，重症患者会出现蛋白稳态效应。此时，给予大量的外源性蛋白质不仅不会用于肝或骨骼肌蛋白质的生成，其分解的含氮产物反而会对身体造成负面影响[15]。

5. 渐进式营养策略更有利于重症患者的预后　2022 年发表的一项前瞻性、多中心、观察性队列研究（EuroPN 研究）纳入了 11 个国家 77 所共计 1172 例入住 ICU 时间至少 5 天的患者，比较入住 ICU 内前 15 天实际的营养摄入量，主要分析热量和蛋白与预后之间的关联。结果显示，中等的热量和蛋白质摄入与降低 90 天死亡率和增加脱机可能性有关，提示逐渐达标的营养策略可改善重症患者临床结局[16]。基于此，Zanten 等提出重症患者保护性营养策略，强调早期低剂量启动；急性期不过分追求营养达标；根据患者的应激和肠道耐受状况，循序渐进给予营养。据此，2023 年发表的 ESPEN 指南也更新了推荐意见，相较于早期激进营养，在入 ICU 7 天内更应采取相对保守的渐进式营养策略。

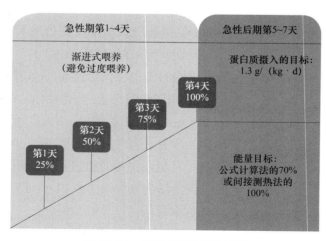

图 10-1-1　渐进式营养实施流程

二、实施渐进式营养策略

考虑到早期足量营养可能的害处，渐进式营养（图 10-1-1）是一项更为安全、更符合重症患者病理生理特点的营养策略。在营养实践的过程中，应在患者入住 ICU 后 24～48 h 启动营养治疗，密切监测患者的胃肠道症状，以避免或早期发现 EN 引起的严重胃肠道并发症；患者急性期病程的后期可以考虑开始逐渐加量至全量营养［热量目标：公式计算法的 70% 或间接测热法的 100%，蛋白质摄入的目标为 1.3 g/（kg·d），一般入住 ICU 后 5～7 天时达标］。对于存在胃肠损伤的患者，无须要求营养早期达标，低热量营养可能更安全。

三、渐进式营养的流程管理

现阶段提倡的营养支持达标，不仅指在恰当的时机提供适量的营养底物，还包括营养相关的诊断、干预、评估和管理的全方位达标，从而发挥临床营养支持的最大作用，最终改善患者的预后。为此，2019 年全军重症医学专业委员会牵头制定了《重症患者早期肠内营养的实施流程》（图 10-1-2），

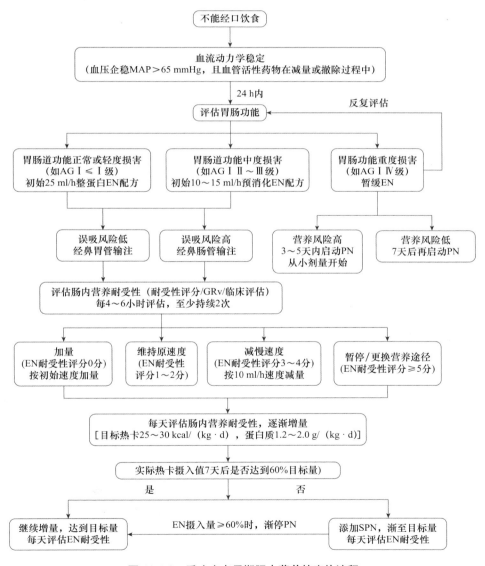

图 10-1-2 重症患者早期肠内营养的实施流程

注：AGI. 急性胃肠损失分级；PN. 肠外营养；EN. 肠内营养；SPN. 补充性肠外营养。

结合了当前临床研究证据、循证医学指南及我国的国情，该流程已经过近 5 年的临床应用，对改善重症患者肠内营养实施起到了重要作用。

该流程采用 3 个指标进行肠内营养耐受性评分，如表 10-1-1 所示。根据患者耐受性评分调整肠内营养的输注。3 个项目总分：0～2 分，继续肠内营养，增加或维持原速度，对症治疗；3～4 分，继续肠内营养，但需减慢速度，2 h 后重新评估；≥5 分：暂停肠内营养，重新评估或更换输注途径。

表 10-1-1　肠内营养耐受性评分表

评价内容	计分标准			
	0 分	1 分	2 分	5 分
腹胀 / 腹痛	无	轻度腹胀无腹痛	明显腹胀或腹痛自行缓解或腹内压 15～20 mmHg	严重腹胀或腹痛不能自行缓解或腹内压＞20 mmHg
恶心 / 呕吐	无或持续胃肠减压无症状	恶心，但无呕吐	恶心、呕吐（无须胃肠减压）或 250 ml＜胃残余量＜500 ml	呕吐且需胃肠减压或胃残余量≥500 ml
腹泻	无	稀便≥3 次 / 天，且 250 ml≤大便量＜500 ml	稀便≥3 次 / 天，且 500 ml≤大便量＜1500 ml	稀便≥3 次 / 天，且大便量≥1500 ml

（中国人民解放军东部战区总医院　皋　林　李维勤）

参 考 文 献

［1］ ALBERDA C, GRAMLICH L, JONES N, et al. The relationship between nutritional intake and clinical outcomes in critically ill patients: results of an international multicenter observational study [J]. Intensive Care Med 2009, 35(10): 1728-1737.

［2］ ELHASSAN A O, TRAN LB, CLARKE R C, et al. Total parenteral and enteral nutrition in the ICU: Evolving Concepts [J]. Anesthesiol Clin 2017, 35(2): 181-190.

［3］ CASAER MP, MESOTTEN D, HERMANS G, et al. Early versus late parenteral nutrition in critically ill adults [J]. N Engl J Med 2011, 365(6): 506-517.

［4］ HARVEY S E, PARROTT F, HARRISON D A, et al. Trial of the route of early nutritional support in critically ill adults [J]. N Engl J Med 2014, 371(18): 1673-1684.

［5］ REIGNIER J, BOISRAMÉ-HELMS J, BRISARD L, et al. Enteral versus parenteral early nutrition in ventilated adults with shock: a randomised, controlled, multicentre, open-label, parallel-group study (NUTRIREA-2) [J]. Lancet 2018, 391(10116): 133-143.

［6］ RICE T W, WHEELER A P, THOMPSON B T, et al. Initial trophic vs full enteral feeding in patients with acute lung injury: the EDEN randomized trial [J]. Jama, 2012, 307(8): 795-803.

［7］ ARABI YM, ALDAWOOD AS, HADDAD SH, et al. Permissive Underfeeding or Standard Enteral Feeding in Critically Ill Adults [J]. N Engl J Med, 2015, 372(25): 2398-2408.

［8］ PARDO E, LESCOT T, PREISER JC, et al. Association between early nutrition support and 28-day mortality in critically ill patients: the FRANS prospective nutrition cohort study [J]. Crit Care, 2023, 27(1): 7.

[9] REIGNIER J, PLANTEFEVE G, MIRA J P, et al. Low versus standard calorie and protein feeding in ventilated adults with shock: a randomised, controlled, multicentre, open-label, parallel-group trial (NUTRIREA-3) [J]. Lancet Respir Med, 2023, 11(7): 602-612.

[10] CASAER MP, WILMER A, HERMANS G, et al. Role of disease and macronutrient dose in the randomized controlled EPaNIC trial: a post hoc analysis [J]. Am J Respir Crit Care Med, 2013, 187(3): 247-255.

[11] KOEKKOEK W, VAN SETTEN C H C, OLTHOF L E, et al. Timing of PROTein INtake and clinical outcomes of adult critically ill patients on prolonged mechanical VENTilation: The PROTINVENT retrospective study [J]. Clin Nutr, 2019, 38(2): 883-890.

[12] HU B C, SUN R H, WU A O, et al. Severity of acute gastrointestinal injury grade is a predictor of all-cause mortality in critically ill patients: a multicenter, prospective, observational study [J]. Crit Care, 2017,

21(1): 188.

[13] ORTIZ-REYES L, PATEL J J, JIANG X, et al. Early versus delayed enteral nutrition in mechanically ventilated patients with circulatory shock: a nested cohort analysis of an international multicenter, pragmatic clinical trial [J]. Crit Care, 2022, 26(1): 173.

[14] HERMANS G, CASAER M P, CLERCKX B, et al. Effect of tolerating macronutrient deficit on the development of intensive-care unit acquired weakness: a subanalysis of the EPaNIC trial [J]. Lancet Respir Med, 2013, 1(8): 621-629.

[15] ANDRÉASSON C, OTT M, BÜTTNER S. Mitochondria orchestrate proteostatic and metabolic stress responses [J]. EMBO Rep, 2019, 20(10): e47865.

[16] MATEJOVIC M, HUET O, DAMS K, et al. Medical nutrition therapy and clinical outcomes in critically ill adults: a European multinational, prospective observational cohort study (EuroPN) [J]. Crit Care, 2022, 26(1): 143.

第二节　代谢变化轨迹导向的个体化营养治疗

近期，基于指南推荐意见的营养研究并未使重症患者获益，这引起临床对个体化营养治疗中代谢监测的关注。ICU 患者在疾病特征、代谢反应与营养治疗反应个体间存在高度异质性，且具有疾病阶段性的特点。尽管随机对照试验的研究方法质量较高，但研究的营养方案大多是在没有准确监测情况下制定的，导致结果的异质性及未能呈现预期的获益效果。营养治疗应适应重症患者和疾病特点及急性应激与康复期间的代谢状态。因此，监测重症患者代谢表型、代谢生物标志物，以及开展床旁营养代谢评估技术将有助于动态掌握重症患者的代谢变化轨迹，为制定个体化营养治疗方案提供依据。

一、重症患者代谢特征及其变化轨迹

1. 能量代谢　重症患者的营养代谢变化与所处的疾病阶段相关。在严重疾病的初始阶段，分解代谢显著大于合成代谢，其机制包括神经激素反应导致交感神经系统张力增加，机体分泌肾上腺素、生长激素和皮质醇等激素对分解作用的加强，胰岛素抵抗及糖异生等[1]。分解代谢过程中会产生大量内源性能量，特别是在应激后早期（2～3 天），并与代谢紊乱相关。此阶段增加外源能量供给并不能阻断高分解代谢状态，反而会产生不良影响，如加重胰岛素抵抗、应激性高血糖、高碳酸血症及其相关呼吸功增加、肝脂肪变性与高甘油三酯血症、代谢性酸中毒及过度的液体负荷等。因此，在高分解代谢状态下，应避免能量底物的过量供应或过负荷。相反，当炎症与代谢状态稳定，患者对能量和营养的需求逐渐增加，超过疾病前生理水平。因此，在合成代谢主导的疾病恢复阶段，应增加热量摄入以避免医源性供给不足和不平衡，延长患者在 ICU 的治疗时间及康复进程。

2. 蛋白质代谢　在疾病的不同阶段机体对蛋白质的需求不同。在高分解阶段，氨基酸成为内源性葡萄糖产生的替代底物，由此随着骨骼肌蛋白质的分解，导致每天约 1% 的肌量丧失[2]。需要注意的是，早期增加氨基酸供给并不能中断分解代谢进程，甚至可能加重患者的病情。另外，氨基酸的代谢耐受性因患者而异。在重症早期，蛋白质合成抵抗致肌肉量显著降低，这也反映出危重疾病对蛋白质代谢的影响。其机制可能与线粒体功能障碍、细胞内能量消耗、蛋白质抑制表型诱导和自噬抑制对细胞代谢过程的破坏相关[3-4]。特别是早期高蛋白喂养诱导的自噬抑制，也部分解释了早期足量喂养不能使危重患者获益的原因，"过度"供给甚至对患者造成危害[5]。在应激阶段，细胞通过自噬选择性地清除受损的细胞器或蛋白质，从而最大限度地应对氧化应激，维持细胞结构，促进蛋白质的合成并改善预后。因此，氨基酸作为一种有效的自噬抑制剂，在重症早期过量供给可能导致细胞损伤积累，从而阻碍器官功能恢复[6]。相比之下，在疾病相对稳定的阶段，需要增加氨基酸供给以提供蛋白质合成的底物。此外，重症患者的代谢阈值更高，恢复期需要提供更多的蛋白质与其合成速度相匹配，促进正氮平衡，改善免疫功能和减少器官损伤，促进机体康复。

二、能量与蛋白质代谢监测指导个体化营养供给

1. 能量代谢监测　热量需求会由于病情危重、镇痛、镇静、神经肌肉阻滞、肠道功能状态、早期康复等因素而发生变化，而这些变化常无规律，且不可预测[7]。这也解释了为何基于体重的预测公式应用于重症患者的准确性较低，导致早期过度喂养的风险增加，而恢复期常供给不足。研究[8-9]显示，处于持续炎症-免疫抑制-分解代谢综合征（PICS）的患者，高能量消耗的时间可长达 4 周甚至更久，且个体间存在明显的差异，故实际能量消耗与预测公式计算的结果可能存在较大差异。

近年来，欧洲临床营养与代谢学会（ESPEN）与美肠外与肠内营养学会（ASPEN）颁布的重症营养指南基于研究的循证依据，就营养供给推荐达成以下强烈共识，"接受机械通气的重症患者应使用间接能量测量仪（indirect calorimetry，IC）测定静息能量消耗（resting energy expenditure，REE）"，2023 ESPEN 更新指南对此推荐更加明确[10]。目前，IC 被认为是测定重症患者能量代谢的"金标准"[10-11]，即通过测量氧消耗（V_{O_2}）和二氧化碳生成量（V_{CO_2}）测算能量消耗[12]。在比较间接测热法指导的严格热量控制与基于体重［20～25 kcal/（kg·day）］的预测方案供给营养的研究（TICACOS）[13-14]中，结果显示，所有患者在入 ICU 前 10 天，患者每天的能量消耗（energy expenditure，EE）变化显著（$P <$ 0.05）；通过 IC 指导的热量控制方案使患者的感染率和死亡率均呈降低趋势，但无显著性差异。该研究表明，动态评估指导个性化营养支持可能使患者的预后更佳。动态 IC 测量 COVID-19 重症患者入住 ICU 7～10 天的 REE，呈进行性高代谢特征，而且不同重症患者之间的代谢反应存在明显的差异。2021 年，基于 8 项 RCT（$n = 911$）的荟萃分析[15]结果显示，与预测公式计算的热量相比，基于 IC

的个性化热量供给策略可以降低 23%ICU 患者的死亡率（ $RR=0.77$ ， $95\%CI$ $0.60\sim0.98$ ， $P=0.03$ ），并实现更多的热量和蛋白质摄入。IC-EE 测定一般是在急性期 3 天及以后开始，多数患者此时自噬与高分解及内源性产能下降，测量的实际能量消耗可作为供给的参考。采用低热量启动（参见渐进式营养供给）、逐步递增原则。供给目标依据指南推荐，第 1 周以测定或估算的 ≤70% 为目标。每周测量的次数 ≥2 次，保证每次测量在相对平稳状态下完成。推荐每 2～3 天或每周 2～3 次监测 REE。此外，当病情发生变化时，应再次测量，并参照其他代谢与生化指标调整，如血糖水平、对胰岛素的需要等。

此外，应关注基于 IC 测量呼吸商（respiratory quotient，RQ）数值，当高 RQ 、胰岛素需求升高及 REE 超过 110% 时，可能反映机体代谢不耐受[16]。当 $RQ>0.85$ 时，提示糖类供给过多，应予下调， $RQ<0.7$ 则与营养供给不足相关，应予适当增加。对于无法测定能量消耗的重症患者，使用基于肺动脉导管测量的氧消耗（ V_{O_2} ）或使用呼吸机测量的二氧化碳生成（ V_{CO_2} ）计算的能量消耗（kcal/24 h= $V_{CO_2}\times8.19$ ），比传统估算公式能更准确地为重症患者提供能量消耗和供给量[10]。

2. 蛋白质代谢监测　与能量代谢监测相比，蛋白质代谢监测相对复杂，因此，临床上有多种的蛋白质代谢监测方法，只是受疾病及治疗影响，应用与评估可能受到限制。根据 24 h 尿氮估算的氮平衡（nitrogen balance， N_B ）被广泛用于测量患者的蛋白质损失。氮平衡间接反映全身蛋白质丢失或增加的净平衡，也作为评估蛋白质供给是否满足代谢需要的参考。重症患者早期的 N_B 多为负值，研究显示，累积 N_B 与 ICU 入院期间骨骼肌体积的变化相关，此可作为蛋白质补充的参考。目前，虽然尚缺乏关于 N_B 指导改善氮平衡效果的强有力前瞻性研究数据，但观察研究表明，稳定期积极维持重症患者的 N_B ，可以使其预后指标得到改善。

N_B 计算公式： N_B （摄入量－损失量）=（蛋白质摄入量 ×0.16）－[24 h 尿素氮+（2～4）g/d]。动态的 N_B 测定仍可作为评估蛋白质消耗和分解代谢的常用标志物。但是，鉴于重症患者早期尿氮及其他氮的丢失受多种因素影响，故此并不能作为可靠的蛋白质补充参考，尤其在疾病急性早期。但如无其他异常丢失，稳定后（1 周左右）的动态测量和评估，结合短半衰期血浆蛋白（前白蛋白、转铁蛋白及 C 反应蛋白）水平，可作为综合评估价蛋白质代谢与蛋白质补充的参考。理想的 N_B 应该达到尿氮测算值+2。如果为负平衡，将该负值乘以 6.25，以估算达到正平衡时每天所需的蛋白质（g）的额外增加量。2022 年的一项荟萃分析探讨了 N_B 与重症患者预后的关系，该研究表明，死亡与存活患者的初始 N_B 水平无差异，但最终的 N_B 有显著性差异[17]。同时，所改善的 N_B 水平（并非初始 N_B 水平），与重症患者的全因死亡率相关。一项针对神经重症患者的研究[15, 18]也提示，将 N_B +2 作为标准指导蛋白质供给方案，与更好的神经功能恢复及住院病死率降低相关。以上研究均强调了 N_B 在动态营养监测中的重要性。此外，与未改善的患者相比，NB 改善的患者热卡和蛋白质的摄入更多。

重症患者利用氨基酸进行肌肉蛋白质合成的能力比健康人降低约 60%。未被组织吸收的蛋白质会分解为氨基酸，进一步代谢为氨和尿素，由肾排出。肌酐水平也可反映肌肉的含量。由此，尿素肌酐比值（urea-creatinine ratio，UCR）作为蛋白质代谢轨迹的生物标志物，UCR 增高提示肌肉分解代谢，与肌萎缩相关，是持续严重疾病的生化特征。[19-20]

提供蛋白质供给的参考。近期，UCR 再度引起重视，被认为可能是肌肉蛋白代谢生物标志物，UCR 升高可能表明患者肌肉蛋白分解导致机体尿素循环的活性增加。不用于肌肉蛋白质合成的氨基酸以不同的方式代谢，例如，通过糖异生转化为葡萄糖，多余的氨基酸则在肝中代谢产生氨，然后转化为尿素排泄，UCR 升高是肌肉分解代谢及持续严重疾病的生化特征。因此，UCR 提示摄入的蛋白质是用于肌肉蛋白合成，还是代谢为尿素。UCR 升高表明氨基酸水平可能已经超出机体的代谢耐受能力。同时，血清肌酐水平下降，其是骨骼肌磷酸肌酸的分解产物（如肌少症患者的血清肌酐水平降低）。基于大数据分析[20]结果证实，UCR 升高与显著的骨骼肌萎缩相关（L_4 腰大肌：$R^2=0.39$，$P<0.001$；L_3 腰椎总横截面积：$R^2=0.44$，$P<0.001$），可以作为重大创伤后持续性重症的生化特征。UCR 反映机体氮的释放和肌肉的分解代谢。上述结论可能有助于解释高蛋白摄入对 SOFA 评分高的患者、重症早期患者和急性肾损伤患者的不良影响。需要注意，UCR 检测也受一些因素影响，其结果直接或间接受到患者肾功能损害等（如导致高尿素氮因素）疾病状态及治疗干预的影响，临床上需要排除影响因素再做评价。

身体阻抗分析与肌肉超声可能提供较可靠身体成分，特别是基于无脂组织群（fat free mass，FFM）或瘦体重（lean body mass，LBM）的蛋白质供给是合理的。床旁、实时测定实现了连续性动态评估，并依此提供个体化蛋白质供给的目标，肥胖与超重患者评估 LBM 指导蛋白质供给的意义更大，且受到最新国际指南建议。REDOXS[21]与 EFFORT-Protein 研究[13, 22]提示，蛋白质负荷与尿素生成对重症患者生存的影响。Melchers 等[23]调查了个体化营养治疗（蛋白质与热量达标）对机械通气的 COVID-19 患者生存率的影响。结果显示，ICU 期间能量供给达到基于无脂组织群（fat free mass，FFM）目标的≥70%、蛋白质供给达到≥80% 目标与 90 天死亡率降低有关。因此，ICU 住院期间监测肌肉质量的损失，床旁超声或身体阻抗分析测量可能是有前景的，提供及时、动态肌肉等身体成分改变个体化信息并指导蛋白质供给[23-25]。

一些研究建议推荐基于表型的个性化蛋白质摄入量设置。表型包括确定可能影响蛋白质需求的患者特征，如体重指数（BMI）、性别、瘦体重（LBM）和年龄。研究表明，由于男性体型较大，且 LBM 较高，男性较女性需要更多的蛋白质摄入量[26]。然而，在相同性别和总体重的患者中，LBM 的变化可能导致潜在的蛋白质过量或不足。老年患者和 BMI 较低的患者也可能需要更多的蛋白质摄入，以防止肌肉萎缩。基于表型和 UCR 的个性化蛋白质摄入量有助于优化 N_B，防止肌肉萎缩，改善重症患者的临床结局，同时避免过量蛋白质摄入的有害影响。

三、代谢轨迹变化监测指导个体化营养供给与局限性

能量与蛋白质是重要和主要营养物，恰当供给是追求的目标，但临床实践中的早期过度供给能量与后阶段（康复、PICS）供给不足，也是重症患者全程营养管理中常面临问题。了解动态变化轨迹更显重要。迄今为止，仍缺乏依据实际能量消耗测量或蛋白质代谢的标志物指导营养治疗方案制定相关临床获益的高质量研究。

首先，能量消耗测量也会受到疾病、治疗与设备与技术上的限制无法测量或影响准确性。血流动力学不稳定的机械通气患者，需要高浓度氧疗（要求测量时 $FiO_2<70\%$）及较高水平 PEEP（$>12\ cmH_2O$）时，不能得到可靠的 V_{O_2} 与 V_{CO_2}；自主呼吸模式时潮气量变化较大时也影响测量。任何气体泄漏会影响呼出气体到达传感器从而影响测量的准确性，如气胸、皮下气肿、气管 - 食管瘘，经鼻高流量氧疗或无创通气限制了 IC 的应用，应用经鼻高流量氧疗与无创呼吸机的患者，只有在停止氧疗时可以进行测量。此外，在应用体外生命支持技术，如连续性肾脏替代治疗（continuous renal replacement therapy，CRRT）、体外膜氧合（extracorporeal membrane oxygenation，ECMO）等时，可能会通过影响体温与压力水平干扰 REE 的测量。且在 CRRT 期间，碳酸盐或柠檬酸盐增加会影响代谢或非肺部的气体交换。由于上述因素及疾病与治疗干扰，限制了间接能量测定系统（代谢车）的使用，仍然需要能量预测方程[27]。

　　根据患者的 N_B 进行蛋白质代谢评估，鉴于检测方法及全氮排出标本（尿、便、汗液、引流）的限制，临床上主要采取摄入总氮减去经尿液排泄氮量的测定值（多以 24 h 尿氮排出量为标准）计算。重症患者准确的氮丢失测定与 N_B 测算是困难的，常受炎症与代谢状态、疾病（如肾功能）及干预治疗（如 CRRT）的影响；就总氮排出而言，除尿液外，胃液、粪便排泄及汗液丢失的氮均是估算的，疾病相关的体液丢失常未考虑在内，这在烧伤与皮肤软组织损伤患者中更为突出。此外，氮的丢失可能会随着重症患者病情的变化而变化，需临床医师综合分析，谨慎解释。一般而言，在重症早期复杂多难以评估，随着病情稳定，多数患者尿氮排出能反映蛋白质的代谢水平，可作为蛋白质补充的参考。

　　总之，N_B 仅反映总体净蛋白质平衡，并不能区分蛋白质合成或分解的速率。鉴于蛋白质摄入量不同，建议先连续检测数日尿氮，以得到较客观、准确的评价。

　　重症患者的异质性特征体现在病情严重、复杂、多变，也体现在对干预措施的反应存在多样性，这是由患者基础与疾病相关因素的多样性导致的，且受治疗策略的影响。重症疾病可以改变多种营养物质代谢。监测虽然不直接影响患者的预后，但可以协助医师合理制定治疗方案，并在动态监测指导下及时调整，最终实现与个体相匹配的营养供给。未来将在深入了解重症患者对疾病及干预措施反应的多样性及其机制的基础上，根据临床与实验室检测的变化轨迹，探讨联合建模，不仅体现患者的特点，还可以根据个体对治疗的反应进行动态调整。在人工智能辅助下实现个体化营养供给，以及最大化理想的营养治疗效果。

（中国中医科学院广安门医院　黄惠斌
清华大学附属北京清华长庚医院　许　媛）

参 考 文 献

［1］ AI-YOUSIF N, RAWAL S, JURCZAK M, et al. Endogenous glucose production in critical illness [J]. Nutr Clin Pract, 2021, 36(2): 344-359.

［2］ PUTHUCHEARY Z A, RAWAL J, MCPHAIL M, et al. Acute skeletal muscle wasting in critical illness [J]. JAMA, 2013, 310(15): 1591-1600.

［3］ WANG X W, MIDDLETON F A, TAWIL R, et al. Cytosolic adaptation to mitochondria-induced proteostatic stress causes progressive muscle wasting [J]. iScience, 2022, 25(1): 103715.

［4］ GUNST J, CASAER M P, PREISER J C, et al. Toward nutrition improving outcome of critically ill patients: How to interpret recent feeding RCTs? [J]. Critical care, 2023, 27(1): 43.

［5］ BOYA P, REGGIORI F, CODOGNO P. Emerging regulation and functions of autophagy [J]. Nat Cell Biol, 2013, 15(7): 713-720.

［6］ VAN DER VOS K E, ELIASSON P, PROIKAS-

CEZANNE T, et al. Modulation of glutamine metabolism by the PI(3)K-PKB-FOXO network regulates autophagy [J]. Nat Cell Biol, 2012, 14(8): 829-837.

[7] ZUSMAN O, THEILLA M, COHEN J, et al. Resting energy expenditure, calorie and protein consumption in critically ill patients: a retrospective cohort study [J]. Crit care, 2016, 20(1): 367.

[8] WHITTLE J, MOLINGER J, MACLEOD D, et al. Persistent hypermetabolism and longitudinal energy expenditure in critically ill patients with COVID-19 [J]. Crit care. 24(1): 581-584.

[9] NIEDERER LE, MILLER H, HAINES K L et al. Prolonged progressive hypermetabolism during COVID-19 hospitalization undetected by common predictive energy equations [J]. Clin Nutr ESPEN, 2021, 45: 341-350.

[10] SINGER P, BLASER A R, BERGER M M, et al. ESPEN practical and partially revised guideline: Clinical nutrition in the intensive care unit [J]. Clin Nutr, 2023, 42(9): 1671-1689.

[11] SINGER P, SINGER J. Clinical guide for the use of metabolic carts: indirect calorimetry-no longer the orphan of energy estimation [J]. Nutr Clin Pract, 2016, 31(1): 30-38.

[12] PORTER C, COHEN N H. Indirect calorimetry in critically ill patients: role of the clinical dietitian in interpreting results [J]. J Am Diet Assoc, 1996, 96(1): 49-57.

[13] SINGER P, ANBER R, COHEN J, et al. The tight calorie control study (TICACOS): a prospective, randomized, controlled pilot study of nutritional support in critically ill patients [J]. Intensive Care Med, 2011, 37(4): 601-609.

[14] SINGER P, DE WAELE E, SANCHEZ C, et al. TICACOS international: a multi-center, randomized, prospective controlled study comparing tight calorie control versus Liberal calorie administration study [J]. Clin Nutr, 2021, 40(2): 380-387.

[15] DUAN J Y, ZHENG W H, ZHOU H, et al. Energy delivery guided by indirect calorimetry in critically ill patients: a systematic review and meta-analysis [J]. Crit Care, 2021, 25(1): 88.

[16] MCCLAVE S A, LOWEN C C, KLEBER M J, et al. Clinical use of the respiratory quotient obtained from indirect calorimetry [J]. JPEN J Parenter Enteral Nutr, 2003, 27(1): 21-26.

[17] ZHU Y B, YAO Y, XU Y, et al. Nitrogen balance and outcomes in critically ill patients: a systematic review and meta-analysis [J]. Front Nutr, 2022, 9: 961207.

[18] KIM T J, PARK S H, JEONG H B, et al. Optimizing nitrogen balance is associated with better outcomes in neurocritically ill patients [J]. Nutrients, 2020, 12(10): 3137.

[19] 中华医学会重症医学分会. 中国成人 ICU 患者营养评估与监测临床实践指南 [J]. 中华重症医学电子杂志, 2023, 9 (4): 321-348.

[20] HAINES R W, ZOLFAGHARI P, WAN Y Z, et al. Elevated urea-to-creatinine ratio provides a biochemical signature of muscle catabolism and persistent critical illness after major trauma [J]. Intensive Care Med, 2019, 45(12): 1718-1731.

[21] HAINES R W, FOWLER A J, WAN Y I, et al. Catabolism in critical illness: a reanalysis of the reducing deaths due to oxidative stress (REDOXS) trial [J]. Crit Care Med, 2022, 50(7): 1072-1082.

[22] HAINES R W, PROWLE J R, DAY A, et al. Association between urea trajectory and protein dose in critically ill adults: a secondary exploratory analysis of the effort protein trial (RE-EFFORT) [J]. Critical Care, 2024, 28(1): 24.

[23] MELCHERS M, HUBERTINE HERMANS A J,

HULSEN S B, et al. Individualised energy and protein targets achieved during intensive care admission are associated with lower mortality in mechanically ventilated COVID-19 patients: The COFEED-19 study [J]. Clin Nutr, 2023, 42(12): 2486-2492.

［24］HUNG K Y, CHEN T H, LEE Y F, et al. Using body composition analysis for improved nutritional intervention in septic patients: a prospective interventional study [J]. Nutrients, 2023, 15(17): 3814.

［25］CONNOLLY B, MACBEAN V, CROWLEY C, et al. Ultrasound for the assessment of peripheral skeletal muscle architecture in critical illness: a systematic review [J]. Crit Care Med, 2015, 43(4): 897-905.

［26］MOONEN H P, HERMANS A J, JANS I, et al. Protein requirements and provision in hospitalised COVID-19 ward and ICU patients: Agreement between calculations based on body weight and height, and measured bioimpedance lean body mass [J]. Clin Nutr ESPEN, 2022, 49: 474-482.

［27］DE WAELE E, VAN ZANTEN A R H. Routine use of indirect calorimetry in critically ill patients: pros and cons [J]. Crit Care, 2022, 26(1): 123.

第三节　重症患者营养治疗的蛋白质目标是否越多越好

重症患者的最佳营养策略，特别是最佳蛋白质供给方案是一个充满挑战性的话题。一方面，国际营养指南中对蛋白质供给的推荐量基于观察性研究，范围比较宽泛，且缺乏可靠的高质量研究证据支撑。另一方面，重症患者由于疾病本身、系统炎症反应、制动、镇静、机械通气及药物治疗等，会继发呼吸肌功能障碍、心理功能障碍、ICU 获得性肌无力等并发症[1]。急性和广泛的肌肉萎缩是 ICU 患者经历的重要病理生理过程，会对其预后产生长期影响。研究[2]显示，在患者入住 ICU 的第 1 周内，肌肉质量损失可达 30%。肌肉萎缩与 ICU 存活者身体功能和生活质量下降密切相关，甚至在出 ICU 5 年后仍可观察到这一现象[3]。营养治疗，尤其是蛋白质补充能否遏制或减轻肌肉萎缩，改善重症患者的短期及长期预后是目前营养学界的研究热点。本节对重症急性病程中蛋白质代谢特点、重症患者蛋白质补充的相关临床研究进行回顾和总结。

一、重症患者蛋白质代谢的特点

早在 1942 年，Cuthbertson[4]就观察到机体在重症急性期会发生一系列代谢变化。极早期表现为"消落期"（ebb phase），即以低合成代谢、低分解代谢为主要特征，机体在遭遇打击后即刻进入该期，持续时间为 24～48 h，此阶段的代谢特点表现为血糖升高，游离脂肪酸水平升高，其能量来源主要为肝糖原分解。随后进入"起涨期"（flow phase），即以高分解代谢、高合成代谢为主要特征，分解代谢大于合成代谢，能量来源为蛋白质分解（糖异生）及脂肪氧化（酮体生成），以前者为主。人体并没有所谓的"蛋白质储备库"，蛋白质要么作为骨骼肌、结缔组织等的组成结构，要么作为酶等发挥功能性作用。因此，当机体代谢需求增加时，蛋白质作为分解代谢阶段的重要能量底物，骨骼肌被大量分解，造成机体瘦体重持续减少，进而导致患者器官功能障碍持续不缓解及增加不良预后发生风险[5]。

重症患者病程早期，进行外源性补充能否促进患者蛋白质吸收和合成代谢呢？一项对比重症患者和健康人群蛋白质吸收能力的研究[6]显示，经胃肠道输注蛋白质和葡萄糖标志物后，尽管重症患者中早期血浆氨基酸浓度上升缓慢，但输注 1 h 后，重症患者血浆必需氨基酸浓度与健康人无差异。相比之下，在输注 150 min 后，重症患者血浆中葡萄糖浓度仍显著低于健康人，提示相较于葡萄糖，重症患者对蛋白质吸收能力并未受到显著影响。在另一项比较了重症患者与健康人蛋白质消化吸收、肌肉合成能力的研究[7]显示，与前项研究结果类似，重症患者的蛋白质消化吸收能力并未严重受损，而重症患者肌肉样本中新出现的外源性标志蛋白质相比健康人群减少了 60%，这表明重症患者存在严重的蛋白质合成抵抗。蛋白质合成抵抗能否被增加外源性蛋白质供给所纠正，相关临床研究的结果或许能回答这一问题。

二、蛋白质供给对重症患者预后的影响

目前，重症患者蛋白质补充方面的临床证据主要来自观察性数据及一些小型随机对照试验结果。在急性期早期（入住 ICU 后 1～3 天），现有的研究[8]结果显示，蛋白质的补充应遵循渐进式喂养的原则，这一阶段过量的蛋白供给会使患者不良预后的发生率上升。一项探讨蛋白质供给量和时机的回顾性研究（PROTINVENT）将入住 ICU 后 1 周内接受的蛋白质供给剂量将患者分为 3 组，即持续低蛋白质供给组 [蛋白质供给量＜0.8 g/（kg·d）]、持续高蛋白质供给组 [蛋白质供给量＞0.8 g/（kg·d）] 和渐进式蛋白质供给组 [入住 ICU 第 1～3 天，蛋白质供给量＜0.8 g/（kg·d）；入住 ICU 第 4～7 天，蛋白质供给量＞0.8 g/（kg·d）]。生存分析[8]结果显示，相比持续高蛋白供给组，渐进式蛋白供给组的 60 天死亡率显著降低。3 组中持续低蛋白供给组的 60 天死亡率最高。对蛋白质供给时机进一步分层，入住 ICU 第 1～2 天，蛋白质供给量＜0.8 g/（kg·d）；入住 ICU 第 3～5 天，蛋白质供给量 0.8～1.2 g/（kg·d）；入住 ICU 第 5 天后，蛋白质供给量为＞1.2 g/（kg·d）的渐进增加的蛋白质供给策略，这与最优的 60 天死亡率相关。

对于急性期后期（入住 ICU 第 3～5 天）蛋白质补充的目标目前暂无定论。一项回顾性研究[9]分析了蛋白质供给量和 60 天死亡率之间的关联。结果显示，随着蛋白质供给量的增加，死亡率呈下降趋势，提示蛋白质最佳供给量可能更高于 2016 年 ASPEN 的发布的指南推荐的 1.2 g/（kg·d）或 2018 年 ESPEN 指南推荐的 1.3 g/（kg·d）。Lee 等[10]对 19 个随机对照试验进行了荟萃分析，结果显示，相同热量的高蛋白质供给方案与低蛋白质供给方案 [（1.3±0.48）g/（kg·d）vs.（0.9±0.30）g/（kg·d）] 对重症患者死亡率及机械通气时间、感染发生率等预后并无显著性差异。值得注意的是，该荟萃分析纳入的研究大多为单中心、小样本量随机对照试验，其中，高蛋白质组蛋白质的平均供给量为 1.3 g/（kg·d），与 ASPEN 和 ESPEN 发布的营养指南中蛋白质推荐量 [1.2～2.0 g/（kg·d）][11-12] 相比，不能算作标准意义上的"高蛋白供给"。此外，纳入 5 项小型研究的荟萃分析（n=273）结果显示，相比低蛋白供给，高蛋白供给可减轻肌肉量丢失。更高的蛋白质供给 [≥2.0 g/（kg·d）] 是否可以改善重症患者的预后呢？

2023 年发表的 EFFORT-Protein 研究在机械通气患者中对比入住 ICU 96 h 内接受高蛋白供给 [≥2.2 g/（kg·d）] 和常规蛋白质供给（≤1.2 g/（kg·d）），患者的治疗周期最长为 28 天，2 组对于接受的热量不作限定。最终有 645 例患者纳入高蛋白组 [蛋白质实际供给量为（1.6±0.5）g/（kg·d）]，656 例患者纳入常规蛋白组 [蛋白质实际供给量为（0.9±0.3）g/（kg·d）]。结果显示，2 组在主要研

究结局（60 天内存活且出院的时间及 60 天死亡率等）并无显著性差异，但在基线有急性肾损伤（acute kidney injury，AKI）和脓毒症相关性器官功能衰竭评价（sepsis-related organ failure assessment，SOFA）评分 ≥9 分的重症患者中，高蛋白供给对患者结局不利[13]。基于对这项研究结果的进一步分析发现，一方面，重症患者，特别是基线有 AKI 的患者，其肌肉蛋白质合成受阻，高蛋白供给进一步导致蛋白质 - 氨基酸分解增多，从而加重了肾脏的代谢负担。另一方面，该研究中的患者在入住 ICU 后 2 天就迅速达到较高的蛋白质目标量，特别是高蛋白供给组，患者在入住 ICU 第 2 天蛋白质的摄入量就已超过 2 g/（kg·d）。早期过于激进的蛋白质供给策略可能是导致重症患者难以从高蛋白质营养方案中真正获益的原因。

一项数年前发表的随机对照试验（Nephro-Protective）探索了早期静脉补充氨基酸的临床效果。该研究纳入澳大利亚和新西兰 16 个 ICU 中 474 例预估 ICU 住院时间超过 2 天的患者，随机分为氨基酸治疗组［蛋白质总目标为 2.0 g/（kg·d），干预性氨基酸摄入量不超过 100 g/d］和标准治疗组。结果显示，2 组患者肾功能不全及死亡率并无显著差异，但氨基酸治疗组的估算肾小球滤过率显著高于标准治疗组，提示静脉补充氨基酸可能具有潜在的肾保护作用[14]。由于该研究中患者的基线肾功能不平衡，该研究的一项事后分析[15]在排除严重 AKI 的重症患者后，结果显示，高剂量的氨基酸摄入可以使 90 天病死率降低 8%（$P=0.034$）。基于这一结果，笔者所在团队联合澳大利亚团队设计了关于早期（入住 ICU 48 h 内）静脉补充氨基酸对肾功能正常 ICU 患者病死率影响的多中心、随机对照研究（ESSENTIAL 研究），目前即将完成患者招募。

尽管现有的研究结果无法对高蛋白供给做出推荐意见，但值得期待的是，目前有多项大型随机对照试验仍在进行中，包括 PRECISe 研究［蛋白质供给量：2.0 g/（kg·d）vs. 1.2 g/（kg·d）］（编号：NCT04633421）、TARGET-PROTEIN 研究（不同蛋白含量产品：100 g/L vs. 63 g/L）（编号：ACTRN12618001829202）及 EFFORT-outcomes 研究［蛋白质供给量：≥2.2 g/（kg·d）vs. ≤1.2 g/（kg·d）］（编号：NCT04931940），其中 EFFORT-outcomes 主要关注高蛋白供给对重症患者身体功能、肌肉量及远期生活质量等方面的影响。这几项研究的结果会进一步丰富高蛋白供给的循证依据。

ICU 获得性虚弱（ICU-acquired weakness，ICU-AW）成为越来越受关注的议题，且蛋白质补充的核心目标是促进合成代谢和减少肌肉量丢失。目前，越来越多的研究将关注点从降低死亡率转为改善患者的功能预后及肌肉丢失情况等。2 项来自澳大利亚的研究分别采用经静脉途径补充氨基酸[16]和经肠内加强热量与蛋白质补充方案[17]，结果均显示，更高的蛋白质供给量与更少的肌肉量丢失密切相关。一项在神经重症患者中开展的研究[18]显示，基于氮平衡指导下适当蛋白质供给量对患者神经功能恢复有促进作用。一项研究[19]将 42 例重症患者随机分为接受 1.8 g/（kg·d）蛋白质供给组和 1.2 g/（kg·d）蛋白质供给组。结果显示，2 组在股四头肌肌肉厚度改变方面无显著性差异。未来在蛋白质的相关研究中，功能预后或许更值得研究者关注。

三、蛋白质的供给在不同阶段应设定不同目标

重症患者出 ICU 后及长期康复期过程的蛋白质代谢特点不同于急性期，故营养供给和蛋白质供给目标也与急性期有不同。一项回顾性分析[20]显示，给予此阶段患者更高的蛋白质供给量与预后改善相关；每增加 1 g/kg 的蛋白质供给量，患者出院后 90 天死亡率降低 17%。对于出 ICU 患者，尽管

目前对于蛋白质的供给量没有统一的推荐意见，但应尽量提高蛋白质供给量，以促进身体机能恢复及遏制肌肉量的丢失。van Zanten 等学者提出重症患者全程营养策略，对于出 ICU 后患者，可考虑给予 1.5～2.0 g/（kg·d）的蛋白质；对于出院后进入长期康复期的患者，可进一步增加蛋白质供给量至 2.0～2.5 g/（kg·d）；对于恢复期患者，目前也有研究关注不同种类特殊营养素对促肌肉蛋白质合成的作用，如 β- 羟基 -β- 甲基丁酸盐（HMB）、鱼油、精氨酸、合成类激素（如睾酮）等，由于暂无高质量证据呈现，此处不再赘述。

四、总结

重症患者病程早期的代谢特点表现为，当机体代谢需求增加时，蛋白质作为分解代谢阶段的重要能量底物，骨骼肌被大量分解，造成机体瘦体重持续减少，进而导致患者恢复延迟，甚至发展为 ICU-AW。营养治疗，特别是蛋白质补充对遏制或减轻肌肉萎缩发挥重要作用。尽管目前的相关指南对于重症患者的蛋白质供给推荐量为 1.2～2.0 g/（kg·d），但现有的大部分临床研究中所谓的"高蛋白方案"的蛋白质供给量均接近指南推荐量的下限，更高的蛋白质供给［≥2.0 g/（kg·d）］对患者临床结局影响目前尚无定论，未来仍需更多研究关注这一问题。此外，蛋白质供给量对重症患者的功能预后、肌肉丢失及远期生活质量等方面的影响也是营养研究领域值得关注的话题，期待这方面能有更多的研究成果。

（中国人民解放军东部战区总医院　皋　林　柯　路）

参 考 文 献

［1］VOIRIOT G, OUALHA M, PIERRE A, et al. Chronic critical illness and post-intensive care syndrome: from pathophysiology to clinical challenges [J]. Ann Intensive Care, 2022, 12(1): 58.

［2］PUTHUCHEARY Z A, RAWAL J, MCPHAIL M, et al. Acute skeletal muscle wasting in critical illness [J]. Jama, 2013, 310(15): 1591-1600.

［3］HERRIDGE M S, TANSEY C M, MATTÉ A, et al. Functional disability 5 years after acute respiratory distress syndrome [J]. N Engl J Med, 2011, 364(14): 1293-1304.

［4］CUTHBERTSON D. Post-shock metabolic response [J]. The Lance, 1942, 239(6189): 433-437.

［5］ARGILÉS J M, CAMPOS N, LOPEZ-PEDROSA J M, et al. Skeletal muscle regulates metabolism via interorgan crosstalk: roles in health and disease [J]. J Am Med Dir Assoc, 2016, 17(9): 789-796.

［6］VAN GASSEL R J J, VAN DE POLL M C G, SCHAAP F G, et al. Postprandial rise of essential amino acids is impaired during critical illness and unrelated to small-intestinal function [J]. JPEN J Parenter Enteral Nutr, 2022, 46(1): 114-122.

［7］CHAPPLE L S, KOUW I W K, SUMMERS M J, et al. Muscle protein synthesis after protein administration in critical illness [J]. Am J Respir Crit Care Med, 2022, 206(6): 740-749.

［8］KOEKKOEK W, VAN SETTEN C H C, OLTHOF L E, et al. Timing of PROTein intake and clinical outcomes of adult critically ill patients on prolonged mechanical VENTilation: The PROTINVENT retrospective study [J]. Clin Nutr, 2019, 38(2): 883-890.

[9] ZUSMAN O, THEILLA M, COHEN J, et al. Resting energy expenditure, calorie and protein consumption in critically ill patients: a retrospective cohort study [J]. Crit Care, 2016, 20(1): 367.

[10] LEE Z Y, YAP C S L, HASAN M S, et al. The effect of higher versus lower protein delivery in critically ill patients: a systematic review and meta-analysis of randomized controlled trials [J]. Crit Care, 2021, 25(1): 260.

[11] COMPHER C, BINGHAM A L, MCCALL M, et al. Guidelines for the provision of nutrition support therapy in the adult critically ill patient: the american society for parenteral and enteral nutrition [J]. JPEN J Parenter Enteral Nutr, 2022, 46(1): 12-41.

[12] SINGER P, BLASER A R, BERGER M M, et al. ESPEN guideline on clinical nutrition in the intensive care unit [J]. Clin Nutr, 2019, 38(1): 48-79.

[13] HEYLAND D K, PATEL J, COMPHER C, et al. The effect of higher protein dosing in critically ill patients with high nutritional risk (EFFORT Protein): an international, multicentre, pragmatic, registry-based randomised trial [J]. Lancet, 2023, 401(10376): 568-576.

[14] DOIG G S, SIMPSON F, BELLOMO R, et al. Intravenous amino acid therapy for kidney function in critically ill patients: a randomized controlled trial [J]. Intensive Care Med, 2015, 41(7): 1197-1208.

[15] ZHU R, ALLINGSTRUP M J, PERNER A, et al. The effect of iv amino acid supplementation on mortality in ICU patients may be dependent on kidney function: post Hoc Subgroup analyses of a multicenter randomized trial [J]. Crit Care Med, 2018, 46(8): 1293-1301.

[16] FERRIE S, ALLMAN-FARINELLI M, DALEY M, et al. Protein requirements in the critically ill: a randomized controlled trial using parenteral nutrition [J]. JPEN J Parenter Enteral Nutr, 2016, 40(6): 795-805.

[17] FETTERPLACE K, DEANE A M, TIERNEY A, et al. Targeted full energy and protein delivery in critically ill patients: a pilot randomized controlled trial (FEED Trial) [J]. JPEN J Parenter Enteral Nutr, 2018, 42(8): 1252-1262.

[18] KIM T J, PARK S H, JEONG H B, et al. Optimizing nitrogen balance is associated with better outcomes in neurocritically ill patients [J]. Nutrients, 2020, 12(10): 3137.

[19] DRESEN E, WEIßBRICH C, FIMMERS R, et al. Medical high-protein nutrition therapy and loss of muscle mass in adult ICU patients: a randomized controlled trial [J]. Clin Nutr, 2021, 40(4): 1562-1570.

[20] WEIJS PJ M, MOGENSEN K M, RAWN J D, et al. Protein intake, nutritional status and outcomes in ICU Survivors: a single center cohort study [J]. J Clin Med, 2019, 8(1): 43 .

第四节 β- 羟基 -β- 甲基丁酸与十碳五烯酸和二十二碳六烯酸的骨骼肌蛋白合成效应

ICU 获得性虚弱（ICU acquired weakness，ICU-AW）是重症患者常见的并发症，会导致患者住院时间延长和死亡率升高。ICU-AW 的危险因素包括疾病严重程度、器官衰竭、年龄、高血糖症、肠外营养、药物及缺乏活动[1]。ICU 患者出院后肢体肌无力会持续很长时间，患者日常生活及活动能力下降，骨骼肌明显无力，此现象可持续至少 5 年[2-3]。虽然物理治疗可帮助患者对抗肌肉萎缩及其负面后果，但即使进行了渐进式康复，肌肉萎缩往往仍会持续存在。目前，尚无药物预防此情况的发生[4]。最低限度的营养治疗可以预防 ICU-AW，营养干预措施显得尤为重要。特殊营养素的使用是否对骨骼肌的合成产生有利影响尚不清楚。近年来，鉴于对 ICU-AW 的重视，探讨早期促肌肉合成代谢已逐渐成为研究的关注热点。

一、β- 羟基 β- 甲基丁酸对肌肉蛋白合成的影响

1. β- 羟基 β- 甲基丁酸的作用机制　β- 羟基 β- 甲基丁酸（β-hydroxy β-methyl butyrate，HMB）是支链氨基酸亮氨酸的一种代谢物，具有促进肌肉蛋白合成、抑制肌肉蛋白分解、降低炎症反应、稳定细胞膜等作用。HMB 通过上调 mTOR 途径来刺激肌肉蛋白质合成，并通过抑制泛素 - 蛋白酶体途径来减少蛋白质降解。此外，HMB 可能通过改变生长激素（growth hormone，GH）/胰岛素样生长因子 -1（insulin-like growth facto-1，IGF-1）轴的活性来刺激肌肉蛋白质合成，并影响骨骼肌中的卫星细胞，从而增加成肌细胞的增殖和分化[5]。外源性 HMB 来源于日常膳食或含 HMB 的补充食品。内源性 HMB 是由体内亮氨酸代谢而来的。一般情况下，80% 的亮氨酸被用于蛋白质合成，只有约 5% 的亮氨酸会被代谢为 HMB。随着年龄增长，内源性 HMB 浓度会降低，其血浆浓度与四肢肌肉质量和肌肉力量显著相关。

2. β- 羟基 β- 甲基丁酸对重症患者肌肉蛋白的影响　HMB 早已被运动员广泛用于增加肌肉质量、肌肉力量、有氧表现和运动后功能恢复[5]，而临床研究多集中于 HMB 改善癌症患者和老年人的肌肉功能[6-7]。3 项随机对照试验[8-10]探讨了 HMB 在影响重症蛋白质代谢与肌肉质量方面的可能疗效。结果显示，喂养 HMB 及 HMB/ 精氨酸 / 谷氨酰胺的重症创伤患者均具有较好的氮平衡，即使单独补充 HMB 也有改善成年重症创伤患者氮平衡的作用[8]。另一项针对应用机械通气的慢性阻塞性肺疾病患者的研究[9]显示，HMB 可以改善患者的肺功能。此外，高蛋白方案的 HMB 可降低高龄营养不良患者的 90 天死亡率，改善心功能衰竭、心肌梗死、肺炎或慢性阻塞性肺疾病的症状[10]。但这些研究均未涉及 HMB 对 ICU 患者绝对肌肉体积这一 ICU-AW 重要预后指标的影响。随后一项随机对照试验评估了 HMB 复合物对 ICU 重症患者早期急性期肌肉体积损失的疗效，试验将 ICU 可进行肠内营养的患者分为对照组和 HMB 组，从收住 ICU 后第 2 天开始，HMB 组除标准营养治疗外，每天给予 HMB 3 g、精氨酸 14 g、谷氨酰胺 14 g。结果显示，入住 ICU 第 10 天时，对照组患者股骨肌体积损失率为 14.4%±7.1%，HMB 组患者股骨肌体积损失率为 11.4%±8.1%。意向治疗分析结果显示，2 组患者基线特征、死亡率和其他临床结局均无显著性差异。该研究表明，重症急性期补充 HMB 复合物并不能减少肌肉体积的损失。因此，在重症急性期，应用增强肌肉合成的药物可能不会有效诱导肌肉合成。在感染相关性器官功能衰竭评价（epsis-related organ failure assessment，SOFA）评分＜10 分的亚组分析中，对照组股骨肌体积损失率为 14.0%±6.9%，HMB 组股骨肌体积损失率为 8.7%±6.4%（$P=0.0474$）。这提示，HMB 复合物可能仅在 SOFA 评分较低或处于恢复阶段的患者中有效[11]。另一项纳入在 ICU 中接受机械通气患者（$n=83$）的随机对照试验[12]表明，与安慰剂相比，为期 10 天 HMB 治疗未能增加膈肌或股四头肌的强度和厚度，HMB 治疗也未能缩短研究开始后的机械通气时间。

康复训练可以促进肌肉蛋白的合成代谢，但尚无足够的证据支持康复训练联合特殊营养素可以

强化这种效应。一些研究表明，运动联合营养治疗较仅运动，并未显示对肌肉质量、肌肉力量或身体功能有获益[13]。目前，尚未检索到针对 ICU 患者联合 HMB 补充和康复训练对肌肉质量、力量和身体功能影响的相关研究。希望未来有令人鼓舞的研究结果问世。

综上所述，目前的研究表明，补充 HMB 对重症患者肌肉质量有积极的影响，可以作为一种增加肌肉质量的干预措施，但对力量和身体功能无明显改善。联合其他营养素或联合康复训练能否增强肌肉力量、改善身体功能，还需要进行后续的临床试验来加以验证。

二、二十碳五烯酸和二十二碳六烯酸对肌肉蛋白的影响

1. 二十碳五烯酸和二十二碳六烯酸的作用机制　二十碳五烯酸（eicosapentenoic acid，EPA）和二十二碳六烯酸（docosahexoenoic acid，DHA）作为 ω-3 多不饱和脂肪酸的主要来源，其改善肌肉健康的机制包括：①通过抑制核因子 κB（nuclear factor-κB，NF-κB）来减少环氧合酶（cyclooxygenase，COX）的产生，抑制炎症反应；②激活雷帕霉素复合物 1（mechanistic target of rapamycin complex 1，mTORC1）通路机制靶点表达，通过磷酸化相关蛋白激酶刺激肌肉蛋白质合成；③通过泛素 - 蛋白酶体系统和自噬溶酶体系统降低肌肉蛋白质分解；④通过增加肌细胞中的糖酵解能力、基础氧化代谢、耗氧量、线粒体总代谢和线粒体含量来改善线粒体的生物发生和功能，从而抑制肌肉分解；⑤增加细胞氨基酸转运蛋白的表达，为蛋白质合成提供更多底物；⑥能够掺入细胞膜的磷脂双层中，优化膜流动性影响膜的性质和柔韧性，从而调节神经递质传递，进一步提高肌肉力量和功能[14]。

2. 二十碳五烯酸和二十二碳六烯酸对肌肉含量和肌力的影响　一项在健康年轻女性中进行的试验[15]表明，口服 ω-3 多不饱和脂肪酸（每天 2.97 g EPA＋2.03 g DHA）在腿部制动过程中能维持肌肉蛋白质合成，从而更好地维持肌肉质量。炎症是瘦体组织流失、肌肉功能下降的重要因素，血浆促炎性细胞因子水平直接影响肌肉分解代谢和合成代谢信号通路，其升高可能与肌肉减少症的发生和进展直接相关，而 ω-3 多不饱和脂肪酸可能通过其抗炎特性实现肌肉保护。在一项针对老年人为期 6 个月的双盲、安慰剂对照试验[16]中，与对照组相比，补充 ω-3 多不饱和脂肪酸可显著增加大腿的围度和骨骼肌总量；在高度校正后，此差异仍然很显著。且肌肉力量和身体机能在补充 ω-3 多不饱和脂肪酸后也得到了改善。一项使用癌症、慢性阻塞性肺疾病及疲劳运动后的健康个体为受试者的荟萃分析[17]发现，补充 ω-3 多不饱和脂肪酸后，受试者的去脂体重、骨骼肌质量和股四头肌最大自主能力均增加；由于受试者和研究数量少，补充 ω-3 多不饱和脂肪酸对中臂围、握力或胸部推举单次最大负荷量的影响未得出明确的结论。一项针对 ARDS、脓毒症、COVID-19 和器官功能不全患者的研究[18]表明，适当剂量的 EPA 和 / 或 DHA 通过防止氧化应激及减少炎症反应改善重症患者的预后，并可预防 ICU 患者谵妄，肝、肾功能障碍的发生，但对肌肉损失的影响尚不清楚。一项随机对照试验将 83 例机械通气患者分为安慰剂组、EPA 2 g/d 组、HMB 3 g/d 组及 HMB 3 g/d 组＋EPA 2 g/d 组，比较在基线时和入组 11 天后股四头肌和横膈肌的肌力和大小。结果显示，与安慰剂组相比，治疗组并未增加股四头肌和横膈肌的力量和厚度，也并未缩短机械通气时间。该临床试验未能获得阳性结果的原因可能与以下 3 点有关：①入组患者病情较重，无法同时耐受康复训练；②患者入组前已接受 6 天机械通气，错过了 EPA 和 / 或 HMB 应用最佳时机；③患者喂养过程中不能确保吸收良好，EPA 和 / 或 HMB 是否达到干预剂量并不明确[12]。另一项在正常体重的中至重度慢性阻塞性肺疾病患者（$n=32$）中进行的

随机双盲、安慰剂对照试验，按照 EPA＋DHA 剂量不同分为低剂量组（2.0 g）和高剂量（3.5 g）两组，治疗 4 周后，肢体瘦体组织重量增加，但呼吸力量及握力等肌肉功能无改善，且与 EPA＋DHA 剂量无关；但高剂量组在减少患者吸收后净蛋白分解、增加肌肉蛋白合成率方面显著优于低剂量组。分析原因发现，EPA＋DHA 可能通过抑制慢性阻塞性肺疾病患者全身炎症反应降低了蛋白质分解、促进了合成代谢，并且这种效应与剂量有关[19]。

总而言之，ω-3 多不饱和脂肪酸对重症患者肌肉蛋白的影响近年来受到关注，但需要深入研究进一步明确其对肌肉结果与功能的影响。导致研究结果不一致可能是由于研究设计、人群选择、干预持续时间和干预剂量的差异。鉴于补充 ω-3 多不饱和脂肪酸在改善肌肉方面的研究结果相互矛盾，应进一步在临床实践中探索使用 ω-3 多不饱和脂肪酸的最佳剂量、最佳的给药途径及哪些患者最有可能在预防肌肉减少症中受益。

三、总结

综上所述，补充 HMB 与 ω-3 多不饱和脂肪酸均在特定人群中表现出对肌肉的保护作用，但单一干预对重症患者有益的研究结论有限。联合营养治疗、特殊营养素补充、渐进性康复训练等多种手段能否在重症急性期减少肌肉蛋白的分解、在疾病恢复期改善肌少症带来的负面影响，提升患者的生存、康复质量，尚需更多的临床试验加以验证。

（山东大学齐鲁医院　黄小芳　翟　茜）

参 考 文 献

［1］ TORTUYAUX R, DAVION J B, JOURDAIN M. Intensive care unit-acquired weakness: Questions the clinician should ask [J]. Rev Neurol (Paris), 2022, 178(1-2): 84-92.

［2］ DOS SANTOS C, HUSSAIN S N, MATHUR S, et al. Mechanisms of chronic muscle wasting and dysfunction after an intensive care unit stay. A pilot study [J]. Am J Respir Crit Care Med, 2016, 194(7): 821-830.

［3］ IWASHYNA T J, ELY EW, SMITH D M, et al. Long-term cognitive impairment and functional disability among survivors of severe sepsis [J]. JAMA, 2010, 304 (16): 1787-1794.

［4］ LANDI F, CAMPRUBI-ROBLES M, BEAR D E, et al. Muscle loss: the new malnutrition challenge in clinical practice [J]. Clin Nutr, 2019, , 38(5): 2113-2120.

［5］ WILSON J M, FITSCHEN P J, CAMPBELL B, et al. International society of sports nutrition position stand: beta-hydroxy-beta-methylbutyrate (HMB) [J]. J IntSoc Sports Nutr, 2013, 10(1): 6.

［6］ LALIA A Z, DASARI S, ROBINSON M M, et al. Infuence of omega-3 fatty acids on skeletal muscle protein metabolism and mitochondrial bioenergetics in older adults [J]. Aging(Albany NY), 2017, 9(4): 1096-1129.

［7］ MIRZA K A, PEREIRA S L, VOSS A C, et al. . Comparison of the anticatabolic effects of leucine and Ca-beta-hydroxy-beta-methylbutyrate in experimental models of cancer cachexia [J]. Nutrition, 2014, 30(7-8):

807-813.

［ 8 ］ KUHLS D A, RATHMACHER J A, MUSNGI M D, et al. Beta-hydroxybeta-methylbutyrate supplementation in critically ill trauma patients [J]. J Trauma, 2007, 62(1): 125-131.

［ 9 ］ HSIEH LC, CHIEN S L, HUANG M S, et al. Anti-inflammatory and anticatabolic effects of short-term betahydroxy-beta-methylbutyrate supplementation on chronic obstructive pulmonary disease patients in intensive care unit [J]. Asia Pac J Clin Nutr, 2006, 15(4): 544-550.

［ 10 ］ DEUTZ N E, MATHESON E M, MATARESE L E, et al. Readmission and mortality in malnourished, older, hospitalized adults treated with a specialized oral nutritional supplement: a randomized clinical trial [J]. Clin Nutr, 2016, 35(1): 18-26.

［ 11 ］ NAKAMURA K, KIHATA A, NARABA H, et al. β-Hydroxy-β-methylbutyrate, arginine, and glutamine complex on muscle volume loss in critically ill patients: a randomized control trial [J]. JPEN J Parenter Enteral Nutr, 2020, 44(2): 205-212.

［ 12 ］ SUPINSKI G S, NETZEL P F, WESTGATE P M, et al. A randomized controlled trial to determine whether beta-hydroxy-beta-methylbutyrate and/ or eicosapentaenoic acid improves diaphragm and quadriceps strength in critically Ill mechanically ventilated patients [J]. Crit Care, 2021, 26, 25(1): 308.

［ 13 ］ DIN U S U, BROOK M S, SELBY A, et al. A double-blind placebo controlled trial into the impacts of HMB supplementation and exercise on free-living muscle protein synthesis, muscle mass and function, in older adults [J]. Clin Nutr, 2019, 38(5): 2071-2078.

［ 14 ］ THERDYOTHIN A, PHIPHOPTHATSANEE N, ISANEJAD M. The effect of Omega-3 fatty acids on sarcopenia: mechanism of action and potential efficacy [J]. Mar Drugs, 2023, 21(7): 399.

［ 15 ］ MCGLORY C, GORISSEN S H M, KAMAL M, et al. Omega-3 fatty acid supplementation attenuates skeletal muscle disuse atrophy during two weeks of unilateral leg immobilization in healthy young women [J]. FASEB J, 2019, 33: 4586-4597.

［ 16 ］ XU D F, LU Y F, YANG X, et al. Effects of fish oil-derived ω-3 polyunsaturated fatty acid on body composition, muscle strength and physical performance in older people: a secondary analysis of a randomised, double-blind, placebo-controlled trial [J]. Age Ageing, 2022, 51(12): afac274.

［ 17 ］ BIRD J K, TROESCH B, WARNKE I, et al. The effect of long chain omega-3 polyunsaturated fatty acids on muscle mass and function in sarcopenia: a scoping systematic review and meta-analysis [J]. Clin Nutr ESPEN, 2021, 46: 73-86.

［ 18 ］ SINGER P, CALDER P C. The role of omega-3 polyunsaturated fatty acids in the intensive care unit [J]. Curr Opin Clin Nutr Metab Care, 2023, 26(2): 129-137.

［ 19 ］ ENGELEN M P K J, JONKER R, SULAIMAN H, et al. ω-3 polyunsaturated fatty acid supplementation improves postabsorptive and prandial protein metabolism in patients with chronic obstructive pulmonary disease: a randomized clinical trial [J]. Am J Clin Nutr, 2022, 116(3): 686-698.

第十一章　重症肾脏与替代治疗

第一节　预防急性肾损伤的肾保护策略

急性肾损伤（acute kidney injury，AKI）是住院患者常见的并发症，常见于危重症或接受大手术的患者。在重症监护病房（intensive care unit，ICU）中 AKI 的发病率可超过 50%，脓毒症及心脏外科手术是最为常见的病因，病死率为 11%～77%[1-3]。大部分 AKI 患者的肾功能得以恢复，然而越来越多的证据表明，AKI 患者将面临严重的短期和长期并发症，包括透析依赖性慢性肾脏病（chronic kidney injury，CKD）、主要不良心血管事件及病死率的增加。此外，亚临床 AKI 患者（定义为肾损伤生物标志物水平的升高，但不符合 AKI 的血肌酐或尿量诊断标准）在肾功能初步恢复后仍有肾脏疾病进展的风险[4]。因此，早期识别 AKI 高危患者并实施肾保护性集束治疗（AKI care bundle）是避免 AKI 发生和进展的重要手段。

一、急性肾损伤的危险因素

多种因素可导致 AKI 的发生。分析危险因素时应同时考虑外部环境的暴露因素和患者自身的易感因素。年龄＞65 岁、糖尿病、高血压、肥胖等代谢相关性疾病，以及心血管疾病、慢性肾功能不全、男性、心功能不全等是常见的自身易感因素。在住院患者中，AKI 的病因通常是多因素的，最常见的因素是肾脏低灌注（低血容量、心力衰竭、低血压），其次是肾毒性药物的使用，再次是造影剂相关急性肾损伤。对于危重患者来说，在 AKI 的暴露因素中最重要的是脓毒症、心脏手术和肾毒性药物的使用[5]。

二、生物标志物可早期识别急性肾损伤高危人群并指导肾保护性策略的实施

目前临床均采用血肌酐和 / 或尿量的标准来定义 AKI，但两者都是诊断 AKI 相对较晚的指标，且特异性较差。目前存在许多比血肌酐可以更早地指示 AKI 的新型生物标志物，如细胞周期阻滞标志物金属蛋白酶组织抑制剂 2（tissue inhibitor of metalloproteinases-2，TIMP-2）和胰岛素样生长因子结合蛋白 7（insulin-like growth factor binding protein-7，IGFBP7）。TIMP-2 和 IGFBP7 在肾小管细胞周期阻滞期间释放，在肾小管应激后 1～2 h 可在尿中检测到这些标志物。KDIGO 临床实践指南建议对 AKI 高风险患者采取肾保护性策略，而识别 AKI 高危患者可以借助生物标志物来实现。TIMP-2 和 IGFBP7 的优点在于可以在肾功能受损或丧失之前检测到肾脏应激，与使用血肌酐和尿量来指导 AKI 的预防治疗措施相比，可以更早地实施肾保护性集束治疗。2 个单中心随机对照研究[6-7] 显

示，采用［TIMP-2］·［IGFBP7］（TIMP-2 与 IGFBP7 的乘积）指导肾保护性集束治疗的实施可极大地降低心脏和腹部大手术患者 AKI 的发生率。在大多数研究中，判定 AKI 高危患者的临界值为尿液［TIMP-2］·［IGFBP7］≥0.3（ng/ml）^{2}/1000，然而不同研究的干预措施有所不同。例如，Halmy 等[8] 将患者分为低危｛［TIMP-2］·［IGFBP7］＜0.3（ng/ml）^{2}/1000｝、中危｛［TIMP-2］·［IGFBP7］为 0.3～2.0（ng/ml）^{2}/1000｝ 和 高危｛［TIMP-2］·［IGFBP7］＞2.0（ng/ml）^{2}/1000｝3 个亚组，并相应地调整肾保护性集束治疗。3 个亚组中肾保护性集束治疗均包括优化容量状态和灌注压及避免应用肾毒性药物，而侵入性血流动力学监测仅在高危 AKI 亚组中进行。低危亚组中 30%（14/46）的患者发展为 AKI，第 7 天 AKI 的恢复率为 78%，而高危亚组中 33%（32/97）的患者发展为 AKI，第 7 天 AKI 的恢复率为 79%。在 PrevAKI[9] 研究中，应用［TIMP-2］·［IGFBP7］≥0.3（ng/ml）^{2}/1000 的标准指导 AKI 高危患者接受肾保护性集束治疗，显著降低了中度和重度 AKI 的发生率。因此，应用新型生物标志物指导 AKI 高危患者早期实施肾保护性集束治疗，为改善患者的预后提供了极大的可能性。随后，一项系统回顾和荟萃分析[10] 再次证实，肾保护性集束治疗可以显著降低高危 AKI 患者主要肾脏不良事件的发生率，而且通过尿液肾损伤生物标志物早期识别 AKI 并指导肾保护性集束治疗的启动，比不借助生物标志物更为有效。目前仍有 2 项正在进行的大规模随机对照试验（BigpAK-2 和 PrevProgAKI）[11-12]，以期在 AKI 高危患者中比较生物标志物指导的肾保护性策略和常规治疗对 AKI 发生率的影响，研究结果值得期待。

三、KDIGO 肾保护性集束治疗

肾保护性集束治疗包括避免应用肾毒性药物、优化液体管理与肾灌注压、考虑功能性血流动力学监测、密切监测血肌酐与尿量、避免高糖血症等。其中，避免应用肾毒性药物和优化液体管理与灌注压是预防 AKI 最重要的 2 项措施，对于低心输出量和低血压的患者，通过优化液体管理和肾灌注压，可以显著降低 AKI 的发生率[13]。

1. 避免应用肾毒性药物　在 AKI 的所有阶段都必须尽快停用任何有潜在肾毒性的药物，这是 AKI 最易控制的风险因素之一。除具有明确肾毒性的药物之外，一些干扰肾内血流动力学的药物（如血管紧张素转化酶抑制剂、非甾体抗炎药等）及 AKI 发生时可影响个体代谢的药物都会使 AKI 复杂化。最常见的药物是造影剂和抗生素，但多药联合应用可能是最主要的问题。

传统意义上，造影剂被认为是引起 AKI 的重要原因。但最近采用倾向性评分模型的观察性研究[14] 发现，即使在脓毒症及 ICU 住院患者中，应用造影剂并未增加 AKI 的发病率，提示造影剂相关 AKI 的风险低于以往的认知。如果需要诊断危及生命的疾病时，增强 CT 的使用不应该被推迟。在其他情况下，需要权衡造影剂检查的必要性和漏诊的风险，以及有无替代影像学检查的可能性。

万古霉素的肾毒性已被争议多年。最近的一项荟萃分析[15] 显示，万古霉素的谷浓度越高，AKI 的发生率越高，以曲线下面积 / 最低抑菌浓度的比值达到 400 为目标可以减少肾毒性。在危重成人患者中，持续输注万古霉素可使 AKI 的发生风险降低 53%。一项观察性研究[16] 发现，与单用万古霉素或万古霉素联合其他 β- 内酰胺类药物相比，万古霉素联合哌拉西林 / 他唑巴坦的肾毒性明显增加。

2. 优化液体管理与肾灌注压　液体管理的目的是纠正低血容量，而不引起液体超负荷及相关的并发症。AKI 的传统预防与治疗策略通常采用静脉输液来纠正低血容量和 / 或恢复肾灌注。然而，越

来越多的证据表明，过度输液导致的容量过负荷实际上是有害的，并且与呼吸系统并发症、感染、机械通气时间的延长及死亡率的升高有关[17]。此外，容量超负荷和全身静脉淤血也会减少肾灌注，这种原因引起的 AKI 比低血容量性 AKI 更为常见[18]。容量超负荷、肾脏充血或肾囊内压升高与 AKI 的相关性不仅发生在充血性心力衰竭患者中，而且在脓毒症等疾病患者中也常出现[6]。肾囊内压升高可增加肾小管周毛细血管周围间质的压力。肾间质压力的轻微升高可显著降低肾小管周围毛细血管灌注，导致肾小管缺血。事实上，在所有的血流动力学变量中，中心静脉压升高是肾功能恶化强有力的预测指标之一[19]。在 AKI 预防策略中选择限制性液体管理策略或开放性液体管理策略值得商榷。针对围手术期患者的研究[20]表明，限制性液体管理策略增加了重大腹部手术患者 AKI 的发生风险。相反，另外一项针对 AKI 危重患者的研究[21]发现，限制液体摄入可降低肾脏不良反应的发生率和减少肾脏替代治疗的需求。同样，对脓毒症休克患者在早期液体复苏后主动限制液体输注可缓解 AKI 的进展[22]。临床治疗过程中应根据生理参数、患者的诊断、患者的临床表现及输注液体的总体风险和获益对患者实施个体化液体管理策略。

预防 AKI 的理想平均动脉压（mean arterial pressure，MAP）仍有待商榷。在一项纳入 2463 例年龄＞65 岁的脓毒症患者的研究中，"允许性低血压"（MAP 为 60～65 mmHg）与是否需要肾脏替代治疗及 90 天病死率无关[20]。另外一项针对脓毒症休克患者的回顾性研究[23]发现，在复苏后 MAP 最接近或高于发病前 MAP 的患者中，AKI 的发生率最低。因此，AKI 的理想 MAP 仍有待确定，可能需要进行个体化调整。去甲基肾上腺素是维持肾灌注压最常用的血管活性药物。在一项对比血管加压药和去甲基肾上腺素作为脓毒症休克初始治疗的研究[24]中，血管加压药组患者前 7 天的血肌酐水平更低、尿量更多，需要肾脏替代治疗的比例更低。最近针对休克患者使用血管紧张素 II 的研究[25]表明，在接受肾脏替代治疗的亚组中，与去甲基肾上腺素组患者相比，血管紧张素 II 组患者肾脏替代治疗的持续时间更短且生存率更高。因此，内源性非儿茶酚胺类药物更适宜于维持肾灌注压。

综上所述，在肾保护性集束治疗方案中，优化液体管理和灌注压及避免应用肾毒性药物尤为重要。对于以脓毒症和心脏外科手术为主的 AKI 高危患者，给予肾保护性集束治疗可以减少中度和重度 AKI 的发生率。借助新型肾损伤标志物来指导肾保护性集束治疗措施的实施能有效降低高危患者 AKI 的发生率。

（首都医科大学附属北京朝阳医院　韩　悦　李文雄
哈尔滨医科大学附属第一医院　杨　威）

参 考 文 献

[1] HOSTE E A, BAGSHAW S M, BELLOMO R, et al. Epidemiology of acute kidney injury in critically ill patients: the multinational AKI-EPI study [J]. Intensive Care Med, 2015, 41 (8): 1411-1423.

[2] UCHINO S, KELLUM J A, BELLOMO R, et al. Acute renal failure in critically ill patients: a multinational, multicenter study [J]. JAMA, 2005, 294 (7): 813-818.

[3] ZARBOCK A, NADIM M K, PICKKERS P, et al. Sepsis-associated acute kidney injury: consensus report

of the 28th Acute Disease Quality Initiative Workgroup [J]. Nat Rev Nephrol, 2023, 19 (6): 401-417.

[4] JAMME M, LEGRAND M, GERI G. Outcome of acute kidney injury: how to make a difference? [J]. Ann Intensive Care, 2021, 11 (1): 60.

[5] DARMON M, OSTERMANN M, CERDA J, et al. Diagnostic work-up and specific causes of acute kidney injury [J]. Intensive Care Med, 2017, 43 (6): 829-840.

[6] MEERSCH M, SCHMIDT C, HOFFMEIER A, et al. Prevention of cardiac surgery-associated AKI by implementing the KDIGO guidelines in high risk patients identified by biomarkers: the PrevAKI randomized controlled trial [J]. Intensive Care Med, 2017, 43 (11): 1551-1561.

[7] GÖCZE I, JAUCH D, GÖTZ M, et al. Biomarker-guided intervention to prevent acute kidney injury after major surgery: the prospective randomized BigpAK study [J]. Ann Surg, 2018, 267 (6): 1013-1020.

[8] HALMY L, RIEDEL J, ZEMAN F, et al. Renal recovery after the implementation of an electronic alert and biomarkerguided kidney-protection strategy following major surgery [J]. J Clin Med, 2021, 10 (21): 5122.

[9] ZARBOCK A, KÜLLMAR M, OSTERMANN M, et al. Prevention of cardiac surgery-associated acute kidney injury by implementing the KDIGO guidelines in high-risk patients identifed by biomarkers: the PrevAKI-multicenter randomized controlled trial [J]. Anesth Analg, 2021, 133 (2): 292-302.

[10] SEE C Y, PAN H C, CHEN J Y, et al. Improvement of composite kidney outcomes by AKI care bundles: a systematic review and meta-analysis [J]. Crit Care, 2023, 27 (1): 390.

[11] VON GROOTE T, MEERSCH M, ROMAGNOLI S, et al. Biomarker-guided intervention to prevent acute kidney injury after major surgery (BigpAK-2 trial): study protocol for an international, prospective, randomised controlled multicentre trial [J]. BMJ Open, 2023, 13 (3): e070240.

[12] ZARBOCK A. Effect of an intervention to prevent acute kidney injury versus standard care in high-risk patients after major surgery (PrevProgAKI) [EB/OL]. (2022-03-11) [2023-12-20]. https: //classic. clinicaltrials. gov/ct2/show/NCT05275218?cond= Effect+of+an+intervention+to+prevent+acute+kidney+ injury+versus+standard+care+in+high-risk+patients+ after+major+surgery&draw=2&rank=1.

[13] VON GROOTE T C, OSTERMANN M, FORNI L G, et al. The AKI care bundle: all bundle components are created equal-are they? [J]. Intensive Care Med, 2022, 48 (2): 242-245.

[14] PICKKERS P, DARMON M, HOSTE E, et al. Acute kidney injury in the critically ill: an updated review on pathophysiology and management [J]. Intensive Care Med, 2021, 47 (8): 835-850.

[15] TSUTSUURA M, MORIYAMA H, KOJIMA N, et al. The monitoring of vancomycin: a systematic review and meta analyses of area under the concentration-time curve-guided dosing and trough-guided dosing [J]. BMC Infect Dis, 2021, 21 (1): 153.

[16] COVERT K L, KNOETZE D, COLE M, et al. Vancomycin plus piperacillin/tazobactam and acute kidney injury risk: a review of the literature [J]. J Clin Pharm Ther, 2020, 45 (6): 1253-1263.

[17] DOUGLAS I S, ALAPAT P M, CORL K A, et al. Fluid response evaluation in sepsis hypotension and shock: a randomized clinical trial [J]. Chest, 2020, 158 (4): 1431-1445.

[18] VERBRUGGE F H, GRIETEN L, MULLENS W. Management of the cardiorenal syndrome in decompensated heart failure [J]. Cardiorenal Med, 2014, 4 (3-4): 176-188.

[19] LEGRAND M, DUPUIS C, SIMON C, et al. Association between systemic hemodynamics and septic acute kidney injury in critically ill patients: a retrospective observational study [J]. Crit Care, 2013, 17 (6): R278.

[20] MYLES P S, BELLOMO R, CORCORAN T, et al. Restrictive versus liberal fluid therapy for major abdominal surgery [J]. N Engl J Med, 2018, 378 (24): 2263-2274.

[21] LAMONTAGNE F, RICHARDS-BELLE A, THOMAS K, et al. Effect of reduced exposure to vasopressors on 90-day mortality in older critically Ill patients with vasodilatory hypotension: a randomized clinical trial [J]. JAMA, 2020, 323 (10): 938-949.

[22] ARGAIZ E R, ROLA P, HAYCOCK K H, et al. Fluid management in acute kidney injury: from evaluating fluid responsiveness towards assessment of fluid tolerance [J]. Eur Heart J Acute Cardiovasc Care, 2022, 11 (10): 786-793.

[23] MOMAN R N, OSTBY S A, AKHOUNDI A, et al. Impact of individualized target mean arterial pressure for septic shock resuscitation on the incidence of acute kidney injury: a retrospective cohort study [J]. Ann Intensive Care, 2018, 8 (1): 124.

[24] GORDON A C, MASON A J, THIRUNAVUKK-ARASU N, et al. Effect of early vasopressin vs norepinephrine on kidney failure in patients with septic shock: the VANISH randomized clinical trial [J]. JAMA, 2016, 316 (5): 509-518.

[25] TUMLIN J A, MURUGAN R, DEANE A M, et al. Outcomes in patients with vasodilatory shock and renal replacement therapy treated with intra-venous angiotensin Ⅱ [J]. Crit Care Med, 2018, 46 (6): 949-957.

第二节　造影剂相关急性肾损伤：需重点关注的人群

对造影剂相关急性肾损伤（contrast-associated acute kidney injury，CA-AKI）的认识最早可追溯到1954年，Bartels等[1]的研究报道患者在接受造影剂检查后出现肾功能的下降。随着造影剂相关诊疗技术的广泛应用，CA-AKI作为医院获得性急性肾损伤（acute kidney injury，AKI）的首要原因，在高危人群合并危险因素的情况下，其发病率可高达25%～35%[2]，这一现象需要引起足够的重视。

一、造影剂相关急性肾损伤的高危因素

欧洲泌尿生殖放射学会（European Society of Urogenital Radiology，ESUR）于1999年提出了造影剂肾病（contrast-induced nephropathy，CIN）的定义[3]，并在其后不断更新。最新的定义于2018年更新：造影剂暴露后3天内血清肌酐水平增加26.5 μmol/L，或比基线水平增加≥1.5倍[4]。对CA-AKI，尤其是针对高危患者进行预防具有重要意义。大量研究发现，CA-AKI的高危因素主要包括慢性肾功能不全、糖尿病、高龄、肝硬化、低血压、脓毒症等情况。

1. 慢性肾功能不全　慢性肾功能不全一直被认为是CA-AKI的高危因素。大部分研究认为，当估算肾小球滤过率（estimated glomerular filtration rate，eGFR）>60 ml/（min·1.73 m²），患者发生CA-AKI的风险可以忽略不计，然后随着eGFR的降低，CA-AKI的发生风险逐渐增加[2]。

一项纳入41 277例接受增强计算机断层扫描（computer tomography，CT）检查人群的研究显示，随着eGFR的下降，CA-AKI的发病率呈上升趋势，当eGFR<30 ml/（min·1.73 m²）时，CA-AKI

的发病率达 17.6%[5]。Davenport 等[6]及 Rudnick 等[7]均发现在使用静脉注射造影剂的人群中，当 eGFR<30 ml/（min·1.73 m²）时，CA-AKI 的发生风险增加。McDonald 等[8]发现，在接受增强 CT 检查的 ICU 患者中，当 eGFR<45 ml/（min·1.73 m²）时，紧急透析的风险增加。美国放射学会于 2020 年发布的共识声明指出，AKI 和 eGFR<30 ml/（min·1.73 m²）均是 CA-AKI 的高危因素[9]。

对于 AKI 患者，造影剂和不良肾脏结局之间的关系仍然不明确。一项纳入 14 449 例已经存在 AKI 的急诊患者的研究发现，无论 eGFR 是否<30 ml/（min·1.73 m²），接受静脉造影均未增加持续性 AKI 或 180 天透析的风险，亚组分析显示其中入住 ICU 的患者也出现了类似的结果[10]。

2. 糖尿病　糖尿病是 CA-AKI 的高危因素，造影剂会加重糖尿病患者已有的血管内皮损伤和微循环失调，并增加肾小管氧耗等[11]。糖尿病患者接受造影剂后，CA-AKI 的发病率为 6.4%～17.9%[5]。糖尿病的不同治疗方式与 CA-AKI 的发病率有关。研究显示，胰岛素依赖的糖尿病患者似乎有更高的 CA-AKI 发生风险。一项纳入 3036 例接受冠状动脉介入手术治疗患者的队列研究[12]也显示，接受胰岛素治疗的糖尿病患者的 CA-AKI 发病率是 18.9%，高于应用口服降糖药的患者（6.8%）和饮食控制的患者（3.6%）。还有针对 2 型糖尿病人群的研究[13]也显示，存在胰岛素抵抗的患者发生 CA-AKI 的风险更高。当糖尿病合并其他高危因素（如肾功能不全）时，CA-AKI 的发生风险会进一步升高。

3. 高龄　随着年龄的增长，肾血流量及肾小球滤过率降低，肾脏储备功能显著下降，这就使老年患者成为 CA-AKI 的高危人群。一项纳入 12 项研究的荟萃分析[14]提示，年龄是发生 CA-AKI 的独立危险因素，患者年龄每增长 1 岁，CA-AKI 的发生风险增加 7.8 倍。针对老年患者发生 CA-AKI 的风险，不同研究的年龄临界值不同，Caspi 等[15]对因急性心肌梗死行冠状动脉介入手术的患者进行分析后发现，术后 AKI 的独立预测因素为年龄≥70 岁，但也有研究将年龄>75 岁这一因素作为预测 CA-AKI 风险评分模型的重要组成部分[16]。

4. 肝硬化　肝硬化也被认为是 CA-AKI 的高危因素。发生肝硬化时，感染、消化道出血、腹内压升高、过度利尿治疗等因素均有可能诱发肾功能损伤，使肾小球滤过率降低[17]。Filomia 等[18]发现，接受增强 CT 检查的肝硬化患者，CA-AKI 的发病率为 8.8%，高于未应用造影剂的患者（3%）。

但最近的研究提出了相反的观点。Tergast 等[19]对肝硬化合并腹水的患者发生 AKI 的风险进行了双向队列研究，其回顾性研究结果提示，接受增强 CT 检查组患者的 AKI 的发病率为 8%，未接受造影剂检查的对照组患者的发病率为 15%；前瞻性队列中接受增强 CT 检查组患者 28 天 AKI 的发病率为 44%，对照组为 43%。另外一项纳入 444 例住院患者的前瞻性多中心队列研究[20]显示，接受增强 CT 检查后的肝硬化患者的 CA-AKI 发病率为 4.8%，与在无肝硬化人群中观察到的 2.5% 的发病率无显著差异（$P=0.43$）。笔者认为，出现这种结果的原因是在肝硬化人群中可能同时存在多个危险因素，因此，在评估 AKI 时将肾功能恶化归因于造影剂应更为谨慎。

5. 低血压　在生理静息状态下，25% 的心输出量直接流向肾脏，动脉内注射造影剂会导致肾血流量下降 10%～25%[21]。低血容量的患者应用造影剂会显著加重肾脏低灌注，因此，此类人群发生 CA-AKI 的风险极高。基于此，多个 CA-AKI 风险评分模型都纳入"休克"或"低血压"这样的因素[22]。Mehta 等[23]回顾了 200 例接受腹主动脉瘤血管内修复术的患者，发现相比无低血压的患者，低血压的患者术后血清肌酐升高的风险高 9 倍。另一项纳入 820 例肿瘤患者的回顾性研究[24]显示，行增强 CT 检查前存在低血压的患者，CA-AKI 的发生风险明显增加（$OR=3.95$，95%CI 1.77～8.83）。因此，患者存在低血压状态时应谨慎对其进行造影剂相关的操作及检查。

6. 脓毒症　ICU 中约 50% 的 AKI 是由脓毒症导致的。Davenport 等[6] 于 2013 年提出脓毒症也是 CA-AKI 的高危因素。有研究[25] 显示，ICU 的脓毒症患者应用静脉造影剂后 CA-AKI 的发病率为 28.6%，且与非脓毒症患者相比，脓毒症患者应用造影剂后肌酐水平的变化更为迅速，AKI 的发生时间更早。一项纳入 7333 例 ICU 患者的研究[26] 显示，脓毒症患者静脉应用造影剂，发生 AKI 的概率较非脓毒症患者增加 2 倍。也有研究[27] 发现，已经发生脓毒症相关 AKI 的患者，单次应用造影剂者肾功能恶化的发生率并未高于未应用造影剂的患者，研究者认为这一结果可能与脓毒症患者 AKI 的恢复率较高有关。脓毒症多累及多个器官系统，即便应用造影剂也很难将肾功能恶化简单归因于造影剂或脓毒症。

7. 其他导致造影剂相关急性肾损伤的危险因素　除上述因素外，与造影剂相关的因素也会促进 CA-AKI 的发生，如造影剂的类型、给药剂量和给药途径。造影剂渗透压过高、单次给药剂量过大及短期内重复造影及动脉内给药均可对 CA-AKI 的发生产生影响[7, 28]。此外，一些肾毒性药物也应该引起临床医师的重视，目前报道比较多的药物有万古霉素和氨基糖苷类抗生素、细胞生长抑制剂（如顺铂、异环磷酰胺、甲氨蝶呤等）、非甾体抗炎药、口服磷酸盐或马兜铃酸等[27, 29]。

二、造影剂相关急性肾损伤的风险评分系统

在存在多个危险因素的人群中 CA-AKI 的发病风险显著升高，因此，良好的风险评估模型有助于临床医师识别高危患者，提高患者应用造影剂的安全性。目前这些预测模型主要针对冠状动脉介入手术人群。

表 11-2　Mehran 风险评分

风险因素	分数
低血压 a	5 分
主动脉内球囊反搏泵	5 分
心力衰竭 b	5 分
年龄 >75 岁	4 分
贫血 c	3 分
糖尿病	3 分
造影剂的剂量	剂量每增加 100 ml，分值增加 1 分
eGFR	
40～60 ml/（min·1.73 m²）	2 分
20～39 ml/（min·1.73 m²）	4 分
<20 ml/（min·1.73 m²）	6 分

注：eGFR. 估算肾小球滤过率；a. 低血压指收缩压 <80 mmHg 至少 1 h，需要药物辅助升压或主动脉内球囊反搏 24 h 围手术期；b. 心力衰竭指纽约心脏协会心力衰竭分级Ⅲ/Ⅳ级或有肺水肿病史；c. 贫血指男性患者的血细胞比容 <39%，女性患者的血细胞比容 <36%。

1. Mehran 风险评分　Mehran 等[30] 于 2004 年提出的风险评分模型是最具影响力的模型之一，其评分源自冠状动脉介入手术患者，共包含 8 项因素（表 11-2），将各因素赋分后，根据分值可预测 CA-AKI 和透析的发生风险。分值 ≤5 分，CA-AKI 的发生风险为 7.5%，透析风险为 0.04%；分值为 6～10 分，CA-AKI 的发生风险为 14.0%，透析风险为 0.12%；分值为 11～15 分，CA-AKI 的发生风险为 26.1%，透析风险为 1.09%；分值 ≥16 分，CA-AKI 的发生风险为 57.3%，透析风险为 12.8%。需要注意的是，该风险评分模型包含术中相关因素，无法在患者接受造影剂之前预测 CA-AKI 的发生风险，因而在时间上具有一定的滞后性。

2. 一项针对亚洲人群的 CA-AKI 风险评分系统　2014 年 Chen 等[22] 针对接受冠状动脉介入手术的亚洲人群建立了一项预测 CA-AKI 风险的简易评分系统。该评分纳入年龄、糖尿病、eGFR 等 9 个预测因子，给各个因子分别赋分后，根据得分

获得 CA-AKI 的风险值。这一评分系统并未纳入造影剂的体积及术中操作等因素，因此，临床医师可以在术前对患者发生 CA-AKI 的风险进行评估，以决定是否进行造影剂相关检查。该风险评分系统在预测 CA-AKI 的发生风险上具有良好的鉴别能力，C 统计量为 0.82（95%CI 0.79～0.85）。

3. 应用人工智能计算造影剂限值　基于临床数据构建造影剂阈值有助于更好地预防 CA-AKI。Yuan 等[32]基于电子健康记录（electronic health records，EHR）设定了一项指导冠状动脉介入手术所需造影剂用量的警报系统，利用临床数据将患者分为高风险（造影剂限量＜20 ml）、可变风险（造影剂限量为 20～500 ml）和低风险（造影剂限量＞500 ml）3 组，根据报警系统计算出造影剂的安全限值，以指导冠状动脉介入手术术中造影剂用量的调整。该系统的使用虽未引起 CA-AKI 发生率的下降，但在使用造影剂限制工具后，高风险组和可变风险组的患者术中使用造影剂的平均体积减小了 26.5 ml。未来对于综合、庞大、复杂的临床数据，人工智能计算甚至优于更简单的逻辑回归，有望成为 CA-AKI 风险预测的强大工具[33]。

三、造影剂相关急性肾损伤的预防

合理的预防是降低 CA-AKI 发生率的重要措施。鉴于绝大部分 ICU 患者有 CA-AKI 的高危因素，因此，需要针对接受造影剂的患者积极进行预防。对于存在显著高危因素的患者，应尽可能地不用造影剂或减少造影剂的使用。推荐使用等渗的造影剂以减少 CA-AKI 的发生风险。

水化是预防 CA-AKI 基本且最有效的预防方案。建议对有高危因素且无心功能不全的患者，在使用造影剂前 12 h 内接受 1 ml/（kg·h）的晶体液，并维持 12～24 h。然而，水化容易增加心力衰竭和心律失常的风险，因此，针对既往有心功能不全病史或目前存在心力衰竭表现的患者需要谨慎输注液体量，推荐采用血流动力学监测导向的个体化输液策略。

药物对于预防 CA-AKI 也有一定的作用。他汀类药物和血管舒张药就有一定的预防作用，但证据等级较弱，需要进一步研究。N- 乙酰半胱氨酸之前常被用于预防 CA-AKI，但最近的研究显示其效果并不明显，相关指南已经不推荐使用 N- 乙酰半胱氨酸来预防 CA-AKI 的发生。此外，一些研究证实肢体缺血预处理也有预防 CA-AKI 的作用，未来值得关注。

综上所述，造影剂相关诊疗技术在各个领域中的广泛应用，导致 CA-AKI 成为医院获得性 AKI 的首要原因。关注高危人群并进行风险评估有助于预防 CA-AKI 的发生。大数据平台联合人工智能有望为 CA-AKI 的风险评估提供更好的工具。鉴于 ICU 患者的特点，建议在使用造影剂前常规予以 CA-AKI 的预防措施。

（首都医科大学宣武医院　余雪渊　姜　利）

参 考 文 献

［1］ BARTELS E D, BRUN G C, GAMMELTOFT A, et al. Acute anuria following intravenous pyelography in a patient with myelomatosis [J]. Acta Med Scand, 1954, 150(4): 297-302.

［2］ RACHOIN J S, WOLFE Y, PATEL S, et al. Contrast associated nephropathy after intravenous administration: what is the magnitude of the problem? [J]. Ren Fail, 2021, 43(1): 1311-1321.

[3] MORCOS S K, THOMSEN H S, WEBB J A. Contrast-media-induced nephrotoxicity: a consensus report. Contrast Media Safety Committee, European Society of Urogenital Radiology (ESUR) [J]. Eur Radiol, 1999, 9(8): 1602-1613.

[4] VAN DER MOLEN A J, REIMER P, DEKKERS I A, et al. Post-contrast acute kidney injury-Part 1: Definition, clinical features, incidence, role of contrast medium and risk factors: recommendations for updated ESUR Contrast Medium Safety Committee guidelines [J]. Eur Radiol, 2018, 28(7): 2845-2855.

[5] LEE C C, CHAN Y L, WONG Y C, et al. Contrast-enhanced CT and acute kidney injury: risk stratification by diabetic status and kidney function [J]. Radiology, 2023, 307(5): e222321.

[6] DAVENPORT M S, KHALATBARI S, COHAN R H, et al. Contrast material-induced nephrotoxicity and intravenous low-osmolality iodinated contrast material: risk stratification by using estimated glomerular filtration rate [J]. Radiology, 2013, 268(3): 719-728.

[7] RUDNICK M R, LEONBERG-YOO A K, LITT H I, et al. The controversy of contrast-induced nephropathy with intravenous contrast: what is the risk? [J]. Am J Kidney Dis, 2020, 75(1): 105-113.

[8] MCDONALD J S, MCDONALD R J, WILLIAMSON E E, et al. Post-contrast acute kidney injury in intensive care unit patients: a propensity score-adjusted study [J]. Intensive Care Med, 2017, 43(6): 774-784.

[9] DAVENPORT M S, PERAZELLA M A, YEE J, et al. Use of intravenous iodinated contrast media in patients with kidney disease: consensus statements from the American College of Radiology and the National Kidney Foundation [J]. Radiology, 2020, 294(3): 660-668.

[10] EHMANN M R, MITCHELL J, LEVIN S, et al. Renal outcomes following intravenous contrast administration in patients with acute kidney injury: a multi-site retrospective propensity-adjusted analysis [J]. Intensive Care Med, 2023, 49(2): 205-215.

[11] SCHARNWEBER T, ALHILALI L, FAKHRAN S. Contrast-induced acute kidney injury: pathophysiology, manifestations, prevention, and management [J]. Magn Reson Imaging Clin N Am, 2017, 25(4): 743-753.

[12] CHONG E, POH K K, LIANG S, et al. Risk factors and clinical outcomes for contrast-induced nephropathy after percutaneous coronary intervention in patients with normal serum creatinine [J]. Ann Acad Med Singap, 2010, 39(5): 374-380.

[13] QIN Y H, TANG H X, YAN G L, et al. A high triglyceride-glucose index is associated with contrast-induced acute kidney injury in chinese patients with type 2 diabetes mellitus [J]. Front Endocrinol (Lausanne), 2021, 11: 522883.

[14] HE H, CHEN X R, CHEN Y Q, et al. Prevalence and predictors of contrast-induced nephropathy (CIN) in patients with st-segment elevation myocardial infarction (STEMI)undergoing percutaneous coronary intervention (PCI): a meta-analysis [J]. J Interv Cardiol, 2019, 2019: 2750173.

[15] CASPI O, HABIB M, COHEN Y, et al. Acute kidney injury after primary angioplasty: is contrast-induced nephropathy the culprit? [J]. J Am Heart Assoc, 2017, 6(6): e005715.

[16] DUAN C Y, CAO Y S, LIU Y, et al. A new preprocedure risk score for predicting contrast-induced acute kidney injury [J]. Can J Cardiol, 2017, 33(6): 714-723.

[17] STADLBAUER V, WRIGHT G A, BANAJI M, et al. Relationship between activation of the sympathetic nervous system and renal blood flow autoregulation in

cirrhosis [J]. Gastroenterology, 2008, 134(1): 111-119.

[18] FILOMIA R, MAIMONE S, CACCAMO G, et al. Acute kidney injury in cirrhotic patients undergoing contrast-enhanced computed tomography [J]. Medicine (Baltimore), 2016, 95(38): e4836.

[19] TERGAST T L, SCHULTE B, GRIEMSMANN M, et al. Application of CT contrast medium is not associated with an increased risk for acute kidney injury in patients with decompensated cirrhosis [J]. Aliment Pharmacol Ther, 2023, 57(1): 136-145.

[20] CAMPION D, PONZO P, RISSO A, et al. A prospective, multicenter, three-cohort study evaluating contrast-induced acute kidney injury (CI-AKI)in patients with cirrhosis [J]. J Hepatol, 2024, 80(1): 62-72.

[21] BANSAL S, PATEL R N. Pathophysiology of contrast-induced acute kidney injury [J]. Interv Cardiol Clin, 2020, 9(3): 293-298.

[22] CHEN Y L, FU N K, XU J, et al. A simple preprocedural score for risk of contrast-induced acute kidney injury after percutaneous coronary intervention [J]. Catheter Cardiovasc Interv, 2014, 83(1): E8-E16.

[23] MEHTA M, CAYNE N, VEITH F J, et al. Relationship of proximal fixation to renal dysfunction in patients undergoing endovascular aneurysm repair [J]. J Cardiovasc Surg (Torino), 2004, 45(4): 367-374.

[24] HONG S I, AHN S, LEE Y S, et al. Contrast-induced nephropathy in patients with active cancer undergoing contrast-enhanced computed tomography [J]. Support Care Cancer, 2016, 24(3): 1011-1017.

[25] AL-BELADI F I. Cystatin C is an early marker of contrast-induced nephropathy in patients with sepsis in the intensive care unit [J]. Saudi J Kidney Dis Transpl,

2015, 26(4): 718-724.

[26] WILLIAMS L S, WALKER G R, LOEWENHERZ J W, et al. Association of contrast and acute kidney injury in the critically ill: a propensity-matched study [J]. Chest, 2020, 157(4): 866-876.

[27] GOTO Y, KOYAMA K, KATAYAMA S, et al. Influence of contrast media on renal function and outcomes in patients with sepsis-associated acute kidney injury: a propensity-matched cohort study [J]. Crit Care, 2019, 23(1): 249.

[28] MEHRAN R, DANGAS G D, WEISBORD S D. Contrast-Associated Acute Kidney Injury [J]. N Engl J Med, 2019, 380(22): 2146-2155.

[29] LIANGOS O. Drugs and AKI [J]. Minerva Urol Nefrol, 2012, 64(1): 51-62.

[30] MEHRAN R, AYMONG E D, NIKOLSKY E, et al. A simple risk score for prediction of contrast-induced nephropathy after percutaneous coronary intervention: development and initial validation [J]. J Am Coll Cardiol, 2004, 44(7): 1393-1399.

[31] LANDI A, CHIARITO M, BRANCA M, et al. Validation of a contemporary acute kidney injury risk score in patients with acute coronary syndrome [J]. JACC Cardiovasc Interv, 2023, 16(15): 1873-1886.

[32] YUAN N, ZHANG J, KHAKI R, et al. Implementation of an electronic health records-based safe contrast limit for preventing contrast-associated acute kidney injury after percutaneous coronary intervention [J]. Circ Cardiovasc Qual Outcomes, 2023, 16(1): e009235.

[33] GURM H S, HAMILTON D E. Updated risk prediction of CA-AKI: more of the same or will it change the game? [J]. JACC Cardiovasc Interv, 2023, 16(18): 2306-2308.

第三节　心脏手术相关急性肾损伤：对乙酰氨基酚可能有预防作用

心脏手术相关急性肾损伤（cardiac surgery-associated acute kidney injury，CSA-AKI）是心脏手术患者常见的术后并发症，其特征是少尿，或者血清肌酐较基线升高 0.3 mg/dl 及以上或超过基线 50% 及以上[1]，CSA-AKI 的发生率在不同地区、不同国家之间存在广泛差异（20%～30%），部分报道高达 50%[1-2]。至少有 3% 的 CSA-AKI 患者需要接受暂时的肾脏替代治疗，严重 CSA-AKI 的发生将增加围手术期病死率，导致住院时间的延长和医疗费用的增加[3]。鉴于 CSA-AKI 发生率高、危害大，临床上须重在预防。

CSA-AKI 的预防措施已在临床中应用，这些预防措施的实施主要集中在心脏手术期间，包括设定合适的体外循环温度、保持体外循环目标定向氧供、使用缩血管药物，以及避免围手术期出现低血压、贫血及溶血等[4-5]。但在心脏术后阶段，目前仍没有具体的针对 CSA-AKI 的药物预防措施[4, 6-7]。近年有关预防 CSA-AKI 的探索性研究不断涌现，如尿氧分压测定、触珠蛋白管理、一氧化氮使用及对乙酰氨基酚给药等[1]。其中对乙酰氨基酚的使用在预防 CSA-AKI 中的作用值得关注。

一、对乙酰氨基酚肾脏保护作用的机制

CSA-AKI 的病理生理学涉及多种因素，并且在异质患者中以不同的方式和不同的程度发挥作用，机制较复杂，尚未完全阐明。研究[8]表明，CSA-AKI 的发生主要涉及多种损伤途径，如低灌流、缺血再灌注损伤、溶血、氧化应激、炎症、肾毒素、机械因素等。其中溶血对于接受体外循环的心脏手术患者来说十分常见，并且与手术中组织损伤及输注红细胞后患者血液循环中游离血红蛋白水平的升高相关[9]。既往研究[10]表明，在成年人群中，血浆游离血红蛋白水平的升高是急性肾损伤的独立危险因素，同时也有研究证实血浆游离血红蛋白与儿童 CSA-AKI 的发生相关。游离血红蛋白可导致患者病死率的升高，研究人员已针对其中的病理生理机制开展了许多研究。

动物实验模型和临床研究数据[11-12]显示，游离血红蛋白铁氧化产生 Fe^{4+}，诱导氧化应激、脂质过氧化而导致肾损伤，这是潜在的病理生理机制。对乙酰氨基酚作为一种抗氧化剂，可通过防止铁氧化来减少游离血红蛋白的氧化铁转变为 Fe^{4+}，进一步抑制 Fe^{4+} 催化的脂质过氧化，该理论近年来得到了验证。研究[13-15]表明，对乙酰氨基酚可以保护动物和人类免受游离血红蛋白介导的肾损伤。还有研究[16]表明，对乙酰氨基酚可以减轻横纹肌溶解患者体内的脂质过氧化反应，提示其对氧化应激导致的肾损害具有潜在的预防作用。同时，有研究人员[17]在减少严重脓毒症氧化应激损伤试验中前瞻性地评估了对乙酰氨基酚的这种潜在的保护作用。此外，一项前瞻性观察性研究[11]表明，脓毒症成人患者的对乙酰氨基酚暴露水平与院内死亡率的下降之间有关联性，在未检测到血浆游离血红蛋白的患者亚群中，对乙酰氨基酚与低死亡率之间则没有关联。

二、对乙酰氨基酚对心脏手术术后患者肾脏保护的临床研究

目前关于对乙酰氨基酚与 CSA-AKI 相关性的研究主要有 3 项。

第一项是 2018 年 Van Driest 等[13]发表的一项多中心回顾性队列研究。该研究以接受心脏手术的儿童为研究对象，在不同中心和不同的时间段回顾性地建立初始队列和验证队列，以术后 48 h 接受对乙酰氨基酚治疗为暴露因素，根据剂量分为未接受组、低剂量组（＜40 mg/kg）、中剂量组（40～80 mg/kg）和高剂量组（＞80 mg/kg），以术后 1 周内发生 CSA-AKI 为终点事件。在初始队列中，共纳入 666 例心脏手术儿童，其中 341 例（51.2%）儿童术后 1 周内达到 CSA-AKI 的诊断标准。在未调整的统计分析中，CSA-AKI 患儿的对乙酰氨基酚暴露剂量中位数低于无 CSA-AKI 的儿童［47（IQR 16～88）mg/kg *vs.* 78（IQR 43～104）mg/kg，$P<0.001$］。在调整年龄、体外循环、红细胞分布宽度、术后低血压、肾毒素暴露和先天性心脏手术评分的逻辑回归分析中，对乙酰氨基酚暴露对 CSA-AKI 仍具有保护作用［$OR=0.86$（95%CI 0.82～0.90），每增加 10 mg/kg］。该研究结果在验证队列中同样可以复现。验证队列共纳入 333 例儿童，其中 162 例（48.6%）儿童诊断为 CSA-AKI。对乙酰氨基酚暴露剂量在 CSA-AKI 患儿中为 60（95%CI 40～87）mg/kg，而非 CSA-AK 儿童为 70（95%CI 45～94）mg/kg（$P=0.03$），调整后 OR 为 0.91（95%CI 0.84～0.99）（每增加 10 mg/kg）。该研究首次表明，在接受心脏手术的儿童中，术后早期使用对乙酰氨基酚可能与较低的 CSA-AKI 发生率相关。

第二项是 2022 年 Young 等[18]发表的一项以接受心脏手术的成人患者为研究对象的单中心回顾性队列研究。该研究以手术当天是否接受过对乙酰氨基酚给药为暴露因素，简单地将纳入者分为对乙酰氨基酚暴露组和非对乙酰氨基酚暴露组，为减少观察性研究潜在的混杂因素，研究人员使用了倾向性得分匹配统计学方法。研究共纳入 3798 例心脏手术成人患者，对乙酰氨基酚暴露组患者的 CSA-AKI 发生率为 36.1%，非对乙酰氨基酚暴露组患者的 CSA-AKI 发生率为 41.4%，两组之间存在差异。逻辑回归分析结果表明，围手术期对乙酰氨基酚暴露与较低的 CSA-AKI 发生率［$OR=0.68$（95%CI 0.56～0.83），$P<0.001$］和较短的术后机械通气时间［$OR=0.53$（95%CI 0.37～0.76），$P<0.001$］相关。研究人员根据对乙酰氨基酚的暴露、肾衰竭预测风险和体外循环时间将其中的 1009 例患者进行了倾向性得分匹配，以消除潜在的偏倚，如此重新建立了 802 例成人心脏手术患者队列。对倾向性得分匹配队列进行相同的统计分析，再次证明了围手术期对乙酰氨基酚暴露与 CSA-AKI 降低之间的相关性［$OR=0.7$（95%CI 0.52～0.94），$P=0.016$］，研究还发现对乙酰氨基酚暴露组患者术后的肌酐水平较低（中位数 1.1 mg/dl *vs.* 1.2 mg/dl，$P<0.0001$）。该研究首次证明，心脏手术成人患者围手术期对乙酰氨基酚暴露可能与较低的 CSA-AKI 发生率相关。

第三项研究由中国医学科学院阜外医院麻醉科团队[19]于 2023 年发表。该研究从重症监护医学信息市场Ⅲ（Medical Information Mart for Intensive Care Ⅲ，MIMIC-Ⅲ）和 eICU 合作研究数据库（eICU Collaborative Research Database，eICU-CRD）中回顾性建立研究队列，以验证心脏手术患者术后 48 h 内接受对乙酰氨基酚与较低的严重 CSA-AKI 的发生率相关这一假设。根据血肌酐和尿量改变情况，MIMIC-Ⅲ队列的严重 CSA-AKI 的发生率为 58.5%，eICU 队列为 37.3%。在 MIMIC-Ⅲ队列中，术后 48 h 内接受对乙酰氨基酚的患者严重 CSA-AKI 的发生率低于未接受对乙酰氨基酚的患者（52% *vs.* 75%，$P<0.001$）。同样，在 eICU-CRD 队列中，对乙酰氨基酚暴露患者严重 AKI 的发生率低于未暴露的患者（36.0% *vs.* 40.3%，$P=0.01$）。在多变量逻辑回归模型中，对乙酰氨基酚暴露作为二分类变量在 MIMIC-Ⅲ队列和 eICU-CRD 队列中均与严重 CSA-AKI 发生风险的降低相关。该研究还在不同的大型注册数据中心检验了研究假设，并且结果一致。此外，该研究严谨地使用血肌酐和尿量

来诊断改善全球肾脏病预后组织（Kidney Disease：Improving Global Outcomes，KDIGO）定义的CSA-AKI，增加了结论的可靠性。

三、总结与展望

溶血导致血浆游离血红蛋白增多，游离血红蛋白通过铁氧化诱导氧化应激、脂质过氧化而导致肾损伤，这是CSA-AKI发生的潜在机制。对乙酰氨基酚可能通过防止铁氧化来减少游离血红蛋白导致的Fe^{4+}的生成，进一步抑制氧化应激、脂质过氧化等机制来发挥作用，从而有助于降低CSA-AKI的发生率。然而目前相关的临床研究数量仍有限，研究设计类型主要是回顾性队列研究，这就使两者之间的因果关系仍不能被建立，混杂因素的干扰可能会使研究结果遭到质疑，未来仍需要前瞻性队列研究、随机对照临床研究以进一步验证对乙酰氨基酚的肾保护作用。值得注意的是，对乙酰氨基酚在临床上主要用于解热镇痛，尚无预防CSA-AKI的适应证，因此，在使用时需要关注其不良反应。

（深圳市人民医院　陈纯波）

参 考 文 献

［1］ BROWN J R, BAKER R A, SHORE-LESSERSON L, et al. The Society of Thoracic Surgeons/Society of Cardiovascular Anesthesiologists/American Society for Extracorporeal Technology clinical practice guidelines for the prevention of adult cardiac surgery-associated acute kidney injury [J]. Anesth Analg, 2023, 136(1): 176-184.

［2］ CHERUKU S R, RAPHAEL J, NEYRA J A, et al. Acute kidney injury after cardiac surgery: prediction, prevention, and management [J]. Anesthesiology, 2023, 139(6): 880-898.

［3］ MASSOTH C, ZARBOCK A, MEERSCH M. Acute kidney injury in cardiac surgery [J]. Crit Care Clin, 2021, 37(2): 267-278.

［4］ WANG Y, BELLOMO R. Cardiac surgery-associated acute kidney injury: risk factors, pathophysiology and treatment [J]. Nat Rev Nephrol, 2017, 13(11): 697-711.

［5］ HARIRI G, COLLET L, DUARTE L, et al. Prevention of cardiac surgery-associated acute kidney injury: a systematic review and meta-analysis of non-pharmacological interventions [J]. Crit Care, 2023, 27(1): 354.

［6］ VAN DEN EYNDE J, CLOET N, VAN LERBERGHE R, et al. Strategies to prevent acute kidney injury after pediatric cardiac surgery: a network meta-analysis [J]. Clin J Am Soc Nephrol, 2021, 16(10): 1480-1490.

［7］ PICKKERS P, DARMON M, HOSTE E, et al. Acute kidney injury in the critically ill: an updated review on pathophysiology and management [J]. Intensive Care Med, 2021, 47(8): 835-850.

［8］ WANG Y, BELLOMO R. Cardiac surgery-associated acute kidney injury: risk factors, pathophysiology and treatment [J]. Nat Rev Nephrol, 2017, 13(11): 697-711.

［9］ HAASE M, BELLOMO R, HAASE-FIELITZ A. Novel biomarkers, oxidative stress, and the role of labile iron toxicity in cardiopulmonary bypass-associated acute kidney injury [J]. J Am Coll Cardiol, 2010, 55(19): 2024-2033.

［10］KIM-CAMPBELL N, GRETCHEN C, CALLAWAY C, et al. Cell-free plasma hemoglobin and male gender are risk factors for acute kidney injury in low risk children undergoing cardiopulmonary bypass [J]. Crit Care Med, 2017, 45(11): e1123-e1130.

［11］JANZ D R, BASTARACHE J A, PETERSON J F, et al. Association between cell-free hemoglobin, acetaminophen, and mortality in patients with sepsis: an observational study [J]. Crit Care Med, 2013, 41(3): 784-790.

［12］BILLINGS FT 4TH, YU C, BYRNE J G, et al. Heme oxygenase-1 and acute kidney injury following cardiac surgery [J]. Cardiorenal Med, 2014, 4(1): 12-21.

［13］VAN DRIEST S L, JOOSTE E H, SHI Y, et al. Association between early postoperative acetaminophen exposure and acute kidney injury in pediatric patients undergoing cardiac surgery [J]. JAMA Pediatr, 2018, 172(7): 655-663.

［14］PLEWES K, KINGSTON H W F, GHOSE A, et al. Acetaminophen as a renoprotective adjunctive treatment in patients with severe and moderately severe falciparum malaria: a randomized, controlled, open-label trial [J]. Clin Infect Dis, 2018, 67(7): 991-999.

［15］DESGROUAS M, BOULAIN T. Paracetamol use and lowered risk of acute kidney injury in patients with rhabdomyolysis [J]. J Nephrol, 2021, 34(5): 1725-1735.

［16］BOUTAUD O, MOORE K P, REEDER B J, et al. Acetaminophen inhibits hemoprotein-catalyzed lipid peroxidation and attenuates rhabdomyolysis-induced renal failure [J]. Proc Natl Acad Sci U S A, 2010, 107(6): 2699-2704.

［17］JANZ D R, BASTARACHE J A, RICE T W, et al. Randomized, placebo-controlled trial of acetaminophen for the reduction of oxidative injury in severe sepsis: the acetaminophen for the reduction of oxidative injury in severe sepsis trial [J]. Crit Care Med, 2015, 43(3): 534-541.

［18］YOUNG A M, STROBEL R J, ROTAR E P, et al. Perioperative acetaminophen is associated with reduced acute kidney injury after cardiac surgery [J]. J Thorac Cardiovasc Surg, 2022, doi: 10. 1016/j. jtcvs. 2022. 09. 005.

［19］XIONG C, JIA Y, WU X, et al. Early postoperative acetaminophen administration and severe acute kidney injury after cardiac surgery [J]. Am J Kidney Dis, 2023, 81(6): 675-683.

第四节　肾静脉瘀滞的床旁可视化评估

肾静脉瘀滞（renal venous stasis）通常指血液在肾静脉中流动受阻，导致肾血液回流到下腔静脉受限。肾静脉作为下腔静脉的直接分支，其回流的压力直接受下腔静脉压力的影响[1]。肾静脉瘀滞可能由多种原因造成，包括右心衰竭、容量过负荷、血栓、肿瘤或解剖结构异常、外力压迫等。肾静脉超声的实时动态成像能力可帮助重症监护病房（intensive care unit，ICU）医师直观地观察到肾静脉中的血液流动状态，从而有效识别肾血流回流受限的情况，进而识别病因，制定治疗方案[2]。

一、肾静脉瘀滞的超声评估方法

肾静脉超声评估方法与肾动脉超声评估方法基本相同。略有不同的是，肾静脉具有高顺应性特点，易受呼吸影响，故应尽量选择同一呼吸周期呼气末的 3 个频谱，尤其是在深呼吸时。导致肾静脉淤滞的主要因素是右心房功能障碍。随着右心房压（right atrial pressure，RAP）增加，肾静脉回流阻力增加，静脉淤血程度增加，血流由正常的连续带有一定振幅波动的状态，逐步经历舒张期血流中断、双相，直到单相，甚至没有血流。

静脉是容量血管。正常情况下，静脉的血管阻力可以忽略不计，故其对血流的阻抗与顺应性直接相关。除评估肾静脉的血流波形外，通过测量静脉阻抗指数（venous impedance index，VII）和肾静脉瘀滞指数（renal venous stasis index，RVSI）可以对肾静脉瘀滞的严重程度实现定量评估[3]。通常通过测量肾静脉中血流的峰值速度（peak velocity，V_{max}）和最低速度（minimum velocity，V_{min}），计算公式为：$VII = (V_{max} - V_{min})/V_{max}$。正常情况下，在单个心动周期中，VII 为 0.12～0.52；当 VII>0.52 时，提示血流瘀滞；如果肾静脉血流中断，则 VII 为 0。根据不同瘀滞程度下肾静脉回流时间的不同，RVSI 的计算公式为：RVSI＝（心动周期时间－静脉血流时间）/心动周期时间。肾静脉搏动信号反映肾组织顺应性，血流模式依赖于周围肾实质的组织学和右心房功能。因此，通过多普勒超声获取的肾内静脉频谱和 VII 与肾静脉壁、肾组织顺应性和右心房功能相关[4-6]。

二、肾静脉瘀滞超声评估的临床研究

1. VII 和 RVSI 预测临床结局　VII 随 RAP 而变化。Gao 等[7]的研究发现，VII 联合中心静脉压（central venous pressure，CVP）可用于预测胸腹部非心脏手术后急性肾损伤（acute kidney injury，AKI）的发生。其结果显示，当术后 6 h、CVP≥7.5 mmHg 时，VII≥0.34 可以预测患者 AKI 的发生；当 CVP<7.5 mmHg 时，VII≥0.44 仍有助于识别术后 7 天内发生 AKI 的高风险患者。Guinot 等[8]的一项前瞻性队列研究发现，VII 可作为 ICU 患者对利尿剂治疗反应性的预测指标，其预测价值优于静脉充盈超声评分（venous excess ultrasound grading system，VExUS），但弱劣于门静脉搏动指数的变化。对于急性失代偿性毛细血管前肺动脉高压患者，入院时 RVSI 越高，则需要正性肌力药物支持的可能性越大。在入院后第 3 天进行肾静脉超声评估时，RVSI 的变化与患者 90 天内病死率和再住院率密切相关[9]。

近年来，多项研究均发现了肾静脉瘀滞与右心衰竭或心脏手术后患者不良预后之间存在相关性。Vella 等[10]通过肾静脉多普勒波形与右心超声心动图相结合，再次证明了肾静脉与右心超声相结合是识别急性心力衰竭患者肾脏淤血表型的有效评估方法。另外，与之前对心力衰竭患者的研究不同，Husain-Syed 等[11]纳入 216 例心力衰竭且具有明确的利尿剂抵抗和肾功能异常病史的患者，将肾内静脉频谱波形和 RVSI 的评估纳入患者的治疗管理中。结果发现，治疗过程中，肾静脉瘀滞的严重程度变化与心力衰竭时心功能恶化、病死率增加、肾脏替代治疗（renal replacement therapy，RRT）需求增加及肾功能下降的风险相关。Wallbach 等[12]纳入伴有射血分数下降的心力衰竭和急性失代偿性心力衰竭再代偿的患者，这些患者在入院时就表现为 VII 和肾内静脉频谱波形的异常。结果显示，基于急性失代偿性心力衰竭标准治疗有效的患者，VII 和肾内静脉频谱波形的异常均得到改善，其余结果与之前的研究相似，表明 VII 和肾内静脉频谱波形可用于预测患者的不良预后。

液体过负荷在脓毒症复苏过程中较为常见，并与 AKI 的发生率和病死率的增加相关。Fujii 等对接受机械通气的脓毒症液体复苏后患者（诊断脓毒症 24 h 后）进行肾内静脉评估。结果发现，随着肾内静脉频谱波形瘀滞的加重，AKI 的发生率和病死率也随之增加[13]。但有学者对其研究的设计产生怀疑，认为不应将脓毒症发病后 24 h 作为液体复苏阶段完成的时间点，并且由于该研究仅纳入行机械通气的患者，并未考虑机械通气对静脉回流的影响[14]。因此，关于肾静脉超声评估在脓毒症和脓毒症休克中的应用尚需要更多、设计更好的研究进行评价。

2. VII 和 RVSI 指导临床管理　肾静脉频谱不连续和 VII 增加表明肾静脉瘀滞，意味着肾对利尿剂的反应可能会降低。因此，这类患者可能获益于 RRT 的应用及 RRT 时较高的脱水速率。对于 VII 值正常且肾静脉频谱连续的患者，应谨慎进行脱水，避免因液体清除引起的血流动力学紊乱。

3. VII 和 RVSI 的影响因素　Hermansen 等的研究发现，被动抬腿由于增加了心脏静脉回流，随后增加静脉回流阻力，从而加重肾静脉瘀滞。然而，不同的呼气末正压水平和升高的平均动脉压对肾静脉频谱和 RVSI 均无显著影响[15]。这一结果提示肾静脉瘀滞的主要影响因素是 RAP，如果干预手段对 RAP 无影响，那么肾静脉频谱、RVSI 变化会不显著；同时也证明，肾静脉频谱、RVSI 的变化可以敏感地反映肾静脉瘀滞的程度及 RAP 的变化。CVP 是反映 RAP 的临床常用指标，目前肾静脉瘀滞与 CVP 之间的相关性，仍需要大量高质量的研究证实[13, 16]。

心房颤动（简称"房颤"）是导致 ICU 患者血流动力学不稳定的常见病因之一，心房的不规则收缩和心房收缩功能减退直接影响 RAP 的改变，导致静脉回流状态不稳定。有学者将房颤患者与窦性心律患者对比，结果发现在进行肾内静脉超声评估时，窦性心律组患者的连续性静脉血流波形更常见，房颤患者双相血流波形则更常见，并且房颤患者的 RVSI 明显高于窦性心律患者，提示房颤的存在可作为高 RVSI（RVSI>0.12）的预测因子[17]。

三、肾静脉瘀滞超声评估的局限性

与其他部位超声检查一样，肾静脉超声评估同样受到设备、探头、声窗条件（肥胖、气体或肋骨）及操作者经验的影响。重症患者因体位受限和呼吸驱动增强等，不易获取稳定的肾超声图像。对于此类患者，可尝试适当应用镇静药物或使用呼吸机的呼吸暂停功能，减少肾和血管的移动，获取准确的测量结果[18]。

进行肾静脉瘀滞超声评估时，肾静脉频谱的波形及振幅受肾组织顺应性的影响较大。这种情况在某些疾病状态下尤为明显，如在尿路梗阻性肾病[19]、糖尿病肾病[2, 20]和胡桃夹综合征的患者中，双肾静脉瘀滞的超声评估结果与机体实际静脉回流状态有差异。此外，当机体腹压增加或处于晚期妊娠时，会对肾及其周围组织施加额外的压力，从而增加肾静脉血液回流阻力，对肾静脉瘀滞评估结果产生影响。

总之，肾静脉具有高顺应性，易受右心功能和 RAP 的影响。肾静脉超声可以通过肾静脉频谱、VII 和 RVSI 的测量来快速定性和定量地评估肾静脉瘀滞的程度，不仅有助于识别发生 AKI 的高危人群，还有助于制定和滴定治疗方案[21]。

（河北医科大学第四医院　霍　焱　刘丽霞）

参 考 文 献

［1］ GUYTON A C, LINDSEY A W, ABERNATHY B, et al. Venous return at various right atrial pressures and the normal venous return curve [J]. Am J Physiol, 1957, 189(3): 609-615.

［2］ LIU L, LIU D, HU Z, et al. Renal hemodynamic evaluation protocol based on the pathophysiological mechanism of acute kidney injury: critical care ultrasound guided-A(KI)BCDE [J]. Ren Fail, 2023, 45(2): 2284842.

［3］ HUSAIN-SYED F, BIRK H W, RONCO C, et al. Doppler-derived renal venous stasis index in the prognosis of right heart failure [J]. J Am Heart Assoc, 2019, 8(21): e013584.

［4］ JEONG S H, JUNG D C, KIM S H, et al. Renal venous Doppler ultrasonography in normal subjects and patients with diabetic nephropathy: value of venous impedance index measurements [J]. J Clin Ultrasound, 2011, 39: 512-518.

［5］ BEAUBIEN-SOULIGNY W, ROLA P, HAYCOCK K, et al. Quantifying systemic congestion with Point-Of-Care ultrasound: development of the venous excess ultrasound grading system [J]. Ultrasound J, 2020, 12(1): 16.

［6］ IIDA N, SEO Y, SAI S, et al. Clinical implications of intrarenal hemodynamic evaluation by Doppler ultrasonography in heart failure [J]. JACC Heart Fail, 2016, 4(8): 674-82.

［7］ GAO Z, LI R, LI Q, et al. Using the value of central venous pressure combined with renal venous impedance index to predict the acute kidney injury after thoracic and abdominal (non-cardiac) surgery [J]. Asian J Surg, 2023, S1015-9584(23)00977-6.

［8］ GUINOT P G, BAHR P A, ANDREI S, et al. Doppler study of portal vein and renal venous velocity predict the appropriate fluid response to diuretic in ICU: a prospective observational echocardiographic evaluation [J]. Crit Care, 2022, 26(1): 305.

［9］ PICHON J, ROCHE A, FAUVEL C, et al. Clinical relevance and prognostic value of renal Doppler in acute decompensated precapillary pulmonary hypertension [J]. Eur Heart J Cardiovasc Imaging, 2023, 24(11): 1518-27.

［10］ VELLA A, LABATE V, CARENINI G, et al. Phenotyping congestion in acute heart failure by renal flow and right heart to pulmonary circulation coupling [J]. ESC Heart Fail, 2023, 10(6): 3546-3558.

［11］ HUSAIN-SYED F, SINGAM N S V, VIEHMAN J K, et al. Changes in Doppler-derived kidney venous flow and adverse cardiorenal outcomes in patients with heart failure [J]. J Am Heart Assoc, 2023, 12(16): e030145.

［12］ WALLBACH M, VALENTOVA M, SCHROETER M R, et al. Intrarenal Doppler ultrasonography in patients with HFrEF and acute decompensated heart failure undergoing recompensation [J]. Clin Res Cardiol, 2023, 112(8): 1087-1095.

［13］ FUJII K, NAKAYAMA I, IZAWA J, et al. Association between intrarenal venous flow from Doppler ultrasonography and acute kidney injury in patients with sepsis in critical care: a prospective, exploratory observational study [J]. Crit Care, 2023, 27(1): 278.

［14］ Schreiber N, Kolland M, Eller P, et al. Comment on: association between intrarenal venous flow from Doppler ultrasonography and acute kidney injury in patients with sepsis in critical care: a prospective, exploratory observational study [J]. Crit Care, 2023, 27(1): 335.

［15］ HERMANSEN J L, NØRSKOV J, JUHL-OLSEN P. Effects of changes in position, positive end-expiratory pressure and mean arterial pressure on renal, portal and hepatic Doppler ultrasound perfusion indices: a randomized crossover study in cardiac surgery patients [J]. J Clin Monit Comput, 2022, 36(6): 1841-1850.

[16] MENÉNDEZ-SUSO J J, RODRÍGUEZ-ÁLVAREZ D, SÁNCHEZ-MARTIN M, et al. Feasibility and utility of the venous excess ultrasound score to detect and grade central venous pressure elevation in critically ill children [J]. J Ultrasound Med, 2023, 42(1): 211-220.

[17] Öztürk B, Göçer K, Aksu E, et al. Impaired renal vein flow in atrial fibrillation: a potential risk for renal dysfunction [J]. Med Sci Monit, 2023, 29: e941435.

[18] 陈铭铭, 朱然. 重症超声在急性肾损伤血流动力学管理中的应用 [J]. 中国实用内科杂志, 2023, 43（12）: 986-988, 999.

[19] BATEMAN G A, CUGANESAN R. Renal vein Doppler sonography of obstructive uropathy [J]. AJR Am J Roentgenol, 2002, 178(4): 921-925.

[20] JEONG S H, JUNG D C, KIM S H, et al. Renal venous doppler ultrasonography in normal subjects and patients with diabetic nephropathy: value of venous impedance index measurements [J]. J Clin Ultrasound, 2011, 39(9): 512-518.

[21] ZHAO H, GAO B, ZHANG H, et al. The importance of venous reflux status evaluation in the intensive care unit [J]. Aging Dis, 2023.

第五节　呋塞米应激试验联合 C-C 基序趋化因子配体 14 预测肾脏替代治疗的启动时机

急性肾损伤（acute kidney injury, AKI）是重症患者的常见并发症, 5%～40% 的 AKI 患者接受肾脏替代治疗（renal replacement therapy, RRT）[1]。目前, 尚缺乏确定 RRT 最佳时机的方法, 因此, 在重症患者中 RRT 的应用是高度可变的, 对其最佳启动时机也一直存在争议。近期研究发现, 呋塞米应激试验（furosemide stress test, FST）联合新型 AKI 生物标志物尿 C-C 基序趋化因子配体 14（C-C motif chemokine ligand-14, CCL-14）具有预测 RRT 启动时机的潜力。

一、肾脏替代治疗的启动时机

当患者出现需要 RRT 治疗的危及生命的紧急指征（如严重高钾血症、严重代谢性酸中毒和液体超载等）时, 启动 RRT 是明确的。然而, 在无紧急指征时, 何时启动 RRT 能使患者获益尚不清楚。早期开始 RRT 具有预防严重电解质和酸碱失衡、更好地进行容量管理及预防尿毒症并发症等理论上的优势, 但临床尚未显示其具有改善患者预后的作用。RRT 的延迟启动可以避免出现 RRT 诱导的肾损伤, 并且在高达 50% 的患者中可以完全避免 RRT。

近年来, 几项随机对照试验[2-3]表明, 超过 40% 的患者从 AKI 中自然康复, 不需要接受 RRT, 但延迟接受 RRT 与病死率的升高有关。IDEAL-ICU 试验和 STARRT-AKI 研究[4-5]均表明, 早期启动 RRT 并没有带来任何明确的临床优势, 但是这 2 项研究都没有解决在持续 AKI 的情况下启动 RRT 可以安全地延迟多长时间这一问题。

二、呋塞米应激试验预测肾脏替代治疗的启动时机

1.FST 方案及诊断阈值　呋塞米在临床使用了几十年，其在慢性肾脏病或肾病综合征患者中的药效学、药代动力学及不良反应已被很好地描述，但有关其对 AKI 患者作用的数据较少。由于呋塞米具有成本低和可获得性好的优点，其利尿反应被建议作为肾功能保存的标志物。2013 年，Chawla 等[6]提出了一种标准的 FST 方案，即对于初始使用利尿药的患者给予呋塞米 1.0 mg/kg，对于 7 天内暴露于利尿药的患者给予呋塞米 1.5 mg/kg，以 FST 后 2 h 的尿量为评判标准，尿量≥200 ml 为有反应性，尿量＜200 ml 为无反应性。

2.FST 对 RRT 启动时机的预测价值　近年来一些研究探讨了应用 FST 对 RRT 启动时机的预测价值，但在 RRT 人群选择、监测持续时间或研究设计方面存在异质性，未得到统一的观点。随后，Chen 等[7]的荟萃分析得出类似的结果，即使用 FST 作为 RRT 启动时机的预测工具，其准确性较高，AUROC 可达 0.86，但在合并诊断指标方面具有很高的异质性，亚组分析显示 FST 对于早期 AKI 人群的预测性能更好。近期发表的一项双盲、前瞻性干预队列研究[8]提示，FST 无反应预测 AKI 患者启动 RRT 的 AUROC 高达 0.966，FST 无反应者启动 RRT 的可能性是 FST 有反应者的 2.379 倍（95%CI 1.644～3.443，P＜ 0.001），提示 FST 是一种安全、实用的方法，可用于预测重症 AKI 患者的 RRT 需求。

然而，Lumlertgul 等[9]的研究发现，对于 FST 无反应者，无论是早期还是晚期开始 RRT，都不会影响短期病死率或肾脏的恢复。最近，一项小样本队列研究[10]对 FST 联合生物标志物［中性粒细胞明胶酶相关脂质运载蛋白（neutrophil gelatinase-associated lipocalin，NGAL），金属蛋白酶 -2× 胰岛素样生长因子结合蛋白 7 的组织抑制剂］在预测患者行 RRT 的能力上进行了分析。结果显示，FST 与 NGAL 联合可以使 AUROC 从单纯 FST 的 0.86 提高至 0.88，但无统计学意义（P=0.35）。

因此，FST 有望作为一种简单、安全的风险分类工具，用于筛选 RRT 高风险患者，尤其对于早期 AKI 患者，FST 的反应性可能是 RRT 的良好负向预测因子。FST 联合其他生物标志物预测 RRT 启动时机是未来研究的方向。

三、呋塞米应激试验联合 CCL-14 可以更好地预测肾脏替代治疗的启动时机

1. CCL-14 对 RRT 启动时机的预测价值　CCL-14 是趋化因子家族的一员，因其在巨噬细胞运输中发挥作用而被认可。这种新型生物标志物可能有助于预测持续性 AKI 的发生，并对患者接受 RRT 的风险进行分层，以指导 RRT 启动时机的决策。研究[11]显示，在 331 例 2 级或 3 级 AKI 患者中，CCL-14 可以良好地预测患者是否进展为持续性严重 AKI（持续至少 72 h 的 3 级 AKI 或在达到 3 级 AKI 后接受 RRT 或死亡），AUROC 可达 0.83（95%CI 0.78～0.87），显著高于与 AKI 相关的其他生物标志物（包括尿肾损伤分子 -1、血浆胱抑素 C 和尿 NGAL）。较高的 CCL-14 浓度也与 RRT 启动或 90 天内死亡的复合终点的风险增加相关。这些发现在另一个队列[12]中也得到了外部验证。

2. FST 联合 CCL-14 预测 RRT 启动时机　基于先前研究结果，FST 和 CCL-14 在预测 AKI 进展和 RRT 风险分层方面具有较高的准确性，因此，两者联合可能会提高预测 RRT 启动时机的准确性。近期发表的一项前瞻性、观察性、单中心试验[13]评估了联合 FST 和 CCL-14 是否可以更好地识别最

终发展为 RRT 指征的患者。研究共纳入 208 例术后中度 AKI 患者（KDIGO 2 级），结果显示，98 例（47%）患者达到了主要终点（出现 RRT 指征），其中 82% 为 FST 阴性队列；与单独使用 FST（AUROC 0.79）或 CCL-14（AUROC 0.83）相比，FST 联合尿 CCL-14 的使用对主要终点的预测价值更高（AUROC 0.87，$P<0.001$）。该研究结果提示，FST 联合 CCL-14 能很好地预测 RRT 的启动时机。然而，考虑到该研究为单中心观察性试验，纳入的人群均为手术患者，FST 联合 CCL-14 是否对具有各种病理生理类型的 AKI 患者均有如此好的预测价值尚不明确。

　　综上所述，FST 联合肾损伤生物标志物 CCL-14 的检测有助于提高对持续性严重 AKI 预测的准确性，并且可以很好地预测 RRT 的启动时机。这种联合检测有望成为一种新型工具整合到未来的随机对照试验中，在各种病理生理类型的 AKI 患者中验证其预测 RRT 启动时机的能力[14]。

（河北医科大学第四医院　赵聪聪　胡振杰）

参 考 文 献

［1］ HOSTE E A J, KELLUM J A, SELBY N M, et al. Global epidemiology and outcomes of acute kidney injury [J]. Nat Rev Nephrol, 2018, 14(10): 607-625.

［2］ ZARBOCK A, KELLUM J A, SCHMIDT C, et al. Effect of early vs delayed initiation of renal replacement therapy on mortality in critically ill patients with acute kidney injury: the ELAIN randomized clinical trial [J]. JAMA, 2016, 315(20): 2190-2199.

［3］ GAUDRY S, HAJAGE D, SCHORTGEN F, et al. Initiation strategies for renal-replacement therapy in the intensive care unit [J]. N Engl J Med, 2016, 375(2): 122-133.

［4］ BARBAR S D, CLERE-JEHL R, BOURREDJEM A, et al. Timing of renal-replacement therapy in patients with acute kidney injury and sepsis [J]. N Engl J Med, 2018, 379(15): 1431-1442.

［5］ STARRT-AKI INVESTIGATORS, CANADIAN CRITICAL CARE TRIALS GROUP, AUSTRALIAN AND NEW ZEALAND INTENSIVE CARE SOCIETY CLINICAL TRIALS GROUP, et al. Timing of initia-tion of renal-replacement therapy in acute kidney injury [J]. N Engl J Med, 2020, 383(3): 240-251.

［6］ CHAWLA L S, DAVISON D L, BRASHA-MITCH-ELL E, et al. Development and standardization of a furosemide stress test to predict the severity of acute kidney injury [J]. Crit Care, 2013, 17(5): R207.

［7］ CHEN J J, CHANG C H, HUANG Y T, et al. Furosemide stress test as a predictive marker of acute kidney injury progression or renal replacement therapy: a systemic review and meta-analysis [J]. Critical Care, 2020, 24(1): 202.

［8］ ZHANG K, ZHANG H H, ZHAO C, et al. The furosemide stress test predicts the timing of continuous renal replacement therapy initiation in critically ill patients with acute kidney injury: a double-blind prospective intervention cohort study [J]. Eur J Med Res, 2023, 28(1): 149.

［9］ LUMLERTGUL N, PEERAPORNRATANA S, TRAKARNVANICH T, et al. Early versus standard initiation of renal replacement therapy in furosemide stress test non-responsive acute kidney injury patients (the FST trial) [J]. Crit Care, 2018, 22(1): 101.

［10］ KOYNER J L, DAVISON D L, BRASHA-MITCH-ELL E, et al. Furosemide stress test and biomarkers for the prediction of AKI severity [J]. J Am Soc Nephrol, 2015, 26(8): 2023-2031.

［11］HOSTE E, BIHORAC A, AL-KHAFAJI A, et al. Identification and validation of biomarkers of persistent acute kidney injury: the RUBY study [J]. Intensive Care Med, 2020, 46(5): 943-953.

［12］BAGSHAW S M, AL-KHAFAJI A, ARTIGAS A, et al. External validation of urinary C-C motif chemokine ligand 14 (CCL14)for prediction of persistent acute kidney injury [J]. Crit Care, 2021, 25(1): 185.

［13］MEERSCH M, WEISS R, GERSS J, et al. Predicting the development of renal replacement therapy indications by combining the furosemide stress test and chemokine (C-C Motif)ligand 14 in a cohort of postsurgical patients [J]. CRIT CARE MED, 2023, 51(8): 1033-1042.

［14］WALD R, BEAUBIEN-SOULIGNY W, CHAN-CHLANI R, et al. Delivering optimal renal replacement therapy to critically ill patients with acute kidney injury [J]. Intensive Care Med, 2022, 48(10): 1368-1381.

第六节　间断性还是连续性肾脏替代治疗：STARRT-AKI 研究的启示

急性肾损伤（acute kidney injury，AKI）是全球范围内重症监护病房（intensive care unit，ICU）的一项重要的医疗负担，它与高病死率和住院时间的延长相关[1-2]。由于目前没有治疗 AKI 的特异性药物，当患者出现危及生命的 AKI 并发症后往往需要及时进行肾脏替代治疗（renal replacement therapy，RRT）。但 RRT 的最佳选择模式仍然是一个尚未完全解决的临床问题。依据 AKI 的不同病因、表型来选择合适的 RRT 模式是一种理想化的标准。但是，在实际工作中，不同国家甚至是相同国家的不同地区在对 RRT 模式的选择上也存在明显的差异[3]。

一、重症患者肾脏替代治疗模式选择的争议

连续性肾脏替代治疗（continuous renal replacement therapy，CRRT）的应用开始于 40 多年前，目的是为血流动力学受损的危重症患者提供更稳定的血液净化技术[4]。然而，CRRT 的成本更高，需要更多的人力资源（如护理团队）和更细致的治疗方案。随着 RRT 技术的不断进步，间断血液透析（intermittent hemodialysis，IHD）模式可以通过改善治疗前患者的有效血容量、降低透析液的温度、优先使用碳酸氢盐缓冲液及降低初始超滤等方式显著提高血流动力学的稳定性[5]。对需要肾脏替代治疗的重症患者选择 CRRT 还是 IHD，仍然存在一定的争议。

目前临床医师对重症患者，尤其是存在血流动力学不稳定及多器官功能障碍者，仍然更倾向应用 CRRT。在与体外生命支持联合应用时，虽然 CRRT 和 IHD 对减轻液体负荷均有效，但仍然建议对不能耐受有效循环血容量剧烈波动的急性呼吸窘迫综合征（acute respiratory distress syndrome，ARDS）患者使用 CRRT 模式[7]。尽管有报道[11]称 CRRT 期间的早期康复锻炼是可行的，但是由于 CRRT 需要长时间的连续性治疗，往往使患者更长久地卧床，甚至限制了患者的活动，使患者的早期康复受到限制，因此，在病情恢复阶段倾向从 CRRT 逐渐过渡到 IHD。此外，考虑到成本问题，更多的发展中国家及医疗资源相对紧张的地区主张在 ICU 中更多地使用 IHD[12]。

试验设计方案的不同使 CRRT 与 IHD 之间的比较研究存在较大的偏移。一项早期对比 2 种 RRT 模式的系统评价和荟萃分析[8]认为，与 CRRT 相比，应用 IHD 的患者在随访结束时出现 RRT 依赖的风险较高。然而该荟萃分析纳入了观察性研究和随机对照试验，CRRT 的优越性仅体现在观察性研究上，而随机对照试验显示两者之间并无显著差异。最近发表的一项针对急性肾损伤的标准与加速肾脏替代疗法的比较（standard versus accelerated renal replacement therapy in acute kidney injury，STARRT-AKI）研究的二次分析探讨了重症患者初始使用 CRRT 或 IHD 的优劣之处[10]。

二、STARRT-AKI 研究的二次分析

STARRT-AKI 的试验设计和主要结局已于 2020 年被报道，结果显示，早期启动 RRT 不能降低 90 天死亡率和 RRT 依赖情况。但先前的报道并未对不同 RRT 模式的选择进行分析。既往的荟萃分析[13-14]和随机对照试验[15]并没有得出一致的结论，可以显示 CRRT 与 IHD 相比在死亡率或肾功能恢复方面的优势。究其原因，可能是这些试验规模相对较小，同时有方法学上的局限性，包括样本量估计不合适、试验中修订方案、入组时间延长、试验过早终止、基线特征差异，以及随机化后排除病例、排除血流动力学不稳定的患者或纳入疾病严重程度相对较轻的患者等[16]。为了得到更好的临床评价，研究人员对 STARRT-AKI 试验进行了二次分析[16]，以评估危重症 AKI 患者初始 RRT 模式的选择对肾功能恢复及病死率的影响。

二次分析共纳入 2196 例患者，其中最初接受 CRRT 的患者 1590 例（72.4%），接受 IHD 的患者 606 例（27.6%）。在基线数据的比较中发现，最初接受 CRRT 组患者的年龄较小，合并慢性肾脏病（chronic kidney disease，CKD）、糖尿病、高血压和心力衰竭的患者比例较低，具有更高的简化急性生理评分 II（simplified acute physiology score II，SAPS II）和感染相关器官衰竭评分（sepsis-related organ failure assessment，SOFA）分值，接受机械通气和血管活性药物支持的比例更高。与接受 IHD 的患者相比，接受 CRRT 治疗的患者的初始 24 h 尿量更多，血清肌酐水平更低，液体过负荷情况有所减轻。为排除二者之间的基线差异，研究进行重叠加权后再次进行了比较。比较前针对主要结局，对 3 个预先制定队列进行了敏感性分析，这 3 个队列包括仅接受单一模式 RRT（CRRT 或 IHD）的患者、在 RRT 开始时接受血管活性药物支持的患者和接受至少 3 天 RRT 治疗的患者。

主要观察终点为复合终点，即 90 天死亡或仍然依赖 RRT 治疗。结果显示，最初开始 CRRT 治疗的 823 例（51.8%）患者和最初开始 IHD 治疗的 329 例（54.3%）患者符合主要观察终点（$OR=0.90$，95%CI 0.75~1.09）。平衡 2 组的混杂因素后发现，与初始接受 IHD 相比，初始接受 CRRT 与 90 天病死率的降低显著相关（$OR=0.81$，95%CI 0.66~0.99），且与 90 天时仍然依赖 RRT 的比例的降低也显著相关（$OR=0.61$，95%CI 0.39~0.94）。在排除存在争议的血流动力学指标后，CRRT 的长期优势更加明显。研究的次要结果发现，与初始接受 IHD 相比，初始接受 CRRT 治疗的患者在 ICU 住院时间和总住院时间方面均无统计学差异，初始 RRT 的不同模式选择与 28 天呼吸机或血管活性药物的应用天数无显著差异。然而，与最初接受 IHD 治疗的患者相比，最初接受 CRRT 治疗的患者在 28 天内的非 ICU 住院天数和 90 天内的非住院天数更多。

通常认为，CRRT 的实施成本较高，因此，有些人支持在 ICU 中优先使用 IHD 模式。然而，如果初始 CRRT 的使用与慢性透析依赖性的减少相关，则 CRRT 可能更具有经济上的优势。对

STARRT-AKI 试验的二次分析发现，初始接受 CRRT 治疗的患者不仅 90 天透析依赖率较低，而且在 ICU 及院外不需要透析治疗的时间也更长。这些数据表明，初始 CRRT 策略既可以改善患者的预后，也可以在短期和长期内具有一定的成本效益。

三、STARRT-AKI 研究的启示

STARRT-AKI 研究是迄今为止针对 CRRT 和 IHD 进行的最大规模的比较研究之一，由来自 15 个国家、不同医院的参与者组成，因而能够涵盖更广泛的患者群体。该研究在随机试验的背景下严格地进行数据收集。对于肾功能未恢复的定义采用统一的标准，并且与终末期肾病的管理定义一致。研究人员在最后的数据分析中使用了多种统计方法来降低残留混淆的风险，以解决最初接受 CRRT 和 IHD 治疗的患者之间的基线差异。然而，此项研究仍然存在一定的局限性。尽管研究中努力地减少了偏倚，但未测量的因素（包括与医疗系统组织相关的因素）可能导致治疗指征的偏倚。尽管该研究分析了 90 天内患者的 RRT 依赖性，但不能排除 90 天后肾脏进一步恢复的可能性。STARRT-AKI 并没有强制要求在 IHD 期间采取特定的措施来降低透析中低血压的风险，这可能会使研究结果对 IHD 产生偏差，从而使初始 RRT 模式与主要复合结果之间的关联出现差异。

由于危重症患者的异质性（包括既往疾病、生理状态、合并症及疾病的进展程度等方面），临床医师应该在对患者进行病情评估和严密的监测下，依据患者的实际情况和病情变化选择并调整 RRT 模式。此外，还要考虑可用的资源和基础设施。对 STARRT-AKI 研究的二次分析结果以更严谨的比较方式显示出 CRRT 的优越性。未来应该以这样的随机对照试验为参照，更严格地评估 RRT 模式对临床结局和治疗费用的影响，尽可能地为 AKI 患者提供最好的医疗方案。

（哈尔滨医科大学附属第二医院　何业伟　王洪亮）

参 考 文 献

[1] LAMEIRE N H, BAGGA A, CRUZ D, et al. Acute kidney injury: an increasing global concern [J]. Lancet, 2013, 382(9887): 170-179.

[2] SUSANTITAPHONG P, CRUZ D N, CERDA J, et al. World incidence of AKI: a Meta-analysis [J]. Clin J Am Soc Nephrol, 2013, 8(9): 1482-1493.

[3] MATSUURA R, DOI K, HAMASAKI Y, et al. RRT Selection for AKI patients with critical illness [J]. Semin Nephrol, 2020, 40(5): 498-505.

[4] SAMONI S, HUSAIN-SYED F, VILLA G, et al. Continuous renal replacement therapy in the critically ill patient: from garage technology to artificial intelligence [J]. J Clin Med, 2021, 11(1): 172.

[5] CHAN R J, HELMECZI W, CANNEY M, et al. Management of intermittent hemodialysis in the critically ill patient [J]. Clin J Am Soc Nephrol, 2023, 18(2): 245-255.

[6] WU J, HUANG X H, MEI Y, et al. Impact of connecting methods of continuous renal replacement therapy device on patients underwent extracorporeal membrane oxygenation: a retrospectively observational study [J]. Aust Crit Care, 2023, 36(5): 695-701.

［7］ROBERTS S H, GOODWIN M L, BOBBA C M, et al, Continuous renal replacement therapy and extracorporeal membrane oxygenation: implications in the COVID-19 era [J]. Perfusion, 2023, 38(1): 18-27.

［8］SCHNEIDER A G, BELLOMO R, BAGSHAW S M, et al. Choice of renal replacement therapy modality and dialysis dependence after acute kidney injury: a systematic review and Meta-analysis [J]. Intensive Care Med, 2013, 39(6): 987-997.

［9］STARRT-AKI INVESTIGATORS, CANADIAN CRITICAL CARE TRIALS GROUP, AUSTRALIAN AND NEW ZEALAND INTENSIVE CARE SOCIETY CLINICAL TRIALS GROUP, et al. Timing of initiation of renal-replacement therapy in acute kidney injury [J]. N Engl J Med, 2020, 383(3): 240-251.

［10］WALD R, GAUDRY S, DA COSTA B R, et al. [J]. Intensive Care Med, 2023, 49(11): 1305-1316.

［11］TOONSTRA A L, ZANNI J M, SPERATI C J, et al. Feasibility and safety of physical therapy during continuous renal replacement therapy in the intensive care unit [J]. Ann Am Thorac Soc, 2016, 13(5): 699-704.

［12］MATSUURA R, DOI K, HAMASAKI Y, et al. RRT selection for AKI patients with critical illness [J]. Semin Nephrol, 2020, 40(5): 498-505.

［13］BAGSHAW S M, BERTHIAUME L R, DELANEY A, et al. Continuous versus intermittent renal replacement therapy for critically ill patients with acute kidney injury: a Meta-analysis [J]. Crit Care Med, 2008, 36(2): 610-617.

［14］YE Z K, WANG Y, GE L, et al. Comparing renal replacement therapy modalities in critically ill patients with acute kidney injury: a systematic review and network metaanalysis [J]. Crit Care Explor, 2021, 3(5): e0399.

［15］VINSONNEAU C, CAMUS C, COMBES A, et al. Continuous venovenous haemodiafltration versus intermittent haemodialysis for acute renal failure in patients with multipleorgan dysfunction syndrome: a multicentre randomised trial [J]. Lancet, 2006, 368(9533): 379-385.

［16］WALD R, GAUDRY S, DA COSTA B R, et al. Initiation of continuous renal replacement therapy versus intermittent hemodialysis in critically ill patients with severe acute kidney injury: a secondary analysis of STARRT-AKI trial [J]. Intensive Care Med, 2023, 49(11): 1305-1316.

第七节　肾脏替代治疗对 β- 内酰胺类抗生素血浆浓度的影响

肾脏替代治疗（renal replacement therapy，RRT）是模仿肾小球的滤过原理，通过对流和弥散来达到清除溶质的目的。RRT 对部分药物的体外清除率增加，可能会改变这些药物的体内代谢过程，不同方式、不同剂量的 RRT 亦会有差异。对于严重感染的患者来说，药物的体外清除可能影响抗生素的血浆浓度。如果抗生素的剂量不足，会导致治疗失败和细菌耐药的产生；如果抗生素过量，可能对患者造成伤害。优化重症患者 RRT 时的抗生素治疗方案对改善患者预后及减少药物不良反应的发生至关重要。

一、β- 内酰胺类抗生素血药浓度的影响因素

（一）β- 内酰胺类抗生素自身的特性

β- 内酰胺类抗生素是一种时间依赖性抗生素，具有亲水性、血浆蛋白结合率低、分布容积小、分子量小及经肾清除等药代动力学特性，RRT 是其主要的清除途径。与 β- 内酰胺类抗生素疗效相关的参数是游离药物浓度大于最小抑菌浓度（minimum inhibitory concentration，MIC）的持续时间（fT>MIC）[1]。由于难以评估患者体内的 β- 内酰胺类抗生素的实际组织浓度，近年来的指南推荐，除颅内感染外，药物血浆谷浓度高于 MIC 的 4 倍即可确保感染部位的药物浓度达标[1]。

（二）肾脏替代治疗的模式

目前常用的 RRT 模式包括传统的间歇性血液透析治疗（intermittent hemodialysis，IHD）、连续性肾脏替代治疗（continuous renal replacement therapy，CRRT）和长期间歇性 RRT（prolonged intermittent renal replacement therapy，PIRRT）[2-3]。在最佳操作条件下，CRRT 的药物清除率相对恒定，对 β- 内酰胺类抗生素持续静脉 - 静脉血液滤过透析（CVVHDF）的清除率高于持续静脉 - 静脉血液滤过（CVVH）[4]。根据药物的药代动力学参数、跨透析膜转运的方式及透析处方的剂量可以粗略估算特定药物的体外清除率（extracorporal clearance rate，CLEC）[5]。另外，还可以通过不同的方法直接测量 RRT 期间的药物清除量，使用最广泛的指标是特定时间内透析液流量与透析液药物平均浓度的乘积[6]。

对于可被透析清除的药物，2 种间歇 RRT（IHD 和 PIRRT）的特点是具有 2 个不同的药代动力学阶段（on-RRT 和 off-RRT），透析期内比透析间隔期间的清除速率快得多。CRRT 过程中可被透析清除药物的整体 CLEC 通常与 4 h IHD 或 8 h PIRRT 过程中观察到的 CLEC 相当，甚至更高，但间歇 RRT 期间的瞬时 CLEC 明显更高。然而，如果 IHD 或 PIRRT 的开始时间与给药时间（即药物分布阶段）太接近，可能会对药物清除产生更大的影响，而且对于分子量相对较小的药物也常如此[7]。抗生素的不同给药时机可能会造成药时曲线下面积的巨大差异，从而对药效学指标造成很大的影响，尤其是时间依赖性抗生素[8]。因此，理想情况下应在给药间隔末期开始 IHD 或 PIRRT，而且可能需要在透析结束时追加一剂抗生素[9]。

（三）肾脏替代治疗的使用剂量

近期开展的 SMARRT 研究[10]是一项针对接受 RRT 的危重患者的跨国、前瞻性、观察性药代动力学研究，共纳入 14 个国家、29 个重症监护病房的 381 例患者。研究发现，抗生素给药方案、RRT处方和残余肾功能存在广泛的差异，导致大量患者（≥25%）的抗生素谷浓度变化很大，无法达到更高的治疗目标浓度（谷浓度为 MIC 的 1～4 倍）。研究还发现，对于接受 β- 内酰胺类抗生素（美罗培南或哌拉西林）治疗的患者，在药物谷浓度＜MIC 或浓度过高时的死亡率更高。RRT 患者残余肾功能的总清除率与所有抗生素的谷浓度较低相关，而其他潜在的影响因素［感染相关器官衰竭评分（sepsis-related organ failure assessment，SOFA）和人血白蛋白浓度］与谷浓度无关。该研究提示个体化给药的必要性及可行性，但其对于临床实践的指导性不够强，影响谷浓度的其他相关因素还有待探索。

RRT 的启动时间并不显著影响抗生素的血药浓度。BETAKIKI 研究[11]基于一项随机对照试验（randomized controlled trial，RCT），是对 AKIKI 研究的二次分析，旨在明确 RRT 策略对 β- 内酰胺类

抗生素血浆浓度的影响。该研究共纳入 112 例严重急性肾损伤（acute kidney injury，AKI）（KDIGO 3 级）的危重患者，比较早期（53 例）与延迟（59 例）RRT 启动策略之间 β- 内酰胺类抗生素的血浆谷浓度差异，主要终点为药物血浆谷浓度＞4 倍 MIC 的患者比例。结果显示，80.4% 的患者的谷浓度达标，早期组（全部接受 RRT）与延迟组（13 例接受 RRT）之间无差异（79.2% *vs.* 81.4%，*P*＝0.78）。在多因素分析中，感染性休克和较高的平均动脉压与抗生素谷浓度达标均显著相关［*OR* 分别为 3.95（1.14～13.64）和 1.05（1.01～1.10），*P*＝0.013］。

二、肾脏替代治疗时 β- 内酰胺类抗生素剂量的调整

β- 内酰胺类抗生素可经 RRT 清除，而 RRT 的不同模式、不同剂量对抗生素血药浓度的影响不同，因此，建议对患者实施治疗性血药浓度监测，以指导抗生素剂量的调整。

（一）美罗培南

研究表明，大多数研究设置碳青霉烯类抗生素的药代动力学 / 药效学（PK/PD）目标为药物血药浓度高于 MIC 的时间占给药间隔的百分比（%T＞MIC）超过 40%[12]。近年来，在脓毒症或脓毒症休克患者的临床研究中，研究人员对上述 PK/PD 目标提出了质疑，主张 %T＞MIC 达到 100%，甚至是谷浓度达到 MIC 的 4～5 倍[13-15]。

近期一项研究[16]基于接受 CRRT 的危重患者人群建立美罗培南的群体药代动力学模型，对 %T＞MIC 的目标实现概率（probability of target attainments，PTA）进行蒙特卡罗仿真，以评估白蛋白浓度对 PTA 的影响。该研究纳入 19 例接受 CRRT 的危重患者，每 8 小时给予美罗培南 1 g，每次输注 1 h，分别于给药前（零时）和给药后 15、30、45、60、75、90、120、180、240、480 min 采血，进行美罗培南 PK 参数的测定。结果发现，在稳态条件下注射（每 8 小时用药 1 次）1 g 美罗培南 1 h 后，90% 以上的受试者达到 40%T＞2 mg/L 的目标。严格的 100%T＞2 mg/L 目标需要更高的剂量和 / 或更长的抗生素输注时间，低白蛋白血症与 CRRT 患者在多次短期输注后较高的 PTA 相关。

（二）亚胺培南

虽然亚胺培南的半衰期、表观分布容积、蛋白结合率与美罗培南相近，但其筛选系数较美罗培南高，因此，在接受 CRRT 的患者中，更强调每 6 小时用药 1 次的亚胺培南给药方案。

（三）哌拉西林 / 他唑巴坦

研究发现，CVVH 时哌拉西林 / 他唑巴坦的剂量为 4.5 g（每 6～8 小时给药 1 次），当 MIC≤32 mg/L 时，无论患者的基础肾功能如何，%T＞MIC 的时间均可达 100%；若 MIC 增加至 64 mg/L，内生肌酐清除率（creatinine clearance rate，CCR）＜10 ml/min 时，%T＞MIC 仍可达 100%，但 CCR＞50 ml/min 时，%T＞MIC 的时间只有 16.6%。因此，MIC 明显增加时，哌拉西林 / 他唑巴坦的剂量也应该增加（4.5 g，每 4 小时用药 1 次），以确保 %T＞MIC 达到 40%～60%[17]。

（四）头孢菌素类抗生素

绝大多数头孢菌素类抗生素的表观分布容积低、蛋白结合率相对偏低，且经肾排出的比例较高，很容易在 CRRT 时被清除，因此，在使用此类抗生素时应适当增加其剂量。

1. 头孢曲松　头孢曲松的半衰期长、蛋白结合率高，且通过胆道排泄。CVVH 和连续性静脉 - 静脉血液透析（CVVHD）可以明显增加头孢曲松在体内的清除，但头孢曲松仍然以胆道清除为主，

因此，2 g/d 的给药方案适合绝大多数患者。当患者有明显的低蛋白血症、残余肾功能较好且接受高剂量 RRT 时，可能需要增加头孢曲松的用药剂量。

2. 头孢吡肟　对无尿的患者进行 CVVH 和 CVVHDF 时，头孢吡肟的剂量为 1～2 g、每 12 小时用药 1 次是一个相对合理的方案，基本可以保证药物谷浓度达到 MIC 的 1～5 倍。对于有残余肾功能的患者，特别是在进行高通量超滤时，剂量需要增加至 2 g，每 8 小时用药 1 次。

3. 头孢他啶　大多数研究表明，头孢他啶剂量为 0.25～0.75 g、每 12 小时用药 1 次的方案适用于绝大多数的 CRRT 患者。也有研究表明，对于无尿的患者，剂量可为 2～3 g，每 8 小时用药 1 次，但效果 / 费用比最高的方案是给药剂量为 3 g/d 且静脉泵入的方式。头孢他啶的药代动力学参数变化较大，因此，在条件允许的情况下可对患者进行血药浓度的监测。

4. 头孢他啶 / 阿维巴坦　头孢他啶 / 阿维巴坦的标准给药方案为每 8 小时用药 2 g/500 mg，输注 2 h。一项研究显示，对于中度肾功能损害的患者，头孢他啶 / 阿维巴坦的推荐剂量从 1000/250 mg（每 12 小时用药 1 次）增加至 1000/250 mg（每 8 小时用药 1 次），可使 %T＞MIC 达 100%[18]。Soukup 等[19] 的研究发现，在 CVVHDF 期间，只有标准药物方案（即 2000/500 mg，每 8 小时用药 1 次）才能达到较高的谷浓度（＞32 mg/L）。在接受 CRRT 的危重患者中，对敏感性较高的菌株（MIC＜4 mg/L）可采用 1000/250 mg、每 8 小时用药 1 次的治疗方案，对敏感性较低的菌株可考虑更高剂量的治疗方案。

5. 头孢地罗　头孢地罗是一种具有新机制的头孢菌素，其一条侧链已被铁载体取代，使其能通过铁通道进入细菌。头孢地罗对亚胺培南耐药的不动杆菌、泛耐药的铜绿假单胞菌、嗜麦芽窄食单胞菌及洋葱伯克霍尔德菌有杀菌活性。Katsubi 等[20] 的研究表明，在 3～4 h 的血液透析过程中，约 60% 的头孢地罗可被清除。有学者[21] 建议，对于 MIC≤4 mg/L 的病原体，在 CVVH 期间，用量为 1000 mg（输注 3 h）、每 12 小时用药 1 次，或者在 CVVHD 和 CVVHDF 期间，用量为 1500 mg（输注 3 h）、每 12 小时用药 1 次，可使 %T＞MIC 达到 90%；对于 MIC≤8 mg/L 的菌株，建议需要更高的药物剂量（2000 mg，每 8 小时用药 1 次）。

综上，RRT 时影响 β- 内酰胺类抗生素血药浓度的因素较多，包括药物本身的 PK/PD 特性（如蛋白结合率、半衰期、代谢途径等）、患者的器官功能状态和疾病严重程度、残余肾功能及 RRT 参数等因素。RRT 时对 β- 内酰胺类抗生素剂量的调整应建立在治疗性血药浓度监测的基础上，依据残余肾功能、RRT 模式、RRT 剂量、药物 PK/PD 特性及细菌 MIC 等因素调整抗生素的给药剂量和输注方式，并制定目标导向的精准化给药方案。

（首都医科大学附属北京友谊医院　白　静　段美丽）

参 考 文 献

[1] GUILHAUMOU R, BENABOUD S, BENNIS Y, et al. Optimization of the treatment with beta-lactam antibiotics in critically ill patients—guidelines from the French Society of Pharmacology and Therapeutics and the French Society of Anaesthesia and Intensive Care Medicine [J]. Crit Care, 2019, 23(1): 104.

[2] VILLA G, NERI M, BELLOMO R, et al. Nomenclature for renal replacement therapy and blood

purification techniques in critically ill patients: practical applications [J]. Crit Care, 2016, 20(1): 283.

[3] LEGRAND M, DARMON M, JOANNIDIS M, et al. Management of renal replacement therapy in ICU patients: an international survey [J]. Intensive Care Med, 2013, 39(1): 101-108.

[4] RENAL STUDY INVESTIGATORS. Renal replacement therapy for acute kidney injury in Australian and New Zealand intensive care units: a practice survey [J]. Crit Care Resusc, 2008, 10(3): 225-230.

[5] CHURCHWELL M D, MUELLER B A. Drug dosing during continuous renal replacement therapy [J]. Semin Dial, 2009, 22(2): 185-188.

[6] FIACCADORI E, MAGGIORE U, ROTELLI C, et al. Removal of linezolid by conventional intermittent hemodialysis, sustained low-efficiency dialysis, or continuous venovenous hemofiltration in patients with acute renal failure [J]. Crit Care Med, 2004, 32(12): 2437-2442.

[7] FIACCADORI E, MAGGIORE U, ROTELLI C, et al. Does haemodialysis significantly affect serum linezolid concentrations in critically ill patients with renal failure? A pilot investigation [J]. Nephrol Dial Transplant, 2006, 21(5): 1402-1406.

[8] JITMUANG A, NATION R L, KOOMANACHAI P, et al. Extracorporeal clearance of colistin methanesulphonate and formed colistin in end-stage renal disease patients receiving intermittent haemodialysis: implications for dosing [J]. J Antimicrob Chemother, 2015, 70(6): 1804-1811.

[9] SCOVILLE B A, MUELLER B A. Medication dosing in critically ill patients with acute kidney injury treated with renal replacement therapy [J]. Am J Kidney Dis, 2013, 61(3): 490-500.

[10] ROBERTS J A, GAVIN M JOYNT G M, ANNA LEE A, et al. The Effect of renal replacement therapy and antibiotic dose on antibiotic concentrations in critically ill patients: data from the multinational sampling antibiotics in renal replacement therapy study [J]. Clin Infect Dis, 2021, 72(8): 1369-1378.

[11] ROUX D, NICOLAS BENICHOU N, HAJAGE D, et al. Impact of renal replacement therapy strategy on beta-lactam plasma concentrations: the BETAKIKI study—an ancillary study of a randomized controlled trial [J]. Ann Intensive Care, 2023, 13(1): 11.

[12] NICOLAU D P. Pharmacokinetic and pharmacodynamic properties of meropenem [J]. Clin Infect Dis, 2008, 47 Suppl 1: S32-S40.

[13] PEA F, VIALE P. Bench-to-bedside review: appropriate antibiotic therapy in severe sepsis and septic shock—does the dose matter? [J].Crit Care, 2009, 13(3): 214.

[14] CRAIG W A. Pharmacokinetic/pharmacodynamic parameters: rationale for antibacterial dosing of mice and men [J]. Clin Infect Dis, 1998, 26(1): 1-10.

[15] LI C H, DU X L, KUTI J L, et al. Clinical pharmacodynamics of meropenem in patients with lower respiratory tract infections [J]. Antimicrob Agents Chemother, 2007, 51(5): 1725-1730.

[16] ONICHIMOWSKI D, BĘDŹKOWSKA A, ZIÓŁKOWSKI H, et al. Population pharmacokinetics of standard-dose meropenem in critically ill patients on continuous renal replacement therapy: a prospective observational trial [J]. Pharmacol Rep, 2020, 72(3): 719-729.

[17] ARZUAGA A, MAYNAR J, GASCÓN A R, et al. Influence of renal functionon the pharmacokinetics of piperacillin/tabactam in intensivecare unit patients during continuous venovenous hemofiltration [J]. J Clin Pharmacol, 2005, 45(2): 168-176.

[18] TORRES A, ZHONG N S, PACHL J, et al. Ceftazidime avibactam versus meropenem in

nosocomial pneumonia, including ventilator-associated pneumonia (REPROVE): a randomised, double-blind, phase 3 non-inferiority trial [J]. Lancet Infect Dis, 2018, 18(3): 285-295.

[19] SOUKUP P, FAUST A C, EDPUGANTI V, et al. Steady-state ceftazidime-avibactam serum concentrations and dosing recommendations in a critically ill patient being treated for pseudomonas aeruginosa pneumonia and undergoing continuous venovenous hemodiafiltration [J]. Pharmacotherapy, 2019, 39(12): 1216-1222.

[20] KATSUBE T, ECHOLS R, ARJONA FERREIRA J C, et al. Cefiderocol, a siderophore cephalosporin for Gram-Negative Bacterial infections: pharmacokinetics and safety in subjects with renal impairment [J]. J Clin Pharmacol, 2017, 57(5): 584-591.

[21] KATSUBE T, ECHOLS R, WAJIMA T. Pharmacokinetic and pharmacodynamic profiles of cefiderocol, a novel Siderophore Cephalosporin [J]. Clin Infect Dis, 2019, 69(Suppl 7): S552-S558.

第十二章　体外生命支持

第一节　区域化网络救治模式在体外生命支持中的作用及应用

体外生命支持即体外膜氧合（extracorporeal membrane oxygenation，ECMO）技术已经被广泛应用于难治性急性呼吸衰竭、循环衰竭患者的救治中[1-3]。体外生命支持区域网络的构建旨在通过合作和共享提高患者对 ECMO 治疗的可及性。这样的网络通常涉及多个医疗机构，包括大型综合医院、专科医院及地区医疗中心。其构建的目的主要是优化资源分配，提高治疗效率，确保患者即使在偏远地区也能及时享受高质量的医疗服务。

一、建立体外生命支持区域化救治网络的目的

建立体外生命支持区域化救治网络的目的是提高临床救治的效率和效果。其主要目的如下。

1. 优化资源配置　ECMO 设备及专业操作团队相对稀缺，而通过建立区域化网络，可以更高效地利用这些资源。如此，即便是在资源有限的情况下，也能确保需要 ECMO 救治的患者得到及时和专业的治疗。

2. 提高救治效果　通过区域化网络可以将患者快速地转移至拥有 ECMO 设备和专业团队的医院，减少治疗的延迟，提升救治的成功率，同时可以使患者接受高级别的后续治疗，已有研究表明具有救治经验的高容量 ECMO 中心可以改善患者的生存率[4]。

3. 完善培训和教育　区域化网络促进了不同医院之间的经验交流和知识共享，有助于提高医疗团队的整体水平，还可以对医疗人员进行集中培训，提高他们对 ECMO 技术的掌握和应用能力。

4. 促进研究和数据收集　区域化网络有助于数据的收集和分析，从而可以促进 ECMO 相关研究的发展，使有关的临床指南和治疗策略更加完善。

二、体外生命支持区域化救治网络的建立与管理

1. ECMO 转诊中心的建立　ECMO 转诊中心的建立是现代医疗体系中一个重要的里程碑，特别是对于那些需要高级心肺支持的重症患者而言尤为重要[5-6]。建立这样一个中心需要进行周密的规划和协调，包括基础设施的建设、专业团队的培养、治疗流程的标准化，以及与其他医疗机构的合作。

ECMO 中心的建立首先需要先进的医疗设备和适宜的基础设施，包括具备足够空间的治疗区域、高效能的 ECMO 机器及相关的监测设备。此外，确保有适当的设施来支持设备的维护和存储也是非常有必要的。ECMO 团队需要高度专业化的人员支持，包括医师、护士、技术人员等，这些人员不仅

需要掌握 ECMO 设备的使用和维护方法，还应有效地应对可能出现的各种紧急情况。因此，对这些专业人员进行定期培训和技能上的提升至关重要，可以确保他们在紧急情况下能有效地响应。ECMO 转诊中心还应具备高级别的原发病治疗手段，如再血管化治疗、肺移植、心脏移植、长期心室辅助装置植入等。

建立标准化的治疗流程是确保 ECMO 治疗安全和有效的关键。这些流程包括患者的筛选、治疗前的全面评估、治疗过程中的持续监控、ECMO 无法撤离的后续治疗，以及对可能发生的并发症的及时处理等。由于 ECMO 治疗通常涉及多个医疗部门（如重症医学科、心脏外科、急诊等），因此，建立有效的跨部门协作机制非常重要，包括确立清晰的沟通渠道、制定协作流程和紧急情况下的应对策略等。同时，与区域内其他医疗机构建立良好的合作关系对患者的及时转诊至关重要。这就需要建立一个有效的沟通和协作机制，以确保在患者需要时可以快速、有效地将其转移至 ECMO 转诊中心。

2. ECMO 区域化救治网络的构建与运行　ECMO 区域网络通常由核心医疗中心即 ECMO 转诊中心和各级区域医疗机构组成。ECMO 转诊中心拥有高度专业化的设备和团队，主要负责复杂病例的治疗和关键技术的支持。各级区域医疗机构则在网络中扮演初筛和转诊的角色。

网络内各机构之间的协作机制是保证网络高效运作的关键，其中包括确立清晰的沟通渠道、制定共同的治疗协议和应急反应机制。网络内的所有医疗机构需要遵循统一的治疗和转诊标准，这有助于提升整个网络的治疗质量和效率。在患者转诊之前，需要对其进行详细的医学评估，包括远程会诊和现场评估，以确定 ECMO 治疗的适应证。另外，还需要制定详细的转诊策略，以确保患者可以在最短的时间内被转诊至具备 ECMO 治疗能力的医疗中心，这对提高治疗效果至关重要[7]。

三、体外生命支持区域化救治网络

1. 呼吸衰竭　体外生命支持区域化救治在 2009 年的成人急性呼吸衰竭应用传统通气支持与体外膜氧合的随机对照研究（conventional ventilatory support vs extracorporeal membrane oxygenation for severe adult respiratory failure，CESAR）中已有所体现。这项研究通过比较传统的呼吸支持治疗与 ECMO 治疗的效果，展示了 ECMO 区域化救治在临床实践中的重要作用[8]。

在 CESAR 研究中，患者被随机分为 2 组：一组接受传统的呼吸支持治疗，另一组则被转移至位于英国莱斯特的专门的 ECMO 中心接受治疗。研究结果表明，与传统的呼吸支持治疗相比，转移至 ECMO 中心接受 ECMO 治疗的患者在 1 年内存活且无残疾的比例更高。CESAR 研究不仅发现了 ECMO 是呼吸衰竭的一种有效的治疗方法，而且强调了将严重呼吸衰竭患者从普通医院转移至能够提供 ECMO 治疗的专业中心的重要性，这样可以保证 ECMO 患者接受标准化的治疗流程及其他方面的管理。

ECMO 的网络化救治同样也在新型冠状病毒感染大流行期间发挥了重要的作用。一项新型冠状病毒感染大流行期间在法国大巴黎地区进行的研究主要关注了 ECMO 网络的组织和临床效果。该研究纳入 2020 年 3 月 8 日至 6 月 3 日在 17 个重症监护病房（intensive care unit，ICU）中接受 ECMO 治疗的 302 例成人新型冠状病毒感染重症患者，对这些患者均通过当地的 ECMO 协作网进行救治[9]。

第一步，法国大巴黎地区在设备供应商的帮助下编制了一个清单，列出了区内所有可用的

ECMO 设备。这些信息在行政层面上是无法获得的，只能由组织者与其他医院直接联系，这样的过程也对 ECMO 网络的协作进程产生了积极的和建设性的影响。第二步，定义了共享设备和人力资源相关的工作流程，使 ECMO 的适应证和管理标准同质化。由当地 8 个 ECMO 中心的负责人和 6 个 ECMO 移动团队的负责人组成的工作组编写了 ECMO 适应证及管理指南。该指南建议，考虑到预计中设备的短缺，应基于专业知识来决定 ECMO 的使用，以避免出现源于同情心的使用和无效使用，还可以避免在对 ECMO 的需求方面 ICU 与移动 ECMO 团队之间产生分歧，同时应实时维护和确认最新的设备清单，协作网还应集中对是否启动 ECMO 做出决策。第三步，建立网络和通信，协作网在 Pitié-Salpêtrière 医院的 ICU 建立了一个中央 ECMO-COVID-19 中心，大巴黎地区的医师可以电话咨询 ECMO 的适应证。在第一波大流行期间，协作网每天向所有相关机构发送一份报告，列出最新的病例和死亡人数、ECMO 的脱机率及设备的实时可用性，同时建立了一个 WhatsApp 群组，以促进小组讨论和调度移动 ECMO 团队。该 ECMO 协作网允许根据患者的位置和移动 ECMO 团队的状态调度移动 ECMO 团队进行床旁上机并将患者转运至相应的 ICU。第四步，由于在治疗经验和 ECMO 患者数量方面各中心之间存在异质性，ECMO 协作网每周进行一次网络会议，目的是总结 ECMO 的使用情况并针对特殊的问题（包括血栓风险、抗凝策略、ECMO 模式、相关治疗及早期结果等）进行讨论。

研究结果显示，应用 ECMO 的新型冠状病毒感染患者的 90 天生存率为 46%。大多数 ECMO 是由移动 ECMO 团队植入的，随后将患者转移至 ECMO 重症监护室，与现场 ECMO 启动的患者相比，在生存率上没有显著差异。研究发现，较短的从气管插管至 ECMO 启动的时间、较低的年龄、较低的 ECMO 前肾脏序贯器官衰竭评分及在年处理 30 例以上 ECMO 病例的中心治疗，均与较好的 90 天生存率有关。提示在医疗资源挤兑期间，通过建立中央调控和资源整合的区域化 ECMO 网络，对于治疗难治性新型冠状病毒感染引起的急性呼吸窘迫综合征是有效的。

2. 循环支持　ECMO 网络化协作也体现在心源性休克（cardiogenic shock，CS）团队的构建及网络化转诊策略上。2017 年美国心脏协会在关于 CS 的科学声明中倡导以中心辐射模式利用高容量转诊中心，以最佳方式集中资源和专业知识，建立可以改善预后的三级区域转诊中心，而且逐渐形成了网络化协作雏形[10]，即医院被分为 3 个等级，一级和二级医院称为卫星医院，三级医院称为中心医院或区域转诊中心，也是最高级别医院。一级医院在明确 CS 诊断后需要争分夺秒地识别患者的风险并完成初步诊治，同时向更高级别的医院转运；二级医院可以实施即刻经皮冠脉介入治疗，但缺乏高级生命支持的能力，因此，与一级医院一样，在诊治过程中若出现 CS，则需要转诊至上级中心。

三级医院即能够实施高级生命支持及专业治疗的成熟的 CS 救治中心。区域转诊中心应具备以下要求或特点[11]：①为高容量中心，具有丰富的 CS 救治经验（每年救治患者人数＞107 例）；②有经验丰富且能进行多学科合作的 CS 团队；③硬件齐全，包括导管室、急诊手术室、ICU 及长期机械循环辅助装置（mechanical circulatory support，MCS）；④有可以 24 h/7 天值班的移动 ECMO 及 MCS 团队；⑤护理力量强大，每班床护比至少为 1 : 1；⑥与卫星医院联系密切，具备康复流程。

研究表明，在卫星医院被及时接诊且向中心医院转运的患者的预后良好（直接在卫星医院的死亡率为 47.8%，直接在中心医院的死亡率为 39.3%，被转运患者的死亡率为 33.4%，$P < 0.01$），而且接受 MCS、心室辅助装置植入和冠状动脉搭桥患者的比例均明显增多，这在一定程度上归因于中心医院具备的手术资源和相关的配套设施（包括 ECMO），以及现代休克救治常规中强调的有经验的多

学科合作 CS 团队[12-14]。

CS 团队在 CS ECMO 协作网中至关重要，成员包括心脏重症医师、介入医师、心力衰竭专家、心外科医师，以及 ECMO 技术人员等[15-16]。重症医师兼具心血管病学和重症医学的经验，熟悉全身脏器支持的知识和方法，擅长抗血栓治疗、血流动力学监测、呼吸管理和辅助通气、MCS 及复苏治疗等。以重症医师为主导联合讨论并制定诊疗策略是团队工作的重要体现。多中心观察性研究显示，CS 团队管理的患者的 ICU 死亡率较非 CS 团队管理的患者明显降低（23% *vs.* 29%），同时使用了更多的有创监测及辅助手段[17]。

四、未来发展方向

在过去的几十年里，体外生命支持技术已成为重症医学领域的一个重要分支，尤其在我国得到迅猛的发展[18]。尽管这一技术在救治重症患者方面取得了显著的成效，但其在临床中的应用仍面临资源分配不均、操作技术要求高等问题。未来，体外生命支持的区域化救治发展方向将集中于以下 4 个重点领域：①技术标准化与操作规范化。随着技术的不断发展，未来 ECMO 的操作将更加标准化和规范化，包括统一的操作流程、设备标准及治疗方案，从而可以降低操作风险，提升治疗成功率。②培训与教育体系的建立。为了应对 ECMO 技术的复杂性，未来将更加重视医护人员的专业培训和继续教育。通过建立完善的培训体系，可以提升医护人员对 ECMO 技术的掌握程度及临床应用能力。③资源整合与区域合作。面对资源分配不均的挑战，未来的 ECMO 救治将倾向于通过区域合作实现资源的优化配置。这不仅包括医疗设备和物资的共享，还涉及医疗数据的互联互通和专业知识的共享，可以利用大数据、人工智能等信息技术手段提高 ECMO 治疗的效率和精准度。④跨学科协作。ECMO 救治涉及多个学科领域，如心脏内科、心脏外科、呼吸科、重症医学科等，因此，未来的发展需要强化跨学科之间的协作和沟通，以向患者提供更为全面和细致的治疗方案。

综上所述，体外生命支持的区域化救治网络的建立是一个复杂且极为重要的过程，它要求医疗机构从多个方面进行协调和优化，从基础设施的建设到专业人员的培训，再到治疗流程的标准化和跨部门、跨医院的合作，每个环节都至关重要。通过克服这些挑战，区域化救治可以有效提升一个地区内对重症患者的救治能力，提高 ECMO 患者的生存率和治疗质量。未来，随着技术的不断进步和管理经验的积累，ECMO 区域化救治将在全球范围内发挥越来越重要的作用。

（首都医科大学附属北京安贞医院　李呈龙）

参 考 文 献

［1］ QADIR N, SAHETYA S, MUNSHI L, et al. An update on management of adult patients with acute respiratory distress syndrome: an official American Thoracic Society clinical practice guideline [J]. Am J Respir Crit Care Med, 2024, 209 (1): 24-36.

［2］ OSTADAL P, ROKYTA R, KARASEK J, et al. Extracorporeal membrane oxygenation in the therapy of cardiogenic shock: results of the ECMO-CS randomized clinical trial [J]. Circulation, 2023, 147 (6): 454-464.

［3］ THIELE H, ZEYMER U, AKIN I, et al. Extracorporeal life support in infarct-related cardiogenic shock [J]. N Engl J Med, 2023, 389 (14): 1286-1297.

［4］ BARBARO R P, ODETOLA F O, KIDWELL K M, et al. Association of hospital-level volume of extracorporeal membrane oxygenation cases and mortality. Analysis of the Extracorporeal Life Support Organization Registry [J]. Am J Respir Crit Care Med, 2015, 191 (8): 894-901.

［5］ ABRAMS D, GARAN A R, ABDELBARY A, et al. Position paper for the organization of ECMO programs for cardiac failure in adults [J]. Intensive Care Med, 2018, 44 (6): 717-729.

［6］ COMBES A, BRODIE D, BARTLETT R, et al. Position paper for the organization of extracorporeal membrane oxygenation programs for acute respiratory failure in adult patients [J]. Am J Respir Crit Care Med, 2014, 190 (5): 488-496.

［7］ JOOSTE R, ROWAN K M, SYMES N, et al. Scaling up a National Extracorporeal Membrane Oxygenation Referral Service for adult patients in acute severe respiratory failure at the time of a pandemic [J]. J Intensive Care Soc, 2022, 23 (4): 473-478.

［8］ PEEK G J, MUGFORD M, TIRUVOIPATI R, et al. Efficacy and economic assessment of conventional ventilatory support versus extracorporeal membrane oxygenation for severe adult respiratory failure (CESAR): a multicentre randomised controlled trial [J]. Lancet, 2009, 374 (9698): 1351-1363.

［9］ LEBRETON G, SCHMIDT M, PONNAIAH M, et al. Extracorporeal membrane oxygenation network organisation and clinical outcomes during the COVID-19 pandemic in Greater Paris, France: a multicentre cohort study [J]. Lancet Respir Med, 2021, 9 (8): 851-862.

［10］ VAN DIEPEN S, KATZ J N, ALBERT N M, et al. Contemporary management of cardiogenic shock: a scientific statement from the American Heart Association [J]. Circulation, 2017, 136 (16): e232-e268.

［11］ RAB T, RATANAPO S, KERN K B, et al. Cardiac shock care centers: JACC review topic of the week [J]. J Am Coll Cardiol, 2018, 72 (16): 1972-1980.

［12］ MORSHUIS M, BRUENGER F, BECKER T, et al. Inter-hospital transfer of extracorporeal membrane oxygenation-assisted patients: the hub and spoke network [J]. Ann Cardiothorac Surg, 2019, 8 (1): 62-65.

［13］ JENTZER J C, PÖSS J, SCHAUBROECK H, et al. Advances in the management of cardiogenic shock [J]. Crit Care Med, 2023, 51 (9): 1222-1233.

［14］ LU D Y, ADELSHEIMER A, CHAN K, et al. Impact of hospital transfer to hubs on outcomes of cardiogenic shock in the real world [J]. Eur J Heart Fail, 2021, 23 (11): 1927-1937.

［15］ BARAN D A, BILLIA F, RANDHAWA V, et al. Consensus statements from the International Society for Heart and Lung Transplantation consensus conference: heart failure-related cardiogenic shock [J]. J Heart Lung Transplant, 2024, 43 (2): 204-216.

［16］ HONG D, CHOI K H, CHO Y H, et al. Multidisciplinary team approach in acute myocardial infarction patients undergoing veno-arterial extracorporeal membrane oxygenation [J]. Ann Intensive Care, 2020, 10 (1): 83.

［17］ PAPOLOS A I, KENIGSBERG B B, BERG D D, et al. Management and outcomes of cardiogenic shock in cardiac ICUs with versus without shock teams [J]. J Am Coll Cardiol, 2021, 78 (13): 1309-1317.

［18］ 李呈龙, 侯晓彤, 黑飞龙, 等. 2018 中国体外生命支持情况调查分析 [J]. 中华医学杂志, 2019, 99 (24): 1911-1915.

第二节　静脉－动脉体外膜氧合辅助心源性休克未必都能获益

难治性心源性休克是静脉-动脉体外膜氧合（venoarterial extracorporeal membrane oxygenation，VA-ECMO）的重要适应证，心源性休克的病因可以分为急性心肌梗死（acute myocardial infarction，AMI）、心脏外科术后低心排综合征及其他原因的心力衰竭，后者又包括慢性心力衰竭急性发作、心肌炎、恶性心律失常、心肌病等[1]。对以上不同病因的心源性休克患者进行 ECMO 支持治疗，效果差异较大。

一、急性心肌梗死导致的心源性休克的体外膜氧合辅助

（一）ECLS-SHOCK 研究的阴性结果

ECLS-SHOCK 是一项前瞻性随机对照试验（randomized clinical trial，RCT），研究纳入 417 例计划进行早期血运重建［经皮冠脉介入术（percutaneous coronary intervention，PCI）］的 AMI 并发心源性休克的患者，将其随机分为早期接受 ECMO 联合常规药物治疗组（ECLS 组）和仅接受常规药物治疗组（对照组）。结果显示，ECLS 组中 17 例（8.1%）患者未行 ECMO，其中包括 4 例死亡患者；对照组中 26 例（12.5%）患者使用了 ECMO（包括随机分组后 24 h 内使用的 22 例患者），28 例（15.4%）患者接受了包括 Impella 在内的其他机械循环辅助。ECLS 组患者的 30 天病死率并没有降低［ECLS 组 47.8%（100/209），对照组 49.0%（102/208）；相对危险度 0.98；95%CI 0.80～1.19］。相比仅接受常规药物治疗，ECLS 增加了出血（ECLS 组 23.4%，对照组 9.6%；相对危险度 2.44；95%CI 1.50～3.95）和外周血管并发症（ECLS 组 11.0%，对照组 3.8%；相对危险度 2.86；95%CI 1.31～6.25）的发生风险[2]。

ECLS-SHOCK 研究团队同期进行了一项基于 AMI 相关心源性休克的前瞻性研究的荟萃分析，以评估 VA-ECMO 对患者 30 天病死率的影响。经过筛选，4 篇 RCT 报告被纳入个体病例数据荟萃分析，其中绝大多数病例来自 ECLS-SHOCK 研究。结果显示，早期使用 VA-ECMO 并没有显著降低 30 天病死率（OR=0.93，95%CI 0.66～1.29），使用 VA-ECMO 治疗患者的大出血（OR=2.44，95%CI 1.55～3.84）和远端缺血性血管并发症（OR=3.53，95%CI 1.70～7.34）的发生率较对照组高。预先指定的亚组分析没有显示 VA-ECMO 的益处[3]。

（二）对 ECLS-SHOCK 研究结果的解读

该研究的对照组中共有 54 例患者接受了机械循环辅助，对这些患者更换治疗措施使结果产生了偏倚。另外，VA-ECMO 会增加左心室后负荷，进一步增加室壁张力和减弱左心室射血，从而对患者的预后产生不良影响，这在一定程度上可能会削弱 ECMO 的获益。此外，辅助的时机和辅助的管理也可能影响结果，在 ECLS 组患者中，21.9% 的患者在再血管化之前接受了辅助，78.1% 的患者在再血管化术中或术后放置了 ECMO，并非入组即接受辅助。在荟萃分析的亚组分析（是否在 PCI 术前启动 ECMO）中，组间生存率的比较并无差异，这或许提示在 PCI 术前未启动 ECMO 并不是决定性的因素[3]。

二、非急性心肌梗死导致的心源性休克的体外膜氧合辅助

（一）心脏外科术后低心排综合征导致的心源性休克的体外膜氧合辅助

目前对心脏外科术后低心排综合征导致的心源性休克的体外膜氧合辅助仍缺乏前瞻性研究，这类患者的住院病死率可达 64.4%。ECMO 转机开始时的高乳酸水平、术前的高 EuroSCORE Ⅱ 评分及在中心插管和 ECMO 转机中出现并发症均是患者死亡的独立风险因素[4-5]。与在手术室内应用 ECMO相比，在重症监护病房（intensive care unit，ICU）接受 ECMO 的患者有更多的并发症、更多的心脏再次手术和 PCI 治疗，住院病死率（手术室为 57.5%，ICU 为 64.5%，$P=0.002$）也更高[6]。

（二）其他原因心力衰竭导致的心源性休克的体外膜氧合辅助

慢性心力衰竭急性发作导致心源性休克且接受 ECMO 辅助患者的住院病死率可达 60%[7]，与心脏外科术后低心排综合征且接受 ECMO 辅助患者的病死率相似。暴发性心肌炎、恶性心律失常导致心源性休克且接受 ECMO 辅助患者的住院病死率为 30%～40%[8-10]。另一项单中心回顾性研究发现，在使用 VA-ECMO 辅助治疗心源性休克的患者中，住院存活率最高的 4 种病因是心脏移植（73.3%）、药物过量（58.6%）、扩张型心肌病（53.2%）和电风暴（51.6%），而住院存活率最低的 4种病因是 AMI（37.3%）、移植以外的心脏外科术后（34.6%）、不明原因（25.7%）和顽固性血管麻痹性休克（11.1%）[11]。

（三）脓毒症心肌病及脓毒症导致的心源性休克的 ECMO 辅助

成人脓毒症引起的典型休克类型是分布性（血管麻痹性）休克，然而脓毒症患者也会因炎症反应损害心脏而发生心肌病，甚至心源性休克[12-13]。目前，对脓毒症心肌病及脓毒症导致的心源性休克患者进行 ECMO 辅助的部分研究结果为阳性。

1. ECMO Network 的多中心队列研究　该研究纳入成人感染性休克患者，这些患者符合严重的心肌功能障碍［心指数≤3 L/（min·m²）或左心室射血分数（left ventricular ejection fractions，LVEF）≤35%］和严重的血流动力学障碍［Inotrope 评分至少为 75 μg/（kg·min）或血乳酸浓度至少为4 mmol/L］的诊断标准，其中 82 例患者接受 VA-ECMO（VA-ECMO 组），130 例患者不接受 VA-ECMO（对照组）。入组时，VA-ECMO 组患者有更严重的心肌功能障碍、血流动力学障碍及器官衰竭症状，但其主要终点 90 天生存率更高（60% vs. 25%，死亡比值比为 0.54）。进行倾向性评分匹配后，ECMO 干预仍可改善患者的生存率（51% vs. 14%，死亡风险比值比为 0.57）[13]。

2. 成人感染性休克行 VA-ECMO 辅助的荟萃分析　该研究（共 14 项研究，468 例患者）显示，总生存率为 36.4%（95%CI 23.6%～50.1%）。来自亚洲的研究中患者的生存率（19.5%，95%CI13.0%～26.8%；共 9 项研究）明显低于欧洲和北美的研究（57.8%，95%CI 44.8%～70.3%；共 6 项研究），LVEF＜20% 的患者的生存率（62.0%，95%CI 51.6%～72.0%；共 3 项研究，）显著高于 LVEF＞35% 的患者（32.1%，95%CI 8.7%～60.7%；3 项研究），LVEF 为 20%～35% 的患者具有中等程度的生存率（42.3%）[14]。

三、把握静脉 - 动脉体外膜氧合辅助的指征和时机在一定程度上决定辅助结果

VA-ECMO 的优势在于维持心输出量、保障氧供，待疾病逆转（如脓毒症好转），患者的脏器功

能会有所恢复。但是，VA-ECMO 无法解决感染性休克患者的心室 - 动脉失耦联[15]，VA-ECMO 难以对血管功能麻痹和毛细血管渗漏所致的低血压状态提供支持，反而可加剧患者的低血容量状态[16]，因此，ECMO 用于支持高动力感染性休克效果不佳。

VA-ECMO 的时机、管理和撤机可以参照 ELSO 指南[1]。研究发现，VA-ECMO 辅助心源性休克患者（有各种原发病）的住院死亡率随着心源性休克 SCAI 分期的增加而增高（SCAI 休克期的校正 $OR=1.24$，95%CI 1.17～1.32）：B，47.5%；C，52.8%；D，60.8%；E，65.1%[17]。提示提高生存率的难点在于把握时机并及时进行辅助。针对感染性休克，部分专家认为如果因心指数接近低水平［<2.5 L/（min·m^2）］而导致重要脏器灌注不足，应考虑 VA-ECMO。心指数进一步降低［<1.8 L/（min·m^2）］，应启动 VA-ECMO[15]。

综上所述，VA-ECMO 辅助心源性休克未必都能获益。基于脓毒症心肌病及脓毒症导致的心源性休克的特殊病理生理机制，VA-ECMO 辅助可能会提升患者的生存率。但是，对于其他病因导致的心源性休克，仍缺乏 VA-ECMO 辅助能使患者获益的高质量循证医学证据。时机的选择在一定程度上决定 ECMO 辅助的心源性休克患者的生存率，但如何选择合适的上机时间仍是未来需要探索的问题之一。

（首都医科大学附属北京安贞医院　王　红　侯晓彤）

参 考 文 献

［1］ ELSO. ELSO live registry dashboard of ECMO patient data [EB/OL]. [2023-12-01]. https: //www. elso. org/ registry/elsoliveregistrydashboard. aspx.

［2］ THIELE H, ZEYMER U, AKIN I, et al. Extracorporeal life support in infarct-related cardiogenic shock [J]. N Engl J Med, 2023, 389 (14): 1286-1297.

［3］ ZEYMER U, FREUND A, HOCHADEL M, et al. Venoarterial extracorporeal membrane oxygenation in patients with infarctrelated cardiogenic shock: an individual patient data metaanalysis of randomised trials [J]. Lancet, 2023, 402 (10410): 1338-1346.

［4］ BIANCARI F, DALÉN M, FIORE A, et al. Multicenter study on postcardiotomy venoarterial extracorporeal membrane oxygenation [J]. J Thorac Cardiovasc Surg, 2020, 159 (5): 1844-1854.

［5］ KOWALEWSKI M, ZIELIŃSKI K, BRODIE D, et al. Venoarterial extracorporeal membrane oxygenation for postcardiotomy shock-analysis of the Extracorporeal Life Support Organization Registry [J]. Crit Care Med, 2021, 49 (7): 1107-1117.

［6］ MARIANI S, WANG I W, VAN BUSSEL B C T, et al. The importance of timing in postcardiotomy venoarterial extracorporeal membrane oxygenation: A descriptive multicenter observational study [J]. J Thorac Cardiovasc Surg, 2023, 166 (6): 1670-1682.

［7］ DANGERS L, BRÉCHOT N, SCHMIDT M, et al. Extracorporeal membrane oxygenation for acute decompensated heart failure [J]. Crit Care Med, 2017, 45 (8): 1359-1366.

［8］ NUNEZ J I, GRANDIN E W, REYES-CASTRO T, et al. Outcomes with peripheral venoarterial extracorporeal membrane oxygenation for suspected acute myocarditis: 10-year experience from the

Extracorporeal Life Support Organization Registr [J]. Circ Heart Fail, 2023, 16 (7): e010152.

[9] HAO T, CHEN L, WU C D, et al. Impact of renal complications on outcome in adult patients with acute fulminant myocarditis receiving venoarterial extracorporeal membrane oxygenation: an analysis of nationwide CSECLS database in China [J]. Ann Intensive Care, 2023, 13 (1): 93.

[10] LE PENNEC-PRIGENT S, FLECHER E, AUFFRET V, et al. Effectiveness of extracorporeal life support for patients with cardiogenic shock due to intractable arrhythmic storm [J]. Crit Care Med, 2017, 45 (3): e281-e289.

[11] DANIAL P, OLIVIER M E, BRÉCHOT N, et al. Association between shock etiology and 5-year outcomes after venoarterial extracorporeal membrane oxygenation [J]. J Am Coll Cardiol, 2023, 81 (9): 897-909.

[12] FALK L, HULTMAN J, BROMAN L M. Extracorporeal membrane oxygenation for septic shock [J]. Crit Care Med, 2019, 47 (8): 1097-1105.

[13] BRÉCHOT N, HAJAGE D, KIMMOUN A, et al. Venoarterial extracorporeal membrane oxygenation to rescue sepsis-induced cardiogenic shock: a retrospective, multicentre, international cohort study [J]. Lancet, 2020, 396 (10250): 545-552.

[14] LING R R, RAMANATHAN K, POON W H, et al. Venoarterial extracorporeal membrane oxygenation as mechanical circulatory support in adult septic shock: a systematic review and meta-analysis with individual participant data meta-regression analysis [J]. Crit Care, 2021, 25 (1): 246.

[15] BROMAN L M, DUBROVSKAJA O, BALIK M. Extracorporeal membrane oxygenation for septic shock in adults and children: a narrative review [J]. J Clin Med, 2023, 12 (20): 6661.

[16] HOLLENBERG S M, SINGER M. Pathophysiology of sepsis-induced cardiomyopathy [J]. Nat Rev Cardiol, 2021, 18 (6): 424-443.

[17] JENTZER J C, BARAN D A, KYLE BOHMAN J, et al. Cardiogenic shock severity and mortality in patients receiving venoarterial extracorporeal membrane oxygenator support [J]. Eur Heart J Acute Cardiovasc Care, 2022, 11 (12): 891-903.

第三节 暴发性心肌炎：如何进一步改善临床预后

暴发性心肌炎（fulminant myocarditis，FM）是指临床上需要药物治疗和/或临时机械循环支持（temporary mechanical circulatory support，t-MCS）的急性心肌炎，可表现为低心输出量综合征直至难治性心源性休克。其起病急骤，短期内可迅速进展，出现严重的血流动力学异常及心律失常，并可伴有呼吸衰竭和肝肾功能衰竭，90天病死率达20%～30%。静脉-动脉体外膜氧合（venoarterial extracorporeal membrane oxygenation，VA-ECMO）是临时机械循环支持的主要手段，已广泛应用于临床[1]。接受VA-ECMO治疗的暴发性心肌炎患者的预后相对较好[2]，但在暴发性心肌炎患者的组织学分型、风险评估、相关并发症与预后之间的关系、预测模型、上机时机乃至撤机指标等多个环节仍需要优化，以提升临床医师对暴发性心肌炎的救治水平和救治成功率。

一、暴发性心肌炎的组织学分型与预后

暴发性心肌炎是急性心肌炎的一种类型，可导致急性心力衰竭，具有广泛的临床表现。其在组织病理学上可以分为淋巴细胞性心肌炎、嗜酸性粒细胞性心肌炎、巨细胞性心肌炎和结节性心肌病。

淋巴细胞性心肌炎是心肌炎最常见的组织学类型，常与病毒感染、自身免疫性 / 结缔组织疾病或毒物有关，70%～75% 的左心室收缩功能障碍患者的活体组织检查结果可显示 T 淋巴细胞和巨噬细胞的心肌浸润[3-4]。淋巴细胞性心肌炎在全球范围内的年发病率约为 22/10 万，在接受机械循环支持（mechanical circulatory support，MCS）且维持器官功能情况下的患者的预后较其他治疗方式更好[5]。嗜酸性粒细胞性心肌炎的特征是存在嗜酸性粒细胞和淋巴细胞。巨细胞性心肌炎的特征是存在大量 T 淋巴细胞的浸润及多核细胞（巨细胞）和少量嗜酸性粒细胞。大约 3% 的急性心肌炎患者患有结节性心肌病，其特征是非感染性肉芽肿和巨细胞的存在。严重急性呼吸系统综合征冠状病毒 2 型（severe acute respiratory syndrome coronavirus 2，SARS-CoV-2）感染可诱导心肌细胞铁死亡和炎症浸润，使基质和血管壁水肿，心肌纤维萎缩，心脏扩张和局灶性坏死或纤维化，从而导致急性心力衰竭[6]。免疫抑制剂相关心肌炎的组织病理学表现为心肌浸润 T 淋巴细胞和巨噬细胞，因其主要以炎症为主，因此，疾病早期使用大剂量类固醇和其他有效免疫抑制剂是可供选择的治疗方法[7]。以上不同组织类型心肌炎中，巨细胞性心肌炎和嗜酸性粒细胞性心肌炎患者的病死率或心脏移植率较高，预后较差，常表现为急性心力衰竭、室性心律失常及进行性血流动力学的恶化。

早期通过心内膜心肌活检（endomyocardial biopsy，EMB）来进行组织学确诊可改善预后。进行早期识别和准确的组织学诊断对降低患者的死亡率至关重要，建议对怀疑暴发性心肌炎的患者早期行 EBM 以了解其组织学分型[8]，但 EBM 在诊疗方面的指导作用仍需要更多的临床循证证据来进一步证实。EMB 可提高暴发性心肌炎且无心脏移植或左心室辅助装置患者的一年存活率，特别是在淋巴细胞性心肌炎患者中比较明显。除可以评估心肌炎的组织学诊断之外，早期 EMB 还可以评估心肌损伤的程度，以快速识别病情严重的患者[8]。目前我国针对暴发性心肌炎患者的 EBM 病例很少[2]，今后有必要进行相关研究以了解我国暴发性心肌炎患者的组织学特点与临床预后的相关性，以指导精准化诊疗。

二、暴发性心肌炎的早期识别与预后风险评估

临床实践中暴发性心肌炎患者的病情进展迅速，准确及时地进行疾病评估和预后预测对制定针对性的有效治疗策略至关重要。有效的风险评估和预测模型不仅能帮助医师识别高风险患者，还能指导医师进行治疗决策，以尽早使用 VA-ECMO 等生命支持技术。

（一）早期识别暴发性心肌炎患者

暴发性心肌炎发病急，病情进展迅速，病死率高，体外生命支持组织（Extracorporeal Life Support Organization，ELSO）的一项流行病学研究[9]纳入 850 例 2011—2020 年出现暴发性心肌炎的患者，结果显示，使用 VA-ECMO 支持治疗患者的院内病死率为 34.9%。CHANGE PUMP 2 研究[3]显示，接受 MCS 治疗暴发性心肌炎患者的 90 天死亡、心脏移植或长期左心室辅助装置植入率的复合终点

指标为 34%, 6 年的复合终点指标为 43%。我国 CSECLS 数据库中 2017—2019 年的回顾性数据分析[2]显示，接受 ECMO 支持治疗的暴发性心肌炎患者的 90 天病死率为 28.1%。暴发性心肌炎的早期识别和早期干预可以降低病死率[10]，入院后的血清学检查、心电图监测、影像学检查等措施可以早期预测病情进展并改善患者的预后[11]。对接受 VA-ECMO 的心肌炎患者进行风险评估、尽早识别可以引发不良预后的相关危险因素并及时干预，这些措施对降低患者的病死率具有重大的意义。

（二）暴发性心肌炎患者病情严重程度的评估

暴发性心肌炎可以造成心肌损伤，细胞因子释放、免疫反应异常及心脏泵功能障碍导致的血流动力学障碍等因素还可以导致全身多器官损伤，因此，严格意义上来讲，暴发性心肌炎是一种以心肌受累为主要表现的全身性疾病。心肌损伤导致的泵功能障碍是患者病情严重程度的决定性因素，其他器官功能也与患者的预后密切相关。与心肌损伤相关的较高的肌酸激酶同工酶水平、QRS 间期＞120 ms[12]、ECMO 转机前的室性心律失常[13]、与心脏泵功能相关的左心室射血分数[14]、与血流动力学障碍和组织灌注减低相关的上机前的较低的平均动脉压、较低的动脉血 pH[9]、较高的动脉血乳酸水平[2]，以及包括肾功能不全、SOFA 评分[12]等在内的与其他器官功能相关的指标均有助于评估患者疾病的严重程度，也与患者的不良预后显著相关。对于暴发性心肌炎患者，需要动态评估其器官功能状态和病情进展，以及时进行治疗方面的调整，必要时尽早行 MCS。

（三）暴发性心肌炎的风险评估和预后预测模型

暴发性心肌炎的风险评估和预后预测模型是对多种数据源的综合运用，这些数据源包括但不限于临床指标（如患者的年龄、性别、既往病史等）、心肌损伤标志物（如肌钙蛋白 T 和肌钙蛋白 I 等）、心功能标志物（如脑钠肽等）、炎症标志物（如 C 反应蛋白等）及影像学数据（如心脏超声、心脏磁共振成像等），可用于评估患者心脏结构和功能的改变。Jiang 等[15]采用 LASSO 回归和多变量逻辑回归方法开发早期诊断预测模型，并基于最优模型构建了列线，这项基于 4 个临床因素（收缩压、肌钙蛋白 I、左心室射血分数和心室壁运动异常）的急性暴发性心肌炎早期预测模型分别在内部和外部得到了验证，在一定程度上解决了早期预测急性暴发性心肌炎的困难，有助于提高诊断的准确性和及时性。2023 年的研究[16]显示，AMCDRS 预测模型可以识别影响急性心肌死亡的风险因素，研究构建了一个包含 10 个变量（男性、发热、充血性心力衰竭、左心室射血分数＜50%、肺水肿、室性心动过速、乳酸浓度＞4 mmol/L、暴发性心肌炎、肌酸激酶异常和低血压）的死亡预测模型，该模型的应用有助于优化治疗策略、降低急性暴发性心肌炎患者的死亡率，相较于以往的评估方法其更为精准和实用，其虽然提供了死亡风险评估工具，但数据来源于特定的儿童患者。早期识别高风险患者、及时对其采取适当的治疗措施并选择合适的 ECMO 支持时机至关重要。

开发更为先进的综合性风险评估模型是暴发性心肌炎的未来研究趋势，同时还应探索如何更有效地将这些模型集成到临床实践中，综合考虑多种临床参数，对患者进行更准确的风险评估[17]，以指导更个性化和精准的治疗决策，最大限度地提升患者的治疗效果和生活质量。

三、暴发性心肌炎的体外膜氧合支持治疗

（一）体外膜氧合的上机指征

ECMO 治疗暴发性心肌炎的上机指征极为关键，是预后的重要决定因素，但尚缺乏统一的标准。

目前暴发性心肌炎的上机指征主要是患者的病情进展情况和器官功能恶化的趋势，即在使用 2 种以上正性肌力药物和 / 或主动脉内球囊反搏（intra-aortic balloon pump，IABP）情况下心功能继续恶化，以及出现恶性心律失常。有学者提出较为明确的上机指征：低血压（收缩压＜80 mmHg）；在强心剂量＞40 μg/（kg·min）的情况下尿量＜0.5 ml/（kg·h）；持续 4 h 以上的室性期前收缩；需要心肺复苏（cardiopulmonary resuscitation，CPR）。国内一项多中心研究提示，ECMO 前心搏骤停是暴发性心肌炎患者预后不良的独立危险因素，心搏骤停后接受 ECMO 支持的暴发性心肌炎患者的 90 天病死率显著增加[2]。

（二）防治体外膜氧合并发症

对于接受 ECMO 支持的暴发性心肌炎患者，需要密切监测和防治相关并发症。VA-ECMO 患者并发症的发生率较高，且随着 ECMO 使用时间的延长，患者出现并发症的风险显著增高。ECMO 支持下的暴发性心肌炎患者的并发症的出现将导致患者住院天数延长、住院费用增加及死亡风险增高。

ECMO 并发症可分为 ECMO 系统并发症（如氧合器障碍、血浆渗漏、管路破裂、气栓血栓形成等）和患者自身并发症（如出血、血管内血栓形成、感染、肢体缺血等）两个方面。研究显示，接受 VA-ECMO 治疗的暴发性心肌炎患者的 90 天全因病死率为 28.9%[2]。在 202 例接受 VA-ECMO 支持治疗的暴发性心肌炎患者中，46.5% 的患者出现肾脏并发症，相较于无肾脏并发症的患者，需要连续性肾脏替代治疗（continuous renal replacement therapy，CRRT）的暴发性心肌炎患者的 30 天及 90 天病死率均显著增高[10]。ECMO 患者是院内感染的高危人群，ECMO 支持的时间越长，患者发生院内感染的风险越高、预后越差[11]。数据库登记研究（病例数超过 1 万例）显示，40.2% 的 ECMO 患者发生≥1 次出血或血栓事件，出血事件主要为置管部位出血，血栓事件主要为膜肺血栓。出血和血栓事件都会增加患者的死亡风险，如果出现颅内出血或血栓、脑梗死等神经系统并发症，患者的死亡风险将显著增加[12]。

ECMO 并发症防治是 ECMO 成功的关键。缩短 ECMO 时间是防治 ECMO 并发症的最好方法。在预防和控制 ECMO 并发症方面，应从把握 ECMO 的时机、导管的置入上机、ECMO 的抗凝管理、感染的预防等细节上避免并发症的发生[18]。患者凝血功能障碍、严重缺血缺氧和 / 或再灌注过程是导致大多数并发症发生的根本原因，应尽快改善组织氧的供需失衡并维持器官的灌注。

三、成功撤离体外膜氧合

接受 ECMO 支持的暴发性心肌炎患者何时可以成功地从 ECMO 中脱离并存活，明确这一问题仍具有挑战性。暴发性心肌炎患者撤离 ECMO 后的 4 年存活率为 83%[19]。通常情况下，可通过自主循环试验来判断是否可行 ECMO 的撤离[20]。与 ECMO 成功脱机相关的因素分析有利于更加准确地评估患者是否需要左心室辅助装置或转为心脏移植。

1. 心肌损伤相关指标　研究显示，心肌损伤标志物水平的持续升高与 ECMO 撤机不良预后有关。对心肌炎患者行机械循环支持后的进行性心肌损伤的生物标志物［如肌酸激酶同工酶 MB（creatine kinase-MB，CK-MB）］和长时间心律失常是 ECMO 撤机失败的重要预测因子。

2. 循环氧输送指标　早期纠正组织低灌注，生物标志物水平（如乳酸）可很快恢复至正常范围，这是预测撤机预后的重要因素。成功脱机的 VA-ECMO 患者的微循环灌注小血管密度更高，血流动力学参数（包括平均动脉压升高、右心房与肺毛细血管楔压降低）早期即可得到明显的改善，心功能指标的改善等也与成功撤机相关[21]。在撤机前的自主循环试验过程中进行乳酸及混合静脉血氧饱和度（SvO_2）水平的动态评估，可以评估患者是否成功撤离 ECMO[19]。

3. 器官损害指标　器官损害持续加重与撤机成功呈负相关，ECMO 启动后 48 h 和 72 h 天冬氨酸基转移酶升高与撤机失败相关。回顾性队列研究[22]显示年龄较大的患者撤机失败的风险更高。撤机时的超声心动图参数及序贯器官衰竭评分也可作为成功撤离 VA-ECMO 的预测指标[19]。

需要注意的是，目前尚无单一的指标能准确地预测所有患者的撤机成功率。因此，综合考虑多种预测指标并结合患者的具体情况进行个体化评估，才能更准确地预测撤机成功率[23]。未来的研究还需要进一步探讨与 ECMO 的成功脱机更密切相关的因素，以在临床实践中提供更有依据的撤机决策支持。

综上所述，早期识别暴发性心肌炎患者、对患者早期实施 EMB 以进行组织分型、进行准确的严重程度评估和风险分层、适时合理地启动 ECMO 支持治疗、有效防治 ECMO 并发症、进行成功撤离的评估及优化 ECMO 支持的诊疗流程，是未来降低暴发性心肌炎患者住院死亡率和远期病死率的重要措施。

（东南大学附属中大医院　刘松桥）

参 考 文 献

[1] VISHRAM-NIELSEN J K K, FOROUTAN F, RIZWAN S, et al. Patients with fulminant myocarditis supported with veno-arterial extracorporeal membrane oxygenation: a systematic review and Meta-analysis of short-term mortality and impact of risk factors [J]. Heart Fail Rev, 2023, 28 (2): 347-357.

[2] HAO T, JIANG Y, WU C D, et al. Clinical outcome and risk factors for acute fulminant myocarditis supported by venoarterial extracorporeal membrane oxygenation: an analysis of nationwide CSECLS database in China [J]. Int J Cardiol, 2023, 371: 229-235.

[3] KONDO T, OKUMURA T, SHIBATA N, et al. Differences in prognosis and cardiac function according to required percutaneous mechanical circulatory support and histological findings in patients with fulminant myocarditis: insights from the CHANGE PUMP 2 study [J]. J Am Heart Assoc, 2022, 11 (4): e023719.

[4] HEIDENREICH P A, BOZKURT B, AGUILAR D, et al. 2022 AHA/ACC/HFSA guideline for the management of heart failure: a report of the American College of Cardiology/American Heart Association Joint Committee on clinical practice guidelines [J]. Circulation, 2022, 145 (18): e895-e1032.

[5] HOU L L, JNANI J, PATEL P, et al. Fulminant lymphocytic myocarditis secondary to Coxsackie A virus with full myocardial recovery following venoarterial extracorporeal membrane oxygenation [J]. Future Cardiol, 2022, 18 (12): 925-929.

[6] BHARDWAJ A, KIRINCICH J, RAMPERSAD P, et al. Fulminant myocarditis in COVID-19 and favorable outcomes with VA-ECMO [J]. Resuscitation, 2022, 175: 75-76.

［7］ MA P, LIU J, QIN J, et al. Expansion of pathogenic cardiac macrophages in immune checkpoint inhibitor myocarditis [J]. Circulation, 2023, 149 (1): 48-66.

［8］ HUANG F, AMMIRATI E, PONNAIAH M, et al. Fulminant myocarditis proven by early biopsy and outcomes [J]. Eur Heart J, 2023, 44 (48): 5110-5124.

［9］ NUNEZ J I, GRANDIN E W, REYES-CASTRO T, et al. Outcomes with peripheral venoarterial extracorporeal membrane oxygenation for suspected acute myocarditis: 10-year experience from the Extracorporeal Life Support Organization Registry [J]. Circ Heart Fail, 2023, 16 (7): e010152.

［10］ PICCIRILLO F, WATANABE M, DI SCIASCIO G. Diagnosis, treatment and predictors of prognosis of myocarditis. A narrative review [J]. Cardiovasc Pathol, 2021, 54: 107362.

［11］ INABA O, SATOH Y, ISOBE M, et al. Factors and values at admission that predict a fulminant course of acute myocarditis: data from Tokyo CCU network database [J]. Heart Vessels, 2017, 32 (8): 952-959.

［12］ AMMIRATI E, VERONESE G, BRAMBATTI M, et al. Fulminant versus acute nonfulminant myocarditis in patients with left ventricular systolic dysfunction [J]. J Am Coll Cardiol, 2019, 74 (3): 299-311.

［13］ CHOU H W, WANG C H, LIN L Y, et al. Prognostic factors for heart recovery in adult patients with acute fulminant myocarditis and cardiogenic shock supported with extracorporeal membrane oxygenation [J]. J Crit Care, 2020, 57: 214-219.

［14］ KANAOKA K, ONOUE K, TERASAKI S, et al. Features and outcomes of histologically proven myocarditis with fulminant presentation [J]. Circulation, 2022, 146 (19): 1425-1433.

［15］ JIANG M, KE J, FANG M H, et al. Development and validation of a prediction model on adult emergency department patients for early identification of fulminant myocarditis [J]. Curr Med Sci, 2023, 43 (5): 961-969.

［16］ ZHUANG S X, SHI P, GAO H, et al. Clinical characteristics and mortality risk prediction model in children with acute myocarditis [J]. World J Pediatr, 2023, 19 (2): 180-188.

［17］ STEPHENS A F, ŠEMAN M, DIEHL A, et al. ECMO PAL: using deep neural networks for survival prediction in venoarterial extracorporeal membrane oxygenation [J]. Intensive Care Med, 2023, 49 (9): 1090-1099.

［18］ SUBRAMANIAM A V, BARSNESS G W, VALLABHAJOSYULA S, et al. Complications of temporary percutaneous mechanical circulatory support for cardiogenic shock: an appraisal of contemporary literature [J]. Cardiol Ther, 2019, 8 (2): 211-228.

［19］ MATSUMOTO M, ASAUMI Y, NAKAMURA Y, et al. Clinical determinants of successful weaning from extracorporeal membrane oxygenation in patients with fulminant myocarditis [J]. ESC Heart Fail, 2018, 5 (4): 675-684.

［20］ CHARBONNEAU F, CHAHINIAN K, BEBAWI E, et al. Parameters associated with successful weaning of veno-arterial extracorporeal membrane oxygenation: a systematic review [J]. Crit Care, 2022, 26 (1): 375.

［21］ CHOMMELOUX J, MONTERO S, FRANCHINEAU G, et al. Microcirculation evolution in patients on venoarterial extracorporeal membrane oxygenation for refractory cardiogenic shock [J]. Crit Care Med, 2020, 48 (1): e9-e17.

［22］ SAWAMURA A, OKUMURA T, HIRAKAWA A, et al. Early prediction model for successful bridge to recovery in patients with fulminant myocarditis supported with percutaneous venoarterial extracorporeal membrane oxygenation-insights from the CHANGE PUMP study [J]. Circ J, 2018, 82 (3): 699-707.

［23］ GIORDANI A S, BARITUSSIO A, VICENZETTO C, et al. Fulminant myocarditis: when one size does not fit all-a critical review of the literature [J]. Eur Cardiol, 2023, 18: e15.

第四节　静脉－静脉体外膜氧合启动的评估如何体现重症精准救治

近年来，随着体外膜氧合（extracorporeal membrane oxygenation，ECMO）仪器耗材的不断改进及重症医学的不断发展，ECMO 支持技术取得了显著的进步。静脉 - 静脉体外膜氧合（veno-venous extracorporeal membrane oxygenation，VV-ECMO）主要应用于严重肺损伤和呼吸衰竭的患者，其近年来的应用数量呈快速上升的趋势。作为一种高风险的生命支持技术，VV-ECMO 支持患者的预后与 ECMO 中心的救治经验和年开展数量、启动指征及过程管理密切相关[1]。为了让患者最大限度地得益于 VV-ECMO 支持，需要对患者采取精准的救治策略，这些策略主要体现在 VV-ECMO 启动指征的评估、规范化管理等方面。

一、静脉 - 静脉体外膜氧合的启动指征

目前对于呼吸衰竭启动 VV-ECMO 支持的指征主要参考 EOLIA 研究提出的指征，即在优化呼吸机通气条件及其他辅助治疗措施［俯卧位、使用肌肉松弛药及呼气末正压（positive end-expiratory pressure，PEEP）的滴定］的情况下[2]：①动脉氧分压（PaO_2）/ 吸入氧浓度（FiO_2）（P/F）＜80 mmHg 且 6 h 以上；② P/F＜50 mmHg 且 3 h 以上；③二氧化碳分压（$PaCO_2$）＞60 mmHg，pH＜7.25。此指征目前已被体外生命支持组织（Extracorporeal Life Support Organization，ELSO）及各大指南采纳和进一步推广[3]。

二、当前指征的不足

当前的启动指征主要源于专家共识和临床实践，仍缺乏高质量的循证医学证据。虽然 EOLIA 研究对 VV-ECMO 启动指征进行了验证，但该指征仍有待在真实世界临床应用中不断被验证和进行经验的总结。

当前的 VV-ECMO 指征主要包括对低氧血症和高碳酸血症启动 ECMO 支持的描述。对于低氧血症这一指征，目前并无太大的争议，部分小型回顾性队列研究显示，启动 ECMO 时更低的 P/F、ECMO 前更长的机械通气天数可能与更长的 ECMO 支持时间相关[4]，提示 ECMO 前的肺损伤严重程度可能是患者需要长程 ECMO 支持的主要原因，同时提示 ECMO 支持的时机有可能需要提前。

新型冠状病毒感染流行之后，VV-ECMO 的启动指征再次受到关注，尤其是因 $PaCO_2$ 升高而启动 ECMO 的指征更加受到重视。Russ 等[5]的研究显示，新型冠状病毒感染患者比非新型冠状病毒感染患者需要更长时间的 ECMO 支持。与重症流感患者相比，需要 ECMO 支持的新型冠状病毒感染患者在 ECMO 启动前的 $PaCO_2$ 均值更高，需要 ECMO 支持的时间更长、重症监护病房（intensive care unit，ICU）和普通病房住院时间更长、死亡风险更高[6]。研究者关注了新型冠状病毒感染患者的病理生理特征，发现新型冠状病毒感染患者在机械通气期间更高的 $PaCO_2$ 水平可能与患者的无效

腔比例升高有关[7]，这与严重急性呼吸系统综合征冠状病毒2型（severe acute respiratory syndrome coronavirus 2，SARS-CoV-2）更容易引起血管内皮损伤及新型冠状病毒感染患者更常出现肺部血栓事件是相符的[8]。

在患者的 $PaCO_2$ 水平升高而氧合没有明显恶化，同时未达到启动 ECMO 指征的情况下，通常的处理措施是增加潮气量和呼吸频率。目前的指征建议在下调 PEEP 至 5 cmH_2O 及平台压不超过 32 cmH_2O 的情况下进行潮气量的调整，该指征控制了平台压的目标，但并未对驱动压进行限制。潮气量的增加可能有利于 CO_2 的清除，但驱动压的增加（即使平台压不超过目标限制）可能会导致呼吸机相关性肺损伤（ventilator-associated pulmonary，VILI）的加重，尤其是对于急性呼吸窘迫综合征（acute respiratory distress syndrome，ARDS）的患者来说，高驱动压带来的肺损伤可能比气道阻塞性疾病［如慢性阻塞性肺疾病（chronic obstructive pulmonary disease，COPD）和哮喘］带来的危害更大。另外，目前的指征建议呼吸频率的设置上限为 35 次/分，但是为了增加分钟通气量而增加呼吸频率可能使患者通气过程中的机械能（mechanical power）显著增加，从而增加肺损伤的发生风险。LUNG SAFE 研究的二次数据分析[9]提示，高呼吸频率与 ARDS 患者的死亡率相关。因此，目前对于因 $PaCO_2$ 水平升高而启动 ECMO 的 VV-ECMO 指征，在驱动压和呼吸频率的可接受范围方面仍存在较大的争议。

三、呼吸驱动导向的静脉 - 静脉体外膜氧合启动指征

如何通过其他监测手段弥补目前 VV-ECMO 启动指征的不足是重症精准救治领域应关注的问题。低氧血症和高碳酸血症都是呼吸驱动的刺激因素，过强的呼吸驱动会造成 VILI 或患者自戕性肺损伤（patient self-inflicted lung injury，P-SILI）。对患者进行 VV-ECMO 支持的目的不单纯是纠正其严重的低氧血症和高碳酸血症，更重要的是期望在 ECMO 的支持下能对患者实施更好的肺保护性通气，以减轻患者的肺损伤。因此，VV-ECMO 的启动应该把呼吸驱动纳入考虑的因素。

Hoppe 等[10]曾提出，在对呼吸衰竭患者启动 VV-ECMO 评价过程中应该把驱动压和机械能纳入考虑的因素。正如前文对当前指征不足的讨论，当患者的氧合并不太差而高碳酸血症比较明显的时候，对处于深镇静甚至肌肉松弛的控制性患者来说，为了增加其潮气量和呼吸频率可能会导致肺损伤的加重；而对允许自主呼吸的患者来说，CO_2 水平的升高会刺激患者的呼吸驱动以增加潮气量的方式进行代偿，由于自主呼吸驱动的存在，难以通过峰压或平台压反映真实的跨肺驱动压，也更容易因为自主呼吸驱动过强而诱发 P-SILI。在此情况下，应注重评估患者呼吸驱动与肺损伤的进展，监测 P0.1 或通过放置食道测压管进行跨肺压的监测是精准评估呼吸驱动的可行的方法。同时，结合 VILI 的量化指标（如机械能），并将其作为启动 VV-ECMO 进行肺保护性通气的客观指标也是未来有关 VV-ECMO 启动指征研究中应该考虑的因素。

综上所述，早期更合理、更精准的 VV-ECMO 启动指征值得未来进一步探讨。根据呼吸驱动情况启动 VV-ECMO，使患者肺损伤的程度得到及早的控制，有可能减少患者对长程 ECMO 的需求，降低医疗资源的消耗，并改善患者的预后。

（广州医科大学附属第一医院　徐永昊）

参 考 文 献

［1］KARAMLOU T, VAFAEEZADEH M, PARRISH A M, et al. Increased extracorporeal membrane oxygenation center case volume is associated with improved extracorporeal membrane oxygenation survival among pediatric patients [J]. J Thorac Cardiovasc Surg, 2013, 145 (2): 470-475.

［2］COMBES A, HAJAGE D, CAPELLIER G, et al. Extracorporeal membrane oxygenation for severe acute respiratory distress syndrome [J]. N Engl J Med, 2018, 378 (21): 1965-1975.

［3］TONNA J E, ABRAMS D, BRODIE D, et al. Management of adult patients supported with venovenous extracorporeal membrane oxygenation (VV ECMO): guideline from the Extracorporeal Life Support Organization (ELSO) [J]. ASAIO J, 2021, 67 (6): 601-610.

［4］UMEI N, ICHIBA S, GENDA Y, et al. Hospital survival outcomes in acute respiratory distress syndrome patients receiving veno-venous extracorporeal membrane oxygenation for longer than 28 days: a retrospective study [J]. Artif Organs, 2021, 45 (12): 1533-1542.

［5］RUSS M, MENK M, GRAW J A, et al. COVID-19 patients require prolonged extracorporeal membrane oxygenation support for survival compared with Non-COVID-19 patients [J]. Crit Care Explor, 2022, 4 (4): e0671.

［6］FANELLI V, GIANI M, GRASSELLI G, et al. Extracorporeal membrane oxygenation for COVID-19 and influenza H1N1 associated acute respiratory distress syndrome: a multicenter retrospective cohort study [J]. Crit Care, 2022, 26 (1): 34.

［7］LIU X Q, LIU X S, XU Y H, et al. Ventilatory ratio in hypercapnic mechanically ventilated patients with COVID-19-associated acute respiratory distress syndrome [J]. Am J Respir Crit Care Med, 2020, 201 (10): 1297-1299.

［8］HELMS J, TACQUARD C, SEVERAC F, et al. High risk of thrombosis in patients with severe SARS-CoV-2 infection: a multicenter prospective cohort study [J]. Intensive Care Med, 2020, 46 (6): 1089-1098.

［9］LAFFEY J G, BELLANI G, PHAM T, et al. Potentially modifiable factors contributing to outcome from acute respiratory distress syndrome: the LUNG SAFE study [J]. Intensive Care Med, 2016, 42 (12): 1865-1876.

［10］HOPPE K, KHAN E, MEYBOHM P, et al. Mechanical power of ventilation and driving pressure: two undervalued parameters for pre extracorporeal membrane oxygenation ventilation and during daily management? [J]. Crit Care, 2023, 27 (1): 111.

第五节　体外膜氧合置管：需要关注细节

近年来一些关于体外膜氧合（extracorporeal membrane oxygenation，ECMO）置管的临床研究再次引起重症医师广泛的兴趣及关注。本文结合近期文献，对有关 ECMO 患者置管细节［包括体外心肺复苏（extracorporeal cardiopulmonary resuscitation，ECPR）置管策略、置管位置的选择、置管方式、并发症及置管辅助手段等］的研究结果进行分享和评述。

一、动脉置管位置的选择

在静脉-动脉体外膜氧合（venoarterial extracorporeal membrane oxygenation，VA-ECMO）支持中，采用股动脉插管提供氧合血的方式更为常见，也因此而使患者的主动脉弓部可能存在逆行血流，并进一步导致大脑缺氧（红蓝综合征）及左心血液瘀滞。在心脏移植（heart transplantation，HT）中对动脉置管部位腋动脉（AX组，$n=49$）和股动脉（FA组，$n=31$）的对比研究发现，AX组患者体外心肺复苏的可能性较小（0 vs. 12.9%，$P=0.040$），而且与ECMO置管相关的伤口并发症的发生率较低（AX组为4.1%，FA组为45.2%，$P<0.001$），其中包括伤口感染率（AX组为2.0%，FA组为32.3%，$P<0.001$）。因此，腋动脉VA-ECMO可能是HT接受者的一个很好的选择[1]。一项单中心回顾性分析纳入436例患者，评估了这些患者在接受心脏切开术后行ECMO支持动脉通路对相关并发症和预后的影响。研究对象中接受腋动脉置管者250例（57.3%），接受股动脉置管者186例（42.6%），两组患者的30天生存率（62% vs. 64.7%，$P=0.561$）和1年生存率（42.5% vs. 44.8%，$P=0.657$）无显著差异。颅脑CT确诊≥4级的脑卒中在腋动脉组中的发生率更高（11.2% vs. 2.2%，$P=0.0003$）。临床上明显的肢体缺血在股动脉组中更常见（腋动脉组4.8% vs. 股动脉组16.7%，$P<0.0001$）。此研究提示，虽然腋动脉置管因具有较低的肢体缺血率和顺行血流的优势而更容易被选择，但腋动脉置管时右半球卒中的高发生率应引起重视[2]。另外一项回顾性研究纳入414例接受VA-ECMO支持的心源性休克患者，其中，经升主动脉置管77例（17%），经腋动脉置管31例（7%），经股动脉置管306例（69%）。结果发现，采用不同置管策略患者的卒中发生率相似[主动脉置管为6.5%（$n=5$），腋动脉置管为6.5%（$n=2$），股动脉置管为6.2%（$n=19$），$P=0.99$]，似乎没有差异[3]。除腋动脉外，锁骨下动脉也是ECMO置管位置的另一种选择。尽管理论上认为锁骨下动脉置管与股动脉置管相比提供了更多的顺行血流，可以防止左心室扩张并改善患者的预后，但一项研究发现，与股动脉置管（$n=320$）相比，锁骨下动脉置管（$n=52$）并未降低左心过负荷的发生率（$HR=0.99$，$95\%CI$ 0.51～1.91），也未降低左心室扩张相关并发症和血栓性并发症的发生率及28天死亡率；相反，锁骨下动脉置管可能会增加严重出血和意外脱管的发生风险[4]。对上述结果更合理的解释可能是，尽管通过锁骨下动脉置管改善VA-ECMO血流灌注方向更符合生理需求，但与这种技术相关的风险目前仍未得到有效的管控，未来还需探索更多的循证依据。

二、经皮置管与外科切开置管

近年来，外周经皮穿刺置管已逐渐成为越来越多临床医师的优先选择，一些研究结果也提供了更多的支持。例如，一项从国际体外生命支持组织注册数据库中提取患者数据的研究发现，在12 592例符合研究纳入标准的患者中，9249例（73%）接受了经皮置管。经皮置管与较低的住院死亡率（$OR=0.76$，$95\%CI$ 0.70～0.84，$P<0.01$）、置管部位出血（$OR=0.70$，$95\%CI$ 0.60～0.80，$P<0.01$）和全身性感染（$OR=0.63$，$95\%CI$ 0.54～0.74，$P<0.01$）均独立相关。与外科切开置管相比，经皮置管与更低的住院死亡率和更少的并发症独立相关[5]。另一项研究[6]也显示，在难治性心源性休克或心搏骤停患者中采用经皮置管与较少的主要血管并发症（42% vs. 11%，$P<0.0001$）和较高的VA-ECMO撤机拔管率相关。在多因素分析中，经皮置管与较低的主要并发症的发生率独立相关。

经皮置管是目前成人体外心肺复苏（extracorporeal cardiopulmonary resuscitation，ECPR）的一线策略。一项对心脏手术后难治性心搏骤停患者的研究讨论了外周 VA-ECMO 置管策略对心脏手术后发生心搏骤停的成人患者的神经系统预后的影响。结果发现，中心置管和外周置管从开始心肺复苏（cardiopulmonary resuscitation，CPR）到 ECMO 开始转机的平均时间分别为（40±24）min 和（28±22）min。在 VA-ECMO 支持 72 h 后，与中心置管的患者相比，外周置管患者的神经结局达到大脑功能状态评分 1~2 分的比例更高（30% vs. 72%，P＝0.01）。研究人员认为，外周 VA-ECMO 置管策略的优势可能是在获得血管通路的同时可进行持续的 CPR，从而保持了全身灌注[7]。另一项从国际体外生命支持组织注册数据库中选取接受 ECPR 治疗的难治性心搏骤停成人患者数据的研究比较了经皮置管和外科置管（手术切开）的效果。结果发现，在纳入的 3575 例患者中，2749 例（77%）接受了经皮置管。在校正分析中，经皮置管与较低的严重神经系统并发症的发生率独立相关（OR＝0.62，95%CI 0.46~0.83，P＝0.002），而住院死亡率及肢体缺血和置管部位出血的发生率在 2 组患者中差异不显著[8]。一般认为，ECPR 的良好预后在更多情况下与无灌注时间的缩短相关[9]。上述 2 项研究结果更倾向在 ECPR 患者中更多地选择经皮穿刺外周 ECMO 置管，因为外周穿刺置管可能花费的时间更少、脏器无灌注的时间更少，而床旁即时超声（point-of-care ultrasound，POCUS）的广泛应用也有助于提高外周穿刺置管的准确性和及时性[10]。

不同的患者人群并非均可从外周置管中获益。例如，一项纳入 101 例因心脏切开术后休克而行中央或外周 ECMO 的回顾性研究评估了中心置管（cECMO）和外周置管（pECMO）对心脏切开术后心源性休克患者的预后和生存的影响。结果发现，pECMO 组患者肢体缺血的发生率显著高于对照组［29.41%（n＝5）vs. 7.14%（n＝6），P＝0.01］，cECMO 患者的 1 年总生存率更高（Log-rank P＝0.02），2 组患者的其他终点相似。研究[11]提示，中心置管可能是心脏切开术后心源性休克患者的首选策略。

三、外周体外膜氧合置管——单侧与双侧的对比

一项基于体外生命支持组织注册数据库的回顾性队列研究对比了单侧和双侧股动脉 - 静脉置管对肢体缺血的影响，研究共纳入 19 093 例患者，其中单侧 11 965 例，双侧 7128 例。结果发现，双侧置管与单侧置管相比，在需要任何干预的肢体缺血的发生率上没有差异（OR＝0.92，95%CI 0.82~1.02），双侧置管组患者的筋膜室综合征 / 筋膜切开术的发生率较低（OR＝0.80，95%CI 0.66~0.97），双侧置管部位的出血概率较低（OR＝0.87，95%CI 0.76~0.99），双侧置管患者的血管修复率（OR＝0.55，95%CI 0.38~0.79）和住院死亡率（OR＝0.85，95%CI 0.81~0.91）也较低，进行倾向匹配后的结果也没有改变[12]。

四、体外膜氧合置管的辅助手段

尽管传统观念认为，ECMO 置管后通过放射影像学检查辅助确认导管的位置是"金标准"，但近年越来越多的临床医师选择 POCUS 引导置管，这就使传统理念受到挑战。例如，有研究显示，92.1% 的医师认为使用超声心动图确认置管位置是最佳的做法，而且这些医师的超声使用率为 86.9%，提示超声引导下置管有更好的依从性。相反，尽管 37.4% 的医师在置管时使用了 X 线引导，但只有 5.9% 的医师认为这是最佳的方法（P＜0.0001），而且 X 线的使用往往受到医院资源的限制[13]。有研

究人员发现，在 POCUS 引导下经 Seldinger 技术置管，其中有 88.1% 的患者成功，59.3% 的患者首次穿刺成功。VA-ECMO 置管前通过超声评估靶动脉和心功能有助于预测导管置入的结果。研究人员认为经 POCUS 引导的 Seldinger 经皮置管技术可以作为 VA-ECMO 置管的首选策略，特别适用于缺乏血管切开术资格的团队[14]。一项研究依据体外生命支持组织注册数据库，对过去 20 年体外生命支持（extracorporeal life support, ECLS）出血并发症的纵向趋势进行了分析，研究共纳入 53 644 例成人患者，其中在接受置管的患者中，V-V 型 ECLS 为 19 748 例，V-A 型 ECLS 为 30 696 例。结果发现，在过去的 20 年里可以观察到 V-V 型 ECLS 组（coef. −1.124，P＜0.001）和 V-A 型 ECLS 组（coef. −1.661，P＜0.001）患者的出血并发症稳步下降。置管部位出血的减少与置管时机的选择、患者的选择及超声引导下经皮置管的改变有关[15]，提示 POCUS 有更好的应用前景。

由于 POCUS 在 ECMO 中可提供必要的诊断和解剖信息，在超声引导下行 VV-ECMO 置管可以增加置管成功率，减少相关并发症的发生[16]，其在 ECMO 置管这种具有挑战性的临床背景下是非常有价值的[17]。但超声是具有显著经验依赖性的技术，因此，对从业者的培训也是需要探讨的问题。

五、展望

ECMO 置管是体外生命支持的一项重要策略，目前存在多种置管方式。外周穿刺置管在缩短穿刺时间和减少并发症上具有一定的优势，但其导致的肢体缺血等风险事件仍需引起更多的关注，而中心置管方式仍有其可能的受益人群（如心脏切开术后的心源性休克患者）。在 VA-ECMO 支持中，采用股动脉插管提供氧合血的方式更为常见，但可能会导致大脑缺氧（红蓝综合征）及左心血液瘀滞，然而其他更接近生理灌注的置管方式是否能使患者获益目前仍未获得更多循证证据的支持。由于 POCUS 在 ECMO 中可提供必要的诊断和解剖信息，且具备可重复、易用性强等优势，越来越多的临床医师选择超声引导置管。小样本研究显示，POCUS 在 ECMO 置管辅助上具有优势，但超声是具有显著经验依赖性的技术，也应受到更多的关注。

综上所述，在体外生命支持管理中，对 ECMO 置管策略仍需给予持续的关注。未来的研究应在置管部位、辅助方式等更多细节方面获得更多循证证据的支持。

（重庆医科大学附属第一医院　刘景仑）

参 考 文 献

[1] OHIRA S, DHAND A, HIRANI R, et al. Cannulation-related adverse events of peripheral veno-arterial extracorporeal membrane oxygenation support in heart transplantation: axillary versus femoral artery cannulation [J]. Clin Transplant, 2023, 37 (3): e14871.

[2] SCHAEFER A K, DISTELMAIER K, RIEBANDT J, et al. Access site complications of postcardiotomy extracorporeal life support [J]. J Thorac Cardiovasc Surg, 2022, 164 (5): 1546-1558.

[3] NISHIKAWA M, WILLEY J, TAKAYAMA H, et al. Stroke patterns and cannulation strategy during veno-arterial extracorporeal membrane support [J]. J Artif Organs, 2022, 25 (3): 231-237.

[4] MOUSSA M D, ROUSSE N, ABOU ARAB O, et al.

Subclavian versus femoral arterial cannulations during extracorporeal membrane oxygenation: a propensity-matched comparison [J]. J Heart Lung Transplant, 2022, 41 (5): 608-618.

［5］WANG L S, YANG F, ZHANG S, et al. Percutaneous versus surgical cannulation for femoro-femoral VA-ECMO in patients with cardiogenic shock: results from the Extracorporeal Life Support Organization Registry [J]. J Heart Lung Transplant, 2022, 41 (4): 470-481.

［6］SAIYDOUN G, GALL E, BOUKANTAR M, et al. Percutaneous angio-guided versus surgical veno-arterial ECLS implantation in patients with cardiogenic shock or cardiac arrest [J]. Resuscitation, 2022, 170: 92-99.

［7］LEVY L E, KACZOROWSKI D J, PASRIJA C, et al. Peripheral cannulation for extracorporeal membrane oxygenation yields superior neurologic outcomes in adult patients who experienced cardiac arrest following cardiac surgery [J]. Perfusion, 2022, 37 (7): 745-751.

［8］WANG L S, LI C L, HAO X, et al. Percutaneous cannulation is associated with lower rate of severe neurological complication in femoro-femoral ECPR: results from the Extracorporeal Life Support Organization Registry [J]. Ann Intensive Care, 2023, 13 (1): 77.

［9］WANIGASEKARA D, PELLEGRINO V A, BURRELL A J, et al. Clinician perspectives on cannulation for extracorporeal cardiopulmonary resuscitation: a mixed methods analysis [J]. ASAIO J, 2023, 69 (3): 332-338.

［10］SCHMITZBERGER F F, HAAS N L, COUTE R A, et al. ECPR[2]: Expert Consensus on PeRcutaneous Cannulation for Extracorporeal CardioPulmonary Resuscitation [J]. Resuscitation, 2022, 179: 214-220.

［11］ALHIJAB F A, TANTAWY T M, ISMAIL H H, et al. Venoarterial extracorporeal membrane oxygenation for postcardiotomy cardiogenic shock: the impact of cannulation strategy on survival [J]. Perfusion, 2023, 38 (7): 1444-1452.

［12］SIMONS J, DI MAURO M, MARIANI S, et al. Bilateral femoral cannulation is associated with reduced severe limb ischemia-related complications compared with unilateral femoral cannulation in adult peripheral venoarterial extracorporeal membrane oxygena-tion: results from the Extracorporeal Life Support Registry [J]. Crit Care Med, 2024, 52 (1): 80-91.

［13］ROBERTSON J O, SHANAZ HOSSAIN M, KHAN F A, et al. Use of image guidance during pediatric venovenous extracorporeal membrane oxygenation cannulation: a survey of the American Pediatric Surgical Association [J]. ASAIO J, 2023, 69 (7): 687-694.

［14］Chen Y Z, Chen J H, Liu C F, et al. Impact factors of POCUS-guided cannulation for peripheral venoarterial extracorporeal membrane oxygenation: one single-center retrospective clinical analysis [J]. Medicine (Baltimore), 2022, 101 (28): e29489.

［15］WILLERS A, SWOL J, BUSCHER H, et al. Longitudinal trends in bleeding complications on extracorporeal life support over the past two decades-Extracorporeal Life Support Organization Registry analysis [J]. Crit Care Med, 2022, 50 (6): e569-e580.

［16］MORALES CASTRO D, ABDELNOUR-BERCHTOLD E, URNER M, et al. transesophageal echocardiography-guided extracorporeal membrane oxygenation cannulation in COVID-19 patients [J]. J Cardiothorac Vasc Anesth, 2022, 36 (12): 4296-4304.

［17］HUSSEY P T, VON MERING G, NANDA N C, et al. Echocardiography for extracorporeal membrane oxygenation [J]. Echocardiography, 2022, 39 (2): 339-370.

第十三章 重 症 超 声

第一节 重症患者皮下水肿的超声评估

重症患者皮下水肿的危险因素众多，包括由炎症反应引发的血管通透性增加、液体复苏及超负荷、心功能不全，以及肾功能损害等多种因素[1]。有关研究[2]显示，有高达18%的重症患者在进入重症监护病房（intensive care unit，ICU）时即已出现皮下水肿症状，更有6%的患者同时并存肺水肿和皮下水肿。尽管对住院患者进行皮下水肿检查是临床常规操作，但这项工作在实际工作中并未得到临床医师的足够重视。目前对于重症患者皮下水肿情况的研究资料相当匮乏。其主要原因在于，目前国际上缺乏统一的针对重症患者皮下水肿的评价和测量标准，而现有的评估方法又难以全面、准确地反映重症患者全身皮下水肿的实际情况。近年来，超声作为一种新兴的检测方法，在评估皮下水肿状态方面展现出独特的优势。超声技术具有高灵敏度、高分辨率和非侵入性等特点，能够清晰地显示皮下组织的结构，以及皮下水肿的范围、程度和分布情况等，为临床诊断和治疗提供有力依据。此外，超声检查还具有操作简便、快速、可重复性好等优点，适用于床旁监测和连续观察重症患者的皮下水肿变化。本文就皮下水肿超声评估的最新研究进展进行综述，并着重阐述超声技术在重症患者皮下水肿状态监测中的重要应用。

一、皮下水肿的常用评估方法与局限性

一些定量技术可用于评估身体特定部位的皮下水肿情况，例如，测量上下肢周长，可以方便地使用卷尺（或改进的卷尺）[3]进行评估。然而，四肢的周长与体积的关系尚不确定，可以通过水位移容量仪（water-displacement volumetry）来进行替代性评估。尽管这些方法在评估腿部水肿的相对变化方面很有价值，但其敏感度较低[4]。其他方法，如流变容积描记术、应变容积描记术和空气容积描记术，也可用于评估与肢体水肿相关的变化，但这些方法测量的是静脉流出量，而非容积[5]。其他测量四肢水肿的方法包括光电评估、计算机断层扫描（computed tomography，CT）、磁共振成像（magnetic resonance imaging，MRI）、双X线吸收仪、电磁波和生物电阻抗的测量等。然而，这些方法比较昂贵，其中许多还未被临床验证。

目前，凹陷试验是广泛用于皮下水肿的评估和分级的方法。依据施加压力后皮肤凹陷的深度和恢复正常的时间，可将水肿的严重程度分为轻微到非常明显，传统上以4分制来评判[6]。然而，凹陷试验的水肿分级评价是偏主观的，需要开发其他更为客观的评估工具。高频超声探头可以清晰地探测皮下结构及其变化，使超声在评估躯体皮下水肿状态中具有一定的应用前景。近年来，国内外学者

使用超声技术在皮下水肿的评估和量化测量方面进行了一定的探索，但其在评估重症患者全身水肿状态方面的数据仍然有限。

二、皮下水肿的局部超声评估

通过超声技术可以直接可视化地评估皮下组织的液体积聚状态。由于水、脂肪、淋巴管等的存在，使水肿的皮下组织在超声图像中的表现与正常皮下组织明显不同[7]。目前的研究多关注应用皮肤及皮下组织厚度和/或回声强度等指标对皮下水肿状态进行评估，也有研究结合皮下组织结构特征和变化构建半定量评分的方式对皮下水肿及其程度进行评判。

1. 皮肤及皮下组织厚度　皮肤及皮下组织厚度是超声评估皮下水肿应用最广泛的参数。Mellor 等[8]发现乳腺癌相关淋巴水肿患者患侧手臂的皮肤和皮下组织增厚。手臂的皮肤厚度均匀增加，且与肿胀程度密切相关，但皮下组织增厚表现各异。超声测量皮肤厚度可成为临床诊断淋巴水肿的有效工具。Yanagisawa 等[9]的研究同样发现下肢凹陷性水肿程度与皮肤厚度呈显著相关，且相较于非肥胖人群，肥胖人群的水肿部位皮肤厚度显著增加。Persson 等[10]的研究发现，皮下组织厚度增加提示皮肤水肿，且与血管外液体超载一致。部分研究[11]也将皮肤及皮下组织厚度的超声测量作为皮下水肿干预效果判断的依据指标。

2. 皮下组织的回声强度　皮下组织液体积聚会导致回声明显增加，操作者对皮下组织回声的超声测量是主观的，而且不同操作者对超声图像的解释和回声强度的判断均不同。通过在超声探头上增加一块凝胶垫，根据凝胶垫的回声强度将皮下组织回声强度进行标准化，可以大大减少因操作者不同而导致的测量偏倚。Iuchi 等[12]将皮下组织的平均回声强度除以凝胶垫的平均回声强度，作为皮下组织的标准化回声强度。结果证实，同一操作者不同时间内和不同操作者间对于标准化皮下组织回声测量的可靠性非常好。通过凝胶垫标准化的皮下组织回声强度可以灵敏、客观地评估腿部水肿，可靠性高。

3. 皮下组织超声图像灰度值　使用图像分析软件程序将超声图像数字化并准确量化其亮度。数字化灰度反映单个光点或像素的集合程度，在图像编辑软件程序中，使用 0（黑色）～255（白色）的数字来表示超声图像上每个像素的亮度。研究发现，皮下水肿的程度与平均发光强度值呈显著正相关。皮下水肿的程度与"矩形内总像素数 × 平均发光强度值"和"矩形内总像素数 × 平均值"的标准差呈强正相关[13]。此外，皮下不同组织的灰度值各不相同，使用组织特征超声图像分析软件可对不同组织的回声幅度进行赋值，无回声范围为 0～4；低回声范围为 5～60；等回声范围为 61～132；高回声范围为 133～210；饱和度范围为 211～255。Lal 等[14]根据灰度强度进行分析并定义了回声区间，具体如下：血液，0～4；脂肪，8～26；肌肉，41～76；纤维组织，112～196；钙，211～255。肌肉亮度区间分为低回声和高回声 2 个子区间，纤维化区间又分为低回声、部分低回声、部分高回声和高回声 4 个子区间。研究[15]发现，静脉水肿组患者中 88.31% 分布在低回声区间Ⅳ至等回声区间Ⅲ；而淋巴水肿组患者中 71.73% 处于低回声区间Ⅱ至等回声区间Ⅰ；混合性水肿组患者 76.17% 处于低回声区间Ⅲ至等回声区间Ⅱ；对照组患者 84.87% 分布在等回声区间Ⅱ至高回声区间Ⅰ之间，且各组在灰度中值的平均值和标准差上的差异具有统计学意义。由此可见，通过专业软件对皮下组织超声图像灰度的分析，不仅可对是否存在皮下水肿进行评判，还可用于进一步区分皮下水肿的类型。

4. 皮下组织积液量　通过观察皮下组织液体积聚量的多少来评估水肿的发生和严重程度。Niimi 等[16]依据皮下组织液体积聚量的多少将皮下水肿划分为 3 级，其中，0 级为不存在液体积聚；1 级为存在少量液体积聚；2 级为因液体积聚过多而形成铺路石样表现。结果发现，可通过超声对积聚液体的测量来评估皮下水肿状态，且皮下组织间隙液体积聚程度与淋巴水肿的严重程度密切相关。Rastel 等[17]同样对皮下组织液体积聚的低回声区域进行测量，液性无回声区宽度≥0.8 mm，则认为存在水肿，仅检测到 1 条这样的液性无回声条带就足够判断。当未观察到液体无回声条带或液性无回声条带宽度＜0.8 mm 时，视为无水肿；当仅观察到 1 条满足要求的条带时，视为轻度水肿；当存在多于 1 条条带且局限于皮下组织的 1/2 深部时，视为中度水肿；当条带遍布整个皮下组织时，视为重度水肿。

5. 超声结构化评估　通过整合皮肤和皮下组织厚度、回声和组织结构变化来综合评估皮下水肿状态的方式。Ricci 等[18]从组织学角度对表皮真皮层及皮下组织层水肿的超声表现进行观察。结果发现，随着液体积聚量的增多，表皮真皮层和皮下组织层水肿的超声表现稍有不同：表皮真皮层表现为厚度增加，回声强度下降；皮下组织层则表现为厚度增加，回声强度增加和组织结构的不清晰化。Suehiro 等[19]根据皮肤厚度、皮下组织厚度和皮下组织回声制定了半定量化的水肿分级。结果表明，三者均与国际淋巴学会制定的淋巴水肿临床分级呈显著正相关，但由于Ⅲ期淋巴水肿的真皮 - 皮下交界处和肌筋膜上边缘的边界描绘不清，导致在部分扫描中测量皮肤和皮下组织厚度不可行，回声强度则不受影响，并且与国际淋巴水肿分级呈线性相关。随后，Suehiro 等[20]将皮下组织回声与无回声区域的特征相结合，对前期的半定量化水肿分级进行改良。结果发现，患者病情严重程度与回声增强和无回声区域增加存在明显正相关。

三、全身皮下水肿的量化超声评估

既往多数研究关注由各种病因导致的躯体特定部位皮下水肿的超声评估，涉及最多的是四肢，特别是下肢。然而，对于重症患者皮下水肿的评估不仅要关注局部情况，更需要关注全身表现特征和变化，以此综合把握患者整体病情发生发展的病理生理特征，这也是评估重症患者治疗方案效果的重要依据。皮下水肿超声量化评估（focused liquid ultrasonography in dropsy protocol，FLUID）方案的发布在一定程度上为重症患者全身皮下水肿状态的评估提供了新的思路和策略[21]。

FLUID 方案共包含 2 个重要组成部分，即全身皮下水肿测量位点的体表定位（表 13-1-1）和皮下水肿的超声量化分级标准（图 13-1-1）。前者将全身划分为 7 个部位共 36 个测量点位，包括手、上臂、胸壁、腹壁、大腿、小腿和足，其中手有 2 个测量点位，上臂有 4 个测量点位，胸壁有 8 个测量点位，腹壁有 8 个测量点位，大腿有 6 个测量点位，小腿有 6 个测量点位，足有 2 个测量点位。然后，采用李克特 5 级评分法，根据皮下组织回声强度、组织结构特征和积液特征将皮下水肿分为 5 个等级。除了手和足的测量探头摆放在水平面，其余点位均在矢状面进行测量。每个位点为 0～4 分，所有位点的水肿得分总和为全身皮下水肿得分（0～144 分），分值越高，则表明全身皮下水肿程度越严重；每个部位的水肿得分为该部位所有位点分级得分之和再除以该部位的位点数，数值越大，则表明该部位的皮下水肿越严重。

表 13-1-1 全身皮下水肿测量位点的体表定位

测量部位	测量位点代码	具体定位方法
手	H	手背第三掌骨中点
手臂	U1	尺骨茎突与尺骨鹰嘴连线中点
	U2	腋窝中心与尺骨鹰嘴连线中点
胸壁	C1	锁骨中线与乳头水平线交点
	C2	腋前线与乳头水平线交点
	C3	腋中线与乳头水平线交点
	C4	腋后线与乳头水平线交点
腹壁	A1	锁骨中线与脐水平线交点
	A2	腋前线与脐水平线交点
	A3	腋中线与脐水平线交点
	A4	腋后线与脐水平线交点
大腿	T1	腹股沟韧带中点与髌骨上缘连线中点
	T2	T1 与 T3 连线中点
	T3	通过 T1 的水平线与床接触线的交点
小腿	L1	外踝中点与髌骨下缘连线中点
	L2	L1 与 L3 连线中点
	L3	通过 L1 的水平线与床接触线的交点
足	F	足背第三跖骨中点

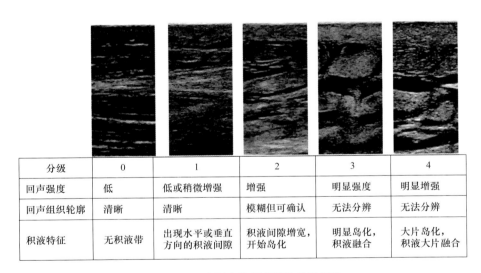

分级	0	1	2	3	4
回声强度	低	低或稍微增强	增强	明显强度	明显增强
回声组织轮廓	清晰	清晰	模糊但可确认	无法分辨	无法分辨
积液特征	无积液带	出现水平或垂直方向的积液间隙	积液间隙增宽，开始岛化	明显岛化，积液融合	大片岛化，积液大片融合

图 13-1-1 皮下水肿超声量化分级标准

　　该研究对超声和凹陷试验的评判一致性进行了分析。结果表明，虽然两者在 40 例患者的皮下水肿检测中表现出极好的一致性，但在 1440 次测量中，超声比凹陷试验检测出更多的皮下水肿。除手臂、小腿和足以外，超声在其他局部部位和全身皮下水肿严重程度评分显著高于凹陷试验，其中全身评分的差异最显著，而局部评分中腹壁的差异最显著。这些结果均表明，超声在皮下水肿的评估方面有优势。根据皮下组织回声强度、组织结构特征和积液特征，超声能更加清晰且准确地识别皮下组织积液状态，特别是能发现容易被常规凹陷试验漏掉的轻度水肿状态，更有利于皮下组织水肿状态的早期识别。然而，FLUID 方案也存在一定的局限性，如 36 个皮下水肿测量点分布不均匀，手、臂、足部位较少等；此外，虽然 36 个测量点对了解重症患者全身皮下水肿是有益的，但测量位点过多不利于快速评估。因此，尚需进一步研究能快速完成筛查的改良 FLUID 方案。

四、小结

超声具备清晰显示皮肤及皮下组织结构的能力，且具有操作简便、快速、可重复性好等优势。可通过皮肤及皮下组织厚度、回声强度、图像灰度值、皮下组织积液量和结构化评估等多维度的超声检查对皮下水肿的发生及严重程度进行评估。此外，FLUID 方案为动态监测重症患者全身皮下水肿状态及变化提供了有效策略。尽管其存在测量点位多且分布不均衡等局限性，相信优化后的超声评估方案能为临床医师提供更准确和全面的信息，助力重症患者的诊疗。

（上海交通大学医学院附属瑞金医院　张蔚青　武　钧　顾秋莹）

参 考 文 献

[1] JAFFEE W, HODGINS S, MCGEE W T. Tissue edema, fluid balance, and patient outcomes in severe sepsis: an organ systems review [J]. J Intensive Care Med, 2018, 33 (9): 502-509.

[2] DANZIGER J, CHEN K, CAVENDER S, et al. Admission peripheral edema, central venous pressure, and survival in critically ill patients [J]. Ann Am Thorac Soc, 2016, 13 (5): 705-711.

[3] BERARD A, KURZ X, ZUCCARELLI F, et al. Reliability study of the Leg-O-Meter, an improved tape measure device, in patients with chronic venous insufficiency of the leg. VEINES Group. (venous insufficiency epidemiologic and economic study) [J]. Angiology, 1998, 49 (3): 169-173.

[4] BRODOVICZ K G, MCNAUGHTON K, UEMURA N, et al. Reliability and feasibility of methods to quantitatively assess peripheral edema [J]. Clin Med Res, 2009, 7 (1-2): 21-31.

[5] PERRIN M, GUEX J J. Edema and leg volume: methods of assessment [J]. Angiology, 2000, 51 (1): 9-12.

[6] KOO L W, REEDY S, SMITH J K. Patient history key to diagnosing peripheral edema [J]. Nurse Pract, 2010, 35 (3): 44-52.

[7] SUEHIRO K, MORIKAGE N, YAMASHITA O, et al. Differentiation of functional venous insufficiency and leg lymphedema complicated by functional venous insufficiency using subcutaneous tissue ultrasonography [J]. J Vasc Surg: Venous and Lym Dis, 2017, 5 (1): 96-104.

[8] MELLOR R H, BUSH N L, STANTON A W, et al. Dual-frequency ultrasound examination of skin and subcutis thickness in breast cancer-related lymphedema [J]. Breast J, 2004, 10 (6): 496-503.

[9] YANAGISAWA N, KOSHIYAMA M, WATANABE Y, et al. A quantitative method to measure skin thickness in leg edema in pregnant women using b-scan portable ultrasonography: a comparison between obese

and non-obese women [J]. Med Sci Monit, 2019, 25: 1-9.

［10］PERSSON J N, HOLSTEIN J, SILVEIRA L, et al. Validation of point-of-care ultrasound to measure perioperative edema in infants with congenital heart disease [J]. Front Pediatr, 2021, 9: 727571.

［11］BANBA A, KOSHIYAMA M, WATANABE Y, et al. Measurement of skin thickness using ultrasonography to test the usefulness of elastic compression stockings for leg edema in pregnant women [J]. Healthcare (Basel), 2022, 10 (9): 1754.

［12］IUCHI T, KOBAYASHI M, TSUCHIYA S, et al. Objective assessment of leg edema using ultrasonography with a gel pad [J]. PLoS One, 2017, 12 (8): e0182042.

［13］IKUTA E, KOSHIYAMA M, WATANABE Y, et al. A Histogram analysis of the pixel grayscale (luminous intensity) of b-mode ultrasound images of the subcutaneous layer predicts the grade of leg edema in pregnant women [J]. Healthcare (Basel), 2023, 11 (9): 1328.

［14］LAL B K, HOBSON R W 2ND, PAPPAS P J, et al. Pixel distribution analysis of B-mode ultrasound scan images predicts histologic features of atherosclerotic carotid plaques [J]. J Vasc Surg, 2002, 35 (6): 1210-1217.

［15］DE CARVALHO V L, PITTA G B B, CUNHA S X S. Use of ultrasound imaging software to differentiate venous and lymphatic edema in lower limbs [J]. J Vasc Bras, 2020, 19: e20190139.

［16］NIIMI K, HIRAI M, IWATA H, et al. Ultrasonographic findings and the clinical results of treatment for lymphedema [J]. Ann Vasc Dis, 2014, 7 (4): 369-375.

［17］RASTEL D, CREBASSA V, ROUVIERE D, et al. Physician interpretation of ultrasound in the evaluation of ankle edema [J]. Phlebology, 2020, 35 (8): 623-630.

［18］RICCI V, RICCI C, GERVASONI F, et al. From histo-anatomy to sonography in lymphedema: EURO-MUSCULUS/USPRM approach [J]. Eur J Phys Rehabil Med, 2022, 58 (1): 108-117.

［19］SUEHIRO K, MORIKAGE N, MURAKAMI M, et al. Significance of ultrasound examination of skin and subcutaneous tissue in secondary lower extremity lymphedemaa [J]. Ann Vasc Dis, 2013, 6 (2): 180-188.

［20］SUEHIRO K, MORIKAGE N, MURAKAMI M, et al. Subcutaneous tissue ultrasonography in legs with dependent edema and secondary lymphedema [J]. Ann Vasc Dis, 2014, 7 (1): 21-27.

［21］ZHANG W, GU Y, ZHAO Y, et al. Focused liquid ultrasonography in dropsy protocol for quantitative assessment of subcutaneous edema [J]. Crit Care, 2023, 27 (1): 114.

第二节　人工智能助力重症超声评估的准确性

近年来，重症超声在重症领域快速发展，基于重症理念的重症超声在重症监护病房（intensive care unit，ICU）的应用不仅能为血流动力学监测提供无创心输出量等重要参数的测量，还能为患者的基础状态、重症病因及先导病因的分析提供关键信息，是重症患者床旁实时评估的重要工具。然而，重症超声检查需要进行专门的培训，并且重症超声的识别与判读具有一定的经验依赖性，重症医师需要经过一段时间的学习过程和临床实践才能充分掌握。

人工智能（artificial intelligence，AI）在医学影像领域的价值日益凸显。超声影像具有实时动态的特点，数据处理的复杂性给 AI 介入提供了更大的舞台。AI 不仅能进行超声静态图像识别，辅助临床诊断，还能进行动态视频分析，辅助参数测量及功能评估[1]。AI 助力重症超声评估不仅能通过自我学习、自我积累、自我迭代完成基本的图像特征识别、图像视频质控及关键参数测量；而且能通过视觉积累获取更多的内在多维信息，通过案例积累、关键节点分析、表型分型等收集与梳理重症患者信息，辅助重症患者的诊疗；还能实现动态监测下的自动分析，以早期识别重症患者，辅助诊疗决策，并减少重症超声的操作者依赖性，尤其适合非专业操作者的使用和图像质控[2]。在 AI 助力重症超声评估的发展过程中，需要重症超声应用经验丰富的重症医师的大力参与。

一、人工智能助力重症超声的图像识别与测量

AI 在传统超声中的应用经验为其在重症超声领域的应用奠定了基础。目前的研究[3]已证明，深度学习模型能够准确识别经胸超声心动图的主要切面及多普勒频谱，使左、心右室功能的自动定量或边界识别成为可能。通过对经食道三维超声心动图的二尖瓣图像进行机器学习分析，可对瓣膜形态进行量化，不需要操作者干预就可实现二尖瓣环的重复测量。图像解读也可通过 AI 方法来解决。机器学习模型可有效识别肥厚型心肌病，并可对缩窄性心包炎和限制型心肌病进行分类，特别是当常规超声心动图与斑点追踪获得的参数相结合时[4]。

另外，AI 还能辅助斑点追踪的自动识别和计算。基于 AI 的新技术无须操作者干预即可自动识别 3 个标准心尖切面，完成心肌追踪、运动评估和全自动整体纵向应变（global longitudinal strain，GLS）的测量[5-6]。基于 AI 的全自动化测量有助于 GLS 的临床实施。一项研究纳入 200 例具有不同左心室功能的患者，使用 AI 测量 GLS 并与半自动斑点追踪软件（EchoPAC v202）进行比较[7]。结果显示，在 89% 的患者中，AI 方法对 3 个标准心尖切面进行了正确分类，成功地完成了所有超声检查的 GLS 自动分割、运动估计和测量。AI 方法得到的 GLS 为 12.0%±4.1%，对照方法得到的 GLS 为 13.5%±5.3%，偏倚为 1.4%±0.3%（95% 一致性界限：2.3～5.1），且 AI 方法在 15 s 内就完成了完整的 GLS 分析，更加快捷。

目前，已有研究[8]测试了超声心动图训练的深度学习模型 EchoNet-Dynamic 在床旁即时超声（point-of-care ultrasound，POCUS）所获得的心尖四腔心图像上的应用。通过准确分割左心室（left ventricle，LV）并预测射血分数（ejection fraction，EF），可将 EF 分为正常、轻度降低或明显降低，视频质量分为好、中等或差。结果显示，LV 分割的 Dice 相似系数均值为 0.72（n=333；95%CI 0.70～0.74）。预测 EF 和实际 EF 分级一致性 Kappa 系数为 0.16（n=333）。受试者工作特征曲线下面积为 0.74（n=333）。在用于心力衰竭的诊断时，模型性能随着视频质量的提高而提高，但不影响 EF 分级。该模型用于 POCUS 的准确性低于常规超声，因此，用于评估 POCUS 的深度学习模型应在 POCUS 图像数据集上进行训练[9]。

二、人工智能助力重症穿刺技术

AI 在解剖结构识别中具有重要优势和价值，有助于减少甚至避免穿刺中可能发生的并发症。AI 可自动提取血管超声图像中的特征并进行分析，更好地显示血管形态、血流方向等信息，预测可能的穿刺路径，从而更好地引导重症穿刺[10]。研究发现，基于超声图像的外周中心静脉导管智能穿刺医

疗机器人控制系统或许可实现 AI 引导穿刺，通过应用结构和运动控制分析模型，实现对穿刺超声图像的初级预处理，进而获取静脉靶向血管的位置信息，在规划穿刺路径的同时，完成对机器人操作手的重定位控制，实现医疗机器人的运动控制模型分析。与常规静脉穿刺手段相比，穿刺控制系统可大幅提升穿刺置管成功的概率。

三、人工智能助力重症超声培训与质控

AI 超声辅助诊断系统在甲状腺超声教学、产前超声教学、乳腺超声教学、穿刺引导培训中均得到应用，可用于住院医师规范化培训教学和远程教学系统[11-17]。在重症超声的教学中，结合 AI 可帮助学生快速识别超声心动图和肺部超声的各种切面，掌握不同征象特征，并模拟实施规范化图像采集和测量，有助于缩短实习医师的培训周期，提升教学效果。与传统教学模式相比，应用 AI 超声辅助诊断系统可以帮助住院医师在较短时间内提高对超声特征的识别能力，发挥辅助临床教学培训的作用，最终提升学员学习效果，达到理论与实践融会贯通的目的[18-19]。AI 辅助培训在教学改革中展现出较大的潜力和优势。

AI 还可助力重症超声图像质控。重症医师需要经过培训才能进行重症超声的检查与判读，并且重症超声具有操作者依赖性，超声图像的标准性、测量数据的准确性及重症超声的临床判读在不同的操作者间可能因经验不同而存在差异，经验不足者还可能会忽视一些重要信息。AI 能够实现图像的自动识别、质控与测量，提升采图效率与准确度，辅助临床判读，提高结果的一致性，减少操作者的依赖性。

四、总结与展望

当前超声诊断类 AI 大部分是基于超声图像并在其上进行图像勾勒、测量和分类的。但相比传统超声，重症超声的要求更高，它并非简单分析一个静态图像，还需对动态图像及其变化趋势进行分析。人工智能对图像视频的自动识别和自我学习迭代能力与重症超声所需的"视觉积累"天然契合。AI 通过对超声图像特征的深度学习积累，当再次遇到类似图像时能自动分辨其类型，并可对其变化趋势等深度信息进行解读和分析。

重症超声的本质是可视化的信息采集手段，用收集到的与病情相关的信息指导更精准的诊断和治疗。AI 融合重症超声助力重症诊疗，不仅能帮助医师完成基本的图像质控与识别，还能部分替代重症诊疗的分析过程，指导临床决策。由于重症超声的多维可视化信息需要同时具备重症超声及重症临床经验的医师解读，因此，AI 的学习过程离不开重症超声医师的经验，结合深度学习模型、通过大量案例分析才能逐渐完善。这个过程需要重症超声经验丰富的重症医师投入大量精力，并且齐心协力才能推进。

综上，AI 可助力重症超声的图像识别、自动测量及优化穿刺，提升重症超声监测与分析的准确性，还能辅助重症超声培训及图像质控。未来在重症超声经验丰富的重症医师的共同努力下，AI 还有望帮助可视化分析病理生理改变，更加具象化地揭示疾病发展的本质，辅助临床决策，提高诊疗质量。

（四川大学华西医院　李　易　杨雪薇　尹万红）

参 考 文 献

［1］ ALSHARQI M, UPTON R, MUMITH A, et al. Artificial intelligence: a new clinical support tool for stress echocardiography [J]. Expert Rev Med Devices, 2018, 15 (8): 513-515.

［2］ CROCKETT D, KELLY C, BRUNDAGE J, et al. A stress test of artificial intelligence: can deep learning models trained from formal echocardiography accurately interpret point-of-care ultrasound? [J]. J Ultrasound Med, 2022, 41 (12): 3003-3012.

［3］ NARULA S, SHAMEER K, SALEM OMAR A M, et al. Machine-learning algorithms to automate morphological and functional assessments in 2D echocardiography [J]. J Am Coll Cardiol, 2016, 68 (21): 2287-2295.

［4］ MAHMOUD A, BANSAL M, SENGUPTA P P. New cardiac imaging algorithms to diagnose constrictive pericarditis versus restrictive cardiomyopathy [J]. Curr Cardiol Rep, 2017, 19 (5): 43.

［5］ MADANI A, ARNAOUT R, MOFRAD M, et al. Fast and accurate view classification of echocardiograms using deep learning [J]. NPJ Digital Med, 2018, 1: 1.

［6］ DOMINGOS J S, STEBBING R V, LEESON P, et al. Structured random forests for myocardium delineation in 3D echocardiography [M]. Cham: Springer International Publishing, 2014.

［7］ SALTE I M, ØSTVIK A, SMISTAD E, et al. Artificial intelligence for automatic measurement of left ventricular strain in echocardiography [J]. JACC Cardiovasc Imaging, 2021, 14 (10): 1918-1928.

［8］ CROCKETT D, KELLY C, BRUNDAGE J, et al. A stress test of artificial intelligence: can deep learning models trained from formal echocardiography accurately interpret point-of-care ultrasound? [J]. J Ultrasound Med, 2022, 41 (12): 3003-3012.

［9］ STEBBING R V, NAMBURETE A I, UPTON R, et al. Data-driven shape parameterization for segmentation of the right ventricle from 3D+techocardiography [J]. Med Image Anal, 2015, 21 (1): 29-39.

［10］ CAO L L, PENG M, XIE X, et al. Artificial intelligence in liver ultrasound [J]. World J Gastroenterol, 2022, 28 (27): 3398-3409.

［11］ LIU J Q, REN J Y, XU X L, et al. Ultrasound-based artificial intelligence in gastroenterology and hepatology [J]. World J Gastroenterol, 2022, 28 (38): 5530-5546.

［12］ DUMITRESCU E A, UNGUREANU B S, CAZACU I M, et al. Diagnostic value of artificial intelligence-assisted endoscopic ultrasound for pancreatic cancer: a systematic review and meta-analysis [J]. Diagnostics (Basel), 202, 12 (2): 309.

［13］ DAHIYA D S, AL-HADDAD M, CHANDAN S, et al. Artificial intelligence in endoscopic ultrasound for pancreatic cancer: where are we now and what does the future entail? [J]. J Clin Med, 2022, 11 (24): 7476.

［14］ HUANG J, FAN X, LIU W. Applications and prospects of artificial intelligence-assisted endoscopic ultrasound in digestive system diseases [J]. Diagnostics (Basel), 2023, 13 (17): 2815.

［15］ CAO C L, LI Q L, TONG J, et al. Artificial intelligence in thyroid ultrasound [J]. Front Oncol, 2023, 13: 1060702.

［16］ ZHU S, NIU Y, WANG J, et al. Artificial intelligence technology combined with ultrasound-guided needle knife interventional treatment of pf: improvement of pain, fascia thickness, and ankle-foot function in patients [J]. Comput Math Methods Med, 2022: 3021320.

［17］BRUNETTI N, CALABRESE M, MARTINOLI C, et al. Artificial intelligence in breast ultrasound: from diagnosis to prognosis-a rapid review [J]. Diagnostics (Basel), 2022, 13 (1): 58.

［18］GOMES R S A, DE OLIVEIRA G H P, DE MOURA D T H, et al. Endoscopic ultrasound artificial intelligence-assisted for prediction of gastrointestinal stromal tumors diagnosis: a systematic review and meta-analysis [J]. World J Gastrointest Endosc, 2023, 15 (8): 528-539.

［19］FAN W, YANG L, LI J, et al. Ultrasound image-guided nerve block combined with general anesthesia under an artificial intelligence algorithm on patients undergoing radical gastrectomy for gastric cancer during and after operation [J]. Comput Math Methods Med, 2022: 6914157.

第三节　三维矩阵成像技术在颅脑疾病重症领域的应用初探

颅脑疾病是危害人类健康和生命的常见病和多发病，其诊断和治疗需要及时、准确、全面的信息。而颅脑损伤患者常出现意识障碍，进行完整的神经系统体格检查通常存在困难。临床医师必须使用一些辅助检查来指导临床管理。影像学技术如计算机体层成像（computed tomograph，CT）、磁共振成像（magnetic resonance imaging，MRI）或有创颅内压（intracranial pressure，ICP）监测等均可用于评估颅脑损伤患者的病情。然而，以上操作具有操作复杂、成本高昂、电离辐射、不适合重复检查等缺点，不适用于床旁应用。经颅多普勒超声（transcranial Doppler，TCD）和经颅彩色多普勒超声（transcranial colour-coded duplex，TCCD）可以通过颅骨窗口分析血流速度来评价脑血管的解剖、脑部病理情况及脑循环，且是一种安全、无创、可重复的床旁技术，对于多种临床情况下神经危重症患者的诊断具有很大的应用价值，如创伤性脑损伤、蛛网膜下腔出血、颅高压、脑积水和脑死亡的诊断等。

TCD 和 TCCD 在临床应用中也存在一些缺点和局限性，如成像质量受探头位置和角度的影响、成像深度受颅骨的阻挡、成像信息缺乏立体感和空间关系等。为了克服这些局限性，近年来，一项新型的超声成像技术——三维（three-dimensional，3D）矩阵成像技术引起了神经重症医学界的广泛关注。3D 矩阵成像技术使用二维矩阵探头同时发射多路超声波，记录组织反射回波构成"反射矩阵"。该反射矩阵包含了样本的全部声学信息，研究人员通过分析反射矩阵，可以量化组织对声波的衍射、散射效应，提取"传输矩阵"，并对像差和多重散射现象进行优化补偿以提高声束聚焦质量，实现对人体内部结构的高质量三维重建和显示[1-2]。与仅使用线阵探头的二维成像相比，3D 矩阵成像技术可以实现更精确的声场控制，具有高分辨率、高帧率、高信噪比、高自由度等特点，在医学影像领域具有广阔的发展和应用前景，可以提供更加真实、立体、全面、细致的颅脑结构和功能信息，增强对颅脑病变的定位、定性和定量的能力，提高临床诊断的准确性和效率，为颅脑疾病的诊断和治疗提供新的可能性。除此之外，3D 矩阵成像技术还可结合其他超声技术，如多普勒超声、超声弹性成像、超声造影、局部化显微镜等，实现对人体内部结构和功能的多维、多模态、多参数的综合评估。本文旨在探讨 3D 矩阵成像技术在颅脑成像中的应用。

一、三维矩阵成像技术的原理

3D 矩阵成像技术利用矩阵阵列探头，通过电子扫描，同时采集多个平面的超声信号，然后通过高速计算机处理，实现对人体内部结构的三维重建和显示。其原理和特点如下。矩阵阵列探头是一种由多个（通常为数百到数千个）小型压电元件组成的二维阵列，每个压电元件都可以独立发送和接收超声信号，形成一个小的扇形扫描区域。通过控制不同的压电元件的激励和延迟，可以实现不同的扫描模式，如线性扫描、扇形扫描、球形扫描等，从而同时采集多个平面的超声信号，覆盖一个较大的立体扫描区。电子扫描是一种通过控制矩阵阵列探头的压电元件的激励和延迟，实现不同方向和角度的超声波发射和接收的技术。电子扫描可以实现快速、灵活、精确的扫描，无须移动探头，也无须机械扫描装置，从而减少扫描的时间和噪声，提高扫描的稳定性和可靠性。电子扫描还可实现动态聚焦和动态孔径，即根据不同的成像深度和位置，自动调整超声波的焦点和扫描范围，从而优化成像的分辨率和对比度。计算机处理是一种通过对采集到的多个平面的超声信号进行数学运算，重建三维超声图像的技术。计算机处理包括 2 个主要步骤，即数据重采样和数据显示。数据重采样是将原始的超声信号转换为规则的三维数据集，数据显示则是将三维数据集转换为可视化的三维图像。

二、三维矩阵成像技术的优势与局限性

（一）三维矩阵成像技术的优势

3D 矩阵成像技术相比传统的超声成像技术，具有高分辨率、高帧率、高信噪比、高自由度等优点。

1. 高分辨率　3D 矩阵成像技术可以提供高达数百万像素的三维图像，相比 2D 超声的数万像素有了显著的提升，高分辨率的三维图像可以显示出更加清晰、细致、完整的颅脑结构和功能信息，有助于发现和诊断颅脑疾病的微小变化和细节。

2. 高帧率　3D 矩阵成像技术可以实现高达数百帧每秒的三维图像，相比 2D 超声的数十帧每秒有了显著的提升，高帧率的三维图像可以显示出更加流畅、连续、动态的颅脑结构和功能信息，有助于观察和分析颅脑疾病的变化和进展。

3. 高信噪比　3D 矩阵成像技术可以利用多个平面的超声信号，通过计算机处理，消除或减少超声波在人体内的反射、折射、散射等造成的噪声和干扰，从而提高了图像的信噪比。高信噪比的三维图像可以显示出更加真实、准确、可信的颅脑结构和功能信息，有助于提高颅脑疾病的诊断和治疗的准确性和安全性。

4. 高自由度　3D 矩阵成像技术可以利用电子扫描，覆盖一个较大的立体扫描区域，无须移动探头，也无须机械扫描装置，可以减少对颅骨窗口的依赖，扩大成像的范围和深度，也可减少操作的复杂度和时间。3D 矩阵成像技术还可以利用计算机处理，提供不同的视角和视觉效果，增加成像的立体感和空间关系，也可以方便地进行图像的存储、传输、编辑和分析。

（二）三维矩阵成像技术的局限性

1. 探头的设计和制造　3D 矩阵成像技术需要利用多个矩阵探头进行协同扫描，但目前探头之间的同步、校准及配准等问题仍未得到有效解决，且探头的制造技术和成本较高，这些均可能使 3D 矩阵成像技术的推广和应用受到限制。

2. 图像的获取和处理　由于颅脑成像过程存在多重反射，而目前 3D 矩阵成像技术在优化补偿颅骨多次反射造成的伪影方面仍存在困难，且该技术涉及处理大量的超声数据，受目前硬件设备和算法技术的限制，该技术在成像速度和图像三维重建方面仍存在一定局限性，影响其在临床诊断中的精准度和可靠性。

3. 安全性的评估和保障　超声波在成像过程中会产生能量，长时间或高能量的超声波可能对组织产生热效应，导致组织受损。因此，需要制定严格的安全标准和规范化操作流程来确保患者和医护人员的安全。此外，对于患者长期接受多次 3D 矩阵成像检查的安全性问题也需要更深入的研究，以评估其对患者远期健康的影响。

尽管 3D 矩阵成像技术在医学中具有巨大的潜力，但仍需要进一步的技术突破和改进，以克服其局限性，实现临床上更广泛的应用和推广。

三、三维矩阵成像技术在颅脑疾病中的临床应用

3D 矩阵成像技术作为一种先进的超声成像技术，可广泛应用于神经危重症的临床诊断与治疗，其主要应用如下。

1. 颅脑缺血　颅脑缺血是一类常见的脑血管疾病，主要包括缺血性卒中、短暂性脑缺血发作、脑梗死等，这些病变会导致颅脑局部或整体的血流量减少，影响脑组织的氧供，进而引起脑功能障碍。3D 矩阵成像技术可以提供高分辨率、高帧率、高信噪比的三维图像，清晰地显示出颅脑的血管结构和血流速度、方向、分布等信息，帮助医师准确评估血管形态和血流动力学，有助于及时发现和定位颅脑缺血的部位和范围，评估颅脑缺血的严重程度和预后，指导颅脑缺血的溶栓、球囊扩张、搭桥等治疗方式和监测治疗效果。通过 3D 矩阵成像技术，可以更清晰地显示脑血管的分支情况，以及动脉瘤、血栓和动脉粥样硬化等病变，为脑血管疾病的诊断和治疗提供重要信息。López-Melgar 等[3]的研究表明，3D 矩阵成像技术有助于快速且准确地分析血管内斑块的组成，并利用这些信息来评估"不良斑块"（脂质含量高的斑块，可能会增加斑块破裂和突发事件的风险）的负荷，具有预测心脑血管事件发生概率及预后的作用。因此，3D 矩阵成像技术有潜力成为一种心脑血管疾病高危人群的筛查工具，用于识别高危人群、靶向预防性治疗或监测治疗后反应。3D 矩阵成像技术能更好地评估脑灌注情况，且简单、无辐射，适合在临床实践和大规模试验中应用。

2. 颅内压监测　颅内压（intracranial pressure，ICP）升高是由多种病理状况引起的可危及生命的临床场景，早期评估和处理至关重要。目前，有创 ICP 监测是临床上较为准确的监测方法，但其可引发患者出血、血肿和感染等风险，且当患者存在严重凝血功能障碍时，有创 ICP 监测不可用。此时，可以采用颅脑超声等方法无创评估 ICP 水平，以便早期发现颅高压。目前，常用的非侵入性颅内压评估方法有脑血流速度波形变化分析、视神经鞘直径测量、中线偏移评估等，但这些方法获取的数据质量与超声设备性能、操作者水平和声窗等密切相关。而 3D 矩阵成像技术的操作者依赖性较低，对颅内结构的成像更清晰、整体，可以实时监测颅内结构的动态变化，如脑室大小和形态的改变，从而评估颅内压的变化趋势，及时发现 ICP 升高，指导临床医师进行针对性的治疗和干预，并可实时观察干预后的效果。总的来说，3D 矩阵成像技术可作为一种无创方法应用于 ICP 监测，为临床提供更全面、准确的信息，有助于高颅压患者的早期干预，但不能完全替代有创 ICP 监测。

四、总结与展望

3D 矩阵成像技术在颅脑疾病中的应用是一种前沿研究方向，具有广阔的发展前景和潜在的临床价值。3D 矩阵成像技术具有高分辨率、高帧率、高信噪比、高自由度等优点，尤其适用于脑灌注情况评估和 ICP 监测等临床场景。然而，该技术也存在一些挑战和局限性，需要进一步地研究和改进。相信随着该技术的不断成熟，其在颅脑疾病的重症领域中会得到更加广泛的应用。

（中南大学湘雅医院　罗　品　张丽娜）

参 考 文 献

［1］ LAMBERT W, ROBIN J, COBUS L A, et al. Ultrasound matrix imaging-part i: the focused reflection matrix, the F-factor and the role of multiple scattering [J]. IEEE Trans Med Imaging, 2022, 41 (12): 3907-3920.

［2］ LAMBERT W, COBUS L A, ROBIN J, et al. Ultrasound matrix imaging-part ii: the distortion matrix for aberration correction over multiple isoplanatic patches [J]. IEEE Trans Med Imaging, 2022, 41 (12): 3921-3938.

［3］ LÓPEZ-MELGAR B, MASS V, NOGALES P, et al. New 3-dimensional volumetric ultrasound method for accurate quantification of atherosclerotic plaque volume [J]. JACC Cardiovasc Imaging, 2022, 15 (6): 1124-1135.

第十四章 重 症 康 复

第一节 关注重症康复的连续性：重症监护病房康复门诊

随着重症医学的发展，重症患者的生存率有了明显的改善。然而，离开重症监护病房（intensive care unit，ICU）的许多患者在出院后数年内仍存在身体、认知和精神健康问题[1-2]，这一系列新的或恶化的功能障碍被称为 ICU 后综合征（post-intensive care syndrome，PICS）[3]。ICU 幸存者 PICS 的发病率为 50%～70%[4]，这些功能障碍持续时间超过疾病的急性期，并对患者及其家庭产生重大影响。

越来越多的学者[3, 5]认识到重症疾病的发生与转归是一个持续的事件，ICU 医师不仅应该关注重症患者在 ICU 中的救治，还应该持续关注患者转出 ICU 后的生存状态和生活质量。"无边界 ICU"（ICU without borders）正是这样的概念，即重症监护小组的成员持续参与到重症患者的管理中[6]，包括转出 ICU 后的随访和 ICU 康复门诊（ICU recovery clinics，ICU-RC）的诊疗，通过多种途径和模式，为患者提供连续性的健康管理与医疗保障服务。

一、重症监护病房康复门诊的设立与开展模式

1. ICU 康复门诊的设立　ICU 康复门诊是识别和治疗 ICU 幸存者 PICS 症状的门诊，其目标是通过评估患者身心状态，促进患者在重症疾病后最大限度地康复，确保全面的药物调整，识别认知缺陷（如执行功能障碍）和精神健康障碍（如焦虑、抑郁、创伤后应激障碍），解决重症患者出院后可能出现的各种医疗保健需求[7-8]。

ICU 门诊通常需配备多学科团队，包括 ICU 医师、专科护士、物理治疗师、呼吸治疗师、营养师、药剂师、精神保健专业人员、病例管理人员、社会工作者等，以保证能够稳定追踪和评估重症患者出院后的情况[7, 9]。

有研究[10]提示，ICU 幸存者及其护理人员认为 ICU 专家通过 ICU 门诊提供的结构化康复方案为他们提供了情感和实际支持，有助于健康决策并减轻对康复的疑虑。Donaghy 等[11]的一项定性研究发现，患者复杂的健康和社会需求导致了许多计划外的与可避免的再入院，这些问题可以通过 ICU 康复门诊随访协调解决。另一项随机对照试验[12]同样发现，与接受常规护理的患者相比，随机分配到包括多学科诊所的 ICU 康复计划中的患者，在 30 天内的综合死亡率和再入院率更低。

2. ICU 康复门诊的开展模式　目前，ICU 门诊主要通过"门诊接诊患者""患者状态评估""专科转诊""康复方案制定与指导""家庭督导""长期随访"等多个环节来开展工作。国外多项指南和共识建议，PICS 患者应在出院后 2～4 周内进行评估，并在后续阶段持续进行评估、干预，但研究[1, 3]

发现，第一次 ICU 康复门诊访问的平均时间约为出院后 29 天，远远滞后于人们的预期。在出院后的早期阶段，阻碍患者到 ICU 康复门诊就诊的因素包括患者与门诊的距离、所需的时间、经济因素（如缺乏保险）、身体虚弱、患者无法自主活动或需要依赖他人及家庭护理人员难以支持患者的交通和/或行动需求等[7]。此外，ICU 康复门诊的开展也受到区域特点、人员配置和资金支持等多因素的影响和限制[13]。

随着网络和视频技术的进步，越来越多的 ICU 康复门诊工作可通过远程网络进一步外延。Boehm 等[10] 的一项关于多学科 ICU 康复门诊远程访问对话的定性分析显示，通过远程随访确定了"问题识别"和"解决策略" 2 个主题，主要包含"健康状况""心理健康和认知""药物管理""获得保健服务与指导""生活质量" 5 个方面，并通过"协调护理过渡""提供教育""给予建设性的反馈和指导"来解决问题。目前，ICU 康复门诊通过早期随访、远程随访、面对面就诊等方式来对患者及其家庭护理人员进行健康评估和提供医疗保健服务，其干预的时机包括了 ICU 转出后住院期、出院后早期、出院后长期等多个阶段。

二、重症监护病房康复门诊对重症患者 ICU 后的干预措施

1. 生理干预　ICU 获得性衰弱很常见，有研究[14] 指出，约 2/3 的机械通气患者、60% 的 ARDS 患者和 50% 的脓毒症患者会出现一定程度的 ICU 获得性衰弱。而 ICU 获得性衰弱可能影响 50% 以上的 ICU 幸存人群，约 30% 的 ICU 幸存者出院后的 3～6 个月中存在长期身体障碍。身体障碍的表现包括运动受限、疲劳、关节活动受限、日常生活活动障碍、呼吸短促、脱发、声音变化、吞咽困难和性功能障碍等。所有这些损伤都可能影响患者 ICU 后的生活质量，并进一步影响患者的心理健康[4]。

ICU 康复门诊应该评估患者活动能力、日常生活活动能力以及康复需求，并制订合适的康复训练计划。在进一步的随访中还应对患者生活方式和社交等进行评估，关注患者有无吸烟、酗酒和使用非法药物，评估其体育活动、社交网络以及重返工作岗位的情况[15]。在大多数研究[16] 中，心肺康复计划多使用康复训练脚踏车、踏步机和划船机进行逐步的训练，额外的干预措施还包括如上下肢及躯干强化练习、平衡练习、呼吸练习、功能练习、柔韧性练习和下肢神经肌肉电刺激的应用等。

2. 认知干预　认知障碍包括长期记忆、注意力、语言、决策和执行功能受损，被认为与发病期间代谢异常、脑缺血、炎症反应、血脑屏障破坏和氧化应激等多种机制有关[17]，ICU 患者出院后认知障碍的发生率约为 40%[1]。研究[4] 显示，ICU 幸存者出院 3 个月后不能重返工作岗位的比例超过 60%，出院 1 年后这一比例仍有 50% 左右。

蒙特利尔认知评估（MoCA-Blind）被证明是一种可靠的认知障碍筛查工具，用于筛查 ICU 后患者的神经认知状态，MoCA-Blind 以 26 分为临界值来判断患者是否存在认知功能障碍，但有研究[18] 发现，这一临界值可能存在种族或民族差异。有氧运动被认为能够改善患者 ICU 后的认知功能。针对认知障碍的药物治疗研究有限，有学者[4] 将哌甲酯和多奈哌齐应用在创伤性脑损伤人群中，并认为与记忆力和注意力的改善有关，如将其用于治疗 ICU 幸存者的认知障碍仍应谨慎。

3. 心理干预　精神障碍包括抑郁、焦虑、创伤后应激障碍和睡眠障碍。这些心理健康问题对患者健康相关的生活质量产生负面影响。ICU 后抑郁影响了约 30% 的 ICU 幸存者，并与住院率和急诊

科就诊率增加有关。BRAIN-ICU 研究报告[4] 称，ICU 后早期（前 3 个月）患者的严重抑郁症状可能持续存在，33% 的研究人群在随访 3 个月时出现轻度及以上水平的抑郁症状，并在随访 12 个月时仍持续存在。ICU 幸存者中焦虑的患病率约为 70%，经常与 ICU 后抑郁或创伤后应激障碍同时存在。ICU 后创伤后应激障碍患病率从 10% 到 50% 不等，约 40% 的 ICU 幸存者出现逃避和过度觉醒的显著症状，患者通常表现为刻意避开医疗预约、选择其他路线避免开车经过医院或医师办公室等。

当家庭中有人罹患重症疾病时，其亲属往往会对患者的生存感到担忧，亲人中就会有人成为照顾者，压力事件会进一步影响和恶化他们的生活质量，他们在患者 ICU 住院期间和出院后都可能经历焦虑、抑郁和创伤后应激障碍[19]。这种情况被称为 PICS 家庭（PICS-Family，PICS-F）。48% 的家庭在患者 ICU 住院后约 90 天出现 PICS-F，其中 13% 出现抑郁，29% 出现焦虑，39% 出现创伤后应激障碍[1]。

医院焦虑抑郁量表（hospital anxiety and depression scale，HADS）和事件影响量表 - 修订版（impact of event scale-revised，IES-R）被推荐用于评估 ICU 后的情绪功能障碍。此外也有学者[4] 推荐使用患者健康问卷 -9（patient health questionnaire-9，PHQ-9）量表筛查抑郁，广泛性焦虑障碍 -7（generalised anxiety disorder-7，GAD-7）量表筛查焦虑。ICU 康复门诊的医师可以根据筛查工具和随访中患者的症状严重程度，向临床心理学家推荐心理治疗或咨询精神科医师进行药物管理。研究认为，轻度抑郁、焦虑或创伤后应激障碍症状的患者可能受益于支持性治疗，中度至重度情绪和焦虑症状可能更适合认知行为治疗，严重创伤症状的患者可能受益于创伤治疗。多项研究[19-20] 发现，"ICU 日记"通过提供事件的重建，帮助 ICU 幸存者填补记忆空白，减少想象事件和幻觉的影响或流行，能够对 ICU 幸存者及其亲属有所帮助。

4. 营养干预　在 ICU 后康复期间，患者机体处于炎症消退、肌肉蛋白分解率下降和加强康复活动的阶段，对能量和蛋白质的摄入需求进一步增加。研究[21] 提示 ICU 后患者营养摄入不佳，能量和蛋白质实际摄入量只达到目标需求量的 50%～70%，营养摄入不足的原因为医疗和家庭护理人员营养知识缺乏、病情交接不充分、患者 ICU 后虚弱、吞咽功能障碍、味觉与嗅觉变化、抑郁、创伤后应激障碍、睡眠障碍、疼痛、营养处方不足和过早拔除鼻饲管等。

ICU 幸存者营养摄入不足最常发生在过早停止肠内营养并依赖口服饮食作为唯一营养来源的患者中[22]。在 PROSPECT-I 研究中，Slingerland-Boot 等[23] 发现，拔除鼻饲养管会迅速导致每天能量摄入下降 44.1%，蛋白质摄入下降 50.7%。这表明逐渐减少肠内营养的方案和拔除鼻饲管后给予口服营养剂补充，对优化 ICU 后患者恢复期的营养摄入有重要意义。

鉴于营养与身心健康之间的相互作用，在制定多学科康复策略时，必须考虑提高 ICU 幸存者的营养状况。ICU 康复门诊需评估患者的营养状态，查找摄入不足的原因，制定合理的营养目标和均衡营养素配比，同时监测营养摄入，保证 ICU 幸存者在普通病房和出院后的 ICU 后阶段营养治疗的连续性。

三、重症监护病房康复门诊与医学教育研究

ICU 康复门诊的开展，能够使医护人员看到 ICU 治疗决策对患者长期生存和生活质量的影响，通过使用标准化仪器或同质化评估量表，对重症幸存者的长期健康状况进行全面评估，并征求患者同

意后将这些数据（以及潜在的其他数据和/或生物材料）用于未来的研究，从而帮助医学工作者和社会群体更深入地认识 PICS，进一步改善重症患者在 ICU 和 ICU 后的健康管理[15]。

有研究探讨了 ICU 培训人员（医学生、实习生、规培医师和研究员等）参与到 ICU 康复门诊的方案。尽管不是所有的 ICU 培训人员都将成为重症医师，但来自各学科的临床医师，可能会在不同的工作环境中照顾到 ICU 幸存者。参与 ICU 康复门诊的随访，能够向这些培训人员普及 ICU 后康复和 PICS 的管理知识，并通过了解患者的长期预后，回顾和反思 ICU 中的医疗决策，提高 ICU 管理经验[24]。

此外，ICU 医护人员在重症患者的管理过程中，面临高死亡率、伦理困境、激烈的情感波动以及工作繁重等问题，这可能导致 ICU 医护人员的压力增加，出现高度的倦怠和同情疲劳（长期照顾患者或受创人员所经历的身心疲惫和情感撤退）。研究表明，参加 ICU 康复门诊的临床医师，通过参与指导并见证患者的康复过程，增加了自身的工作满意度，减少了倦怠和同情疲劳[24]。

综上所述，重症患者的预后和康复是一个持续而复杂的过程，PICS 会长期影响患者出院后的身心状态，影响患者的生活质量。ICU 康复门诊的开展不仅有助于改善重症患者的长期预后，而且有助于反馈和促进 ICU 治疗方案的进一步完善。同时我们仍需要进一步完善 ICU 康复门诊的团队建设[25]，探索适合的随访和干预机制，完善相关参与人员的培训和指导，并加强跨地区的国际化交流和研究。

（河南省人民医院　朱文亮　邵换璋）

参 考 文 献

[1] INOUE S, NAKANISHI N, NAKAMURA K. Post-intensive care syndrome-10 years after its proposal and future directions [J]. J Clin Med, 2022, 11 (15): 4381.

[2] MIYAMOTO K, SHIBATA M, SHIMA N, et al. Incidence and risk factors of worsened activities of daily living status three months after intensive care unit discharge among critically ill patients: a prospective cohort study [J]. J Clin Med. 2022, 11 (7): 1990.

[3] RENNER C, JEITZINER M M, ALBERT M, et al. Guideline on multimodal rehabilitation for patients with post-intensive care syndrome [J]. Crit Care. 2023, 27 (1): 301.

[4] DEAN E A, BIEHL M, BASH K, et al. Neuropsychiatric assessment and management of the ICU survivor [J]. Cleve Clin J Med. 2021, 88 (12): 669-679.

[5] 汤铂，陈文劲，蒋丽丹，等. 重症后管理专家共识[J]. 中华内科杂志，2023，62（5）：480-493.

[6] OSTERMANN M, VINCENT J L. ICU without borders [J]. Crit Care, 2023, 27 (1): 186.

[7] BOEHM L M, DANESH V, LANOUE M, et al. Factors influencing engagement with in-person intensive care unit recovery clinic services [J]. J Intensive Care Med, 2023, 38 (4): 375-381.

[8] AKHLAGHI N, NEEDHAM D M, BOSE S, et al. Evaluating the association between unmet healthcare needs and subsequent clinical outcomes: protocol for the addressing post-intensive care syndrome-01 (APICS-01) multicentre cohort study [J]. BMJ Open, 2020, 10 (10): e040830.

［9］DANESH V, BOEHM L M, EATON T L, et al. Characteristics of Post-ICU and Post-COVID recovery clinics in 29 U. S. health systems [J]. Crit Care Explor, 2022, 4 (3): e0658.

［10］BOEHM L M, DANESH V, EATON T L, et al. Multidisciplinary ICU Recovery clinic visits: a qualitative analysis of patient-provider dialogues [J]. Chest, 2023 , 163 (4): 843-854.

［11］DONAGHY E, SALISBURY L, LONE N I, et al. Unplanned early hospital readmission among critical care survivors: a mixed methods study of patients and carers [J]. BMJ Qual Saf, 2018, 27 (11): 915-927.

［12］BLOOM S L, STOLLINGS J L, KIRKPATRICK O, et al. Randomized clinical trial of an icu recovery pilot program for survivors of critical illness [J]. Crit Care Med, 2019, 47 (10): 1337-1345.

［13］TWOSE P, TERBLANCHE E, JONES U, et al. Therapy professionals in critical care: a UK wide workforce survey [J]. J Intensive Care Soc, 2023, 24 (1): 24-31.

［14］AHMAD M H, TEO S P. Post-intensive care syndrome [J]. Ann Geriatr Med Res, 2021, 25 (2): 72-78.

［15］VAN DER SLIKKE E C, BEUMELER L F E, HOLMQVIST M, et al. Understanding post-sepsis syndrome: how can clinicians help? [J]. Infect Drug Resist, 2023, 16: 6493-6511.

［16］PATSAKI I, BACHOU G, SIDIRAS G, et al. Post hospital discharge functional recovery of critical illness survivors. systematic review [J]. J Crit Care Med (Targu Mures) , 2023, 9 (2): 87-96.

［17］EVANS L, RHODES A, ALHAZZANI W, et al. Surviving sepsis campaign: international guidelines for management of sepsis and septic shock 2021 [J]. Crit Care Med, 2021, 49 (11): e1063-e1143.

［18］MILANI S A, MARSISKE M, COTTLER L B, et al. Optimal cutoffs for the montreal cognitive assessment vary by race and ethnicity [J]. Alzheimers Dement (Amst) , 2018, 10: 773-781.

［19］BOSCO V, FROIO A, MERCURI C, et al. The impact of an intensive care diary on the psychological well-being of patients and their family members: longitudinal study protocol [J]. Healthcare (Basel) , 2023, 11 (18): 2583.

［20］CORNELIUS T, MENDIETA M, CUMELLA R M, et al. Family-authored ICU diaries to reduce fear in patients experiencing a cardiac arrest (FAID fear): a pilot randomized controlled trial [J]. PLoS One, 2023, 18 (7): e0288436.

［21］HERMANS A J H, LAARHUIS B I, KOUW I W K, et al. Current insights in ICU nutrition: tailored nutrition [J]. Curr Opin Crit Care, 2023, 29 (2): 101-107.

［22］MOISEY L L, MERRIWEATHER J L, DROVER J W. The role of nutrition rehabilitation in the recovery of survivors of critical illness: underrecognized and underappreciated [J]. Crit Care, 2022, 26 (1): 270.

［23］SLINGERLAND-BOOT R, VAN DER HEIJDEN I, SCHOUTEN N, et al. Prospective observational cohort study of reached protein and energy targets in general wards during the post-intensive care period: the PROSPECT- I study [J]. Clin Nutr, 2022, 41 (10): 2124-2134.

［24］OHNIGIAN S E, HALL M M, HAYES M M, et al. Beyond the ICU rotation: the importance of trainee involvement in post-intensive care unit clinics [J]. ATS Sch, 2022, 3 (2): 180-187.

［25］胡梨萍，朱晓丽，赵媛，等. 国内外 ICU 后门诊发展现状及展望[J]. 护理学报，2023，30(21)：34-38.

第二节　经颅直流电刺激——神经康复新选择

经颅直流电刺激（transcranial direct current stimulation，tDCS）是一种非侵入性神经刺激技术，被广泛应用于神经疾病的治疗[1-2]。作为一种新型的神经康复方法，其在重症患者中的应用越来越受到关注。

tDCS 通过置于头皮的阴极和阳极 2 个表面电极片，以微弱的直流电作用于大脑皮质调节其兴奋性，在一定程度上改善患者的疼痛、抑郁情绪、记忆能力、注意缺陷、认知能力等[1-4]。tDCS 主要包括以下 3 种应用方式：①将阳极放置在病变脑区上方，参照电极放置对侧眼眶上方，使阈下去极化，从而促进神经兴奋；②将阴极放置于非病变脑区，参照电极放置对侧眼眶上方，使阈下极化，从而抑制神经活动；③双 tDCS 是指同时应用阳极和阴极刺激。可根据不同治疗需求配置电极，调节电流量和持续时间等参数。

一、经颅直流电刺激在重症患者中的应用

1. tDCS 减轻患者意识障碍水平，提高认知能力　tDCS 在急性脑损伤导致严重意识障碍患者中应用的临床研究较少。Liu 等[5]开展了一项纳入 10 项随机对照试验的荟萃分析，观察在背外侧前额叶皮层进行 tDCS 对长期意识障碍患者的治疗效果，发现 tDCS 组患者的昏迷恢复量表评分显著增高，表明患者的意识障碍程度减轻。

陈黎艳等[6]在血液透析患者中开展 tDCS 治疗，发现 tDCS 可以改善血液透析患者的注意力和执行力。Rizvi 等[7]探究了初级运动皮层的 tDCS 对认知行为和感觉运动功能的影响，提示 tDCS 可以增强运动控制和动作选择能力，在恢复认知、感觉和运动功能的康复治疗中具有潜在影响。

2. tDCS 改善脑卒中患者神经功能　疲劳、行走障碍和平衡障碍是脑卒中患者最常见的并发症，严重降低了患者的生活质量，同时显著增加了患者的跌倒风险。De Doncker 等[8]对高度疲劳的脑卒中患者进行初级运动皮层上的单次 tDCS 治疗，证实 tDCS 干预后 1 周内患者的疲劳状态有所改善，考虑 tDCS 可能与感知努力、神经生理学变量及前额叶区相关的结构和功能神经网络存在关联性。

Veldema 等[9]的系统性综述纳入了 25 项经颅 / 脊髓直流电 / 交流电刺激和重复经颅磁刺激在脑卒中患者中运动康复治疗的研究，结果表明，非侵入性脑刺激可以有效改善脑卒中患者的步态、平衡和下肢运动功能。进一步比较分析得出，经颅 / 脊髓直流电 / 交流电刺激比经颅磁刺激治疗的效果更为显著。另一篇纳入 67 项研究的关于 tDCS 对脑卒中患者日常生活能力和运动功能影响的系统性综述[10]表明，与其他干预的对照组相比，tDCS 可以改善脑卒中患者的日常生活能力，但对中风后患者的手臂功能和腿部功能、肌肉力量和认知能力没有影响。未来研究仍需要关注 tDCS 在脑卒中患者中的最佳获益人群，并进行大规模随机对照试验评估其临床疗效。

3. tDCS 改善重症新冠患者临床症状　近年来，在新型冠状病毒感染重症患者的救治策略中，康复治疗显示出其独特的地位。Andrade 等[11]关注到新型冠状病毒感染引起的急性呼吸窘迫综合征与肌肉疲劳、皮质脊髓通路功能障碍等有关。研究筛选接受机械通气的新型冠状病毒感染患者，开展了

高精度经颅直流电刺激（high-definition transcranial direct current stimulation，HD-tDCS）联合呼吸康复治疗的临床随机对照试验，结果表明，HD-tDCS 组患者的机械通气时间缩短，器官功能障碍改善程度也更显著。

新型冠状病毒感染重症患者即使已经接受机械通气，仍可存在呼吸困难症状，有研究[4]表明，疼痛和呼吸困难时激活的脑功能区是接近和 / 或叠加的，用 tDCS 刺激前额叶区和初级运动皮层可以减轻疼痛。在此基础上，Azabou 等[12]发现应用 tDCS 刺激初级运动皮层可以调节呼吸神经通路的兴奋性，缓解机械通气下新型冠状病毒感染患者的呼吸困难。

tDCS 可以减轻新型冠状病毒（SARS-CoV-2）感染急性后遗症（Post-acute sequelae of SARS-CoV-2 infection，PASC）最常见的疲劳症状。在一项纳入 70 名 PASC 相关性疲劳患者的研究[13]中，通过在左侧运动皮质区域进行 10 次 HD-tDCS 干预，患者的疲劳程度显著降低，焦虑和生活质量得到改善。tDCS 改善疲劳的相关机制可能是调节大脑初级运动皮层的兴奋性，诱导神经可塑性，并通过运动皮层的下行纤维对中脑 - 丘脑 - 扣带回神经通路产生影响的[13-14]。

另外，新型冠状病毒感染患者常伴有嗅觉减退或嗅觉缺失症状。Vestito 等[15]探索 tDCS 对嗅觉功能的影响，发现与假性 tDCS 刺激组相比，tDCS 刺激后的患者嗅觉功能得到改善，并推断是 tDCS 对眶额叶皮质或前额叶皮质产生神经可塑性影响，因为人的前额叶皮质区参与自主神经系统功能的调节。

有学者通过对新型冠状病毒感染患者实施前额叶 tDCS，观察到心率变异性有较大改变，说明了 tDCS 可能减弱交感神经活动，增强了迷走神经活动，改善心脏自主调节功能[16]。

综上可见，tDCS 进行神经康复能改善新型冠状病毒感染患者的相关临床症状，其临床疗效及相关机制还需要进一步研究。

二、经颅直流电刺激的局限性与未来展望

tDCS 存在一定局限性：①因个体差异，同等 tDCS 刺激作用在不同个体时效果不同，难以保证其在特定病症治疗上的有效性；②其具体作用机制尚不完全清楚，这使得难以设计出精准而有效的治疗方案；③ tDCS 的效果通常是短暂的，需要长时间反复刺激，而长时间刺激会产生适应性而影响疗效；④尚缺乏标准化协议，使用参数（如刺激强度、持续时间等）方面存在差异；⑤存在一定不良反应，如瘙痒、刺痛、头痛、烧灼感、不同程度的躁狂以及癫痫发作。

总之，tDCS 作为一种新型的非侵入性神经康复技术，通过电流作用改变大脑皮质兴奋性、增加神经可塑性、调节局部皮质间的网络连接等机制，有助于改善患者神经功能相关症状。随着相关研究的不断深入，tDCS 的临床应用表现出很大的潜力，可能成为重症患者神经康复治疗的重要手段。

（哈尔滨医科大学附属第二医院　郑俊波　韩　艺）

参 考 文 献

[1] FREGNI F, EL-HAGRASSY M M, PACHECO-BARRIOS K, et al. Evidence-based guidelines and secondary meta-analysis for the use of transcranial direct current stimulation in neurological and psychiatric disorders [J]. Int J Neuropsychopharmacol, 2021, 24 (4): 256-313.

［2］ROSSON S, DE FILIPPIS R, CROATTO G, et al. Brain stimulation and other biological non-pharmacological interventions in mental disorders: an umbrella review [J]. Neurosci Biobehav Rev, 2022, 139: 104743.

［3］TEDLA J S, SANGADALA D R, REDDY R S, et al. High-definition trans cranial direct current stimulation and its effects on cognitive function: a systematic review [J]. Cereb Cortex, 2023, 33 (10): 6077-6089.

［4］PACHECO-BARRIOS K, CARDENAS-ROJAS A, THIBAUT A, et al. Methods and strategies of tDCS for the treatment of pain: current status and future directions [J]. Expert Rev Med Devices, 2020, 17 (9): 879-898.

［5］LIU S, GAO Q, GUAN M, et al. Effectiveness of transcranial direct current stimulation over dorsolateral prefrontal cortex in patients with prolonged disorders of consciousness: a systematic review and meta-analysis [J]. Front Neurol, 2022, 13: 998953.

［6］陈黎艳，王梦寰，李汶汶，等. 经颅直流电刺激改善维持性血液透析患者注意力和执行力的临床观察［J］. 中国康复医学杂志，2023，38（9）：1221-1226.

［7］RIZVI A, BELL K, YANG D, et al. Effects of transcranial direct current stimulation over human motor cortex on cognitive-motor and sensory-motor functions [J]. Sci Rep, 2023, 13 (1): 20968.

［8］DE DONCKER W, ONDOBAKA S, KUPPUSWAMY A. Effect of transcranial direct current stimulation on post-stroke fatigue [J]. J Neurol, 2021, 268 (8): 2831-2842.

［9］VELDEMA J, GHARABAGHI A. Non-invasive brain stimulation for improving gait, balance, and lower limbs motor function in stroke [J]. J Neuroeng Rehabil, 2022, 19 (1): 84.

［10］ELSNER B, KUGLER J, POHL M, et al. Transcranial direct current stimulation (tDCS) for improving activities of daily living, and physical and cognitive functioning, in people after stroke [J]. Cochrane Database Syst Rev, 2020, 11 (11): Cd009645.

［11］ANDRADE S M, CECÍLIA DE ARAÚJO SILVESTRE M, TENÓRIO DE FRANÇA E, et al. Efficacy and safety of HD-tDCS and respiratory rehabilitation for critically ill patients with COVID-19 The HD-RECOVERY randomized clinical trial [J]. Brain Stimul, 2022, 15 (3): 780-788.

［12］AZABOU E, BAO G, HEMING N, et al. Randomized controlled study evaluating efficiency of low intensity transcranial direct current stimulation (tDCS) for dyspnea relief in mechanically ventilated COVID-19 patients in ICU: The tDCS-DYSP-COVID protocol [J]. Front Med (Lausanne) , 2020, 7: 372.

［13］SANTANA K, FRANÇA E, SATO J, et al. Non-invasive brain stimulation for fatigue in post-acute sequelae of SARS-CoV-2 (PASC) [J]. Brain Stimul, 2023, 16 (1): 100-107.

［14］ISHIKURO K, HATTORI N, OTOMUNE H, et al. Neural mechanisms of neuro-rehabilitation using transcranial direct current stimulation (tDCS) over the front-polar area [J]. Brain Sci, 2023, 13 (11): 1604.

［15］VESTITO L, MORI L, TROMPETTO C, et al. Impact of tDCS on persistent COVID-19 olfactory dysfunction: a double-blind sham-controlled study [J]. J Neurol Neurosurg Psychiatry, 2023, 94 (1): 87-88.

［16］PINTO T P, INÁCIO J C, DE AGUIAR E, et al. Prefrontal tDCS modulates autonomic responses in COVID-19 inpatients [J]. Brain Stimul, 2023, 16 (2): 657-666.

第三节　重症康复:《日本重症医学会实践指南》(2023)要点解读

重症患者可以从早期康复治疗中获益。日本重症医学会(the Japanese Society of Intensive Care Medicine, JSICM)制定了《重症监护病房早期康复指南》[1],提供了重症康复治疗的循证依据和推荐等级。该指南更新了成人重症患者康复治疗的方案和标准、营养支持治疗、吞咽困难的评估和康复四大领域共 14 个临床要点,并形成临床实践流程,现归纳如下。

一、成人重症患者康复治疗的方案和标准

1. 建议为重症患者制定康复治疗方案[2](2D 级:证据确定性极低)　重症指南制定小组对总计 23 项符合人群、干预、对照和结局(participants、interventions、comparisons、outcomes, PICO)原则的 RCT 研究[3-6]进行系统评价(systematic review, SR)后得到的结果显示:早期康复治疗可提高重症患者的日常活动能力(activity of dailylife, ADL)和肌肉力量,缩短机械通气时间和重症监护病房(intensive care unit, ICU)住院时间。因此,如果这些证据支持康复干预,即对重症患者开展早期康复治疗。

2. 建议对重症患者进行多次日常康复治疗(2D 级:证据确定性极低)　重症荟萃分析[7]显示,每日进行多次(2 次或 2 次以上)早期康复治疗对于重症患者的基本活动、日常活动能力、机械通气持续时间、ICU 住院时间等临床指标改善具有统计学差异。每日多次康复治疗有益影响被归类为"中等",不利影响被归类为"微不足道",因此,建议对重症患者进行每日多次日常康复治疗。

3. 建议确认重症患者的病情稳定后,给予其活动和运动治疗　安全有效地开始活动和运动治疗的标准和时间尚未建立统一的共识。医疗团队可参考《重症患者活动与运动治疗启动标准建议》进行综合判断。根据提议的标准给予其重症患者活动和运动治疗时,必须征得患者或其家属的同意。

4. 是否使用神经肌肉电刺激和/或床上功率自行车干预的建议　①建议对重症患者进行神经肌肉电刺激(2B 级:证据确定性中度);②建议对重症患者进行床上功率自行车锻炼(2D 级:证据确定性极低);③建议同时进行神经肌肉电刺激和床上功率自行车(2B 级:证据确定性中度)。

理由如下:ICU 患者常会出现肌无力,这是蛋白质分解代谢加速导致的严重并发症之一[8]。这种肌无力不仅会导致 ICU 患者出院后 ADL 和运动耐量的下降,还可能影响其死亡率。指南工作组研究纳入了 19 项神经肌肉电刺激的随机对照试验[9],10 项床上功率自行车的随机对照试验[10],4 项同时使用神经肌肉刺激和床上功率自行车随机对照试验[11]。相较于对照组,神经肌肉电刺激对于 ICU 患者的 ADL(Barthel 指数)、肌肉质量、机械通气时间、住院时间等指标的估计效应量均有改善;使用床上功率自行车可提高肌肉质量,缩短住院时间,增加 6 min 步行距离,但是会提高机械通气持续时间的估计效应量并降低医学研究委员会总和评分(Medical Research Council-Sum Score, MRC-SS),而这是不利的。综合考虑,相较于患者的获益,不良影响微不足道,因此,倾向使用床上循环测力仪。对于同时使用神经肌肉电刺激和床上功率自行车的重症患者,ADL(Katz 指数和 Barthel 指数)、6 min 步行距离及肌肉质量的估计效应量均高,MRC-SS 评分也高。住院时间的估计效应量缩短。综

合考虑，建议同时进行神经肌肉电刺激和床上功率自行车干预。

5. 家属参与重症患者康复治疗的意义　家庭成员参与康复，包括协助 ADL 和提供有助于患者的舒适护理，有可能使患者和家庭都受益。据报道，家庭参与重症患者的康复包括各种活动，如按摩、被动和主动肢体练习、定位和翻身、呼吸康复、早期活动（包括移动位置和行走），以及日常生活活动。通过家庭成员的参与，可以维持患者的康复愿望，并可能产生积极的影响，如减少焦虑、不适和康复后的疲劳。此外，它可以满足希望帮助患者的家庭成员的需求，并改善潜在的负面信念、徒劳感和无力感。先前的研究[12]已经报道了家庭成员的需求，包括他们希望参与患者的护理并被赋予特定的角色。目前，家庭参与重症患者康复缺乏明确的定义或具体的方法，难以评估其有效性。

6. 重症患者停止活动和运动治疗的标准　到目前为止，对重症患者停止活动和运动治疗的标准尚未达成共识。实践中，可以参照《重症患者停止活动和运动治疗的建议标准》，并根据医疗机构设施的实际情况使用，也可以根据患者的疾病或生理状态进行调整。当根据重症患者停止活动和运动治疗的标准的建议停止康复时，必须征求患者或其家属的同意。

7. 建议对重症患者从 ICU 转出后进行加强康复（2D 级：证据确定性非常低）　部分研究显示，ICU 转出后加强康复可能改善患者的 ADL，提高生活质量，促进其融入社会。然而，迄今为止，关于 ICU 转出后加强康复的影响和不良事件还没有明确的共识。20 个符合 PICO 标准的随机对照试验荟萃分析[13]显示，干预组生活质量（生理）、生活质量（精神）和生活质量（总体）的估计效应量均高于对照组，ADL 估计效应量低，综合考量后判定为"可能支持干预"。

二、营养支持治疗

1. 指南建议重症患者在治疗的第 4～10 天给予 20 kcal/（kg·d）的热量或按照至少每天能量消耗的 70% 进行能量补充（2D 级：证据确定性非常低）　尽管之前的推荐为 25～30 kcal/（kg·d）[14]，但这一估计未考虑重症疾病条件，有研究表明，20 kcal/（kg·d）并未明显提高预后，且可能引发腹泻[15]。虽然干预组在身体功能和生活质量结果方面显示出了更好的优势趋势，但效应量很小，因此，干预组未显示出比对照组更好的受益。

2. 指南建议在重症患者治疗的第 4～10 天，给予 1 g/（kg·d）或更多的蛋白质（2D 级：证据等级非常低）　尚未确定重症患者最佳的蛋白摄入量，但在这个时间段给予 1 g/（kg·d）或更高剂量的蛋白质有助于改善日常生活活动、肌肉质量和减少腹泻，可能是更好的选择。为了维持和增加身体功能和肌肉质量，适当的蛋白质供给是必不可少的[16]。本指南评估了在第 4～10 天治疗期间（不包括早期急性期），以 1 g/（kg·d）或更高剂量给予蛋白质对重症患者预后的影响[17]，干预组 ADL 估计效应量改善，身体功能结果的估计效应量降低，肌肉质量变化的估计效应量改善，健康相关生活质量评分（health-related quality of life，HRQoL）的估计效应量降低。腹泻不良事件的估计效应量减少。综合考虑后认为康复干预可能是更好的选择。

三、吞咽困难的评估和康复

1. ICU 患者出现吞咽困难的频率是多少？怎样进行筛查？　ICU 患者出现吞咽困难的确切频率尚不确定，由于饮食文化差异，筛查方法缺乏国际标准。吞咽困难可能导致误吸，需结合使用多种筛查方法。

　　吞咽功能评估包括识别吞咽困难的筛查和诊断性吞咽功能测试。目前有多种评估吞咽功能的方法，但 ICU 患者往往需要使用多种医疗器械，且患者活动能力受限，这限制了在 ICU 环境下进行吞咽功能测试。有研究人员[18]在内镜下评估 65 岁及以上患者的吞咽功能，这些患者接受了超过 48 h 的机械通气并随后拔除气管插管，结果显示 52% 的参与者（42 例中的 22 例）出现吞咽困难[18]。在一项关于气管内插管导致喉部损伤影响的系统综述中，49% 的患者（319 例中的 157 例）在拔管后立即出现吞咽困难。研究表明，ICU 重症患者机械通气后早期吞咽困难发生率约为 50%。

　　患者入住 ICU 后应尽早进行吞咽功能评估。理想的筛查方法是不需要特殊设备就可以在床边轻松进行，且具有较高的效度、可靠性、敏感性和特异性。目前，吞咽困难评估的金标准包括视频内镜吞咽检查或视频透视吞咽检查。除此之外，口腔和咽形态和功能的评估，以及神经学检查也是重要的检查。首先，在观察自主开合运动时，应检查口腔有无污染和舌苔，并进行口腔护理。其次，应该确定剩余牙齿的状态，是否有松动的牙齿和蛀牙，以评估咀嚼功能。可以通过观察舌的运动、舌前伸时舌的偏离和萎缩、软腭的抬高和帘状标志来推断吞咽功能。鼻唇沟的深度、嘴唇的缩进、嘴角的缩回，都会影响食物在口腔内的潴留，据此可评估面神经的功能。在评价语音质量和清晰度时，呼吸音和音量减小可能提示声门关闭受损，并考虑可能神经麻痹。

　　2. 重症患者是否应根据视频内镜吞咽检查进行管理？　指南建议不要基于视频内镜吞咽检查（2D 级：证据确定性非常低）来管理重症监护室患者，因为缺乏循证医学证据，且可能增加患者吸入性肺炎的风险。使用视频内镜吞咽检查对重症患者进行吞咽功能评估是方便的，因为可以直接看到咽和喉，在 ICU 环境中非常适用，尽管如此，不建议常规进行视频内镜吞咽检查检查来评估患者的吞咽功能障碍。

　　3. 重症患者是否应接受与吞咽功能相关的康复治疗？　建议提供重症患者与吞咽功能相关的康复治疗（2C 级：证据确定性低）。在 ICU 的重症患者中，吞咽功能可能由于一些因素而受到损害，如口腔功能下降、放置口腔气管内管、气管造口术和侵入性手术史。吞咽功能的损害可能增加吸入性肺炎的发生风险，康复治疗旨在改善吞咽功能。在纳入了 11 项符合 PICO 标准的随机对照试验[19]的荟萃分析显示，干预组与对照组死亡率的估计效应量差异无明显区别，但干预组肺炎发病率的估计效应量较对照组显著降低，且进食状态的估计效应量在干预组显著改善，表明康复干预对患者是有利的。虽然康复干预降低肺炎发生风险，但对最终结局没有明显影响。

四、重症患儿的康复治疗

　　1. 是否应为重症患儿制定早期物理康复方案？　指南建议对重症患儿引入早期物理康复方案（2D 级：证据确定性非常低）。在儿童重症领域，缺乏关于在 ICU 入院后不久实施物理康复方案的有效性和安全性的知识。然而，与成人情况类似，一些重症患儿在活动和肌肉恢复方面也存在困难，甚至在恢复期也是如此。这些患者可能受益于入院后早期的身体康复，从而降低死亡风险和缩短住院时间。研究[20]纳入了 2 个符合 PICO 标准的相关 RCT，并对这些研究进行了荟萃分析。早期物理康复的理想效果未知，但不良事件微不足道。考虑到已有医院在无额外资源的情况下实施了该方案，指南强调其潜在理想效果，并建议对每个患者进行单独评估。

2. 是否应从急性期开始为接受机械通气的患儿提供呼吸物理治疗？ 指南建议从急性期开始对机械通气患儿进行呼吸物理治疗（2D 级：证据等级非常低）。儿童，特别是婴儿，容易发生肺不张。但有关呼吸物理治疗对撤机时间和手术安全的影响证据有限。纳入的 2 项符合 PICO 标准的随机对照试验[21]评估了机械通气期间俯卧位干预的效果。干预组死亡率的估计效应量改善，而机械通气持续时间的估计效应量增加。基于这些结果，呼吸物理治疗的效果被判断为"中等"。另外，呼吸物理治疗不良影响被认为是"微不足道的"。综合考虑，倾向采取干预建议。

（上海交通大学医学院附属瑞金医院　张　晟　陈德昌）

参 考 文 献

［1］ AD HOC COMMITTEE FOR EARLY REHABILI-TATION, THE JAPANESE SOCIETY OF INTEN-SIVE CARE MEDICINE. Evidence based expert consensus for early rehabilitation in the intensive care unit [J]. J Jpn Soc Intensive Care Med, 2017, 24: 255-303.

［2］ UNOKI T, HAYASHIDA K, KAWAI Y, Committee for the clinical practice guidelines of early mobilization and rehabilitation in intensive care of the Japanese society of intensive care medicine. Japanese clinical practice guidelines for rehabilitation in critically Ill patients 2023 (J-ReCIP 2023) [J]. J Intensive Care, 2023, 11 (1): 47.

［3］ WINDMÖLLER P , BODNAR E T, CASAGRANDE J, et al. Physical exercise combined with CPAP in subjects who underwent surgical myocardial revascularization: a randomized clinical trial [J]. Respir Care, 2020, 65 (2): 150-157.

［4］ NYDAHL P, GÜNTHER U, DIERS A, et al. Protocol-based mobilization on intensive care units: stepped-wedge, cluster-randomized pilot study (Pro-Motion) [J]. Nurs Crit Care, 2020, 25 (6): 368-375.

［5］ DONG Z, LIU Y, GAI Y, et al. Early rehabilitation relieves diaphragm dysfunction induced by prolonged mechanical ventilation: a randomised control study [J]. BMC Pulm Med, 2021, 21 (1): 106.

［6］ SCHUJMANN D S, TEIXEIRA GOMES T, LUNARDI A C, et al. Impact of a progressive mobility program on the functional status, respiratory, and muscular systems of ICU patients: a randomized and controlled trial [J]. Crit Care Med, 2020, 48 (4): 491-497.

［7］ AMUNDADOTTIR O R, JÓNASDÓTTIR R J, SIGVALDASON K, et al. Effects of intensive upright mobilisation on outcomes of mechanically ventilated patients in the intensive care unit: a randomised controlled trial with 12-months follow-up [J]. Eur J Physiother, 2021, 23: 68-78.

［8］ PUTHUCHEARY Z A, RAWAL J, MCPHAIL M, et al. Acute skeletal muscle wasting in critical illness [J]. JAMA, 2013, 310 (15): 1591-1600.

［9］ DOS SANTOS F V, CIPRIANO G JR, VIEIRA L, et al. Neuromuscular electrical stimulation combined with exercise decreases duration of mechanical ventilation in ICU patients: a randomized controlled trial [J]. Physiother Theory Pract, 2020, 36 (5): 580-588.

［10］ NICKELS M R, AITKEN L M, BARNETT A G, et al. Effect of in-bed cycling on acute muscle wasting in critically ill adults: a randomised clinical trial [J]. J Crit Care, 2020, 59: 86-93.

［11］BERNEY S, HOPKINS R O, ROSE J W, et al. Functional electrical stimulation in-bed cycle ergometry in mechanically ventilated patients: a multicentre randomised controlled trial [J]. Thorax, 2021, 76 (7): 656-663.

［12］FELTEN-BARENTSZ K M, VAN DE WETERING-VAN V A, VLOET L, et al. Family participation during physical activity in the intensive care unit: a longitudinal qualitative study [J]. J Crit Care, 2021, 65: 42-48.

［13］BATTLE C, JAMES K, TEMBLETT P, et al. Supervised exercise rehabilitation in survivors of critical illness: a randomised controlled trial [J]. J Intensive Care Soc, 2019, 20 (1): 18-26.

［14］FUKUDA T, TANAKA M, YAMAZAKI M, et al. Standard medical nutrition therapy of 25 kcal/kg ideal bodyweight/day often does not reach even resting energy expenditure for patients with type 2 diabetes [J]. J Diabetes Investig, 2020, 11 (3): 626-632.

［15］MOUSAVIAN S Z, PASDAR Y, RANJBAR G, et al. Randomized controlled trial of comparative hypocaloric vs full-energy enteral feeding during the first week of hospitalization in neurosurgical patients at the intensive care unit [J]. JPEN J Parenter Enteral Nutr, 2020, 44 (8): 1475-1483.

［16］REIDY P T, RASMUSSEN B B. Role of ingested amino acids and protein in the promotion of resistance exercise-induced muscle protein anabolism [J]. J Nutr, 2016, 146 (2): 155-183.

［17］ARABI Y M, AL-DORZI H M, TAMIM H, et al. Replacing protein via enteral nutrition in a stepwise approach in critically ill patients: a pilot randomized controlled trial (REPLENISH pilot trial) [J]. Clin Nutr ESPEN, 2021, 44: 166-172.

［18］BRODSKY M B, LEVY M J, JEDLANEK E, et al. Laryngeal injury and upper airway symptoms after oral endotracheal intubation with mechanical ventilation during critical care: a systematic review [J]. Crit Care Med, 2018, 46 (12): 2010-2017.

［19］TURRA G S, SCHWARTZ I V D, ALMEIDA S T, et al. Efficacy of speech therapy in post-intubation patients with oropharyngeal dysphagia: a randomized controlled trial [J]. Codas, 2021, 33 (2): e20190246.

［20］FINK E L, BEERS S R, HOUTROW A J, et al. Early protocolized versus usual care rehabilitation for pediatric neurocritical care patients: a randomized controlled trial [J]. Pediatr Crit Care Med, 2019, 20 (6): 540-550.

［21］CURLEY M A, HIBBERD P L, FINEMAN L D, et al. Efect of prone positioning on clinical outcomes in children with acute lung injury: a randomized controlled trial [J]. JAMA, 2005, 294 (2): 229-237.

第十五章 重 症 科 研

第一节 随机对照试验阴性结果：识别异质，正确解读

随机对照试验（randomized controlled trial，RCT）是循证医学中最高等级的临床研究，并为临床指南制定提供证据。然而，在重症医学领域，许多大型 RCT 的结果都以阴性告终，很难确定干预措施的临床有效性。传统的 RCT 研究方法通常关注总体效果，忽视了重症患者对治疗反应的个体差异，仅依靠总体治疗效果来指导临床实践的准确性有限。现代临床统计学的发展已具备监测疗效异质性的能力，能够为 RCT 提供更全面的治疗效果评估。

一、重症医学领域随机对照试验研究阴性结果的现状

在重症医学领域，RCT 是评估各种干预措施对重症患者诊疗效果的重要方法。这些试验旨在提供高质量、可靠的证据，以指导重症患者的治疗策略和临床决策。尽管多年来，RCT 的协作程度增加、试验规模变大、更贴近临床实践，但在重症医学领域仍面临着众多挑战和限制。首先，大部分 RCT 只分 2 组进行干预措施的对比，这种过于简化的试验设计往往不能更好地区分异质化的重症患者。其次，大部分 RCT 往往使用过于乐观的效应进行样本量估算。Abrams 等[1]总结了 101 项以死亡率为研究终点的 RCT 后发现，仅 12 项研究在主要终点上达到了统计显著性；在主要终点阴性的研究中，77.3% 在样本大小估算中高估了对照组的病死率，47.0% 在样本大小设计中选择了绝对风险减少≥10% 的效应模型。此外，重症医学的 RCT 过于关注病死率，但病死率本身受多种因素影响，需要很大的样本量才能全面捕捉因果关系和不良效应[2]。2014 年的一项分析[3]显示，大多数基于重症监护病房（intensive care unit，ICU）成人患者的 RCT 将病死率作为主要观察终点，而这类试验的阳性结果率只有 10%。此外，传统 RCT 缺乏灵活性，往往只能在效应非常明显时才能早期检测到；而且 RCT 的规划、启动和实施需要大量时间和资金，并面临试验基础设施的限制、研究中心之间缺乏协调等挑战[4]。

二、如何解读随机对照试验的阴性结果

当一项临床试验的结果不具备统计学显著性时，即主要分析的 P 值不小于事先设定的显著性水平，通常称这些试验结果为"阴性结果"[5]。阴性结果通常被认为支持干预性措施缺乏疗效的结论。但这是不正确的，研究时不能将缺乏统计学意义与缺乏疗效混为一谈。RCT 结果往往决定了临床指南和实践的导向，而错误地将阴性结果解释为缺乏疗效可能导致不采用或放弃实际上有益的治疗，并

且可能会阻碍针对该治疗进一步的研究。因此，应谨慎看待 RCT 的阴性结果。

当 RCT 结果为阴性时，有 2 种可能性：①该治疗方法没有临床意义的效果；②该研究无法以高度的置信度排除临床上有意义的治疗效果，即试验结果应被描述为"不确定"[5]。真正的阴性结果是有价值的，能避免对患者采取昂贵但无益，甚至有害的干预措施。但试验未能证明疗效的原因有很多，不仅包括干预措施本身无效，还包括研究中的样本量不足、随机化后患者流失、异质的患者群体或疗效异质性、试验中选择不恰当的结局指标等[6]。此外，功效计算中的不合理假设、疾病相关的发病率和病死率小于预期，以及试验结果的发表偏倚也可能对结果产生影响。

在 ICU 中，重症疾病综合征，如脓毒症、急性呼吸窘迫综合征（acute respiratory distress syndrome，ARDS）等的发病机制涉及多个病理生理过程，研究入选标准通常依赖共识定义而非具体诊断，这可能导致在干预措施和潜在可应答患者不匹配的情况下进行研究，从而稀释了治疗效果，进而出现阴性结果。重症患者的异质性可能导致疗效的异质性，这在 ICU 中非常常见。例如，2014 年的一项多中心双盲临床试验[7]纳入 540 例 ARDS 患者，旨在验证辛伐他汀治疗能否改善患者的临床结局，但结果为阴性。2018 年，Calfee 等[8]对该项 RCT 进行二次分析，针对患者的基线数据确定 ARDS 的亚型，在亚型分层的患者中发现了不同的结果：在高炎症亚型中，接受辛伐他汀治疗的患者的生存率显著高于接受安慰剂治疗的患者。前者得出阴性结果可能是由于潜在的疗效异质性被整个患者群体的效应平均化了，而二次分析揭示了患者群体异质性影响疗效异质性。

现代统计学方法可为解读阴性结果提供辅助分析和全面评估。最常见的是计算置信区间（如风险差异、优势比、危险比等）以衡量疗效，但置信区间通常覆盖了临床上有意义及可忽略的参数值，导致疗效不明确。似然比量化了观察结果对不同假设的支持强度，提供更富有信息量的解释和评估。Perneger 等[9]分析了 2021 年发表的 130 项主要结果统计学不显著的 RCT，应用似然比评估支持无效假设和备择假设之间的证据强度。研究发现，91.1% 的结果支持无效假设（似然比>1），随着似然比的增加，对无效假设的支持强度越大，同时似然比与报告的 P 值相关性很弱，报告似然比有效改善了 RCT 的结果解释。2018 年，一项 RCT 评估了早期体外膜氧合（extracorporeal membrane oxygenation，ECMO）在重度 ARDS 患者中的疗效。结果显示，早期 ECMO 对重度 ARDS 患者的死亡率效应并未达到统计学显著性（$P=0.09$）[10]。但通过对该项研究进行贝叶斯分析，利用先验分布和试验数据来估计早期 ECMO 治疗对死亡率的效应，结果表明，在不同的先验假设下，早期 ECMO 治疗可能降低重度 ARDS 患者的死亡率[11]。

因此，对于阴性结果，需要考虑疗效异质性等可能的因素，并采用有效的统计学方法进行准确解读。人们更应该认识到，阴性结果并不意味着疗效缺乏，避免过度一般化的解释，以更全面地评估疗效。

三、随机对照试验中识别疗效异质性的方法

由于重症患者在基线健康状况、感染严重程度、治疗的危害易感性，以及其他多种因素上存在差异，对给定治疗的获益也会有很大差异[12]。疗效异质性可被定义为治疗效果在某个临床结果的一个协变量（如患者属性）的不同水平之间的非随机变化，它的存在与效果的衡量尺度（如绝对风险差异、相对风险减少）有关[13]。识别疗效异质性对改善重症医学领域中 RCT 的设计和分析方法具有重

要的启示意义。

1. 亚组分析 亚组分析是最常见的疗效异质性分析，通常以森林图的形式展现，用交互作用的统计检验比较各个基线变量水平[14]。然而，即使进行了交互作用检验，也应谨慎对待"统计显著"亚组效应的可信度。最近的几项流行病学研究表明，很少有亚组效应在随后的研究中得到证实。2019年，一项研究[15]调查了 928 例 Cochrane 评价中针对年龄和治疗亚组进行的分析的实施情况和临床应用发现，只有 7 个分析（10.8%）显示交互作用的显著结果，且结果缺乏讨论和临床应用。低可信度、低功效、效果夸大等，使统计学显著的亚组效应存在假阳性结果的高风险[16]。传统的亚组分析以一次一个变量的方式有限探索疗效异质性，但对于有多种风险因素的重症患者，传统的亚组分析无法捕捉到这种复杂的风险变异，从而可能产生偏差[12]，需考虑联合多个变量以产生应对疗效异质性的临床亚组分析。

2. 基于风险建模 经过良好校准的风险模型将多个变量整合为一个"风险评分"变量，根据风险评分将患者分组并研究疗效在不同风险水平上的异质性。模型可从外部试验队列开发，可用于其他 RCT 的疗效异质性分析，也可直接从内部试验人群中建立。Burke 等[17]模拟多个临床试验，通过基于综合风险评分对患者进行分层，显示了基线风险变化时的绝对治疗效益。Kent 等[18]使用风险模型分析了 32 项大型 RCT，阳性结果发生率从原来的 3% 增至 63%，说明绝对治疗效果因为不同风险水平存在显著差异。这种方法直观地将风险纳入临床决策中，能识别出不同风险亚组中的潜在受益者，且避免了逐个变量进行的亚组分析中的多重性问题。但该方法仍可能无法充分捕捉疗效异质性，风险水平也可能与治疗的益处或危害之间的关系不大[19-20]。

3. 基于效果建模 将 RCT 中的异质性分析集中在不同治疗下的风险差异上，直接在 RCT 数据上基于风险预测因子、治疗分配变量、治疗交互项等开发模型，预测患者在接受治疗和未接受治疗时的不良结果风险，并计算出治疗与对照组之间的效果分数，即预测的治疗效果差异[13, 16]。最近的一项研究[21]使用 SYNTAX（synergy between percutaneous coronary intervention with taxus and cardiac surgery）评分的多中心 RCT 作为基础，考虑了分配的治疗方式（经皮冠状动脉介入或冠状动脉搭桥术）及 2 个预先确定的效应修饰因素：疾病类型（冠状动脉三支血管疾病或左主干冠状动脉疾病）和解剖学 SYNTAX 评分，建立了基于效果的模型，开发的 SYNTAX 评分 II 在预测 10 年死亡和 5 年重大不良心血管事件方面具有良好的判别能力，其能够帮助医师和患者确定最佳的再灌注策略。该方法更能解决个体化治疗中效果异质性的问题。然而，这些数据驱动的效应模型容易过度拟合，可能导致虚假的交互效应[13]。

在临床研究设计和分析中考虑疗效异质性对临床实践具有重要意义。Goligher 等[22]在 3320 例新型冠状病毒感染住院患者中进行了治疗剂量肝素的 RCT，采用传统亚组分析、基于风险建模、基于效果建模三种方法识别疗效异质性。整体人群结果显示，治疗剂量肝素与主要结果无关；3 种方法都显示了疗效异质性，体重指数 <30 kg/m² 和病情中度严重的患者可能受益，体重指数 ≥30 kg/m² 且病情严重的患者可能受害。数据科学和工程方法的持续创新对识别疗效异质性和推进新型试验设计的应用至关重要[23]。在非重症领域，已有研究整合多个组学平台的临床和分子标记物组合来识别受益患者[24]，将为其他疾病开发的方法应用于重症 RCT，以及开发新的识别疗效异质性的方法十分有必要。此外，自适应设计允许在对已参加研究的参与者进行中期分析的基础上对研究的 1 个或多个方面进行

前瞻性修改，它比传统的试验设计更能识别疗效异质性[25]。

综上所述，重症领域 RCT 出现的阴性结果需要进行认真解读，不能简单将缺乏统计学意义与缺乏疗效混为一谈。重症 RCT 的疗效异质性与很多因素相关，准确识别疗效异质性的相关因素，并利用更为先进的分析方法来降低异质性带来的偏倚是极具前景的研究方向。

（武汉大学中南医院 李 乐 胡 波）

参 考 文 献

［1］ ABRAMS D, MONTESI S B, MOORE S K L, et al. Powering bias and clinically important treatment effects in randomized trials of critical illness [J]. Crit Care Med, 2020, 48 (12): 1710-1709.

［2］ VELDHOEN R A, HOWES D, MASLOVE D M. Is mortality a useful primary end point for critical care trials? [J]. Chest, 2020, 158 (1): 206-211.

［3］ HARHAY M O, WAGNER J, RATCLIFFE S J, et al. Outcomes and statistical power in adult critical care randomized trials [J]. Am J Respir Crit Care Med, 2014, 189 (12): 1469-1478.

［4］ GRANHOLM A, ALHAZZANI W, DERDE L P G, et al. Randomised clinical trials in critical care: past, present and future [J]. Intensive Care Med, 2022, 48 (2): 164-178.

［5］ GEWANDTER J S, MCDERMOTT M P, KITT R A, et al. Interpretation of CIs in clinical trials with non-significant results: systematic review and recommendations [J]. BMJ Open, 2017, 7 (7): e017288.

［6］ LAFFEY J G, KAVANAGH B P. Negative trials in critical care: why most research is probably wrong [J]. Lancet Respir Med, 2018, 6 (9): 659-660.

［7］ MCAULEY D F, LAFFEY J G, O'KANE C M, et al. Simvastatin in the acute respiratory distress syndrome [J]. N Engl J Med, 2014, 371 (18): 1695-1703.

［8］ CALFEE C S, DELUCCHI K L, SINHA P, et al. Acute respiratory distress syndrome subphenotypes and differential response to simvastatin: secondary analysis of a randomised controlled trial [J]. Lancet Respir Med, 2018, 6 (9): 691-698.

［9］ PERNEGER T, GAYET-AGERON A. Evidence of lack of treatment efficacy derived from statistically nonsignificant results of randomized clinical trials [J]. JAMA, 2023, 329 (23): 2050-2056.

［10］ COMBES A, HAJAGE D, CAPELLIER G, et al. Extracorporeal membrane oxygenation for severe acute respiratory distress syndrome [J]. N Engl J Med, 2018, 378 (21): 1965-1975.

［11］ GOLIGHER E C, TOMLINSON G, HAJAGE D, et al. Extracorporeal membrane oxygenation for severe acute respiratory distress syndrome and posterior probability of mortality benefit in a post hoc bayesian analysis of a randomized clinical trial [J]. JAMA, 2018, 320 (21): 2251-2259.

［12］ IWASHYNA T J, BURKE J F, SUSSMAN J B, et al. Implications of heterogeneity of treatment effect for reporting and analysis of randomized trials in critical care [J]. Am J Respir Crit Care Med, 2015, 192 (9): 1045-1051.

［13］ KENT D M, PAULUS J K, VAN KLAVEREN D, et al. The predictive approaches to treatment effect heterogeneity (PATH) statement [J]. Ann Intern Med, 2020, 172 (1): 35-45.

[14] BROOKES S T, WHITELY E, EGGER M, et al. Subgroup analyses in randomized trials: risks of subgroup-specific analyses; power and sample size for the interaction test [J]. J Clin Epidemiol, 2004, 57 (3): 229-236.

[15] LIU P, IOANNIDIS J P A, ROSS J S, et al. Age-treatment subgroup analyses in cochrane intervention reviews: a Meta-epidemiological study [J]. BMC Med, 2019, 17 (1): 188.

[16] KENT D M, STEYERBERG E, VAN KLAVEREN D. Personalized evidence based medicine: predictive approaches to heterogeneous treatment effects [J]. BMJ, 2018, 363: k4245.

[17] BURKE J F, HAYWARD R A, NELSON J P, et al. Using internally developed risk models to assess heterogeneity in treatment effects in clinical trials [J]. Circ Cardiovasc Qual Outcomes, 2014, 7 (1): 163-169.

[18] KENT D M, NELSON J, DAHABREH I J, et al. Risk and treatment effect heterogeneity: re-analysis of individual participant data from 32 large clinical trials [J]. Int J Epidemiol, 2016, 45 (6): 2075-2088.

[19] DAHABREH I J, KAZI D S. Toward personalizing care: assessing heterogeneity of treatment effects in randomized trials [J]. JAMA, 2023, 329 (13): 1063-1065.

[20] VAN KLAVEREN D, BALAN T A, STEYERBERG E W, et al. Models with interactions overestimated heterogeneity of treatment effects and were prone to treatment mistargeting [J]. J Clin Epidemiol, 2019, 114: 72-83.

[21] TAKAHASHI K, SERRUYS P W, FUSTER V, et al. Redevelopment and validation of the SYNTAX score II to individualise decision making between percutaneous and surgical revascularisation in patients with complex coronary artery disease: secondary analysis of the multicentre randomised controlled SYNTAXES trial with external cohort validation [J]. Lancet, 2020, 396 (10260): 1399-1412.

[22] GOLIGHER E C, LAWLER P R, JENSEN T P, et al. Heterogeneous treatment effects of therapeutic-dose heparin in patients hospitalized for COVID-19 [J]. JAMA, 2023, 329 (13): 1066-1077.

[23] SHAH F A, MEYER N J, ANGUS D C, et al. A research agenda for precision medicine in sepsis and acute respiratory distress syndrome: an official american thoracic society research statement [J]. Am J Respir Crit Care Med, 2021, 204 (8): 891-901.

[24] CAMIOLO M J, ZHOU X, ORISS T B, et al. High-dimensional profiling clusters asthma severity by lymphoid and non-lymphoid status [J]. Cell Rep, 2021, 35 (2): 108974.

[25] ADAPTIVE PLATFORM TRIALS C. Adaptive platform trials: definition, design, conduct and reporting considerations [J]. Nat Rev Drug Discov, 2019, 18 (10): 797-807.

第二节　贝叶斯方法助力发现潜在获益人群——COVIDICUS 试验的启示

传统频率学派统计分析常依赖 P 值判断治疗效果，但在面对复杂的医疗数据时存在局限性。样本量、病例异质性及治疗反应的不同，使仅依赖 P 值可能忽视关键临床信息[1]。贝叶斯方法是一种统计方法，它基于贝叶斯定理，通过结合先验概率（prior probability）（在观测数据前对事件发生可能性的估计）和观测数据（似然函数）来形成后验概率（posterior probability）（更新后的事件发生概率）[2-3]。这种方法提供了一种新型解决方案，有助于更好地理解和利用临床数据。其主要优势在于通过直接的概率陈述来传达临床决策的信息，以制定更个性化、更有效的医疗决策和治疗方案[4-9]。

本文以 COVIDICUS 试验的贝叶斯事后再分析为例，介绍贝叶斯方法在临床研究中的应用，重新评估了高剂量地塞米松（DXM20）在不同新型冠状病毒感染亚组患者中的效果。

一、贝叶斯方法探讨新型冠状病毒感染患者高剂量地塞米松治疗的获益人群

在 COVIDICUS 多中心随机临床试验[10]中，546 名冠状病毒 2 型（SARS-Cov2）导致的急性呼吸衰竭患者被随机分为两组：270 人接受高剂量地塞米松治疗，276 人接受标准剂量地塞米松治疗，两组 60 天病死率相似（高剂量组 25.9%，标准剂量组 26.8%）。然而，亚组分析显示的高剂量激素在部分患者中可能仍有意义。研究者对 COVIDICUS 试验进行贝叶斯事后再分析[11]，结果发现：首先，年龄是影响治疗效果的重要因素。70 岁以下患者从治疗中获益的概率为 86.5%，70 岁以上仅为 22%。其次，治疗介入的时机对治疗效果影响显著。症状发作时间少于 7 天的患者受益概率高达 99.9%，超过 7 天降至不足 0.1%，这表明早期治疗的重要性。再次，是否使用瑞德西韦也是一个重要因素。接受瑞德西韦的患者受益概率为 90.1%，未接受的为 19.1%，这提示合并使用瑞德西韦可能获得更大益处。这些发现强调了针对不同亚组人群的个性化治疗，高剂量地塞米松对治疗的反应差异性。贝叶斯方法能够帮助医师根据患者的特征（如年龄、症状发作时间、特定药物使用情况）制定更加个性化的治疗方案，从而做出更加精确的临床决策。

在此基础上，贝叶斯敏感性分析评估不同先验信念（研究开始前关于治疗效果的假设）下结果的变化。这对判断研究结果的稳定性非常重要。研究者设定了两种先验：怀疑性先验（对治疗效果持怀疑态度）和热情性先验（认为治疗有效）。首先，他们使用不倾向任何特定结果的非信息性先验进行主要分析。其次，使用怀疑性和热情性先验进行了敏感性分析，以检验不同先验下结果是否保持一致。如果怀疑性和热情性先验下，结果趋势相似，可以认为结果稳健。本研究的敏感性分析显示，在不同先验设定下，如年龄较小或症状发作时间较短的患者中，高剂量地塞米松的益处依然明显，展示了结果的稳健性[11]。

贝叶斯方法通过量化不同治疗方法的益处，帮助医师更有依据地应对不确定性，特别适用于处理复杂的临床数据，这是传统频率方法所难以做到的。当传统分析未显示出明显的统计差异，但贝叶斯方法展示出治疗效果的高概率时，医师可能会更有信心地选择继续采用该治疗方案。因此，在处理复杂的临床情况时，如评估 ECMO 对 ARDS 的治疗效果[12-16]、选择重症感染患者的复苏指标[17-19]，贝叶斯方法能够为临床医师提供个性化治疗方法带来获益的具体概率，帮助他们做出更精准的临床决策。

二、争议与挑战

尽管贝叶斯方法可以帮助我们更好地理解研究结果，通过贝叶斯分析可以获得某种治疗方案的获益概率，尤其是针对特定人群的获益概率，使患者能够接受可能获益的治疗。然而，由于其方法

的特殊性，绝大部分临床医师还没有深入理解这一方法，也导致贝叶斯方法在实际运用中存在一些挑战。

1. 先验信息的选择和应用　解决这个问题的方法包括使用系统性综述和元分析来确定合适的先验分布，以及利用专家咨询来获取更准确的先验信息。

2. 对统计学知识有较高要求　贝叶斯方法相对复杂，提高医疗人员在统计学方面的教育和培训是必要的，同时也可以通过利用统计软件工具来降低这一门槛。

3. 解释和传达结果　将贝叶斯方法的结果有效地传达给临床医师可能是一个挑战，因为它涉及较复杂的统计概念。通过实用的培训和解释，以及将结果可视化，可以帮助临床医师更好地理解和应用这些分析结果。

4. 证据的综合与更新　贝叶斯方法需要定期更新，以纳入最新的临床试验结果和医学发现。这要求有一个动态的系统来跟踪相关研究，并及时更新先验信息。

三、小结

与传统的频率学派方法相比，贝叶斯方法供了一种更全面、直观且灵活的方式来解释临床试验结果，在贝叶斯方法框架下，医师能够清晰地看到特定治疗在特定患者群体中的有效性概率，从而做出更精准的治疗选择。贝叶斯方法在实际应用中面临一些挑战，但通过加强教育培训、改进软件开发和优化数据管理，这些挑战可以被克服。尽管有一定优势，但并不意味着贝叶斯方法可以完全替代传统方法，而应该被视为传统频率学派方法的一个重要补充，在特定情况下为临床试验结果提供更全面的解释。

（山东第一医科大学附属省立医院　王　峰　宋　璇）

参 考 文 献

［1］ YARNELL C J, ABRAMS D, BALDWIN M R, et al. Clinical trials in critical care: can a bayesian approach enhance clinical and scientific decision making? [J]. Lancet Respir Med, 2021, 9 (2): 207-216.

［2］ YARNELL C J, GRANTON J T, TOMLINSON G. Bayesian analysis in critical care medicine [J]. Am J Respir Crit Care Med, 2020, 201 (4): 396-398.

［3］ BOURS M J. Bayes' rule in diagnosis [J]. J Clin Epidemiol, 2021, 131: 158-160.

［4］ HELD L, MATTHEWS R, OTT M, et al. Reverse-bayes methods for evidence assessment and research synthesis [J]. Res Synth Methods, 2022, 13 (3): 295-314.

［5］ KRUSCHKE J K. Bayesian analysis reporting guidelines [J]. Nat Hum Behav, 2021, 5 (10): 1282-1291.

［6］ FLOR M, WEIß M, SELHORST T, et al. Comparison of Bayesian and frequentist methods for prevalence estimation under misclassification [J]. BMC Public Health, 2020, 20 (1): 1135.

［7］ STALLARD N, TODD S, RYAN E G, et al. Comparison of Bayesian and frequentist group-sequential clinical trial designs [J]. BMC Med Res Methodol, 2020, 20 (1): 4.

［8］GATTINONI L, CITERIO G, SLUTSKY A S. Back to the future: ARDS guidelines, evidence, and opinions [J]. Intensive Care Med, 2023, 49 (10): 1226-1228.

［9］ZAMPIERI F G, CASEY J D, SHANKAR-HARI M, et al. Using bayesian methods to augment the interpretation of critical care trials: an overview of theory and example reanalysis of the alveolar recruitment for acute respiratory distress syndrome trial [J]. Am J Respir Crit Care Med, 2021, 203 (5): 543-552.

［10］BOUADMA L, MEKONTSO-DESSAP A, BURDET C, et al. High-dose dexamethasone and oxygen support strategies in intensive care unit patients with severe COVID-19 Acute hypoxemic respiratory failure: the COVIDICUS randomized clinical trial [J]. JAMA Intern Med, 2022, 182 (9): 906-916.

［11］CHEVRET S, BOUADMA L, DUPUIS C, et al. COVIDICUS RCT group. Which severe COVID-19 patients could benefit from high dose dexamethasone? A Bayesian post-hoc reanalysis of the COVIDICUS randomized clinical trial [J]. Ann Intensive Care, 2023, 13 (1): 75.

［12］GIORDANO L, FRANCAVILLA A, BOTTIO T, et al. Predictive models in extracorporeal membrane oxygenation (ECMO): a systematic review [J]. Syst Rev, 2023, 12 (1): 44.

［13］GOLIGHER E C, TOMLINSON G, HAJAGE D, et al. Extracorporeal membrane oxygenation for severe acute respiratory distress syndrome and posterior probability of mortality benefit in a post hoc bayesian analysis of a randomized clinical trial [J]. JAMA, 2018, 320 (21): 2251-2259.

［14］SUPADY A, COMBES A, BARBARO R P, et al. Respiratory indications for ECMO: focus on COVID-19 [J]. Intensive Care Med, 2022, 48 (10): 1326-1337.

［15］GRAHAM P L, MORAN J L. ECMO, ARDS and Meta-analyses: Bayes to the rescue? [J]. J Crit Care, 2020, 59: 49-54.

［16］COMBES A, HAJAGE D, CAPELLIER G, et al. Extracorporeal membrane oxygenation for severe acute respiratory distress syndrome [J]. N Engl J Med, 2018, 378 (21): 1965-1975.

［17］TOMLINSON G, AL-KHAFAJI A, CONRAD S A, et al. Bayesian methods: a potential path forward for sepsis trials [J]. Crit Care, 2023, 27 (1): 432.

［18］HERNÁNDEZ G, OSPINA-TASCÓN G A, DAMIANI L P, et al. Effect of a resuscitation strategy targeting peripheral perfusion status vs serum lactate levels on 28-day mortality among patients with septic shock: the andromeda-shock randomized clinical trial [J]. JAMA, 2019, 321 (7): 654-664.

［19］ZAMPIERI F G, DAMIANI L P, BAKKER J, et al. Effects of a resuscitation strategy targeting peripheral perfusion status versus serum lactate levels among patients with septic shock. a bayesian reanalysis of the ANDROMEDA-SHOCK trial [J]. Am J Respir Crit Care Med, 2020, 201 (4): 423-429.

［20］DE GROOTH H J, CREMER O L. Bayes and the evidence base: re-analyzing trials using many priors does not contribute to consensus [J]. Am J Respir Crit Care Med, 2023, Online ahead of print.

第三节　使用孟德尔随机化方法探讨脓毒症发病相关风险因素

孟德尔随机化（Mendelian randomization，MR）是一种创新的因果推断方法。它利用遗传变异作为工具变量，这些变异不受后天环境因素的混杂影响，从而更有效地分析暴露因素与结果之间的因果关系。本文以通过 MR 方法探讨失眠等危险因素预测脓毒症发病的相关研究为例，介绍 MR 方法的基本原理和在脓毒症发病风险因素分析中的应用前景。

一、孟德尔随机化方法的基本原理和常用数据库

MR 通过使用不受后天环境影响的遗传变异作为工具变量，评估特定暴露因素对疾病结局的影响，这种方法能够减少传统流行病学研究中由混杂因素（包括反向因果关系）引起的偏倚[1]。MR 遵循孟德尔遗传定律中所提到的"在减数分裂过程中，父母等位基因自然、随机分配给子代，从而产生群体中遗传变异的随机分布"[2]，因此，与暴露因素相关的遗传变异的随机化分配使人群中产生暴露的机会也是随机化的，且 MR 分析中的这些遗传变异通常与混杂因素无关，不会因出生后的生活环境、行为心理及社会经济因素等而改变，可避免传统随机对照试验（randomized controlled trial，RCT）实施过程中各种偏倚的影响。MR 分析依赖从全基因组关联研究（genome-wide association studies，GWAS）中筛选出的具有显著差异性的单核苷酸多态性（single nucleotide polymorphism，SNP），即由单个核苷酸变异引起的 DNA 序列多态性，这些 SNP 与研究的风险因素有可靠的关联[3]。MR 分析建立在三个核心假设上：①遗传变异与风险因素相关；②遗传变异与混杂因素无关；③遗传变异仅通过危险因素影响结局。当遗传变异同时满足以上 3 个核心假设时，才能被视为有效的工具变量；若假设中的任何一个不成立，MR 分析都难以获得较为准确的因果关联估计[4]。因此，MR 有"天然的 RCT"之称，当 RCT 不可行或不符合伦理时，可用 MR 来进行因果推理。经典孟德尔随机化设计的有向无环图见图 15-3-1。

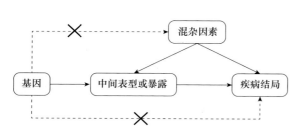

图 15-1-1　经典孟德尔随机化设计的有向无环图

注：箭头表示两个变量之间的因果关系，从原因指向结果；标注"×"的虚线箭头表示前者不能作为后者的有效工具变量，因果通路被阻断。

目前 MR 分析的研究数据可以通过 2 种途径获得，一是借助已经发表的文章实现数据下载，二是借助数据库进行检索。常用的几大数据库包括 IEU 数据库、FinnGen、GWAS Catalog、UK biobank、SSGWAS 等，这些综合性的数据库内容涵盖大部分常见疾病，为 MR 分析提供可观的数据支持。

二、孟德尔随机化预测脓毒症发病的风险因素

脓毒症发病率和病死率高[5]，因此积极寻找脓毒症的发病风险因素和易感因素，从而进行早期防治尤为重要[6-7]。MR 分析一方面有助于利用遗传学建立中间表型和临床表型之间的因果关系，另一方面通过更好地定义生物学相关的临床亚组来增强脓毒症的预测性，有利于寻找更多的脓毒症易感因素[8]。近年来使用该方法在脓毒症领域的研究成果较以前有了更深入的进展，下面总结了一些已获得较多认可的相关研究。

失眠作为一种常见的睡眠障碍[9]，其发生与免疫功能改变和系统性炎症标志物水平升高具有一定相关性，进而导致不良预后的发生[10]。一项观察性研究报道，失眠增加了血流感染的风险，且睡

眠剥夺可能对女性的炎症激活产生比男性更多的影响[11]。最近一项发表在 *JAMA Psychiatry* 的研究重点关注了失眠对脓毒症发生风险的影响[12]。研究者采用两样本孟德尔随机化方法分析欧洲血统人群，发现失眠显著增加了脓毒症的发生率（$HR=1.37$，$95\%CI$：$1.19\sim1.57$，$P=7.6\times10^{-6}$），而对于遗传预测的失眠与脓毒症风险中超过 30% 的关联是通过脓毒症的心脏代谢危险因素组合（体重指数、2 型糖尿病、吸烟和心血管疾病）介导的。此外，研究发现这种关联在女性中更为显著，暗示性别可能是一个重要的影响因素。这些结果进一步证实了相关观察性研究的结论，不仅支持了失眠与脓毒症风险之间的因果关系，而且提示失眠可能是一个潜在的、可预防的脓毒症危险因素，值得在未来的研究中进一步探索。

体重指数作为反映人体肥胖程度和健康状况的指标，通过 MR 分析发现其与脓毒症的发生息息相关，提示肥胖人群发生脓毒症的潜在高风险[13-15]。肠道曾被认为是脓毒症和多器官功能障碍综合征的主要联系纽带，通过 MR 分析揭示了特定微生物群落和其代谢物与脓毒症发生和死亡的关系[16-17]，如 Coprococcus2 群落能显著降低脓毒症的发生[18]，C 反应蛋白（C-reactive protein，CRP）是肠道微生物对脓毒症影响的重要中介物质[19]。在细胞因子方面，MR 分析显示白细胞介素 6（interleukin-6，IL-6）和其他因子如趋化因子配体 5（chemokine receptor 5，CCL5）、T 细胞激活性低分泌因子（RANTES）等与脓毒症风险有因果关联。Hamilton 等通过研究 IL-6 受体抑制剂及 IL-6 受体介导信号通路下游 CRP 的 MR 分析发现，IL-6 受体阻断与脓毒症发生率降低有关[20]。与此同时，研究发现 CCL5、RANTES 可募集免疫细胞到感染部位，促进 T 细胞增殖，抵消脓毒症晚期的免疫抑制，提示其具有保护作用[21]。此外，有研究通过双向 MR 分析发现，更高的血清铁和转铁蛋白饱和度水平，以及更低的总铁结合力水平与脓毒症风险增加有关[22-25]。这也许可通过既往研究不同铁螯合剂的脓毒症试验模型时发现的抗炎、抗感染作用来解释[26]。相关发现与铁补充增加严重感染风险的假设一致，建议在铁稳态干扰方向的更深入发展。

三、孟德尔随机化和脓毒症临床数据库的整合分析

脓毒症作为重症医学领域的研究热点，现今与其相关的观察性研究数据库有很多，包括 MIMIC、eICU、PIC、Amsterdam umcdb 等。随着 MR 分析不断走向成熟与规范，针对脓毒症研究，可以尝试进行 MR 与数据库的整合分析。以先前提到的失眠相关研究[12]为例，MR 分析结论对先前观察性研究中失眠可增加血流感染风险[11]这一发现进行了验证，从基因队列和人群观察性队列 2 个层次肯定了失眠对脓毒症产生影响。脓毒症发生相关风险因素的寻找，需要在脓毒症易感因素上进行因果关系推断。观察性研究因其设计相对简单且易于实施，被广泛应用于因果关系的初步探索和推测，但由于存在混杂因素及因果倒置等问题，推断因果往往受限。因此，通过观察性研究验证初步因果关系后，可以考虑整合 MR 分析结果，再行解读。通过 MR 分析与脓毒症数据库的联合应用，将对未来脓毒症易感因素的探寻提供新的见解和更为可靠的证据。

四、孟德尔随机化方法的局限性

MR 分析仍存在一定的局限性。首先，由于遗传变异对个体暴露的影响往往较小，MR 分析往往需要大量数据才能获得统计学上的显著性。此外，MR 分析仅能使用暴露因素有较为可靠关系的遗传

变异工具，即 SNP。尽管在过去几年里，GWAS 相关的数据及其他与临床数据相关的遗传变异工具的数量不断增加，仍有大量的重症相关指标缺乏可靠的工具。最后，筛选工具变量需要严格遵循 3 个假设，对于混杂因素的剔除仍依赖以往传统的观察性研究。

总之，MR 在脓毒症领域的应用具有十分广阔的前景，能够减少传统研究设计中常见的误差，为脓毒症提供关于病因、治疗和预后的相对可靠的因果结论。尤其是其与脓毒症常用数据库等大样本临床观察队列的整合分析，将对未来脓毒症易感因素的探寻提供更有价值的循证证据。

（山东大学齐鲁医院　王　昊

山东第一医科大学附属省立医院　王春亭）

参 考 文 献

［1］ SKRIVANKOVA V W, RICHMOND R C, WOOLF B A R, et al. Strengthening the reporting of observational studies in epidemiology using mendelian randomization: the STROBE-MR statement [J]. JAMA, 2021, 326 (16): 1614-1621.

［2］ SMITH G D, EBRAHIM S. "Mendelian randomization": can genetic epidemiology contribute to understanding environmental determinants of disease? [J]. Int J Epidemiol, 2003, 32 (1): 1-22.

［3］ 谢朝荣, 陶庆锋, 胡缤予, 等. 孟德尔随机化研究及其在中医药领域的应用展望［J］. 中医杂志, 2023, 64（5）: 438-442.

［4］ 黄圣宇, 李嘉琪, 朱峰. 孟德尔随机化分析在重症医学领域应用的研究进展［J］. 中华危重病急救医学, 2023, 35（10）: 1101-1105.

［5］ SINGER M, DEUTSCHMAN C S, SEYMOUR C W, et al. The third international consensus definitions for sepsis and septic shock (sepsis-3) [J]. JAMA, 2016, 315 (8): 801-810.

［6］ XIE J, WANG H, KANG Y, et al. The epidemiology of sepsis in Chinese ICUs: a national cross-sectional survey [J]. Crit Care Med, 2020, 48 (3): e209-e218.

［7］ RUDD K E, JOHNSON S C, AGESA K M, et al. Global, regional, and national sepsis incidence and mortality, 1990-2017: analysis for the global burden of disease study [J]. Lancet, 2020, 395 (10219): 200-211.

［8］ RUSSELL J A, MEYER N J, WALLEY K R. Use of Mendelian randomization to better understand and treat sepsis [J]. Intensive Care Med, 2022, 48 (11): 1638-1641.

［9］ DOPHEIDE J A. Insomnia overview: epidemiology, pathophysiology, diagnosis and monitoring, and nonpharmacologic therapy [J]. Am J Manag Care, 2020, 26 (4 Suppl): S76-S84.

［10］ IRWIN M R. Sleep and inflammation: partners in sickness and in health [J]. Nat Rev Immunol, 2019, 19 (11): 702-715.

［11］ THORKILDSEN M S, LAUGSAND L E, NILSEN T I L, et al. Insomnia symptoms and risk of bloodstream infections: prospective data from the prospective population-based nord-trøndelag health study (HUNT), Norway [J]. J Sleep Res, 2023, 32 (1): e13696.

［12］ THORKILDSEN M S, GUSTAD L T, MOHUS R M, et al. Association of genetically predicted insomnia with risk of sepsis: a mendelian randomization study [J]. JAMA Psychiatry, 2023, 80 (10): 1061-1065.

［13］ WANG J, HU Y, ZENG J, et al. Exploring the causality between body mass index and sepsis: a two-sample mendelian randomization study [J]. Int J Public Health, 2023, 68: 1605548.

[14] HU J, GAN Q, ZHOU D, et al. Evaluating the risk of sepsis attributing to obesity: a two-sample Mendelian randomization study [J]. Postgrad Med J, 2023, 99 (1178): 1266-1271.

[15] LI S, WANG Q, TAN X, et al. Effect of neonatal and adult sepsis on inflammation-related diseases in multiple physiological systems: a mendelian randomization study [J]. Front Endocrinol (Lausanne), 2023, 14: 1215751.

[16] CHEN J H, ZENG L Y, ZHAO Y F, et al. Causal effects of gut microbiota on sepsis: a two-sample Mendelian randomization study [J]. Front Microbiol, 2023, 14: 1167416.

[17] YOU J, BI X, ZHANG K, et al. Causal associations between gut microbiota and sepsis: a two-sample Mendelian randomization study [J]. Eur J Clin Invest, 2023, 53 (11): e14064.

[18] ZHAO J, PAN X, HAO D, et al. Causal associations of gut microbiota and metabolites on sepsis: a two-sample Mendelian randomization study [J]. Front Immunol, 2023, 14: 1190230.

[19] ZHANG Z, CHENG L, NING D. Gut microbiota and sepsis: bidirectional mendelian study and mediation analysis [J]. Front Immunol, 2023, 14: 1234924.

[20] HAMILTON F W, THOMAS M, ARNOLD D, et al. Therapeutic potential of IL6R blockade for the treatment of sepsis and sepsis-related death: a Mendelian randomisation study [J]. PLoS Med, 2023, 20 (1): e1004174.

[21] LIN S, MAO X, HE W. Causal association of circulating cytokines with sepsis: a mendelian randomization study [J]. Front Immunol, 2023, 14: 1281845.

[22] HU Y, CHENG X, MAO H, et al. Causal effects of genetically predicted iron status on sepsis: a two-sample bidirectional mendelian randomization study [J]. Front Nutr, 2021, 8: 747547.

[23] MOHUS R M, FLATBY H, LIYANARACHI K V, et al. Iron status and the risk of sepsis and severe COVID-19: a two-sample Mendelian randomization study [J]. Sci Rep, 2022, 12 (1): 16157.

[24] LEHMANN C, AALI M, ZHOU J, et al. Comparison of treatment effects of different iron chelators in experimental models of sepsis [J]. Life (Basel), 2021, 11 (1): 57.

[25] YEO H J, KIM T H, JANG J H, et al. Obesity paradox and functional outcomes in sepsis: a multicenter prospective study [J]. Crit Care Med, 2023, 51 (6): 742-752.

[26] HAMILTON F, MITCHELL R, AHMED H, et al. An observational and mendelian randomisation study on iron status and sepsis [J]. Sci Rep, 2023, 13 (1): 2867.

第四节　平台型研究带给重症医学科研的启示

传统的随机对照试验（randomized controlled trial，RCT）是产生关于潜在医学疗法利弊证据的"金标准"，但 RCT 通常效率低下，仅局限于回答方案中所提到的问题，且试验方案一旦确定后，一般不再做调整[1]。这些局限性促使医学界探索更加灵活、高效的研究设计方法，比如平台型研究（platform trials）。平台型研究可以在单一主方案中对同一对照组进行多种干预措施的评估，突出"以疾病为重点"，能够以较低的成本评估多种干预措施的效果，从而确定最佳干预方法，适应重症医学发展需求[1-3]。

一、平台型研究的定义

平台型研究是一种适应性随机对照研究，针对特定疾病领域的既定诊疗标准进行替代临床干预测试，以确定是否可以对既定标准进行改进[4]。平台型研究不是比较单一干预措施对疾病的影响，而是评估多个干预措施的RCT。平台型研究可以一直进行，根据适应性特征和决策可能性增加或删除干预措施。同时通过评估多个干预措施以及利用对照组进行比较，比传统的RCT研究更有效率。平台型研究结合了评估多种治疗方法的适应性设计，在有效权衡多种不同治疗方法的有效性方面凸显优势，并且可以适应研究人群的异质性[5-6]。大型、多中心的适应性平台型研究可以为重症患者提供更大的研究空间和获益比[7]。

二、平台型研究的实例

1. RECOVERY平台型研究 RECOVERY（Randomised Evaluation of COVID-19 Therapy）是一项大型、简化、实用、随机对照平台型研究，其采用了一种开放标签、随机分组的设计，以评估不同治疗方法和药物对新型冠状病毒感染重症患者预后的影响。托珠单抗对合并缺氧和全身性炎症反应的成年新型冠状病毒感染住院患者预后影响的研究[8]、恩格列净在新型冠状病毒感染住院患者中的安全性和有效性评估的随机、对照、开放标签的康复试验研究[9]，以及大剂量皮质类固醇治疗缺氧的新型冠状病毒感染患者的研究[10]是RECOVERY平台型研究中的重要研究。在这些研究中，通常根据入组情况和已有的研究数据动态调整研究药物，以评估患者最终临床获益。该研究方法能尽快找到患者最优治疗药物和治疗方案，节省时间成本和花费。

2. REMAP-CAP平台型研究 REMAP-CAP（randomized, embedded, multifactorial adaptive platform trial for community-acquired pneumonia）是一项正在进行的国际、多中心、随机平台型研究，该研究通过采用一种嵌入式、多因素和自适应的研究设计，以确定重症医学科内重症社区获得性肺炎患者的最佳治疗策略[5, 11-12]。REMAP-CAP平台型研究的特点在于多因素、自适应的设计特点，涵盖了不同地区、不同年龄和不同病情等多个因素，并将多个治疗策略组合在一起，根据患者的病情和治疗反应动态调整治疗方案，以提高治疗效果的安全性，是一种更加个性化、灵活的治疗方式[5]。如同EOLIA试验的事后贝叶斯再分析奠定了ECMO在ARDS治疗中的有效性和地位一样[13]，REMAP-CAP平台型研究也是使用贝叶斯统计学方法来分析数据，以获得每种治疗策略的概率效果，可以在较短的时间内比较多种治疗策略，并根据实时数据进行调整。这使REMAP-CAP在提供新的治疗选择和改善患者预后方面更具效率。

3. SOLIDARITY平台型研究 新型冠状病毒感染大流行期间世界卫生组织正式启动了一项空前的大型、简单、国际、开放标签、命名为"SOLIDARITY"的平台型研究。该试验的特点是放弃了"双盲"的金标准，评估了4种抗新型冠状病毒药物对新型冠状病毒感染患者的治疗效果，同时评估了药物使用后的药理学效应[14]。该研究在疾病暴发期短时间内评估了抗新型冠状病毒感染药物对新型冠状病毒的治疗效果，节约了时间成本和金钱成本。不同于传统双盲试验研究，SOLIDARITY临床试验注重更加高效、快速地解决临床问题，并且能在短时间内找到最优的解决方案。

三、平台型研究的优缺点

平台型研究使用单一方案解决多个问题，有助于及时终止无效干预措施，缩短了达到有意义的研究终点所需的时间，且试验方案可以随时进行适当的调整和修改[15-16]。与标准型研究相比，平台型研究主要有以下优点[4, 11, 16-17]：①有共同的患者筛选平台、统一的研究委员会，数据监管委员会，研究中心和一致的随机中心等保证研究的效率和质量；②拥有同一对照组，减少了纳入的患者数量、成本和时间限制；③通过简单地修改来激活每个新的干预臂，减少了时间和其他潜在的成本。

平台型研究的特殊设计同样存在一些缺点[18-19]：①患者入组时间并不完全重叠，因此增加了组间不平衡的风险；②在一个平台型研究中，几个臂与同一对照进行比较，且在试验期间可能会增加臂，提高结果的错误风险[20]；③平台型研究参与者众多，各利益相关方易出现误解[17]；④试验数据透明度难以保证[21]。

综上所述，平台型研究具有快速、高效的特点。结合重症医学自身特点，平台型研究为重症医学科研带来了许多启示。它不仅提高了研究效率，还促进了国际合作和知识共享，同时也为建立长期可持续的研究网络提供了经验。这些启示对今后的重症医学以及其他领域的科学研究都具有借鉴意义。

（山东第一医科大学附属省立医院　侯慧敏　方　巍）

参 考 文 献

［1］ PITRE T, CHENG S, CUSANO E, et al. Methodology and design of platform trials: a meta-epidemiological study [J]. J Clin Epidemiol, 2023, 157: 1-12.

［2］ PARK J J H, HARARI O, DRON L, et al. An overview of platform trials with a checklist for clinical readers [J]. J Clin Epidemiol, 2020, 125: 1-8.

［3］ BOTHWELL L E, GREENE J A, PODOLSKY S H, et al. Assessing the gold standard—lessons from the history of RCTs [J]. N Engl J Med, 2016, 374 (22): 2175-2181.

［4］ THWAITES G E, WATSON J, THUONG THUONG N T, et al. Which trial do we need? A global, adaptive, platform trial to reduce death and disability from tuberculous meningitis [J]. Clin Microbiol Infect, 2023, 29 (7): 826-828.

［5］ ANGUS D C, BERRY S, LEWIS R J, et al. The REMAP-CAP (randomized embedded multifactorial adaptive platform for community-acquired pneumonia) study. rationale and design [J]. Ann Am Thorac Soc, 2020, 17 (7): 879-891.

［6］ GLASZIOU P P AND TIKKINEN K. The RECOVERY trial platform: a milestone in the development and execution of treatment evaluation during an epidemic [J]. J R Soc Med, 2021, 114 (9): 443-446.

［7］ MASLOVE D M, TANG B, SHANKAR-HARI M, et al. Redefining critical illness [J]. Nat Med, 2022, 28 (6): 1141-1148.

［8］ RECOVERY COLLABORATIVE GROUP. Tocilizumab in patients admitted to hospital with COVID-19 (RECOVERY): a randomised, controlled, open-label, platform trial [J]. Lancet, 2021, 397

(10285): 1637-1645.

[9] RECOVERY COLLABORATIVE GROUP. Empagliflozin in patients admitted to hospital with COVID-19 (RECOVERY): a randomised, controlled, open-label, platform trial [J]. Lancet Diabetes Endocrinol, 2023, 11 (12): 905-914.

[10] RECOVERY COLLABORATIVE GROUP. Higher dose corticosteroids in patients admitted to hospital with COVID-19 who are hypoxic but not requiring ventilatory support (RECOVERY): a randomised, controlled, open-label, platform trial [J]. Lancet, 2023, 401 (10387): 1499-1507.

[11] ADAPTIVE PLATFORM TRIALS COALITION. Adaptive platform trials: definition, design, conduct and reporting considerations [J]. Nat Rev Drug Discov, 2019, 18 (10): 797-807.

[12] HIGGINS A M, BERRY L R, LORENZI E, et al. Long-term (180-Day) outcomes in critically ill patients with COVID-19 in the REMAP-CAP randomized clinical trial [J]. JAMA, 2023, 329 (1): 39-51.

[13] GOLIGHER E C, TOMLINSON G, HAJAGE D, et al. Extracorporeal membrane oxygenation for severe acute respiratory distress syndrome and posterior probability of mortality benefit in a post hoc bayesian analysis of a randomized clinical trial [J]. JAMA, 2018, 320 (21): 2251-2259.

[14] WHO SOLIDARITY TRIAL CONSORTIUM. Remdesivir and three other drugs for hospitalised patients with COVID-19: final results of the WHO solidarity randomised trial and updated meta-analyses [J]. Lancet, 2022, 399 (10339): 1941-1953.

[15] CLARKE N W AND JAMES N D. How to compose platform trials [J]. Eur Urol Focus, 2023, 9 (5): 715-718.

[16] WOODCOCK J, LAVANGE L M. Master protocols to study multiple therapies, multiple diseases, or both [J]. N Engl J Med, 2017, 377 (1): 62-70.

[17] ROUSTIT M, DEMARCQ Q, LAPORTE S, et al. Platform trials [J]. Therapie, 2023, 78 (1): 29-38.

[18] DODD L E, FREIDLIN B, KORN E L. Platform trials- beware the noncomparable control group [J]. N Engl J Med, 2021, 384 (16): 1572-1573.

[19] ROIG M B, KROTKA P, BURMAN C F, et al. On model-based time trend adjustments in platform trials with non-concurrent controls [J]. BMC Med Res Methodol, 2022, 22 (1): 228.

[20] COLLIGNON O, GARTNER C, HAIDICH A B, et al. Current statistical considerations and regulatory perspectives on the planning of confirmatory basket, umbrella, and platform trials [J]. Clin Pharmacol Ther 2020, 107 (5): 1059-1067.

[21] ADER F, BOUSCAMBERT-DUCHAMP M, HITES M, et al. Final results of the discovery trial of remdesivir for patients admitted to hospital with COVID-19 [J]. Lancet Infect Dis, 2022, 22 (6): 764-765.

第十六章　重症大数据

第一节　人工智能在体外膜氧合生存预后评估中的应用

体外膜氧合（extracorporeal membrane oxygenation，ECMO）作为抢救严重循环及呼吸衰竭的手段已使很多患者获益。在实施 ECMO 治疗前，医师需全面考虑患者 ECMO 治疗的适应证、并发症、预期结局及治疗费用。有效预测患者应用 ECMO 的生存预后有助于促进治疗方法的合理选择及提高医疗资源的分配效率。

传统预后评估在一定程度上为临床决策提供了参考依据。在此基础上，许多改良评分的诞生也增加了评估预后的准确性。随着人工智能在医学领域的应用不断扩大，其强大的计算与预测能力为医疗带来了诸多收益。理论上，运用机器学习模型对 ECMO 患者的生存情况进行预测，将有助于提高生存预后评估结果的准确性，以及改善医疗决策，但是机器学习模型的可解释性与可再现性等问题也使其在临床实际应用中充满挑战。

一、传统的体外膜氧合生存预后评估系统存在局限性

由于统计方法的限制，传统 ECMO 生存预后分析评分存在诸多问题，其大多使用逻辑回归对某些特定人群进行预后分析[14]。例如，Schmidt 等[3] 和 Wang 等[4] 通过多变量逻辑回归分别构建了针对急性呼吸衰竭患者和冠状动脉旁路移植术后患者的 ECMO 预后评分，并根据评分的总分分成几个亚组，发现不同亚组的死亡风险存在显著差异。这种评分方法的建立将有助于快速评估患者的预期生存情况。在置入 ECMO 后持续动态评估患者的预后同样重要。Wengenmayer 等[5] 利用不同时间段的 3 个常规临床变量（乳酸、酸碱度和碳酸氢根浓度）构建了 2 个逻辑回归模型，与传统评分相比，这 2 个回归模型在内部数据和外部验证中均表现出良好的预测能力。尽管该研究模型使用的 3 个变量相对容易获得，也方便快速评估，但由于这 3 个指标主要关注血流动力学维度，忽略了其他变量，故其工作性能和适用性有限。随着重症医学不断发展，各种监护设备和检验、检查数据呈指数级增长，而传统统计模型对于高维度、多变量、非线性数据的处理能力有限，机器学习的地位正不断提高[6-7]。

二、人工智能驱动的体外膜氧合生存评分系统具有潜在优势

近年来，随着人工智能算法及计算机算力的进步，利用不同算法进行 ECMO 生存预后预测表现出较大优势，而在人工智能驱动的 ECMO 生存评分系统方向，神经网络模型和决策树模型运用较为广泛。

1. 神经网络 神经网络是机器学习领域的重要分支，其主要通过输入层、隐藏层和输出层模拟人脑神经元的信息传递过程。Ayers 等[8]利用来自单中心的 197 例静脉 - 动脉体外膜氧合（venous-arterial ECMO，VA-ECMO）患者的数据，构建了基于深度神经网络的生存预后模型，其受试者工作曲线下面积（area under curve，AUC）明显大于传统评分的 AUC（0.92 vs. 0.65），显示了神经网络模型对于 ECMO 生存预后预测的优势。然而，单中心及较少的训练数据量限制了该模型的推广和稳定性。随后，Stephens 等[9]利用大型国际性 ECMO 数据库，提取了来自 400 多个中心的 18 167 例 VA-ECMO 患者的数据，进一步构建了更具推广性的深度神经网络模型，并在由 5015 例患者组成的验证队列中取得了较好的预测准确性（训练 vs. 验证＝75.5% vs. 72.7%）。该研究不仅利用国际性大数据构建了预测能力强于传统评分的新模型，还通过 SHAP 方法增强了模型的可解释性，在一定程度上解决了因临床医师无法理解模型具体计算过程而导致模型可信度低的"黑盒"问题[10-11]。

2. 决策树 决策树是通过构建树状结构模型进行预测和决策的一种机器学习算法。Braun 等[12]应用条件干预树分别构建了纳入较少变量（人口特征、基础疾病及血气结果）和纳入较多变量（除上述变量外，还添加了凝血、肝功能、肾功能及心肌酶学等实验室化验结果）的预后模型，较少变量模型节省了等待各种检查化验结果的时间，更适合临床上快速决策，而较多变量模型尽管整合了实验室化验结果，但其预测能力并未显著强于较少变量模型（AUC，少 vs. 多＝0.70 vs. 0.71）。因此，在利用机器学习算法构建预测模型时，使用科学合理的变量筛选方法具有重要意义[13]。过拟合是构建机器学习模型时面临的一个主要问题，以决策树为基础集合形成的随机森林模型在一定程度上可以解决这个问题。Chang 等[14]应用随机森林和逻辑回归分别验证 ECMO 预后模型时，发现少尿在 2 个模型中均为影响预后最为显著的指标之一。一方面，从病理生理角度出发，少尿可作为器官灌注不足的表现反映病情进展；另一方面，从临床角度来看，原本尿量可能不会被认为是评估 ECMO 预后的首要指标，该研究结果也体现了机器学习模型在发现临床上可能被忽视的问题的能力，但这一研究同许多其他研究类似，缺乏外部验证，从而限制了该研究的外推性。

三、人工智能驱动的体外膜氧合生存预测发展方向

1. 多种模型与多维度数据相结合 同一类型的算法往往没有绝对的优劣之分，很多相关文献的研究思路为应用同样的数据训练几种类似的模型，通过比较这些模型的 AUC 来衡量不同模型的预测能力[13, 15]。实际上哪个模型更适合本次预测的原因不明，而当人群发生变化时，模型的预测能力很有可能发生变化。因此，比起同种类型模型的比较，尝试联合多种不同类型的机器学习模型，以实现不同模型间的优势互补也是目前的研究方向之一[16-17]。

ECMO 预后评估除应用生命体征和实验室指标等结构化数据外，图像和文本等非结构化数据的加入可能会使预测结果更准确。以神经网络为基础的深度学习，其应用领域远不止于作为预测模型，同时还可以处理图像、文字和波形数据等。研究发现，可应用深度学习模型识别人机不同步，而通过全局平均池化标记出人机不同步在呼吸波形中的位置，还可以进一步增加模型的可解释性[18]。此外，将医学影像处理技术与人工智能结合，可预测什么样的患者更有可能需要 ECMO 治疗[19]。然而，目前还缺乏应用机器学习模型识别胸片和 CT 影像等图像数据，以评估 ECMO 患者预期恢复和预后的研究。

2. 根据因变量特征，优化多维度自变量筛选　选择置入 ECMO 前的变量和置入后的变量进行预后模型构建具有不同意义[5, 9]，前者用于评估什么样的患者能够从 ECMO 治疗中获益，进而选择合适的患者置入 ECMO；而后者用于评估患者置入 ECMO 后的情况，以便及时调整当前的治疗方案。值得注意的是，对于不同的 ECMO 模式和适应证构建不同的预后模型，有助于评估不同人群的预后，但过于专向的模型也可能导致过拟合、可再现性低的情况[12, 20]。此外，随着 ECMO 置入时间的延长，发生并发症的风险也逐渐升高，应用机器学习动态预测停止 ECMO 治疗的时机也有助于改善患者的预后。

在结局选取上，除死亡以外，对于 ECMO 其他致命并发症的预测也同样重要。出血和血栓是运用 ECMO 治疗的 2 个常见并发症[21]。例如，应用机器学习评估患者的凝血功能状态，进而调整肝素等抗凝剂的剂量以减少出血和血栓并发症，是未来的研究方向之一。

3. 建立同质化多中心数据库及充足的外部验证数据　为制定抢救严重循环及呼吸系统疾病的最终方案，需要进行 ECMO 大数据研究，而大数据研究的关键问题是数据的来源。首先，使用单一中心的数据所做的研究，往往缺乏外推性；其次，由于 ECMO 在技术上不断完善和改进，现有研究往往时间跨度过大，其干预可能不具备同质性；最后，即使处于同一时期，不同研究中心对于患者在 ECMO 期间的管理也会存在差异。因此，建立具有同质化的多中心数据库极为重要。

机器学习模型仅在用于训练及验证的数据集中具有良好的预测能力，而无法在符合纳入标准的其他人群中实现同样的预测效果，这种可再现性低的问题是目前许多研究的局限[22-23]。因此，为将人工智能真正与临床结合，进行充分的外部验证和临床实际应用验证是 ECMO 预后模型可靠性的重要保证。

将人工智能应用于 ECMO 预后有望改善临床决策和医疗资源分配，为充分发挥人工智能的作用，未来仍需要不断完善改进研究方法和收集更多具有同质性的大型多中心数据。

（中国医科大学附属第一医院　孙晋赫　丁仁彧）

参 考 文 献

[1] SCHMIDT M, BURRELL A, ROBERTS L, et al. Predicting survival after ECMO for refractory cardiogenic shock: the survival after veno-arterial-ECMO (SAVE) -score [J]. Eur Heart J, 2015, 36 (33): 2246-2256.

[2] MULLER G, FLECHER E, LEBRETON G, et al. The ENCOURAGE mortality risk score and analysis of long-term outcomes after VA-ECMO for acute myocardial infarction with cardiogenic shock [J]. Intensive Care Med, 2016, 42 (3): 370-378.

[3] SCHMIDT M, BAILEY M, SHELDRAKE J, et al. Predicting survival after extracorporeal membrane oxygenation for severe acute respiratory failure. the respiratory extracorporeal membrane oxygenation survival prediction (RESP) score [J]. Am J Respir Crit Care Med, 2014, 189 (11): 1374-1382.

[4] WANG L, YANG F, WANG X, et al. Predicting mortality in patients undergoing VA-ECMO after coronary artery bypass grafting: the REMEMBER score [J]. Crit Care, 2019, 23 (1): 11.

[5] WENGENMAYER T, DUERSCHMIED D, GRAF E, et al. Development and validation of a prognostic model for survival in patients treated with venoarterial extracorporeal membrane oxygenation: the PREDICT VA-ECMO score [J]. Eur Heart J Acute Cardiovasc Care, 2019, 8 (4): 350-359.

[6] SANCHEZ-PINTO L N, LUO Y, CHURPEK M M. Big data and data science in critical care [J]. Chest, 2018, 154 (5): 1239-1248.

[7] ZHANG Z, ZHENG B, LIU N, et al. Mechanical power normalized to predicted body weight as a predictor of mortality in patients with acute respiratory distress syndrome [J]. Intensive Care Med, 2019, 45 (6): 856-864.

[8] AYERS B, WOOD K, GOSEV I, et al. Predicting survival after extracorporeal membrane oxygenation by using machine learning [J]. Ann Thorac Surg, 2020, 110 (4): 1193-1200.

[9] STEPHENS A F, ŠEMAN M, DIEHL A, et al. ECMO PAL: using deep neural networks for survival prediction in venoarterial extracorporeal membrane oxygenation [J]. Intensive Care Med, 2023, 49: 1090-1099.

[10] VALIENTE FERNÁNDEZ M, LESMES GONZÁLEZ DE ALEDO A, DELGADO MOYA FDP, et al. SHAP model explainability in ECMO-PAL mortality prediction: a critical analysis [J]. Intensive Care Med, 2023, 49 (12): 1559.

[11] STEPHENS A F, ŠEMAN M, HODGSON C L, et al. SHAP Model Explainability in ECMO - PAL mortality prediction: a critical analysis. author's reply [J]. Intensive Care Med, 2023, 49 (12): 1560-1562.

[12] BRAUN J, SAHLI S D, SPAHN D R, et al. Predicting survival for veno-arterial ECMO using conditional inference trees—a multicenter study [J]. J Clin Med, 2023, 12 (19): 6243.

[13] GUAN C, MA F, CHANG S, et al. Interpretable machine learning models for predicting venous thromboembolism in the intensive care unit: an analysis based on data from 207 centers [J]. Crit Care, 2023, 27 (1): 406.

[14] CHANG S-N, HU N-Z, WU J-H, et al. Urine output as one of the most important features in differentiating in-hospital death among patients receiving extracorporeal membrane oxygenation: a random forest approach [J]. Eur J Med Res, 2023, 28 (1): 347.

[15] ZHANG Z, HO KM, HONG Y. Machine learning for the prediction of volume responsiveness in patients with oliguric acute kidney injury in critical care [J]. Crit Care, 2019, 23 (1): 112.

[16] GUO F, ZHU X, WU Z, et al. Clinical applications of machine learning in the survival prediction and classification of sepsis: coagulation and heparin usage matter [J]. J Transl Med, 2022, 20 (1): 265.

[17] MA P, LIU J, SHEN F, et al. Individualized resuscitation strategy for septic shock formalized by finite mixture modeling and dynamic treatment regimen [J]. Crit Care, 2021, 25 (1): 243.

[18] PAN Q, ZHANG L, JIA M, et al. An interpretable 1D convolutional neural network for detecting patient-ventilator asynchrony in mechanical ventilation [J]. Comput Methods Programs Biomed, 2021, 204: 106057.

[19] GRESSER E, REICH J, SABEL B O, et al. Risk stratification for ECMO requirement in COVID-19 ICU patients using quantitative imaging features in CT scans on admission [J]. Diagnostics, 2021, 11 (6): 1029.

[20] GUTIERREZ G. Artificial intelligence in the intensive care unit [J]. Crit Care, 2020, 24 (1): 101.

[21] ABBASI A, KARASU Y, LI C, et al. Machine learning to predict hemorrhage and thrombosis during extracorporeal membrane oxygenation [J]. Crit Care,

2020, 24 (1): 689.

[22] CASTALDI PJ, BENET M, PETERSEN H, et al. Do COPD subtypes really exist? COPD heterogeneity and clustering in 10 independent cohorts [J]. Thorax, 2017, 72 (11): 998-1006.

[23] ZHANG Z, CHEN L, LIU X, et al. Exploring disease axes as an alternative to distinct clusters for characterizing sepsis heterogeneity [J]. Intensive Care Med, 2023, 49 (11): 1349-1359.

第二节　人工智能预测谵妄风险的可行性和局限性

谵妄是一种急性或亚急性起病的意识障碍，患者症状常出现波动，并伴有其他认知障碍，如语言、记忆、视空间功能障碍等，可影响睡眠觉醒周期。引起谵妄的原因包括环境刺激、患有非精神行为障碍类疾病、使用某种药物、中毒或戒断等。谵妄是重症患者常见的一种急性临床综合征，住院患者的谵妄发生率为 10%～31%，而重症患者的谵妄发生率约 70%，机械通气患者甚至高达 80%[1-3]。谵妄是重症监护病房（intensive care unit，ICU）患者预后不佳的常见独立危险因素，可导致患者病死率增加、机械通气时间和住院时间延长、引起长期认知功能障碍、增加医疗费用、严重影响患者的预后等[4]。因此，早期预防、识别和干预谵妄的发生发展是 ICU 医师的日常工作之一。

一、预测谵妄的必要性及现状

尽管谵妄在 ICU 中很普遍，但谵妄在临床上不易被发现，约 60% 的谵妄患者没有被识别出来。这可能因为其临床症状可表现为过度活跃（烦躁和不安）、低活跃（情绪冷漠、嗜睡、反应性下降）或混合亢奋和低活跃两种状态。患者在这些状态之间波动，其中低活跃性谵妄是最难以被发现的，除非使用有效的筛查工具。《精神障碍诊断与统计手册》第 5 版是诊断谵妄的"金标准"，但谵妄多见于老年患者，与认知障碍重叠，常伴有视听障碍、活动减退等功能障碍，漏诊率较高，故开发了许多谵妄筛查工具，如谵妄预测模型（PRE-DELIRIC）、谵妄早期预测模型（E-PRE-DELIRIC）、ICU 精神错乱评估法（confusion assessment method for the ICU，CAM-ICU）、重症监护谵妄筛查表（intensive care delirium screeding checklist，ICDSC）、4A 测试和谵妄评估量表（delirium rating scale，DRS）等[5-6]。然而，在实际筛查和诊断过程中发现，不同筛查工具的使用会导致谵妄评估的评分结果存在很大差异，即使经验丰富的临床医师对谵妄特征主观评分的信度也存在显著性差异，对谵妄的预测仍是一个值得关注的领域。

二、人工智能可有效预测谵妄

人工智能（artificial intelligence，AI）在医学领域的应用范围越来越广，例如机器人、医学诊断、医学统计学和人类生物学等[7]。机器学习（machine learning，ML）是人工智能的一个分支领域，它是在复杂算法的开发和大型数据集分析的基础上产生的一种新的方法。近年来，已开发出许多 ML 技术，并用于各种临床疾病的分类，如冠状动脉疾病[8]、急性肾损伤[9]、神经退行性疾病[10]等。

ML 模型用于预测谵妄也是一个可行的选择，因其可以更准确地识别个体特征是否存在，比传统的主观风险评估模型更简单、快捷、准确，而且可以更好地捕捉数据之间的客观联系，不受主观情感的影响[11]。国内外已有许多 ML 模型被应用于谵妄的预测，常用的 ML 模型包括朴素贝叶斯（naive Bayes，NB）、广义相加模型（generalized additive model，GAM）、逻辑回归模型（logistic regression，LR）、支持向量机模型（support vector machine，SVM）、随机森林模型（random forest，RF）、极端梯度增强模型（extreme gradient boosting，XGB）和神经网络模型（neural network，NN）等。Wong 等[12]运用惩罚逻辑回归、梯度增强模型、人工神经网络、支持向量机和随机森林方法预测谵妄风险，结果发现这些模型均获得不错表现，其中梯度增强模型的准确率最高［曲线下面积（area under the curve，ACU）＝0.857］。Annie 等[13]使用交叉验证逻辑回归、梯度增强、神经网络、随机森林方法预测谵妄风险，结果发现，这些模型均能有效预测谵妄，其中神经网络算法取得了最好的 AUC（0.71）。一项前瞻性队列研究开发和验证了 5 种基于 ML 的模型（RF、SVM、XGB、ANN、LR），用于预测重症患儿在入住儿科重症监护病房（pediatric intensive care unit，PICU）24 h 后出现谵妄的概率，发现这 5 种模型均能有效预测患儿谵妄的发生风险，有助于及时给予干预措施，让临床实践变得更精准、高效[14]。一项系统评价和荟萃分析收集了利用 ML 来预测谵妄的临床研究（共纳入 22 项研究，其中 4 项进行了定量分析）。研究发现，对于 ML 模型，其预测谵妄的受试者工作特征 AUC 为 0.89，敏感度为 0.85（95%CI 0.84～0.85），特异度为 0.80（95%CI 0.81～0.80）。这些结果说明 ML 模型在预测谵妄方面具有优异的表现[15]。

三、人工智能预测谵妄的局限性

大多数模型使用从单个时间窗口收集的数据来预测住院或 ICU 期间谵妄的发生，并且缺乏能够向临床医师提供务实且可行的预测结果机制[16]。虽然谵妄预测模型包括多个风险因素，但部分预测模型没有关注实验室指标，导致预测的准确性下降[17]。谵妄预测模型由单个机构建立，预测因子、验证方案不尽相同，不同预测模型的效能有差异，导致研究数据的可比性和可重复性低[15]。单个机构研究的样本量很小，这降低了模型的可重复性和外推性，因此，有必要在未来的研究中纳入更多地区的病例数据，以改进预测的准确性和可推广性[16]。

四、总结与展望

大量 ML 方法对谵妄预测的研究结果表明，ML 方法不仅可以提高谵妄诊断的准确性，而且可以大大缩短诊断时间，从而更有效地帮助临床医师诊断疾病。ML 未来可以应用于非常大的数据集，通过大数据集训练、测验和验证，开发出高效的谵妄评估模型，将助力临床医师快速发现和诊断高危人群的谵妄，并提供早期的临床干预。

（南昌大学第一附属医院　邵　强　刘　芬）

参 考 文 献

[1] RUPPERT M M, LIPORI J, PATEL S, et al. ICU delirium-prediction models: a systematic review [J]. Crit Care Explor, 2020, 2 (12): e0296.

[2] WIBROW B, MARTINEZ F E, MYERS E, et al. Prophylactic melatonin for delirium in intensive care (Pro-MEDIC): a randomized controlled trial [J]. Intensive Care Med, 2022, 48 (4): 414-425.

[3] HERNANDEZ B A, LINDROTH H, ROWLEY P, et al. Post-anaesthesia care unit delirium: incidence, risk factors and associated adverse outcomes [J]. Br J Anaesth, 2017, 119 (2): 288-290.

[4] SANCHEZ D, BRENNAN K, AL SAYFE M, et al. Frailty, delirium and hospital mortality of older adults admitted to intensive care: the Delirium (Deli) in ICU study [J]. Crit Care, 2020, 24 (1): 609.

[5] CHEN X, LAO Y, ZHANG Y, et al. Risk predictive models for delirium in the intensive care unit: a systematic review and Meta-analysis [J]. Ann Palliat Med, 2021, 10 (2): 1467.

[6] 中华医学会神经病学分会神经心理与行为神经病学学组. 综合医院谵妄诊治中国专家共识（2021）[J]. 中华老年医学杂志，2021，40（10）：1226-1233.

[7] BRIGANTI G, LE MOINE O. Artificial intelligence in medicine: today and tomorrow [J]. Front Med (Lausanne), 2020, 7: 27.

[8] ABDAR M, KSIĄŻEK W, ACHARYA U R, et al. A new machine learning technique for an accurate diagnosis of coronary artery disease [J]. Comput Methods Programs Biomed, 2019, 179: 104992.

[9] LI Y, XU J, WANG Y, et al. A novel machine learning algorithm, bayesian networks model, to predict the high-risk patients with cardiac surgery-associated acute kidney injury [J]. Clin Cardiol, 2020, 43 (7): 752-761.

[10] MYSZCZYNSKA M A, OJAMIES P N, LACOSTE A, et al. Applications of machine learning to diagnosis and treatment of neurodegenerative diseases [J]. Nat Rev Neurol, 2020, 16 (8): 440-456.

[11] SONG Y X, YANG X D, LUO Y G, et al. Comparison of logistic regression and machine learning methods for predicting postoperative delirium in elderly patients: A retrospective study [J]. CNS Neurosci Ther, 2023, 29 (1): 158-167.

[12] WONG A, YOUNG A T, LIANG A S, et al. Development and validation of an electronic health record-based machine learning model to estimate delirium risk in newly hospitalized patients without known cognitive impairment [J]. JAMA Netw Open, 2018, 1 (4): e181018.

[13] RACINE A M, TOMMET D, D'AQUILA M L, et al. Machine learning to develop and internally validate a predictive model for post-operative delirium in a prospective, observational clinical cohort study of older surgical patients [J]. J Gen Intern Med, 2021, 36 (2): 265-273.

[14] LEI L, ZHANG S, YANG L, et al. Machine learning-based prediction of delirium 24 h after pediatric intensive care unit admission in critically ill children: A prospective cohort study [J]. Int J Nurs Stud, 2023, 146: 104565.

[15] XIE Q, WANG X, PEI J, et al. Machine learning-based prediction models for delirium: a systematic review and meta-analysis [J]. J Am Med Dir Assoc, 2022, 23 (10): 1655-1668. e6.

[16] RUPPERT M M, LIPORI J, PATEL S, et al. ICU Delirium-prediction models: a systematic review [J]. Crit Care Explor, 2020, 2 (12): e0296.

[17] LIU Y, SHEN W, TIAN Z. Using machine learning algorithms to predict high-risk factors for postoperative delirium in elderly patients [J]. Clin Interv Aging, 2023, 18: 157-168.

第三节　虚拟现实和增强现实在重症医学中的应用

虚拟现实（virtual reality，VR）是一种通过计算机技术和传感器设备，构建出一种逼真的虚拟环境，使用户可以身临其境地体验。增强现实（augmented reality，AR）则是一种将虚拟信息与现实世界相结合，实现真实世界和虚拟世界的融合。两者的本质区别在于，VR 将用户完全沉浸在一个三维的虚拟世界中，AR 则保持着与"现实世界"的联系，将虚拟元素与现实融合在一起[1]。

一、发展历史

VR 和 AR 技术的发展历史可以追溯到 20 世纪 60 年代初期，但直到近年来，随着计算机技术、显示技术、传感器技术等的不断发展，VR 和 AR 技术才真正开始进入人们的视野。目前，VR 技术的应用主要集中在游戏、娱乐、医疗、教育、建筑等领域；AR 技术的应用则更加广泛，包括教育、医疗、游戏、广告、工业、军事等领域。VR 和 AR 在医疗领域的应用正在迅速发展，尤其在重症医学方面有很大的应用潜力[2]。随着技术的不断发展和进步，VR 和 AR 在重症医学科的应用将有可能成为提高医护人员技能、减轻患者疼痛与焦虑、改变传统医患沟通方式和缓解医护人员压力的重要方式[3]。

二、在重症医学科中的应用

（一）培训医护人员技能

VR 和 AR 可以帮助重症医学人员进行技术培训[4]，如心肺复苏、中心静脉穿刺、气管内插管、气管切开术、体外膜氧合等。

1. 心肺复苏　心肺复苏是一种关键的急救技能，对于抢救突发性心搏骤停等紧急情况至关重要。Jaskiewicz 等[5]选择 91 名医学生进行突发性心搏骤停后心肺复苏的模拟训练，将参与者分为两组，一组进行传统场景的训练，另一组进行 VR 场景的训练，收集参与者对于 VR 培训的主观看法和感受，然后对传统场景和 VR 场景训练结果进行对比分析，比较 2 种不同训练方式的效果。结果显示，97.8% 的参与者认为使用 VR 培训比传统培训方法更有效（$P<0.01$）。通过对医护人员进行有效的培训，可以在关键时刻挽救生命，并提高突发性心搏骤停患者的生存率和康复率。

2. 中心静脉穿刺　中心静脉穿刺是一种重要的医疗操作，用于建立快速、有效的血管通路，进行输液、药物输注和监测重要生理指标。Suzuki 等[6]使用一个锁骨下静脉的 AR 中心静脉导管模型，由 10 名放射科医师在超声波引导（US-only）、增强现实引导（AR-only），以及超声波和 AR 联合引导（US＋AR）3 种情况下进行中心静脉穿刺，穿刺后记录每种情况下的主观评估（对解剖学的理解和进行操作时的信心程度）和客观评估（调整穿刺针位置所需时间和穿刺时间）。结果显示，使用 AR-only 和 US＋AR 方法穿刺，相比于 US-only 有显著改进（主观和客观评估 P 均<0.05）；AR-only 方法

减少了定位针头位置至穿刺锁骨下静脉所需的时间（$P<0.05$）；此外，AR 的舒适性更高，医师在操作的同时解放双手，视野仍集中在工作区域，可以不受限制地获得图像，这有助于提高操作的安全性[7]。

3. 气管内插管　为了验证 AR 在气管内插管中的有效性，研究人员对从未进行过气管内插管的人群进行了模拟插管操作，将 45 名新生儿重症监护护士随机分配到以下 3 组（每组 15 人）：①直接喉镜检查（direct laryngoscope，DL）组；②使用改良一次性间接可视喉镜（indirect video laryngoscope，IVL）组；③增强现实辅助可视喉镜（augmented reality assisted video laryngoscope，ARVL）组。结果显示，DL 组成功插管率为 32%，而 IVL 组为 72%，ARVL 组为 71%（$P<0.001$）；与 DL 相比，使用 IVL 或 ARVL 可显著提高新生儿重症监护护士的模拟插管成功率[8]。

4. 气管切开术　气管切开术适用于需要长时间依赖呼吸机或气管插管支持的患者，它能够提供更稳定和舒适的通气支持，减少了气管插管可能引起的不适或损伤。在一项涉及 60 名医疗人员的前瞻性随机研究中，Chiang 等[9]将 60 名医护人员随机分为常规组和干预组进行气管切开术的学习，干预组使用 VR 学习，而常规组使用文本或视频教材学习，学习内容包括气管切开的理论知识、护理技能和应对各种并发症的方法。学习结束时，收集基线人口统计学数据，并通过问卷调查评估学员对气管切开术相关知识和技能的自我掌握感（熟悉度、信心和焦虑），以及对培训的满意度，使用 Wilcoxon 符号秩检验来比较基线和培训后的数据。结果显示，干预组的自我掌握感显著提高（$P<0.05$），并且这种积极影响可持续 3～4 周。

5. 体外膜氧合　体外膜氧合（extracorporeal membrane oxygenation，ECMO）是晚期呼吸衰竭患者的最后治疗手段。在全球新型冠状病毒病感染（COVID-19）危重患者激增的情况下，重症患者的 ECMO 需求明显增加，其管理也非常复杂[10]。训练有素的医护人员对于安全启动、植入和操作 ECMO 装置至关重要[11]。Wolf 等[12]将 21 名未进行过 ECMO 导管插管的医学生分为两组，比较使用传统指导和 AR 指导对 ECMO 导管插管训练的效果，对培训时间、错误次数和参与者体验进行了评估。结果显示，AR 指导组培训时间略微增加，但使用 AR 指导的参与者出现错误的次数显著减少（$P<0.05$），且体验满意度更高。这项研究结果表明，相较于传统指导，AR 指导在 ECMO 导管插管训练中可能具有更好的效果。

（二）缓解患者的疼痛和焦虑

重症患者经常会将重症监护病房（intensive care unit，ICU）视为一个"不友好"的环境，原因包括过度的噪声、自主性的丧失和信息的缺乏，而疾病带来的压力和焦虑加剧了这种情况，这两者均被认为是病情发展的重要风险因素[13]。Badke 等[14]对 115 名儿科 ICU 患者使用简单的 VR 头戴式显示设备（简称"头显"）和智能手机视频来分散其注意力，在 VR 互动期间（中位持续时间为 10 min），大多数亲属观察到 VR 对他们的孩子有镇静作用。ICU 内机械通气患者常因多种原因而感到焦虑。苯二氮䓬类药物通常被用于缓解焦虑，但这些药物疗法通常会引起不良反应，我们需要使用额外的焦虑管理疗法。Haley 等[15]在一项纳入 10 例机械通气患者的配对设计研究中利用焦虑视觉模拟（visual analog scale for anxiety，VAS-A）量表评估了患者在使用 VR 前后的焦虑水平，将未使用 VR 的评分与使用 VR 5 min 后的评分进行配对比较，发现差值的中位数为 -8.5（$P=0.012$），从而证明了 VR 疗法是一种潜在的治疗焦虑的手段。Merliot-Gailhoustet 等[16]进行了一项交叉随机对照试验，首次将不同的 VR 设备与标准放松疗法和音乐疗法进行比较。结果显示，在清醒和谵妄的 ICU 患者中，带有电脑生成图片的 VR 设备对改善患者整体不适和减少生理应激反应最有效。

与压力和焦虑一样，疼痛也是重症患者最常见的症状之一。在 ICU 中，当患者感到不适和疼痛时，他们的治疗通常是基于药物疗法。沉浸式 VR 作为一种辅助的非侵入性和非药物疼痛控制技术，基于与人工 360° 沉浸式世界的实时交互来减少疼痛感知[13]。Ding 等[17] 的一项包括 8 项随机对照试验的系统综述和荟萃分析发现，接受 VR 干预的患者术后疼痛评分低于接受标准治疗的患者。

（三）增进与患者家属的沟通

在新型冠状病毒感染大流行期间，Talent 等[18] 开发了一种基于 VR 的 ICU 访问（VR-ICU）。VR 可以模拟真实的 ICU 环境，包括病房布局、设备、医疗设施等，让家属感受到患者所处的实际环境。通过 VR，家属可以远程进入 ICU 环境，与医护人员进行面对面的交流和沟通。在这项研究中，VR-ICU 查房可能有助于保持患者、患者亲属和医护人员之间的密切沟通。

（四）缓解医护人员的压力

在 ICU 中，无论是患者还是医护人员，感到压力都是一种常见的现象。一项交叉、试点、随机试验对 88 名 ICU 工作人员在常规休息时间进行了 8 min 的 VR 会话。结果显示，受试者的疲劳评分显著降低，与工作环境的脱节感显著提高。这表明，VR 可以提高 ICU 工作人员的休息效率，并有助于提高其工作和生活质量[19]。Nijland 等[20] 进行了一项对 66 名 ICU 护士的研究，调查 VR 对其感知压力水平的影响。结果显示，在休息时间使用 "VR-relaxation" 后，62% 的 ICU 护士认为有助于减轻压力。

三、总结与展望

VR 和 AR 在医疗领域的应用正在迅速发展，尤其在重症医学方面有着很大的潜力，但也面临一些问题和挑战：①成本，这些设备和系统的价格可能较高；②技术的完善和适应性，需要确保它们能够与医疗标准和流程相融合，并且能够提供可靠的数据和支持。解决这些问题和挑战需要产业界、医疗专业人士和技术开发者共同努力，以确保 VR 和 AR 技术在重症医学科中发挥最大的作用，并为患者和医护人员带来最大的益处。

（哈尔滨医科大学附属第一医院　刘昱晗　王常松）

参 考 文 献

[1] JUNG C, WOLFF G, WERNLY B, et al. Virtual and augmented reality in cardiovascular care: state-of-the-art and future perspectives [J]. JACC Cardiovasc Imaging, 2022, 15 (3): 519-532.

[2] BRUNO R R, WOLFF G, WERNLY B, et al. Virtual and augmented reality in critical care medicine: the patient's, clinician's, and researcher's perspective [J]. Crit Care, 2022, 26 (1): 326.

[3] SUTHERLAND J, BELEC J, SHEIKH A, et al. Applying modern virtual and augmented reality technologies to medical images and models [J]. J Digit Imaging, 2019, 32 (1): 38-53.

［4］ KANSCHIK D, BRUNO R R, WOLFF G, et al. Virtual and augmented reality in intensive care medicine: a systematic review [J]. Ann Intensive Care, 2023, 13 (1): 81.

［5］ JASKIEWICZ F, KOWALEWSKI D, STAROSTA K, et al. Chest compressions quality during sudden cardiac arrest scenario performed in virtual reality: A crossover study in a training environment [J]. Medicine (Baltimore) , 2020, 99 (48): e23374.

［6］ SUZUKI K, MORITA S, ENDO K, et al. Learning effectiveness of using augmented reality technology in central venous access procedure: an experiment using phantom and head-mounted display [J]. Int J Comput Assist Radiol Surg, 2021, 16 (6): 1069-1074.

［7］ MORILLAS PÉREZ J, MECHÓ MECA S, CABALLERO GALINDO G, et al. Validation of the effectiveness of augmented reality-assisted vascular puncture: An experimental model [J]. J Vasc Access, 2023: 11297298231156006.

［8］ DIAS P L, GREENBERG R G, GOLDBERG R N, et al. Augmented reality-assisted video laryngoscopy and simulated neonatal intubations: a pilot study [J]. Pediatrics, 2021, 147 (3): e2020005009.

［9］ CHIANG D H, HUANG C C, CHENG S C, et al. Immersive virtual reality (VR) training increases the self-efficacy of in-hospital healthcare providers and patient families regarding tracheostomy-related knowledge and care skills: A prospective pre-post study [J]. Medicine (Baltimore) , 2022, 101 (2): e28570.

［10］ KOWALEWSKI M, FINA D, SŁOMKA A, et al. COVID-19 and ECMO: the interplay between coagulation and inflammation—a narrative review [J]. Crit Care, 2020, 24 (1): 205.

［11］ RAMANATHAN K, ANTOGNINI D, COMBES A, et al. Planning and provision of ECMO services for severe ARDS during the COVID-19 pandemic and other outbreaks of emerging infectious diseases [J]. Lancet Respir Med, 2020, 8 (5): 518-526.

［12］ WOLF J, WOLFER V, HALBE M, et al. Comparing the effectiveness of augmented reality-based and conventional instructions during single ECMO cannulation training [J]. Int J Comput Assist Radiol Surg, 2021, 16 (7): 1171-1180.

［13］ PUEL F, MINVILLE V, VARDON-BOUNES F. What place for virtual reality in the intensive care unit during medical procedures? [J]. J Intensive Care, 2021, 9 (1): 30.

［14］ BADKE C M, KROGH-JESPERSEN S, FLYNN R M, et al. Virtual reality in the pediatric intensive care unit: patient emotional and physiologic responses [J]. Front Digit Health, 2022, 4: 867961.

［15］ HALEY A C, WACKER D A. Cinematic virtual reality for anxiety management in mechanically ventilated patients: a feasibility and pilot study [J]. Acute Crit Care, 2022, 37 (2): 230-236.

［16］ MERLIOT-GAILHOUSTET L, RAIMBERT C, GARNIER O, et al. Discomfort improvement for critically ill patients using electronic relaxation devices: results of the cross-over randomized controlled trial E-CHOISIR (Electronic-CHOIce of a system for intensive care relaxation) [J]. Crit Care, 2022, 26 (1): 263.

［17］ DING L, HUA H, ZHU H, et al. Effects of virtual reality on relieving postoperative pain in surgical patients: A systematic review and meta-analysis [J]. Int J Surg, 2020, 82: 87-94.

［18］ TALLENT S, TURI J L, THOMPSON J, et al. Extending the radius of family-centered care in the pediatric cardiac intensive care unit through virtual rounding [J]. J Am Assoc Nurse Pract, 2021, 34 (1): 205-212.

［19］BODET-CONTENTIN L, LETOURNEUR M, EHRMANN S. Virtual reality during work breaks to reduce fatigue of intensive unit caregivers: A crossover, pilot, randomised trial [J]. Aust Crit Care, 2023, 36 (3): 345-349.

［20］NIJLAND J W H M, VELING W, LESTESTUIVER B P, et al. Virtual reality relaxation for reducing perceived stress of intensive care nurses during the COVID-19 pandemic [J]. Front Psychol, 2021, 12: 706527.

第十七章　重　症　护　理

第一节　经外周静脉输注血管活性药物的探讨

血管活性药物属于静脉输注高危药物之一，通常经中心静脉导管（central venous catheter，CVC）给药。然而，抢救时等待建立 CVC 可能导致血管活性药物用药延迟，延误抢救时机，患者每小时死亡率将增加 5.3%[1-2]。目前，在一定条件下经外周静脉留置导管（peripheral venous catheter，PVC）输注血管活性药物是临床抢救用药的新指向，可避免因 CVC 置入带来的用药延迟及并发症，加快血流动力学稳定的时间，使患者尽快复苏，挽救患者生命。本文就经外周静脉输注血管活性药物的可行性、时机、风险因素、安全策略进行阐述。

一、经外周静脉输注血管活性药物的可行性

因部分血管活性药物酸碱值（pondus hydrogenii，pH）< 4，呈酸性，经外周静脉给药时，若局部药物浓度过高，易造成血管内膜损伤、血管壁通透性增加，从而引起外渗、静脉炎、局部组织缺血及坏死等不良事件。

有证据显示，血管活性药物经 PVC 输注是安全可行的，其不良事件发生率、外渗率均不高。江莹等[3]的综述统计了在重症监护病房（intensive care unit，ICU）、手术室、急诊、心内科等科室患者经 PVC 输注血管活性药物的外渗率为 0.035%～5.000%。Nguyen 等[4]的回顾性研究表明，177 例在急诊经 PVC 输注去甲肾上腺素的患者中，8 例发生外渗，只有 1 例接受局部酚妥拉明治疗，其余患者未出现严重并发症。一项荟萃分析显示，16 055 例经 PVC 使用血管加压药患者出现外渗，组织缺血、坏死等不良事件的发生率仅为 1.8%，且不同药物的不良事件发生率无显著性差异[5]。

二、经外周静脉输注血管活性药物可允许时机

血管活性药物在临床常用的有肾上腺素、去甲肾上腺素、垂体后叶激素、多巴胺、多巴酚丁胺及间羟胺等，均是急、危重症患者常用的抢救药物。紧急情况下，可短期或优先使用 PVC 输注血管活性药物，避免长时间的低血压和灌注不足。《拯救脓毒症运动：脓毒症与感染性休克治疗国际指南 2021 版》（以下简称"2021 版指南"）建议，在置入 CVC 之前，应对脓毒症早期低血压患者使用 PVC 输注去甲肾上腺素[2]。中华护理学会 2022 年发布的《血管活性药物静脉输注护理》团体标准同样指出，在紧急情况下可选择外周大静脉输注血管活性药物[6]。Groetzinger 等[7]的研究指出，轻度脓毒

症休克、稳定的胃肠道出血、药物性低血压、拔管后低血压、围手术期低血压患者可经 PVC 短期使用血管活性药物。Nguyen 等[4] 的研究指出，在优先考虑存在早期器官低灌注的前提下，可使用 PVC 给予血管加压药，但不可用于心搏骤停等心源性休克患者。

由此可见，使用 PVC 输注血管活性药物是一项非常规性的操作，需评估患者风险和获益，可在抢救情况下短期使用，若患者休克无法纠正或使用时长超过预期，必须尽快置入 CVC。

三、经外周静脉输注血管活性药物的风险因素

风险评估是安全用药的前馈控制，经 PVC 输注血管活性药物的风险因素众多（表 17-1-1），有效的风险管理是其安全策略的第一步。

《成人经外周静脉输注血管活性药物指南》（2018 版）[8] 指出，血管活性药物浓度、输液装置、输注时长、并发症的监测均为相关风险因素。Lewis 等[9] 的回顾性研究表明，患者的因素，如高血压、高龄、糖尿病、谵妄等也将增加外渗的发生率。何露等[10] 将重症医学科 640 例经 PVC 输注去甲肾上腺素的患者纳入研究，结果显示，高血压、水肿、外周静脉留置针规格、去甲肾上腺素的输注持续时间、输注浓度、输注速度、输注时观察评估频率均是影响其安全性的独立风险因素。同样，冯芳等[11] 的研究表明，去甲肾上腺素浓度>60 mg/L，输注速度>0.3 μg/（kg·min）均是发生外渗的独立风险因素。

表 17-1-1　经外周静脉输注血管活性药物的风险因素

风险因素	具体变量
药物方面	血管活性药物的种类、浓度、剂量等
患者方面	基础疾病、水肿、静脉血管条件、患者依从性等
置管方面	留置针规格、置管部位、置管次数等
输注方面	输注时长、输注速度、输注装置、输注时监测频率等

四、经外周静脉输注血管活性药物的安全策略

基于风险因素制定经外周静脉输注血管活性药物的标准化输注方案，可有效预防不良事件的发生[12]。在安全输注方案的指导下，患者外周静脉注射并发症的发生率显著降低[13]。英国重症监护协会建议，每个 ICU 都应制定相应的经外周输注血管加压药指南 / 方案[14]。

1. 输注药物以低浓度、小剂量为宜　血管活性药物需经稀释后方可经 PVC 给药，以小剂量输注，且应限定外周静脉给药的最高剂量，不同药物所需稀释浓度不同，目前尚无统一标准。《成人经外周静脉输注血管活性药物指南》（2018 版）提出了药物配制的标准化浓度，即 4 mg 去甲肾上腺素需加入 5% 葡萄糖溶液 500 ml 中稀释，200 mg 多巴胺加入 0.9% 氯化钠溶液 500 ml 中，3 mg 肾上腺素加入 500 ml 的 0.9% 氯化钠溶液或 5% 葡萄糖溶液中，但均未给出使用剂量[8]。而在 Cape 等[15] 的方案中，将 4 mg 去甲肾上腺素加入 250 ml 的溶剂中稀释即可，剂量需≤0.2 μg/（kg·min），以此低剂量给药，输注时长<24 h 是安全可行的。一项系统综述纳入了 11 篇观察性研究和一篇系统评价，结果显示，去甲肾上腺素的浓度<22 μg/ml 更安全，在未发生并发症的研究中，去甲肾上腺素输注

剂量为 0.02～0.13 μg/（kg·min）[16]。Groetzinger 等[7] 的方案中去甲肾上腺素的标准浓度更高，为 32 μg/ml（8 mg/250 ml），而推荐最大剂量为 0.5 μg/（kg·min）。一项最新的前瞻性研究[17] 结果显示，通过 PVC 输注低剂量去甲肾上腺素不增加并发症的风险，但大剂量（41～60 μg/min）输注去甲肾上腺素与不良事件的增加显著相关。

2. 静脉留置针应选择大口径型号　应尽量选择≥18 G 规格的大口径静脉留置针。除 Lewis[9] 方案推荐可使用 20 G 及以上型号的静脉导管外，大多数研究及方案[4, 15-16] 均推荐使用 18 G 及以上型号的导管。Powell 等[18] 的方案强调，必须使用 16～20 G 规格的留置针。Tran[13] 的研究表明，使用大口径的留置针不良事件发生率更低。Nguyen[4] 的回顾性研究显示，大多数外渗事件患者使用较小规格（<20 G）的留置针，推荐使用≥18 G 静脉留置针。

3. 选择静脉条件优宜的输注部位　应选择上肢粗直、弹性良好、直径>4 mm 的静脉进行注射，避开屈曲部位，有条件可选择在超声评估后进行穿刺。现有大多数的研究达成一个共识，即应避免在手背或下肢的外周静脉使用血管活性药物，因该部位血管内静水压较高，流量低，皮下组织较少，故渗出和损伤的风险极高[16]。Tian 等[19] 的研究显示，于肘前窝及上臂置管时外渗发生率较低。Lewis[9] 方案除限定必须选择前臂或上臂的静脉外，还强调避开肘前窝和靠近关节、韧带、神经及毗邻动脉的静脉。Cape[15] 方案则规定置管部位必须位于手腕上方至少 5 cm 处，且无屈曲区域。Groetzinger 等[7] 的方案指出，可经超声评估选择上肢直径>4 mm 的静脉进行各类血管活性药物的输注。Pancaro 等[20] 的研究中，围手术期患者同样选择直径>4 mm 静脉经 PVC 输注去甲肾上腺素（其中包括 1 例下肢静脉），均未出现严重不良事件。然而，在 Marques 等[21] 的研究中，患者置管部位包括手或手腕、前臂、上臂、颈外、下肢。结果显示，使用短小、远端部位的静脉，渗出事件也很低。但该研究样本量较小，需要更多的研究证据来支持。

4. 输注时长以短期输注为佳　经外周静脉输注血管活性药物的时间应尽量≤24 h，若超过时限，必须得到上级医师的批准或尽快改用 CVC。多项研究方案[9, 15, 17, 22] 均要求，外周静脉输注血管活性药物的时间不得超过 24 h，否则会提高静脉注射不良事件的发生率。弗吉尼亚州联邦大学卫生系统急诊科的[4] 方案限定了去甲肾上腺素外周静脉输注的时长需<4 h，其外渗率仅为 2.3%。英国重症监护协会[14] 与澳大利亚南威尔士急诊护理学会[23] 均推荐，外周静脉输注血管活性药物的安全输注时长不应超过 6 h，输注时长>6 h 可能会发生局部组织损伤；输注时长在 12～24 h 且休克未纠正的情况下，静脉输注不良事件的发生率更高。Haimovich 等[24] 的研究认为，24 h 是经外周静脉给药的保守安全时限。Yerke 等[25] 的研究限定去甲肾上腺素经 PVC 的输注时长<48 h，实施 18 个月后，由于外渗率较低而取消输注时长的限制。事后分析结果显示，输注时长<24 h 患者的外渗率低于输注时长≥24 h 的患者。

5. 输注期间需定时有效地监测　经外周静脉使用血管活性药物需在监测中进行，监测频率每小时 1 次为宜，最多不得超过 2 h，观察穿刺部位有无红肿、疼痛，导管是否通畅，且必须评估静脉通路是否有回血。Tran 等[13] 的系统评价显示，监测频率与其外渗损伤显著相关，频繁监测能降低外渗的发生率。大多数研究及指南[4, 8-9, 20, 22] 均推荐每小时进行 1 次监测，评估内容包括穿刺部位皮肤情况，有无疼痛，导管通畅情况及患者主诉等。Cape 等[15] 的方案推荐监测频率为每 2 小时 1 次，与《成人经外周静脉输注血管活性药物指南》[8] 的推荐一致。在 1 项指南[8] 和 2 项研究方案[9, 15]中均强调，监测时必须评估 PVC 是否有回血，检测静脉的完整性及流量，以及注射 0.9% 氯化钠溶液是否无阻力，否则必须更换输注部位。Yerke 等[25]的方案要求由护士使用超声进行 PVC 定位并使用 0.9% 氯化钠溶液冲管，此时超声显示高亮度水流显影，可以确定 PVC 在静脉内。

6. 静脉通路需专药专用　经外周静脉输注血管活性药物时，需单独注射，并用鲜明标志标记专用静脉通路导管，同时置入另 1 条静脉通路备用。Lewis[9]的方案进一步指明，1 条外周静脉只允许使用 1 种血管加压药，且需清楚标记为专用静脉导管。然而，在 Medlej[26]的研究中，允许通过同一条外周静脉通路输注 2 种血管活性药物，该研究中有 2 例患者使用同一外周静脉通路输注了去甲肾上腺素和多巴胺，1 例患者使用同一外周静脉通路输注了去甲肾上腺素和肾上腺素，且未出现并发症，但并未提及输注时长。与此同时，必须为患者同时准备至少 2 条可供使用的静脉通路，以防 PVC 无法使用时未能及时置入新的外周静脉通路，延误药物的使用[7, 15, 17]。

7. 制定药物外渗的应急预案　药物外渗是经外周静脉输注血管活性药物最常见的不良事件，未能及时处理或处理不当将导致组织缺血、坏死等严重并发症。制定外渗处理的应急预案是经外周静脉输注血管活性安全策略托底的重要内容。一旦发生药物外渗，护理人员可按应急预案进行处理。目前仅少数研究[3, 8-9, 27]提供了关于药物外渗应急预案的详细方案，且步骤趋同，归纳如下：①立即停止输注，将血管活性药切换至另一条静脉通路，或者立即置入 CVC 导管；②将静脉留置针留在原处，并使用注射器经静脉留置针抽出尽可能多的药物；③立即通知医师或 ICU、静疗专科的临床护理专家；④评估损伤范围及程度，并做好标记；⑤拔除发生外渗的静脉导管，确保止血，且勿对该区域施加压力；⑥药物治疗，首选酚妥拉明沿外渗区域边缘皮下注射局部封闭治疗，酚妥拉明无效的情况下，可使用特布他林稀释后皮下注射或使用 0.2% 的硝酸甘油软膏外涂；⑦必要时行手术治疗；⑧定时监测和评估外渗区域情况并记录；⑨上报不良事件。

五、总结

经外周静脉输注血管活性药物是一项非常规性操作，需评估患者风险和获益，可在抢救时短期使用，且必须遵循以下安全策略：①进行药物稀释；②控制使用剂量和时长；③选择适当的注射部位及留置针型号；④做好监测工作。因此，制定经外周静脉输注血管活性药物的安全注射方案有其必要性和指导性。然而，目前仅有不到 50% 的医疗机构制定、发布了相应安全输注方案，各方案不尽相同，且均有所欠缺，未形成标准化流程[28]，且依循证据的质量较低，多为回顾性研究，缺乏随机对照试验。同时，在执行方案时如何保证医护执行方案的依从性方面，均需进一步的研究和探索。

（上海交通大学医学院附属瑞金医院　曾　倩　张蔚青　顾秋莹）

参 考 文 献

[1] OSPINA-TASCÓN G A, HERNANDEZ G, ALVAREZ I, et al. Effects of very early start of norepinephrine in patients with septic shock: a propensity score-based analysis [J]. Crit Care, 2020, 24 (1): 52.

[2] EVANS L, RHODES A, ALHAZZANI W, et al.

Surviving Sepsis campaign: international guidelines for Management of Sepsis and Septic Shock 2021 [J]. Crit Care Med, 2021, 49 (11): e1063-143.

[3] 江莹，黎万汇，陈莹莹，等. 经外周静脉输注血管活性药物风险管理范围的综述 [J]. 中华护理杂志，2021，56（7）：1105-1110.

[4] NGUYEN T T, SURREY A, BARMAAN B, et al. Utilization and extravasation of peripheral norepinephrine in the emergency department [J]. Am J Emerg Med, 2021, 39: 55-59.

[5] OWEN V S, ROSGEN B K, CHERAK S J, et al. Adverse events associated with administration of vasopressor medications through a peripheral intravenous catheter: a systematic review and Meta analysis [J]. Crit Care, 2021, 25 (1): 146.

[6] 中华护理学会. T/CNAS 22—2021 血管活性药物静脉输注护理 [S]. 北京：中华护理学会，2022.

[7] GROETZINGER L M, WILLIAMS J, SVEC S, et al. Peripherally infused norepinephrine to avoid central venous catheter placement in a medical intensive care unit: a pilot study [J]. Ann Pharmacother, 2022, 56 (7): 773-781.

[8] WA COUNTRY HEALTH SERVICE (WACHS). Peripheral vasopressor infusion guideline-adults [EB/OL]. (2018-06-11) [2023-12-10]. https: //www. wacountry. health. wa. gov. au/~/media/WACHS/ Documents/About-us/Policies/Peripheral-Vasopressor-Infusion-Guideline---Adults. pdf?thn=0.

[9] LEWIS T, MERCHAN C, ALTSHULER D, et al. Safety of the peripheral administration of vasopressor agents [J]. J Intensive Care Med, 2019, 34 (1): 26-33.

[10] 何露，王丹熙，殷玲. 感染性休克病人经外周静脉输注去甲肾上腺素安全性的危险因素分析及预警管理 [J]. 全科护理，2022，20（10）：1418-1421.

[11] 冯芳，杨伟伟，张正馨，等. 影响感染性休克患者经外周静脉输注去甲肾上腺素安全性的危险因素分析 [J]. 中华危重病急救医学，2021，33（3）：276-280.

[12] ALLISON C, JACLYN M, KATHARINE W, et al. Comparison of extravasation events related to the peripheral administration of vasopressors prior to and following implementation of an institutional protocol [J]. J Am Coll Clin Pharm, 2023, 6: 709-717.

[13] TRAN Q K, MESTER G, BZHILYANSKAYA V, et al. Complication of vasopressor infusion through peripheral venous catheter: a systematic review and meta-analysis [J]. Am J Emerg Med, 2020, 38 (11): 2434-2443.

[14] Intensive Care Society. Guidance for the use of vasopressor agents by peripheral intravenous infusion in adult critical care patients [EB/OL]. (2022-09) [2023-12-10]. https: //ics. ac. uk/resource/peripheral-vasopressor-guide. html.

[15] CAPE K M, JONES L G, WEBER M L, et al. Implementation of a protocol for peripheral intravenous norepinephrine: does it save central line insertion, is it safe? [J]. J Pharm Pract, 2022, 35 (3): 347-351.

[16] GARCÍA-URIBE J, LOPERA-JARAMILLO D, GUTIÉRREZ-VARGAS J, et al. Adverse effects related with norepinephrine through short peripheral venous access: Scoping review [J]. Enferm Intensiva (Engl Ed) , 2023, 34 (4): 218-226.

[17] ASHER E, KARAMEH H, NASSAR H, et al. Safety and outcomes of peripherally administered vasopressor infusion in patients admitted with shock to an intensive cardiac care unit-a single-center prospective study [J]. J Clin Med, 2023, 12 (17): 5734.

[18] POWELL S M, FAUST A C, GEORDE S, et al. Effect of peripherally infused norepinephrine on reducing central venous catheter utilization [J]. J Infus Nurs, 2023, 46 (4): 210-216.

[19] TIAN D H, SMYTH C, KEIJZERS G, et al. Safety of peripheral administration of vasopressor medications: A systematic review [J]. Emerg Med Australas, 2020, 32 (2): 220-227.

[20] PANCARO C, SHAH N, PASMA W, et al. Risk of major complications after perioperative norepinephrine infusion through peripheral intravenous lines in a multicenter study [J]. Anesth Analg, 2020, 131 (4): 1060-1065.

[21] MARQUES C G, MWEMERASHYAKA L, MARTIN K, et al. Utilisation of peripheral vasopressor medications and extravasation events among critically ill patients in Rwanda: A prospective cohort study [J]. Afr J Emerg Med, 2022 , 12 (2): 154-159.

[22] BALLIEU P, BESHARATIAN Y, ANSARI S. Safety and feasibility of phenylephrine administration through a peripheral intravenous catheter in a neurocritical care unit [J]. J Intensive Care Med, 2021, 36 (1): 101-106.

[23] EMERGENCY CARE INSTITUTE. Peripheral vasopressors e infusion guide [EB/OL]. New South Wales Australia: Emergency Care Institute; (2018) [2023-12-10]. https: //aci. health. nsw. gov. au/networks/ eci/clinical/clinical-tools/critical-care#heading1.

[24] HAIMOVICH A D, JIANG R, TAYLOR R A, et al. Risk factor identification and predictive models for central line requirements for patients on vaso-pressors [J]. Anaesth Intensive Care, 2021, 49 (4): 275-283.

[25] YERKE J R, MIRELES-CABODEVILA E, CHEN A Y, et al. Peripheral administration of norepinephrine: a prospective observational study [J]. Chest, 2023, 165 (2): 348-355.

[26] MEDLEJ K, KAZZI A A, EL HAJJ CHEHADE A, et al. Complications from administration of vasopressors through peripheral venous catheters: an observational study [J]. J Emerg Med, 2018, 54 (1): 47-53.

[27] ARAIZA A, DURAN M, VARON J. Administration of vasopressors through peripheral venous catheters [J]. CMAJ, 2022 , 194 (21): E739.

[28] ABU SARDANEH A, PENM J, OLIVER M, et al. International pharmacy survey of peripheral vasopressor infusions in critical care (INFUSE) [J]. J Crit Care, 2023, 78: 154376.

第二节　降低重症监护病房警报疲劳的干预措施

重症监护病房（intensive care unit，ICU）护士在轮班期间频繁面对数个警报。研究发现，超过85%的警报并未反映患者急性病理生理的变化，使之成为"虚假"警报且"不可操作"[1-2]。这种经典的"狼来了"问题可能导致护士逐渐失去对监测仪器的信任，采取降低警报音量、静音甚至延迟反应，最终导致警报疲劳（alarm fatigue）的产生[3-4]。警报疲劳是指护士在暴露于过多警报时所经历的情绪压力，表现为对警报脱敏和冷漠[5]，严重时可能损害患者的安全[6]。在中国，ICU护士普遍存在中度的警报疲劳水平[7-8]。鉴于护士在临床警报中的核心角色，有必要深入研究警报疲劳的干预策略。

一、实施警报管理的教育培训

警报相关教育培训可显著减轻ICU护士的警报疲劳。研究结果表明，教育干预对护士产生了积极影响，包括减少总警报数、降低虚假和无效警报及改善护士对警报的整体认知[9-10]。Bi等[11]制定了为期 12 周的警报管理教育培训，并在 ICU 进行了随机对照试验，通过提高对警报疲劳风险的认识、个体化设置警报范围、正确连接监护仪、教授"不可操作"警报的处理方法等一系列干预措施的实施，显著减轻了护士的警报疲劳，减少了警报数量。培训不仅应包括对警报的设置管理，还应提高护理人员对警报疲劳后果和预防方法的认识，特别是对于 ICU 的新护士，这是关键的培训方向。

然而，Seifert 观察到培训虽然成功减少了警报数量，但并未明显减轻护士的警报疲劳[12]。尽管对于管理警报疲劳的效果尚不完全确定，但教育仍是至关重要的，特别是长期和持续的教育可能会带来更积极的效果。临床管理者应提供更多的学习机会，开展灵活多样的教育培训方式，强化 ICU 护士警报管理能力。

二、建立标准化警报管理方案

标准化流程是保障工作有序开展、规范落实的重要组成部分。由多学科团队实施的有针对性的警报管理方案可以减少 ICU 中的不可操作警报[13]。ICU 应制订并实施常见仪器设备的标准化管理计划，不仅能够为 ICU 护士提供清晰而明确的操作指南，同时有助于推动对警报的规范管理。TIMES 管理方案将多个有效的管理方法结合起来，通过多学科合作的警报管理团队（team）、个性化警报参数设置（individualization）、多元化知识培训（multi-faceted training）、规范健康教育（education）、建立多参数心电监护仪标准化使用流程（standard）这 5 个方面，实现了对多参数心电监护仪的警报管理规范化[14]。该方案可减轻护士的警报疲劳，提高其临床警报知识水平，改善警报管理态度和行为，降低错误警报发生率。该方案也可以推广到 ICU 内其他的仪器管理中，如微量泵、输液泵、呼吸机，以及连续性肾脏替代治疗（continuous renal replacement therapy，CRRT）仪器等。

另一研究以构建基于 CEASE（communication，electrodes，appropriateness，setup，and education）理论的医疗设备临床警报管理模式为目标，包含警报沟通、每日导联的更换、合理评估、个性化设置参数、教育培训 5 个方面。实施后，医疗设备的警报数量显著减少，警报应答率显著提高，护士的警报知识、态度和行为得分也有所提升。这种管理模式符合患者的安全管理要求，具有结构化、系统化、全面化的特点。因此，将基于 CEASE 理论构建的警报管理方案应用于 ICU 临床警报管理实践中具有实际意义，为患者安全提供了有效的保障[15]。同样地，有研究在美国一家医院的外科 ICU 引入基于证据的 CEASE 警报管理集束化方案，结果显示，护士在警报管理方面的能力显著提高，报告的警报疲劳显著减少，CEASE 方案对护理实践产生了积极影响[16]。

三、应用智能化医疗设备

医疗技术的创新与发展是推动医疗事业进步的关键环节。常见的声音警报区分度不够，难以清楚表明潜在问题，护士在听到警报后需要寻找警报来源并查看仪器屏幕以确定其意义。可穿戴智能设备可以让护士更快识别警报信息并加快反应速度[17]。一项研究发现，创新的多感官警报系统可以帮助医护人员更好地理解和响应警报，从而减轻传统听觉警报导致的警报疲劳[18]。该研究采用听觉和触觉提示相结合的多感官方式，用于传达患者信息、警报类型和报警的优先级。结果显示，相较于传统听觉方式，该系统在减少主观工作负荷方面表现出显著效果，而在警报类型和优先级的准确性上无显著差异。这种多感官方法在提高工作效率的同时，有效减轻了医护人员的认知负荷，为改善医疗警报系统设计提供了新思路。

此外，改良警报声音也是一种新的解决方案。听觉图标是指使用简短的隐喻声音传递信息，如电脑播放出类似"纸张皱折"的声音表示文件删除。有研究表明，使用听觉图标更容易区分同时发出的警报声[19]。语音警报是使用清晰的口头语言作为警告声音的另一种警报方式，广泛应用在机场、铁路等大型机器操作上。Roche 等[20]对 28 名麻醉医师随机使用这 2 种模式进行了 392 次测试，以识别警报的可靠性。语音警报的总体识别准确率约为 99%，使用听觉图标的识别准确率为 54%，而使用目前标准警报的准确率仅为 17.9%。总体而言，语音警报优于听觉图标，两者均优于当前的听觉警报。

机器学习算法已被证明可应用于监测和减少"虚假"警报，从而有助于缓解护士的警报疲劳[21-22]。一项研究通过采用自动推送算法来决定医疗团队通知的方式减轻警报疲劳[22]。该算法将对短时间内发生的一组警报进行分析，以判断是否通知医疗团队，并随后将它们一同打包发送，从而减少通知的数量，同时确保不损害患者安全。试验发现，这一算法系统能够将护理人员接收的通知减少 99.3%（582/586）。该算法在 32 例手术患者中使用真实患者监测和生命体征数据集进行了评估，结果证明这种推理算法是避免警报疲劳的有效策略。未来的工作将在临床条件下进行评估，涉及更多患者、监测参数和警报类型。

四，优化护理管理制度

优化护理管理进而改善护士工作环境也是降低警报疲劳的关键因素。Katarzyna 等[23]的研究发现，12 h 轮班制（相比于 8 h 轮班制和 24 h 轮班制）的护士警报疲劳程度更高，主要原因是长时间遭受噪声干扰而导致的紧张与烦躁。与此相比，24 h 轮班制使身体疲劳的风险更大[19]，而长时间暴露在响亮而频繁的警报声中可能会导致护士直接忽视这些警报[24]。这提示管理者在排班时需考虑护士的警报耐受力，合理排班，尤其是合理规化夜班时长。

有研究指出，ICU 护士的职称与警报疲劳呈正相关，而工作满意度与警报疲劳呈负相关[25]。高职称护士通常面临更多责任，可能需要处理不必要的警报，从而导致更高的疲劳水平。相反，工作满意度高的护士往往表现出较低的警报疲劳，提高护士整体工作满意度与专业生活品质有助于减轻警报疲劳。管理者可以通过关注护士的身心状态、提供学习机会、改善工作环境、加强基础保障等方面，提升护士的工作满意度，从而有效降低警报疲劳。

五、总结

警报疲劳对 ICU 护士的工作负荷和患者安全已构成了重大挑战。需要明确对相关概念的定义，并发展适用于国内的评估工具。同时，应大力开展基于循证的干预性研究，为 ICU 警报管理提供更可靠的证据支持。在管理制度方面，应加强相关不良事件的监测和报告机制，推动规范化的干预措施在医疗机构得以贯彻实施。通过持续改进和创新，有望为 ICU 警报疲劳问题提供更加可持续和全面的解决方案，为提高患者安全水平和改善 ICU 护士工作环境做出积极贡献。

（东南大学附属中大医院　张宗豪　钱淑媛）

参 考 文 献

［1］ SENDELBACH S, FUNK M. Alarm fatigue: a patient safety concern [J]. AACN Adv Crit Care, 2013, 24 (4): 378-86.

［2］ RUPPEL H, DE VAUX L, COOPER D, et al. Testing physiologic monitor alarm customization software to reduce alarm rates and improve nurses' experience of alarms in a medical intensive care unit [J]. PLoS One, 2018, 13 (10): e0205901.

［3］ LEWANDOWSKA K, WEISBROT M, CIELOSZYK A, et al. Impact of alarm fatigue on the work of nurses in an intensive care environment-a systematic review [J]. Int J Environ Res Public Health, 2020, 17 (22): 8409.

［4］ SCHONDELMEYER A C, DARAISEH N M, ALLISON B, et al. Nurse responses to physiologic monitor alarms on a general pediatric unit [J]. J Hosp Med, 2019, 14 (10): 602-606.

［5］ TURMELL J W, COKE L, CATINELLA R, et al. Alarm fatigue: use of an evidence-based alarm management strategy [J]. J Nurs Care Qual, 2017, 32 (1): 47-54.

［6］ LEIGHER D, KEMPPAINEN P, NEYENS D M. Skin preparation and electrode replacement to reduce alarm fatigue in a community hospital intensive care unit [J]. Am J Crit Care, 2020, 29 (5): 390-395.

［7］ DING S L, HUANG X H, SUN R, et al. The relationship between alarm fatigue and burnout among critical care nurses: a cross-sectional study [J]. Nurs Crit Care , 2023, 28 (6): 940-947.

［8］ HRAVNAK M, PELLATHY T, CHEN L J, et al. A call to alarms: Current state and future directions in the battle against alarm fatigue [J]. J Electrocardiol, 2018, 51 (6S): S44-S48.

［9］ NYARKO B A, NIE H Y, YIN Z Z, et al. The effect of educational interventions in managing nurses' alarm fatigue: An integrative review [J]. J Clin Nurs, 2023, 32 (13-14): 2985-2997.

［10］ ASADI N, SALMANI F, ASGARI N, et al. Alarm fatigue and moral distress in ICU nurses in COVID-19 pandemic [J]. BMC Nurs, 2022, 21 (1): 125.

［11］ BI J S, YIN X, LI H Y, et al. Effects of monitor alarm management training on nurses' alarm fatigue: a randomised controlled trial [J]. J Clin Nurs, 2020, 29 (21-22): 4203-4216.

［12］ SEIFERT M, TOLA D H, THOMPSON J, et al. Effect of bundle set interventions on physiologic alarms and alarm fatigue in an intensive care unit: a quality improvement project [J]. Intensive Crit Care Nurs, 2021, 67: 103098.

［13］ YEH J, WILSON R, YOUNG L, et al. Team-based intervention to reduce the impact of nonactionable alarms in an adult intensive care unit [J]. J Nurs Care Qual, 2020, 35 (2): 115-122.

［14］张雪梅，王新霞，张芳，等. Times 管理方案在心内科护士多参数心电监护仪警报疲劳中的应用［J］. 卫生职业教育，2023，41（8）：152-154.

［15］李明珍，彭美华，刘小芳，等. 基于 CEASE 理论的 ICU 医疗设备临床警报管理方案构建及实践［J］. 全科护理，2023，21（15）：2109-2112.

［16］ BOSMA S, CHRISTOPHER R. Implementing a unit-based alarm management bundle for critical care nurses [J]. Crit Care Nurse, 2023, 43 (2): 36-45.

［17］王蕾，宋彩萍. 重症监护病房心电监护仪临床警报管理的研究进展［J］. 中国护理管理，2022，22（2）：223-227.

［18］ RIOS D, KATZMAN N, BURDICK K J, et al. Multisensory alarm to benefit alarm identification and decrease workload: a feasibility study [J]. J Clin Monit

Comput, 2023, 37 (4): 1051-1059.

[19] BENNETT C, DUDARYK R, CRENSHAW N, et al. Recommendation of New Medical Alarms Based on Audibility, Identifiability, and Detectability in a Randomized, Simulation-Based Study. Critical care medicine, 47 (8): 1050-1057.

[20] ROCHE T R, BRAUN J, GANTER M T, et al. Voice alerting as a medical alarm modality for next-generation patient monitoring: a randomised international multicentre trial [J]. Br J Anaesth, 2021, 127 (5): 769-777.

[21] BOLLEPALLI S C, SEVAKULA R K, AU-YEUNG W M, et al. Real-time arrhythmia detection using hybrid convolutional neural networks [J]. J Am Heart Assoc, 2021, 10 (23): e023222.

[22] FERNANDES C O, MILES S, LUCENA C J P, et al. Artificial intelligence technologies for coping with alarm fatigue in hospital environments because of sensory overload: algorithm development and validation [J]. J Med Internet Res, 2019, 21 (11): e15406.

[23] LEWANDOWSKA K, MĘDRZYCKA-DĄBROWSKA W, TOMASZEK L, et al. Determining factors of alarm fatigue among nurses in intensive care units-a polish pilot study [J]. J Clin Med, 2023, 12 (9): 3120.

[24] SCOTT J B, DE VAUX L, DILLS C, et al. Mechanical ventilation alarms and alarm fatigue [J]. Respir Care, 2019, 64 (10): 1308-1313.

[25] 王蕾，何伟，杜欣，等．重症监护病房护士警报疲劳现状及影响因素分析［J］．重庆医学，2022，51（11）：1951-1957.

第三节　英国《连续性肾脏替代治疗患者护理指南》（2023年）解读

连续性肾脏替代治疗（continuous renal replacement therapy，CRRT）具有缓慢清除水分、溶质、炎症介质等物质的作用[1]，已成为重症患者救治的重要手段之一[2]。目前，国内对于血液净化的护理已形成专家共识和团体标准，《连续性肾脏替代治疗患者护理指南》（2023年）[3]（以下简称"英国CRRT指南2023"）较之有不同的侧重，基于临床上对于CRRT护理细节质量控制的需求，现对该指南进行解读，以期为临床CRRT护理质量控制提供参考和依据，助力临床实现同质化管理。

一、背景介绍

英国CRRT指南2023是由英国重症监护护士协会自2019年7—12月在临床开展相关专家共识的实践验证后总结形成。该指南未做等级推荐，而是将CRRT过程中管路安装、患者连接、治疗期间维护及结束后处理的关键环节分成A、B、C、D4部分进行细化指导，共计38条推荐意见。

二、护理相关问题的探讨

1. 治疗方案　重症监护病房（intensive care unit，ICU）成年患者选择CRRT模式时，需考虑其血流动力学状态、现有医疗条件、临床医护人员专业知识储备、资源可用性及对长期肾脏预后的潜在影响[4]。英国CRRT指南2023强调，CRRT方案要经充分评估、讨论制定，给予患者最佳治疗策略，且操作前应介绍患者当前状态、血管通路情况及治疗方案，签署知情同意书，医护患三方达成一致，为后续治疗做好准备。

2. 机器准备　对于 CRRT 患者来说，机器的正确操作与使用有益于临床治疗结果，并有利于相关并发症和不良反应的防范[5]。英国 CRRT 指南 2023 建议，在管路的安装与参数设定环节需经 2 名 CRRT 专业人员核查后备用，确保操作准确无误。

3. 预充液配制　英国 CRRT 指南 2023 建议，每 1000 ml 的 0.9% 氯化钠溶液中加入 5000 U 肝素进行管路预冲。

4. 患者上机　连接患者前需先评估血管通路，对血管通路中的抗凝剂进行回抽，评价血管通路是否通畅、有无凝血块，避免抗凝剂推入而形成血栓或引发体内出血[6]。由于管路、滤器等附加装置的连接可能会增加感染风险，带来不良影响[7]，英国 CRRT 指南 2023 要求连接患者时需做好相关院感防控工作，血管通路与 CRRT 管路的连接过程需严格无菌，使用孔巾建立无菌屏障，用 75% 酒精溶液对导管通路进行消毒。此外，该指南还明确了连接患者时需由 2 名护士分工协作，1 名护士遵循无菌技术操作原则进行导管连接，另 1 名护士负责仪器的设置和管路整理，同时评估患者的血流动力学状况，并且在治疗开始的前 15 min 内严密监测机器的运行情况。目前，不同的护理单元通常应用不同的 CRRT 护理模式，各护理单元可根据自身情况尝试通过调整排班、加强培训、成立专科小组等方式优化患者上机流程，保证患者的安全。

5. 过滤器更换　CRRT 期间的维护是保证治疗顺利进行的关键，维护方法得当可延长过滤器的使用寿命，减少治疗中断，避免不良事件的发生[7]。英国 CRRT 指南 2023 推荐，每 72 小时或当机器提示过滤器即将发生凝血时应更换，或者当跨膜压升高、静脉压升高时与医疗团队沟通选择是否更换。另外，CRRT 通常需要抗凝以维持过滤器的通畅并确保提供足够的 CRRT 剂量[8]。有研究显示，相较于肝素，枸橼酸钠在延长过滤器寿命和降低出血风险方面更为有效[9]，是 CRRT 重症患者的首选抗凝剂，但这仍需进行大规模、高质量的随机对照试验，以加强抗凝药物最佳选择的证据[10]。当出血风险明显降低，而凝血风险增加时，可考虑加用全身预防性抗凝措施或由局部抗凝转换至全身抗凝，有助于预防血液净化导管内的血栓形成[11]。因血小板的数量和功能会影响凝血的发生[12]，需定时检测患者凝血功能，关注患者使用全身抗凝剂后是否存在继发性出血，如伤口渗血，皮肤瘀斑、出血点的变化，及时发现问题，根据患者生命体征和治疗反应，进行实验室检查，调整治疗方案[13]。

6. 监测管理　英国 CRRT 指南 2023 对生命体征、出入量、体重监测的频率做出明确推荐，要求每 2 小时监测出入量，每天监测体重。由于行 CRRT 患者多会出现体温下降[14]，使患者出现生理性改变，如降低基础代谢率，减弱心血管、氧合、凝血、肾、神经和代谢功能，也会对患者造成不适体验，故可通过加热 CRRT 置换液有效降低低体温的发生率[15]。该指南建议，应通过直肠、膀胱或食道等途径持续监测患者体温，当体温低于 36.0℃时，需实施加热干预措施。此外，重症患者病情复杂多变，CRRT 过程中也存在诸多变量，对于治疗过程中的观察与监测，该指南推荐除常规监测患者生命体征、CRRT 参数、体外循环出入量外，还着重强调了对患者循环、呼吸、神经系统监测与评估的必要性，也提出对患者耐受性的评估，关注患者治疗过程中的整体反应。CRRT 时间较长容易引发多种并发症，使患者的身心负担加重，出现紧张、焦虑等不良情绪[16]，需加强对患者的心理疏导，缓解患者焦虑、恐惧情绪，同时根据患者耐受情况动态调整治疗方案，提高患者依从性，从而保障治疗及护理的安全[17]。

7．沟通复核　英国 CRRT 指南 2023 特别提出，医师下达 CRRT 结束的医嘱后，医务人员之间使用闭环沟通技术进行沟通，由 2 名 CRRT 专业人员完成复核。闭环沟通是指以医师或有经验的高年资护士为信息指令发出者，信息发出者必须清晰地表达信息的内涵，且重视信息接收者的反应并根据其反应及时修正信息的传递，信息接收者正确理解信息内容并确认，准确执行信息指令，及时反馈执行情况，从而形成完整的不受外界干扰的闭合"沟通环"[18]。CRRT 结束须达到治疗方案所制定的最终剂量目标，通过闭环沟通与双人复核明确治疗效果，为后续的治疗和护理提供参考。

该指南通过大量文献的检索，组织重症血液净化领域的一线权威专家探讨并进行临床实践验证，对 CRRT 管路安装、患者连接、治疗期间维护、结束后处理 4 个阶段提出了推荐意见，为夯实重症 CRRT 护理基础提供了指导。随着血液净化技术的不断发展，重症血液净化技术已不仅局限于肾脏替代治疗，众多的集成血液净化技术逐渐应用于临床，应不断加强人员培训，提高血液净化护理人员的专业技能，提升其岗位胜任力[19]。对于该指南中未提及的护理细节，将来可以持续进行临床循证研究，根据重症患者疾病特点及治疗的具体情况为患者提供个体化护理方案，同时也可应用核查表、维护手册、品管圈等手段，或者利用信息化技术将血液净化护理质量评价与监测的实时数据相结合，创建反馈循环，促进血液净化护理质量的持续改善[1]，切实做到"强基础、提质量、促发展"[20]，确保患者获得最佳的治疗效果。

（哈尔滨医科大学附属第一医院　王　磊
中国医学科学院北京协和医院　李尊柱）

参 考 文 献

［1］赖天为，覃纲，韦柳青，等．连续肾脏替代治疗护理质量评价指标的研究进展［J］．护理研究，2023，37（17）：3120-3124.

［2］余雁，过骁忆，赵从敏，等．血液净化患者专科护理质量评价指标体系的构建研究［J］．临床护理杂志，2021，20（5）：8-12.

［3］DO NASCIMENTO J C, SANCHES M B, SOUZA R C S. Validation of guidelines for the care of patients undergoing continuous renal replacement therapy [J]. Nurs Crit Care, 2023, 28 (3): 379-387.

［4］MACEDO E, CERDÁ J. Choosing a CRRT machine and modality [J]. Semin Dial, 2021, 34 (6): 423-431.

［5］张倩．标准化专职护理管理在慢性肾衰竭连续性血液净化中的作用［J］．中国标准化，2023（18）：268-271.

［6］冷园园，巩丹丹，徐金娥．CRRT 治疗患者非计划性下机的相关因素分析及 PDCA 循环护理对策［J］．齐鲁护理杂志，2023，29（18）：31-34.

［7］CHEN Y, XU S H. Enhancing quality control in continuous renal replacement therapy through ICU specialist nursing care management program [J]. Altern Ther Health Med, 2023, Epub ahead of print. PMID: 37856811.

［8］Legrand M, Tolwani A. Anticoagulation strategies in continuous renal replacement therapy [J]. Semin Dial. 2021, 34 (6): 416-422.

［9］ SEE E, RONCO C, BELLOMO R. The future of continuous renal replacement therapy [J]. Semin Dial. 2021, 34 (6): 576-585.

［10］ ZHOU Z F, LIU C, YANG Y Y, et al. Anticoagulation options for continuous renal replacement therapy in critically ill patients: a systematic review and network meta-analysis of randomized controlled trials [J]. Crit Care. 2023, 27 (1): 222.

［11］ 中国重症血液净化协作组. 重症血液净化血管通路的建立与应用中国专家共识（2023）［J］. 中华医学杂志，2023，103（17）：1280-1295.

［12］ 胡璐璐，牛洪艳，韩小云，等. 连续性肾脏替代治疗体外循环装置凝血风险预测模型的构建与验证［J］. 中华护理杂志，2023，58（15）：1845-1851.

［13］ 郑清清. 护理干预在 ICU 危重患者床旁连续性肾脏替代治疗（CRRT）中的应用［J］. 中国医药指南，2023，21（27）：135-137，141.

［14］ 仇丽华，赵振华，冯波，等. ICU 患者连续性肾脏替代治疗 24 h 内低体温研究［J］. 护理学杂志，2021，36（10）：26-29.

［15］ ZHANG P, JIANG H J, YE X M, et al. Analysis of the incidence and related factors of hypothermia in patients with continuous renal replacement therapy [J]. Zhonghua Wei Zhong Bing Ji Jiu Yi Xue, 2023, 35 (4): 387-392.

［16］ 田秋月，张艳. 心理弹性支持联合前瞻性护理对 CRRT 患者心理弹性、肾功能及并发症的影响［J］. 航空航天医学杂志，2023，34（12）：1511-1513.

［17］ 黄素珍，伍丽霞，冯翠红，等. 集束化护理模式在连续性血液净化患者中的应用［J］. 齐鲁护理杂志，2022，28（10）：36-39.

［18］ GJØVIKLI K, VALEBERG B T. Closed loop communication in interprofessional emergency teams: A cross-sectional observation study on the se of closed loop communication among anesthesia personnel [J]. J Patient Saf, 2023, 19 (2): 93-98.

［19］ 邓娟，杨舒，李朝阳，等. CRRT 护理人员岗位胜任力的质性研究［J］. 全科护理，2022，20（32）：4584-4588.

［20］ 国家卫生健康委员会，国家中医药管理局. 进一步改善护理服务行动计划（2023—2025 年）［J］. 中国护理管理，2023，23（7）：961-963.

第十八章 重 症 儿 科

第一节 《国际儿童急性呼吸窘迫综合征诊疗指南》(第 2 版)的新观点

在过去的 8 年里,儿童急性呼吸窘迫综合征(pediatric acute respiratory distress syndrome,PARDS)病理生理概念、肺保护通气理论(驱动压、机械能、自主呼吸相关性肺损伤)、医疗电子信息支持技术等均得到了较大发展,国际社会对资源有限地区 PARDS 诊疗也给予了更多关注。2023 年,*Pediatr Crit Care Med* 发布了由国际儿童急性肺损伤共识会议(pediatric acute lung injury consensus conference,PALICC)组织制定的《国际儿童急性呼吸窘迫综合征诊疗指南》(第 2 版)(以下简称"PALICC-2 指南")全文,对 2015 年发布的第 1 版进行了更新和补充[1]。本文主要介绍 PALICC-2 指南的新观点,与第 1 版相同的部分则不再赘述。

需要注意的是,尽管 PALICC-2 指南基于对现有证据严格系统评估制定,在考虑所有建议的可行性、安全性后,提出了截至目前较有价值的推荐意见,但该指南总体仍缺乏高质量的随机研究证据支撑,仅有 1 个强推荐意见[2]。因此,临床医师在使用 PALICC-2 指南指导临床 PARDS 诊疗时,应结合患儿的个体差异进行调整。同时,PALICC-2 指南也提出需在以后的研究中获取更多的信息,为进一步认识 PARDS 的特点并规范管理提供证据支持。

一、诊断标准与分度新观点

1. 调整诊断标准　PALICC-2 指南明确指出,动脉血氧分压(arterial partial pressure of oxygen,PaO_2)是 PARDS 诊断及分度的首选关联指标,若采用经皮动脉血氧饱和度(percutaneous arterial oxygen saturation,SPO_2)作为关联指标时,应为 88%~97%。对于人工气道机械通气患儿,重度 PARDS 的氧饱和度指数阈值由 12.0 上升至 12.3;对于无创机械通气患儿,判定 PARDS 的 SPO_2 与吸入氧浓度(fraction of inspired oxygen,FiO_2)比值由 264 下降至 250,并明确 150 作为重度 PARDS 的阈值。鉴于研究发现第 1 版中的轻度和中度 PARDS(人工气道机械通气下)患儿预后并无明显差异,而重度 PARDS 患儿的病死率会有显著上升。为了分类的简便性和准确性,PALICC-2 指南将轻度和中度 PARDS 合并[3]。

PALICC-2 指南明确 18 岁以下且不合并活动性围产期肺疾病的所有患儿均适用本次提出的 PARDS 诊断标准,但新生儿可选用 Montreus NARDS 标准,青少年也可采用成人柏林 ARDS 标准。

2. 新补充的诊断注意事项　PALICC-2 指南将"单纯气道梗阻"患儿作为特殊人群单独加以说明,包括重症支气管哮喘、病毒感染诱发的支气管痉挛等疾病。此类患儿因小气道受累可引起通气功能障碍，也可伴发低氧血症，虽符合 PARDS 的诊断标准但并不符合 PARDS 的病理生理特点。同时，PALICC-2 指南明确提出，可采用心脏超声和 / 或左心房压监测来鉴别心源性肺水肿和 PARDS。

3. 明确了氧合程度判定时机　强调确诊 PARDS 后，应给予患儿标准治疗至少 4 h 再进行危重程度分级，延迟分级可提高对预后的预测能力，并使一些氧合迅速改善的 PARDS 患儿避免接受不必要的治疗[3]。

4. 新增疑似 PARDS 和 PARDS 风险患儿的判定　疑似 PARDS 包括 2 类患儿：①接受经鼻无创呼吸支持［持续气道正压（continuous positive airway pressure，CPAP），双水平气道正压通气（bilevel positive airway pressure，BIPAP）］或经鼻高流量（high-flow nasal cannula，HFNC）且流量≥1.5 L/（kg·min）（30 L/min）的患儿，同时符合 PARDS 其他诊断标准；②由于条件所限，未完成胸部影像检查，但符合 PARDS 或疑似 PARDS 其他诊断标准的患儿。若患儿需要任意形式的氧气吸入［人工气道或无创机械通气时 FiO_2>21%；面罩或鼻导管吸氧时氧流量需≥2 L/min（<1 岁）、≥4 L/min（1～5 岁）、≥6 L/min（6～10 岁）、≥8 L/min（>10 岁）］来维持 SPO_2≥88%，不符合 PARDS 或疑似 PARDS 的诊断标准，则认为其存在 PARDS 风险。应用这 2 个概念时的其他要求与诊断 PARDS 相同[3]。

二、无创机械通气新观点

PALICC-2 指南推荐，对常规氧疗或 HFNC 治疗下病情恶化但又无明确气管插管适应证的患儿（尤其是人工气道机械通气并发症风险较高的患儿，如免疫缺陷患者），可试用无创机械通气（CPAP 或 BIPAP）；如无创机械通气 6 h 内病情无改善或出现病情恶化，应停止并行气管插管人工气道机械通气。病情恶化的表现包括呼吸频率增加或心率增快、呼吸做功增加、SPO_2/FiO_2 降低等。重度 PARDS 或合并其他严重器官功能障碍的患儿通常需要更早进行气管插管。在确保足够的通气驱动和气道保护反射的条件下，通过采用适当镇静以提高全面罩无创机械通气的耐受性。强调应由经验丰富的专业人员在密切监测下使用无创机械通气，及时识别病情恶化和处理并发症[4]。

三、人工气道机械通气新观点

PARDS 的核心仍是肺保护机械通气[5]。平台压推荐同第 1 版；若有条件监测静态跨肺压，则维持驱动压≤15 cmH_2O。潮气量建议设置为 6～8 ml/kg，若此时平台压或驱动压超限，则调低潮气量，但潮气量<4 ml/kg 时须极为慎重[6]。推荐根据氧合或氧供、血流动力学、静态顺应性指标滴定呼气末正压（positive end-expiratory pressure，PEEP），或者设置的 PEEP 水平符合或高于 ARDS 协作网发布的较低 PEEP/ 较高 FiO_2 表（http://links.lww.com/PCC/C287）中的 PEEP 值，注意 PEEP 值设置应避免平台压或驱动压超过上述推荐值，这是 PALICC-2 指南中唯一做出强推荐的临床建议[7]。高频通气仍被作为挽救性通气策略，使用高频通气时需在持续监测氧合、二氧化碳和血流动力学的前提下，采用逐渐增加和降低平均气道压的肺复张策略以达到最佳肺容积[8]。

四、体外生命支持新观点

PALICC-2 指南首先明确尚无用于筛选可从体外膜氧合（extracorporeal membrane oxygenation，ECMO）治疗中获益患儿的可靠指标，但建议对病因可逆的 PARDS 患儿在肺保护通气策略治疗失败后即可评估 ECMO 治疗的可能性[8]。启动 ECMO 的决策应由专家团队在对病史和临床状态进行连续的结构化评估后做出，而不能仅根据一个时间点的疾病状态决定。对心功能正常的 PARDS 患儿采用静脉 - 静脉 ECMO，治疗期间维持正常 PaO_2，避免动脉血二氧化碳分压（rterial partial pressure of carbon dioxide，$PaCO_2$）迅速降低（尤其是高碳酸血症患儿）。ECMO 上机后呼吸机参数应符合肺保护通气策略要求。体外二氧化碳清除设备用于 PARDS 尚需更多研究以明确其适应证，PALICC-2 指南未做推荐。对 ECMO 治疗后存活患儿应进行随访，以评估神经发育和身体功能[11-12]。

五、辅助治疗新观点

1. 慎重进行俯卧位通气与肺复张　鉴于证据不足，PALICC-2 指南对俯卧位通气保持中立。俯卧位通气或可用于难以纠正的低氧血症，但需评估俯卧位时氧合改善程度，俯卧位持续时间则未作推荐。PALICC-2 指南对肺复张不做推荐或反对，但提出若进行肺复张，需通过缓慢改变（递增和递减）PEEP 来进行，不推荐持续性肺膨胀[8, 13]。

2. 不常规使用肺表面活性物质和糖皮质激素　反对常规使用肺表面活性物质和糖皮质激素治疗 PARDS，特定患儿群体可能从中获益，但该群体特征尚不明确。目前，对于 PARDS 各种表型和病理生理学机制的研究仍不够清晰，何种患儿可从上述药物中获益需要进一步研究[8, 13]。

3. 吸入一氧化氮治疗　不推荐常规使用一氧化氮吸入治疗，但也提出给予一氧化氮吸入可能使一些特殊患儿受益，如合并肺动脉高压或严重右心室功能不全者。另外，提出一氧化氮吸入或可作为重度 PARDS 的挽救性治疗，或可作为 ECMO 治疗的过渡措施。推荐一氧化氮吸入 4 h 内即开始连续评估其效果，若无证据证明有效则及时停用以减小毒性[8, 13]。

4. 气管内吸痰　气管插管的 PARDS 患儿应保持气道通畅，气管内吸痰时应小心并减少通气中断引起的肺泡塌陷。密闭式吸痰和开放式吸痰的优劣尚需相关研究进行论证。吸痰前不建议常规滴注生理盐水，但痰液黏稠难以吸出时可考虑给予[13]。尚不足以对特殊气道廓清技术，如黏液溶解剂或胸部物理疗法做出推荐，需对其获益人群和其对预后的影响进行进一步研究。

5. 镇痛、镇静　PALICC-2 指南推荐采用可靠的评估量表（疼痛、镇静、谵妄、戒断）指导镇痛、镇静治疗，应滴定镇静药量至可实现预定机械通气、氧供、氧耗、呼吸功目标的最低剂量。对于镇静、镇痛时间超过 5 天的患儿，在撤药期间需采用可靠工具评估其是否发生戒断综合征，制定系统方案保证成功撤药。谵妄防治首选非药物干预措施，如控制声光刺激、改善夜间睡眠质量、增加交流、家庭参与和适度活动。PALICC-2 指南建议，在有效的肺保护机械通气实现较为困难时，可联合使用可以实现通气目标的最低剂量的神经肌肉阻滞剂[14]。

6. 营养、液体、输血　PALICC-2 指南明确提出，患儿每天蛋白质的摄入量不应＜1.5 g/kg。制定每天液体目标以维持氧输送且避免液体过量。PALICC-2 指南细化了输血推荐意见：①存在呼吸衰竭的危重患儿，当血红蛋白浓度＜50 g/L 时，应输注浓缩红细胞（不适用于溶血性贫血者）；②若患儿血流动力学稳定且无慢性发绀、重度 PARDS 和溶血性贫血时，血红蛋白浓度≥70 g/L 不应输血。对于血流动力学不稳定或严重低氧血症的 PARDS 患儿，其浓缩红细胞输注阈值则未做推荐，输血给此类患儿带来的获益、风险和替代治疗方案均需进一步研究[14]。

7. 睡眠与康复　PALICC-2 指南提倡改善患儿睡眠并重视康复。建议利用非药物、多元化方案优化昼夜休息模式，回归到利于康复的生理周期中。根据临床情况，增加适当的日常活动，且在启动治疗72 h内成立康复小组，并明确基线功能、康复目标和干预时机[14]。

六、资源有限地区儿童急性呼吸窘迫综合征诊疗的特殊性

1. 诊断　由于PaO_2监测并未普及，SPO_2/FiO_2或氧饱和度指数可作为参照标准；影像学证据并非这些地区诊断PARDS所必需的，若满足诊断定义中时限、氧合和危险因素的标准，则可诊断为疑似PARDS。资源有限地区的医疗服务提供者尽可能使用PALICC-2指南诊断疑似PARDS或PARDS患儿，这有利于明确PALICC-2指南对资源有限地区PARDS的诊断价值。此外，资源有限地区的医疗服务提供者还要关注某些特殊病原体（如登革热、疟疾、麻疹、恙虫病、钩端螺旋体病等）和基础疾病（人类免疫缺陷病毒感染及其相关的机会性感染、营养不良、慢性贫血等），这些是资源有限地区中PARDS发病和预后不良的相关因素[15]。

2. 治疗　如条件允许，应遵循PALICC-2指南的治疗建议。存在PARDS风险患儿优先使用CPAP和HFNC而不是常规氧疗；对于疑似PARDS患儿，CPAP的使用优先于HFNC，但均应在医师密切监护下进行。在辅助治疗措施方面，应充分考虑PALICC-2指南提供的证据等级、可及性和成本，建议优先采用费用可承受的辅助治疗方法。应支持资源有限地区医疗机构开展机械通气治疗及提高治疗质量，相关人员应定期接受机械通气培训。适合资源有限地区的最合理的预后管理措施尚需更多相关研究[15]。

（首都医科大学附属北京儿童医院　方伯梁　钱素云）

参 考 文 献

[1] EMERIAUD G, LÓPEZ-FERNÁNDEZ YM, IYER NP, et al. Executive summary of the second international guidelines for the diagnosis and management of pediatric acute respiratory distress syndrome (PALICC-2) [J]. Pediatr Crit Care Med, 2023, 24(2): 143-168.

[2] IYER N, KHEMANI R, EMERIAUD G, et al. Methodology of the second pediatric acute lung injury consensus conference [J]. Pediatr Crit Care Med, 2023, 24(12 Suppl 2): S76-S86.

[3] GRUNWELL J R, DAHMER M K, SAPRU A, et al. Pathobiology, severity, and risk stratification of pediatric acute respiratory distress syndrome: from the second pediatric acute lung injury consensus conference [J]. Pediatr Crit Care Med, 2023, 24(12 Suppl 2): S12-S27.

[4] CARROLL C L, NAPOLITANO N, PONS-ÒDENA M, et al. Noninvasive respiratory support for pediatric acute respiratory distress syndrome: from the second pediatric acute lung injury consensus conference [J]. Pediatr Crit Care Med, 2023, 24(12 Suppl 2): S135-S147.

[5] BHALLA A K, KLEIN M J, EMERIAUD G, et al. Adherence to lung-protective ventilation principles in pediatric acute respiratory distress syndrome: a pediatric acute respiratory distress syndrome incidence and epidemiology study [J]. Crit Care Med, 2021, 49(10): 1779-1789.

［6］FERNÁNDEZ A, MODESTO V, RIMENSBERGER P C, et al. Invasive ventilatory support in patients with pediatric acute respiratory distress syndrome: from the second pediatric acute lung injury consensus conference [J]. Pediatr Crit Care Med, 2023, 24(12 Suppl 2): S61-S75.

［7］KHEMANI R G, PARVATHANENI K, YEHYA N, et al. Positive end-expiratory pressure lower than the ards network protocol is associated with higher pediatric acute respiratory distress syndrome mortality [J]. Am J Respir Crit Care Med, 2018, 198(1): 77-89.

［8］ROWAN C M, KLEIN M J, HSING D D, et al. Early use of adjunctive therapies for pediatric acute respiratory distress syndrome: a PARDIE study [J]. Am J Respir Crit Care Med, 2020, 201(11): 1389-1397.

［9］BHALLA A K, DONG J, KLEIN M J, et al. The association between ventilatory ratio and mortality in children and young adults [J]. Respir Care, 2021, 66(2): 205-212.

［10］BHALLA A, BAUDIN F, TAKEUCHI M, et al. Monitoring in pediatric acute respiratory distress syndrome: from the second pediatric acute lung injury consensus conference [J]. Pediatr Crit Care Med, 2023, 24(12 Suppl 2): S112-S123.

［11］RAMBAUD J, BARBARO R P, MACRAE D J, et al. Extracorporeal membrane oxygenation in pediatric acute respiratory distress syndrome: from the second pediatric acute lung injury consensus conference [J]. Pediatr Crit Care Med, 2023, 24(12 Suppl 2): S124-S134.

［12］MARATTA C, POTERA R M, VAN LEEUWEN G, et al. Extracorporeal life support organization (elso): 2020 pediatric respiratory ELSO guideline [J]. ASAIO J, 2020, 66(9): 975-979.

［13］ROWAN C M, RANDOLPH A G, IYER N P, et al. Pulmonary specific ancillary treatment for pediatric acute respiratory distress syndrome: from the second pediatric acute lung injury consensus conference [J]. Pediatr Crit Care Med, 2023, 24(12 Suppl 2): S99-S111.

［14］VALENTINE S L, KUDCHADKAR S R, WARD S, et al. Nonpulmonary treatments for pediatric acute respiratory distress syndrome: from the second pediatric acute lung injury consensus conference [J]. Pediatr Crit Care Med, 2023, 24(12 Suppl 2): S45-S60.

［15］MORROW B M, AGULNIK A, BRUNOW DE CARVALHO W, et al. Diagnostic, management, and research considerations for pediatric acute respiratory distress syndrome in resource-limited settings: from the second pediatric acute lung injury consensus conference [J]. Pediatr Crit Care Med, 2023, 24(12 Suppl 2): S148-S159.

第二节　人工智能在儿童脓毒症中的应用前景

脓毒症是全世界儿童死亡的主要原因。2017 年，全球 5 岁以下儿童中约有 2030 万脓毒症患者，290 万人死亡，其中大多数（85%）发生在低、中收入国家[1-2]。早期识别和诊断脓毒症至关重要，采取恰当的干预措施可显著改善脓毒症患者的预后[3]。随着信息技术的发展，人工智能（artificial intelligence，AI）与重症医学发展不断融合[4]。基于机器学习（machine learning，ML）的 AI 与脓毒症生物标志物的筛选与鉴定、脓毒症的预警、临床决策及预后紧密结合[5]。本文就 AI 在儿童脓毒症领域的最新应用进展进行综述。

一、人工智能辅助儿童脓毒症的诊断

儿童脓毒症起病隐匿，早期感染症状可不典型，这为临床早期诊治带来困难。AI 可以辅助儿童脓毒症早期的鉴别诊断。Li 等[6] 对 299 例川崎病和 309 例脓毒症患儿进行分析。收集患儿的年龄、性别、身高、体重，以及 33 个常规血液检查参数，采用最小绝对值收敛和选择算子（least absolute shrinkage and selectionoperator，LASSO）算法，支持向量机（support vector machine，SVM）和受试者工作特征（receiver operating characteristic curve，ROC）曲线，选择显著性因素构建列线图。列线图显示身高、白细胞、单核细胞、嗜酸性粒细胞、淋巴细胞与单核细胞计数比、血小板是独立的预测因素，并在训练集和验证集上均显示出良好的工作性能，能较好地鉴别脓毒症与儿童川崎病。Mercurio 等[7] 回顾性、观察性研究了 2017—2019 年三级儿童医院儿科急诊的发热、低血压患儿，从 35 074 例急诊就诊患儿中提取结构化数据（参数包括人口统计数据和生命体征），根据专家标注，191 例患儿符合脓毒症诊断标准，研究者训练了 5 个 ML 模型来预测脓毒症，并识别发生脓毒症的危险因素。结果显示，ML 方法对识别诊断儿童脓毒症具有 93% 的敏感度和 84% 的特异度，随机森林分类模型表现最优，其次是分类和回归树。在这些模型中，最快心率是最重要特征，最高平均动脉压、免疫状态、年龄、地区也是 AI 预警脓毒症的主要特征。

另外，AI 还能够用于儿童脓毒症休克和器官功能障碍预警。儿童脓毒症休克和相关器官功能障碍的病死率超过 30%，需入住重症监护病房（intensive care unit，ICU）进行监护和器官功能支持，早期识别和规范化治疗可以降低患儿的病死率。Xiang 等[8] 基于 2017 年 1 月 1 日至 2019 年 8 月 1 日单中心电子病历数据集建立并验证适用于粒细胞减少和 / 或发热的血液肿瘤患儿，采用 XGBoost 算法建立脓毒症休克早期预警（septic shock early warning，SSEW）模型。该模型对脓毒症休克预警的 ROC 曲线下面积优于儿童序贯器官功能障碍（pediatric sequential organ failure assessment，pSOFA）评分和儿童逻辑性器官功能障碍（pediatric logistic organ dysfunction 2，PELOD-2）评分。SSEW 模型纳入参数重要性权重前 5 位的依次为观察点前 4 h 最高体温、观察点 2 周内最近的 C 反应蛋白、观察点 2 周内最近的谷丙转氨酶、观察点 3 天内脉搏均值和观察点 1 天内呼吸频率均值。Le 等[9] 使用 2011 年 6 月至 2016 年 3 月加州大学旧金山分校医疗中心 2～17 岁住院和急诊患儿电子病历数据，基于 ML 预测儿童严重脓毒症。在 4 折交叉验证评估中，ML 算法区分严重患儿与对照组患儿，在发病时 ROC 曲线下面积为 0.916，发病前 4 h 为 0.718。ML 在预发病前 4 h 时预测，显著优于 PELOD-2 评分和儿童全身炎症反应综合征评分。因此，ML 算法有潜力通过自动监测儿童住院患者的电子病历数据，提供高性能的脓毒症器官功能障碍和脓毒症休克预警，这可能有助于儿童脓毒症危重患者的早期识别和治疗。

二、人工智能辅助儿童脓毒症的表型分类

基于脓毒症的异质性，不同表型的严重程度和预后不尽相同。提供与预后和治疗反应相关的信息是脓毒症管理的重要目标，有助于指导个体化治疗。Koutroulis 等[10] 对 151 例儿童脓毒症患者进行系统分析，使用潜在类别分析（latent class analysis，LCA）构建混合模型，基于儿童死亡危险（pediatric risk of mortality，PRISM）评分的 22 个参数，定义了 4 种儿童脓毒症的严重程度表型：①表型 1，"严重程度极高"表型，特征是多器官功能障碍；②表型 2，"严重程度较低"表型，仅轻度白细胞升高；③表型 3，"严重程度中等"表型，轻度呼吸急促；④表型 4，"严重程度较高"表型，肝功能障碍和缺氧。研究者还总结了与这 4 种表型相关的关键临床特征、风险分层和治疗意义。

Qin 等[11]在最近发表的一项研究中，针对脓毒症合并多器官功能衰竭患儿，应用 ML 方法——K- 均值聚类分析数据集，使用包括 C 反应蛋白和血清铁蛋白在内的 25 个可计算变量，鉴别出 4 种儿童脓毒症表型，分别是：① PedSep-A，死亡率为 2%，特征是年龄较小（平均 3 岁）且既往健康，C 反应蛋白和铁蛋白水平最低，淋巴细胞和血小板计数最高，心率最快，肌酐水平最低；② PedSep-B，死亡率为 12%，特征是最有可能插管，格拉斯哥昏迷评分最低；③ PedSep-C，死亡率为 10%，特征是体温和格拉斯哥昏迷评分最高，呼吸衰竭最少，淋巴细胞计数最低；④ PedSep-D，死亡率为 34%，特征是器官功能衰竭数量最高，包括肾、肝和血液系统，血小板计数最低。其中 PedSep-D 型患儿发生血小板减少相关多器官衰竭和巨噬细胞活化综合征的可能性最高，亟须早期进行个性化抗感染治疗。

由此可见，与人工相比，AI 可高效率地分析儿童脓毒症不同参数之间多维度的潜在联系，归纳具有相同或类似的参数特征，推导不同儿童脓毒症的表型分类，更有助于实现针对不同表型的治疗方案实施。

三、人工智能辅助儿童脓毒症的临床决策

目前，脓毒症专家共识 / 指南均强调，脓毒症的治疗应在 1 h 内开始，而建议使用的正式筛查工具仍存在局限性和缺乏特异性。Stella 等[12]从 2017 年 1 月 1 至 2019 年 12 月 31 日纽约大学朗格尼医学中心 26 564 例儿科急诊的电子病历数据中提取信息，包括人口统计数据、分诊生命体征、分诊护士意见、主诉及到达后 6 h 内用药情况。该研究还比较了标准回归和正则化回归、随机森林、梯度增强树和广义相加模型的工作性能，并发现基于 XGBoost 的增强树模型 AI 辅助决策，能更有效地预测脓毒症患儿 6 h 内是否需要接受复苏，其工作性能优于现有的基于专家共识的脓毒症诊疗策略。模型中体温的参数权重最大，其次是主诉和生命体征，舒张压的权重较小。因此，在儿科急诊和 ICU 中，布局 AI 辅助儿童脓毒症临床决策系统，指导儿童脓毒症的复苏，是基于大数据的智慧化、个体化辅助医疗干预，在未来值得进一步探索和布局。

四、人工智能辅助儿童脓毒症的预后判断

临床疑似脓毒症患儿可能有最终不良的临床结局，如何预测脓毒症患儿的结局仍值得探讨。传统的预测死亡模型具有局限性，例如，在入院时数据丢失或在入院后 24～48 h 方可预测。AI 因为 ML 功能能够持续更新和学习所提供的数据，故被用于建立儿童脓毒症临床预后的模型构建。Hsu 等[13]选取 2017 年 8 月至 2020 年 7 月中国台湾某三级新生儿监护病房临床疑似脓毒症患儿 1095 例，纳入分析的变量包括人口统计学、临床特征、实验室数据和药物。研究所使用 ML 方法包括深度神经网络（deep neural network，DNN）、K 近邻、支持向量机、随机森林和极端梯度增强。在针对预后预测的模型中，DNN 的工作性能最佳。DNN 预测因子中权重最高的 3 个参数是疑似脓毒症时接受机械

通气、喂养条件和血管内容量。因此，AI 结合大数据在儿童脓毒症预后判断具有一定应用前景。

五、总结与展望

综上所述，与传统计算机相比，ML 的优势在于更适合拟合大规模参数，可辅助儿童脓毒症预警和早期诊断，加速临床决策。虽然目前仍处于初步探索阶段，展望未来，在具体临床场景中，布局和构建基于 ML 的 AI 儿童脓毒症临床决策支持系统（clinical decision support system，CDSS），是智慧化儿童重症发展的必然趋势。

（上海交通大学医学院附属上海儿童医学中心　项　龙　任　宏）

参 考 文 献

[1] RUDD K E, JOHNSON S C, AGESA K M, et al. Global, regional, and national sepsis incidence and mortality, 1990-2017: analysis for the global burden of disease study [J]. Lancet, 2020, 395(10219): 200-211.

[2] LIU L, JOHNSON H L, COUSENS S, et al. Global, regional, and national causes of child mortality: an updated systematic analysis for 2010 with time trends since 2000 [J]. Lancet, 2012, 379(9832): 2151-2161.

[3] WEISS S L, PETERS M J, ALHAZZANI W, et al. Surviving sepsis campaign international guidelines for the management of septic shock and sepsis-associated organ dysfunction in children [J]. Intensive Care Med, 2020, 46(Suppl 1): 10-67.

[4] GUTIERREZ G. Artificial intelligence in the intensive care unit [J]. Crit Care, 2020, 24(1): 101.

[5] TANG M, MU F, CUI C, et al. Research frontiers and trends in the application of artificial intelligence to sepsis: a bibliometric analysis [J]. Front Med (Lausanne), 2023, 9: 1043589.

[6] LI C, LIU Y C, ZHANG D R, et al. A machine learning model for distinguishing Kawasaki disease from sepsis [J]. Sci Rep, 2023, 13(1): 12553.

[7] MERCURIO L, POU S, DUFFY S, et al. Risk factors for pediatric sepsis in the emergency department: a machine learning pilot study [J]. Pediatr Emerg Care, 2023, 39(2): e48-e56.

[8] XIANG L, WANG H, FAN S, et al. Machine learning for early warning of septic shock in children with hematological malignancies accompanied by fever or neutropenia: a single center retrospective study [J]. Front Oncol, 2021, 11: 678743.

[9] LE S, HOFFMAN J, BARTON C, et al. Pediatric severe sepsis prediction using machine learning [J]. Front Pediatr, 2019, 7: 413.

[10] KOUTROULIS I, VELEZ T, WANG T, et al. Pediatric sepsis phenotypes for enhanced therapeutics: an application of clustering to electronic health records [J]. J Am Coll Emerg Physicians Open, 2022, 3(1): e12660.

[11] QIN Y, KERNAN K F, FAN Z, et al. Machine learning derivation of four computable 24-h pediatric sepsis phenotypes to facilitate enrollment in early personalized anti-inflammatory clinical trials [J]. Crit Care, 2022, 26(1): 128.

[12] STELLA P, HAINES E, APHINYANAPHONGS Y. Prediction of resuscitation for pediatric sepsis from data available at triage [J]. AMIA Annu Symp Proc, 2022, 2021: 1129-1138.

［13］HSU J F, CHANG YF, CHENG H J, et al. Machine learning approaches to predict in-hospital mortality among neonates with clinically suspected sepsis in the neonatal intensive care unit [J]. J Pers Med, 2021, 11(8): 695.

第三节 《2023 PRNT 临床实践建议：儿童急性肾损伤的营养管理》解读

在重症患儿中，急性肾损伤（acute kidney injury，AKI）患儿存在更高的营养不良和营养恶化的风险。2023 年，由儿童肾脏营养师和儿科肾病学家组成的国际团队——儿童肾脏营养工作组（Pediatric Renal Nutrition Taskforce，PRNT）[1]，在 *Pediatric Nephrol* 更新了儿童急性肾损伤营养管理的临床实践建议（表 18-3-1），在重症患儿营养支持的大框架下，从能量、蛋白质、脂肪、水溶性维生素及医疗干预模式对营养需求的影响等进行规范。本文聚焦 AKI 患儿营养管理的重要性、营养支持的特点和接受肾脏替代治疗（renal replacement therapy，RRT）时营养支持等方面的新进展。

表 18-3-1 《2023 PRNT 临床实践建议：儿童急性肾损伤的营养管理》要点

类别	建议	等级
协作	1.1 确保医疗保健专业人员的医疗管理人员与 AKI 患儿的最佳整体护理提供营养处方人员之间的密切合作	X 级；强烈建议
营养评估	2.1 利用一种经过验证的儿童营养风险筛查工具，在 AKI 诊断后 48 h 内评估营养风险	B 级；中度推荐
	2.2 发现有任何营养风险的患者，请营养师进行营养评估	B 级；中度推荐
	2.3 根据营养风险严重程度、AKI 严重程度和持续时间，以及肾脏替代治疗的变化，重复进行营养评估	D 级；弱推荐
	2.4 在住院期间尽快获得准确的体格测量	A 级；强烈推荐
	2.4.1 使用准确的趋势体重测量结合其他临床评估测量，如液体平衡、血压、体格检查和可用的生物识别工具（如生物电阻抗分析、中上臂围、无创血容量监测）来估计常血容量体重	D 级；弱推荐
	2.4.2 2 岁以下儿童测量身高或横卧位长度。对于不能代表准确的高度测量的儿童，可使用横卧位长度来替代高度测量	A 级；强烈推荐
营养评估	2.4.3 测量 2 岁以下或 3 岁以下儿童的头围	A 级；强烈推荐
	2.4.4 通过身体评估和使用生物识别工具来评估肌肉消耗	D 级；弱推荐
经口及肠内喂养	3.1 口服喂养包括母乳喂养，是提供营养的首选方法	X 级；强烈建议
	3.2 重症患儿口服喂养不满足营养需求时，特别是营养摄入不理想时，考虑尽早（入院 48 h 内）进行部分或完全肠内喂养	C 级；弱推荐
	3.3 除非另有说明（如胃肠功能障碍），应使用全蛋白（聚合物）配方	C 级；弱推荐
	3.4 考虑使用蛋白质和能量密集配方，在液体允许量和胃肠道耐受量范围内实现营养目标；逐步调整配方密度，最大限度地提高耐受性	C 级；中度推荐
肠外营养	4.1 对于有营养不良或有营养恶化风险的患儿，当口服或肠内营养不能提供所有营养需求时，应开始补充肠外营养	X 级；中度推荐
	4.2 对于无营养不良或有营养恶化风险的患儿，当口服或肠内营养不能提供所有营养需求时，如果提供微量营养素，则最多可保留 1 周	B 级；中度推荐

续表

类别	建议	等级
肠外营养	4.3 对于所有患儿，无论营养状况如何，接受肾脏替代治疗可能导致营养损失。当口服或肠内营养不能提供所有营养需求时，应考虑在 1 周前开始肠外营养	D 级；建议薄弱
	4.3.1 接受持续肾脏替代治疗患儿，当从肠外营养过渡到肠内喂养时，应确保在液体允许量范围内提供最佳营养	C 级；中度推荐
能量需求	5.1 对于非重症患儿，能量摄入的初始处方应近似基于常血容量体重的建议饮食摄入量，而非测量的体重	B 级；中度推荐
	5.2 重症的急性期，能量需求不应超过静息能量消耗	C 级；弱推荐
	5.3 重症的稳定阶段和恢复阶段，能量处方必须考虑到能量负债程度、体力活动、康复和体重增长的额外需求	X 级；中度推荐
	5.4 修改能量处方，以考虑与透析相关的能量净增益或能量损失	C 级；建议薄弱
	5.5 在重症患儿中，考虑增加脂肪能量摄入的百分比，以反映非肠道喂养时氧化应激的变化	C 级；建议薄弱
蛋白质需求	6.1 对于非重症患儿，蛋白质摄入量的初始处方应近似基于常血容量体重的建议膳食摄入量，而不是测量的体重	B 级；中度推荐
	6.2 对于重症患儿，考虑可能需要增加超过建议膳食摄入量的蛋白质摄入量，以限制负性蛋白质平衡	B 级；中度推荐
	6.3 对于血液中尿素氮水平非常高的患儿，特别是如果逐渐恶化，首先确保足够的能量摄入，其次考虑将蛋白质摄入量暂时降低到建议膳食摄入量的低端	C 级；中度推荐
	6.3.1 不会持续影响蛋白质的摄入量，以降低尿素氮水平或推迟肾脏替代治疗的起始时间	X 级；强烈建议
	6.4 对于所有接受透析的患儿，需要进一步增加蛋白质处方，以补充透析的损失，这在持续肾脏替代治疗中是最高的	C 级；中度推荐
微量营养素需求	7.1 对于接受保守管理的患儿，为健康儿童提供推荐的维生素和微量元素，在摄入不足的情况下补充	D 级；弱推荐
	7.2 对于需要透析的患儿，考虑提供额外的补充水溶性维生素、硒、铜、锌和肉碱；可在肠内或肠外补充	D 级；弱推荐
	7.3 所有 AKI 患儿均应避免补充维生素 A	B 级；强烈建议
	7.4 评估维生素、微量元素和肉碱缺乏或过量的临床体征和症状	C 级；弱推荐
	7.5 除非有缺乏 / 毒性的临床症状或症状，或在患儿正在接受缺乏治疗或已知有毒性浓度的情况下，不要常规测量血清维生素、微量元素和肉碱的浓度	D 级；弱推荐
电解质监测	8.1 在整个 AKI 治疗过程中，常规监测血清钠、氯、钾、钙、磷、镁和碳酸氢盐	未分级
	8.2 根据实验室和临床变量调整电解质监测频率，包括电解质水平的趋势，估计肾小球滤过率和尿量的变化，使用或改变肾脏替代治疗处方或方式，尿和肾外损失电解质和水，调整电解质和液体的患者和药物	未分级
营养和电解质目标	9.1 营养和电解质输送应个体化，并根据临床状态、药物和肾脏替代治疗处方进行调整，一般对照正常的血 / 血清范围	未分级
	9.2 调整营养和非营养钠和水的输送，以优化血管内容量，以保持足够的灌注，防止或纠正容量过载或消耗	未分级
	9.2.1 慢性低或高钠血症患儿应逐步纠正，以减少神经系统并发症风险	未分级

注：AKI. 急性肾损伤。

一、急性肾损伤患儿营养管理的重要性

住院儿童营养不良的患病率为 6%～32%[2]，不同国家和地区的患病率存在差别。患有严重 AKI 的儿童，特别是需要持续肾脏替代治疗（continuous renal replacement therapy，CRRT）患儿营养不良的

患病率高达 30%～55%[3-6]。AKI 患儿的液体治疗和电解质失平衡限制了其对常用食物的选择，并影响其营养状况。疾病的危重程度不同，营养状况也存在很大的差别。重症 AKI 患儿在入住儿童重症监护病房（pediatric intensive care unit，PICU）5 天内的营养负债率较高[7]。营养不良增加住院病死率、住院 / 住 PICU 时间、再入院率和感染率等[8-12]。

与成年患者的营养需求相比，处于生长发育阶段的儿童和新生儿需要更多的营养需求。AKI 患儿的电解质、矿物质、蛋白质和能量等指标的代谢平衡更加复杂，并可能存在额外的丢失。因此，AKI 患儿的管理需要及时进行动态评估，并强调专业营养师与临床医护人员之间的密切合作。

二、急性肾损伤患儿营养支持的要点

1. AKI 患儿的营养筛查与评估　营养评估是营养支持的基础。PRNT 推荐，AKI 患儿入院 48 h 内即进行营养筛查，并根据病情严重程度和营养障碍程度进行重复评估，以减少营养负债并个体化给予营养支持[1]。标准营养管理建议至少每周进行 1 次营养评估。AKI 患儿由于疾病和代谢特点，应动态进行全面的营养风险筛查和评定，规范、及时并针对性地对其进行营养支持治疗，优化 AKI 患儿的营养状态。目前，尚无 AKI 患儿的特异性营养筛查工具，PRNT 推荐可使用的评估工具包括儿科 Yorkhill 营养不良评分（the pediatric Yorkhill malnutrition score，PYMS）、儿科营养不良评估筛查工具（screening tool for the assessment of malnutrition in pediatrics，STAMP）、营养状况和生长风险筛查工具（screening tool for risk on nutritional status and growth，STRONGkids）和儿科营养筛查工具（pediatric nutrition screening tool，PNST）等[13-15]。值得重视的是，应对 AKI 患儿谨慎使用体重或体重 / 身高进行评估，因为在脱水或体液超负荷状态下容易产生评估误差。因此，将营养师纳入 AKI 患儿的营养管理小组有助于提供最佳营养支持策略。

2. AKI 患儿的肠外营养实施　经口肠内营养（enteral nutrition, EN）是营养支持的首选推荐方法。当口服或 EN 不能满足所有营养需求时，对于营养不良或有营养恶化风险的重症患儿，应在 1 周内开始补充肠外营养（parenteral nutrition，PN）；对于无营养不良或营养恶化风险的患儿，在保证足量微量营养素供给的前提下，PN 开始时间可延长至 1 周[1]。

3. AKI 患儿的能量和蛋白需求　对于非重症 AKI 患儿，其能量摄入的初始处方应基于相应年龄段正常体重而非实际测量体重来计算建议膳食摄入量（suggested dietary intake，SDI）。蛋白质的供给是营养支持最重要的要素。考虑疾病不稳定因素和 AKI（尚未行 CRRT），欧美肠内肠外营养协会主张入院 1～2 天内蛋白质补充应<0.8 g/（kg·d），到病情稳定期逐渐达到≥1.2 g/（kg·d）[16]。在一项涉及 16 国 85 个成人 ICU 的随机对照试验（randomized controlled trial，RCT）研究中，对于入住 ICU 96 h 内的患者给予更高剂量的蛋白质［≥2.2 g/（kg·d）］并不能改善其出院存活率，并可能会恶化 AKI 和高序贯器官衰竭评分（sequential organ failure assessment，SOFA）患者的预后[17]。对于重症 AKI 患儿，因存在分解代谢增加与负氮平衡，蛋白质摄入量可高于 SDI。对于血尿素氮水平持续偏高的患儿，在保证能量供给的情况下可将蛋白质摄入量调整至 SDI 下限。重症 AKI 患儿的能量摄入处方还应考虑到疾病不同时期能量需求的差异。AKI 急性期患儿的能量需求不应超过静息能量消耗（resting energy expenditure，REE）；而在病情稳定和恢复阶段，必须考虑到能量负债程度、体力活动和康复需求，以及体重增长所需的额外营养支持。另外，慢性肾脏病 G2～5D 期患儿的目标蛋白质摄入

量为 SDI 上限，不应低于 SDI 下限，以促进最佳生长[18]。应考虑在重症 AKI 患儿 PN 支持过程中适当增加脂肪能量摄入百分比，以适应氧化应激的变化。

4. AKI 患儿微量营养素的补充　重症患儿由于高代谢状态、肠道吸收减少、摄入不足、排泄增加、药物相关效应和潜在的代谢紊乱而使维生素和微量元素缺乏。在 AKI 患儿中，应注意评估维生素、微量元素和肉碱缺乏或过量的临床表现，及时进行微量营养素的补充。

三、急性肾损伤患儿应用 CRRT 时的营养支持要点

1. CRRT 对营养平衡的影响　CRRT 可能加重营养代谢的失平衡，主要表现在透析液或置换液与体液交换时，会引起水溶性维生素的丢失，儿童血液中锌、铜、铬和硒等微量元素丢失，会增加营养管理的难度[16,19]。在一项前瞻性研究中观察到，AKI 患儿 CRRT 开始后第 2 天和第 5 天的硒水平为负平衡，硒浓度较低与死亡和住院风险增加独立相关。值得注意的是，AKI 患儿中高磷血症常见，原因是磷的排泄减少，也可能是向细胞内转移的水平较低。CRRT 可以去除大量的磷酸盐。有报道显示[20]，无论是低强度还是高强度的 RRT 患者，低磷血症的患病率均超过 50%。接受慢性腹膜透析患儿的蛋白质损失量为 0.10～0.28 g/（kg·d）。

2. CRRT 期间的营养管理　强烈推荐对重症 CRRT 患儿进行间接测热法（indirect calorimetry，IC）和 REE 进行能量需求评估。对于无法进行 IC 与 REE 的重症患儿，可以使用斯科菲尔德方程粗略计算能量需求量（表 18-3-2）。接受 CRRT 时无论患儿的营养状况如何，当口服或 EN 不能满足营养需求时，应考虑在 1 周内开始进行 PN[1]。肠内蛋白提供量与降低 AKI 患儿 ICU 病死率相关，但 EN 配方可能达不到应用 CRRT 患儿所需的最佳蛋白质需求。因此，AKI 患儿应用 CRRT 时需要额外的蛋白质补充。为了实现正氮平衡，大约需要增加至正常需求量的 144%，才能保障能量稳态和蛋白质代谢；有时需要通过 PN 来实现蛋白质供应目标，重症患儿 CRRT 期间氨基酸摄入推荐剂量为 1.2～2.0 g/（kg·d）。肾脏病预后质量倡议（Kidney Disease Outcome Quality Initiative，KDOQI）工作组[19]建议，增加患儿的蛋白质供给量 [0.1 g/（kg·d）] 以应对透析引起的额外丢失。当从 PN 过渡到全肠内喂养时，应确保在液体允许量范围内提供最佳营养。

表 18-3-2　重症持续肾脏替代治疗患儿能量计算斯科菲尔德方程

	0～3 岁	3～10 岁	10～18 岁
男（kcal/d）	59.5× 体重（kg）－30	22.7× 体重（kg）＋504	17.7× 体重（kg）＋658
女（kcal/d）	58.3× 体重（kg）－31	20.3× 体重（kg）＋486	13.4× 体重（kg）＋692

CRRT 期间，主要电解质紊乱和酸碱失衡的调整与非 CRRT 的 AKI 患儿基本相同。CRRT 置换液能补充碱基以调节 pH 值，并调整钾、钠、钙、镁离子的水平[1]。目前，AKI 患儿维生素与微量元素缺乏对病情影响的循证依据较低，也无法对 AKI 患儿维生素和微量元素浓度的常规测量进行调整。对于接受透析的患儿，需要补充水溶性维生素、硒、铜、锌和肉碱，但应避免补充维生素 A[1]。CRRT 过程中需要监测患儿的血磷变化，特别是使用不含磷的置换液配方时需要动态监测血磷，出现低磷血症时及时补充磷酸盐。

四、总结

AKI 患儿的营养支持需要关注其生长 / 发育阶段的营养需求，也需要兼顾 AKI 及治疗措施（包括 CRRT）的影响。《2023 PRNT 临床实践建议：儿童急性肾损伤的营养管理》对重视 AKI 患儿的营养管理起非常重要的参考作用，但对于 CRRT 过程中适量营养素和微量营养素补充，仍缺乏高质量研究的支持。进一步研究期待利用 IC 方法评估能量消耗（如肌肉监测等）和非营养性热量消耗等，评估蛋白质供给平衡与方式，以及微量营养素平衡，确定营养干预对 AKI 患儿的预后影响。

（上海交通大学医学院附属儿童医院　崔　云　张育才）

参 考 文 献

［1］ VEGA M R W, CERMINARA D, DESLOOVERE A, et al. Nutritional management of children with acute kidney injury-clinical practice recommendations from the Pediatric Renal Nutrition Taskforce. Pediatr Nephrol, 2023, 38(11): 3559-3580.

［2］ JOOSTEN K F, HULST J M. Prevalence of malnutrition in pediatric hospital patients [J]. Curr Opin Pediatr, 2008, 20(5): 590-596

［3］ CASTILLO A, SANTIAGO M J, LOPEZ-HERCE J, et al. Nutritional status and clinical outcome of children on continuous renal replacement therapy: a prospective observational study [J]. BMC Nephrol, 2012, 13: 125.

［4］ LION R P, VEGA M R, SMITH E O, et al. The effect of continuous venovenous hemodiafiltration on amino acid delivery, clearance, and removal in children [J]. Pediatr Nephrol, 2022, 37(2): 433-441.

［5］ VEGA M W, JUAREZ M, LEE J Y, et al. Quality improvement bedside rounding audits enhance protein provision for pediatric patients receiving continuous renal replacement therapy [J]. Pediatr Crit Care Med, 2018, 19(11): 1054-1058.

［6］ SMITH M, BELL C, VEGA M W, et al. Patient-centered outcomes in pediatric continuous kidney replacement therapy: new morbidity and worsened functional status in survivors [J]. Pediatr Nephrol, 2022, 37(1): 189-197

［7］ KYLE U G, AKCAN-ARIKAN A, ORELLANA R A, et al. Early ICU nutrition support does not meet energy and protein needs in children with acute kidney injury(AKI) [J]. Clin Nutr Suppl, 2012, 7: 128.

［8］ CARVALHO-SALEMI J, SALEMI J L, WONG-VEGA M R, et al. Malnutrition among hospitalized children in the United States: changing prevalence, clinical correlates, and practice patterns between 2002 and 2011 [J]. J Acad Nutr Diet, 2018, 118(1): 40-51

［9］ EHWERHEMUEPHA L, BENDIG D, STEELE C, et al. The effect of malnutrition on the risk of unplanned 7-day readmission in pediatrics [J]. Hosp Pediatr, 2018, 8(4): 207-213.

［10］ LEZO A, POVERO M, PRADELLI L, et al. Assessing the effect of nutrition therapy on rehospitalization rate in malnourished pediatric patients with chronic diseases [J]. J Parenter Enteral Nutr, 2021, 45(7): 1400-1407.

［11］ SECKER D J, JEEJEEBHOY K N. Subjective Global Nutritional Assessment for children [J]. Am J Clin Nutr, 2007, 85(4): 1083-1089.

［12］ LI C, XU L, GUAN C, et al. Malnutrition screening

and acute kidney injury in hospitalised patients: a retrospective study over a 5-year period from China [J]. Br J Nutr, 2020, 123(3): 337-346

［13］KLANJSEK P, PAJNKIHAR M, MARCUN VARDA N, et al. Screening and assessment tools for early detection of malnutrition in hospitalised children: a systematic review of validation studies [J]. BMJ Open, 2019, 9(5): e025444.

［14］JOOSTEN K F, HULST J M. JOOSTEN K F, et al . Nutritional screening tools for hospitalized children: methodological considerations [J]. Clin Nutr, 2014, 33(1): 1-5.

［15］BECKER P J, GUNNELL BELLINI S, WONG VEGA M, et al. Validity and reliability of pediatric nutrition screening tools for hospital, outpatient, and community settings: a 2018 evidence analysis center systematic review [J]. J Acad Nutr Diet, 2020, 120(2): 288-318.

［16］WISCHMEYER P E, BEAR D E, BERGER M M, et al. Personalized nutrition therapy in critical care: 10 expert recommendations [J]. Crit Care, 2023, 27(1): 261.

［17］HEYLAND D K, PATEL J, COMPHER C, et al. The effect of higher protein dosing in critically ill patients with high nutritional risk (EFFORT Protein): an international, multicentre, pragmatic, registry-based randomised trial [J]. Lancet, 2023, 401(10376): 568-576.

［18］SHAW V, POLDERMAN N, RENKEN-TERHA-ERDT J, et al. Energy and protein requirements for children with CKD stages 2-5 and on dialysis-clinical practice recommendations from the Pediatric Renal Nutrition Taskforce [J]. Pediatr Nephrol, 2020, 35(5): 519-531.

［19］WONG VEGA M, STARR M C, BROPHY P D, et al. Advances in pediatric acute kidney injury pharmacology and nutrition: a report from the 26th Acute Disease Quality Initiative(ADQI) consensus conference [J]. Pediatr Nephrol, 2024, 39(3): 981-992.

［20］SERPA NETO A, NAORUNGROJ T, GALLAGHER M, et al. Impact of intensity of continuous renal replacement therapy on duration of ventilation in critically ill patients: a secondary analysis of the RENAL trial [J]. Blood Purif, 2023, 52(11-12): 888-897.

第十九章 重症产科

第一节 血液黏弹性检测在产后出血患者凝血物质补充中的应用

产后出血（postpartum haemorrhage，PPH）是产妇的常见并发症，是全球孕产妇死亡的主要原因。由于围产期患者的凝血系统发生改变且存在异质性，PPH 继发凝血功能异常的管理仍面临巨大挑战。与常规凝血检测相比，血液黏弹性检测（viscoelastic hemostatic assays，VHA）能全面、快速地检测全血的凝血动力学，尤其是在失血引起的凝血因子缺乏、血小板功能和纤溶系统活性方面具有一定价值。《产后出血患者血液管理专家共识》提出了基于 VHA 指导的输血策略，通过精准识别凝血紊乱信息，实施个体化血制品输注，以减少成分血输注[1]。目前，凝血酶原复合物（prothrombin complex，PCC）已广泛应用于各种获得性凝血病，但若适应证把握不当，不仅会导致止血失败，还会增加血栓事件的发生风险。最近一项体外研究结果显示，低剂量 PCC 联合输注纤维蛋白原（fibrinogen，FIB）可纠正严重的稀释性凝血病[2]。本文总结了近年 VHA 指导产后出血患者凝血物质的补充，尤其是 FIB 和PCC 的相关研究。

一、产后出凝血功能紊乱的危险因素

PPH 凝血功能障碍主要由 3 种机制引起：① FIB 消耗和 / 或纤溶亢进；②血小板减少；③消耗性和 / 或稀释性凝血病。PPH 早期，FIB 是最早降至临界水平以下的凝血因子，但足月妊娠女性 FIB 的正常水平为 3.5~6.5 g/L，因此，除非是难治性 PPH，否则低 FIB 血症的情况并不常见[3]。然而，当胎盘早剥和羊水栓塞患者出现低 FIB 水平（<2 g/L）和血小板显著下降时，发生严重出血的概率大大增加。多项研究指出，低 FIB 对严重 PPH 的阳性预测率接近 100%，FIB 水平每下降 100 mg/dl，严重PPH 的风险相应增加 2.6 倍，因此 FIB 可作为严重 PPH 的唯一独立预后因素[4-5]。多个国际组织和协会已将氨甲环酸纳入 PPH 管理指南中。

PPH 期间会发生血小板减少，但通常不加重出血。如出血难以控制，复杂的凝血功能障碍将增加血小板减少带来的出血风险。除大量液体复苏导致稀释性凝血病外，还应警惕消耗性凝血病，其通常发生于胎盘早剥、羊水栓塞或合并弥散性血管内凝血时，进一步加重凝血因子和血小板耗竭[4-5]。

二、血液黏弹性检测指导产后出血患者凝血物质的补充

1. VHA 有助于预测产后出血的严重程度并减少输血需求　早期识别严重 PPH 至关重要。与传统凝血检测相比，VHA 能更快速而全面地提供 PPH 患者异常的凝血信息。在分娩时或产后早

期，VHA 与 Clauss 法作为可能发生严重 PPH、凝血功能障碍、需要大量输血和需要侵入性手术中的预测效能相当，低纤维蛋白原浓度的旋转血栓弹性检测分析（fibrinogen rotational thromboelastometry，FIBTEM）A5 值与 PPH 严重程度密切相关。当 FIBTEM A5 值＜10 mm 时，出血风险明显上升[6]。近年来，在产科领域中，基于 VHA 优化输血决策的临床研究明显增加，旨在平衡获益/风险与成本效益比，为个体化血制品输注提供一定的证据支持。一项平行、随机、对照研究比较了基于常规凝血检测和旋转血栓弹性检测（rotational thromboelastometry，ROTEM）指导的 PPH 输血策略的优劣。结果显示，ROTEM 能优化血浆输注，合理终止大量输血方案，降低总体输血需求[7]。一项纳入严重 PPH 患者的回顾性研究验证了该结论，并且提出，异常的 ROTEM 参数可指导输血时机，有助于早期识别和预测严重 PPH 人群，进而制定针对性的输血策略，降低该类患者的发病率和死亡率[8]。因此，基于 VHA 的输血指导策略在减少输血需求、识别高危人群和减少并发症等方面具有一定优势，应将 VHA 作为监测凝血功能、指导成分血输注管理的工具之一。

2. VHA 通过识别血凝块的稳固性指导 FIB 输注　血凝块的稳固性主要由 FIB、血小板和 XIII 因子（factor XIII，F XIII）共同决定，其中 FIB 发挥关键作用。既往研究表明，在 PPH 早期即可发生 FIB 水平下降（＜4 g/L），理论上，应尽早补充 FIB，以改善血凝块的稳固性。但一项随机分组研究结果显示，FIB 浓缩物早期输注虽然纠正了低 FIB 血症，但并未降低出血的发生率，也未减少输血需求[9]。因此，如何确定 PPH 患者 FIB 输注适应证至关重要。ROTEM、外源性旋转血栓弹力检测（extrinsic rotational thromboelastometry，EXTEM）和 FIBTEM 是评价血凝块稳定性的良好指标。OBS-2 和 FIB-PPH 研究结果表明，在 FIBTEM A5 值＞12 mm 或 FIB 浓度＞2 g/L 的患者中输注 FIB 浓缩物不能改善临床结局[10-11]。最近，英国威尔士产科出血策略（OBS Cymru）质量改善项目将 FIBTEM A5 值＜12 mm 和 EXTEM CT 值＞75 s 分别作为输注 FIB 浓缩物和新鲜冰冻血浆（fresh frozen plasma，FFP）的参考标准，结果发现，患者红细胞需求明显下降，且未加重凝血障碍[3]。因此，对于大部分 PPH 患者，FIB 浓缩物的输注取决于出血严重程度及临床监测指标，抢先输注似乎并不能使患者获益。在基于 FIBTEM A5 的 FIB 浓缩物输注阈值方面，各研究存在差异。多数研究以 FIBTEM A5 值＜12 mm、α＜65°，最大振幅（maximum amplitude，MA）＜55 mm 或 EXTEM α＞63° 作为输注 FIB 的参考指标[5, 12-13]。

FFP 和冷沉淀均包含 FIB。250 ml 的 FFP 含 1～3 g/L 的 FIB，而妊娠期女性 FIB 水平明显高于非妊娠期女性[14]。因此，如果以等比例血制品输注，则可能会因稀释 FIB 和凝血因子而加重出血，近期的回顾性研究也证实了这一点[15-16]。冷沉淀因含有高浓度凝血因子 F VIII、血管性血友病因子（von Willebrand factor，vWF）和 F XIII 的特点在一些研究报告中备受重视而被推荐。近期一项来自英国的随机对照研究结果表明，冷沉淀减少严重 PPH 的红细胞输注，降低了手术需求，且不增加血栓栓塞等不良事件的发生率[17]。

因此，早期 PPH 不需要抢先输注 FFP，应进行 VHA 检测 FIB 水平。当 FIBTEM A5 值＜12 mm 时，首选 FIB 浓缩物或冷沉淀。

3. VHA 识别凝血功能异常指导 FFP 和 PCC 输注　PPH 患者较少发生凝血因子缺乏，但当失血量超过 5000 ml 时，不仅需要改善血凝块的稳固性，还要注意凝血因子缺乏及凝血酶生成障碍。然而，关于基于 VHA 指导 FFP 输注的临床证据仍有限。一项前瞻性队列研究认为，若 EXTEM CT 值＞

75 s 且合并低 FIB 血症时，应首先补充 FIB，再重新评估 EXTEM CT 值以决定是否输注 FFP[18]。但应注意的是，如 EXTEM CT/R 值显著延长（如 EXTEM CT 值＞100 s），无论是否已补充 FIB，都建议输注 FFP[5]。来自意大利卫生部和意大利高等卫生研究所的指南推荐，当 FIBTEM 值＜7 mm 时，输注 4 g FIB 和 2 U FFP；当 FIBTEM 值为 7～11 mm 时，输注 2 g FIB 和 1 U FFP[19]。

PCC 是补充凝血因子的替代治疗策略之一，在无 FIB 缺乏的前提下，如果 VHA 仍提示凝血因子不足或凝血时间延长，并且排除肝素等抗凝物质影响，则需输注 PCC 以补充凝血因子。目前，关于 PCC 在 PPH 中的适应证和剂量的临床证据有限，大部分数据来自创伤性凝血病的研究。迄今为止，关于如何根据 VHA 结果启动和终止 PCC 输注，以及监测 PCC 治疗过程中血栓形成风险的临床数据仍有限。既往发表在 *Lancet* 的创伤性凝血病大型研究将 EXTEM CT 值＞90 s 或凝血酶原时间指数＜35% 作为 PCC 的输注阈值[20]。也有研究认为 EXTEM CT 值＞80 s 即提示凝血因子缺乏[21]。另一项前瞻性多中心研究发现，相比 EXTEM CT 值＞80 s，EXTEM CA5 值≤40 s 与国际标准化比值＞1.2 的相关性更强[22]。目前的观点是，在低 FIB 水平已被纠正的前提下，如仍有持续出血，标准实验室凝血参数和/或 VHA 提示功能性凝血因子缺乏，再给予 FFP 或 PCC 输注，并且应从低剂量开始，注意动态监测凝血因子水平，避免 PCC 过量使用而增加血栓栓塞并发症的风险。

三、血液黏弹性检测在产后出血患者中应用的局限性

1. 大多数 VHA 参数可在短时间内获得，但某些参数，如评估纤溶活性的指标 LY30 需要较长时间（＞30 min），而纤溶活性的评估对 PPH 的管理尤为重要。目前，在临床实践中，通常在得到检测结果前便经验性输注抗纤溶药物，因此，缩短 VHA 检测时间以快速评估凝血功能全貌是未来 VHA 在 PPH 患者中普及应用的关键。

2. 尽管 VHA 是全血测试，但无法对血小板与血管内皮细胞之间的相互作用进行评估，对轻度纤溶亢进的敏感度也较差。对于接受治疗性抗凝（除普通肝素）和抗血小板药物的患者，VHA 无法反映其真实凝血状态。

3. 受设备、操作者、研究中心，以及患者个体化差异等因素的影响，检测结果的参考范围很难达到标准化。即使是在同一样品上重复检测，结果也存在显著差异。

尽管有越来越多的证据支持在 PPH 中应用 VHA 指导血液制品的治疗，但未来仍需更多高质量的大型前瞻性对照试验研究来比较基于 VHA 和常规检测指导输血方案对临床结局的影响。

（西湖大学医学院附属杭州市第一人民医院　李沂玮　胡　炜）

参 考 文 献

[1] MUÑOZ M, STENSBALLE J, DUCLOY-BOUTHORS A S, et al. Patient blood management in obstetrics: prevention and treatment of postpartum haemorrhage. A NATA consensus statement [J]. Blood Transfus, 2019, 17 (2): 112-136.

[2] KATZ D J, HIRA S K, SISON M L, et al. Impact of fibrinogen and prothrombin complex concentrate on clotting time in a model of obstetric hemorrhage [J]. J

Clin Anest, 2022, 78: 110687.

[3] BELL S F, COLLIS R E, PALLMANN P, et al. Reduction in massive postpartum haemorrhage and red blood cell transfusion during a national quality improvement project, obstetric bleeding strategy for wales, OBS cymru: an observational study [J]. BMC Pregnancy Childbirth, 2021, 21 (1): 377.

[4] MCNAMARA H, MALLAIAH S. Managing coagulopathy following PPH [J]. Best Pract Res Clin Obstet Gynaecol, 2019, 61: 106-120.

[5] COLLINS P. Point-of-care coagulation testing for postpartum haemorrhage [J]. Best Pract Res Clin Anaesthesiol, 2022, 36 (3-4): 383-398.

[6] COLLINS P W, BELL S F, DE LLOYD L, et al. Management of postpartum haemorrhage: from research into practice, a narrative review of the literature and the Cardiff experience [J]. Int J Obstet Anesth. 2019, 37: 106-117.

[7] JOKINEN S, KUITUNEN A, UOTILA J, et al. Thromboelastometry-guided treatment algorithm in postpartum haemorrhage: a randomised, controlled pilot trial [J]. Br J Anaesth, 2023, 130 (2): 165-174.

[8] YURASHEVICH M, ROSSER M, SMALL M, et al. Evaluating the association between fibrinogen and rotational thromboelastometry and the progression to severe obstetric hemorrhage [J]. Clin Appl Thromb Hemost, 2023, 29: 10760296231175089.

[9] DUCLOY-BOUTHORS A S, MERCIER F J, GROUIN J M, et al. Early and systematic administration of fibrinogen concentrate in postpartum haemorrhage following vaginal delivery: the FIDEL randomised controlled trial [J]. BJOG, 2021, 128 (11): 1814-1823.

[10] COLLINS P W, CANNINGS-JOHN R, BRUY-NSEELS D, et al. Viscoelastometric-guided early fibrinogen concentrate replacement during postpartum haemorrhage: OBS-2, a double-blind randomized controlled trial [J]. Br J Anaesth, 2017, 119 (3): 411-421.

[11] WIKKELSØ A J, EDWARDS H M, AFSHARI A, et al. Pre-emptive treatment with fibrinogen concentrate for postpartum haemorrhage: randomized controlled trial [J]. Br J Anaesth, 2015, 114 (4): 623-633.

[12] BELL S F, DE LLOYD L, PRESTON N, et al. Managing the coagulopathy of postpartum hemorrhage: an evolving role for viscoelastic hemostatic assays [J]. J Thromb Haemost, 2023, 21 (8): 2064-2077.

[13] DE LLOYD L, JENKINS P V, BELL S F, et al. Acute obstetric coagulopathy during postpartum hemorrhage is caused by hyperfibrinolysis and dysfibrinogenemia: an observational cohort study [J]. J Thromb Haemost, 2023, 21 (4): 862-879.

[14] HOFER S, BLAHA J, COLLINS P W, et al. Haemostatic support in postpartum haemorrhage: a review of the literature and expert opinion [J]. Eur J Anaesthesiol, 2023, 40 (1): 29-38.

[15] BELL SF, DE LLOYD L, PRESTON N, et al. Managing the coagulopathy of postpartum hemorrhage: an evolving role for viscoelastic hemostatic assays [J]. J Thromb Haemost, 2023, 21 (8): 2064-2077.

[16] DE LLOYD L, JENKINS P V, BELL S F, et al. Acute obstetric coagulopathy during postpartum hemorrhage is caused by hyperfibrinolysis and dysfibrinogenemia: an observational cohort study [J]. J Thromb Haemost, 2023, 21 (4): 862-879.

[17] GREEN L, DARU J, GONZALEZ CARRERAS F J, et al. Early cryoprecipitate transfusion versus standard care in severe postpartum haemorrhage: a pilot cluster-randomised trial [J]. Anaesthesia, 2022, 77 (2): 175-184.

[18] BELL S F, ROBERTS T C D, FREYER MARTINS PEREIRA J, et al. The sensitivity and specificity of

rotational thromboelastometry (ROTEM) to detect
coagulopathy during moderate and severe postpartum
haemorrhage: a prospective observational study [J]. Int
J Obstet Anesth, 2022, 49: 103238.

［19］FRIGO M G, AGOSTINI V, BRIZZI A, et al. Practical
approach to transfusion management of post-partum
haemorrhage [J]. Transfus Med, 2021, 31 (1): 11-15.

［20］INNERHOFER P, FRIES D, MITTERMAYR M, et
al. Reversal of trauma-induced coagulopathy using
first-line coagulation factor concentrates or fresh frozen
plasma (RETIC): a single-centre, parallel-group, open-

label, randomised trial [J]. Lancet Haematol, 2017, 4
(6): e258-e271.

［21］KATZ D, BEILIN Y. Management of post-
partum hemorrhage and the role of the obstetric
anesthesiologist [J]. J Matern Fetal Neonatal Med,
2021, 34 (9): 1487-1493.

［22］BAKSAAS-AASEN K, VAN DIEREN S, BALVERS
K, et al. Data-driven development of ROTEM and
TEG algorithms for the management of trauma
hemorrhage: a prospective observational multicenter
study [J]. Ann Surg, 2019, 270 (6): 1178-1185.

第二节　体外膜氧合治疗羊水栓塞的新进展

羊水栓塞是由于胎儿和羊膜成分进入母体循环系统产生的一系列病理反应，可使母体的心肺功能障碍并激活凝血级联反应，是一种罕见的妊娠并发症。羊水栓塞患者由右心衰竭和呼吸衰竭导致心肺功能障碍，采用传统复苏方法不能提供足够的心肺支持。体外膜氧合（extracorporeal membrane oxygenation，ECMO）技术在羊水栓塞患者中的心肺支持应用近年已逐渐增多。有研究报道，在产后行体外生命支持的适应证中，羊水栓塞为最常见病因，占总原因的 21.7%[1]。

一、体外膜氧合在心搏骤停中的应用

心搏骤停是发生羊水栓塞后最严重的并发症。心搏骤停发生后应立即开始心肺复苏，但传统的心肺复苏仅能达到原来心输出量的 25%～30%，导致组织逐渐缺氧，最终导致患者死亡[2]。快速恢复重要器官的灌注和供氧对心搏骤停后患者的生存率和生存质量起至关重要的作用[3-4]。体外心肺复苏术，即难治性心搏骤停期间的静脉-动脉 ECMO（venous-arterial ECMO，VA-ECMO）插管，可确保未恢复自主循环的患者获得足够的器官灌注，包括大脑。羊水栓塞是自限性疾病，因此，在保证器官灌注的情况下，积极治疗原发病因可明显改善患者预后。近年来，有多篇病例报道了体外心肺复苏术在羊水栓塞患者中的应用，结果显示可明显改善患者预后[5-6]。

心搏骤停后出现的严重心室功能障碍也可应用 VA-ECMO 支持治疗。羊水栓塞继发的心搏骤停可能导致心肌顿抑，长时间的心肺功能衰竭可能导致多器官衰竭。由于羊水栓塞导致的肺动脉高压是短暂的，理论上循环衰竭短期内也可逆转。近年有文献报道，对于需要长时间心肺复苏术或心搏骤停后出现严重心室功能障碍而难以维持的患者，应考虑采用 VA-ECMO[7]。尽管在部分报道中描述了 VA-ECMO 在羊水栓塞患者中的早期适应证[5, 8]，但支持 VA-ECMO 应用的证据仍相对较少，使其应用存在争议。

二、体外膜氧合在循环呼吸衰竭中的应用

羊水栓塞的典型症状包括急性低氧血症型呼吸衰竭、心血管衰竭和凝血功能障碍。胎儿和羊膜成分进入母体循环会增加肺血管收缩，肺动脉高压可引起急性右心室衰竭和急性呼吸衰竭并伴严重低氧血症。随后，可能发生左心室衰竭合并心源性肺水肿和低血压[9]。严重循环衰竭患者在各种常规循环支持手段不能维持血流动力学稳定时，VA-ECMO 可进行有效的循环支持。因此，对于还未发生心搏骤停的羊水栓塞患者，在出现严重循环衰竭时早期使用 VA-ECMO 可减少心脏做功，并为患者提供充足的氧气，避免心搏骤停的发生[10]同时，心搏骤停复苏之后的患者因严重循环衰竭而无法维持时，VA-ECMO 会发挥桥接作用，直到循环衰竭经治疗后好转。

Kim 等[11]报道了 1 例羊水栓塞导致的严重循环衰竭，使用 VA-ECMO 治疗的患者。尽管给予扩容、大量输血并使用大剂量的正性肌力药物，该患者仍表现出严重的低血压，收缩压降至 35 mmHg，故给予 VA-ECMO 治疗，4 天后撤离，患者预后良好。Creel-Bulos 等[12]报道了另 1 例羊水栓塞患者采用 ECMO 治疗，该患者早期出现羊水栓塞的常见表现，包括肺动脉高压、右心衰竭及左心心输出量下降等。将治疗模式扩展到静脉 - 动脉 - 静脉 ECMO（VAV-ECMO），允许在严重心功能障碍的情况下右心室减负荷，同时支持全身氧合和灌注，由此改善了氧输送，并降低心肌耗氧量，为心肺恢复留出时间。

静脉 - 静脉 ECMO（VV-ECMO）从静脉系统引出缺氧血，再将含氧血注入右心房。其能在保证氧供的同时，降低肺动脉压，从而改善右心功能[13]。VV-ECMO 用于严重低氧性呼吸衰竭［如急性呼吸窘迫综合征（acute respiratory distress syndrome，ARDS）或肺动脉高压］，以及无严重右心室衰竭的患者。因此，大多数报道的羊水栓塞患者使用 VV-ECMO 治疗。有报道 1 例女性患者由于血流动力学不稳定，从 VV-ECMO 过渡到 VA-ECMO[14]。Rasheed 等[15]报道了 1 例非典型羊水栓塞患者继发重度 ARDS，表现为难治性低氧，给予 VV-ECMO 治疗。由此可见，VV-ECMO 可用于难治性低氧而不存在明显左、右心室功能障碍的羊水栓塞患者。

三、体外膜氧合在弥散性血管内凝血中的应用

大多数羊水栓塞患者均会出现弥散性血管内凝血（diffuse intravascular coagulation，DIC），且多在心血管系统衰竭之后立即出现，也有在羊水栓塞综合征晚期出现，导致严重的大出血[16]。而与之相矛盾的是，羊水栓塞患者在给予 ECMO 支持治疗时需要进行全身抗凝来预防血栓形成。因此，在 ECMO 转机期间的抗凝治疗可能会加重出血，导致已经存在严重凝血功能障碍的患者出现活动性出血。

目前有证据表明，无抗凝 ECMO 可避免这种矛盾。为避免 ECMO 运行期间的血栓事件（如管路血栓、自体血管内血栓），在进行全身抗凝时必须权衡大出血的风险。肝素预冲洗氧合器、肝素涂层管路等新技术允许在无全身抗凝的情况下运行 ECMO。此外，运行期间保持高流量（避免血液静止）、简化管路配置（如不用采样端）、监测管路分叉处的流量等均可有效避免管路的故障发生。近年的队列研究已证实，ECMO 运行期间不开启全身抗凝，血栓形成率并未增加，并且总的出血相关并发症减少[17]。在 Creel-Bulos 等的报道中，患者进行 VAV-ECMO 期间，由于失血性休克和 DIC，最初未进

行抗凝治疗，患者恢复较快，早期撤离 ECMO，全程无抗凝，也无血栓形成的并发症[13]。

因此，有研究强调高出血风险不应视为 ECMO 的绝对禁忌证[18]。甚至有研究者建议，当存在出血或 DIC 时，ECMO 应采用无抗凝策略，包括无肝素冲管及全程无抗凝治疗。这种策略在 VA-ECMO 是可行的，已经有报道其用于其他 ECMO 适应证，包括血液呈高凝状态时（如创伤[19]或难治性肺栓塞[20]）。James 等[21]认为，羊水栓塞患者在 ECMO 运行期间，还需要给予新鲜冰冻血浆、红细胞和纤维蛋白原等。

综上所述，目前越来越多的证据表明 ECMO 在羊水栓塞患者中的应用效果，对于羊水栓塞导致的心搏骤停、循环呼吸衰竭等并发症均有应用 ECMO 的适应证。然而，ECMO 治疗羊水栓塞也有其特殊性。首先，大多数羊水栓塞患者的病情是可逆的，使用 ECMO 治疗能够帮助度过极危重期，预后会明显改善；其次，在合并 DIC 的患者中，严重的凝血功能障碍与 ECMO 支持治疗时的抗凝治疗相矛盾，需要密切监测患者凝血功能，调整抗凝治疗方案，并在必要时补充新鲜冰冻血浆等，以确保患者的凝血功能得到有效管理。

（中日友好医院　王　慧　段　军）

参 考 文 献

［1］NAOUM E E, CHALUPKA A, HAFT J, et al. Extracorporeal life support in pregnancy: a systematic review [J]. J Am Heart Assoc, 2020, 9 (13): e016072.

［2］WENGENMAYER T, TIGGES E, STAUDACHER D L. Extracorporeal cardiopulmonary resuscitation in 2023 [J]. Intensive Care Med Exp, 2023, 11 (1): 74.

［3］GRÄSNER J-T, HERLITZ J, TJELMELAND I B M, et al. European resuscitation council guidelines 2021: epidemiology of cardiac arrest in Europe [J]. Resuscitation, 2021, 161: 61-79.

［4］ABRAMS D, MACLAREN G, LORUSSO R, et al. Extracorporeal cardiopulmonary resuscitation in adults: evidence and implications [J]. Intensive Care Med, 2022, 48 (1): 1-15.

［5］ADACHI M, ADACHI T, FUJITA T, et al. Venoarterial extracorporeal membrane oxygenation as an early treatment for amniotic fluid embolism with cardiac arrest: a case report [J]. J Obstet Gynaecol Res, 2021, 47 (9): 3374-3378.

［6］ONG J, ZHANG J J Y, LORUSSO R, et al. Extracorporeal membrane oxygenation in pregnancy and the postpartum period: a systematic review of case reports [J]. Int J Obstet Anesth, 2020, 43: 106-113.

［7］PACHECO L D, CLARK S L, KLASSEN M, et al. Amniotic fluid embolism: principles of early clinical management [J]. Am J Obstet Gynecol, 2020, 222 (1): 48-52.

［8］DEPONDT C, ARNAUDOVSKI D, VOULGA-ROPOULOS A, et al. Venoarterial extracorporeal membrane oxygenation as supportive therapy after cardiac arrest after amniotic fluid embolism: a case report [J]. A A Pract, 2019, 13 (2): 74-77.

［9］BERNSTEIN S N, CUDEMUS-DESEDA G A, ORTIZ V E, et al. Case 33-2019: a 35-year-old woman with cardiopulmonary arrest during cesarean section [J]. N Engl J Med, 2019, 381 (17): 1664-1673.

［10］GITMAN R, BACHAR B, MENDENHALL B. Amniotic fluid embolism treated with veno-arterial extracorporeal membrane oxygenation [J]. Case Rep Crit Care, 2019, 2019: 4589636.

[11] KIM J W, KIM J H, KIM T W, et al. Successful resuscitation by using extracorporeal membrane oxygenation in a patient with amniotic fluid embolism: a case report [J]. J Int Med Res, 2020, 48 (2): 300060520903640.

[12] CREEL-BULOS C, HASSANI B, STENTZ M J, et al. Extracorporeal membrane oxygenation for amniotic fluid embolism-induced cardiac arrest in the first trimester of pregnancy: a case report [J]. Crit Care Explor, 2020, 2 (7): e0162.

[13] BUNGE J J H, CALISKAN K, GOMMERS D, et al. Right ventricular dysfunction during acute respiratory distress syndrome and veno-venous extracorporeal membrane oxygenation [J]. J Thorac Dis, 2018, 10 (Suppl 5): S674-S682.

[14] WISE E M, HARIKA R, ZAHIR F. Successful recovery after amniotic fluid embolism in a patient undergoing vacuum-assisted vaginal delivery [J]. J Clin Anesth, 2016, 34: 557-561.

[15] RASHEED W, TASNIM S, DWEIK A, et al. A case of severe acute respiratory distress syndrome secondary to atypical amniotic fluid embolism [J]. Cureus, 2022, 14 (9): e28808.

[16] PACHECO L D, SAADE G, HANKINS G D V, et al. Amniotic fluid embolism: diagnosis and management [J]. Am J Obstet Gynecol, 2016, 215 (2): B16-B24.

[17] WOOD K L, AYERS B, GOSEV I, et al. Venoarterial-extracorporeal membrane oxygenation without routine systemic anticoagulation decreases adverse events [J]. Ann Thorac Surg, 2020, 109 (5): 1458-1466.

[18] LORUSSO R, SHEKAR K, MACLAREN G, et al. ELSO Interim guidelines for venoarterial extracorporeal membrane oxygenation in adult cardiac patients [J]. ASAIO J, 2021, 67 (8): 827-844.

[19] VIAU-LAPOINTE J, FILEWOD N. Extracorporeal therapies for amniotic fluid embolism [J]. Obstet Gynecol, 2019, 134 (5): 989-994.

[20] CORSI F, LEBRETON G, BRÉCHOT N, et al. Life-threatening massive pulmonary embolism rescued by venoarterial-extracorporeal membrane oxygenation [J]. Crit Care, 2017, 21 (1): 76.

[21] AISSI JAMES S, KLEIN T, LEBRETON G, et al. Amniotic fluid embolism rescued by venoarterial extracorporeal membrane oxygenation [J]. Crit Care, 2022, 26 (1): 96.

第三节　铁－磁共振血管成像用于孕产妇肺栓塞诊断可能有优势

近年来，由肺栓塞（pulmonary embolism，PE）导致的孕产妇死亡率不断增长。由于 PE 早期的临床表现及 D-二聚体水平升高在妊娠期女性中较为常见，加之妊娠期女性接受特殊影像学检查的受限性，使妊娠期女性的 PE 诊断困难。

近年来，磁共振肺动脉造影（pulmonary magnetic resonance angiography，PMRA）越来越受到关注。利用新一代铁基造影剂的 PMRA 检查正体现出其在疑似 PE 的妊娠期女性中的独特优势，可能具有广阔的应用前景。

一、常用肺栓塞影像诊断方法的利与弊

过去曾被作为诊断"金标准"的肺动脉造影由于其创伤性较大，已逐渐被 CT 肺动脉造影

（computed tomography pulmonary angiography，CTPA）、肺通气/灌注（ventilation/perfusion，V/Q）显像所替代，广泛应用于 PE 的影像学诊断中。但对于妊娠期女性来说，2 种技术各有利弊。

（一）CT 肺动脉血管造影

1. CT 肺动脉血管造影的优点　作为目前临床首选的检查手段，CTPA 应用于绝大多数妊娠期女性的 PE 影像学诊断中[1]。CTPA 诊断 PE 的敏感度及特异度均极高，与人工智能算法相结合后，可进一步提高诊断率而不完全受影像质量的影响[2]。此外，CTPA 成像时间较短，可同时评估肺组织与肺外组织的情况来为呼吸循环症状提供诊断依据。

2. CT 肺动脉血管造影的弊端　虽然 CTPA 对胎儿造成的电离辐射剂量较低，但其可导致母亲乳腺的放射暴露增加数十倍甚至上百倍[3]，从而增加母亲罹患乳腺癌的风险。此外，碘造影剂的使用虽然在妊娠期女性中并非禁忌，但反复多次应用与母亲及其后代甲状腺功能障碍的风险增加相关[4]，碘造影剂引起急性肾损伤的概率增加同样也不容忽视[5]。由于诊断 PE 后还可能需要多次随访检查，临床医师在面对妊娠期女性时选用 CTPA 需极为谨慎。

（二）肺通气/灌注显像

1. 肺通气/灌注显像的优点　V/Q 显像是常用于替代 CTPA 诊断 PE 的影像学方法，其使用极少量的放射性同位素（通常是锝 -99）通过吸入及静脉注射的方式对受检者肺通气与肺灌注的状态进行评估。V/Q 扫描对妊娠期女性造成的电离辐射暴露较低，而且避免了造影剂造成的急性肾损伤、过敏反应及其他不良反应的风险，因此，不少机构将其作为疑似 PE 的妊娠期女性的首选检查方法。

2. 肺通气/灌注显像的弊端　同 CTPA 一样，V/Q 显像在妊娠期女性中的应用也有不少局限性。一个重要的局限是检查的可获得性在不同地区或不同医院中并不一致，限制了其普遍应用。另一个重要的局限是其出现不确定结果的频率相对较高，仍需要进行额外检查，如 CTPA[6]。此外，V/Q 显像所花费的时间更多，仅完成单纯肺灌注显像至少需要 30 min，这给在晚期妊娠期的女性或紧急情况中的应用构成了一定的限制。

二、磁共振检查在肺栓塞诊断中的应用

磁共振成像（magnetic resonance imaging，MRI）技术由于其图像的高分辨率、多平面成像能力及无电离辐射的特性，已经成为包括妊娠期女性在内的所有人群的重要影像学检查方法之一。在 PE 诊断方面，PMRA 越来越引起关注。PMRA 属于磁共振血管成像（magnetic resonance angiography，MRA）检查的一种，但与 CTPA 不同的是，PMRA 可依据是否应用造影剂分为非对比增强及对比增强 2 种形式。

（一）非对比增强磁共振肺动脉造影

非对比增强 PMRA 是利用自身血液作对比，评估目标血管存在的问题，具有无创、无电离辐射、无须注射造影剂的优点。早期的 MRI 利用自旋回波序列时血液的"流空效应"来显示肺动脉内血栓，但容易受呼吸或运动伪影的影响。近年来，随着磁共振领域软、硬件的发展，应用快速序列多参数成像可更好地显示中心端肺动脉的形态改变与血栓形成情况。然而，较长的检查时间和多次屏气在危重患者中较难被遵循，而且其虽能有效排除近端栓塞，但在肺段与肺亚段水平的栓塞检测能力上较为有限。

（二）对比增强磁共振肺动脉造影

对比增强 PMRA 通过静脉注射具有磁性的造影剂，可大幅提升图像的对比清晰度，并且明显缩短成像时间。该项检查可有效提高 PE 的诊断率，非妊娠期女性人群研究显示，其单独检出 PE 的敏感度和特异度分别为 78% 和 99%，而与磁共振静脉血管成像（针对盆腔和 / 或下肢静脉）联合使用后，可进一步提高诊断的敏感度[7]。目前，最常用于对比增强 PMRA 的是钆基造影剂（gadolinium based contrast agents，GBCA），但有研究显示，线性类 GBCA 可能与部分患者发生肾源性系统性纤维化及钆元素脑沉积等不良反应相关[8]。此外，静脉注射 GBCA 后，钆可穿过胎盘进入羊水中，然后被胎儿吞咽重吸收至胎儿的血液循环中。因此，相关指南将 GBCA 列为妊娠期禁忌药品，只有当其有助于显著改善诊断效果并可能改善预后时才考虑使用[9-10]。

三、新一代铁基造影剂增强磁共振肺动脉血管成像用于疑似肺栓塞的诊断

相对于稀土元素的钆，铁是参与机体生理代谢的必需元素，有更好的生物相容性和安全性。目前，临床上的铁基造影剂主要是指超顺磁性氧化铁纳米颗粒（super paramagnetic iron oxide nanoparticles，SPIONs），目前唯一被美国食品药品监督管理局（Food and Drug Administration，FDA）批准应用于临床的是 Ferumoxytol。其代谢不依赖肾，而是进入血液循环后经肝、脾和骨髓的网状内皮系统吸收，再被生物降解为机体的储备铁，故可被安全应用于肾功能不全患者[11-12]。之后 Ferumoxytol 的适应证逐渐扩大到包括妊娠期女性在内的所有对口服铁剂反应不足或不能耐受的成人缺铁性贫血患者的治疗中[13]。Ferumoxytol 作为增强磁共振的造影剂使用属于超说明书用药，这源于其具有良好的磁共振成像特性，可同时增强血管与软组织的 T_1 与 T_2 信号，停留在血管内的时间更久（半衰期约为 15 h）。鉴于其持久的血管增强效果以及极高分辨率的图像质量，被认为是优于其他 MRA 技术的造影剂选择[14]。正是基于 Ferumoxytol 的药物特性、磁共振成像特性，以及其在妊娠期女性中应用的安全性，在对疑似 PE 的妊娠期女性进行影像学诊断时使用其作为造影剂行对比增强 PMRA 的应用逐渐增多。

2022 年，一项回顾性研究在对历时 5 年，连续纳入 94 例疑似 PE 的妊娠期女性使用 Ferumoxytol 进行共 98 次 3D- 增强 PMRA 检查结果等相关数据进行分析后显示，Ferumoxytol 可作为钆基造影剂的替代选择[15]。其优势包括检查时间较短（中位检查时间为 8 min）、需要屏住呼吸的次数少、血管内停留时间长等特性使检查过程中无须追加造影剂，并且可按需同时完成盆腔及下肢静脉的磁共振静脉成像检查[15]。此外，相对于治疗缺铁性贫血的说明书推荐剂量（14 mg/kg），用作造影剂的剂量仅需 3～4 mg/kg，较低的剂量与较慢的输注速度有助于避免过敏反应的发生[16]。

基于以上知识回顾及最新研究结果，新一代铁基造影剂用于妊娠期女性 PE 诊断有一定优势，但目前尚无法得出 Ferumoxytol 增强 PMRA 是疑似 PE 的妊娠期女性影像学检查首选方法的结论，其应用前景颇值得期待，需要有更多的证据支持。

（同济大学附属妇产科医院　陶伟民
上海交通大学医学院附属仁济医院　皋　源）

参 考 文 献

［1］ MEHDIPOOR G, JIMENEZ D, BERTOLETTI L, et al. Imaging modalities for confirming pulmonary embolism during pregnancy: results from a multi-center international study [J]. Eur adiol, 2022, 32 (2): 1238-1246.

［2］ EBRAHIMIAN S, DIGUMARTHY S R, HOMAY-OUNIEH F, et al. Predictive values of AI-based triage model in suboptimal CT pulmonary angiography [J]. Clinical imaging, 2022, 86: 25-30.

［3］ TESTER J, REES M, PASCOE D, et al. Diagnostic imaging for suspected pulmonary embolism during pregnancy and postpartum: A comparative radiation dose study [J]. J Med Imaging Radiat Oncol, 2023, 67 (3): 223-231.

［4］ VAN WELIE N, PORTELA M, DREYER K, et al. Iodine contrast prior to or during pregnancy and neonatal thyroid function: a systematic review [J]. Eur Endocrinol, 2021, 184 (1): 189-198.

［5］ 中华医学会临床药学分会，中国药学会医院药学专业委员会，中华医学会肾脏病学分会. 碘对比剂诱导的急性肾损伤防治的专家共识［J］. 中华肾脏病杂志，2022，38（3）：265-288.

［6］ NGUYEN E T, HAGUE C, MANOS D, et al. Canadian Society of Thoracic Radiology/Canadian Association of Radiologists Best Practice Guidance for Investigation of Acute Pulmonary Embolism, Part 1: acquisition and safety considerations [J]. Canadian Association of Radiologists Journal, 2022, 73 (1): 203-213.

［7］ STEIN P D, CHENEVERT T L, FOWLER S E, et al. Gadolinium-enhanced magnetic resonance angiography for pulmonary embolism: a multicenter prospective study (PIOPED Ⅲ) [J]. Ann Intern Med, 2010, 152 (7): 434-443, w142-433.

［8］ 中华医学会放射学分会质量控制与安全管理专业委员会. 肾病患者静脉注射钆对比剂应用中国专家共识［J］. 中华放射学杂志，2022，56（3）：221-230.

［9］ 中华医学会放射学分会磁共振学组，中华医学会放射学分会质量控制与安全工作委员会. 钆对比剂临床安全性应用中国专家建议［J］. 中华放射学杂志，2019，53（7）：539-544.

［10］ ACR Manual on Contrast Media Available: https://www.acr.org/-/media/ACR/Files/Clinical-Resources/Contrast_Media. pdf.

［11］ 唐韵，马璇，赵世华. 心血管磁共振分子影像研究现状与进展［J］. 中华心血管病杂志，2023，51（10）：1090-1097.

［12］ SAKASHITA M, NANGAKU M. Ferumoxytol: an emerging therapeutic for iron deficiency anemia [J]. Expert Opin Pharmacother, 2023, 24 (2): 171-175.

［13］ GERB J, STRAUSS W, DERMAN R, et al. Ferumoxytol for the treatment of iron deficiency and iron-deficiency anemia of pregnancy [J]. Ther Adv Hematol, 2021, 12: 20406207211018042.

［14］ ADAMS L C, JAYAPAL P, RAMASAMY S K, et al. Ferumoxytol-enhanced MRI in children and young adults: state of the art [J]. AJR Am J Roentgenol, 2023, 220 (4): 590-603.

［15］ STAREKOVA J, NAGLE S K, SCHIEBLER M L, et al. Pulmonary MRA during pregnancy: early experience with ferumoxytol [J]. J Magn Reson Imaging, 2023, 57 (6): 1815-1818.

［16］ NGUYEN K L, YOSHIDA T, KATHURIA-PRAKASH N, et al. Multicenter safety and practice for off-label diagnostic use of ferumoxytol in MRI [J]. Radiology, 2019, 293 (3): 554-564.

第二十章　重症免疫缺陷治疗

第一节　《脓毒症免疫抑制的监测与治疗专家共识》概要

脓毒症是宿主对于感染反应失调所致的危及生命的器官功能障碍[1]。近年研究发现，机体免疫功能紊乱参与脓毒症的发生、发展过程，而持续免疫抑制是脓毒症患者不良预后的重要危险因素[2]。然而，至今尚无关于脓毒症免疫监测和治疗的临床指南或共识。为切实解决脓毒症免疫抑制监测和治疗的临床困惑，中国学者联合国际权威专家推出了国际首部脓毒症免疫研究领域的专家共识[3]，为脓毒症患者免疫功能的临床监测和治疗提供了框架性的指导建议。

一、脓毒症免疫抑制共识的质量评价

遵循权威性和代表性原则，从国际休克学会联盟（International Federation of the Shock Societies，IFSS）、重症免疫研究协作组（Critical Care Immunotherapy Research Group，CCIRG）和中国研究型医院学会休克与脓毒症专业委员会遴选出脓毒症免疫监测和治疗领域的 31 位权威专家（其中包括 23 位中国专家和 8 位国际专家），采用 Delphi 流程形成专家共识，并通过兰德恰当性方法对共识意见提供一致性评价及推荐等级。

该共识通过检索 PubMed、Web of Science（WOS）、中国知网（China National Knowledge Infrastructure，CNKI）等数据库，对脓毒症免疫监测与治疗的相关文献进行整理，基于大量临床研究证据，从脓毒症免疫监测及免疫治疗两大方面制定问题列表，对于脓毒症免疫治疗的适宜人群、治疗时机、药物选择、持续时间、停药指征及疗效评估等具有争论的问题进行研讨并达成共识。整个过程以脓毒症免疫抑制患者的临床需求为中心，采用科学严谨的态度对临床问题进行讨论。最终，共识通过问卷调查获得令人满意的结果，2 项陈述被评为一致性完美，13 项陈述被评为一致性非常好，12 项陈述被评为一致性好。经过条目汇总，形成了 14 条强推荐、8 条弱推荐及 2 条不推荐意见。最后形成 5 个要点（图 20-1-1）。

二、脓毒症免疫抑制监测共识

1. 警惕脓毒症免疫抑制高危人群　推荐将老年、恶性肿瘤、长期接受免疫抑制剂或激素治疗的患者作为脓毒症免疫抑制的高危人群。

大量研究显示，老年脓毒症患者的死亡率显著高于非老年患者，并且死亡老年患者的免疫功能抑制尤为明显，表现为持续性低淋巴细胞血症、功能性 T 淋巴细胞减少、调节性 T（regulatory

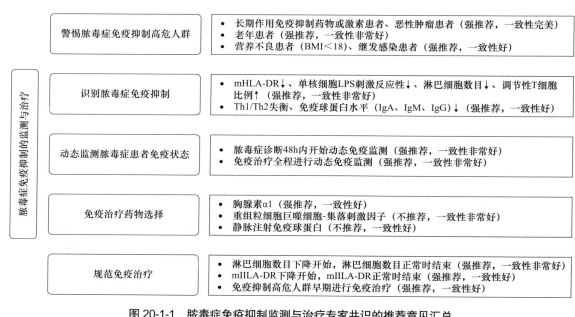

图 20-1-1　脓毒症免疫抑制监测与治疗专家共识的推荐意见汇总

注：BMI. 体重指数；mHLA-DR. 单核细胞人白细胞抗原 -DR；LPS. 脂多糖。

T cells，Treg）细胞及免疫抑制型 T 淋巴细胞增多[4-5]。大规模流行病学研究显示，肿瘤患者并发严重脓毒症的概率是非肿瘤人群的数倍，且合并肿瘤的脓毒症患者死亡率明显升高[6-7]。长期使用激素和免疫抑制剂均被证实可引起持续免疫低下状态，长期使用激素患者罹患脓毒症的概率约为未使用激素人群的 2 倍[8]。此外，共识还建议将营养不良和继发感染作为脓毒症免疫抑制的高危群体。体重指数（body mass index，BMI）是脓毒症患者中长期死亡率的独立危险因素，且低体重脓毒症患者的死亡率与正常体重及超重脓毒症患者相比明显升高[9-10]。继发感染的出现提示宿主应对感染的能力下降，脓毒症患者合并继发感染会造成患者住院时间延长，死亡率显著升高[11]。

2. 识别脓毒症免疫抑制　推荐使用单核细胞人白细胞抗原 -DR（human leukocyte antigen-DR，mHLA-DR）下降、单核细胞脂多糖（lipopolysaccharide，LPS）刺激反应性降低、淋巴细胞数目减少和 Treg 细胞比例升高来识别脓毒症免疫抑制。

mHLA-DR 降低在脓毒症患者严重程度及预后评估中具有良好的区分能力及临床应用价值[12-13]。mHLA-DR 表达下降与低淋巴细胞血症在评估脓毒症患者严重程度及不良预后中表现出高度一致性[14]。脓毒症患者持续淋巴细胞数目减少与死亡率增加相关[15-16]。一项多中心队列研究观察到，脓毒症免疫麻痹患者［LPS 刺激单核细胞产生肿瘤坏死因子 -α（tumor necrosis factor-α，TNF-α）<200 pg/ml）］出现继发感染的概率显著增加[17]。外周血 Treg 细胞比例升高在脓毒症早期即可出现，并造成其与辅助性 T 细胞 17 亚群（T helper cells 17，Th17）平衡失调，其改变与脓毒症患者不良预后密切相关[18-19]。

3. 动态监测脓毒症患者免疫状态　强烈推荐早期（脓毒症诊断 48 h 内）启动免疫功能监测，并在免疫治疗全程进行动态监测。动态监测机体免疫状态能有效掌握脓毒症过程中免疫抑制进展及严重程度[20-21]。脓毒症发生后，免疫细胞功能及数量呈现动态变化规律。脓毒症早期循环中白细胞明显活化，导致机体出现以过度全身性炎症反应为主要特征的效应状态，脓毒症持续状态下机体则呈现出难以逆转的免疫功能抑制，甚至免疫麻痹，进而诱发继发感染，影响患者远期预后。Monneret等[22]观察证实，脓毒症早期 mHLA-DR 水平在死亡与存活患者中并无明显差异，而脓毒症持续情况下 mHLA-DR 水平显著下降是患者死亡的独立危险因素。由此可见，动态监测免疫功能不仅能实时了解机体免疫状态，还可为免疫调理方案的精准调整提供依据。

三、脓毒症免疫抑制治疗共识

1. 免疫治疗药物选择　目前高质量的循证医学证据显示，针对脓毒症免疫抑制尚无明确有效的治疗药物。基于现有循证医学证据的专家共识，建议脓毒症免疫抑制患者可尝试使用胸腺素 α1（thymosin α1，Tα1），不推荐使用静脉注射免疫球蛋白（intravenous immunoglobulin，IVIg）和重组粒细胞 - 巨噬细胞集落刺激因子（granulocyte-macrophage colony-stimulating factor，GM-CSF）进行免疫调理治疗。Wu 等[23]开展 Tα1 治疗脓毒症的多中心随机对照研究（ETASS 研究）证实，Tα1 治疗可降低脓毒症患者 28 天全因死亡率。荟萃分析结果也提示，Tα1 可以改善脓毒症患者的预后[24]。但由于样本量较少，还需进一步验证。Cochrane 数据库报道了 IVIG 治疗脓毒症研究的荟萃分析[25]。在 10 项使用 IVIg 治疗的研究和 7 项使用富含 IgM（IVIgM）治疗的研究中均发现免疫球蛋白可以降低脓毒症患者病死率。然而，需要注意的是，关于 IVIg 和 IVIgM 的荟萃分析结果均存在中等到高等的偏倚风险。目前，拯救脓毒症运动指南不推荐使用 IVIg 治疗脓毒症[26]。Meisel 等[27]使用 GM-CSF［4 µg/（kg·d）］治疗免疫抑制［连续 2 天 mHLA-DR＜8000（antibodies per cell，AB/C）］的脓毒症患者，结果发现，所有受试者 mHLA-DR 表达均明显增加。荟萃分析共纳入 2380 例脓毒症患者，结果发现，粒细胞集落刺激因子（granulocyte colony stimulating factor，G-CSF）或 GM-CSF 治疗均不能改善脓毒症患者预后[28]。

2. 规范免疫治疗　推荐淋巴细胞数目和 mHLA-DR 水平作为脓毒症免疫抑制患者启动和停止免疫调理治疗的标志物。Cheng 等[29]的研究选择淋巴细胞数目＜$0.8×10^9$/L 的新型冠状病毒感染患者进行重组 GM-CSF 治疗。Francois 等[30]选择淋巴细胞数目＜$0.9×10^9$/L 的感染性休克患者进行白介素（interleukin-7，IL-7）治疗。Meisel 等[27]通过监测连续 2 天 mHLA-DR 水平，选择采用＜8000 AB/C 的脓毒症患者进行重组粒细胞 - 巨噬细胞集落刺激因子（recombinant granulocyte macrophage colony stimulating factor，rGM-CSF）治疗。这些研究设计提示，淋巴细胞数目减少和 mHLA-DR 水平降低可作为启动免疫调理治疗的生物标志物。关于免疫治疗停止时间的研讨，部分专家建议，在免疫标志物恢复至正常水平且患者临床症状改善时停止治疗。此外，对于脓毒症免疫抑制的高危人群，建议在未能及时获取免疫功能监测结果时尽早进行免疫调理治疗。

综上所述，《脓毒症免疫抑制监测与治疗专家共识》为临床医师更加合理地实施免疫监测和制定免疫治疗策略提供了重要参考、指导意见。未来专家组将根据最新研究结果对该共识内容进行持续更新，以期为临床医师提供最前沿的脓毒症免疫监测和治疗建议。

（中山大学附属第一医院　裴　飞　吴健锋）

参 考 文 献

[1] SINGER M, DEUTSCHMAN C S, SEYMOUR C W, et al. The third international consensus definitions for sepsis and septic shock(Sepsis-3) [J]. JAMA, 2016, 315(8): 801-810.

[2] TORRES L K, PICKKERS P, VAN DER POLL T. Sepsis-induced immunosuppression [J]. Annu Rev Physiol, 2022, 84: 157-181.

[3] PEI F, YAO R Q, REN C, et al. Expert consensus on the monitoring and treatment of sepsis-induced immunosuppression [J]. Mil Med Res, 2022, 9(1): 74.

[4] INOUE S, SUZUKI-UTSUNOMIYA K, OKADA Y, et al. Reduction of immunocompetent T cells followed by prolonged lymphopenia in severe sepsis in the elderly [J]. Crit Care Med, 2013, 41(3): 810-819.

[5] PEI F, ZHANG G R, ZHOU L X, et al. Early immunoparalysis was associated with poor prognosis in elderly patients with sepsis: secondary analysis of the ETASS study [J]. Infect Drug Resist, 2020, 13: 2053-2061.

[6] WILLIAMS M D, BRAUN L A, COOPER L M, et al. Hospitalized cancer patients with severe sepsis: analysis of incidence, mortality, and associated costs of care [J]. Crit Care, 2004, 8(5): R291-298.

[7] DANAI P A, MOSS M, MANNINO D M, et al. The epidemiology of sepsis in patients with malignancy [J]. Chest, 2006, 129(6): 1432-1440.

[8] CHAUDHARY N S, DONNELLY J P, MOORE J X, et al. Association of baseline steroid use with long-term rates of infection and sepsis in the REGARDS cohort [J]. Crit Care, 2017, 21(1): 185.

[9] ZHOU Q, WANG M, LI S, et al. Impact of body mass index on survival of medical patients with sepsis: a prospective cohort study in a university hospital in China [J]. BMJ Open, 2018, 8(9): e021979.

[10] OAMI T, KARASAWA S, SHIMADA T, et al. Association between low body mass index and increased 28-day mortality of severe sepsis in Japanese cohorts [J]. Sci Rep, 2021, 11(1): 1615.

[11] VAN VUGHT L A, KLEIN KLOUWENBERG P M, SPITONI C, et al. Incidence, Risk Factors, and Attributable Mortality of Secondary Infections in the Intensive Care Unit After Admission for Sepsis [J]. Jama, 2016, 315(14): 1469-1479.

[12] ZHUANG Y, PENG H, CHEN Y, et al. Dynamic monitoring of monocyte HLA-DR expression for the diagnosis, prognosis, and prediction of sepsis [J]. Front Biosci(Landmark Ed), 2017, 22(8): 1344-1354.

[13] 裴飞, 吴健锋. 评价脓毒症免疫抑制生物标志物的4个标准 [J]. 中华检验医学杂志, 2023, 46 (10): 992-996.

[14] ZORIO V, VENET F, DELWARDE B, et al. Assessment of sepsis-induced immunosuppression at ICU discharge and 6 months after ICU discharge [J]. Ann Intensive Care, 2017, 7(1): 80.

[15] PEI F, SONG W, WANG L, et al. Lymphocyte trajectories are associated with prognosis in critically ill patients: A convenient way to monitor immune status [J]. Front Med, 2022, 9: 953103.

[16] DREWRY A M, SAMRA N, SKRUPKY L P, et al. Persistent lymphopenia after diagnosis of sepsis predicts mortality [J]. Shock, 2014, 42(5): 383-391.

[17] HALL M W, KNATZ N L, VETTERLY C, et al. Immunoparalysis and nosocomial infection in children with multiple organ dysfunction syndrome [J]. Intensive Care Med, 2011, 37(3): 525-532.

[18] PAGEL J, HARTZ A, FIGGE J, et al. Regulatory T cell frequencies are increased in preterm infants with

clinical early-onset sepsis [J]. Clin Exp Immunol, 2016, 185(2): 219-227.

[19] GUO J, TAO W, TANG D, et al. Th17/regulatory T cell imbalance in sepsis patients with multiple organ dysfunction syndrome: attenuated by high-volume hemofiltration [J]. Int J Artif Organs, 2017, 40(11): 607-614.

[20] LEIJTE G P, RIMMELE T, KOX M, et al. Monocytic HLA-DR expression kinetics in septic shock patients with different pathogens, sites of infection and adverse outcomes [J]. Crit Care, 2020, 24(1): 110.

[21] VULLIAMY P E, PERKINS Z B, BROHI K, et al. Persistent lymphopenia is an independent predictor of mortality in critically ill emergency general surgical patients [J]. Eur J Trauma Emerg Surg, 2016, 42(6): 755-760.

[22] MONNERET G, LEPAPE A, VOIRIN N, et al. Persisting low monocyte human leukocyte antigen-DR expression predicts mortality in septic shock [J]. Intensive Care Med, 2006, 32(8): 1175-1183.

[23] WU J, ZHOU L, LIU J, et al. The efficacy of thymosin alpha 1 for severe sepsis(ETASS): a multicenter, single-blind, randomized and controlled trial [J]. Crit Care, 2013, 17(1): R8.

[24] LIU F, WANG H M, WANG T, et al. The efficacy of thymosin α 1 as immunomodulatory treatment for sepsis: a systematic review of randomized controlled trials [J]. BMC Infect Dis, 2016, 16: 488.

[25] ALEJANDRIA M M, LANSANG M A, DANS L F, et al. Intravenous immunoglobulin for treating sepsis, severe sepsis and septic shock [J]. Cochrane Database Syst Rev, 2013, (9): CD001090.

[26] EVANS L, RHODES A, ALHAZZANI W, et al. Surviving sepsis campaign: international guidelines for management of sepsis and septic shock 2021 [J]. Intensive Care Med, 2021, 47(11): 1181-1247.

[27] MEISEL C, SCHEFOLD J C, PSCHOWSKI R, et al. Granulocyte-macrophage colony-stimulating factor to reverse sepsis-associated immunosuppression: a double-blind, randomized, placebo-controlled multicenter trial [J]. Am J Respir Crit Care Med, 2009, 180(7): 640-648.

[28] BO L, WANG F, ZHU J, et al. Granulocyte-colony stimulating factor(G-CSF) and granulocyte-macrophage colony stimulating factor(GM-CSF) for sepsis: a meta-analysis [J]. Crit Care, 2011, 15(1): R58.

[29] CHENG L L, GUAN W J, DUAN C Y, et al. Effect of recombinant human granulocyte colony-stimulating factor for patients with coronavirus disease 2019(COVID-19) and lymphopenia: a randomized clinical trial [J]. JAMA Intern Med, 2021, 181(1): 71-78.

[30] FRANCOIS B, JEANNET R, DAIX T, et al. Interleukin-7 restores lymphocytes in septic shock: the IRIS-7 randomized clinical trial [J]. JCI Insight, 2018, 3(5): e98960.

第二节　免疫功能低下合并病毒感染急性呼吸衰竭：值得关注

免疫功能低下患者包括长期（3 个月以上）或大剂量 [0.5 mg/（kg·d）] 使用糖皮质激素或其他免疫抑制药物患者、实体器官移植受者、近 5 年内需要化学治疗（简称"化疗"）的实体肿瘤或血液恶性肿瘤患者、原发性免疫缺陷患者等[1]。免疫功能低下人群发生肺炎合并急性呼吸衰竭（acute respiratory failure，ARF）是收治重症监护病房（intensive care unit，ICU）的主要原因[2]，其中超过 1/2

的患者需要进行人工气道机械通气治疗[3]。病毒感染是免疫功能低下患者合并肺炎的重要病因，但其流行病学及诊治关注较少。本文将结合近年的研究进展，介绍免疫功能低下合并病毒感染 ARF 的流行病学和诊治进展。

一、免疫功能低下合并病毒感染急性呼吸衰竭的流行病学

ARF 在血液病患者（主要是急性髓系白血病或异基因造血干细胞移植患者）中的发生率高达 50%，在实体肿瘤患者（主要是肺癌）或实体器官移植患者（主要是心或肺）中的发生率为 15%。免疫抑制患者发生 ARF 的死亡率高达 50%[4]。病毒感染是免疫功能低下患者出现 ARF 的重要原因之一。

1. 呼吸道病毒　常见的社区获得性呼吸道病毒（community-acquired respiratory viruses，CARV）可在免疫功能低下患者中引起严重的 ARF。CARV 主要包括流感病毒，副流感病毒（parainfluenza virus，PIV），呼吸道合胞病毒（respiratory syncytial virus，RSV），鼻病毒/肠病毒和人偏肺病毒（human metapneu-movirus，hMPV）。在重症流感患者中，有 12.5% 为免疫功能低下患者，其死亡率是非免疫功能低下患者的 2.5 倍[5]。有报道显示，干细胞移植受者中约 12% 存在 RSV 感染，其中 1/3 进展为下呼吸道感染，一旦进展为重症肺炎，则死亡率接近 30%[6]。在重症血液病患者中，鼻病毒/肠病毒是入住 ICU 时检测到的最常见病毒（56%），而 RSV 和 PIV 分别占 11% 和 2.5%[7]。

病毒感染虽是免疫功能低下合并肺炎 ARF 的重要原因，但相对于非病毒感染导致的 ARF，2 组患者的死亡率并无显著差异，甚至流感样病毒感染患者的死亡率更低。Guillaume 等[8]于 2023 年的研究报道显示，在法国 1 个包括 72 个 ICU 的数据库中，有 4038 例免疫功能低下的 ARF 患者，其中 370 例（9.2%）为病毒感染导致的 ARF，最常见的病毒是流感病毒（59%），其次为 RSV（14%）。病毒感染发病率的季节性差异显著，秋冬季节比例（83%）明显高于春夏季（17%），ICU 和院内死亡率分别为 31% 和 37.8%。按 1：3 与非病毒感染的免疫功能低下 ARF 患者匹配后，病毒感染 ARF 患者的死亡率低于其他原因的 ARF 患者（$OR=0.77$，$95\%CI\ 0.60\sim0.98$）。进一步分析显示，与对照组（细菌性肺炎合并 ARF）相比，流感样病毒即 RSV、PIV 和 hMPV 合并 ARF 患者死亡率更低（$OR=0.54$，$95\%CI\ 0.33\sim0.88$）。2023 年的另一项包含法国 32 个 ICU 的研究显示[3]，在 510 例免疫功能低下的 ARF 患者中，有 102 例（20%）患者病毒检测呈阳性，依次为鼻病毒/肠道病毒 39 例（38.2%）、流感病毒 22 例（21.6%）、PIV 14 例（13.7%）、冠状病毒 12 例（11.8%）、RSV 11 例（10.8%）、hMPV 11 例（10.8%）、腺病毒 1 例（1%）。这 510 例免疫功能低下患者的 ARF 病因中，最常见的是细菌性肺炎，共 232 例（47.2%）；病毒性肺炎 46 例（9.6%），其中 40 例是呼吸道病毒，6 例是巨细胞病毒/RSV；肺孢子菌肺炎 44 例（9%）。该研究发现，尽管咽拭子病毒检测阳性，但患者可能处于无症状携带状态或仅存在上呼吸道感染。

2. 混合感染　与免疫正常患者相比，免疫低下患者发生肺部感染时混合感染比例更高（分别为 19% 和 52%）[9]，且感染病原谱也有差异。在免疫功能正常患者中，细菌 - 病毒和细菌 - 细菌混合感染是最常见的组合；而在免疫功能低下患者中，细菌 - 真菌 - 病毒和细菌 - 真菌混合感染是最常见的组合[10]。有报道显示，在免疫功能低下合并病毒感染 ARF 患者中，21% 合并细菌感染，6% 合并侵袭性肺曲霉病[8]。

二、免疫功能低下合并病毒感染的实验室诊断方法

病毒感染的诊断主要依靠对各种标本的病原学检测，主要检测方法包括聚合酶链式反应（poly-merase chain reaction，PCR）、宏基因组二代测序（metagenome next-generation sequencing，mNGS）等。

1. PCR　基于 PCR 的诊断方法可在 2～3 h 内同时检测出多种呼吸道病毒，已成为病毒诊断的主要手段。美国传染病学会（Infectious Diseases Society of America，IDSA）指南建议，对所有出现呼吸道症状急性发作的免疫功能低下患者进行流感病毒筛查。需要注意的是，对于机械通气患者，气道分泌物或支气管肺泡灌洗液（bronchoalveolar lavage fluid，BALF）标本的阳性率通常高于鼻咽拭子。在 1 项以 BALF 为对照的研究中，鼻咽拭子 PCR 检测的阳性预测值和阴性预测值分别为 88% 和 89%[11]。此外，呼吸道标本检测出病毒还需区分是定植还是感染，一般来说，流感病毒 PCR 检测阳性表示感染。在 RSV 感染中，血标本检测到 RSV-RNA 有助于判断存在活动性感染，在 1/3 造血干细胞移植受者感染 RSV 肺炎患者的血样本中检测到 RSV-RNA，且这部分患者预后较差[12]。通过 PCR 可定量检测患者 BALF 或血标本的 CMV-DNA 载量，但目前尚未建立 CMV-DNA 的可靠阈值。BALF 中 CMV-DNA 阴性几乎具有 100% 的阴性预测值，因此，只要标本采集满意，CMV-DNA 阴性就可基本排除 CMV 肺炎。水痘 - 带状疱疹病毒（varicella-zoster virus，VZV）肺炎通常可根据典型的皮疹进行诊断，BALF 的 VZV 阳性率也很高。然而，HSV 肺炎的诊断非常困难，因为重症患者的血液、唾液或上呼吸道中的 HSV 再活化很常见。因此，除非在 BALF 等标本中可见特异性的包涵体，否则在下呼吸道中检测到 HSV-DNA 可能仅代表污染而非肺实质病变[13]。

2. mNGS　PCR 方法只能针对确定病毒进行特异性检测，而对于常伴有混合感染的免疫功能低下患者，mNGS 可无偏移的检出样本中的各种病原体。Parize 等[14]的研究纳入 101 例免疫功能低下患者，分别进行 mNGS 和传统病原学检测。结果显示，mNGS 对病毒和细菌诊断阳性率是传统病原学检测的 3 倍以上（36% vs. 11%），同时，mNGS 具有更高的阴性预测值。另一项关于重症社区获得性肺炎患者的回顾性研究显示，mNGS 对免疫功能正常和免疫功能低下患者的病原检测阳性率分别为 91% 和 83%，而传统病原学检测的阳性率只有 14% 和 30%[9]。对于免疫功能低下患者，mNGS 与传统微生物检测的整体符合率为 66.7%，与培养的符合率为 60.2%。mNGS 还可在优化抗生素治疗的医疗决策中发挥重要作用，基于 mNGS 检测结果调整抗生素方案的治疗成功率显著高于使用经验性抗生素治疗的患者（81.8% vs. 52.6%）[15]。

三、免疫功能低下合并病毒感染急性呼吸衰竭预后不良的高危因素

免疫功能低下合并病毒感染 ARF 的不良预后主要与疾病严重程度、患者基础状态和合并症相关。动脉血氧分压（arterial partial pressure of oxygen，PaO$_2$）/ 吸入氧浓度（fraction of inspired oxygen，FiO$_2$）是最常用于评估低氧血症严重程度的指标，较低的 PaO$_2$/FiO$_2$ 与急性呼吸窘迫综合征（acute respiratory distress syndrome，ARDS）患者的死亡率、需要无创通气（noninvasive ventilation，NIV）或经鼻高流量给氧（high flow nasal oxygenation，HFNO）失败相关[4]。持续呼吸窘迫与无创呼吸支持失败相关[4]，持续呼吸窘迫患者需尽早插管行人工气道机械通气。序贯器官功能衰竭（sequential organ failure assessment，SOFA）评分可用于评估相关器官功能衰竭程度，与死亡率高度相关。合并侵袭性真菌感

染的免疫功能低下患者预后更差。此外，在 Guillaume[8] 报道的 370 例免疫功能低下合并病毒感染 ARF 患者中，与死亡相关的危险因素包括中性粒细胞减少（$OR=1.74$，$95\%CI\ 1.05\sim2.89$）、功能状态评分（$OR=1.84$，$95\%CI\ 1.12\sim3.03$）和入院当天有创机械通气（$OR=1.97$，$95\%CI\ 1.14\sim3.40$）；而病毒类型与死亡率无相关性。

四、免疫功能低下合并病毒感染急性呼吸衰竭的早期干预

1. 抗病毒药　免疫功能低下患者合并流感病毒、严重急性呼吸系统综合征冠状病毒 2 型（severe acute respiratory syndrome coronavirus 2，SARS-CoV-2）和巨细胞病毒感染需早期进行抗病毒治疗。奥司他韦是流感病毒感染的一线治疗药物。因免疫功能低下的病毒感染患者更易出现耐药且病毒转阴时间延长，有条件者可进行病毒耐药性检测。在严重疾病患者中，奥司他韦的最佳疗程尚不明确，但可考虑适当延长治疗时间。有报道使用免疫球蛋白和利巴韦林治疗免疫功能低下患者的 RSV 感染[16]，但其疗效仍存在争议。对于免疫功能低下合并 SARS-CoV-2 感染的患者，推荐早期应用小分子抗病毒药治疗[17]。巨细胞病毒感染者推荐使用更昔洛韦或缬更昔洛韦进行治疗[18]。

2. 呼吸支持治疗　初始呼吸支持治疗的目的是改善氧合、降低呼吸频率、减轻呼吸窘迫和自主呼吸相关肺损伤、提高患者舒适度。在过去 20 年中，研究一致表明，免疫功能低下患者进行人工气道机械通气的死亡率更高[4]。因此，早期可优先考虑使用无创氧合或通气装置来避免人工气道机械通气。Lemiale[19] 进行的一项多中心临床试验比较了 NIV 和氧疗对免疫功能低下合并低氧性呼吸衰竭患者死亡率和插管率的影响，研究共纳入 374 例患者，分为早期 NIV 组（191 例）和氧疗组（183 例）。结果显示，2 组患者的 28 天死亡率（24.1% *vs.* 27.3%，$P=0.47$）和插管率（38.2% *vs.* 44.8%，$P=0.2$）均无统计学差异。结果提示，对于免疫抑制合并急性低氧性呼吸衰竭患者，早期 NIV 并不能降低死亡率和插管率。HFNO 具有改善氧合、降低呼吸频率、减少呼吸做功、增加呼气末肺容量和动态肺顺应性等生理学效应。一些观察性研究显示，对于免疫抑制 ARF 患者早期给予 HFNO 可降低插管率[20-21]。随后，Azoulay[22] 报道的 1 项大型随机对照试验（randomized controlled trial，RCT）研究显示，与传统氧疗相比，HFNO 可改善免疫功能低下合并急性低氧性呼吸衰竭患者的氧合，降低呼吸频率，但对 28 天插管率和死亡率无明显影响。近期的荟萃分析[23] 提示，HFNO 应用于免疫功能低下合并 ARF 患者可降低插管率，但对 28 天死亡率无影响。在 2023 年的欧洲危重病医学会（European Society of Intensive Care Medicine，ESICM）指南[24] 中明确推荐 HFNO 应用于急性低氧性呼吸衰竭的呼吸支持治疗，与传统氧疗相比，HFNO 可降低患者的插管率（$RR=0.89$，$95\%CI\ 0.81\sim0.97$）。但需重视的是，NIV 或 HFNO 的失败与更高的死亡率相关[25]，需关注患者自戕性肺损伤的评估，以免延误插管时机。

3. 俯卧位治疗　免疫功能低下合并病毒感染 ARF 患者可从俯卧位治疗中获益。在早期的报道中对非插管的 ARF 患者（60% 为免疫功能低下）进行俯卧位通气治疗，平均俯卧位时间为 3 h，俯卧位时氧合明显改善，15 例患者中有 12 例存活[26]。随着新型冠状病毒感染大流行，清醒俯卧位治疗在新型冠状病毒感染导致的 ARF 患者中得到广泛应用。2022 年发表的一篇荟萃[27] 分析表明，清醒俯卧位治疗与较低的插管率相关，亚组分析表明，这种益处仅限于接受高级呼吸支持（如 HFNO 或 NIV）的患者。随后，Ehrmann 等[28] 对 6 项 RCT 进行了荟萃分析，1121 例需 HFNO 支持的新型冠状

病毒感染引起的急性低氧性呼吸衰竭患者被随机分为清醒俯卧位通气组和标准治疗组。结果显示，清醒俯卧位通气组的治疗失败率（40% *vs.* 46%，*HR*＝0.78，95%*CI* 0.65～0.93）和插管率（33% *vs.* 40%，*HR*＝0.75，95%*CI* 0.62～0.91）均显著低于标准治疗组。进一步分析发现，俯卧位通气治疗的成功率与俯卧位时长有关，每天俯卧位通气治疗时间≥8 h 患者的治疗失败率低于俯卧位通气时间＜8 h 者（17% *vs.* 48%），延长俯卧位通气治疗时间，治疗失败率明显下降。

综上所述，病毒感染是免疫功能低下患者 ARF 的重要原因，约占所有病因的 10%。最近研究结果显示，在免疫功能低下患者中，病毒感染和非病毒感染导致的 ARF，两者死亡率无统计学差异。病毒感染的诊断主要基于酶联免疫法检测病毒抗原或 PCR 方法检测病毒核酸；mNGS 可同时检测多种病原体，应用于免疫功能低下患者可提高诊断病毒感染和混合感染的阳性率。流感病毒、SARS-CoV-2、巨细胞病毒感染的免疫功能低下患者应早期进行抗病毒治疗。HFNO 是免疫功能低下 ARF 患者早期重要的呼吸支持治疗方式，联合清醒俯卧位治疗可降低插管率，但需关注患者自戕性肺损伤的评估，以免延误插管时机。

（广州医科大学附属第一医院　席　寅）

参 考 文 献

［1］ AZOULAY E, RUSSELL L, VAN DE LOUW A, et al. Diagnosis of severe respiratory infections in immunocompromised patients [J]. Intensive Care Med, 2020, 46(2): 298-314.

［2］ ALANIO A, HAUSER P M, LAGROU K, et al. ECIL guidelines for the diagnosis of Pneumocystis jirovecii pneumonia in patients with haematological malignancies and stem cell transplant recipients [J]. J Antimicrob Chemother, 2016, 71(9): 2386-2396.

［3］ MAILLARD A, LE GOFF J, BARRY M, et al. Multiplex polymerase chain reaction assay to detect nasopharyngeal viruses in immunocompromised patients with acute respiratory failure [J]. Chest, 2023, 164(6): 1364-1377.

［4］ AZOULAY E, MOKART D, KOUATCHET A, et al. Acute respiratory failure in immunocompromised adults [J]. Lancet Respir Med, 2019, 7(2): 173-186.

［5］ GARNACHO-MONTERO J, LEON-MOYA C, GUTIERREZ-PIZARRAYA A, et al. Clinical characteristics, evolution, and treatment-related risk factors for mortality among immunosuppressed patients with influenza A (H1N1) virus admitted to the intensive care unit [J]. J Crit Care, 2018, 48: 172-177.

［6］ KHANNA N, WIDMER A F, DECKER M, et al. Respiratory syncytial virus infection in patients with hematological diseases: single-center study and review of the literature [J]. Clin Infect Dis, 2008, 46(3): 402-412.

［7］ LEGOFF J, ZUCMAN N, LEMIALE V, et al. Clinical significance of upper airway virus detection in critically ill hematology patients [J]. Am J Respir Crit Care Med, 2019, 199(4): 518-528.

［8］ GUILLAUME D, MAXIME B, VIRGINIE L, et al. Prognosis of critically ill immunocompromised patients with virus-detected acute respiratory failure [J]. Annals of intensive care, 2023, 13(1): 101.

［9］ SUN T, WU X, CAI Y, et al. Metagenomic next-generation sequencing for pathogenic diagnosis and antibiotic management of severe community-acquired pneumonia in immunocompromised adults [J]. Front Cell Infect Microbiol, 2021, 11: 661589.

[10] WU X, LI Y, ZHANG M, et al. Etiology of severe community-acquired pneumonia in adults based on metagenomic next-generation sequencing: a prospective multicenter study [J]. Infect Dis Ther, 2020, 9(4): 1003-1015.

[11] LACHANT D J, CROFT D P, MCGRANE M H, et al. Nasopharyngeal viral PCR in immunosuppressed patients and its association with virus detection in bronchoalveolar lavage by PCR [J]. Respirology, 2017, 22(6): 1205-1211.

[12] LONGWORTH S A, DALY J S, Practice ASTIDCo. Management of infections due to nontuberculous mycobacteria in solid organ transplant recipients-Guidelines from the American Society of Transplantation Infectious Diseases Community of Practice [J]. Clin Transplant, 2019, 33(9): e13588.

[13] LUYT C E, COMBES A, DEBACK C, et al. Herpes simplex virus lung infection in patients undergoing prolonged mechanical ventilation [J]. Am J Respir Crit Care Med, 2007, 175: 935-942.

[14] PARIZE P, MUTH E, RICHAUD C, et al. Untargeted next-generation sequencing-based first-line diagnosis of infection in immunocompromised adults: a multicentre, blinded, prospective study [J]. Clin Microbiol Infect, 2017, 23(8): 574 e1- e6.

[15] WANG S, AI J, CUI P, et al. Diagnostic value and clinical application of next-generation sequencing for infections in immunosuppressed patients with corticosteroid therapy [J]. Ann Transl Med, 2020, 8(5): 227.

[16] SHAH J N, CHEMALY R F. Management of RSV infections in adult recipients of hematopoietic stem cell transplantation [J]. Blood, 2011, 117(10): 2755-2763.

[17] BERTINI C D, KHAWAJA F, SHESHADRI A. Coronavirus Disease-2019 in the immunocompromised host [J]. Clinics in chest medicine, 2023, 44(2): 395-406.

[18] PATRUCCO F, CURTONI A, SIDOTI F, et al. Herpes virus infection in lung transplantation: diagnosis, treatment and prevention strategies [J]. Viruses, 2023, 15(12): 2326.

[19] LEMIALE V, MOKART D, RESCHE-RIGON M, et al. Effect of noninvasive ventilation vs oxygen therapy on mortality among immunocompromised patients with acute respiratory failure: a randomized clinical trial [J]. JAMA, 2015, 314(16): 1711-1719.

[20] MOKART D, GEAY C, CHOW-CHINE L, et al. High-flow oxygen therapy in cancer patients with acute respiratory failure [J]. Intensive Care Med, 2015, 41(11): 2008-2010.

[21] COUDROY R, JAMET A, PETUA P, et al. High-flow nasal cannula oxygen therapy versus noninvasive ventilation in immunocompromised patients with acute respiratory failure: an observational cohort study [J]. Ann Intensive Care, 2016, 6(1): 45.

[22] AZOULAY E, LEMIALE V, MOKART D, et al. Effect of high-flow nasal oxygen vs standard oxygen on 28-day mortality in immunocompromised patients with acute respiratory failure: the high randomized clinical trial [J]. JAMA 2018, 320(20): 2099-2107.

[23] CORTEGIANI A, CRIMI C, SANFILIPPO F, et al. High flow nasal therapy in immunocompromised patients with acute respiratory failure: a systematic review and meta-analysis [J]. J Crit Care, 2019, 50: 250-256.

[24] GRASSELLI G, CALFEE C S, CAMPOROTA L, et al. ESICM guidelines on acute respiratory distress syndrome: definition, phenotyping and respiratory

support strategies [J]. Intensive Care Med, 2023, 49(7): 727-759.

[25] AZOULAY E, PICKKERS P, SOARES M, et al. Acute hypoxemic respiratory failure in immunocompromised patients: the Efraim multinational prospective cohort study [J]. Intensive Care Med, 2017, 43(12): 1808-1819.

[26] SCARAVILLI V, GRASSELLI G, CASTAGNA L, et al. Prone positioning improves oxygenation in spontaneously breathing nonintubated patients with hypoxemic acute respiratory failure: a retrospective

study [J]. J Crit Care, 2015, 30(6): 1390-1394.

[27] LI J, LUO J, PAVLOV I, et al. Awake prone positioning for non-intubated patients with COVID-19-related acute hypoxaemic respiratory failure: a systematic review and meta-analysis [J]. Lancet Respir Med, 2022, 10(6): 573-583.

[28] EHRMANN S, LI J, IBARRA-ESTRADA M, et al. Awake prone positioning for COVID-19 acute hypoxaemic respiratory failure: a randomised, controlled, multinational, open-label meta-trial [J]. Lancet Respir Med, 2021, 9(12): 1387-1395.

第三节　关于免疫功能低下患者是否更易发生多重耐药菌定植 / 感染的讨论

多重耐药菌（multidrug-resistant organism，MDRO）是指对临床使用的 3 种或 3 种以上不同类别的抗菌药物同时耐药的病原菌[1]。MDRO 感染对人类健康构成巨大的威胁，其出现主要与抗生素的广泛应用相关。不仅导致许多难治性医疗相关感染（healthcare-associated infection，HAI），还显著增加疾病和经济负担。免疫功能低下患者是 HAI 及重症感染的高危人群，了解 MDRO 病原学耐药特征对预防及治疗感染、改善预后具有重要意义。

一、普遍观点：免疫抑制人群更容易发生多重耐药菌的定植 / 感染

（一）免疫抑制是多重耐药菌感染的危险因素

免疫抑制是 MDRO 感染的危险因素之一[2]，长期接受免疫抑制治疗，肿瘤患者接受化学治疗和放射治疗，糖尿病、慢性阻塞性肺疾病、肝硬化、尿毒症等均为免疫功能低下的原因[1]。重症监护病房（intensive care unit，ICU）中免疫抑制患者比例更高[3]，该类人群预后较差的主要原因是患者基础情况不佳、疾病危重程度高且有较高的感染风险[4]。免疫抑制患者极易发生 HAI，其所感染的病原体大部分为 MDRO，且免疫抑制人群 MDRO 感染率有升高趋势[5]。同时，由 MDRO 引起的 HAI 与患者预后不良相关。

（二）多项研究提示免疫抑制人群多重耐药菌的定植 / 感染率增高

既往多项研究显示，免疫功能低下患者在 ICU 住院期间 MDRO 定植 / 感染的风险较高。美国一项针对 ICU 内接受机械通气患者万古霉素耐药肠球菌（vancomycin-resistant enterococcus，VRE）定植的单中心前瞻队列研究显示，存在 VRE 定植的患者较无定植者免疫抑制的比例更高 [9/13（69%）vs. 16/70（23%）][6]。以色列一项关于 ICU 内移植患者多重耐药革兰氏阴性菌感染的单中心、回顾性研究显示，移植患者的感染率显著高于非移植患者（18% vs. 2%）[7]。同样，一项涵盖欧洲及拉丁美

洲 114 个 ICU 的多中心研究显示，在接受机械通气超过 48 h 的患者中，免疫抑制患者的呼吸机相关性 MDRO 感染发生率显著高于免疫功能正常的患者 [83/116（72%）*vs.* 338/573（59%），*HR*=1.75，95%*CI* 1.13～2.71][4]。另一项涵盖美国 16 个 ICU 的病例对照研究显示，免疫抑制与泛耐药革兰氏阴性菌引起的 HAI 独立相关（*HR*=1.55，95%*CI* 1.01～2.39）[8]。上述一系列研究结果均为免疫抑制人群更容易发生 MDRO 的定植 / 感染提供了证据。

二、最新研究：免疫抑制人群 ICU 相关多重耐药菌的定植 / 感染发生率较低

（一）最新研究提示免疫抑制人群多重耐药菌的定植 / 感染发生率较低

2007 年，法国一项单中心、回顾性、病例对照研究发现，单因素分析显示，免疫抑制患者 ICU 相关 MDR 感染（ICU-MDR-inf）和 ICU 相关 MDR 定植（ICU-MDR-col）发生率较高；但在调整 ICU 住院前和住院期间的抗生素暴露后，多因素分析显示，免疫抑制与 ICU-MDR-inf 和 ICU-MDR-col 无关[9]，这表明免疫抑制人群 ICU-MDR-col 和 ICU-MDR-inf 风险的增加可能与 MDRO 其他风险因素（如抗生素暴露）相关，而非免疫缺陷本身。

2023 年，Kreitmann 等[10] 发表了一项在法国 8 个 ICU 内开展的前瞻性、多中心队列研究结果，旨在进一步明确免疫抑制与 MDRO 定植 / 感染的相关性。该研究纳入 750 例患者，其中 264 例（35.2%）为免疫抑制患者，共发生 217 次 MDRO 定植或感染事件（29%），其中肠杆菌科细菌占 MDRO 的 83.8%。该研究得出了与研究假设相反的结论，研究发现，免疫抑制患者 ICU-MDR-inf 和 / 或 ICU-MDR-col 的发生率较低。免疫抑制患者 MDRO 相关的主要终点事件（ICU-MDR-inf 或 ICU-MDR-col，以先发生者为准）发生率为 23.9%，而非免疫抑制患者发生率为 31.7%；考虑风险暴露，即 ICU 住院时间的影响，2 组发生率分别为 20.8 例 /1000 例患者 ICU 住院天数（95%*CI* 16.4～26.4）和 27.3 例（95%*CI* 23.5～31.6）/1000 例患者 ICU 住院天数。调整了基线混杂因素或时间依赖性协变量后，免疫抑制患者的 ICU-MDR-col 和 / 或 ICU-MDR-inf 的发生率仍较低（调整后的发生率比为 0.68，95%*CI* 0.52～0.91）。

（二）隔离和预防或为多重耐药菌定植 / 感染发生率低的原因

Kreitmann 等的研究中，免疫抑制与非免疫抑制患者抗生素暴露水平相似，而隔离措施（如单间及正压、层流病房等）和接触预防（如常规使用隔离衣、手卫生等）更常用于免疫抑制患者，故研究者认为，隔离和接触预防措施可能是对免疫抑制患者 MDRO 定植 / 感染发生率低的合理解释。然而，关于 ICU 内使用标准预防与接触预防来阻止 MDRO 传播是否有效的问题，多年来一直存在争议[11-13]。一项涵盖 18 个 ICU 的集群随机试验结果表明，与现有临床实践相比，主动病原学培养监测和扩大预防屏障未能降低成人 ICU 中抗甲氧西林金黄色葡萄球菌（methicillin resistant Staphylococcus aureus，MRSA）或 VRE 的定植或感染[14]。尽管如此，加强手卫生仍是国际指南推荐的防止 MDRO 传播的有效手段[15]。多项研究发现，ICU 内的手卫生遵循率较低，在医疗人员中，医师的遵循率最低，但医师较少检查处于接触隔离状态的患者[16-17]。因此，该研究结果的解读可能需要进一步评估参与中心的接触预防实施状况。

（三）影响多重耐药菌定植 / 感染发生率研究结果的其他因素

1. 免疫抑制的定义　在 Kreitmann 等的研究中，免疫抑制定义为过去 5 年内患有实体肿瘤、活

动性血液系统恶性肿瘤、中性粒细胞减少症、实体器官移植、长期使用类固醇或其他免疫抑制药物、人类免疫缺陷病毒感染或遗传性免疫缺陷。但除此之外，免疫抑制仍存在其他原因，如重症感染（如新型冠状病毒感染）后的免疫抑制、糖尿病或尿毒症等慢性疾病导致的免疫抑制状态，这些患者在ICU 内可能更为常见，但在此研究中被划分为非免疫抑制人群。此外，实体肿瘤根据其种类或治疗方式、阶段的不同，免疫特征也不相同，并非均存在免疫抑制。因此，本研究的结果仅在一定程度上反映了部分免疫抑制患者的 MDRO 感染风险，尚不能简单推广至临床。

2. 试验的高排除率　Kreitmann 等的研究是一项连续入组的前瞻性研究，但最终纳入的患者数量显著少于排除的患者数量（750 例 *vs.* 2309 例），排除原因多为病原体采样的缺乏，故本研究仅纳入了完全执行试验采样方案的患者。如此高的排除率是否会影响对真实情况的反映，有待后续更为严谨的临床试验加以验证。

三、总结与展望

从既往对于免疫抑制人群更容易发生 MDRO 定植 / 感染的固有印象，到更新的证据提示免疫抑制患者的 ICU-MDR-col 和 / 或 ICU-MDR-inf 发生率可能较低，体现了人们对免疫功能低下患者的持续关注和对更多临床证据的不断需求。考虑到不同免疫抑制原因、不同危险因素的存在，以及不同地区的流行病学差异，简单地将所有免疫抑制人群归为一类的分类方式有待进一步论证。根据不同特征进行表型分类，得出更有针对性的结果，将更有利于临床的理解和应用。

（哈尔滨医科大学附属第二医院　王沁雪　韩　艺）

参 考 文 献

[1] 黄勋，邓子德，倪语星，等. 多重耐药菌医院感染预防与控制中国专家共识［J］. 中国感染控制杂志，2015，14（1）：1-9.

[2] SHINDO Y, ITO R, KOBAYASHI D, et al. Risk factors for drug-resistant pathogens in community-acquired and healthcare-associated pneumonia [J]. Am J Respir Crit Care Med, 2013, 188(8): 985-995.

[3] DARMON M, RANZANI O T, AZOULAY E. Focus on immunocompromised patients [J]. Intensive Care Med, 2017, 43(9): 1415-1417.

[4] MOREAU A S, MARTIN-LOECHES I, POVOA P, et al. Impact of immunosuppression on incidence, aetiology and outcome of ventilator-associated lower respiratory tract infections [J]. Eur Respir J, 2018, 51(3): 1701656.

[5] DUMFORD D, SKALWEIT M J. Antibiotic-resistant infections and treatment challenges in the immunocompromised host: an update [J]. Infect Dis Clin North Am, 2020, 34(4): 821-847.

[6] BHORADE S M, CHRISTENSON J, POHLMAN A S, et al. The incidence of and clinical variables associated with vancomycin-resistant enterococcal colonization in mechanically ventilated patients [J]. Chest, 1999, 115(4): 1085-1091.

[7] BIDERMAN P, BUGAEVSKY Y, BEN-ZVI H, et al. Multidrug-resistant Acinetobacter baumannii infections in lung transplant patients in the cardiothoracic intensive care unit [J]. Clin Transplant, 2015, 29(9):

756-762.

[8] PATEL S J, OLIVEIRA A P, ZHOU J J, et al. Risk factors and outcomes of infections caused by extremely drug-resistant gram-negative bacilli in patients hospitalized in intensive care units [J]. Am J Infect Control, 2014, 42(6): 626-631.

[9] NSEIR S, DI POMPEO C, DIARRA M, et al. Relationship between immunosuppression and intensive care unit-acquired multidrug-resistant bacteria: a case-control study [J]. Crit Care Med, 2007, 35(5): 1318-1323.

[10] KREITMANN L, VASSEUR M, JERMOUMI S, et al. Relationship between immunosuppression and intensive care unit-acquired colonization and infection related to multidrug-resistant bacteria: a prospective multicenter cohort study [J]. Intensive Care Med, 2023, 49(2): 154-165.

[11] POULAKOU G, NSEIR S, DAIKOS G L. Less contact isolation is more in the ICU: pro [J]. Intensive Care Med, 2020, 46(9): 1727-1731.

[12] BIRGAND G, SCHOUTEN J, RUPPE E. Less contact isolation is more in the ICU: con [J]. Intensive Care

Med, 2020, 46(9): 1732-1734.

[13] LUCET J C, HARRIS A D, GUIDET B. Less contact isolation is more in the ICU: not sure [J]. Intensive Care Med, 2020, 46(9): 1735-1738.

[14] HUSKINS W C, HUCKABEE C M, O'GRADY N P, et al. Intervention to reduce transmission of resistant bacteria in intensive care [J]. N Engl J Med, 2011, 364(15): 1407-1418.

[15] TACCONELLI E, CATALDO MA, DANCER SJ, et al. ESCMID guidelines for the management of the infection control measures to reduce transmission of multidrug-resistant Gram-negative bacteria in hospitalized patients [J]. Clin Microbiol Infect, 2014, 20 Suppl 1: 1-55.

[16] SAINT S, HIGGINS L A, NALLAMOTHU B K, et al. Do physicians examine patients in contact isolation less frequently? A brief report [J]. Am J Infect Control, 2003, 31(6): 354-356.

[17] RUSSELL L, PENE F, MARTIN-LOECHES I. Multidrug-resistant bacteria in the grey shades of immunosuppression [J]. Intensive Care Med, 2023, 49(2): 216-218.

第四节　重症患者多部位广泛去定植价值何在

EPIC Ⅲ研究表明，在重症监护病房（intensive care unit，ICU）收治的患者中，52% 存在感染性疾病，且 ICU 获得性感染（ICU-acquired infection，ICU-AI）发生率增加，导致更长的 ICU 住院时间及更高的病死率[1]。多部位广泛去定植（multiple-site decontamination，MSD）是选择性去定植方案之一。已有部分研究发现，MSD 与重症患者 ICU-AI 发生率降低，以及某些特定情况下的死亡率降低相关，但其标准化实施及真实疗效仍需进一步探讨。

一、多部位广泛去定植的定义及发展

"去定植"（decontamination）的理念起源于 20 世纪 60 年代，主要用于免疫功能低下易继发感染的恶性血液系统肿瘤患者，或者肝、肾等实体器官移植患者，并在 20 世纪 80 年代逐步扩展应用于病情危重的 ICU 患者。选择性肠道去定植（selective digestive decontamination，SDD）是最常见的手段之一，主要是将非吸收性局部抗细菌和抗真菌药物应用于机械通气患者的口腔及上消化道，常用方案包括口服氨基糖苷类抗生素（如妥布霉素、庆大霉素等）、黏菌素类抗生素（如多黏菌素 B/E）和抗真菌药物（如两性霉素 B、制霉菌素等），并可联合短期静脉注射第 3 代头孢菌素（如头孢噻肟）或氟喹诺酮类药（如环丙沙星）[2]。在此基础上，近年提出了 MSD 的理念，即在 SDD 的基础上联合选择性口腔去定植（selective oropharyngeal decontamination，SOD）、复方氯己定全身擦浴、莫匹罗星涂抹鼻腔等[3]。MSD 的主要目标是防止患者口腔、全身皮肤黏膜表面及上消化道中耐药菌的过度生长，同时通过阻止这些微生物在胃中定植并随后微量吸入肺部，预防由致病性革兰氏阴性菌引起的呼吸机相关性肺炎（ventilator-associated pneumonia，VAP），同时也可以减少肠道菌群易位，以及皮肤黏膜表面破损继发的 ICU 内获得性血流感染（blood stream infection，BSI）（图 20-4-1）。

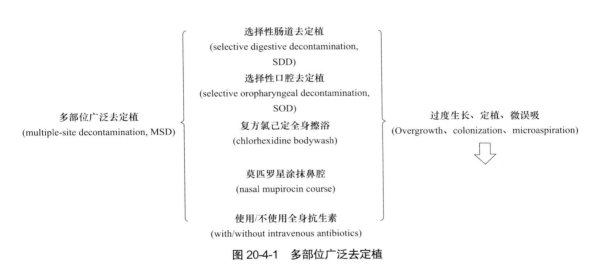

图 20-4-1　多部位广泛去定植

二、多部位广泛去定植的临床证据

表 20-4-1 总结了近期评估 MSD 在 ICU 患者中应用疗效评价的重要研究，表 20-4-2 纳入了部分 SDD 相关的重要研究。

1. Massart 等于 2023 年的研究[3]　该研究纳入法国 ICU 内 295 例免疫抑制患者，并将其分为 MSD 组与标准预防组进行比较。MSD 组具体实施方案包括：在患者口咽部和胃管内每天 4 次使用庆大霉素（543 mg/d）、多黏菌素 E（400 mg/d）、两性霉素 B（2000 mg/d）；每天 1 次使用 4% 复方氯己定全身擦浴；为期 5 天作为 1 个疗程的莫匹罗星涂抹双侧鼻腔；不使用静脉抗生素。研究发现，MSD 可减少 ICU-AI 的发病率（$RR=0.39$，95%CI 0.20～0.87），且可降低 ICU 内全因死亡率（$HR=0.58$，95%CI 0.34～0.95）。

2. Massart 等于 2022 年的回顾性观察性研究[4]　该研究纳入法国 15 所 ICU 内 461 例机械通气时间＞48 h 的患者，其中 89 例患者接受 MSD。研究发现，MSD 组 ICU-AI 的发病率下降（$RR=0.56$，95%CI 0.38～0.83），VAP 的发病率下降（$RR=0.52$，95%CI 0.33～0.89），且院内死亡率下降（16.9% $vs.$ 30.1%，$P=0.017$）。

3. Massart 等于 2021 年的研究[5]　该研究纳入法国 3 所 ICU 内 241 例因急性呼吸窘迫综合征（acute respiratory distress syndrome，ARDS）行静脉 - 静脉 - 体外膜氧合（extracorporeal membrane oxygenation，ECMO）的患者，其中 MSD 组 69 例，标准治疗组 172 例。研究发现，MSD 组患者 ECMO 相关性感染发生率下降（$RR=0.42$，95%CI 0.23～0.60），且多重耐药菌（multidrug-resistant organism，MDRO）感染的发生率下降（$RR=0.13$，95%CI 0.03～0.56），但病死率差异无统计学意义（45% $vs.$ 43%，$P=0.90$）。

4. Massart 等于 2021 年的另一项研究[6]　该研究分析了法国西部 5 所 ICU 内 1346 例机械通气患者，其中 334 例患者被纳入 MSD 组，1012 例患者被纳入标准护理对照组。此前后对照研究表明，MSD 可降低 ICU-AI 的发病率（$RR=0.33$，95%CI 0.18～0.60），且可以降低 ICU-AI（6.3% $vs.$ 20.7%）、VAP（3.6% $vs.$ 16.2%）和 BSI（3.0% $vs.$ 7.2%）的发病率，P 均<0.05。

表 20-4-1　多部位广泛去定植近期研究汇总

作者 / 时间	研究类型	干预组措施	对照组措施	研究结果
Nicolas Massart et al. （2023）[3]	前后对照观察性研究（免疫抑制患者）	MSD	标准预防	MSD 可以降低 ICU-AI 发病率及全因死亡率
Nicolas Massart et al. （2022）[4]	回顾性观察性研究（重症 COVID-19 患者）	MSD	标准预防	MSD 可以降低 ICU-AI、VAP 发病率及全因死亡率，不降低 BSI 发病率
Nicolas Massart et al. （2021）[5]	回顾性观察性研究（ARDS 行 VV-ECMO 患者）	MSD	标准预防	MSD 可以降低 ECMO-AI 发生率及 MDRO 感染的发生率，不降低全因死亡率
Nicolas Massart et al. （2021）[6]	回顾性观察性研究（机械通气患者）	MSD	标准预防	MSD 可降低 ICU-AI、VAP、BSI 发病率，不降低 MDRO 感染率
Nicolas Massart et al. （2021）[7]	前后对照观察性研究（机械通气患者）	MSD	标准预防	MSD 可降低 IFI 发病率

注：MSD. 多部位广泛去定植；COVID-19. 新型冠状病毒感染；ICU-AI. ICU 获得性感染；VAP. 呼吸机相关性肺炎；BSI. 血流感染；ARDS. 急性呼吸窘迫综合征；VV-ECMO. 静脉 - 静脉 - 体外膜氧合；ECMO-AI. 体外膜氧合获得性感染；MDRO. 多重耐药菌；IFI. 侵袭性真菌感染。

表 20-4-2　选择性肠道去定植近期研究汇总

作者 / 时间	研究类型	干预组	对照组	研究结果
Plantinga et al. （2018）[8]	包含 6 项 RCT 的荟萃分析	SOD/SDD	标准预防	提高 ICU 生存率，SDD 效果更佳
Wittekamp et al. （2018）[9]	群集交叉试验	2% 复方氯己定联合 SOD/SDD	标准预防联合复方氯己定擦浴	不减少 ICU 获得性血流感染发病率
Myburgh et al. （2022）[10]	群集交叉试验	SDD 联合标准预防	标准预防	住院期间病死率、机械通气时间、住院及 ICU 时间无差异
Hammond et al. （2022）[11]	包含 32 项 RCT 的荟萃分析	SDD	标准预防	SDD 可降低住院病死率及 VAP、ICU 获得性血流感染发病率

注：RCT. 随机对照试验；SOD. 选择性口腔去定植；SDD. 选择性肠道去定植；ICU. 重症监护病房；VAP. 呼吸机相关性肺炎。

分析近期研究可以发现，以上研究涉及的重症免疫抑制、重症新型冠状病毒感染、VV-ECMO 及 ARDS 患者均为 ICU 内 MDRO 感染的高危人群。部分研究报道，其相关感染发生率可高达 56%[12]。使用选择性去定植疗法联合 / 不联合系统性抗生素使用可能与重症患者 VAP 和 BSI 的发生率降低存在相关性，同时还可降低 MDRO 感染的发生率，并可能进一步导致广谱抗生素使用量的减少。然而，这些研究所实施的场所大多位于法国、荷兰等 MDRO 检出率较低的 ICU 中，在 MDRO 检出率较高的 ICU 的相关研究则报道了相反的结果。

作为 MSD 的组成部分之一，复方氯己定每天擦浴的作用仍不明确。在 MDRO 感染率较高的地区，其显著降低了获得性 MDRO 感染和医院获得性 BSI 的风险。相反，在法国进行的一项随机对照试验中，与安慰剂相比，其并未显示出降低 ICU 获得性 BSI 风险的结果。后期的研究发现，莫匹罗星 / 复方氯己定与口咽部和 SDD 联合使用产生了协同预防效果，几乎在所有获得性感染、VAP、BSI 和 MDRO 中均报告了良好的结果[13]。且在其中数项研究中，MSD 组的 ICU 内患者的全因死亡率也低于对照组。然而，这些研究涉及的 VAP 归因死亡率仍有争议。Smet[14] 的研究表明，中度至重度机械通气患者具有较高的 VAP 归因死亡率，但影响 VAP 死亡率的混杂因素较多，MSD 的真实疗效仍需进一步校正或进行亚组分析。

三、多部位广泛去定植的争议

尽管已有多项研究发现 MSD 可降低 ICU-AI 的发病率，同时部分指南推荐将其作为预防 VAP 的标准策略之一，但 MSD 在 ICU 内真正实施的比例仍很低，且国际指南撰写小组一直不推荐常规开展此项目，主要原因是具体实施方式不统一及其导致抗生素耐药性增加的潜在风险。抗生素过度使用（尤其是局部使用）与 MDRO 检出率升高（尤其是耐甲氧西林金黄色葡萄球菌和耐万古霉素肠球菌）之间的关联已被充分确认，且这些菌株在 ICU-AI 中高度流行[15]。MSD 还可能与炎性肠病患者多重耐药肠杆菌目细菌及铜绿假单胞菌感染的患病率增加有关，这可能归因于局部抗生素的使用严重干扰了肠道微生态平衡，MSD 实施后宿主微生态真实改变情况仍需大样本的长期随访。

目前，关于 MSD 对抗生素耐药模式影响的大部分研究来自法国及荷兰，这些国家具有较低的 MDRO 流行趋势。近期的一项研究纳入了 5 个荷兰 ICU 的患者，平均随访时间为 7 年。研究发现去定植策略实施后，对于妥布霉素耐药的病原体检出率随时间减少，而多黏菌素 E 的耐药性保持不变（耐药率仅为 0.5%）。因此，此类低耐药菌流行国家产生的数据在抗生素耐药性更为普遍的国家中是否同样适用仍需要进一步分析。

一项关注 MSD 干预后耐药菌出现的系统综述发现，耐甲氧西林金黄色葡萄球菌（$OR=1.46$，$95\%CI\ 0.90 \sim 1.68$）及耐万古霉素肠球菌（$OR=0.63$，$95\%CI\ 0.39 \sim 1.02$）的定植或感染率未增加，氨基糖苷类抗生素（$OR=0.73$，$95\%CI\ 0.51 \sim 1.05$）或喹诺酮类抗生素的耐药性（$OR=0.52$，$95\%CI\ 0.16 \sim 1.68$）也未增加，同时黏菌素类（$OR=0.58$，$95\%CI\ 0.46 \sim 0.72$）及第 3 代头孢菌素的耐药性（$OR=0.33$，$95\%CI\ 0.20 \sim 0.52$）显著减少。因此，尽管在 MSD 具体实施过程中存在对于抗生素耐药率增加的担忧，但从已发表的临床试验中并未发现这样的证据。使用 MSD 策略实际上与总体抗生素使用量的减少有关，其可以减少"野生型"（wild type）病原微生物抗生素的处方量[16]。事实上，MSD 的抗生素使用量与医院总体抗生素使用量相比微不足道。

MSD 策略推广实施的另一个障碍是缺乏统一的经过商业化准备和测试的研究药物配方。因此，在大多数研究中，MSD 所需药剂都是在医院药房或床边现场制备的，这也增加了实施干预措施一致性的难度。

四、多部位广泛去定植的局限性与展望

目前，MSD 已逐步成为法国、荷兰等欧洲国家预防 ICU-AI 的标准做法之一，这些地区 MDRO 的检出率较低，因此，以 Nicolas Massart 团队为代表的临床研究结果是否同样适用于美洲或亚洲等高 MDRO 检出率国家仍不得而知。此外，MSD 对 ICU 环境和宿主微生态的真实影响仍是一个关键问题，需要大样本病例数进行长期随访研究。目前，已经完成的所有关于 MSD 相关的研究设计均为以 Nicolas Massart 团队为主导的观察性研究，暂无采取盲法的研究或随机对照研究的实施，这也影响研究结果的可靠性和外推性。因此，后续需要进行大样本的随机对照试验来研究 MSD 在重症免疫抑制人群中的真实效果，同时进一步对 MSD 各个组成部分所发挥作用的权重进行深入分析。

（上海交通大学医学院附属仁济医院　余跃天）

参 考 文 献

[1] VINCENT J L, SAKR Y, SINGER M, et al. Prevalence and outcomes of infection among patients in intensive care units in 2017 [J]. JAMA, 2020, 323(15): 1478-1487.

[2] HOUSTON M, HENDRICKSON RG. Decontamination [J]. Crit Care Clin, 2005, 21(4): 653-672.

[3] MASSART N, DUPIN C, LEGRIS E, et al. Prevention of ICU-acquired infection with decontamination regimen in immunocompromised patients: a pre/post observational study [J]. Eur J Clin Microbiol Infect Dis, 2023, 42(10): 1163-1172.

[4] MASSART N, REIZINE F, FILLATRE P, et al. Multiple-site decontamination regimen decreases acquired infection incidence in mechanically ventilated COVID-19 patients [J]. Ann Intensive Care, 2022, 12(1): 84.

[5] MASSART N, CAMUS C, NESSELER N, et al. Multiple-site decontamination to prevent acquired infection in patients with veno-venous ECMO support [J]. Ann Intensive Care, 2023, 13(1): 27.

[6] MASSART N, DUPIN C, LEGRIS E, et al. Multiple-site decontamination in mechanically ventilated ICU patients: a real-life study [J]. Infect Dis Now, 2023, 53(3): 104666.

[7] MASSART N, REIZINE F, DUPIN C, et al. Prevention of acquired invasive fungal infection with decontamination regimen in mechanically ventilated ICU patients: a pre/post observational study [J]. Infect Dis (Lond), 2023, 55(4): 263-271.

[8] PLANTINGA N L, DE SMET A, OOSTDIJK E A N, et al. Selective digestive and oropharyngeal decontamination in medical and surgical ICU patients: individual patient data meta-analysis [J]. Clin Microbiol Infect, 2018, 24: 505-513.

[9] WITTEKAMP B H, PLANTINGA N L, COOPER B S, et al. Decontamination strategies and bloodstream infections with antibiotic-resistant microorganisms in ventilated patients: a randomized clinical trial [J]. JAMA, 2018, 320: 2087-2098.

[10] The SuDDICU Investigators for the Australian and New Zealand Intensive Care Society Clinical Trials Group. Effect of selective decontamination of the digestive tract on hospital mortality in critically ill patients receiving mechanical ventilation: a randomized

clinical trial [J]. JAMA, 2022, 328(19): 1911-1921.

[11] HAMMOND N E, MYBURGH J, SEPPELT I, et al. Association between selective decontamination of the digestive tract and in-hospital mortality in intensive care unit patients receiving mechanical ventilation a systematic review and meta-analysis [J]. JAMA, 2022, 328(19): 1922-1934.

[12] DANEMAN N, SARWAR S, FOWLER R A, et al. Effect of selective decontamination on antimicrobial resistance in intensive care units: a systematic review and Meta-analysis [J]. Lancet Infect Dis, 2013, 13: 328-341.

[13] WITTEKAMP B H J, OOSTDIJK E A N, DE SMET A A M G A, et al. Colistin and tobramycin resistance during long-term use of selective decontamination strategies in the intensive care unit: a post hoc analysis [J]. Crit Care, 2015, 19: 113.

[14] DE SMET A M G A, KLUYTMANS J A J W, COOPER B S, et al. Decontamination of the digestive tract and oropharynx in ICU patients [J]. N Engl J Med, 2009, 360: 20-31.

[15] CUTHBERTSON B H, CAMPBELL M K, MACLENNAN G, et al. Clinical stakeholders' opinions on the use of selective decontamination of the digestive tract in critically ill patients in intensive care units: an international delphi study [J]. Crit Care, 2013, 17: R266.

[16] PLANTINGA N L, DE SMET A, OOSTDIJK E A N, et al. Selective digestive and oropharyngeal decontamination in medical and surgical ICU patients: individual patient data meta-analysis [J]. Clin Microbiol Infect, 2018, 24: 505-513.

第五节　再论免疫功能低下患者合并呼吸衰竭：高流量或者交替使用无创

目前，免疫功能低下患者的数量呈逐年增加趋势，约占重症监护病房（intensive care unit，ICU）收治患者的20%，其中急性呼吸衰竭是其入住ICU的最常见原因[1]。在血液系统疾病患者中，10%～30%患者在发病或治疗期间可能出现严重的呼吸衰竭[2]。一旦病情进展到需要进行人工气道机械通气治疗，患者往往预后不佳，死亡率超过50%[2]。因此，需要选择合适的呼吸支持策略，避免免疫功能低下的急性呼吸衰竭患者进展到人工气道机械通气治疗。目前，临床常用的无创呼吸支持策略包括无创通气（non-invasive ventilation，NIV）和经鼻高流量给氧（high flow nasal oxygenation，HFNO），两者各有优劣。本文就NIV和HFNO交替使用能否发挥各自优势，以及为更好地改善免疫功能低下患者的预后，呼吸支持过程中应注意哪些事项进行讨论。

一、经鼻高流量给氧与无创通气交替使用可能的获益机制

NIV支持可减少患者的呼吸做功，改善肺不张，改善氧合，降低气管插管率。在免疫功能低下患者中，人工气道机械通气导致感染和死亡的风险极高。已有多项研究评估了NIV的作用，且大多数研究已证实，NIV成功（避免插管）与患者死亡率降低有关。然而，Lemiale等[3]在法国和比利时28个中心进行的随机对照研究，共纳入374例免疫功能低下合并呼吸衰竭患者，该研究并未显示NIV和普通氧疗相比在插管率和死亡率方面存在差异。近期研究表明，在免疫功能低下合并呼吸衰竭

患者中，NIV 失败较为常见，有 40%～50% 的患者需要进行气管插管。尤其是在用力呼吸的患者中，NIV 可通过增加跨肺压和潮气量导致潜在肺损伤加重，并导致插管风险增加。此外，NIV 常伴有面罩相关的舒适性不足和频繁漏气问题，导致患者 NIV 获益的可能性下降。

随着 HFNO 的发展，由于其良好的耐受性及对氧合的改善，逐渐成为 NIV 的替代治疗方法。HFNO 的高速气流可在气道中产生正压，达 $3.3\ cmH_2O \pm 1.1\ cmH_2O$，从而改善氧合并减少呼吸做功。由于 HFNO 不使用口鼻罩，比 NIV 更舒适，患者更耐受。最近一项荟萃分析发现，接受 HFNO 的免疫功能低下患者插管率降低，但这种插管率降低并未转化为生存率提高[4]。

NIV 与 HFNO 交替使用有助于结合两者的益处，发挥各自优势，或许可为免疫功能低下合并呼吸衰竭患者带来潜在的正面影响。一项回顾性队列研究纳入 178 例血液系统肿瘤合并呼吸衰竭患者，对比不同的呼吸治疗模式，包括 NIV＋HFNO、NIV＋常规氧疗、HFNO＋常规氧疗。结果发现，NIV＋HFNO 与较低的死亡率相关，并与较高的 28 天存活率独立相关[5]。

二、经鼻高流量给氧与无创通气交替使用的新证据解读

2022 年，发表在《柳叶刀 - 呼吸病学》杂志的一项多中心、开放标签、随机对照研究（FLORALI-IM 研究），纳入 29 个 ICU 共 299 例免疫功能低下合并呼吸衰竭的患者，排除标准为严重高碳酸血症患者（>50 mmHg）、可从 NIV 中明显获益的患者（如合并慢性肺病患者）、严重休克、意识障碍（格拉斯哥昏迷评分≤12）、紧急插管及存在 NIV 禁忌患者。符合入组标准的患者随机分为单独 HFNO 治疗组和 NIV＋HFNO 治疗组，观察 2 组患者 28 天病死率及 28 天插管率[6]。在接受呼吸治疗策略方面，单独 HFNO 治疗组计划持续给予 60 L/min 的流速或患者能耐受的最高流速；NIV＋HFNO 治疗组计划开始给予至少 4 h、1 天内至少 12 h 的 NIV（潮气量<8 ml/kg，呼气末正压≥8 cmH_2O），NIV 间歇给予 HFNO 治疗。然而，2 组患者均未达到预期治疗计划。单独 HFNO 治疗组最终接受流速为 58 L/min、吸氧浓度为 71% 的呼吸支持；而 NIV＋HFNO 治疗组呼吸支持的呼气末正压为 7 cmH_2O，潮气量为 9.6 ml/kg，吸氧浓度为 64%，第 1 天内 NIV 支持的时间为 11 h。研究结果发现，尽管在呼吸支持的第 1 小时，NIV＋HFNO 治疗组患者的氧合优于单独 HFNO 组（199 mmHg *vs.* 143 mmHg，$P<0.001$），但 2 组患者在 28 天病死率（HFNO 36% *vs.* NIV＋HFNO 35%，$P=0.83$）及 28 天插管率（HFNO 51% *vs.* NIV＋HFNO 46%，$P=0.44$）方面均无统计学差异；在患者舒适度方面，单独 HFNO 治疗组优于 NIV＋HFNO 治疗组。需要注意的是，在 NIV＋HFNO 治疗组，第 1 天内 NIV 支持的时间仅为 11 h，小于至少 12 h 的治疗计划，而 HFNO 治疗的时间较长，这可能会掩盖 NIV 潜在的有益或有害影响。此外，NIV＋HFNO 治疗组患者的 28 天死亡率为 35%，远高于之前研究中报道在免疫功能低下患者中应用 NIV 患者的死亡率（27%），这可能是由入组患者疾病严重程度不同导致。本研究中的患者病情更为严重，入组患者大多潮气量较大，故 NIV 的保护作用不如预期，NIV 对患者的潜在益处可能会被其产生的损伤所抵消。在一项提前终止的单中心试验中，头盔 NIV 组患者比面罩 NIV 组具有更好的预后。该研究中，头盔 NIV 组患者的呼气末正压和压力支持水平与本研究非常接近，这表明呼吸支持策略对结果的影响比呼吸机参数设置影响更大[7]。最近一项纳入新型冠状病毒感染患者的多中心试验中，头盔 NIV 组患者的插管率低于 HFNO 组[8]。尽管未能降低死亡率，但头盔 NIV 组患者更为舒适、耐受，可最大限度地减少漏气，其对于免疫功能低下合并呼吸衰竭患者能

否获益还有待进一步研究。

综合目前现有研究结果，在免疫功能低下合并急性呼吸衰竭患者中，NIV＋HFNO 或单独 NIV 治疗并不优于单独 HFNO 治疗。因此，暂无证据支持 NIV 作为免疫功能低下合并急性呼吸衰竭患者的一线治疗，HFNO 或可成为此类患者替代的呼吸支持治疗手段。

综上所述，免疫功能低下合并呼吸衰竭对于重症医师来说仍极具挑战，尤其在最佳呼吸支持策略的选择方面，避免人工气道机械通气的各种通气策略已被广泛评估。基于目前的研究结果，暂无确切证据支持 NIV 作为免疫功能低下合并急性呼吸衰竭患者的一线治疗，其仍有待进一步大规模临床研究验证。此外，提高免疫功能低下合并呼吸衰竭患者生存率的方法不应仅针对呼吸支持策略，尽早入住 ICU、早期诊断病因和制定插管标准以避免延迟插管等可能是提高此类患者生存率不可或缺的重要方法。

（中山大学附属第一医院　宋文亮　司　向）

参 考 文 献

［1］ VINCENT J L, MARSHALL J C, ÑAMENDYS-SILVA S A, et al. Assessment of the worldwide burden of 440 critical illness: the Intensive Care Over Nations (ICON)audit [J]. Lancet Respir Med, 2014, 2(5): 380-386.

［2］ AZOULAY E, MOKART D, KOUATCHET A, et al. Acute respiratory failure in immunocompromised adults [J]. Lancet Respir Med, 2019, 7(2): 173-186.

［3］ LEMIALE V, MOKART D, RESCHE-RIGON M, et al. Effect of noninvasive ventilation vs oxygen therapy on mortality among immunocompromised patients with acute respiratory failure: a randomized clinical trial [J]. JAMA, 2015, 314(16): 1711-1719

［4］ AZOULAY E, LEMIALE V, MOKART D, et al. Effect of high- flow nasal oxygen vs standard oxygen on 28-day mortality in immunocompromised patients with acute respiratory failure: the HIGH randomized clinical trial [J]. JAMA, 2018, 320(20): 2099-2107.

［5］ HARADA K, KUROSAWA S, HINO Y, et al. Clinical utility of high-flow nasal cannula oxygen therapy for acute respiratory failure in patients with hematological disease [J]. SpringerPlus, 2016, 5: 512.

［6］ RÉMI C, JEAN-PIERRE F, STEPHAN E, et al. High-flow nasal oxygen alone or alternating with non-invasive ventilation in critically ill immunocompromised patients with acute respiratory failure: a randomised controlled trial [J]. Lancet Respir Med, 2022, 10(7): 641-649.

［7］ PATEL B K, WOLFE K S, POHLMAN A S, et al. Effect of noninvasive ventilation delivered by helmet vs face mask on the rate of endotracheal intubation in patients with acute respiratory distress syndrome: a rando-mized clinical trial [J]. JAMA, 2016, 315(22): 2435-2441.

［8］ GRIECO D L, MENGA L S, CESARANO M, et al. Effect of helmet noninvasive ventilation vs high-flow nasal oxygen on days free of respiratory support in patients with COVID19 and moderate to severe hypoxemic respiratory failure: the HENIVOT rando-mized clinical trial [J]. JAMA, 2021, 325(17): 1731-1743.

第二十一章　老　年　重　症

第一节　老年患者高危心脏术后谵妄的监测与干预

术后谵妄（postoperative delirium，POD）是心脏手术后最常见的神经精神并发症，其发生率为13.7%～54.9%[1]。有研究表明，POD可增加老年患者术后其他并发症的发生率，延长住院时间，增加医疗费用和30天再入院率，降低患者的认知功能、整体功能和健康相关生活质量，从而影响患者预后[2-3]。因此，在围手术期避免可能诱发POD的因素，对POD进行早期诊断及综合防治，对于降低老年患者POD的发生率、减轻病症严重程度、改善长期生存和生活质量至关重要。

一、老年患者高危心脏术后谵妄的相关因素

（一）自身因素

1. 生理因素　老年患者由于体质较弱，行为能力、免疫力和代谢能力逐年减退，易出现行动不便，听力、视力减退等情况；同时患有某些慢性基础疾病（如高血压、糖尿病、脑血管疾病等），对手术及麻醉的耐受力下降，以及经济能力和生活能力的下降，均易导致术后急性脑功能障碍的发生。

2. 心理因素　老年患者可能对疾病认知不全，对手术过程及效果产生担忧，害怕术后失去独立性、出现手术并发症、手术效果不理想，以及害怕加重子女的负担等，均会产生心理压力和焦虑。

（二）手术因素

有研究表明，心脏手术创伤、体外循环及术中管理（缺血性再灌注损伤、低体温等）等多种因素共同作用，通过多种机制途径可引起神经递质和神经网络功能障碍，导致POD的发生[4]。

（三）社会环境因素

现代社会高速运转，大部分老年患者可能受到忽视，社交圈和人际关系狭窄，缺乏家人的关心和陪伴，且在医院陌生的环境中，更容易感到无助、焦虑及害怕。

二、老年患者高危心脏术后谵妄的监测

老年患者POD以美国精神医学学会《精神障碍诊断与统计手册（第5版）》（*Diagnostic and Statistical Manual of Mental Disorders-Fifth Edition*，DSM-5）或《疾病和有关健康问题的国际统计分类》第10次修订本（*The International Statistical Classification of Diseases and Related Health Problems 10th Revision*，ICD-10）中的相关标准作为"金标准"进行诊断。由于重症监护病房（intensive care unit，ICU）中的老年患者多伴随视觉、听觉等感知功能减退，同时常合并卒中、脑萎缩等中枢系统器质性

病变，影响了 ICU 老年患者的表达及交流能力，同时也导致了对其精神状态的观察和评估困难。因此，需要对老年患者的意识、注意力、记忆力、定向力及睡眠觉醒周期等方面的高级精神活动进行动态观察，有助于监测及早期识别 POD。

（一）谵妄筛查量表

存在 POD 风险的老年患者应在手术前进行谵妄筛查，随后 1 周内或出院前最好每天筛查 2 次。推荐的常用谵妄筛查工具包括：①4 项谵妄快速诊断方案（the 4 "A" s test，4AT）；②意识模糊评估法（confusion assessment method，CAM）；③3 min 谵妄诊断量表（3-minute diagnostic interview for CAM-defined delirium，3D-CAM）。

（二）谵妄严重程度评定量表

判断患者 POD 的严重程度，包括谵妄的强度与持续时间。谵妄程度越高，不良临床结局越严重。谵妄评定量表 -98 修订版（delirium rating scale-revised-98，DRS-R-98），经信效度检验，划界分为 15.5 分，其敏感度为 89.3%、特异度为 96.8%。记忆谵妄评定量表（memorial delirium assessment scale，MDAS）通过对患者意识、注意力、言语思维、精神行为及睡眠等方面的观察来评估谵妄症状的严重程度，一般耗时 5～10 min。意识模糊评估量表 - 严重性（confusion assessment method-severity，CAM-S）和 3 min 谵妄诊断量表 - 严重性（3-minute diagnostic interview for CAM-defined delirium-severity，3D-CAM-S）的评估耗时较短，结果相对客观，但尚未获得大样本的信效度评价。

（三）谵妄风险预测模型

既往已发表了 3 个高质量 ICU 心血管手术后 POD 风险预测模型，分别是 Katznelson 模型、原始的 PRE-DELIRIC 模型，以及国际上重新校准的 PRE-DELIRIC 模型。然而，谵妄风险预测模型尚未在中国心脏手术后患者队列中得到验证[5]。有研究表明，应用机器学习算法来预测心血管手术后 POD 表现优异，特别是在预测真阳性患者方面[6]。

三、老年患者高危心脏术后谵妄的干预

老年 POD 的预防需要综合多学科方法并结合围手术期的连续性[3-4, 7]。

（一）术后综合干预策略

建议术后尽早采用非药物综合干预策略以减少 POD 的发生。非药物干预已被证明可使 POD 降低 40%[8]。

1. 心理干预 尽早撤除机械通气并缩短 ICU 住院时间[9]。有意识地对患者进行定向力等训练，有助于认知功能的恢复。配备足够的 ICU 护理人员，尽量个体化满足患者的需求；对于听不懂普通话的老年人，若能有会其家乡方言的医务志愿者加入，将很大程度上减轻老年患者的沟通问题，减轻信息差引起的焦虑。另外，增加家属的陪伴，给予支持和安慰，也有助于加快老年患者术后认知功能的恢复。

2. 物理疗法 热敷、肌肉放松等方式可提高患者身体的舒适感，减轻疼痛和不适，缓解患者的情绪。研究显示，经皮穴位电刺激疗法（transcutaneous electric acupoint stimulation，TEAS）可通过降低血脑屏障的通透性，减少神经炎症反应，从而改善患者的 POD 症状。

3. 其他疗法 其他疗法包括音乐疗法、绘画疗法等。这些疗法可为老年患者提供愉悦的体验和

情感释放，减轻老年患者的焦虑情绪，帮助其放松身心。

（二）术后 ICU 镇静策略

1. 镇静方案　术后进入 ICU 治疗的老年患者建议采用浅镇静的合理镇痛方案。单独或联合使用右美托咪定，可预防 ICU 内老年患者 POD 的发生和缩短持续时间，用药期间应密切监测患者心率，警惕心动过缓发生[10]。

2. 每日镇静中断方案　一项随机对照研究发现，将每日镇静中断方案与每日自主呼吸试验相结合，可缩短患者气管插管带管时间、昏迷时间、ICU 停留时间和住院时间，并且该方案提高了患者的 1 年生存率。另有研究发现，ICU 中的早期活动与每日镇静中断方案相结合时，患者 POD 持续时间显著减少。每日镇静中断方案不仅可降低 POD 的发生率，还可以改善老年患者的预后。

（三）术后疼痛管理

实施多模式镇痛可降低老年患者 POD 的发生风险。

疼痛作为 POD 发生的独立危险因素之一，可显著增加老年患者 POD 的发生率[11]。积极主动地控制并减轻老年患者术后急性疼痛有利于加速其康复。老年患者术后推荐使用多模式镇痛，阿片类药物、非甾体抗炎药、区域阻滞等均是多模式镇痛的组成部分。研究表明，接受心脏手术的老年患者术后使用对乙酰氨基酚可显著降低 POD 的发生率，且缩短 POD 持续时间、ICU 住院时间，减少术后即刻阿片类药物的消耗量[12]。

（四）术后睡眠干预

关注并积极改善老年患者围手术期睡眠质量，可以降低 POD 的发生风险。

大约 60% 的患者入院后，正常睡眠被干扰中断，睡眠周期发生紊乱。针对患者术后睡眠障碍的治疗，目前除使用麻醉、镇痛药物缓解术后不可避免的疼痛外，还常采用苯二氮䓬类镇静药物、褪黑素及其受体激动剂等药物治疗，同时辅以心理干预等。

（五）其他干预措施

最近有研究表明，鼻内注射胰岛素[13]、皮下注射利拉鲁肽[14]、预输注高渗盐水[15]可减少 POD 的发生，其作用机制均与减少神经炎症相关。

（浙江大学医学院附属第一医院　颜丽婷　傅水桥
中国医学科学院北京协和医院　王小亭）

参 考 文 献

［1］VACAS S, CANALES C, DEINER S G, et al. Perioperative brain health in the older adult: a patient safety imperative [J]. Anesth Analg, 2022, 135 (2): 316-328.

［2］CHEN L, AU E, SARIPELLA A, et al. Postoperative outcomes in older surgical patients with preoperative cognitive impairment: a systematic review and meta-analysis [J]. J Clin Anesth, 2022, 80: 110883.

［3］QURESHI O, ARTHUR M E. Recent advances in predicting, preventing, and managing postoperative delirium [J]. Fac Rev, 2023, 12: 19.

［4］Cardiac Critical Care Branch of China International

Exchange and Promotive Association for Medical and Health. Chinese expert consensus on the prevention and treatment of postoperative delirium of cardiovascular surgery [J]. Zhonghua Yi Xue Za Zhi, 2023, 103 (45): 3635-3644.

［5］XU Y, MENG Y, QIAN X, et al. Prediction model for delirium in patients with cardiovascular surgery: development and validation [J]. J Cardiothorac Surg, 2022, 17 (1): 247.

［6］NAGATA C, HATA M, MIYAZAKI Y, et al. Development of postoperative delirium prediction models in patients undergoing cardiovascular surgery using machine learning algorithms [J]. Sci Rep, 2023, 13 (1): 21090.

［7］Enomoto K, Kosaka S, Kimura T, et al. Prevention of postoperative delirium after cardiovascular surgery: a team-based approach [J]. J Thorac Cardiovasc Surg, 2023, 165 (5): 1873-1881. e2.

［8］OLOTU C, ASCONE L, WIEDE J, et al. The effect of delirium preventive measures on the occurrence of postoperative cognitive dysfunction in older adults undergoing cardiovascular surgery. The DelPOCD randomised controlled trial [J]. J Clin Anesth, 2022, 78: 110686.

［9］CAI S N, LI J J, GAO J, et al. Prediction models for postoperative delirium after cardiac surgery: Systematic review and critical appraisal [J]. Int J Nurs Stud, 2022, 136: 104340.

［10］SHIN H J, WOO NAM S, KIM H, et al. Postoperative delirium after dexmedetomidine versus propofol sedation in healthy older adults undergoing orthopedic lower limb surgery with spinal anesthesia: a randomized controlled trial [J]. Anesthesiology, 2023, 138 (2): 164-171.

［11］MA J H, LIU Y F, HONG H, et al. Effect of acute pain on the association between preoperative cognitive impairment and postoperative delirium: a secondary analysis of three trials [J]. Br J Anaesth, 2023, 130 (2): e272-e280.

［12］JELLY C A, CLIFTON J C, BILLINGS F T, et al. The association between enhanced recovery after cardiac surgery-guided analgesics and postoperative delirium [J]. J Cardiothorac Vasc Anesth, 2023, 37 (5): 707-714.

［13］NAKADATE Y, YAMADA M, KUSUYAMA N, et al. Effect of intranasal insulin administration on postoperative delirium prevention in elderly cardiac surgery patients: study protocol for a multicenter, double-blind, randomized, controlled trial [J]. Trials, 2023, 24 (1): 822.

［14］JIA M, LV X, ZHU T, et al. Liraglutide ameliorates delirium-like behaviors of aged mice undergoing cardiac surgery by mitigating microglia activation via promoting mitophagy [J]. Psychopharmacology (Berl), 2024, 241 (4): 687-698.

［15］Xu F, Li Y N, Wang X P, et al. Effect of pre-infusion of hypertonic saline on postoperative delirium in geriatric patients undergoing shoulder arthroscopy: a randomized controlled trial [J]. BMC Anesthesiol, 2023, 23 (1): 405.

第二节　老年重症患者衰弱状态对预后的影响、评估和干预

随着社会人口老龄化的进程，老年重症患者的发病率有增加趋势。按照国际惯例，发达国家将 65 周岁及以上的人群定义为老年人，但我国目前仍将 60 周岁及以上的人群定义为老年人。衰弱

（frailty）是指机体生理储备下降导致易损性增加、抗应激能力减退的非特异性状态，是与年龄增长相关的一种常见老年综合征，其特点是储备和恢复能力下降[1]，对老年重症患者的预后具有重要影响。识别重症患者的衰弱状态有助于重症患者的管理，包括选择适当的干预措施和制订护理计划等[2]。老年重症患者的衰弱应包括入住重症监护病房（intensive care unit，ICU）前即有衰弱和入住 ICU 后发生的衰弱（ICU 获得性衰弱）。本文侧重介绍入住 ICU 前即有衰弱状态的研究进展，就老年重症患者衰弱的流行病学、高危因素、预后、评估及干预进行阐述。

一、老年重症患者衰弱的流行病学

目前，对于入住 ICU 患者衰弱的流行病学尚未在人群层面上进行调查研究，不同年龄、不同重症疾病及不同的衰弱评估方法导致老年重症患者衰弱的流行病学数据均不同。近期一项对澳大利亚和新西兰重症监护学会成人患者数据库的回顾性分析研究[3]，回顾分析了 ICU 收治的 149 320 例 65 岁或以上有衰弱和谵妄的患者，共有 41 719 例（27.9%）老年重症患者在入院时即存在衰弱［临床衰弱量表评分（clinical frailty scale，CFS）≥5］。加拿大一项对 17 个 ICU 的 65 岁以上患者入院情况进行回顾性队列研究[4]得出与之相似的结果。该研究纳入 15 238 例成人重症患者，提示 28% 的患者存在衰弱（CFS≥5）。年龄更大的老年重症患者，其衰弱的发病率更高。一项由 21 个欧洲国家的 311 个 ICU 参加的高龄重症患者研究[5]，纳入 5021 例中位年龄为 84 岁的患者。结果发现，衰弱（CFS≥5）发生率为 43.1%。Pasin 等[5]的病例对照研究提示，在 302 例中位年龄为 84（82～87）岁的老年重症患者中，有超过 1/2 的患者（55.3%）在入住 ICU 时即被归类为衰弱。

另外，由于急慢性疾病、炎症、营养不良、卧床及废用性萎缩、药物、心理因素等影响，老年重症存活者的衰弱患病率更高，超过 65%[6]。

二、老年重症患者衰弱的危险因素

关于普通老年人群衰弱危险因素的研究显示[7]，年龄大、低体重指数（body mass index，BMI）、女性、独居、低水平运动、多药治疗、低教育水平、吸烟、饮酒、营养不良和低维生素 D 水平与衰弱显著相关；患有糖尿病、充血性心力衰竭、听力障碍、认知障碍、睡眠差、跌倒史、疼痛和抑郁的老年人比没有这些合并症的老年人有更高的衰弱风险。

显然，高龄、病前衰弱、发病前失能、多病共存、多药共用等是严重影响老年重症患者康复出院的危险因素，从而导致衰弱的发生及进展。近期，Tang 等[8]的研究显示，在老年重症患者中，认知障碍、抑郁及低教育水平是衰弱的主要危险因素。老年重症患者衰弱的危险因素还包括肌少症和营养不良[9]、糖尿病[10]、发病前即存在衰弱、反复住院、高龄、ICU 住院时间长及重度谵妄[11]等。此外，急性感染也与衰弱密切相关；基线慢性疾病的负担越重或疾病的急性程度越高，衰弱的风险也越高。

三、衰弱对老年重症患者预后的影响

上述澳大利亚和新西兰的研究[3]提示，老年重症衰弱患者的住院死亡率更高、住院时间更长。中国台湾省进行的一项前瞻性、观察性研究[12]，纳入 106 例年龄≥65 岁的患者。结果发现，衰弱患者的 30 天死亡率（26%，15/57）高于非衰弱患者（14%，7/49），但两者之间的差异无统计学意义。与非衰弱患者相比，衰弱患者的 30 天死亡风险增加 2.84 倍。一项对 1346 例≥70 岁老年患者进行的前瞻性、多中心研究证实，重症新型冠状病毒感染老年患者的衰弱与其 30 天死亡率升高有关[13]。Pasin 等[5]的病例对照研究提示，在入住 ICU 后 30 天内死亡的患者中，衰弱患者的死亡率高于非衰弱患者（62.3% *vs.* 48.3%，*P*=0.01）。衰弱患者的 1 年死亡率（84.4%）高于非衰弱患者（65.2%，*P*<0.001）。在逻辑回归分析中，校正潜在混杂因素（如慢性疾病、临床复杂性、入住 ICU 的原因和进行高级手术）后，观察到衰弱与患者 1 年死亡率显著相关，但与 ICU 死亡率或 30 天死亡率无关。

四、老年重症患者衰弱的评估

1. 老年重症患者衰弱评估的工具　衰弱的评估常用工具包括 Fried 衰弱表型（Fried's frailty phenotype，FFP）、FRAIL 筛查量表、临床衰弱量表（clinical frailty scale，CFS）、衰弱指数（frail index，FI）等。结合重症患者的特殊性、衰弱评估的可行性及简易性，以及不同衰弱评估工具的参数等因素，目前对于老年重症患者衰弱评估多使用 CFS。CFS 是一个简单的序数量表，考虑了患者各种身体和功能特征，由专业人员对患者的衰弱程度进行评估，给出 1～9 的分数。CFS 简便快捷，已在多项研究中得到验证[13-15]。CFS 用于评估老年重症患者衰弱时，衰弱最常见定义为 CFS 评分≥5，CFS 评分为 4 被定义为衰弱前期（脆弱性、轻度衰弱的生活），CFS 评分为 1～3 则被定义为健康。

2. 老年重症患者衰弱评估的方法　在老年重症患者衰弱评估的方法选择方面，不同研究有不同的选择。Bertschi 等[16]通过系统评价发现，大多数重症研究（79.3%）使用 CFS、FI 和 FFP 来对衰弱进行定义和分级。在他们纳入的 46 项研究中，有 35 项研究使用 CFS 评估衰弱，Darvall 等[17]的研究采用改良的 8 类 CFS，5 项研究使用了 FI，另有 6 项研究根据 FFP 评估衰弱程度。也有研究[18]采用改良的衰弱指数（modified frailty index，MFI）来评估重症患者的衰弱程度。MFI 评估方式是，在所评估的 11 种合并症或缺陷中，每出现 1 种衰弱成分就得 1 分。MFI 的组成部分可从 MIMIC 数据库中获得，比 FI 更简便。另有部分研究使用较少描述的工具来评估衰弱，例如，Fisher 等在 2 项研究中使用了 Dalhousie 衰弱量表（Dalhousie frailty scale，DCFS）和 Edmonton 衰弱量表（Darvall the Edmonton frailty scale，EFS）；Cuenca 等使用了 Morley 衰弱量表。少数（6.9%）研究将多个量表结合进行衰弱评估。此外，22 项（37.9%）研究评估了功能状态作为衰弱的替代指标，这些研究使用了评估患者进行日常生活活动（activities of daily living，ADL）和 / 或工具性 ADL 能力的量表。有 10 项研究在评估患者住院时的衰弱程度后，仅评估随访时的功能状态。有 5 项研究使用了 Lawton-Brody 日常生活工具活动（IADL）量表，其中 4 项研究也使用了 Katz 指数。3 项（5.3%）研究除使用衰弱评估工具外，还使用了健康调查简表（the MOS item short from health survey，SF）-36。2 项（3.5%）研究使用"姑息行为量表"（palliative performance scale，PPS），但主要用于随访。此外，也有研究[19]建议将 FRAIL 筛查量表作为重症患者衰弱程度的筛查工具。与其他评分［ADL 和老年人认知功能减退知情者问卷（the informant questionnaire on cognitive decline in the elderly，IQCODE］相比，CFS 不仅在急诊护理环境中可靠性较高，而且医护人员对其使用度也更高。一项对 1924 例患者进行的 VIP-2 研究中，评分人员使用 CFS 对 ICU 患者进行衰弱评估的可靠性非常高[20]。综上，在现有的工具中，CFS 似乎是用于重症患者衰弱程度评估的最佳工具，应被视为标准工具。特别是在需要尽快做出决策、不允许像获取 FI 数据那样对家属进行详细而全面的询问的环境中（如急诊室）。

五、老年重症患者衰弱的干预

鉴于老年重症衰弱的高患病率及危害性，其干预至关重要。但到目前为止，针对老年重症衰弱患者的干预研究不多，仅为改善这些患者的衰弱提供了有限的证据。老年重症衰弱患者的干预措施是一种综合管理模式，包括急性病及原发病的控制、康复、神经肌肉电刺激、营养治疗、药物干预及集束化治疗模式等。此外，ICU 获得性衰弱（ICU-AW）是重症患者常见并发症之一，与患者短期和长期预后不良相关。ICU-AW 干预措施同样适用于老年重症患者衰弱的干预。

1. 老年重症患者衰弱的运动康复　Wang 等[21] 的研究发现，每周进行 5 天功能锻炼可改善老年重症衰弱患者出院时的身体功能。Martínez-Velilla 等[22] 对 75 岁及以上住院老年重症患者进行了一项多中心、随机对照的运动干预试验。常规护理组采用物理康复，运动干预组在临床情况稳定 48 h 后进行每天 2 次持续 20 min 的渐进性物理康复训练，包括抗阻运动、有氧运动、平衡运动等，每周 5～7 天。在住院 7 天（中位数）后发现，与常规护理组相比，运动干预组患者机体功能得到显著改善，提示短期多组分运动（multicomponent exercise program，MEP）方案的有效性。此外，该方案的效果在为期 3～4 周的 ViviFrail 研究[23] 中也得到证实。当然，运动康复的具体方案，包括如何种运动、运动时间及频次尚未达成共识，并且，老年重症患者康复的实施难度较大，且需循序渐进。

2. 神经肌肉电刺激疗法　由于 ICU 住院患者病情特殊性，大部分患者不能早期主动活动，建议使用神经肌肉电刺激疗法（neuromuscular electrical stimulation，NMES）作为替代方案。目前的证据表明，NMES 可以降低 ICU 患者的肌肉萎缩率，虽然提高肌肉质量的证据不太明确，但减少肌肉萎缩是加快康复和恢复自理能力值得追求的目标之一[24]。对于无法活动的患者，NMES 可增加其血流量，减轻水肿，并可在传统方法禁用的情况下作为替代性预防措施。一项随机对照研究[25] 显示，在 ICU 患者中早期实施 NMES 干预，可增强患者肌力，缩短总住院天数，改善 ICU 患者功能状态。最近的系统评价和荟萃分析[26] 显示，与常规护理相比，NMES 干预患者的肌肉力量及对机械通气和重症监护的依赖性并无显著改善。由此可见，目前对于 NMES 治疗方案的疗效也未达成共识。

3. 营养干预　早期重症患者的分解代谢状况不能因人工喂养而改变，早期肠外营养也将带来更多负面影响，故不建议早期行肠外营养[27]。此外，重症患者在应激状态下容易出现高血糖，进而引起炎症反应加剧、补体活性降低、免疫系统失衡和线粒体损伤，故对重症患者建议避免高血糖状态[28]。对于急性期后的老年重症患者，适当的营养治疗对衰弱的预防及干预具有重要意义。目前尚无老年重症衰弱患者的能量供给目标。美国肠外与肠内营养学会（American Society for Parenteral and Enteral Nutrition，ASPEN）认为高能量摄入或低能量摄入对重症患者的临床结局并无显著影响，建议在入住 ICU 前 7～10 天给予 12～25 kcal/（kg·d）（平均能量摄入范围）[29]。我国建议将 20～30 kcal/（kg·d）作为老年患者的能量供给目标[30]。近期，来自加拿大国家衰弱网（Canadian Frailty Network，CFN）的临床实践指南强推荐老年衰弱或衰弱前期患者每天给予足量的蛋白质（1.2～1.5 g/kg）喂养，可改善患者的运动能力；此外，强推荐营养干预联合 MEP 用于老年衰弱或衰弱前期的患者，不仅可改善其运动能力，还可降低衰弱程度[31]。

4. 药物干预　有关药物干预措施（如使用合成代谢类固醇、生长激素、普萘洛尔、免疫球蛋白、白藜芦醇和谷氨酰胺治疗）的系统评价不能推荐将其中任何一种药物用于常规实践，故目前尚无推荐药物用于老年重症患者衰弱的干预。使用神经肌肉阻滞剂可增加重症新型冠状病毒感染患者患 ICU-AW 风险达 9 倍，故应尽量避免或减少神经肌肉阻滞剂的使用[32]。营养策略很重要，但持续的炎症和合成代谢抵抗可能会减弱营养支持治疗的效果[33]。

5. 集束化治疗模式　研究显示，在 ICU 内实行"ABCDEFGH"集束化综合干预措施有助于改善重症患者的衰弱情况[34]。其中，"ABCDE"是干预的主体部分，"FGH"是附加部分，具体包括：A 为气道管理；B 为呼吸试验，呼吸评估，包括机械通气的每天间隔时间，需要有自发唤醒和自发呼吸；C 为护理和沟通的协调，包括镇痛和镇静的选择、护理和沟通的协调；D 为谵妄评估、预防和管理；E 为早期运动和身体锻炼；F 为家属参与，包括后续转诊和功能协调；G 为 ICU 后综合征的预防，包括良好的沟通交接；H 为分发讲义，即可用的信息资料。这种集束化管理模式提示人们，对老年重症患者衰弱的管理是一种综合性、长期性的管理。

六、总结

老年重症患者衰弱的发生率高且危害性大。在老年重症患者的管理中，衰弱评估具有重要意义，其不仅有助于医师对重症患者侵袭性治疗的抉择，而且有助于减少对衰弱老年重症患者的医疗伤害，降低医疗费用，合理分配医疗资源。老年重症患者衰弱的危险因素主要包括肌少症和营养不良、糖尿病、发病前即存在衰弱、反复住院、高龄、ICU 住院时间长、重度谵妄、认知障碍、抑郁及低教育水平等。目前，CFS 评分在老年重症患者衰弱评估中应用最多且可靠，通常将入院前 CFS≥5 分定义为衰弱，其对老年重症患者的 30 天死亡率和 1 年死亡率预测有重要价值。对老年重症患者衰弱的干预重在预防，应及早控制原发病，重视营养与 MEP 康复相结合的集束化管理模式，以及长期综合管理的应用。

（四川省医学科学院·四川省人民医院　高玉春　赵　航　龙怀聪）

参 考 文 献

［1］ JUNG C, GUIDET B, FLAATTEN H, et al. Frailty in intensive care medicine must be measured, interpreted and taken into account! [J]. Intensive Care Med, 2023, 49 (1): 87-90.

［2］ WERNLY B, FLAATTEN H, LEAVER S, et al. The clinical frailty scale, but not the FRAIL checklist is associated with mortality in old critically ill patients with COVID-19 [J]. Crit Care, 2023, 27 (1): 101.

［3］ SAHLE B W, PILCHER D, LITTON E, et al. Association between frailty, delirium, and mortality in older critically ill patients: a binational registry study [J]. Ann Intensive Care, 2022, 12 (1): 108.

［4］ MONTGOMERY C L, ZUEGE D J, ROLFSON D B, et al. Implementation of population-level screening for frailty among patients admitted to adult intensive care in Alberta, Canada [J]. Can J Anaesth, 2019, 66 (11): 1310-1319.

［5］ PASIN L, BORASO S, GOLINO G, et al. The impact

of frailty on mortality in older patients admitted to an Intensive Care Unit [J]. Med Intensiva (Engl Ed), 2022, 46 (1): 23-30.

[6] WELCH C, Z K H-S, C A G, et al. Acute sarcopenia secondary to hospitalisation - an emerging condition affecting older adults [J]. Aging Dis, 2018, 9 (1): 151-164.

[7] WANG X, HU J, WU D. Risk factors for frailty in older adults [J]. Medicine (Baltimore), 2022, 101 (34): e30169.

[8] TANG H, TYLER K, CHAN P. Frailty status and related factors in elderly patients in intensive care for acute conditions in China [J]. Am J Health Behav, 2023, 47 (2): 261-268.

[9] DENT E, HANLON P, SIM M, et al. Recent developments in frailty identification, management, risk factors and prevention: a narrative review of leading journals in geriatrics and gerontology [J]. Ageing Res Rev, 2023, 91: 102082.

[10] MAYERHOFER T, KLEIN S, WERNLY B, et al. Diabetes mellitus is associated with 90-day mortality in old critically ill COVID-19 patients: a multicenter prospective observational cohort study [J]. Infection, 2023, 51 (5): 1407-1415.

[11] REGO L L D, SALLUH J I F, SOUZA-DANTAS V C, et al. Delirium severity and outcomes of critically ill COVID-19 patients [J]. Crit Care Sci, 2023, 35 (4): 394-401.

[12] SU R N, LAI W S, HSIEH C C, et al. Impact of frailty on the short-term outcomes of elderly intensive care unit patients [J]. Nurs Crit Care, 2023, 28 (6): 1061-1068.

[13] JUNG C, FLAATTEN H, FJOLNER J, et al. The impact of frailty on survival in elderly intensive care patients with COVID-19: the COVIP study [J]. Crit Care, 2021, 25 (1): 149.

[14] BEAUBIEN-SOULIGNY W, YANG A, LEBOVIC G, et al. Frailty status among older critically ill patients with severe acute kidney injury [J]. Crit Care, 2021, 25 (1): 84.

[15] Flaatten H, Guidet B, Andersen F H, et al. Reliability of the Clinical Frailty Scale in very elderly ICU patients: a prospective European study [J]. Ann Intensive Care, 2021, 11 (1): 22.

[16] BERTSCHI D, WASKOWSKI J, SCHILLING M, et al. Methods of assessing frailty in the critically ill: a systematic review of the current literature [J]. Gerontology, 2022, 68 (12): 1321-1349.

[17] DARVALL J N, BELLOMO R, BAILEY M, et al. Frailty and outcomes from pneumonia in critical illness: a population-based cohort study [J]. Br J Anaesth, 2020, 125 (5): 730-738.

[18] BAI W, HUANG T, LI X, et al. Association of frailty with adverse outcomes in patients with critical acute myocardial infarction: a retrospective cohort study [J]. Clin Interv Aging, 2023, 18: 2129-2139.

[19] CHEUNG E H, CHEUNG J C, YIP Y Y. Raising awareness for time-limited trial discussion upon ICU triage and admission [J]. Intensive Care Med, 2022, 48 (2): 240-241.

[20] GUIDET B, DE LANGE D W, BOUMENDIL A, et al. The contribution of frailty, cognition, activity of daily life and comorbidities on outcome in acutely admitted patients over 80 years in European ICUs: the VIP2 study [J]. Intensive Care Med, 2020, 46 (1): 57-69.

[21] WANG Y T, LANG J K, HAINES K J, et al. Physical rehabilitation in the icu: a systematic review and Meta-analysis [J]. Crit Care Med, 2022, 50 (3): 375-388.

[22] MARTINEZ-VELILLA N, ABIZANDA P, GOMEZ-PAVON J, et al. Effect of an exercise intervention on functional decline in very old patients during acute hospitalizations: results of a multicenter, randomized

clinical trial [J]. JAMA Intern Med, 2022, 182 (3): 345-347.

[23] CUENCA-ZALDIVAR J N, MONROY ACEVEDO A, FERNANDEZ-CARNERO J, et al. Effects of a multicomponent exercise program on improving frailty in post-COVID-19 older adults after intensive care units: a single-group retrospective cohort study [J]. Biology (Basel), 2022, 11 (7): 1084.

[24] BURGESS L C, VENUGOPALAN L, BADGER J, et al. Effect of neuromuscular electrical stimulation on the recovery of people with COVID-19 admitted to the intensive care unit: a narrative review [J]. J Rehabil Med, 2021, 53 (3): jrm00164.

[25] CAMPOS D R, BUENO T B C, ANJOS J, et al. Early neuromuscular electrical stimulation in addition to early mobilization improves functional status and decreases hospitalization days of critically ill patients [J]. Crit Care Med, 2022, 50 (7): 1116-1126.

[26] ZAYED Y, KHEIRI B, BARBARAWI M, et al. Effects of neuromuscular electrical stimulation in critically ill patients: a systematic review and meta-analysis of randomised controlled trials [J]. Aust Crit Care, 2020, 33 (2): 203-210.

[27] TORTUYAUX R, DAVION J B, JOURDAIN M. Intensive care unit-acquired weakness: questions the clinician should ask [J]. Rev Neurol (Paris), 2022, 178 (1-2): 84-92.

[28] WANG W, XU C, MA X, et al. Intensive care unit-acquired weakness: a review of recent progress with a look toward the future [J]. Front Med (Lausanne), 2020, 7: 559789.

[29] COMPHER C, BINGHAM A L, MCCALL M, et al. Guidelines for the provision of nutrition support therapy in the adult critically ill patient: the American Society for Parenteral and Enteral Nutrition [J]. JPEN J Parenter Enteral Nutr, 2022, 46 (1): 12-41.

[30] 中华医学会肠外肠内营养学分会老年营养支持学组. 中国老年患者肠外肠内营养应用指南（2020）[J]. 中华老年医学杂志, 2020, 39（2）: 119-132.

[31] LORBERGS A L, PROROK J C, HOLROYD-LEDUC J, et al. Nutrition and physical activity clinical practice guidelines for older adults living with frailty [J]. J Frailty Aging, 2022, 11 (1): 3-11.

[32] NUNEZ-SEISDEDOS M N, LAZARO-NAVAS I, LOPEZ-GONZALEZ L, et al. Intensive care unit-acquired weakness and hospital functional mobility outcomes following invasive mechanical ventilation in patients with COVID-19: a single-centre prospective cohort study [J]. J Intensive Care Med, 2022, 37 (8): 1005-1014.

[33] ROSENTHAL M D, VANZANT E L, MOORE F A. Chronic critical illness and PICS nutritional strategies [J]. J Clin Med, 2021, 10 (11): 2294.

[34] PARFENOV A L, RAZZHIVIN V P, PETROVA M V. Chronic critical illness: current aspects of the problem (review) [J]. Sovrem Tekhnologii Med, 2022, 14 (3): 70-81.

第三节 老年重症患者远期预后：预测因素与预测模型

老年重症患者是重症监护病房（intensive care unit，ICU）内的主要人群。随着世界人口老龄化进程加快，老年重症患者在 ICU 内占比逐渐增加，特别是年龄＞80 岁的老年患者在美国等发达国家 ICU 中的占比已达 15%～20%[1]。相比非老年重症患者，老年群体具有多重用药、共病、衰弱、功能独立性受损等特征，其生理耐受性差的同时，远期预后通常也难以达到预期[2]。大多数有关老年重症患者的研究仅关注其短期死亡率，而忽略其远期预后。事实上，老年患者的远期预后通常不佳，其不仅需要漫长的疾病恢复过程，且最终也会有将近1/2的老年重症患者在6个月的康复期中难以恢复到入ICU治疗前水平[3]。在这段过程中，其衰弱状态、认知功能障碍、功能独立性受损，以及伴随的社会地位下降和经济负担增加等最终会导致老年重症患者的预期寿命缩短。因此，老年重症患者的远期预后不仅应得到更多的关注，更需要在早期阶段就确定是否介入干预。另外，目前对于老年重症患者远期预后的定义尚不明确，这可能是现有相关老年重症患者远期预后研究较少的原因。2021年，Vallet等[4]的研究将"短期"定义为ICU期间和在院时期；"远期"则定义为6个月和12个月，该定义下所得到的结果与大部分危险因素、预警模型、生存结局等方向的研究结果基本一致，也为将来老年重症患者远期预后定义提供部分依据。本文将聚焦近2年国内外老年重症相关研究，并从风险因素、预测模型、人工智能等多方面对部分研究进展进行总结，以期增加重症医师对老年重症患者远期预后的关注。

一、重症监护病房内老年重症患者远期预后影响因素具有特殊性

对于老年重症患者，疾病严重程度是其入住ICU的主要因素之一，其生理脆弱性/生理耐受性差则是导致此类患者治疗难度大、有效率低且预后差的重要原因。已有研究指出，远期预后不良实际上是诱发因素（衰弱）、促发因素（急性病或慢性病急性发作）和持续因素（认知功能障碍、功能独立性受损及共病等）相互作用的结果[5]。因此，这些因素不仅是判断老年重症患者短期预后的重要指标，其在老年重症患者远期预后的预测中也发挥重要作用。

1. 合并症　老年重症患者的合并症是导致老年患者远期预后不良的重要原因。

合并症的评估主要是以查尔森合并症指数（Charlson comorbidity index，CCI）和联合合并症评分（combined comorbidity score，CCS）这2个量表进行，后者则是CCI量表在各个不同年龄段的扩展评估表。Olsson等[6]的一项针对急诊老年重症患者（年龄>70岁）预后的研究指出，CCI>2及住院时间>7天时，对老年重症患者的长期死亡率存在较好的预测能力。

2. 院前衰弱　院前老年人衰弱（frailty）是近年在与老年重症患者远期预后预测方面受到热议的"诱导因素"。

目前，在衰弱的识别方面，文献中较多使用FRAIL筛查量表、Fried综合征标准量表及临床衰弱量表（clinical frailty scale，CFS）。Inaba等[7]的有关衰弱与老年重症患者长期死亡率的研究结果中表明，院前CFS评分与老年重症患者长达6个月及12个月的远期预后（死亡率及功能恢复）表现出独立相关性，且对65～85岁的老年患者影响更甚。

此外，老年人的生理脆弱性在老年人的认知功能障碍和功能独立性受损中也有所表现[8]。前期研究[9]指出，入院前的认知功能障碍和功能独立性受损与老年重症患者12个月的远期预后存在显著相关性。而在ICU中，认知及功能独立性的持续监测不仅可作为老年重症患者的疗效判断指标，同样对老年重症患者的远期预后有重要的预测价值。

3. 认知功能障碍　认知功能障碍一直以来都被认为是老年患者不良预后的相关因素。

一项评估不同疾病评分对患者认知功能损伤及预后的研究[10]指出，与AVPU评分、NEWS评分

及其改良版，以及快速急诊医学评分（the rapid emergency medicine score，REMS）相比，GCS 评分具有更好的预后预测效能。除此之外，脑电意识指数 1（the index of consciousness 1，IOC1）也表现出了相对于 GCS 评分及 GOS 评分在评估神经重症患者脑受损程度及 30 天预后方面更优秀的能力[11]。

4. 功能独立性受损　功能独立性受损是老年综合征表现之一（认知障碍、多合并症、衰弱及功能独立性受损）[12]，其在老年重症患者的治疗评估和远期预后预测方面也发挥一定作用。

在 Guidet 等[8]的研究中，以日常生活活动（activities of daily living，ADL）量表为老年重症患者（≥80 岁）功能独立性的评判标准对其 30 天死亡率进行预测也得到了较好的预测结果（$P<0.000\,01$）。而在另一项老年患者住院期间常用的功能独立性评分量表（functional independence measure，FIM）与老年重症患者预后预测的研究中，也得到了其与老年重症患者 1 年死亡率相关的结果[9]。

实际上，认知功能障碍及功能独立性受损很有可能会长期存在，它们不仅是持续因素，甚至可以演化为永久因素，从而对老年重症患者造成不限于医学研究范围的损伤，最终导致老年患者在预后、生活质量和预期寿命方面产生恶性影响[13-14]。

5. 营养不良　老年重症患者的营养不良同样也是一个不可忽视的问题。一项纳入研究时间跨度长达 24 年的荟萃分析研究[15]得出，在其他评估营养需求的指标中，评估肌肉质量、间接量热法和仔细监测尿素水平可能对指导老年重症患者的营养治疗至关重要。目前，在老年重症患者营养领域并无标准治疗方案，其治疗数据的缺乏也妨碍了可靠的临床建议的提出。在未来的研究中，老年重症患者营养治疗相关介入时机、介入方式、营养液的成分及输送方式将会是重要的研究内容。

二、人工智能预测老年重症患者远期预后具有潜在优势

大量的评估量表、特异性指标及包含两者在内的评估模型在对老年重症患者远期预后评估方面均有预测价值，但也存在部分评分无法准确反映患者情况等因素[16]。人工智能则可在帮助人们在接近上述量表的有效预测的同时，尽量避免人为偏倚。深度学习及机器学习技术在实现人群集束化治疗向个体精准化治疗的转变中具有潜在优势，这正是在未来研究所需努力的方向[17]。现有很多机器学习模型均可以对老年重症患者的远期预后产生有效的预测结果[18-19]。Liu 等[18]开展了一项多中心研究，其使用机器学习（ELDER-ICU 模型）对老年重症患者进行疾病严重程度的评估，研究过程包括算法模型的开发、校准、验证、偏差评估和解释 5 个部分。在该研究中，基本信息、生理衰弱等 6 个方面共计 60 个观察变量纳入逻辑回归、随机森林、极限梯度提升模型（XGBoost）和朴素贝叶斯模型 4 种机器算法中，并在校准、验证及偏差评估后通过 SHAP 进行模型解释；最后得到如 GCS 评分、床旁活动评分、CCI 评分及老年营养风险评分和年龄等 20 个具有较强预测价值的指标，由这 20 个指标组成的模型与完整模型在预测效能上几乎不存在差别。在 Chan 等[19]对机械通气与老年患者死亡率的研究中，同样用到了 XGBoost、随机森林及逻辑回归模型进行模型算法构建，以及特征重要性、SHAP 模型、部分依赖图（partial dependence plot，PDP）和局部可解释模型不可知论解释（local interpretable model-agnostic explanations，LIME）对算法进行了解释。结论显示，机械通气 25 个特征领域参数与 1 年死亡率相关，急性生理学和慢性健康状况评价（acute physiology and chronic health evaluation Ⅱ，APACHE Ⅱ）得分>25、免疫球蛋白<9 g/L 和白蛋白<0.38 mmol/L 始终与 3 个时间点

的死亡率风险增加有关。值得注意的是，该文章所用的参数是连续 7 天机械通气的相关参数，这使其对中远期预后的预测具有更好的效能。Mamandipoor 等[20] 早 1 年所开展的研究则得出以下结论：循环神经网络（recurrent neural network，RNN）模型比逻辑回归模型和回归森林模型具有更好的预测性能。此外，在老年重症患者远期预后中备受关注的年龄因素在上述 Liu 等的研究中仅排第 9 位，这也印证了老年重症患者预后较差并非与年龄因素有绝对相关性的观点[21]；尿量、呼吸频率等因素则在多个机械学习研究结果中显示与老年重症患者远期预后相关。

然而，老年患者的异质性、观测指标的多维性、时间特异性缺乏及机器学习的"黑箱效应"和巨量数据依赖性均导致了现有机器学习模型距离在临床广泛应用仍有一定距离。因此，解决上述问题，尤其是老年重症患者的异质性，是未来人工智能模型用于老年重症患者远期预后预测主要的攻克方向[12]。

最后，对于机械学习模型，除院内指标具有对老年重症患者远期预后预测能力外，许多院外不良事件的发生及非医学因素也在老年重症患者远期预后的研究中不断被发现[13, 22-23]。

三、未来展望

在世界人口学发展背景下，老年重症患者远期预后将会逐渐得到重视。虽然目前院内预测因子与老年重症患者远期预后有较多研究，但结合院外预测因子预测老年重症患者预后的相关研究很少[13-14]，这是未来研究方向之一。此外，应从老年重症患者的异质性方面持"从源头解决问题"的态度挖掘更多的数据特征，从而构建更精准、更实用的预测模型[12]；还可通过开展多中心研究、增加样本量及规范数据收集来提高模型可靠性。

（浙江中医药大学　丁新元

浙江医院　蔡国龙）

参 考 文 献

［1］ ALIBERTI M J R, BAILLY S, ANSTEY M. Tailoring treatments to older people in intensive care. A way forward [J]. Intensive Care Med, 2022, 48 (12): 1775-1777.

［2］ LIU Z Y, PEI L K, HORVATH S, et al. A new aging measure captures morbidity and mortality risk across diverse subpopulations from NHANES Ⅳ : a cohort study [J]. PLOS Medicine, 2019, 15 (12): e1002718.

［3］ KAUSHIK R, FERRANTE L E. Long-term recovery after critical illness in older adults [J]. Curr Opin Crit Care, 2022, 28 (5): 572-580.

［4］ VALLET H, SCHWARZ G L, FLAATTEN H, et al. Mortality of older patients admitted to an ICU: a systematic review [J]. Crit Care Med, 2021, 49 (2): 324-334.

［5］ BRUMMEL N E, FERRANTE L E. Integrating geriatric principles into critical care medicine: the time is now [J]. Ann Am Thorac Soc, 2018, 15 (5): 518-522.

［6］ OLSSON H, KARLSON B W, HERLITZ J, et al. Predictors of short-and long-term mortality in critically ill, older adults admitted to the emergency department: an observational study [J]. BMC Emerg Med, 2022,

22 (1): 15.

[7] INABA M, NAITO H, YORIFUJI T, et al. Impact of frailty on long-term mortality in older patients receiving intensive care via the emergency department [J]. Sci Rep, 2023, 13 (1): 5433.

[8] GUIDET B, DE LANGE D W, BOUMENDIL A, et al. The contribution of frailty, cognition, activity of daily life and comorbidities on outcome in acutely admitted patients over 80 years in European ICUs: the VIP2 study [J]. Intensive Care Med, 2020, 46 (1): 57-69.

[9] D'ANDREA A, LE PEILLET D, FASSIER T, et al. Functional independence measure score is associated with mortality in critically ill elderly patients admitted to an intermediate care unit [J]. BMC Geriatr, 2020, 20 (1): 334.

[10] KHARI S, ZANDI M, YOUSEFIFARD M. Glasgow coma scale versus physiologic scoring systems in predicting the outcome of ICU admitted trauma patients; a diagnostic accuracy study [J]. Arch Acad Emerg Med, 2022, 10 (1): e25.

[11] 李伟. 脑电意识指数 IOC1 在预测神经重症患者预后中的临床研究 [D]. 泸州：西南医科大学，2023.

[12] BRUMMEL N E. Increasing vulnerability in older adults with critical illness: implications for clinical care and research [J]. Chest, 2022, 161 (6): 1436-1437.

[13] JAIN S, MURPHY T E, O'LEARY J R, et al. Association between socioeconomic disadvantage and decline in function, cognition, and mental health after critical illness among older adults: a cohort study [J]. Ann Intern Med, 2022, 175 (5): 644-655.

[14] DRAGIOTI E, RADUA J, SOLMI M, et al. Impact of mental disorders on clinical outcomes of physical diseases: an umbrella review assessing population attributable fraction and generalized impact fraction [J]. World Psychiatry, 2023, 22 (1): 86-104.

[15] LEE Z Y, LOH C T I, LEW C C H, et al. Nutrition therapy in the older critically ill patients: a scoping review [J]. Ann Acad Med Singap, 2022, 51 (10): 629-636.

[16] SARKAR R, MARTIN C, MATTIE H, et al. Performance of intensive care unit severity scoring systems across different ethnicities in the USA: a retrospective observational study [J]. Lancet Digit Health, 2021, 3 (4): e241-e249.

[17] VALLET H, SCHWARZ G L, FLAATTEN H, et al. Mortality of older patients admitted to an ICU: a systematic review [J]. Crit Care Med, 2021, 49 (2): 324-334.

[18] LIU X, HU P, YEUNG W, et al. Illness severity assessment of older adults in critical illness using machine learning (ELDER-ICU): an international multicentre study with subgroup bias evaluation [J]. Lancet Digit Health, 2023, 5 (10): e657-e667.

[19] CHAN M C, PAI K C, SU S A, et al. Explainable machine learning to predict long-term mortality in critically ill ventilated patients: a retrospective study in central Taiwan [J]. BMC Med Inform Decis Mak, 2022, 22 (1): 75.

[20] MAMANDIPOOR B, FRUTOS-VIVAR F, PEÑUELAS O, et al. Machine learning predicts mortality based on analysis of ventilation parameters of critically ill patients: multi-centre validation [J]. BMC Med Inform Decis Mak, 2021, 21 (1): 152

[21] DE GEER L, FREDRIKSON M, CHEW M S. Frailty is a stronger predictor of death in younger intensive care patients than in older patients: a prospective observational study [J]. Ann Intensive Care, 2022, 12 (1): 120.

[22] PARK A H, PATEL H, MIRABELLI J, et al. Machine learning models predict PTSD severity and functional impairment: A personalized medicine approach for

uncovering complex associations among heterogeneous symptom profiles [J]. Psychol Trauma. Published online, 2023.

［23］LUSK J B, BLASS B, MAHONEY H, et al. Neighborhood socioeconomic deprivation, healthcare access, and 30-day mortality and readmission after sepsis or critical illness: findings from a nationwide study [J]. Crit Care, 2023, 27 (1): 287.

第二十二章 高 原 重 症

第一节 高原肺水肿易感性的差异

高原低气压、氧含量低、干燥寒冷、强辐射及气候多变的环境对人体健康产生影响[1]。高原肺水肿（high altitude pulmonary edema，HAPE）是一种典型的急性重症高原病，临床表现为肺动脉压升高、呼吸困难、咳嗽，严重时出现粉红色泡沫样痰、发绀、心动过速、运动能力降低等。HAPE 为非心源性肺水肿，是高原地区非创伤性死亡的主要原因[2]。影像学检查（X 线或 CT）及肺部超声可帮助诊断[3]。肺水肿的发生主要是由低氧和运动（氧耗量增大）引起的肺血管过度收缩导致肺动脉压升高和肺泡 - 毛细血管渗漏。近年来由于遗传及个体差异等，不同人群发生 HAPE 易感性的差异引起了医学界的高度重视。

一、高原肺水肿的发病率和高危因素

HAPE 的发生与海拔上升的方式和速度，以及达到的最大高度有关[4]。因此，HAPE 在一般人群中的患病率难以估计。7%～15% 的登山者可发生 HAPE，特别在一天内上升到 4000 米以上的高海拔。缓慢上升到达海拔 2000 m 的登山者中发生 HAPE 风险仅为 0.01%[2]，而在被空运到海拔 3000～5500 m 的士兵中，这一比率高达 15.5%[5]。

HAPE 的发生还与个体的易感性有关。如患者存在如肺动脉高压、肺血管反应性增加或卵圆孔未闭等基础因素，更易发生 HAPE[6]。既往发生过 HAPE 的患者复发率高达 60%[6]。HAPE 病死率可高达 11%，未经治疗时可高达 50%，多达 14% 的病例伴有高原脑水肿（high altitude cerebral edema，HACE）[6]。在易感人群中，低氧性肺血管收缩导致肺动脉压升高和肺部毛细血管渗漏。海拔越高，低氧越明显，越容易出现 HAPE，甚至可进展为急性呼吸窘迫综合征（acute respiratory distress syndrome，ARDS）[7]。因此，进入高海拔地区后，海拔应缓慢上升，尤其同一天内上升的海拔不易过高，对于既往发生过 HAPE 的患者避免再次进入高海拔地区，可一定程度预防 HAPE。

二、易感性差异参与高原肺水肿的发病

HAPE 的发生是肺血管系统对低氧的反应。在高海拔地区，身体通过过度换气来应对低氧，这被称为低氧通气反应（hypoxic ventilatory response，HVR）。这种反应因人而异，并具有遗传成分。当一个人进入更高的海拔地区时，分钟通气量几乎立即增加，如果由于个体易感性差异或使用镇静剂导致 HVR 迟钝，将使低氧进一步加重，从而导致不均匀、严重的低氧血症性肺血管收缩（hypoxic pulmonary vasoconstriction，HPV）[8]。这种肺血管收缩导致受累肺泡的灌注增加，静水应力/压力增加，从而使血气屏障的机械应力增加。血气屏障受损导致毛细血管通透性增加，随后出现不均匀的肺水肿[8-9]。这种肺水肿的表现在不同的个体存在差异，对于易感个体往往病情重、进展快。特别是肺水肿的形成阻碍了氧气的运输，导致 HPV 更广泛和恶化。交感神经刺激和 HPV 反应产生的缩血管物质导致血管收缩、肺动脉高压加重和毛细血管压力升高。因此，HAPE 的特征是肺动脉压升高和血管收缩，肺泡毛细血管的通透性增加，并最终加重低氧状况[10-11]，个体的易感性参与其中。

1. 遗传易感性　HAPE 易感性的一个标志是过度 HPV，导致毛细血管压力升高。由于家族性 HAPE 病例的存在，研究人员长期以来一直怀疑 HAPE 的遗传易感性，但迄今为止发现的可能致病突变很少。一些观察结果表明，HAPE 易感性可能与肺动脉高压（pulmonary arterial hypertension，PAH）的遗传易感性有关[12]。因此，HAPE 容易在有 PAH 易感性的患者中发生。研究表明，常染色体显性遗传错义突变可能导致 2/4 的变异携带者重新进入 HAPE，也可能增加患 PAH 的风险[12]。有研究首次确定了与 HAPE 易感患者（HAPE-susceptible subjects，HAPE-S）和 HAPE-S 家族中 PAH 信号通路相关的基因中可能的致病变异。这些变异可能与 HAPE 的发生有关，表明 HAPE 的易感性可能至少在某些受试者中是由遗传因素决定的[12]。一项针对 HAPE 发生与否的汉族受试者的研究报告了不同组之间的 NR3C1 基因中 12 个单核苷酸多态性（single nucleotide polymorphism，SNP）。NR3C1 编码人类糖皮质激素受体（glucocorticoid receptor，GR），这些多态性与 HAPE 的风险显著相关[13]。因此，可以采用 SNP 进行全基因组分析来筛选易感人群，特别是对于有家族史或者 PAH 的人群[12]。

2. 低氧相关基因　过度低氧性肺血管收缩和低氧应激反应可导致 HAPE 的发生，其机制涉及液体从肺血管到肺泡间隙的过度转移。有学者对 21 名上升到 3780 m 高度的健康人进行了研究，包括 12 名发生 HAPE 的患者和 9 名没有 HAPE 的匹配对照组[14]。研究提示急性 HAPE 患者中许多低氧相关基因上调。基因网络分析表明，缺氧诱导因子 -1α（hypoxia-in-ducible factor-1α，HIF-1α）通过影响多种低氧相关基因（包括 BNIP3L、VEGFA、ANGPTL4 和 EGLN1）在急性 HAPE 中发挥核心作用。VEGFA 可以介导与血管生成和炎症相关的各种反应，EGLN1 已被证明与 HAPE 易感性和高海拔适应密切相关[14]。转录组学分析显示，除了一些关键的低氧反应因子（如 BNIP3L、EGR1、MMP9 和 VEGF）持续升高，大多数 HAPE 诱导基因的表达在恢复期降低至正常水平。低氧相关基因的差异表达分析揭示了 HAPE 在急性期和恢复期的不同分子特征[14]。

三、高原肺水肿的预防和治疗

1. 易感人群的预防　对于有家族史的，在进入高海拔地区前可通过测序确定是否携带易感基因，甚至通过全基因组分析来筛选易感人群[12]。然而遗憾的是，目前暂无针对遗传因素进行预防的措施。因此，对 HAPE 存在易感性或携带易感基因的易感人群，应避免进入高海拔地区。需要进入高海拔地区的 HAPE 易感人群，可服用地塞米松、硝苯地平或他达拉非等预防性药物[2, 6]。有学者对乙酰唑胺（在海拔上升前 48 h 开始服用乙酰唑胺，250 mg，3 次/天）预防 HAPE 进行研究，发现与安慰剂组相比，乙酰唑胺使 HAPE 发生率降低了 24%，但由于样本量太小，未达到统计学差异。在相同上升速度和海拔条件下使用地塞米松、他达拉非和硝苯地平预防，可使 HAPE 发病率降低 70%～100%[15]。

2. 易感人群的治疗　目前尚无针对 HAPE 易感人群的特异性治疗方案，仍然采用传统的治疗方法。立即降低海拔和适当补充氧气是 HAPE 最有效的治疗方法[16]。吸氧是 HAPE 的一线治疗方法，吸氧可以降低大多数患者的肺动脉压力，使患者症状得到迅速缓解[8]。降低海拔是主要的治疗方案，不管患者是否接受氧气吸入，下降 1000 m 或直到症状消退[6]。无法降低海拔时，也可以使用便携式高压氧舱，但离开高压氧舱后仍然存在症状复发的风险。

在药物治疗方面，糖皮质激素、硝苯地平、其他钙阻滞剂、西地那非或其他磷酸二酯酶抑制剂等药物被推荐用于 HAPE 的治疗[17]。钙通道阻滞剂硝苯地平通过减少肺血管收缩来改善症状[6]；磷酸二酯酶抑制剂通过舒张血管，降低肺动脉和毛细血管压力来缓解症状；乙酰唑胺、β 受体激动剂或利尿剂没有被临床证明在 HAPE 时有效[18]；地塞米松具有抗炎作用，能够改善 HAPE 患者临床症状，缩短肺水肿的病程，是预防和治疗严重 HAPE 的有效药物[19]；红景天不仅可以抵抗氧化和保护心脏，还可以抑制炎症因子的产生和肺血管重塑，具有抗氧化和抗炎作用，被推荐用于 HAPE 的治疗[20]。HAPE 康复后大多无后遗症[21]。

综上所述，HAPE 是身体对高原低氧的一种过度反应，是一种由急进高原低氧环境导致的严重疾病，其发生发展与多种因素有关。遗传易感性及低氧相关基因参与了 HAPE 的发生发展。及早筛查发现易感人群并进行恰当的预防和治疗，可阻止该病的发生和发展。

（西安交通大学第一附属医院　郭利涛
青海省人民医院　马四清）

参 考 文 献

［1］ GUO L T, SUN J J, HE Z Z, et al. Understanding acute respiratory distress syndrome in high-altitude environments: a comprehensive review of diagnosis and treatment [J]. Med Sci Monit, 2023, 29: e939935.

［2］ EICHSTAEDT C A, BENJAMIN N, CAO D, et al. Genetics of high-altitude pulmonary edema [J]. Heart Fail Clin, 2023, 19 (1): 89-96.

［3］ LICHTBLAU M, BADER P R, CARTA A F, et al. Extravascular lung water and cardiac function assessed by echocardiography in healthy lowlanders during repeated very high-altitude exposure [J]. Int J Cardiol, 2021, 332: 166-174.

［4］ EICHSTAEDT C A, BENJAMIN N, GRÜNIG E.

Genetics of pulmonary hypertension and high-altitude pulmonary edema [J]. J Appl Physiol (1985), 2020, 128 (5): 1432-1438.

［5］ SINGH I, KAPILA C C, KHANNA P K, et al. High-altitude pulmonary edema [J]. Lancet, 1965, 285: 229-234.

［6］ JENSEN J D, VINCENT A L. High altitude pulmonary edema [M]. Treasure Island (FL): StatPearls Publishing, 2024.

［7］ 郭利涛，张万奎，马四清. 高原急性呼吸窘迫综合征诊断相关研究进展［J］. 中国医药，2023，18（3）：434-438.

［8］ ZUBIETA-CALLEJA G R, ZUBIETA-DEURIOSTE N. High altitude pulmonary edema, high altitude cerebral edema, and acute mountain sickness: an enhanced opinion from the high andes- la paz, bolivia 3500 m [J]. Rev Environ Health, 2022, 38 (2): 327-338.

［9］ANDERSSON U, OTTESTAD W, TRACEY K J. Extracellular HMGB1: a therapeutic target in severe pulmonary inflammation including COVID-19? [J]. Mol Med, 2020, 26: 1-13.

［10］EL ALAM S, PENA E, AGUILERA D, et al. Inflammation in pulmonary hypertension and edema induced by hypobaric hypoxia exposure [J]. Int J Mol Sci, 2022, 23 (20): 12656.

［11］WOODS P, ALCOCK J. High-altitude pulmonary edema [J]. Evol Med Public Health, 2021, 9: 118-119.

［12］EICHSTAEDT C A, MAIRBÄURL H, SONG J, et al. Genetic predisposition to high-altitude pulmonary edema [J]. High Alt Med Biol, 2020, 21 (1): 28-36.

［13］YANG Y, DU H, LI Y, et al. NR3C1 gene polymorphisms are associated with high-altitude pulmonary edema in Han Chinese [J]. J Physiol Anthropol, 2019, 38 (1): 4.

［14］YUHONG L, TANA W, ZHENGZHONG B, et al. Transcriptomic profiling reveals gene expression kinetics in patients with hypoxia and high altitude pulmonary edema [J]. Gene, 2018, 651: 200-205.

［15］BERGER M M, SAREBAN M, SCHIEFER L M, et al. Effects of acetazolamide on pulmonary artery pressure and prevention of high-altitude pulmonary edema after rapid active ascent to 4559 m [J]. J Appl Physiol (1985), 2022, 132 (6): 1361-1369.

［16］LI W, WANG Y, XU L, et al. High-altitude pulmonary edema combined with spontaneous pneumomediastinum: a case report [J]. Curr Med Imaging, 2024, 20: e15734056234694.

［17］LIPTZIN D R, ABMAN S H, GIESENHAGEN A, et al. An approach to children with pulmonary edema at high altitude [J]. High Alt Med Biol, 2018, 19: 91-98.

［18］LI Y, ZHANG Y, ZHANG Y. Research advances in pathogenesis and prophylactic measures of acute high altitude illness [J]. Respir Med, 2018, 145: 145-152.

［19］BURTSCHER M, HEFTI U, HEFTI J P. High-altitude illnesses: old stories and new insights into the pathophysiology, treatment and prevention [J]. Sports Med Health Sci, 2021, 3 (2): 59-69.

［20］LI LI, LIN LIN, BO WEN, et al. Promising natural medicines for the treatment of high-altitude illness [J]. High Alt Med Biol, 2023, 24 (3): 175-185.

［21］ZUBIETA-CALLEJA G, ZUBIETA-DEURIOSTE N. The oxygen transport triad in high-altitude pulmonary edema: a perspective from the high Andes [J]. Int J Environ Res Publ Health, 2021, 18: 7619.

第二节　高原地区人群静脉血栓形成的机制探讨及预防

受高原特殊地理和环境因素的影响，许多前往高原地区的人会出现"高原反应"。除了这些急性高原反应，高原环境对人体生理状态的影响还会导致其他疾病[1]，静脉血栓栓塞症（venous thromboembolism，VTE）就是较突出的一种，对人们的生命健康造成了极大威胁。一项研究显示，与低海拔地区相比，高海拔地区外科手术后患者 90 天内 VTE 和肺栓塞（pulmonary embolism，PE）的发生率显著高于低海拔地区[2]。在海拔超过 3000 m 的高原居住超过 11 个月者 VTE 的发生风险增加 30 倍[3]。高海拔（海拔≥4000 ft，约 1200 m 以上）被认为是 VTE 发生的独立危险因素[4-7]。

高原地区的血栓事件较平原地区明显增多，主要由于高原较平原地区有着不同的饮食习惯、基因遗传和环境。首先，高原人群饮食具有高能量摄入的特点，食入肉类及脂类物质比例较平原地区明显更高，这导致高原人群高脂血症、高尿酸血症等病症的发生较平原地区更为多见，增加了血栓形成的风险。其次，为适应高原的环境，长期居住高原的人群的基因会发生一定的变化，遗传因素也可能是高原地区人群血液高凝的一种原因。最后，就环境因素而言，高原地区往往更加干燥，并且存在低氧、低温、紫外线强烈等因素，这会导致人体出现血液浓缩、红细胞增多症，以及血管内皮相关的一些改变，促进血栓的形成。

一、高原地区人群静脉血栓形成的可能机制

血栓形成是由先天或继发因素导致的多因素疾病，通过影响血栓形成的 3 个要素（血液高凝状态、血管内皮损伤、血流瘀滞）而发挥作用[8]。Wolberg 等[9]基于大量研究，描述了高海拔地区静脉血栓形成的可能机制：①低氧状态或炎症因子刺激致使静脉血管内皮表达黏附受体，如 P 选择素、E 选择素、血管细胞黏附蛋白 1；②招募白细胞至血管壁；③通过血管内皮上调促凝血因素，下调抗血栓因素，上调抗纤维蛋白溶解因素；④静脉内局部凝血因素超过抗凝因素，红细胞和纤维蛋白聚集阻塞静脉，最终形成静脉血栓。

1. 高海拔低氧环境参与血栓形成　高海拔低氧环境会损伤血管内皮细胞，导致血管通透性增加，血液黏滞度增高[9]，并且导致 D- 二聚体和活化蛋白 C 抵抗增加，促使人体呈现高凝状态[10]。低氧又是导致高原反应的核心因素。受急性高原反应症状（恶性、呕吐，食欲差）等因素的影响，机体有效血容量降低，也同样会导致患者血液黏稠度增高，血栓风险增加。世居高原的居民，为适应高海拔低氧环境，其身体的一些基本生理指标会发生变化：血液中红细胞数量增多，血红蛋白浓度升高，以保证充足的氧含量，而红细胞过度增多会发展成高原红细胞增多症，红细胞增多是否容易引起深静脉血栓（deep vein thrombosis，DVT）以及其内在机制还需进一步研究确认。

高海拔低氧环境会触发凝血系统激活和血小板活化。有研究发现，高原红细胞增多症患者血浆组织因子（tissue factor，TF）水平明显增高[10]。Porembskaya 等[11]认为，低氧特别是由高海拔引起的低氧，是血小板激活促进静脉血栓形成的触发器。有动物实验研究得到了类似结果，高原低氧促进血小板致密颗粒释放，促进血小板活化，促进血小板和胶原蛋白及纤维蛋白的黏附[12]。在其他研究中发现，高海拔地区可溶性 CD40L、P- 选择素、血小板因子 4（platelet factor-4，PF-4）等反映血小板激活的因素增强可能也在 VTE 形成中起到了触发和促进的作用[13]。另有研究提出，高原低氧环境触发了止血和凝血通路基因表达的改变，从生物遗传学视角解释了高原低氧诱发 DVT 的可能机制[14]。

2. 高海拔低温环境参与血栓形成　高海拔低温会导致凝血酶和凝血因子的活性障碍，影响凝血功能。研究显示，体温降低会使血液系统出现一系列变化，包括血液浓缩、血细胞比容增加、血液黏滞度增高等[2]。低温不仅降低血液流速，同时会增加内皮细胞凝血因子（factor，F）Ⅷ相关抗原的表达，促进血小板的黏附，同时促进凝血酶原向凝血酶转变[13]。此外，低温导致全身应激状态，也可能和 VTE 的发生相关[15-16]。

基础研究进一步证实了低温、低氧引起血栓发生的机制。2022 年一项研究检测了长期暴露于不同海拔高度的居民和短期暴露的小鼠血浆中的凝血因子和转铁蛋白的活性和浓度，发现在高海拔地区，人类和小鼠血浆中凝血酶和 F Ⅻa 的活性以及转铁蛋白的浓度显著增加[17]。此外，低氧（6% O_2）和低温（0℃）这两个关键的高海拔因素都增强了低氧诱导因子 1α（hypoxia inducible factor，HIF-

1α）的水平，从而促进转铁蛋白基因的表达，其增强子区域包含 HIF-1α 结合位点，通过增强凝血酶和 F XII a 来诱导高凝状态。而通过干扰转铁蛋白的作用，包括应用转铁蛋白抗体和使用抑制转铁蛋白对凝血酶和 F XII a 增强作用的肽，可以改善低氧和低温诱导的小鼠模型中的血栓栓塞性疾病状态和病理损伤。由此可见，低氧和低温上调转铁蛋白表达，促进高凝状态，针对高海拔条件下有害环境因素引起的血栓栓塞事件，靶向转铁蛋白 - 凝血途径是一种新的和潜在的治疗策略[17]。

二、高原地区人群血栓形成的预防

就高原 VTE 防治而言，常用的血栓预测模型如 Caprini 量表和 Padua 模型在高原相关 DVT 的预测效能尚未得到验证，仍需进一步研究[18]。美国胸科医师学会提出的长时间旅行或居住高原需考虑的 VTE 相关风险因素[19]或可为高原相关 VTE 初步筛查所借鉴。Trunk 等[18] 提出，对于存在 VTE 风险的患者去高原旅游前可给予非药物预防血栓（如穿戴双下肢弹力袜等）；对于正在进行药物抗凝治疗的 VTE 患者或预防 VTE 再发者去高原旅游，强烈建议继续进行抗凝治疗。

总之，高原低氧、低温的环境可造成机体一系列生理反应：应激、凝血指标变化、血小板活化、内皮功能障碍以及血液瘀滞等，这些变化在不同程度上影响了凝血过程，导致高原血栓性疾病的发生率显著增加。目前而言，高原环境下血栓性疾病高发的具体机制仍需进一步探索，尤其针对遗传因素、种族因素的研究仍有待进一步拓展。

（西藏自治区人民医院　桂喜盈
西藏自治区人民医院　蔺国英
北京大学人民医院　王　斌）

参 考 文 献

[1] LUKS A M, HACKETT P H. Medical conditions and high-altitude travel [J]. The New Engl J Med, 2022, 386 (4): 364-373.

[2] DAMODAR D, VAKHARIA R, VAKHARIA A, et al. A higher altitude is an independent risk factor for venous thromboembolisms following total shoulder arthroplasty [J]. J Orthop, 2018, 15 (4): 1017-1021.

[3] ANAND A C, JHA S K, SAHA A, et al. Thrombosis as a complication of extended stay at high altitude [J]. Natl Med J India, 2001, 14 (4): 197-201.

[4] CANCIENNE J M, DIDUCH D R, WERNER B C. High altitude is an independent risk factor for postoperative symptomatic venous thromboembolism after knee arthroscopy: a matched case-control study of medicare patients [J]. Arthroscopy, 2017, 33 (2): 422-427.

[5] ALGAHTANI F H, ALQAHTANY F S, AL-SHEHRI A, et al. Features and incidence of thromboembolic disease: a comparative study between high and low altitude dwellers in saudi arabia [J]. Saudi J Biol Sci, 2020, 27 (6): 1632-1636.

[6] 程渊，赤列群措，普布卓嘎，等. 高海拔旅行相关静脉血栓栓塞症研究进展［J］. 中国呼吸与危重监护杂志，2023，22（2）：142-147.

[7] KHAREL S, SHRESTHA S, PANT S R, et al. High-altitude exposure and cerebral venous thrombosis: an

updated systematic review [J]. High Alt Med Biol, 2023, 24 (3): 167-174.

［8］DU W, LONG Y, WANG X T, et al. The use of the ratio between the veno-arterial carbon dioxide difference and the arterial-venous oxygen difference to guide resuscitation in cardiac surgery patients with hyperlactatemia and normal central venous oxygen saturation [J]. Chin Med J (Engl), 2015, 128 (10): 1306-1313.

［9］WOLBERG A S, ROSENDAAL F R, WEITZ J I, et al. Venous thrombosis [J]. Nat Rev Dis Primers, 2015, 1: 15006.

［10］孙乃同，贾乃镛，顾明，等. 高原红细胞增多症患者血浆组织因子水平［J］. 中国病理生理杂志，2006，11：2197-2206.

［11］POREMBSKAYA O, TOROPOVA Y, TOMSON V, et al. Pulmonary artery thrombosis: A diagnosis that strives for its independence [J]. Int J Mol Sci, 2020, 21 (14): 5086.

［12］TYAGI T, AHMAD S, GUPTA N, et al. Altered expression of platelet proteins and calpain activity mediate hypoxia-induced prothrombotic phenotype [J]. Blood, 2014, 123 (8): 1250-1260.

［13］PRABHAKAR A, CHATTERJEE T, BAJAJ N, et al. Venous thrombosis at altitude presents with distinct biochemical profiles: a comparative study from the Himalayas to the plains [J]. Blood adv, 2019, 3 (22): 3713-3723.

［14］JHA P K, SAHU A, PRABHAKAR A, et al. Genome-wide expression analysis suggests hypoxia-triggered hyper-coagulation leading to venous thrombosis at high altitude [J]. Thromb Haemost, 2018, 118 (7): 1279-1295.

［15］BRANCHFORD B R, CARPENTER S L. The role of inflammation in venous thromboembolism [J]. Front pediatr, 2018, 23 (6): 142.

［16］RIVA N, DONADINI M P, AGENO W. Epidemiology and pathophysiology of venous thromboembolism: similarities with atherothrombosis and the role of inflammation [J]. Thromb Haemost, 2015, 113 (6): 1176-1183.

［17］LI M, TANG X, LIAO Z, et al. Hypoxia and low temperature upregulate transferrin to induce hypercoagulability at high altitude [J]. Blood, 2022, 140 (19): 2063-2075.

［18］TRUNK A D, RONDINA M T, KAPLAN D A. Venous thromboembolism at high altitude: our approach to patients at risk [J]. High Alt Med Biol, 2019, 20 (4): 331-336.

［19］KAHN S R, LIM W, DUNN A S, et al. Prevention of VTE in nonsurgical patients: antithrombotic therapy and prevention of thrombosis, 9th ed: american college of chest physicians evidence-based clinical practice guidelines [J]. Chest, 2012, 141 (2 Suppl): e195S-e226S.

第二十三章　ICU 后综合征

第一节　ICU 后患者的营养康复不容忽视

随着重症医学的进步，越来越多的重症患者能够存活离开重症监护病房（intensive care unit，ICU）。然而，这些患者面临的挑战并未随之结束。急性疾病发作或慢性疾病的急性加重引发的急性炎症反应、氧化应激和显著的代谢紊乱，导致蛋白质、脂肪分解代谢增加，糖异生增加，糖原分解增加，胰岛素抵抗和合成代谢抵抗增加，再加上摄入的营养不足，重症患者往往在短时间内尤其入ICU 后的前 2 周发生体重减少、肌肉萎缩和肌肉功能障碍和免疫功能抑制，符合疾病相关营养不良。这种复杂的代谢紊乱和营养不良状态在患者离开 ICU 后（POST-ICU）也往往持续存在。据报道，自ICU 出院 1 年后，只有 71% 的存活患者恢复到了术前体重[1]。在另一项报道的 136 例 ICU 存活者中，40% 的患者体重减轻了 10 kg 以上，而出院 6 个月后，仍有 35% 的患者体重停留在出 ICU 时的水平，甚至有 15% 的患者体重较出 ICU 时进一步减轻[2]。ICU 后患者低体重（体重指数＜18.5 kg/m²）、体重减轻、行动能力下降较非 ICU 患者比例更高[3]。有部分患者虽然体重恢复到病前状态，但增加的体重是脂肪而非肌肉质量[4]，这将无益于患者身体功能和心理健康的恢复。因此，ICU 后康复要注意对患者身体成分的影响，注重对肌肉含量、质量和功能的恢复。营养康复是患者患病后恢复或优化营养状况的过程。ICU 后患者的营养状况和营养康复对他们的康复和长期健康有着深远的影响。近年的一些研究对此进行了关注和报道，为帮助我们了解 ICU 后患者营养现状和更好地实施营养治疗提供了依据。

一、患者转出 ICU 后的代谢监测

由于间接能量测定的不普及，目前对于 ICU 后患者的能量代谢水平往往根据一定的公式进行推测，但公式预测的准确性并不可知。一项针对 55 例 ICU 住院时间超过 7 天的成年存活患者的观察性研究，通过间接能量测定 ICU 后住院期间的患者能量代谢（measured energy expenditure，mEE），并将其与不同预测方程估算的能量代谢（estimated energy expenditure，eEE）进行比较。研究发现，这些患者间接能量测定的 mEE 的中位数为 1682 kcal/d，相当于 22.9 kcal/（kg·d）。而使用 HB 和 WB 方程估算的 eEE 分别为 3048 kcal/d 和 2220 kcal/d，显著高于 mEE。使用 PS 方程估算的 eEE 1589 kcal/d 与mEE 虽无显著差异（$P=0.145$），但与 mEE 相比仍有低估，有约 41.8% 的患者的 eEE 与 mEE 相差超过 15%[5]。但另一项对机械通气 ICU 患者的前瞻性观察研究发现，在 ICU 后的住院期间，23 例患者

的平均静息能量消耗（resting energy expenditure，REE）为 33（31～35）kcal/（kg·d）], 较 ICU 住院期间高约 2.6（1.2～3.9）kcal/（kg·d）（P<0.001）。患者的能量代谢从住院第 4 天起就达到 HB 公式预测 REE 的 110% 以上[6]。而即使在 ICU 出院 1 年后，患者的能量代谢较 ICU 时也是不相同的。一项对新型冠状病毒感染患者入住 ICU 的观察性研究发现，出 ICU 1 年后，62% 的患者为正常代谢，30% 为高代谢，8% 为低代谢。与 ICU 期间测量的 mEE 相比，在 ICU 出院 1 年后的 13 例患者（59%）中，mEE 平均下降 21%，9 例患者（41%）mEE 平均上升 28%。在该亚组中，有 8 例患者（36%）仍处于高代谢状态[7]。可见在 POST-ICU 阶段，能量代谢水平存在较大的异质性，这和患者疾病类型、严重程度、ICU 住院时间、离开 ICU 的时间及康复情况均相关，传统的能量需求估算方程可能不适用，间接能量测定为更准确的能量需求评估提供了依据。这对确保 ICU 存活者在恢复期间获得适当的营养支持至关重要。

二、患者转出 ICU 后的营养摄入现状

ICU 后患者的营养摄入不容乐观。Rousseau 等[8] 的观察性研究纳入 206 例 ICU 住院≥7 天的存活者，发现在出 ICU 后 1 个月、3 个月和 12 个月患者能量摄入分别为健康目标 25 kcal/（kg·d）的 73.2%（63.3%～86.3%）、79.3%（69.3%～89.3%）和 82.7%（70.6%～93.7%），蛋白质摄入量低于 0.8 g/（kg·d）的比例分别为 36.7%、25.8% 和 13.3%；而如果以 ICU 后蛋白目标 1.5 g/（kg·d）为标准，1 个月、3 个月和 12 个月的蛋白质摄入量分别为目标的 67.9%（46.5%～95.8）、68.5%（48.8%～99.3%）和 71.7%（44.9%～95.1%）。另一项纳入 48 例 ICU 后患者的前瞻性观察研究中，虽然平均能量和蛋白质摄入充足率分别为 82.3%（标准差 18.3）和 83.1%（标准差 19.8），但只有 51.2% 的患者达到了 90% 以上的蛋白质摄入目标。单独口服营养的患者中，蛋白质摄入充足率最低（中位数 75.5%）。接受补充肠内营养的患者都达到了 >90% 的蛋白质目标。停止肠内营养后，能量和蛋白质摄入量立即显著下降，分别降低了 44.1% 和 50.7%。之后患者需要多达 6 天的时间才能再次达到蛋白质目标[9]。可见 ICU 后患者的营养摄入量普遍存在不足，需要我们解析其中的原因并提高重视程度。但同时也要注意另一个问题，如上所述的依据公式计算的能量和蛋白目标可能是不恰当的，由于缺乏正确的目标，我们对营养摄入情况评估的文献应谨慎解读。目前，虽然大多数研究更关注 ICU 后患者的营养摄入不足，但不可否认部分患者存在着喂养过度，特别是有的需要部分或完全肠外营养的患者，往往更容易摄入更多能量、蛋白和脂肪，而这种过度的营养摄入可能导致氮负荷过重、氮质血症、高脂血症、血糖升高、胰岛素使用增加，加重肝功能和肾功能负担和损伤，导致代谢紊乱等不良反应。因此，过度喂养和喂养不足都是应当避免的。对于营养需求的评估和喂养相关不良反应的监测应当贯彻整个营养治疗过程。

三、患者出 ICU 后营养摄入障碍的可能原因及诊疗措施

后 ICU 阶段有很多因素会导致患者营养摄入障碍。首先，很多患者存在食欲下降、早期饱腹感、恶心、呕吐及味觉变化。其次，ICU 存活者面临的另一个主要障碍是吞咽困难，通常与经口气管插管和 ICU 获得性衰弱相关的吞咽困难有关，可导致吸入风险增加，无法独立进食，需要长期依赖管饲。

另外，许多重症患者面临严重的心理精神障碍，包括抑郁症、焦虑症和创伤后应激障碍，这些情绪低落、焦虑和抑郁对食物摄入可能产生负面影响。还有一个不容忽视的重要因素来自医疗护理机构及医护人员的营养管理问题及医源性因素，如不适当的送餐时间、用餐时间中断、对重症患者营养需求了解不足、过早移除鼻胃管或鼻肠管、对营养治疗缺乏计划和监测等。这些因素中的任何一个都会严重阻碍 ICU 后患者的营养康复[10]。

研究发现，在离开 ICU 后 1 个月、3 个月及 12 个月时，分别有 6.1%、14.4% 及 8.3% 的患者有吞咽障碍，36.7%、30% 及 11.6% 的患者有明显的食欲下降[8]。另一项来自日本的针对出 ICU 后 12 个月患者的调查研究（SMAP-HoPe 研究）的二次分析纳入了年龄 >65 岁的 468 名患者，结果提示食欲缺乏的患病率为 25.4%（95% CI 21.5～29.4）。这些食欲缺乏的患者中接受腹部手术、有消化系统疾病和恶性肿瘤的比例较高。抑郁症的发生和严重程度与食欲减退相关（OR=1.2，95% CI 1.14～1.28，P=0.00）[11]。这样的吞咽困难和食欲下降导致患者自主经口进食障碍和进食量的下降，而如果医护人员没有意识到这种改变，过早移除鼻饲管，仅靠口服进食的患者相对于保留了鼻饲管的患者，其摄入热卡和蛋白质量是明显减少的（热卡 55%～75% $vs.$ 62%～104%；蛋白质 27%～74% $vs.$ 59%～100%）[10]。在 Fischer 等[3]的研究中，虽然 ICU 后患者接受营养治疗的比例较非 ICU 患者高 1.3～2.0 倍，但经口进食不足一半的 ICU 后患者中有 68% 未实施任何形式的营养治疗。可见医护人员对 ICU 后患者营养摄入的评估和干预是不充分的。相反，如果予以一定的营养治疗会极大改善 ICU 后患者的营养摄入情况。PROSPECT-1 研究中发现，仅经口进食营养的患者中，蛋白质摄入量为目标量的 75.5%，而给予肠外营养和肠内营养的患者蛋白摄入量为目标的 90% 以上。一旦不恰当的过早停止肠内营养，能量和蛋白质摄入量就显著下降，分别下降 44.1% 和 50.7%[9]。可见在实际临床工作中，往往是由患者、医疗机构和医护人员多方因素共同导致 ICU 后患者营养摄入障碍。

基于这些导致 ICU 后患者营养摄入障碍的机制，无论从患者家属还是医护机构方面均应积极应对，高度重视。应对患者及家属加强健康教育，强调营养治疗的重要意义，普及基础营养治疗理念、营养物种类选择及初步计算方法；对医疗机构和医护人员强调监测营养摄入量，了解患者需求，调整治疗方案，创造适合营养摄入的条件，增加患者家属的参与和教育，实现营养目标的信息和反馈，评估营养摄入。在 ICU 患者向普通病房或家庭治疗过渡过程中，营养治疗的调整不应操之过急，有的患者甚至在离开 ICU 后仍需要持续的肠内营养治疗或口服补充营养治疗，要注重评估，逐渐向正常餐饮过度。一些健康管理软件、患者健康日记可能有助于增加营养摄入。

四、总结

总的来说，目前 ICU 存活患者很多都存在营养摄入障碍和不足，摄入量低于目标要求。其中有患者自身食欲下降、吞咽障碍导致的营养摄入减少，也有医疗机构及医护人员对患者营养摄入方式、营养状态、喂养流程、营养摄入监测等的认知和干预不足的原因。但同时对于 ICU 后患者的实际代谢水平，以及热卡和蛋白质需求的认知还不够充分，代谢需求异质性大，且不能被传统代谢估算公式准确预测。因此，未来还需要对 ICU 后患者的代谢规律、热卡和蛋白质需求，以及营养摄入对预后的影响等做更多的研究和探索。希望加大对 ICU 存活患者 ICU 后阶段的营养康复的关注和重视，提出更易于实施、更可靠的，针对这类人群的营养评估、监测和干预策略，有效避免营养摄入不足与摄入过量，为 ICU 存活患者的康复提供更好的个体化营养治疗策略。

（东南大学附属中大医院　刘艾然）

参 考 文 献

［1］ HERRIDGE M S, CHEUNG A M, TANSEY C M, et al. One-year outcomes in survivors of the acute respiratory distress syndrome [J]. The New England Journal of Medicine, 2003, 348 (8): 683-693.

［2］ KVÅLE R, ULVIK A, FLAATTEN H. Follow-up after intensive care: a single center study [J]. Intensive Care Medicine, 2003, 29 (12): 2149-2156.

［3］ FISCHER A, VERAAR C, WORF I, et al. More nutritional support on the wards after a previous intensive care unit stay: A nutritionDay analysis in 136, 667 patients [J]. Nutrients, 2023, 15 (16): 3545.

［4］ CHAN K S, MOURTZAKIS M, FRIEDMAN L A, et al. Evaluating muscle mass in survivors of acute respiratory distress syndrome [J]. Crit Care Med, 2018, 46 (8): 1238-1246.

［5］ ROUSSEAU A F, FADEUR M, COLSON C, et al. Measured energy expenditure using indirect calorimetry in post-intensive care unit hospitalized survivors: A comparison with predictive equations [J]. Nutrients, 2022, 14 (19): 3981.

［6］ MOONEN H P F X, HERMANS A J H, BOS A E, et al. Resting energy expenditure measured by indirect calorimetry in mechanically ventilated patients during ICU stay and post-ICU hospitalization: A prospective observational study [J]. Journal of Critical Care, 2023, 78: 154361.

［7］ LAKENMAN P L M, JOOSTEN K F M, VAN BOMMEL J, et al. Nutritional status of patients with COVID-19 1-y post-ICU stay: A prospective observational study [J]. Nutrition , 2023, 111: 112025.

［8］ ROUSSEAU A F, LUCANIA S, FADEUR M, et al. Adequacy of nutritional intakes during the year after critical illness: an observational study in a post-ICU follow-up clinic [J]. Nutrients, 2022, 14 (18): 3797.

［9］ SLINGERLAND-BOOT R, VAN DER HEIJDEN I, SCHOUTEN N, et al. Prospective observational cohort study of reached protein and energy targets in general wards during the post-intensive care period: the PROSPECT-I study [J]. Clinical Nutrition, 2022, 41 (10): 2124-2134.

［10］ MOISEY L L, MERRIWEATHER J L, DROVER J W. The role of nutrition rehabilitation in the recovery of survivors of critical illness: underrecognized and underappreciated [J]. Critical Care, 2022, 26 (1): 270.

［11］ KITAYAMA M, UNOKI T, SASAKI A, et al. Appetite loss and associated factors at 1 year after intensive care unit elder survivors in a secondary analysis of the SMAP-HoPe study [J]. Scientific Reports, 2023, 13 (1): 1079.

第二节 《ICU 后综合征患者多模式康复指南》概要与临床实践效果的评价

重症患者在病情稳定转出重症监护病房（intensive care unit，ICU）后，仍面临躯体、认知、心理等方面的功能下降及康复问题，称为 ICU 后综合征。这些患者可能遗留较多的健康问题[1-2]，导致远期死亡率、再入院率及罹患其他疾病的风险升高，并将影响患者后期的生活质量和社会行为能力[3-4]。ICU 后综合征可表现为一系列不同程度的功能损伤或减退，包括新发或者逐渐加重的认知障碍、长期的心理问题等[5-6]。这类患者躯体功能上的衰退称为"ICU 获得性衰弱"（intensive care unit-acquired weakness，ICU-AW），如运动神经功能损伤，吞咽神经肌肉功能紊乱、呼吸运动及自理能力下降[7]。他们在后期发生心脑血管疾病、慢性肾功能衰竭的风险较高，还可能伴有尿失禁、视听能力下降等问题[8]。各种功能损伤或减退还可相互影响，例如，抑郁可进一步加重认知功能障碍[9]。自患者入住 ICU 始，一直到出院后 5~15 年，ICU 后综合征的发生风险一直存在[10]，并且对家庭及社会产生较大影响，形成复杂的社会医学影响模式（图 23-2-1）[11]。

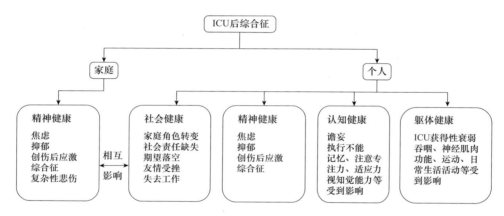

图 23-2-1　ICU 后综合征对患者家庭和个人各方面的影响

根据报道，对 ICU 患者出院后 3~12 个月至少造成 1 个方面功能损伤的 ICU 后综合征的发生率为 56%~64%；对 2 个方面功能造成影响的 ICU 后综合征发生率在出院后 3 个月为 25%、出院后 12 个月为 21%；而对 3 个方面功能都造成影响的 ICU 后综合征发生率在出院后 3 个月为 6%、出院后 12 个月为 4%[12]。急性呼吸窘迫综合征（acute respiratory distress syndrome，ARDS）患者并发神经肌肉功能损伤的比例至少为 25%[13]，25%~40% 的 ICU 存活患者在出院 3 个月后仍遗留认知功能障碍，出院后 12 个月存在焦虑、抑郁及创伤后应激障碍（post-traumatic stress disorder，PTSD）问题的比例分别为 38%、32% 及 18%。因此，ICU 后综合征严重影响患者的康复，是一个亟须解决的临床难题[14]。

一、关于 ICU 后综合征患者的多模式康复建议及治疗规范

早期识别和治疗 ICU 后综合征对其临床结局有较好的改善作用。高危患者的住院时间一旦大于

48 h，应根据其疾病发展阶段、临床症状表现以及相关风险因素判断 ICU 后综合征的发生风险。这类高风险患者的随访干预应该在患者出院后 2～4 周就开始实施，并且定时随访，一直持续到出院后 6～12 个月，确保患者顺利康复。

德国科学医学协会（association of the scientific medical societies in Germany，AWMF）针对 ICU 后综合征制定了一个多模式康复指南[15-16]。其指南意见包括 16 条康复建议及治疗规范（表 23-2-1）。

表 23-2-1 关于 ICU 后综合征的多模式康复建议及治疗规范

康复项目	康复建议及治疗规范
针对躯体功能康复	1. 早期活动应在 ICU 的前几天内开始，以促进患者的一般状况恢复（A）
	2. 除了早期活动，还可以考虑补充使用力量锻炼器械（如床上单车）（0）
	3. 除了标准的物理疗法，还可以使用轮椅自行车锻炼器械训练来改善肌肉力量和心血管功能（0）
	4. 力量训练可以作为标准物理治疗的辅助手段，以提高步行速度（0）
	5. 大腿腹侧肌肉组织的电刺激可用于加强肌肉力量（0）
	6. 应使用吸入训练器对吸气肌进行训练，以增加吸气肌的力量和质量，可短期内作为标准物理治疗的辅助手段（B）
	7. 由于吞咽困难在气管切开术患者中很常见，在经口进食之前应进行标准化的吞咽功能评估（B）
针对认知功能康复	8. 对于危重患者，应实施基于计算机的注意力改善评估练习和 / 或旨在改善认知能力的治疗，并持续应用于进一步康复措施中（B）
	9. 预防谵妄的干预措施应包括多模式的感觉、认知和情绪刺激（动员、有目的地刺激和参与，定向力协助，加强与家人的沟通交流）（A）
	10. 应采取减轻压力（疼痛、焦虑、睡眠、噪声）、改善沟通和家庭护理的干预措施（B）
	11. 不应使用氟哌啶醇对机械通气患者实施预防性治疗，因为与安慰剂相比，氟哌啶醇在谵妄的发生率、严重程度、持续时间或预后结局各个方面均无优势（B－）
针对精神心理康复	12. 心理干预对患有焦虑症和抑郁症等适应障碍的危重患者有帮助。所以心理干预应该对 ICU 住院和 / 或进行早期康复患者实施，如果可能的话，也可以提供给患者亲属，使其同样受益（B）
	13. 应该对患者的创伤后应激反应给予心理疏导或者心理治疗（B）
	14. 应该提供专业的支持和照护，帮助出院患者在 1 年内恢复心理平衡和精神健康状态（B）
	15. 应实施 ICU 每日评估记录，以降低危重患者在转出 ICU 后出现焦虑、抑郁和 PTSD 症状的风险（A）
	16. 在转出 ICU 后的照护中，ICU 评估记录应该由健康康复专家继续进行（A）

注：ICU. 重症监护病房；PTSD. 创伤后应激障碍；（X）. 建议等级；（0）. 可供参考；（B）（B－）. 建议或不建议；（A）. 强烈建议。

在指南提出的集束化措施当中，早期肢体活动在入院后 72 h 就可以开始实施，尤其对于重症患者应该重点关注。早期活动方法包括各种被动活动（床上活动、神经肌肉电刺激）、辅助运动（床上单车、机器人技术、阻力锻炼、移动）、主动锻炼（主动运动、日常活动、步行）或其他锻炼形式，如认知练习。与常规照护相比，患者在 ICU 的早期活动在短期内确实可以缩短机械通气、住院时间和降低谵妄发生率。因此，建议有指征的重症患者在专业协助下开展早期活动，促进其康复[17]。

运动康复治疗对 ICU 后综合征患者的治疗尤其重要并可防止其他并发症[18]。物理治疗手段可选用床上或轮椅力量锻炼，功能性电刺激、吸气肌肉训练和门诊物理治疗锻炼等。器械辅助的物理治疗可以促进危重患者的早期活动以及康复，结合常规物理治疗可促进改善感觉运动功能（手臂、手、站姿和步态功能）和心肺功能。当前，越来越多的康复锻炼辅助设备得到推广应用，如具备电刺激功能的机器人辅助倾斜台、机器人辅助运动训练（床上自行车）、机器人辅助站立和步态训练等。吞咽困难在气管切开术患者中很常见。言语治疗（speech-language therapy，SLT）的一项重要任务是评估并改善吞咽功能障碍，以促进最终拔除气管切开套管[19]。但是，目前关于 ICU 后综合征和吞咽困难的问题还缺乏关注，如何准确评估带气管切开套囊患者的吞咽功能是一个较困难的事。气管切开患者蓝色染料试验（伊文斯蓝测试）可作为一个方法，用于评估气管切开患者的吞咽情况。通过在患者舌中后部滴入染料，然后在 48 h 内通过气管切开管进行抽吸。如果通过气管造口插管获得蓝色染色物质的证据，则认为吞咽功能有问题。还可考虑直接用纤维内镜评估（fiberoptic endoscopic evaluation of swallowing，FEES），在患者床旁实施，在拔除气管切开套管前进行 FEES，能够提高拔管成功率。

重症患者谵妄的预防需要专业团队以及多模式干预[20]。很多因素导致危重患者的心理压力增加，例如，疼痛、饥饿、口渴、各种导管、静脉输液系统、孤立、迷失方向、焦虑、缺乏睡眠等，进一步诱导谵妄发生。此外，ICU 内的仪器噪声、生命体征监测、其他患者躁动、自身感到孤立等，也可增加患者本身的焦虑，影响并加重 ICU 后综合征。通过使用交流辅助工具（书信、平板电脑、带说话发声瓣膜的气管切开插管），可增加患者的安全感；早期活动（根据患者的状态采取不同方式，包括床边坐起或者与治疗师一起散步）并与家人联系，这些可显著降低谵妄的发生率。有荟萃分析[21]纳入 7005 例重症患者，分析结果显示，采取家属接触安慰、多模式干预（控制并发症状、减轻心理压力）、早期活动等可显著降低患者死亡率。其他研究[22]也证实多模式的康复干预，包括认知（定向辅助、改善沟通）和环境条件（降噪，使用耳塞、眼罩，灯光管理）缩短了谵妄的发生和持续时间，并降低了全因死亡率。谵妄增加 ICU 后综合征的发病风险，而预防谵妄可以降低 ICU 后综合征发生概率。氟哌啶醇曾经被认为是处理谵妄的传统药物。然而，越来越多的证据及系统回顾分析表明，与安慰剂对比，氟哌啶醇并不能有效地降低谵妄的发生率、改善严重程度和患者结局。

二、现阶段 ICU 后综合征康复临床实践效果的评价

有研究者针对目前 ICU 后综合征的临床治疗方案进行总体评价[23]，检索范围包括当前主要数据库，如 PubMed、Embase、CINAHL 和 APA PsycInfo、Web of Science、CDSR 和 CENTRAL，检索的文献发表时间最晚截至 2021 年 12 月 12 日。对康复治疗集束化指南规范的效果进行评估，结果描述分为有效果的、可能有效果的及没有影响的。其研究的纳入标准如下：①受试者≥18 岁；② 50% 以上的患者接受 ICU 治疗；③ ICU 护理集束治疗（≥3 集束措施）与标准护理进行比较；④在 ICU 患者出院时或出院后记录患者相关结局；⑤原创研究文章；⑥发表语言为英语、德语或西班牙语。排除标准为如下：①儿科患者；②未记录患者相关结局；③记录基于专家意见或次要意见仅供研究参考。结果显示，与 ICU 后综合征相关的研究中有 8 项研究记录了患者认知功能结局，5 项记录了生理健康结局，4 项记录了精神心理状态结局（表 23-2-2）[24]。

表 23-2-2 针对 ICU 后综合征集束化治疗的相关研究

结局分类	评测工具	出院时	出院后						其他时间	涉及的研究数量
			1个月	2个月	3个月	6个月	1年	3~5年		
针对认知功能（8项研究）	改良的 Rankin 量表、格拉斯哥结果量表扩展版	—	—	—	—	—	x¶	—		1
	格拉斯哥结果量表	—	—	—	x¶	—	—	—		1
	改良的 Rankin 量表	—	—	—	x§	—	—	—		1
	功能独立性评定	x	—	—	—	—	—	—		1
	重症监护意识模糊量表、数字广度测验、连线测验 A 和 B	x††								1
	塔架测试、执行功能失常问卷、简易精神状态检查表	x	—	—	x	—	—	—		1
	格拉斯哥昏迷评分	x								2
	美国脊髓损伤协会运动感觉评分	x	—	—·	—	—	x¶	—		1
针对生理健康（5项研究）	ICU 患者身体功能测试评分量表、功能独立性评定	x								1
	"起立-行走"计时测试、Katz 日常生活活动能力评分、社会活动功能量表	—	—	—	x	—	—	—		1
	移动能力	x								1
	脊髓损伤 ASIA 运动感觉评分	x	—	—	—	—	x¶	—		1
	平均躯体健康总测量评分、日常生活活动能力表（Barthel index）	—	—	—	x§	—	—	—		1
针对精神心理（4项研究）	疾病影响评估表	—	x§	x§	x§	—	—	—		1
	事件影响量表修订版，医院焦虑抑郁量表，焦虑、抑郁药疗需求及心理治疗需求	—	—	—	—	—	x	—		1
	抗精神病药物使用	x	—							1
	心理健康总测量表 SF-36	—	—	—	x§	—	—	—		1

注：x. 执行；††. 转出 ICU 时；§. 入院或入 ICU 后；¶. 创伤或出血后。

　　针对 ICU 后综合征的集束化治疗对该类患者的康复至关重要，但目前各项研究的结论并不一致，尚不能对其临床效果做出确定性评价（表 23-2-3）[24]。原因是多方面的，可能与纳入研究的高偏倚风险、实施策略异质性、评价方法差异，以及随访时间不同等因素有关。而且，目前尚缺乏针对 ICU 后综合征相关症状的总体评价工具，这也影响了各个研究之间的可比性。期待未来进一步健全评价体系，指导 ICU 后综合征的临床集束化治疗规范[25]。

表 23-2-3 ICU 后综合征相关研究对长期指标的改善结局

集束化治疗类型	结局指标	涉及的研究数量		
		有效果	可能有效	无效
沟通交流	ICU 后综合征精神心理健康	1	—	—
早期康复	ICU 后综合征躯体健康	2	—	1
	ICU 后综合征认知	1	—	1

续表

集束化治疗类型	结局指标	涉及的研究数量		
		有效果	可能有效	无效
神经认知改善	ICU 后综合征躯体健康	—	—	1
	ICU 后综合征认知	—	—	2
	ICU 后综合征精神心理	1	—	—
综合	ICU 后综合征躯体健康	1	—	—
	ICU 后综合征精神心理	—	—	1

（解放军总医院第一医学中心　刘　辉　周飞虎）

参 考 文 献

［1］ KLEINPELL R, GRABENKORT W R, BOYLE W A 3rd, et al. The society of critical care medicine at 50 years: interprofessional practice in critical care: looking back and forging ahead [J]. Crit Care Med, 2021, 49 (12): 2017-2032.

［2］ YUAN C, TIMMINS F, THOMPSON D R. Post-intensive care syndrome: a concept analysis [J]. Int J Nurs Stud, 2021, 114: 103814.

［3］ RAMNARAIN D, AUPERS E, DEN OUDSTEN B, et al. Post intensive care syndrome (pics): an overview of the defnition, etiology, risk factors, and possible counseling and treatment strategies [J]. Expert Rev Neurother, 2021, 21 (10): 1159-1177.

［4］ WEIDMAN K, LAFOND E, HOFFMAN K L, et al. Post-intensive care unit syndrome in a cohort of COVID-19 survivors in New York city [J]. Ann Am Thorac Soc, 2022, 19 (7): 1158-1168.

［5］ THAKUR A, CHOUDHARY D, KUMAR B, et al. A review on post-traumatic stress disorder (ptsd): symptoms, therapies and recent case studies [J]. Curr Mol Pharmacol, 2022, 15 (3): 502-516.

［6］ RESSLER K J, BERRETTA S, BOLSHAKOV V Y, et al. Post-traumatic stress disorder: clinical and translational neuroscience from cells to circuits [J]. Nat Rev Neurol, 2022, 18 (5): 273-288.

［7］ TORTUYAUX R, DAVION J B, JOURDAIN M. Intensive care unit-acquired weakness: questions the clinician should ask [J]. Rev Neurol (Paris) , 2022, 178 (1-2): 84-92.

［8］ BAO W, YANG J, LI M, et al. Prevention of muscle atrophy in ICU patients without nerve injury by neuromuscular electrical stimulation: a randomized controlled study [J]. BMC Musculoskelet Disord, 2022, 23 (1): 780.

［9］ MIKKELSEN M E, STILL M, ANDERSON B J, et al. Society of critical care medicine's international consensus conference on prediction and identifcation of long-term impairments after critical illness [J]. Crit Care Med, 2020, 48 (11): 1670-1679.

［10］ MARTILLO M A, DANGAYACH N S, TABACOF L, et al. Postintensive care syndrome in survivors of critical illness related to coronavirus disease 2019: cohort study from a New York city critical care recovery clinic [J]. Crit Care Med, 2021, 49 (9): 1427-1438.

［11］ VESTER L B, HOLM A, DREYER P. Patients' and relatives' experiences of post-ICU everyday life: a qualitative study [J]. Nurs Crit Care, 2022, 27 (3):

392-400.

[12] VAN DER SLIKKE E C, BEUMELER L F E, HOLMQVIST M, et al. Understanding post-sepsis syndrome: how can clinicians help? [J]. Infect Drug Resist, 2023, 16: 6493-6511.

[13] DREWITZ K P, HASENPUSCH C, BERNARDI C, et al. Piloting an ICU follow-up clinic to improve health-related quality of life in ICU survivors after a prolonged intensive care stay (PINA): feasibility of a pragmatic randomised controlled trial [J]. BMC Anesthesiol, 2023, 23 (1): 344.

[14] VOIRIOT G, OUALHA M, PIERRE A, et al. Chronic critical illness and post-intensive care syndrome: from pathophysiology to clinical challenges [J]. Ann Intensive Care, 2022, 12 (1): 58.

[15] RENNER C, JEITZINER M M, ALBERT M, et al. Guideline on multimodal rehabilitation for patients with post-intensive care syndrome [J]. Crit Care, 2023, 27 (1): 301.

[16] PLATZ T. Evidence-based practice guidelines for the german society for neurology (DGN) and the german society for neurorehabilitation (DGNR): methods for systematic evidence-to-decision process [J]. Fortschr Neurol Psychiatr, 2021, 89 (9): 415-423.

[17] LIU K, KOTANI T, NAKAMURA K, et al. Effects of evidence-based ICU care on long-term outcomes of patients with sepsis or septic shock (ILOSS): protocol for a multicentre prospective observational cohort study in Japan [J]. BMJ Open, 2022, 12 (3): e054478.

[18] OREA-TEJEDA A, ROBLES-HERNÁNDEZ R, GONZÁLEZ-ISLAS D, et al. Dynapenia and sarcopenia in post-COVID-19 syndrome hospitalized patients are associated with severe reduction in pulmonary function [J]. J Clin Med, 2023, 12 (20): 6466.

[19] HONGO T, YAMAMOTO R, LIU K, et al. Association between timing of speech and language therapy initiation and outcomes among post-extubation dysphagia patients: a multicenter retrospective cohort study [J]. Crit Care, 2022, 26 (1): 98.

[20] RAMNARAIN D, POUWELS S, FERNÁNDEZ-GONZALO S, et al. Delirium-related psychiatric and neurocognitive impairment and the association with post-intensive care syndrome-A narrative review [J]. Acta Psychiatr Scand, 2023, 147 (5): 460-474.

[21] CHEN T J, TRAYNOR V, WANG A Y, et al. Comparative effectiveness of non-pharmacological interventions for preventing delirium in critically ill adults: a systematic review and network Meta-analysis [J]. Int J Nurs Stud, 2022, 131: 104239.

[22] LIANG S, CHAU J P C, LO S H S, et al. Effects of nonpharmacological delirium-prevention interventions on critically ill patients' clinical, psycho-logical, and family outcomes: a systematic review and meta-analysis [J]. Aust Crit Care, 2021, 34 (4): 378-387.

[23] PAUL N, KNAUTHE A C, RIBET BUSE E, et al. Use of patient-relevant outcome measures to assess the long-term effects of care bundles in the ICU: a scoping review protocol [J]. BMJ Open, 2022, 12 (2): e058314.

[24] PAUL N, RIBET BUSE E, KNAUTHE A C, et al. Effect of ICU care bundles on long-term patient-relevant outcomes: a scoping review [J]. BMJ Open, 2023, 13 (2): e070962.

[25] HISER S L, FATIMA A, ALI M, et al. Post-intensive care syndrome (PICS): recent updates [J]. J Intensive Care, 2023, 11 (1): 23.

第二十四章　重　症　人　文

第一节　重症监护病房探视制度：限制或者开放

在过去的 50 年里，重症监护病房（intensive care unit，ICU）的探视制度从严格限制朝着更加开放的方向不断发展[1]。限制性探视是指对探视方式、时间、频率和允许探视的人数进行不同程度的限制；开放式探视是指允许患者选择的任何人在任何时间进行探视[2]。2017 年，美国重症医学会（Society of Critical Care Medicine，SCCM）更新了以家庭为中心的照护（family-centered care，FCC）指南，其中包括在成人 ICU 实行开放式或不受限制的探视[3]。然而，新型冠状病毒感染大流行延缓了 ICU 开放式探视的全球进程，世界各地大多数医院在第一波疫情时实行了"禁止探视"的制度[1]。然而，疫情也凸显了 ICU 患者家属进行探视的重要性。在"后疫情时代"，ICU 实行限制性还是开放式探视仍然充满争议。

一、新型冠状病毒感染大流行期间 ICU 的限制性探视制度

（一）疫情期间 ICU 严格的限制性探视制度

新型冠状病毒感染大流行期间，避免人员聚集和保持社交距离是减少病毒迅速传播的核心策略[4]。世界各国对 ICU 面对面探视进行了强制性限制，以防止患者、家属和医护人员之间的院内交叉感染，避免个人防护用品（personal protective equipment，PPE）的短缺，并减轻医务人员的工作负荷[5]。在疫情高峰时，74% 的意大利 ICU 制定了禁止探视的制度[5]。Valley 等[6]在 2020 年 4—5 月对美国密歇根州 49 个 ICU 进行了调查，发现 98% 的 ICU 实行了禁止探视的制度，但也有 59% 的 ICU 在患者临终时或特殊的临床情况下允许探视。实行严格的探视制度主要基于公共卫生的预防原则[1]，但在第二波和第三波疫情时，随着 PPE 和疫苗供应的改善，以及人们对新型冠状病毒感染传染性的重新认识，ICU 的探视制度有所放宽，但有 29.4% 的国际多学科专家仍认为应继续禁止探视[7]。

（二）疫情期间实行 ICU 限制性探视的后果

疫情前，由于文化差异和 ICU 独特的治疗环境，全球 70% 以上的 ICU 实行限制性探视制度[8]。疫情期间实行的严格探视制度对 ICU 患者、患者家属及医护人员均造成不良影响，而且影响时间可能比疫情更长[9]。

1. 对 ICU 患者的影响　研究显示，经历"禁止探视"或严格限制性探视的患者更有可能出现护理需求延迟、药物管理错误、跌倒、脓毒症发生率增加、谵妄和焦虑发生率增加[1, 10]。限制性探视

也影响了医护团队与家属的沟通，使 ICU 的临床决策更加复杂化，尤其是对于生命终末期的患者[11]。患者与家属的隔离对 ICU 患者的姑息治疗和临终关怀也产生了不利影响[2]。

2. 对患者家属的影响　在疫情期间，限制性探视也给患者家属带来不良影响。严格限制性探视制度使家属无法近距离接触重症患者[12]。在疫情早期阶段，患者家属面临的许多问题都与无法探视有关[13]。在一项英国的研究[14]中，共纳入 37 家医院 ICU 患者的 2166 名成人家属，约有 1/5 的家属出现严重到极度严重的焦虑和抑郁症状。一项综述[15]探讨了疫情期间 ICU 限制性探视对患者家属的影响，共纳入 10 个国家 23 项研究。研究结果显示，限制探视增加了患者家属的压力、恐惧、焦虑和无助，而沟通方式的变化也增加了家属的痛苦。在另一项研究[16]中，尽管患者家属认为疫情期间限制性探视是必要的，但与疫情前相比，疫情期间 ICU 患者家属的焦虑评分增加。与 ICU 医护人员沟通不畅、限制性探视以及缺乏有关患者治疗的信息是家属 ICU 后综合征的危险因素[5]。

3. 对医护人员的影响　限制性探视对 ICU 医护人员的幸福感和工作满意度也产生了不利影响。疫情期间 ICU 医护人员因限制性探视而出现了心理障碍，包括倦怠综合征、创伤后应激障碍、希望患者家属进入 ICU、对执行"禁止探视"制度的悔恨、拒绝家属探望临终患者而产生的道德困境等[1]。限制性探视也对 ICU 医护人员提供高质量的、以人为本的救治产生了负面影响[17]。有研究表明，限制性探视制度是疫情期间 ICU 医师出现道德困境的主要原因，限制性探视对医患沟通和 FCC 造成了阻碍[11]。

（三）虚拟探视

虚拟探视是一种新型探视模式。疫情期间电话成为大多数 ICU 的主要沟通方式，而利用视频会议软件、智能手机和平板电脑等进行的虚拟探视成为促进非面对面沟通的重要辅助手段[18]。

1. 虚拟探视的益处　面对面探视受限给 ICU 患者及其家属带来情绪困扰，而虚拟探视弥补了这些限制，并有助于降低感染的风险[19]。虚拟探视还促进了患者与家属之间的互动，并帮助家属参与患者的照护。虚拟探视有益的临床证据多来自描述性研究。有证据表明，患者家属受益于虚拟探视[14]，对于无 ICU 经验的家属，虚拟探视使他们能看到患者，有助于了解患者的病情，并做出更合理的临床决定[20]。与纯语音电话相比，虚拟探视可以进行更直接、更紧密的交流和沟通。虚拟探视的具体益处包括减轻患者的心理压力，调节谵妄患者的定向力，允许跨地理区域探视，使探视者免受繁忙、嘈杂的 ICU 环境和其他重症患者的影响[20]。

2. 虚拟探视的缺点　虚拟探视也有一定的弊端。首先，虚拟探视可出现网络和设备的技术问题。其次，虚拟探视通过屏幕交流，缺乏面对面的接触，可能无法达到与面对面交流同等的信息传递质量，从而引起患者及家属的焦虑，无法取代面对面探视[19-21]。最后，不能事先征求意识障碍患者的同意，以及对安全和隐私的担忧也是虚拟探视不可忽视的缺点[22]。

二、ICU 开放式探视的利与弊

开放式探视不限制探视次数、探视时间、持续时间、探视人数和探视者年龄。"开放式探视"与"无限制探视"可互用，但"弹性探视"（有一些限制，但可以根据患者和医院的需求、选择和具体情况而变化）有不同的含义[1]。许多 ICU 正在将限制性探视转变为开放式或弹性探视，以促进 FCC 并提高患者和家属的满意度[23]。不过，在临床实践中，ICU 开放式探视也面临挑战。

（一）开放式探视的益处

开放式探视是 ICU 人性化管理的重要组成部分[1]。"亲密接触"是重症患者及其家属最基本、最重要的需求之一，开放式探视则为家属与患者在床旁相处提供了更多的机会[8]。开放式探视有助于减少封闭式 ICU 引起的分离焦虑，为重症患者提供舒适感和安全感，帮助患者建立与外界的联系[8]。另外，探视者在 ICU 期间还可以为患者提供心理、社会和情感支持，以缓解患者的负面情绪。

越来越多的临床证据表明，开放式探视制度的实行对 ICU 患者及其家属产生了积极的影响。家庭的参与可以减少患者对镇痛镇静药物的需求，降低 ICU 综合征的发生率，缩短 ICU 住院时间[24-25]。Rosa 等[23] 的研究表明，与标准的限制性探视相比，对患者家属进行培训和指导的灵活的探视制度虽然没有显著降低患者的谵妄发生率，但患者的焦虑和抑郁症状有所减轻，家庭成员的满意度也有所提高。而在 Wu 等[8] 进行的一项荟萃分析中，共纳入 11 项研究 3741 例患者。研究结果显示，采用开放式探视制度可以显著降低 ICU 患者的谵妄发生率，且不会增加 ICU 获得性感染或死亡的风险[8]。

（二）开放式探视所面临的挑战

开放式探视为家属提供了更多在患者床旁陪伴的机会，然而，它并未被全世界的 ICU 普遍接受[8]。在成人 ICU 实行开放式探视制度面临着许多挑战。

1. 影响患者安全和侵犯患者隐私　开放式探视引起的护理中断可危及患者的安全，尤其是在进行高风险操作期间[26]。患者并不总是希望被探视和／或有家属陪伴，探视者的随意进出会影响患者的休息和康复。在 ICU 实行开放式探视使患者暴露于来访者有意或无意的窥视之下，可能侵犯患者的隐私。

2. 部分 ICU 工作人员持负面态度　部分医护人员和患者家属对 ICU 开放式探视制度持负面态度，认为开放式探视干扰了医护人员的工作[27]，且增加了医护团队的工作量[28]。部分 ICU 医护人员对开放式探视的益处也持怀疑态度[26]。

3. 其他　ICU 空间不足和布局不合理也不利于开放式探视[26]。此外，家属缺乏照顾患者的必要技能，ICU 开放式环境也会使其承受各种压力。

三、ICU 开放式探视：不仅仅是探访

在过去的 10 年里，人们越来越关注在 ICU 内提供 FCC。FCC 包括将家庭成员纳入临床决策和患者照护[17]。在 FCC 模式下，开放性探视是促进家属参与患者照护的一种干预措施[1]。家属到场和参与患者照护为 ICU 开放式探视的主要内容，二者之间相互影响。开放式探视、家属到场和家属参与患者照护之间的关系见图 24-1-1。

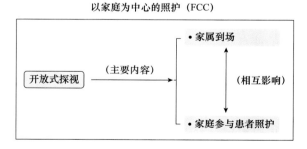

图 24-1-1　开放式探视、家属到场和家属参与
患者照护之间的关系

（一）ICU 患者家属床旁陪伴

家属到场是 FCC 的基本理念[29]。患者与家属有着内在联系，应优先考虑家属到场，实施灵活、开放的探视制度[15]。在 Eugênio 等[27] 进行的一项

研究中，不论是患者家属，还是 ICU 工作人员，都认为家属在患者床旁陪伴是有利于患者康复、减轻家属痛苦、减少患者及家属焦虑和压力的举措。家属到场包含 3 个方面的内容，即家属床旁陪伴、家属参与查房，以及抢救时家属到场[3]。探视者需要保持良好的手卫生，并在适当的时候穿戴 PPE。实行开放式探视时，因探视时间充足，患者家属更有可能执行手卫生。

（二）家属由"来访者"变为"照护成员"

为 ICU 患者提供以人为本的照护，必须以家庭为中心[30]。家属对患者的照护至关重要，而不仅仅是"社会访客"[2]。家属作为患者照护的积极参与者，应该被视为患者照护团队的重要成员。在患者入住 ICU 期间，家属参与患者照护有利于促进家属和 ICU 工作人员之间的互动[28]，改善与医疗团队的关系。一项研究显示，家属参与心脏重症监护室患者照护最常见的方法是开放式探视、向家属提供信息支持、结构化会议和家属参与查房[31]。家属参与患者照护，有助于更好地了解患者的需求，提高监护的质量。

总之，限制性探视制度是基于传统观念而非临床证据，不能满足患者及其家属的精神需求。在临床实践中，除非发生类似新型冠状病毒大流行等的公共传染病事件，平时可遵循 FCC 的核心理念和生物伦理学的基本原则，不采取严格限制性探视，而是根据医院统一的管理政策和 ICU 的特点来定义探视人数、探视时间，实行开放式或弹性的探视制度。未来需要更多研究探讨开放式探视、家属到场和家属参与患者照护之间的理论联系，以及开放式探视制度对家属参与患者照护的影响。

（重庆大学附属三峡医院　潘鹏飞

新疆医科大学第一附属医院　于湘友）

参 考 文 献

[1] MILNER K A. Evolution of visiting the intensive care unit [J]. Crit Care Clin, 2023, 39 (3): 541-558.

[2] DRAGOI L, MUNSHI L, HERRIDGE M. Visitation policies in the ICU and the importance of family presence at the bedside [J]. Intensive Care Med, 2022, 48 (12): 1790-1792.

[3] DAVIDSON J E, ASLAKSON R A, LONG A C, et al. Guidelines for family-centered care in the neonatal, pediatric, and adult ICU [J]. Crit Care Med, 2017, 45 (1): 103-128.

[4] HART J L, TAYLOR S P. Family presence for critically ill patients during a pandemic [J]. Chest, 2021, 160 (2): 549-557.

[5] SIMONE B, IPPOLITO M, IOZZO P, et al. Variation in communication and family visiting policies in Italian intensive care units during the COVID-19 pandemic: a secondary analysis of the COVISIT international survey [J]. Healthcare (Basel), 2023, 11 (5): 669.

[6] VALLEY T S, SCHUTZ A, NAGLE M T, et al. Changes to visitation policies and communication practices in Michigan ICUs during the COVID-19 pandemic [J]. Am J Respir Crit Care Med, 2020, 202 (6): 883-885.

[7] NASA P, AZOULAY E, CHAKRABARTI A, et al. Infection control in the intensive care unit: expert consensus statements for SARS-CoV-2 using a Delphi method [J]. Lancet Infect Dis, 2022, 22 (3): e74-e87.

[8] WU Y, WANG G, ZHANG Z, et al. Efficacy and safety

of unrestricted visiting policy for critically ill patients: a Meta-analysis [J]. Crit Care, 2022, 26 (1): 267.

[9] HUGELIUS K, HARADA N, MARUTANI M. Consequences of visiting restrictions during the COVID-19 pandemic: an integrative review [J]. Int J Nurs Stud, 2021, 121: 104000.

[10] KENTISH-BARNES N, DEGOS P, VIAU C, et al. "It was a nightmare until I saw my wife" : the importance of family presence for patients with COVID-19 hospitalized in the ICU [J]. Intensive Care Med, 2021, 47 (7): 792-794.

[11] VRANAS K C, GOLDEN S E, NUGENT S, et al. The influence of the COVID-19 pandemic on intensivists' well-being: a qualitative study [J]. Chest, 2022, 162 (2): 331-345.

[12] FORSBERG T, ISAKSSON M, SCHELIN C, et al. Family members' experiences of COVID-19 visiting restrictions in the intensive care unit-a qualitative study [J]. J Clin Nurs, 2023, 33 (1): 215-223.

[13] GREENBERG J A, BASAPUR S, QUINN T V, et al. Challenges faced by families of critically ill patients during the first wave of the COVID-19 pandemic [J]. Patient Educ Couns, 2022, 105 (2): 297-303.

[14] ROSE L, COOK A, ONWUMERE J, et al. Psychological distress and morbidity of family members experiencing virtual visiting in intensive care during COVID-19: an observational cohort study [J]. Intensive Care Med, 2022, 48 (9): 1156-1164.

[15] MAILER J, WARD K, ASPINALL C. The impact of visiting restrictions in intensive care units for families during the COVID-19 pandemic: an integrative review [J]. J Adv Nurs, 2023.

[16] SUH J, NA S, JUNG S, et al. Family caregivers' responses to a visitation restriction policy at a Korean surgical intensive care unit before and during the coronavirus disease 2019 pandemic [J]. Heart Lung, 2023, 57: 59-64.

[17] MCPEAKE J, KENTISH-BARNES N, BANSE E, et al. Clinician perceptions of the impact of ICU family visiting restrictions during the COVID-19 pandemic: an international investigation [J]. Crit Care, 2023, 27 (1): 33.

[18] TABAH A, ELHADI M, BALLARD E, et al. Variation in communication and family visiting policies in intensive care within and between countries during the Covid-19 pandemic: The COVISIT international survey [J]. J Crit Care, 2022, 71: 154050.

[19] JEONG H, CHOI Y, KIM H. Nonface-to-face visitation to restrict patient visits for infection control: integrative review [J]. Interact J Med Res, 2023, 12: e43572.

[20] XYRICHIS A, PATTISON N, RAMSAY P, et al. Virtual visiting in intensive care during the COVID-19 pandemic: a qualitative descriptive study with ICU clinicians and non-ICU family team liaison members [J]. BMJ Open, 2022, 12 (4): e055679.

[21] RAMOS J, WESTPHAL C, FEZER A P, et al. Effect of virtual information on the satisfaction for decision-making among family members of critically ill COVID-19 patients [J]. Intensive Care Med, 2022, 48 (4): 488-490.

[22] ROSE L, YU L, CASEY J, et al. Communication and virtual visiting for families of patients in intensive care during the COVID-19 pandemic: a UK national survey [J]. Ann Am Thorac Soc, 2021, 18 (10): 1685-1692.

[23] ROSA R G, FALAVIGNA M, DA SILVA D B, et al. Effect of flexible family visitation on delirium among patients in the intensive care unit: the ICU visits randomized clinical trial [J]. JAMA, 2019, 322 (3): 216-228.

[24] FERGÉ J L, BANYDEEN R, LE TERRIER C, et al. Mental health of adolescent relatives of intensive care patients: benefits of an open visitation policy [J]. Am J

Crit Care, 2021, 30 (1): 72-76.

［25］YAO L, LI Y, YIN R, et al. Incidence and influencing factors of post-intensive care cognitive impairment. Intensive Crit Care Nurs, 2021, 67: 103106.

［26］NING J, COPE V. Open visiting in adult intensive care units - a structured literature review [J]. Intensive Crit Care Nurs, 2020, 56: 102763.

［27］EUGÊNIO C S, HAACK TD S R, TEIXEIRA C, et al. Comparison between the perceptions of family members and health professionals regarding a flexible visitation model in an adult intensive care unit: a cross-sectional study [J]. Revista Brasileira de Terapia Intensiva, 2022, 34 (3): 374-379.

［28］ROSA R G, PELLEGRINI J A S, MORAES R B, et al. Mechanism of a flexible ICU visiting policy for anxiety symptoms among family members in Brazil: a path mediation analysis in a cluster-randomized clinical trial [J]. Crit Care Med, 2021, 49 (9): 1504-1512.

［29］MONTESANTI S, MACKEAN G, FITZPATRICK K M, et al. Family caregivers as essential partners in care: examining the impacts of restrictive acute care visiting policies during the COVID-19 pandemic in Canada [J]. BMC Health Serv Res, 2023, 23 (1): 320.

［30］JUNGESTRAND L, HOLM E, ROSE L, et al. Family member perspectives on intensive care unit in-person visiting restrictions during the COVID-19 pandemic: a qualitative study [J]. Intensive Crit Care Nurs, 2023, 75: 103347.

［31］GOLDFARB M, ALVIAR C, BERG D, et al. Family engagement in the adult cardiac intensive care unit: a survey of family engagement practices in the cardiac critical care trials network [J]. Circ Cardiovasc Qual Outcomes, 2023, 16 (9): e010084.

第二节　家庭支持加速重症患者的康复

重症监护病房（intensive care unit，ICU）是重症患者集中救治的场所，致力于稳定患者的生命体征，调控重要器官的功能，并提供个体化的治疗方案。随着科学技术的发展和医疗水平的不断进步，ICU 内危重患者的死亡率显著下降，ICU 幸存者的远期功能结局引起越来越多的医务工作者、家庭和社会的关注。同时，随着人性化 ICU 建设的不断推进和"以患者为中心"向"以人为本"理念的转变[1-2]，越来越多的人认识到仅有医护团队的专业治疗是不够的，家庭支持对患者的康复至关重要，最新的重症监护后综合征（post-intensive care syndrome，PICS）患者多模式康复指南推荐家庭参与重症患者的护理和康复过程[3]。

家庭是患者情感和社会支持的主要来源，同时也是患者康复过程中不可或缺的一部分，以家庭为中心的照护（family-centered care）指南也强调了家庭参与的重要性[4]。家庭支持不仅包括对患者的情感支持、日常照顾，还包括心理辅导和社会网络支持等多个方面。本节将从家庭支持的具体方式与措施、医疗团队与家庭的合作、家庭支持对重症患者康复的影响和成效、家庭支持面临的挑战 4 个方面，全面探讨家庭支持在 ICU 患者康复过程中的重要作用。

一、家庭支持的具体方式与措施

1. 情感支持　首先，面对疾病的折磨和治疗过程中的不适，重症患者可能会感到焦虑、恐惧、沮丧或无助。来自家庭的情感支持可以帮助他们勇敢面对这些负面情绪，增强内心的力量和勇气。其次，家庭成员可以倾听患者的感受和需求，表达关心和理解，给予患者充分表达自己的情绪和想法的机会，让他们感受到被尊重和支持。再次，重症患者常感到孤独和无助，需要正面的鼓励和肯定，以增强战胜疾病的信心。家庭成员的陪伴和关怀可以给予他们安全感，家庭成员还可以表达对患者的进步和努力的认可，鼓励他们坚持治疗。最后，重症患者可能会面临各种情绪困扰，如焦虑、恐惧、愤怒等，家庭成员可以帮助他们疏缓情绪，如通过倾诉、放松技巧、呼吸练习等方式来缓解紧张情绪。总之，重症患者在康复过程中面临身体和心理挑战，来自家庭成员的情感支持极其重要。家庭成员的支持和关爱可以给予他们力量和勇气，促进其顺利康复。

2. 日常照顾　重症患者由于病情危重，日常生活常不能自理，需要更多的关注和帮助。家庭成员可以照顾患者的日常生活，包括饮食、洗漱、穿衣等，以确保患者的卫生和舒适。此外，由于受自身疾病、环境因素及患者心理状态等多方面因素的影响，重症患者普遍存在睡眠障碍。一项荟萃分析表明，重症患者入住 ICU 期间睡眠障碍的发生率高达 66%[5]。家庭成员参与照顾患者能够强化患者对于时间及昼夜的感知，有望降低睡眠障碍及谵妄的发生率。此外，家庭成员还可协助医护人员完成一些基本的护理工作，如翻身、按摩等，有利于减少压疮的发生。重症患者在转出 ICU 或出院后，可能持续存在 ICU 获得性肌无力、营养不良、认知功能障碍等后遗症，家庭成员的长期照护有利于降低患者再次入院的风险，降低远期死亡率，并能够提高生活质量，增加他们重返工作岗位的可能性[6]。

3. 心理辅导　心境障碍在 ICU 存活者中持续存在且很普遍，包括创伤后应激障碍（post-traumatic stress disorder，PTSD）、抑郁和焦虑症状、自杀倾向等。这些障碍的发病机制目前尚不明确，可能与患者危重症期间边缘系统受损相关。心境障碍的危险因素包括精神疾病史、长时间机械通气、住 ICU 时间长及长期使用镇静镇痛药物等[7-8]。家庭成员可以为危重患者提供一定程度的心理辅导，包括倾听患者的感受和需求，鼓励他们通过口头交流、写作、绘画或其他的形式表达自己的情绪和想法，理解患者正在经历的困难和挑战，以及他们可能面临的心理压力。近年来，越来越多的研究表明，ICU 日记在预防和改善重症后焦虑、抑郁、PTSD 等精神症状[9-11]等方面发挥作用。通过回顾 ICU 日记，患者可了解自己曾经面临的困难和挑战，感受自己的进步和成长，从而有助于心理康复和积极面对未来。此外，家庭成员还能帮助患者树立积极的态度和思维方式，鼓励他们寻找希望，乐观面对困难，帮助他们意识到自己的内在力量和应对能力。

4. 社会网络支持　危重症患者在转出 ICU 或出院后往往会经历漫长的康复过程，良好的社会网络支持能够在一定程度上减轻患者的孤独感，并帮助他们克服康复过程中遇到的困难，树立重返工作岗位和社会的信心。家庭成员可以帮助患者与亲人、朋友和其他患者建立联系，并鼓励他们进行交流和互动，如通过电话、视频聊天或社交媒体等方式与他人保持联系。如果患者的身体状况允许，可以鼓励他们参加一些社交活动，如与其他患者或康复小组进行交流和互动。研究发现，以"幸存者支持幸存者"（survivors supporting survivors，S3）为口号的同伴支持小组可能降低危重患者心理疾病的发生率，增加幸存者的社会支持和自我效能[12-13]。在新型冠状病毒感染大流行期间，同伴支持活动可改善 PICS，加速 ICU 幸存者的康复[14]。

二、医疗团队与家庭的合作

家庭成员在提供支持的过程中离不开与医疗团队的合作，医疗团队是患者的主要照顾者，了解患者的病情和治疗方案。医疗团队应与患者家庭成员保持定期的信息交流和沟通，向其家庭成员详细解释患者的病情、治疗方案和进展，并解答家庭成员的疑虑。通过充分沟通，医患双方可以建立起信任和合作的关系。医疗团队可向家庭成员提供有关 ICU 环境和治疗过程的教育和培训，包括 ICU 设备、监测指标、探视政策的解释等，以使家庭成员更好地参与患者的照护。医疗团队还可以向家庭成员提供康复建议和指导，让家庭成员一起参与患者的治疗和康复过程，并确保康复内容符合患者的身体状况和需求。只有家庭成员和医疗团队共同努力，才能为患者提供全面、有效的支持。医疗团队与家庭成员良好的合作不仅在危重患者住 ICU 期间有益，在患者转出 ICU 或出院后，家庭成员通过培训获得的知识和经验也有助于他们更有效地照护患者，从而避免焦虑、无助等负面情绪，这种合作对患者、家庭成员及医疗团队都具有积极的影响。

三、家庭支持对重症患者康复的影响和成效

家庭支持是重症患者救治中的关键一环，重症患者的救治及康复离不开家庭成员的支持。积极的家庭支持可以提高治疗效果，促进患者康复进程，降低出院后的再入院率，并能提高患者的生活质量。ABCDEF 集束化方案[15] 是一种多学科、循证的危重病患者整体管理方法，A 代表评估、预防和治疗疼痛；B 代表自发觉醒试验和自主呼吸试验；C 代表镇痛和镇静方案选择；D 代表谵妄评估、预防和管理；E 代表早期活动和康复训练；F 代表家庭参与和配合。

家庭参与作为 ABCDEF 集束化管理方案的重要环节，有助于在患者、家属及其医疗团队之间建立信任关系，促进沟通和尊重，并将患者及其价值观放在重要位置。一项针对 ABCDEF 集束化方案的全球调查[16] 发现，该方案的实施可以降低患者谵妄的发生率，并能够更好地识别和处理谵妄。此外，多项研究[3, 17] 表明，家属参与护理及康复有利于降低 PICS 的发生率，目前已被纳入 PICS 患者的多模式康复指南。

大量研究表明，家庭支持不仅对患者有利，同时也为家庭成员和医护人员带来诸多益处。一项在成人心血管外科 ICU 进行的研究表明，使用多模式家庭参与方案（包括提供 ICU 日记、与医护人员进行沟通、使用 ICU 探视护理包为患者进行护理、指导床旁活动）后，重症患者家属的满意度提高、焦虑情绪减少[18]。未来还需要更多的研究探索家庭支持对重症患者康复的影响，同时应该放弃以往将重症评估局限于 ICU 内的做法，将患者及家庭成员的远期结局纳入随访计划。

四、家庭支持面临的挑战

家庭成员在对 ICU 患者进行支持的过程中可能会面临许多挑战。一项在 47 个国家的 1521 名受访者中进行的调查显示，65% 的受访者报告其所在单位 ICU 不开放 24 h 探视，74% 的受访者报告家庭成员探视时间每天不超过 5 h，81% 的受访者报告他们向家庭成员解释谵妄，13% 的受访者报告他们向家庭成员提供宣传册，67% 的患者家属积极参与照护，但仅有 33% 的 ICU 使用专职人员向家属提供支持，由此可见，开放式 ICU 探视政策仍然很少见，与家庭成员的互动也亟须改善[16]。

家庭成员在照顾患者的过程中往往需要较大的精力与体力压力。长时间陪伴在患者身边，以及高强度的日常照顾工作，可能会使家庭成员感到疲惫。面对患者的病情和痛苦，家庭成员往往会产生一定的心理压力，可能出现焦虑、抑郁、恐惧等负面情绪[19-20]。这些负面情绪会影响家庭成员的身心健康，甚至会影响其正常生活和工作。ICU 患者需要全天候的医学监测与治疗，家庭成员的自由时间和空间受到限制。这可能会影响家庭成员的正常工作和生活安排。此外，ICU 治疗费用高昂，对于大部分家庭而言是一笔沉重的负担。同时，由于患者需要长时间的康复期，家庭可能需要承担较长时间的经济支出，给家庭经济带来压力。研究发现，ICU 患者家属 70% 有焦虑症状，35% 有抑郁症状，33% 有 PTSD 症状。广泛性焦虑、抑郁和 PTSD 给个人和社会带来沉重经济负担。这些疾病与医疗服务需求增多、无法参加工作、丧失生产力、药物滥用以及自杀倾向相关[6]。

家庭成员在向 ICU 患者提供支持的过程中面临诸多挑战，需要社会、医院、医疗保健人员的共同努力来应对。社会可以提供更多的支持资源和服务，以减轻家庭成员的负担。例如，建立更多的支持小组和康复机构，提供心理咨询和社交活动等帮助家庭成员应对挑战和压力。同时，社会还可以提供经济援助和福利措施，帮助家庭成员应对可能的经济压力。医院可以安排定期会议或指导课程，向家庭成员提供相关信息和技能培训。此外，医院还可以提供社工和心理专业人员的支持，为家庭成员提供心理辅导和支持。医疗保健人员在提供护理和治疗时也要积极与家庭成员合作，尊重家庭成员的意见和决策，并与他们共同制订治疗计划。此外，医疗保健人员还可以提供情感支持和指导，帮助家庭成员应对挑战和压力。

五、结语

重症患者的康复之路常常是漫长且曲折的，然而家庭支持如同一盏明灯，在这段旅程中为患者带来了无尽的光明和力量。无论是克服身体上的挑战还是心理上的困扰，家庭成员的陪伴和支持都起着至关重要的作用。

（新疆医科大学第一附属医院　杜欣欣　柴瑞峰）

参 考 文 献

[1] WILSON M E, BEESLEY S, GROW A, et al. Humanizing the intensive care unit [J]. Crit Care, 2019, 23 (1): 32.

[2] NIN VAEZA N, MARTIN DELGADO M C, HERAS LA CALLE G. Humanizing intensive care: toward a human-centered care ICU model [J]. Crit Care Med, 2020, 48 (3): 385-390.

[3] RENNER C, JEITZINER M M, ALBERT M, et al. Guideline on multimodal rehabilitation for patients with post-intensive care syndrome [J]. Crit Care, 2023, 27 (1): 301.

[4] DAVIDSON J E, ASLAKSON R A, LONG A C, et al. Guidelines for family-centered care in the neonatal, pediatric, and adult ICU [J]. Crit Care Med, 2017, 45 (1): 103-128.

[5] SHIH C Y, WANG A Y, CHANG K M, et al. Dynamic

prevalence of sleep disturbance among critically ill patients in intensive care units and after hospitalisation: A systematic review and meta-analysis [J]. Intensive Crit Care Nurs, 2023, 75: 103349.

[6] HERRIDGE M S, AZOULAY É. Outcomes after critical illness [J]. N Engl J Med, 2023, 388 (10): 913-924.

[7] DAVYDOW D S, DESAI S V, NEEDHAM D M, et al. Psychiatric morbidity in survivors of the acute respiratory distress syndrome: a systematic review [J]. Psychosom Med, 2008, 70 (4): 512-519.

[8] FERNANDO S M, SCOTT M, TALARICO R, et al. Association of extracorporeal membrane oxygenation with new mental health diagnoses in adult survivors of critical illness [J]. JAMA, 2022, 328 (18): 1827-1836.

[9] BRANDAO BARRETO B, LUZ M, GUSMAO-FLORES D. Using qualitative synthesis to explore heterogeneity of randomized trials on ICU diaries [J]. Crit Care Med, 2022, 50 (11): 1654-1661.

[10] BRANDAO BARRETO B, LUZ M, ALVES VALENTE DO AMARAL LOPES S, et al. Exploring patients' perceptions on ICU diaries: a systematic review and qualitative data synthesis [J]. Crit Care Med, 2021, 49 (7): e707-e718.

[11] ANDERSON-SHAW L K. ICU diaries: a useful tool in the reduction of psychiatric symptoms after critical illness [J]. Crit Care Med, 2022, 50 (11): 1685-1687.

[12] MISAK C, HERRIDGE M, ELY E W, et al. Patient and family engagement in critical illness [J]. Crit Care Med, 2021, 49 (9): 1389-1401.

[13] MCPEAKE J, HIRSHBERG E L, CHRISTIE L M, et al. Models of peer support to remediate post-intensive care syndrome: A report developed by the society of critical care medicine thrive international peer support collaborative [J]. Crit Care Med, 2019, 47 (1): e21-e27.

[14] HAINES K J. Peer support to improve recovery after critical care for COVID-19 [J]. J Physiother, 2022, 68 (2): 83-85.

[15] ELY E W. The ABCDEF bundle: Science and philosophy of how ICU liberation serves patients and families [J]. Crit Care Med, 2017, 45 (2): 321-330.

[16] MORANDI A, PIVA S, ELY E W, et al. Worldwide survey of the "assessing pain, both spontaneous awakening and breathing trials, choice of drugs, delirium monitoring/management, early exercise/mobility, and family empowerment" (ABCDEF) bundle [J]. Crit Care Med, 2017, 45 (11): e1111-e1122.

[17] DIJKSTRA B, UIT HET BROEK L, VAN DER HOEVEN J, et al. Feasibility of a standardized family participation programme in the intensive care unit: a pilot survey study [J]. Nurs Open, 2023, 10 (6): 3596-3602.

[18] YOO H J, SHIM J. The effect of a multifaceted family participation program in an adult cardiovascular surgery ICU [J]. Crit Care Med, 2021, 49 (1): 38-48.

[19] DIJKSTRA B M, FELTEN-BARENTSZ K M, VAN DER VALK M J M, et al. Family participation in essential care activities: Needs, perceptions, preferences, and capacities of intensive care unit patients, relatives, and healthcare providers-an integrative review [J]. Aust Crit Care, 2023, 36 (3): 401-419.

[20] ABDUL HALAIN A, TANG L Y, CHONG M C, et al. Psychological distress among the family members of intensive care unit (ICU) patients: a scoping review [J]. J Clin Nurs, 2022, 31 (5-6): 497-507.

第三节　重症患者的社会/情感支持

社会/情感支持是指通过社会关系和人际互动交换资源和获得援助,这些援助可能来自家庭成员、朋友或其他人(如医护人员)。大量证据表明,社会/情感支持有助于降低精神和身体疾病的风险及死亡率,有助于改善心血管、内分泌和免疫功能,还能影响人们应对压力的方式、疾病的进展、行为的改变,以及促进患者坚持治疗。更广泛地说,社会/情感支持可以提高个人能力、控制感、稳定感及对自我价值的认可,并对生活质量产生积极影响[1-2]。

在过去30年中,重症医学的支持治疗经历了前所未有的发展,重症患者的救治成功率大幅度提高。但与此同时,在医疗实践中过度依赖先进的医疗技术设备,容易使重症医师陷入"唯器械论"的桎梏中。重症监护病房(intensive care unit,ICU)不能只有冰冷的仪器,忽视医学人文导致救治过程中对患者、家属和医护人员情感方面的关注不够,进而导致重症医学社会认同感降低、医疗纠纷增加[3]。社会/情感支持并不是简单的情感交流,应通过倾听、交流、关心等方法,发现患者的心理需要,理解患者的需求,讨论解决问题的方法,这是一种温柔而强大的力量,不仅能抚慰伤痛,也让患者重获新生。

一、重症患者社会/情感支持治疗措施

重症患者住院期间的心理压力影响出院后的长期生活质量。入住ICU是一种创伤性的经历,1/3以上的重症存活者在经历ICU治疗后患有重症监护后综合征(post-intensive care syndrome,PICS),其特征是焦虑、抑郁、创伤后应激障碍(post-traumatic stress disorder,PTSD)及认知和身体障碍[4]。人们已经尝试了多种方法来处理与PICS相关的心理障碍,包括医护共情沟通、信息支持、替代决策(surrogate decision-making,SDM)支持、ICU日记[5]和心理治疗等,这些方法均取得了不同程度的临床效果。

1. 医护共情沟通　一项自填式的在线调查问卷[6]调查了家属、护士、医师等对表达共情的沟通策略的偏好,并总结出以下4种沟通策略:①向患者家属保证ICU团队不会放弃患者;②认可患者的情绪并提供支持;③对患者家属表达欢迎并给予照顾;④提供可被理解的相关信息支持。相比之下,家属认为不放弃患者更为重要。研究显示,不仅医护人员"说什么"很重要,"怎么说"也很重要,但需要进一步的研究阐明在ICU家庭-临床医师对话中成功表达共情的方法。许多ICU患者的家属会感到愤怒或烦躁,并对患者的康复抱有过高的期望。因此,关于治疗决策的沟通差距经常导致家庭-临床医师冲突[7]。而共情沟通策略在这方面发挥至关重要的作用,有助于提高家庭对护理质量和沟通的满意度,还可以减轻家属ICU后综合征(post-intensive care syndrome-family,PICS-F)症状,即焦虑、抑郁、PTSD或长期悲伤。共情沟通策略包括积极倾听和非暴力沟通,其重要的非语言交际策略包括倾听、避免打断、平易近人和真诚的态度。倡导在ICU中采用最低限度的镇静、良好沟通和早期活动,以改善和减少PICS的发生。

2. 信息支持　信息支持是指向患者及其家属提供与疾病相关信息或医疗环境信息。Brooke 等[8] 对信息干预的有效性进行了全面的系统评价，在患者从 ICU 转至普通病房期间，信息干预可减轻患者及其家属的焦虑。该研究发现，不同的信息支持措施主要包括：①设置联络护士（为患者及其家属提供治疗信息及切实可行的建议）；②个体化教育、个体化转出方法、转出手册（提供个体化的疾病介绍、致病因素及治疗建议的手册）；③护理会议（由 1 名 ICU 护士、1 名接收病房护士及 1 名患者家属组织的会议，会议讨论病房的布局、患者及其家庭成员的期望及康复信息等，解释家庭成员提出的问题，并确定以患者为中心的目标）。在信息支持干预组中，家庭成员的焦虑显著降低（$OR=1.70$，95%CI 1.15～2.52，$P=0.01$）。该研究表明，由权威人士提供一致的信息支持是有效的干预措施，有助于患者及其家庭成员理解与疾病相关的事件。信息支持是减少不确定性和焦虑的关键因素[9]，家庭会议、转出手册、个性化教育和个性化转出方法等均能成功减轻患者和家属的焦虑。

3. 替代决策支持　SDM 支持是指在 ICU 患者丧失决策能力期间，代表其做出重要决策。Bibas 等[10] 进行了一项 SDM 支持对以患者和家庭为中心的结局和资源利用的影响的研究。作者筛选了 3735 项研究，共纳入来自 13 项随机对照试验的 10 453 例患者。研究结果表明，SDM 支持可以帮助患者及其家属了解重症疾病的含义、生命支持治疗、临终关怀的目标等，以及在条件允许时与患者沟通个人意愿。针对 SDM 的干预措施可使不可能存活患者的 ICU 住院时间缩短 2 天，而不会提高总体死亡率，这意味着 SDM 能够减少对不可能存活患者的无益治疗，帮助家庭成员在患者预后不佳时做出决策。在 ICU 中应用此类干预措施需要与医护专业团队协作，个体化选择合适的患者和 SDM，最大限度地提升支持效果。

4. ICU 日记　ICU 的患者及其家属经常会出现苦恼、焦虑、抑郁及 PTSD 症状。突然入院、复杂的环境、死亡及失去亲人的不确定性等使患者及其家属面临心理压力[11]。研究[5] 表明，ICU 日记作为一种干预，可以减轻患者及其家属的心理障碍症状，促进其恢复心理健康。ICU 日记通常保存在患者床旁，由医院工作人员撰写，记录患者入住 ICU 前的情况、入住 ICU 期间的日常状态、日常治疗及访客，还可以记录患者和家属的意见等，同时也可采用照片的形式呈现。ICU 日记的重点是使用日常语言，而非医学术语。记录 ICU 日记的目的是为在整个 ICU 治疗过程中发生的事件按顺序提供一个清晰的叙述。有研究[12] 表明，表现出最严重 PTSD 症状的患者对 ICU 治疗过程没有真实的回忆，并且有生动的妄想记忆，例如，有"工作人员试图杀死他们"的记忆。ICU 日记的优点基于以下这种观点，即"对重症疾病过程中可能发生或可能未发生的事件的记忆是之后出现心理功能障碍的最强和最一致的预测因素之一"。ICU 日记可以帮助 ICU 幸存者填补记忆空白、接受疾病，并减少想象事件和幻觉对自身的影响。此外，患者家属和医护人员可以使用 ICU 日记记录日常事件，这为家属提供了一种"控制感"，使其能够追踪 ICU 事件，并在无法沟通时记录对亲人的支持和良好祝愿，从而减轻新发 PTSD、焦虑和抑郁症状，促进患者及其家属的心理健康。一般来说，早期干预对 ICU 幸存者出院后的心理和认知障碍的影响最大，因此，向心理治疗师进行早期咨询和进行有计划的随访对高危患者至关重要。医院需要进行形成性研究，以指导 ICU 日记的设计和实施，为家属提供最佳的应对方法和心理康复支持。医院需要全面了解使用者（家庭）情况、对支持的要求（应对和康复）及使用环境（医院和家庭）。多数关于 ICU 日记的研究均为非理论性研究，通常以临床为导向，缺乏整体系统性。有效实施 ICU 日记还需要开展更多的研究，以进一步确定 ICU 日记的功能。

5. 心理治疗　为患者提供心理支持在 ICU 早期阶段非常重要。然而，传统心理治疗方法大多需要患者的参与，使其在 ICU 早期阶段应用受限。"基于积极建议的心理支持"（psychological support based on positive suggestions，PSBPS）不需要患者的主动参与，既可以单向沟通，又可以双向沟通，无论患者参与水平如何均可以执行，故适用于重症患者。研究[13]表明，由临床心理学专家进行 PSBPS 可缩短 ICU 患者的呼吸机辅助时间、减少镇静药的用量，但其对心理健康结局的影响尚不明确。在 ICU 中同时进行积极的心理治疗和临床治疗是一种可行的干预措施，其对重症存活者精神疾病发病率和 ICU 护理人性化的影响值得进一步研究探索。

二、社会 / 情感支持治疗的作用及对预后的影响

1. 减少谵妄　将社会 / 情感支持与适宜的镇静、镇痛策略和新颖的 ICU 设计相结合，有助于实现非药物镇静并缓解焦虑，使患者舒适，必要时可通过药物干预加以补充。实现无谵妄 ICU 护理的基本前提是维持患者处于清醒、非镇静、无痛、舒适状态，其管理遵循"A 到 F"（A-F）的集束化策略[14]。该策略还扩展了 3 个措施，即人道主义关怀以洞察患者的需求（G）、提供"居家式"的整体救治（H），以及重新定义 ICU 建筑设计（I）。减少谵妄有赖于 ICU 团队优化 ICU 设计、改善环境和管理、提供社会 / 情感支持、延长患者和家属相处的时间及实施个体化治疗等综合措施。

2. 减少抑郁　Han 等[15]的研究表明，社会 / 情感支持与抑郁呈显著负相关，抑郁随着社会 / 情感支持的降低而增加，随着有效社会 / 情感支持的增加而改善。通过医护人员提供完整的护理计划和相关健康教育信息，使患者及其家属获得疾病认知和护理技能的相关信息。当疾病进入临床进展阶段，受传统文化影响，患者及其家属通常不愿讨论生死，但通过 SDM 干预，可使患者逐步认识到疾病是不可逆转的，帮助患者获得临终关怀，转变对死亡的态度，避免隐藏和回避。在与患者沟通的过程中，患者可以表达其对死亡的感受或态度，从而解除文化禁忌，为临终关怀做准备。研究证实，情感支持与积极的死亡态度呈显著正相关（$r=0.180$，$P<0.01$），情感支持有助于患者以积极的态度面对和接受死亡，改善其抑郁症状。

三、总结与展望

随着医学领域技术和研究的发展，疾病治疗效果已逐年改善，全球健康状况正在经历从急危重症向慢性疾病转变。随着 ICU 患者存活率的提高，ICU 患者更有可能转为慢性病患者。另外，患者除承受长期的身体、认知和心理痛苦，其与家属还承担着社会经济的压力。许多 ICU 幸存者及其照护者无法恢复到原来的工作水平，这也是对家庭的巨大挑战。临床工作者需要为其提供更强的社会 / 情感支持，以减少晚期后遗症的发生，减轻患者痛苦，将人文的光辉贯彻在医疗实践之中。

（新疆医科大学第一附属医院　李　颖　宋云林　李文哲）

参 考 文 献

[1] STRINE T W, CHAPMAN D P, BALLUZ L, et al. Health-related quality of life and health behaviors by social and emotional support. Their relevance to psychiatry and medicine [J]. Soc Psychiatry Psychiatr Epidemiol, 2008, 43 (2): 151-159.

[2] ALICHE J C, IFEAGWAZI C M, EZE J E. Emotional reactivity and surgical anxiety. the protective nature of perceived social support [J]. Psychol Health Med, 2020, 4, 25 (4): 434-445.

[3] Pun B T, Balas M C, Barnes-Daly M A, et al. Caring for critically ill patients with the ABCDEF bundle: results of the ICU liberation collaborative in over 15, 000 adults [J]. Crit Care Med, 2019, 47 (1): 3-14.

[4] KARNATOVSKAIA L V, VARGA K, NIVEN A S, et al. A pilot study of trained ICU doulas prociding early psychological support to critically ill patients [J]. Critl Care, 2021, 25 (1): 446.

[5] MCILROY P A, KING R S, GARROUSTE-ORGEAS M, et al. The effect of ICU diaries on psychological outcomes and quality of life of survivors of critical illness and their relatives: a systematic review and meta-analysis [J]. Crit Care Med, 2019, 47 (2): 273-279.

[6] REIFARTH E, BÖLL B, KOCHANEK M, et al. Communication strategies for effective family-clinician conversations in the intensive care unit: a mixed methods study [J]. Intensive and Critical Care Nursing, 2023, 79: 103497.

[7] BANU TERZI , SEHRINAZ POLAT, et al. Determination of patients' family members' needs and related factors in the intensive care unit with visiting restrictions during the COVID-19 pandemic [J]. Intensive & Critical Care Nursing, 2022, (73): 1-9.

[8] BROOKE J, HASAN N, SLARK J, et al. Efficacy of information interventions in reducing transfer anxiety from a critical care setting to a general ward: a systematic review and meta-analysis [J]. J Crit Care, 2012, 27 (4): 425. e9-e15.

[9] WESSON J S. Meeting the informational, psychosocial and emotional needs of each ICU patient and family [J]. Intensive Crit Care Nurs, 1997, 13: 111-118.

[10] BIBAS L, PERETZ-LAROCHELLE M, ADHIKARI N K, et al. Association of surrogate decision-making interventions for critically ill adults with patient, family, and resource use outcomes: a systematic review and Meta-analysis [J]. JAMA Netw Open, 2019, 2 (7): e197229.

[11] MICKELSON R S, PIRAS S E, BROWN L, et al. The use and usefulness of ICU diaries to support family members of critically ill patients [J]. J Crit Care, 2021, 2 (61): 168-176.

[12] SAYDE G E, STEFANESCU A, CONRAD E, et al. Implementing an intensive care unit (ICU) diary program at a large academic medical center: Results from a randomized control trial evaluating psychological morbidity associated with critical illness [J]. Gen Hosp Psychiatry, 2020, 66: 96-102.

[13] KARNATOVSKAIA LV, SCHULTZ JM, Niven AS, et al. System of psychological support based on positive suggestions to the critically ill using ICU doulas [J]. Crit Care Explor, 2021, 3 (4): e0403.

[14] KOTFIS K, VAN DIEM-ZAAL I , et al. The furure of intensive care: delirium should no longer be an issue [J]. Crit Care Med, 2022, 26 (1): 200.

[15] HAN H F, HSIEH C J, LIN P F, et al. Relationships of social support and attitudes towards death: a mediator role of depression in older patients on haemodialysis [J]. Nursing Open, 2022, 9 (2): 986-995.

第四节 临终关怀与舒缓治疗

"临终"是人走向死亡的最后过程，临终关怀（hospice care）是为生命即将结束的患者及其家属进行全身心的照护，包括生理和心理的需要，其目标在于提高临终患者的生活质量[1-2]。随着人口老龄化日益加剧，临终关怀服务应运而生，其重点为舒缓治疗，过去也称"姑息性治疗"，它不仅是社会文明进步的标志，更是一项关乎社会民生的高尚工程[3]。

现代医学临终关怀的工作内容重点已不再是疾病的救治，而是心理、精神及社会支持等方面的照护，这些照护内容的有效实施与医护人员的死亡观和价值观密切相关，而尊重患者及树立正确的死亡观是临终关怀重要的内容。

一、临终关怀的"尊重"

（一）尊重临终患者的行为

医务人员对于临终患者在生活上、心理上、行为上给予尊重、关心和照顾，适当加以约束也是一种尊重行为[4]。

（二）尊重临终患者的权利

临终患者在昏迷前还存在各种意识活动，他们有权对生活方式、医疗、护理措施等提出自己的要求和主张，有权得知病情，有权选择死亡的方式。入住重症监护病房（intensive care unit，ICU）时间超过 1 周的患者，主管医师应至少每周 1 次与患者及其家属讨论患者的预后，即使患者有书面遗嘱，也应当与患者讨论[5]。

（三）尊重临终患者的隐私

保护患者的隐私及根本利益，是医师应当共同遵守的道德原则。

（四）协助临终患者及其家庭树立正确的死亡观念

人人都知道"优生"，却很少重视"优死"这项基本权利。死亡教育是实施临终关怀的先决条件，可减轻人们对死亡与濒死的恐惧。越早接受死亡教育或树立正确的死亡观念，越能使患者重视生命的意义，减轻患者家属失去亲人的悲痛。从生理学角度来看，不仅期望治愈人，还要使患者处于较舒适的状态；从心理学角度来看，使已预感到临死和恐惧不安的人，从对死亡的恐惧中解脱出来，从容对待死亡；从伦理学角度来看，使患者认识到生命的价值和生活的质量，至死能保持人的尊严。减轻家属的精神痛苦在减少医患纠纷中发挥重要作用[4-7]。

二、临终关怀的多学科团队协作

基于多学科团队协作的临终关怀干预，可确保照护的连续性，并促进有效沟通。多学科团队协作参与临终患者管理，有助于对临终患者照护计划的讨论，并对其临床结局产生积极影响[8]。联合治疗对 ICU 中的临终患者具有重要意义。

国内少数单位已经开展并运行多学科团队协作，其功能主要包括：①解决医疗支持相关问题。

医疗团队（包括主管医师、护士、药师、营养师、麻醉医师等）对处于临终状态的患者进行全面且综合的评估，包括生理、心理、精神、社会、死亡管理和丧亲支持，并制定明确的治疗目标和采用合适的治疗方式。②解决社会支持相关问题。评估重症临终患者家庭面临的挑战、交流方式及偏好、应对目前状况的能力及心理准备，确认家庭的社会和经济负担，必要时考虑转介给临床心理学医师或专业社工进行干预。③解决精神支持相关问题。评估患者及家庭成员是否需要信念和精神支持。④解决丧亲支持相关问题。评估患者及其家属在平稳状态、突发状况及死亡等不同阶段的悲伤程度和影响，必要时考虑转介给社会心理学医师进行干预。⑤重视临终关怀团队成员的心理健康，评估团队成员的心理痛苦和共情疲劳，并开展心理支持，包括死亡教育、情绪控制能力培训及心理疏导等，提高医护人员的心理安全感，必要时考虑转介给社会心理学医师进行干预[9-10]。

此外，加强对临终关怀团队成员的培训，可以使医护人员更好地理解死亡，从而与临终患者及其家属更顺畅地交流，使临终关怀更人性化，患者与其家庭以积极的态度面对死亡[10-12]。

三、舒缓治疗

（一）舒缓治疗的定义与发展

舒缓治疗是指通过早期识别、积极评估、控制疼痛及治疗其他身体与精神症状，预防和缓解身心痛苦，从而改善绝症患者及其家属的生活质量。舒缓治疗旨在缓解所有阶段重症患者的痛苦，并不限于临终治疗。舒缓治疗可在重症的任何阶段给予，与治愈性、恢复性、延长生命的治疗同时进行[13]。常用的舒缓治疗方法包括：①减轻疼痛和其他痛苦的症状；②维护正常生命过程，既不加速也不延缓死亡；③提供系统支持，帮助患者尽可能积极地生活直至生命结束；④在患者重病、死亡期间为其家属提供哀伤抚慰及其他帮助等。

世界卫生组织（World Health Organization，WHO）提出，在疾病早期进行舒缓治疗能大幅度提高患者的生活质量。一些国际医疗机构均设有独立的舒缓治疗中心，如梅奥诊所、得克萨斯大学安德森癌症中心等。人们逐渐认识到，将舒缓治疗纳入ICU的诊治过程中是一项需要长期坚持并不断发展的过程。目前，重症医师必须具备症状评估和管理、预后和潜在治疗选择的沟通、共同决策、提供高质量的临终关怀等初级舒缓治疗技能[14]。随着ICU相关内容培训的开展及越来越受到重视，ICU相对于普通病房能够提供更高质量的舒缓治疗和临终关怀[15]。

（二）舒缓治疗的方式

在ICU中实施舒缓治疗有以下3种方式：①由ICU医师提供初级舒缓治疗；②由舒缓治疗专家提供大部分舒缓治疗；③混合方法。由ICU医师提供初级舒缓治疗，仅对有更复杂舒缓治疗需求的患者或家庭提供舒缓治疗专家的咨询。同时，舒缓治疗专家可经常参与ICU医师的培训与咨询。不同地区根据实际情况提供不同的舒缓治疗模式，为了更好地将舒缓治疗纳入ICU的诊治流程当中，部分专家提出了相关的共识及建议[16]，包括应定期开展舒缓治疗相关培训、ICU内可针对舒缓治疗制定内部标准操作程序、应注重舒缓治疗的多学科团队参与决策。

（三）舒缓治疗的临床应用

1. 晚期心力衰竭患者 在植入心脏装置前应常规使用舒缓治疗，此类患者在停止生命支持装置前应提前制订计划。当预期治疗目标不能实现且家属有意愿的情况下，终止机械通气治疗是可以接受的，但实施前需要与进行家属充分沟通，终止机械通气后可继续适当给予患者镇静、镇痛药物，主管医师应亲自陪同终止机械通气治疗实施的全过程。对于非肿瘤性终末期心、肺、脑疾病患者，气管插管并非强烈适应证时，无创机械通气可能是一种治疗选择，其也可作为缓解呼吸困难等症状的舒缓治疗措施。

2. 终末期肺部疾病患者　这类患者在疾病加重的早期即可出现许多痛苦症状，应早期使用药物或非药物舒缓治疗缓解其症状，患者的死亡及意愿死亡地点，以及终止机械通气治疗应该作为初始谈话内容的一部分。所有停止透析或决定不接受透析的患者均应接受综合舒缓治疗。对于一些血液/肿瘤疾病患者，需充分评估其入住 ICU 的必要性，并充分尊重患者及其家属的意愿。

舒缓治疗应成为 ICU 治疗的一个重要组成部分，未来需要制定相关共识并加强相关技能的培训，使 ICU 医护人员具备 ICU 初级舒缓治疗的能力和经验。这些技能应成为 ICU 医师基本技能的一部分。ICU 医师需要依据确定、有效的方法来明确可以从舒缓治疗中受益的患者和家庭。初级和专业舒缓治疗的提供和整合应侧重功能整合（整合原则）而非形式整合（特定的治疗模式）。总之，在 ICU 中实施舒缓治疗有助于提高重症监护的质量，而及时整合舒缓治疗可以缩短 ICU 住院时间，降低治疗成本，改善患者的症状，提高患者生活质量，以及提升患者及其家属的满意度，最终提高整体医疗护理质量。

四、总结与展望

临终关怀是 ICU 未来工作及发展的重点，具有强大的发展潜力。充分的尊重与关爱是临终关怀的基石，有效的沟通与舒缓治疗则是其有力的保证。未来的研究应该侧重改善与临终关怀家属的沟通，确定 ICU 舒缓治疗的干预措施，并探索在 ICU 环境中实施医学干预的时机、方式及程度等。

（新疆医科大学第一附属医院　李　祥　王　毅）

参 考 文 献

［1］黄晨熹. 我国临终关怀照护：现状、困境与对策建议［J］. 人民论坛，2023（7）：68-72.

［2］国家儿童医学中心儿科护理联盟《危重症儿童临终关怀专家共识》制作组. 中国危重症儿童临终关怀专家共识（2022 版）［J］. 中国小儿急救医学，2022，29（8）：600-605.

［3］刘彦权，曾小五，唐焕文. 生命优逝与临终关怀之哲学思辨［J］. 医学与哲学，2023，44（2）：35-39.

［4］KENNEDY G. The importance of patient dignity in care at the end of life [J]. Ulster Med J, 2016, 85 (1): 45-48.

［5］MICHELS G, SCHALLENBURGER M, NEUKIRCHEN M. The importance of patient dignity in care at the end of life [J]. Crit Care, 2023, 27 (1): 355.

［6］AKDENIZ M, YARDıMCı B, KAVUKCU E. Ethical considerations at the end-of-life care [J]. SAGE Open Med, 2021, 9: 393115562.

［7］TIMMINS F, PARISSOPOULOS S, PLAKAS S, et al. Privacy at end of life in ICU: a review of the literature [J]. J Clin Nurs, 2018, 27 (11-12): 2274-2284.

［8］ FERNANDO G, HUGHES S. Team approaches in palliative care: a review of the literature [J]. Int J Palliat Nurs, 2019, 25 (9): 444-451.

［9］ KAVALIERATOS D, CORBELLI J, ZHANG D, et al. Association between palliative care and patient and caregiver outcomes: a systematic review and Meta-analysis [J]. JAMA, 2016, 316 (20): 2104-2114.

［10］ AFSHAR K, GEIGER K, MÜLLER-MUNDT G, et al. Generalist palliative care for non-cancer patients: a review article [J]. Schmerz, 2021, 35 (Suppl 3): 161-171.

［11］ NAUCK F, JASPERS B. Integration of palliative care into acute care medicine [J]. Schmerz, 2021, 35 (6): 439-448.

［12］ DE PANFILIS L, DI LEO S, PERUSELLI C, et al. "I go into crisis when …" : ethics of care and moral dilemmas in palliative care [J]. BMC Palliat Care, 2019, 18 (1): 70.

［13］ ARGYRA E, SIAFAKA I, MOUTZOURI A, et al. How does an undergraduate pain course influence future physicians' awareness of chronic pain concepts? a comparative study [J]. Pain Med, 2015, 16 (2): 301-311.

［14］ CURTIS J R, HIGGINSON I J, WHITE D B, et al. Integrating palliative care into the ICU: a lasting and developing legacy [J]. Intensive Care Med, 2022, 48 (7): 939-942.

［15］ ROLNICK JA, ERSEK M, WACHTERMAN M W, et al. The quality of end of life care among ICU versus ward decedents [J]. Am J Respir Crit Care Med, 2020, 201 (7): 832-839.

［16］ MICHELS G, SCHALLENBURGER M, NEUKIRCHEN M, et al. Recommendations on palliative care aspects in intensive care medicine [J]. Crit Care, 2023, 27 (1): 355.

第二十五章　重症教学与培训

第一节　重症医学床旁教学技巧

重症疾病及其导致的器官功能衰竭严重威胁着人类健康。国际的多中心临床研究在纳入了 27 万名住院患者之后，发现 15% 存在多脏器功能衰竭。我国的流行病学调查显示，多器官功能衰竭病死率高达 60%，且病死率随器官衰竭数目的增多而升高，当有两个以上器官同时被累及时，病死率高达 80%。如何整体提升重症患者的诊疗水平、提高重症救治成功率，是实施健康中国战略的重要内容。从重症医学人才培养的角度，要求我们创新教学思路、优化教学方法、设计教学过程。

一、床旁教学是理论联系实际的重要教学方式

床旁教学是指导医师从临床情境出发，组织安排学员进行床旁治疗或操作并予以指导，以培养学员独立的临床技能及相应决策能力的教学活动。其目的包括提升学员临床实践能力及规范水平，培养和提高学员临床思维和分析决策能力，巩固和拓展学员临床相关知识，培养学员的医学人文素养和职业精神。常用的床旁教学模式分为 4 种，即示教模式、带教模式、协助模式和指导模式，各有其适应人群。

示教模式为指导医师操作，学员观摩，即通过指导医师对诊疗的示范、讲解及互动，提高学员对于其的认知。其适用于对该治疗过程尚缺乏基本认识的初级学员。

带教模式为指导医师主操作，学员做助手，即指导医师负责整个过程，安排学员参与部分诊疗并予以指导。其适用于对于项目具备一定基础，但尚不能确保安全和质量的学员。

协助模式为学员主操作，指导医师做助手，即以住院医师为主进行，指导医师在旁指导并配合，确保诊疗质量和患者安全。其适用于对熟悉该流程并具备一定实践基础的学员。

指导模式为学员操作，指导医师指导，即学员独立完成全部诊疗，指导医师行使观察和督导责任，对不足之处予以反馈。其适用于能够独立完成诊疗，但实施中仍可能有不足的学员。

作为提高学生临床技能和沟通能力的最有效方法，床旁教学也是将理论知识应用于临床实践工作的重要教学方式，其在临床培训中的地位日趋受到重视。以往研究[1-3] 显示，在床旁教学中应用重症患者预警和治疗规范的新型筛查系统——CERTAIN，可能降低患者的病死率和缩短住院时间，提示优秀的床旁教学有可能进一步改善重症患者预后。但在床旁教学的同时常同步进行临床决策，此过程受患者复杂的病情、多个器官受累，以及学员学习时间有限、层次和专业不同的影响，指导医师常常更重视解决临床问题而忽视教学过程。如何增强学员学习的自主性、引导重症思维和提升实战能力，

成为床旁教学的重点和难点。

二、床旁教学的难点

床旁教学是非常好的教学形式，但同样存在一些难点，床旁教学改革应逐步进行，以求培养有使命担当、重症思维和实干经验，能够面对和处理重症患者的"特种兵"。

1. 内化重症思维难　重症疾病复杂、变化迅速、表现隐匿，学员难以快速甄别、准确判断并紧急处置，不敢也无法做到"先开枪再瞄准"的决策。如何使学员内化重症思维，引导其找出导致错误决策的关键，并推断出正确的决策流程，提高学员的临床决策力，成为床旁教学的难点之一。

2. 实战训练难　当患者病情迅速恶化，出现危及生命的症状时，需要"以快制快"，此时时间就是大脑、时间就是心脏、时间就是生命，医师需要"先开枪再瞄准"且"一击即中"。而知道"开枪"不代表会"开枪"，为补齐"知不能行"的短板，需要我们更新教学方法，通过实战中的体验、反思、反馈，最终内化为临床思维等，达到探究性和个性化的学习效果。

3. 持续专注学习难　重症医学科的患者常常存在多器官功能衰竭、长期卧床、意识障碍，无法与医师进行充分交流，初进重症医学科的医师常常将其当成多个衰竭器官"组合成的疾病"，而非患者。如何提升床旁教学中学员"学"的活力，以情促思，内化于心，成为床旁教学的重点和难点。

三、针对教学痛点实施的床旁教学改革

1. 抢救复盘，打造重症思维　针对重症医学的特点，通过抢救复盘，竭力打造重症思维。由致死性症状结合不同案例，通过查房提问，层层深入，引导学员团队进行思考、分析、判断，推导出病理生理变化和诊断，将临床表现—病理生理—导向治疗作为一整体而体现。让学员团队针对抢救过程进行复盘，找到导致错误决策的关键，并推断出正确的决策流程，提高学员的思考力和临床决策力，助其完成从学科逻辑导向到问题导向的逻辑转变。

为了更好地打造重症思维，可以在床旁教学中使用"微观技能法"[4]，分为5步：①达成共识，积极引导学员回答问题，而非直接告诉其答案，主要目的是引导学员简述患者的信息；②表示证据，即在学员表达完自己的观点时，让其用证据来证实其观点，目的是要求学员主动推理；③教授基本诊疗原则；④正性反馈强化学员的正确之处；⑤及时纠正错误，但纠正错误前给学员机会针对自身表现进行自我评判。

2. 通过情景模拟训练，沉浸式实施生命营救　针对"知不能行"的短板和"实战训练难"的困境，在原有理论教学的基础上，通过将低氧、心律失常等致死性症状导入情境，使其沉浸式实施生命营救，虚实结合，强化实战能力。在情景模拟培训中，利用时间有限的抢救过程巩固学员的重症思维，在实战中发现问题；引导学员进行复盘，促进实践反哺理论、实施掌握性教学。

模拟培训不仅可锻炼学员的技术性技能，也可锻炼其非技术性技能，如快速反应、病情交班、领导力、危机管理等，近年来这些已成为医学教育中不易察觉却必不可少的软技能。通过随机双盲对照研究[5]发现，通过情景模拟训练学员在创伤复苏抢救中的领导力，有助于提高学员的临床救治水平，且直接与患者的预后相关。

3. 优化教学模式，真正实施教与学　作为临床教学中的重要环节，重症医学科的教学查房应该

在整合大量信息的基础上，应用专业知识、依据循证医学来解释患者的病情变化，并将决策最佳化。然而，将以上信息传递给学员，真正有效地实施教与学非常困难。这提示我们更应该优化教学模式、提高学习满意度，最终增加学员的自主能动性，激发其临床思维和批判性思维。研究表明，超过一半的学员对教学不满意，学员常常更喜欢对教学充满热情、能够激发自己临床思维和批判性思维的指导医师。为了明确何种教学查房方式能够提高学员满意度，我们通过获取 195 份学员对查房者教学模式应用的问卷调查发现，重症医学科床旁查房者最常应用的教学模式为基于病理生理学的病情分析和决策制定、基于问题的讨论和反馈、基于临床经验的病情分析和决策制定；增加基于问题的讨论和反馈、基于演讲技巧的病情分析和决策制定、基于循证医学的病情分析和决策制定等教学模式的频次和程度，可以显著提高学员对查房教学的满意度[6]。

为了促进教学的效率，提高学员的满意度，在教学前、中、后三个阶段，按照以下 12 步完成床旁教学，包括教学前的准备、计划和简介；教学中进行彼此介绍、互动、观察、教学和总结；教学后完成汇报、反馈、反思和再准备[7-10]，注重"学"而非"教"，注重能力的培养而非知识的灌输。

因此，在以上步骤中，需要注意以下 4 个方面：①重视教学前的准备，在对学员现有的知识水平和技能进行评估的基础上，制订教学计划、确定教学目标、完成教案的书写；②落实教学具体安排，保证学员知晓教学目标，并进行理论框架的梳理，营造探究气氛，进行纪律管理。③在指导医师的监督下，鼓励学员独自完成患者的诊疗，重点观察学生同患者的互动，引导学员对诊疗过程中的具体实践进行复盘，用实际反哺理论，扩展床旁教学的广度和深度。④重视反馈和评价，实施教学质量控制。

重症床旁教学有其特殊之处，更加注重短时间训练以快速达到教学目标。针对存在的"内化思维难、实战训练难、专注学习难"问题，以未来医师的培养为使命，在床旁利用真实案例进行复盘式查房，学思并举、提升重症思维；通过情景模拟，实施沉浸式生命营救，虚实结合，强化实战能力；通过优化教学模式，以学员为中心，有效提升未来医师的思考力、实战力、情怀力，在实战中培养积极正确应对危机的"特种兵"。

（东南大学附属中大医院　徐静媛）

参 考 文 献

[1] SANTHOSH L, BROWN W, FERREIRA J, et al. Practical tips for ICU bedside teaching [J]. Chest, 2018, 154 (4): 760-776.

[2] AMARAL A C K B, VINCENT J L, ROSE L, et al. An international perspective on the frequency, perception of utility, and quality of interprofessional rounds practices in intensive care units [J]. J Crit Care, 2020, 55: 28-34.

[3] CAVALCANTI A B, BOZZA F A, MACHADO F R, et al. Effect of a quality improvement intervention with daily round checklists, goal setting, and clinician prompting on mortality of critically ill patients: a randomized clinical trial [J]. JAMA, 2016, 315 (14): 1480-1490.

[4] PARROT S, DOBBIE A, CHUMLEY H, et al. Evidence-based office teaching: the five-step

microskills model of clinical teaching [J]. Fam Med, 2006, 38 (3): 164-167.

［5］ FERNANDEZ R, ROSENMAN E D, OLENICK J, et al. Simulation-based team leadership training improves team leadership during actual trauma resuscitations: a randomized controlled trial [J]. Crit Care Med, 2020, 48 (1): 73-82.

［6］ 徐静媛，陈辉，谢波，等. 提高重症医学教学查房满意度的教学模式［J］. 中华重症医学电子杂志，2022，8（3）：248-252.

［7］ KASSUTTO S, SEAM N, CARLOS W G, et al.

Twelve tips for conducting successful interprofessional teaching rounds [J]. Med Teach 2020, 42 (1): 24-29.

［8］ NARAYANAN M, WHITE A A, GALLAGHER T H, et al. Twelve tips for teaching quality improvement in the clinical environment [J]. Med Teach, 2018, 40 (10): 1060-1066.

［9］ ABDOOL M A, BRADLEY D. Twelve tips to improve medical teaching rounds [J]. Med Teach, 2013, 35 (11): 895-899.

［10］ RAMANI S. Twelve tips to improve bedside tea-ching [J]. Med Teach, 2003, 25 (2): 112-115.

第二节　重症医师应具备批判性思维能力

批判性思维（critical thinking）是一种能够针对问题进行深思熟虑并积极调节和评估的思维能力，是解决问题和进行临床决策的基础，缺乏批判性思维能力可能会带来认知偏差。重症监护病房（intensive care unit，ICU）是一个极具挑战性且复杂而动态的临床环境，在这样的环境下，每名医师每天都会产生很多次错误判断，有些判断对于患者来说可能是致命的。因此，培养重症医师的目标是使其具有很好的临床胜任力，同时提升其批判性思维能力，了解认知偏误带来的临床问题，从而具有"独立分析决策、不断证明或证伪、经常更新认知、提升自我元认知"的能力。

一、批判性思维的含义

所谓批判性思维，并不是通常所说的用批判、挑剔的眼光来看待事物，而是用一定的标准评价思维，进而改善思维，是合理的、反思性的思维，是有目的性和自我调整性的判断。恩尼斯作为国际上公认的批判性思维权威，将批判性思维界定为"为决定相信什么或做什么而进行的合理的、反省的思维"。批判性思维是医务人员评估、诊断和治疗患者必不可少的技能。临床背景下的批判性思维被定义为，在收集临床信息的过程中，经过深思熟虑并运用更高层次的认知技能，做出精确、一致、合乎逻辑且恰当的诊疗过程的行为[1]。近年来，卫生专业中的批判性思维被概念化为"临床诊断""临床推理""诊断性思维""解决问题"和"第二类思维"等，强调临床医师运用思考提出问题并达成决定的心理过程[2]。批判性思维并不仅仅局限于事物本身存在的状态，而是一种思维过程和能力，是超越事物本身状态的思考。这种超越性思考是在对现实反思的基础上的超越，是在否定中的批判和升华。

范西昂将批判性思维分为 2 个维度：第 1 个维度为批判性思维技能维度，第 2 个维度为批判性思维倾向维度。

（一）批判性思维技能维度

批判性思维技能维度包括阐述、分析、评价、推论、解释和元认知 6 个方面[3]。

1．阐述　即理解和表达经验、情形、数据、事件、判断、惯例、信仰、规则、程序标准的意义和重要性。

2．分析　即鉴别陈述、提出问题、概念、描述，或其他试图表达信仰、判断、经验、理由、信息和意见的表达形式之间的推论关系。

3．评价　评定陈述、提出问题或其他表达形式之间的推论性关系的逻辑强度。

4．推论　鉴别和保证得出结论的必要元素，形成推测和假说。

5．解释　陈述推理的结论，证明推理的正确性，用使人信服的证据来呈现推论。

6．元认知　指自我意识的监控认知行为，即"对认知的认知"，它能对自身的思考过程进行认知和理解，进而调整我们的思考方式和结果。元认知包含被动性元认知和主动性元认知，被动性元认知是遇到问题时被迫启用元认知的能力，如在遇到批评时不得已去反思纠正。主动性元认知，是日常生活和工作中主动思考问题的本质，时常对自己反思，阶段性复盘，控制自己的欲望，延迟满足。在没有压力的情况下居安思危，让自己不断地进化和自我反省。元认知是批判性思维的重要能力之一，是我们调整思维、改进思维最有力的内部手段。

（二）批判性思维倾向维度

批判性思维倾向维度由寻求真理、思维开放性、分析性、系统性、自信性、好奇心、认知成熟度 7 个维度组成，由于篇幅所限，此处不再赘述。

二、批判性思维的重要性

重症医学是研究任何损伤或疾病导致机体向死亡发展过程中的特点和规律性，并根据这些特点和规律对患者进行治疗的学科。重症患者具有起病急、病情重且变化快、多器官受累等特点，重症医师必须能够迅速从复杂的病情中厘清诊疗思路，抓住关键环节，快速实施干预，才有可能成功救治患者。诊断过程恰好就是批判性思维的过程。拥有有效和高效的批判性思维技能是实现准确临床推理和做出恰当临床决策的重要组成能力。医学教育培训越来越重视提升学员批判性思维的能力。没有批判性思维，临床医师尤其是住院医师，特别容易出现认知偏差，从而导致错误诊断，进而导致患者死亡率增加[4]。

批判性思维是一个复杂的过程，需要一系列基础知识，包括临床医学、心理学和行为科学理论[5]。Linn 等[6]将临床咨询描述为临床推理过程的实际体现，通过收集、思索、质疑和整合，形成恰当的诊断并可以进行相应的管理。临床思维就是这个实践过程与上述理论的结合。临床医师需要在咨询中收集患者的第一手资料，发现问题，并提出问题，此过程称为实践；而思维是指在实践中不断利用医学理论等对获取的临床资料进行归纳、总结和鉴别，从而得出诊断，制定诊疗方案，再回到临床接受检验，循环往复，从而修正诊断或确定得到正确的诊断及治疗。

三、提升批判性思维的方法

对于医师来说，有效和高效的批判性思维是临床准确推理和恰当决策所必需的技能。尽管推广和提升批判性思维技能是极具挑战性的[7]，但批判性思维仍可通过培训来进行提升，具有可教学性[8]。批判性思维能力具有不同的层次或阶段，有研究者[9]依据元认知、批判性思维态度和批判性思维技能提出了批判性思维的 6 个发展阶段。第一阶段：缺乏批判性思维；第二阶段：开始批判性思维；第三阶段：练习批判性思维；第四阶段：高级的批判性思维；第五阶段：成功的批判性思维；第六阶段：有挑战的批判性思维。

如何提升批判性思维能力？基于认知脑科学和教学经验，医学专家给教授重症批判性思维提供了一个有效的框架，主要包含以下 5 个策略[10]。

1. 帮助学员理解 2 种思考过程类型　"类型 1"是一个直观的模式识别过程，属于快速、自动的认知过程，通常不需要明显的意识努力，主要依赖学员既往的经验与情境的快速匹配，能够快速形成决策并行动。"类型 2"是一个分析过程，是一种慢速、有意识的认知过程，需要明显的意识努力，主要依赖逻辑推理和深思熟虑，从而得出更精确和可靠的结论。这 2 种认知过程被称为双重认知过程理论模式，即用"快"与"慢"体现大脑的 2 种认知模型，使思维过程明确[11]。

2. 讨论认知偏差　认知偏差是偏离典型决策或判断方式的思维模式，当我们在有限的时间或压力下做决定时，通常会发生这些偏差。应教授住院医师理解和识别认知偏差，如锚定偏差[12]和可获得性偏差[13]，避免认知偏差[14-15]，这是提升 ICU 医务人员批判性思维的重要一步。在很多情况下，认知偏差会影响我们的思考和决策方式，许多住院医师在做出诊断的过程中，都存在认知偏差。举一个简单的重症临床场景：某患者被诊断为脓毒症，但血流动力学稳定，血气分析提示乳酸增高，住院医师认为，脓毒症患者乳酸增高提示感染性休克，需要液体复苏；但乳酸增高也存在非灌注性原因。在住院医师的认知中，脓毒症患者出现乳酸增高，最可能提示存在容量不足，属于可获得性认知，缺乏批判性思维就容易产生可得性偏差。此时应寻找容量不足或灌注减低的其他证据，如是否存在中心静脉压低、尿量减少等，如果缺乏求证的过程，仅根据乳酸高即给予补液治疗，这种提前认定了一个固有结论的偏差就是锚定偏差。在 ICU 中，在对急性患者的管理中也往往存在"教条主义"，有些治疗的支持证据极其微弱，这些治疗被过度解释和错误使用，应该鼓励重新对这些教条主义进行批判性评价[16]。

3. 通过使用概念和机制图来建模并教授归纳推理[17-18]，并明确阐述这种推理与更常用的假设 - 演绎推理有何不同　在 ICU 中使用概念或机制映射的教育策略可以帮助发现混乱的思维，并强化重要的临床和病理生理学概念。

4. 使用提问来激发批判性思维　使用"如何"或"为什么"这类提问来指导学员，可以帮助揭示他们的思维过程[19]。清楚的临床教学框架，总结、分析、探索、计划和自主教学也能进一步提升学习者或 ICU 团队成员的批判性思维技能。

5. 评估并反馈学员的批判性思维[20]　通过这些问题，指导医师可以快速评估学员的知识和理解的差距、应用信息和解决问题的能力，以及评估新情况的能力。

在 ICU 中推动积极的教学策略，让团队成员积极参与批判性思维能力的培养，掌握批判性思维的核心要素，可以提高 ICU 团队的整体分析推理技能[21]。上述 5 种策略为 ICU 批判性思维能力教学提供了实用的方法。

批判性思维需要认知努力与专注，这在繁忙的 ICU 环境中可能存在困难，但对减少认知偏差至关重要。这些教育策略的使用，可以帮助提升 ICU 团队成员的批判性思维。此外，基于 ICU 内的快节奏、有限时间，以及临床实践的模糊性，尚不清楚认知偏差是否完全可以预防；但是，通过教授批判性思维，将识别认知偏差并提供反馈、使用归纳推理、关系推理和评估学习者技能结合起来，在学员的发展及减少诊断错误方面具有确定价值[22]。

四、总结

医师的临床思维和决策能力始终是医疗行为的中心环节，是决定医疗质量的核心因素。对于重症医师的培养任重而道远，学习知识是第一步，思维能力的培养是第二步，而批判性思维的培养是思维能力培养的关键环节，这也是重症教学的必经之路，应给予足够的重视，并在实践中探索更贴近重症临床的教学方法。

（中国医科大学附属第一医院　胡紫薇　朱　然）

参 考 文 献

［1］ HUANG G C, NEWMAN L R, SCHWARTZSTEIN R M. Critical thinking in health professions education: summary and consensus statements of the Millennium Conference 2011 [J]. Teach Learn Med, 2014, 26 (1): 95-102.

［2］ GUPTA M, UPSHUR R. Critical thinking in clinical medicine: what is it? [J]. J Eval Clin Pract, 2012 , 18 (5): 938-944.

［3］ FACIONE P A. Critical Thinking: a statement of expert consensus for purposes of educational assessment and instruction. research findings and recommendations [J]. Eric Document Reproduction Service, 1990.

［4］ CROSKERRY P. The importance of cognitive errors in diagnosis and strategies to minimize them [J]. Acad Med, 2003, 78: 775-780.

［5］ DIAMOND-FOX S, BONE H. Advanced practice: critical thinking and clinical reasoning [J]. Br J Nurs, 2021, 30 (9): 526-532.

［6］ LINN A, KHAW C, KILDEA H, et al. Clinical reasoning: a guide to improving teaching and practice [J]. Aust Fam Physician, 2012, 41 (1-2): 18-20.

［7］ RICHARDS J B, SCHWARTZSTEIN R M. Promoting critical thinking in your intensive care unit team [J]. Crit Care Clin, 2022 , 38 (1): 113-127.

［8］ CROSKERRY P. From mindless to mindful practice-cognitive bias and clinical decision making [J]. N Engl J Med, 2013, 268: 2445-2448.

［9］ PAPP K K, HUANG G C, LAUZON CLABO L M, et al. Milestones of critical thinking: a developmental model for medicine and nursing [J]. Acad Med, 2014, 89 (5): 715-720.

［10］ HAYES M M, CHATTERJEE S, SCHWARTZSTEIN R M. Critical thinking in critical care: five strategies to improve teaching and learning in the intensive care unit [J]. Ann Am Thorac Soc, 2017, 14 (4): 569-575.

［11］ CROSKERRY P. Clinical cognition and diagnostic error: applications of a dual process model of reasoning [J]. Adv Health Sci Educ Theory Pract, 2009, Suppl 1: 27-35.

［12］ CROSKERRY P. The importance of cognitive errors in diagnosis and strategies to minimize them [J]. Acad Med, 2003, 78 (8): 775-780.

[13] MAMEDE S, VAN GOG T, VAN DEN BERGE K, et al. Effect of availability bias and reflective reasoning on diagnostic accuracy among internal medicine residents [J]. JAMA, 2010, 304 (11): 1198-1203.

[14] CROSKERRY P. From mindless to mindful practice-cognitive bias and clinical decision making [J]. N Engl J Med, 2013, 368 (26): 2445-2448.

[15] DUNLOP M, SCHWARTZSTEIN R M. Reducing diagnostic error in the intensive care unit. engaging uncertainty when teaching clinical reasoning [J]. ATS Sch, 2020, 1 (4): 364-371.

[16] HOFMAENNER D A, SINGER M. Challenging management dogma where evidence is non-existent, weak or outdated [J]. Intensive Care Med, 2022, 48 (5): 548-558.

[17] FISCHER K, SULLIVAN A M, KRUPAT E, et al. Assessing the effectiveness of using mechanistic concept maps in case-based collaborative learning [J]. Acad Med, 2019, 94 (2): 208-212.

[18] HUNG C H, LIN C Y. Using concept mapping to evaluate knowledge structure in problem-based learning [J]. BMC Med Educ, 2015, 15: 212.

[19] HAUSMANN J S, SCHWARTZSTEIN R M. Using questions to enhance rheumatology education [J]. Arthritis Care Res, 2019, 71 (10): 1304-1309.

[20] PAPP K K, HUANG G C, et al. Milestones of critical thinking: a developmental model for medicine and nursing [J]. Acad Med, 2014, 89 (5): 715-720.

[21] RICHARDS J B, SCHWARTZSTEIN R M. Promoting critical thinking in your intensive care unit team [J]. Crit Care Clin, 2022, 38 (1): 113-127.

[22] CHRISTENSON M, SHUKLA A, PATEL J J. Intensive care unit decision-making in uncertain and stressful conditions part 2: cognitive errors, debiasing strategies, and enhancing critical thinking [J]. Crit Care Clin, 2022, 38 (1): 89-101.

第三节　重症监护病房模拟教学

医学模拟是指通过各种媒介形式部分或全部代表真实医疗元素的手段，从而再现某种体验，以包括教学、考核评价等教育的形式影响医务人员的行为和改进医疗系统流程，其主要驱动力是保障患者的安全和提升医疗质量。医学模拟在重症医学领域的应用逐渐增多。

一、模拟教学用于重症监护病房专业技能培训

重症监护病房（intensive care unit，ICU）医务人员需要具备多种操作技能，其中，心肺复苏术、气管插管术、中心静脉置管术、纤维支气管镜检查等多为侵入性操作，使用不当可能会给患者带来轻重不一的损害，而借助任务训练器或虚拟技术可以很好地在保障患者安全的前提下进行如中心静脉置管、气管插管、机械通气、纤维支气管镜、重症超声等 ICU 专业技能培训[1]，帮助操作者熟悉操作流程、手法和相关注意事项。

近年来，电脑屏幕显示技术日益成熟，利用基于屏幕显示的模拟（screen-based simulation，SBS）进行 ICU 专科技能培训已成为传统任务训练器的良好补充。纤维支气管镜、经胸心肺超声、经食道超声等专科检查可以通过 SBS 更好地训练医务人员的技能，特别是在进行复杂情境下的操作，如体现解剖变异、病理改变，或需要记录技能操作时间、路径、操作精细程度等方面，SBS 有其独特优势。

无论借助何种模拟形式，掌握专科技能都不是一蹴而就的，需要进行反复练习，且需要体现临床变化从而符合临床实际。应用基于模拟的掌握性学习（simulation-based mastery learning，SBML）和刻意练习（deliberate practice）进行中心静脉置管、支气管镜检查、经皮气管切开等ICU常见操作培训具有良好的效果[2-4]。SBML能够保障受训人员对于该项技能更长的技能保持时间，并能提高操作效率，从成本-效益角度减少操作给患者带来的不良影响，如通过SBML培训模式进行中心静脉置管和维护可以明显减少导管相关性血流感染的发生[5]。

尽管非侵入性操作可以在真实患者中进行练习，但由于患者的临床情况随时可能发生变化，经验不足的操作人员常缺乏标准、规范的技能强化。非侵入性操作也可通过模拟进行反复、系统的练习。以床旁超声为例，Sternschein等[6]认为，ICU医务人员的超声检查技能培训应采用从模拟或标准受检者开始，逐渐向临床变异、病理情况发展的进阶式培训模式，甚至可更进一步结合案例和情境变化，打造基于模拟和超声的ICU休克管理课程培训体系[7]。人工气道机械通气管理也可参考此种模式。例如，可以将呼吸机接入一台可以调节的模拟肺，从而进行呼吸机参数调整的培训[8-10]。此类培训倾向临床思维决策类技能培训，也可借助重症医学科的虚拟患者（或临床思维训练系统）进行培训[11]。

二、模拟教学用于加强重症监护病房团队协作

当患者出现病情快速恶化时，经常需要ICU医务人员通过快速识别与反应、团队通力合作、充分调动可用资源来抢救患者。此时，患者的抢救效果很大程度上并不取决于医务人员个体能力水平的高低，而是取决于抢救团队的整体表现好坏。一个协作良好的团队，需要团队负责人具备良好的领导能力，团队成员之间有合理的分工，相互协作，并进行通畅的信息交流与沟通。临床抢救的真实情况通常十分危急，大多不适合进行教学。尽管一些机构可以通过回放抢救过程视频进行复盘，以提升和改进团队的抢救表现，但其作用仍有一定局限性。此时，团队综合模拟演练便显现出其独特的优势。

针对危急事件的团队模拟或危急资源管理模拟培训通常需要借助计算机驱动的高仿真全身模拟人（human patient simulator，HPS）。HPS通常可以呈现生命体征（借助模拟监护仪）、出汗、排尿、瞳孔反射、声音、抽搐等临床表现，并具有可进行心肺听诊和胸外按压，以及电除颤、插管、穿刺等多个侵入性操作的功能。HPS具备诸多高科技功能，如何合理利用这些功能则是从事ICU模拟教学人员需要重点思考的问题。模拟训练教师需要根据学员的层次合理设计教学案例，这些技术应更多地服务于实现既定的学习目标。尽管需要ICU团队中每个成员均具备实施相关临床操作技能的能力，但此时的学习目标应该更多地聚焦团队技能，即领导、沟通、守望及互助等。此类团队培训通常还需借助合适的评价量表来评估团队的整体表现（而非具体的操作技能）。早在2011年，Weller等[12]就提出一项评价多学科组成的ICU团队的团队表现评分表。

HPS还可与各种任务训练器和其他模拟工具进行组合，以整合模拟的形式实现更多层面的团队培训。Yurasek等[13]通过将HPS与体外膜氧合（extracorporeal membrane oxygenation，ECMO）模拟训练器和3D打印的心脏模型进行结合，构建了体外心肺复苏的团队模拟培训，能显著减少体外心肺复苏置管成功所需的时间。ICU团队的模拟培训可以促进整个团队表现的提升，也可以针对某些具体的

团队技能进行培训。Steinbach 等[14]用 2 年时间为呼吸与危重症低年资专科医师打造了一项强化其领导能力的培训。尽管基于模拟的 ICU 团队培训深受学员喜爱，且有显著效果，但其普及程度不尽如人意。2019 年一项来自欧洲麻醉学与重症监护学会模拟委员会的调查[15]提示，欧洲多数国家的麻醉学与重症医学专业在住院医师培训中开展了诸如高级心血管生命支持和危机资源管理等方面的模拟培训，但仅有 6 个国家常规开展团队情境模拟培训。

近年来，虚拟现实和增强现实等虚拟技术趋于成熟且逐渐得到广泛应用，其也逐步应用于 ICU 中的模拟教学[16-17]，应用此类虚拟技术使参与者有更强的沉浸感。有研究[18]表明，专业抢救人员通过体验虚拟现实中的心肺复苏抢救，可以获得不亚于参与真实临床抢救的生理压力水平。另外，SBS 培训和虚拟现实模拟培训在重症思维培养上有突出的作用，如果将重症思维当作一种技能来培养，那么就可以采用刻意练习的方式来提升[11, 19]。

在设计和实施以提升团队协作为目的的模拟培训课程时，可以采用 HPS、虚拟技术甚至与任务训练器相结合的形式进行，如气道管理、心肺复苏抢救、机械通气患者氧合下降等不同情境的团队模拟训练，以改进医疗质量，并可采用标准化患者和角色扮演的形式训练医护人员的医疗沟通和医患沟通能力[1]。

作为贯彻现代医学教育理念的一种教学形式，模拟教学已被越来越广泛地应用于重症医学领域。模拟教学不仅可以提升 ICU 人员个体的专业技能，还能用于团队协作能力的培训，从而保障患者安全，并直接或间接地实现医疗质量的提升。随着模拟技术在 ICU 中的应用逐渐增多，如何规范开展重症模拟教学得到越来越多的关注，而对其效果进行规范、多中心的研究也十分必要，这也是未来重症模拟教学的研究方向。

（武汉大学中南医院　李　力　蔡书翰）

参 考 文 献

[1] SEAM N, LEE A J, VENNERO M, et al. Simulation Training in the ICU [J]. Chest, 2019, 156 (6): 1223-1233.

[2] MCGAGHIE W C, ADAMS W H, COHEN E R, et al. Psychometric validation of central venous catheter insertion mastery learning checklist data and decisions [J]. Simul Healthc, 2021, 16 (6): 378-385.

[3] MEMA B, MYLOPOULOS M, TEKIAN A, et al. Using learning curves to identify and explain growth patterns of learners in bronchoscopy simulation: A mixed-methods study [J]. Acad Med, 2020, 95 (12): 1921-1928.

[4] KATTAN E, DE LA FUENTE R, PUTZ F, et al. Simulation-based mastery learning of bronchoscopy-guided percutaneous dilatational tracheostomy: competency acquisition and skills transfer to a cadaveric model [J]. Simul Healthc, 2021, 16 (3): 157-162.

[5] MCGAGHIE W C, WAYNE D B, BARSUK J H. Translational science and healthcare quality and safety improvement from mastery learning [M]. Comprehensive Healthcare Simulation: Mastery Learning in Health Professions Education. Germany, Springer International Publishing, 2020.

[6] STERNSCHEIN R M, GAY E B, PALMER L J,

et al. Scanning for experts: practical approaches to incorporate ultrasound use in the intensive care unit and enhance an ultrasound educational program [J]. Ann Am Thorac Soc, 2019, 16 (12): 1488-1491.

[7] GANTI S S, ALSUNAID S, LEE S J, et al. A novel simulation and ultrasound-based curriculum for shock management in pulmonary and critical care training program [abstract] [J]. Am J Respir Crit Care Med, 2019, 199: A1360.

[8] SCHROEDL C J, FROGAMENI A, BARSUK J H, et al. Impact of simulation-based mastery learning on resident skill managing mechanical ventilators [J]. ATS scholar, 2021, 2 (1): 34-48.

[9] HAYASHI F K, SOUSA M L A, GARCIA M V F, et al. Simulation-based assessment to measure proficiency in mechanical ventilation among residents [J]. ATS scholar, 2022, 3 (2): 204-219.

[10] NONAS S A, FONTANESE N, PARR C R, et al. Creation of an international interprofessional simulation-enhanced mechanical ventilation course [J]. ATS scholar, 2022, 3 (2): 270-284.

[11] ZHOU C, CHASE J G, KNOPP J, et al. Virtual patients for mechanical ventilation in the intensive care unit [J]. Comput Methods Programs Biomed, 2021, 199: 105912.

[12] WELLER J, FRENGLEY R, TORRIE J, et al. Evaluation of an instrument to measure teamwork in multidisciplinary critical care teams [J]. BMJ Qual Saf, 2011, 20 (3): 216-222.

[13] YURASEK G K, FORTKIEWICZ J, DUELLEY C, et al. Interprofessional extracorporeal membrane oxygenation cardiopulmonary resuscitation simulations aimed at decreasing actual cannulation times: A longitudinal study [J]. Simul Healthc, 2023, 18 (5): 285-292.

[14] STEINBACH T C, ADAMSON R, CARLBOM D J, et al. Crisis leadership education for critical care fellows. A longitudinal curriculum using simulation [J]. ATS scholar, 2020, 1 (1): 11-19.

[15] SAVOLDELLI G L, ØSTERGAARD D. Simulation-based education and training in anaesthesia during residency in Europe: where are we now? A survey conducted by the European Society of Anaesthesiology and Intensive Care Simulation Committee [J]. Eur J Anaesthesiol, 2022, 39 (6): 558-561.

[16] RALSTON B H, WILLETT R C, NAMPERUMAL S, et al. Use of virtual reality for pediatric cardiac critical care simulation [J]. Cureus, 2021, 13 (6): e15856.

[17] TOTO R L, VOREL E S, TAY K E, et al. Augmented reality in pediatric septic shock simulation: randomized controlled feasibility trial [J]. JMIR Med Educ, 2021, 7 (4): e29899.

[18] CHANG T P, BESHAY Y, HOLLINGER T, et al. Comparisons of stress physiology of providers in real-life resuscitations and virtual reality-simulated resuscitations [J]. Simul Healthc, 2019, 14 (2): 104-112.

[19] MOHAN D, ELMER J, ARNOLD R M, et al. Testing a novel deliberate practice intervention to improve diagnostic reasoning in trauma triage: A pilot randomized clinical trial [J]. JAMA Netw Open, 2023, 6 (5): e2313569.